CHIRURGIE
ABDOMINALE

PAR

J. GREIG SMITH, M.A., F.R.S.E.

CHIRURGIEN DE L'INFIRMERIE ROYALE DE BRISTOL
PROFESSEUR DE PATHOLOGIE EXTERNE A L'ÉCOLE DE MÉDECINE DE BRISTOL
ANCIEN EXAMINATEUR DE CHIRURGIE DE L'UNIVERSITÉ D'ABERDEEN
MEMBRE DE LA SOCIÉTÉ ROYALE DE MÉDECINE ET DE CHIRURGIE DE LONDRES
MEMBRE HONORAIRE DE LA SOCIÉTÉ AMÉRICAINE D'OBSTÉTRIQUE ET DE GYNÉCOLOGIE, ETC...

OUVRAGE TRADUIT SUR LA 4me ÉDITION

AVEC L'AUTORISATION DE L'AUTEUR

PAR

Le Dr PAUL VALLIN

PROFESSEUR SUPPLÉANT ET CHEF DES TRAVAUX ANATOMIQUES A LA FACULTÉ LIBRE DE LILLE
CHIRURGIEN DU DISPENSAIRE SAINTE-CAMILLE
ANCIEN INTERNE DES HÔPITAUX DE PARIS
ANCIEN AIDE D'ANATOMIE DE LA FACULTÉ DE PARIS, ETC.

PRÉCÉDÉ D'UNE PRÉFACE

Du Dr H. DURET

PROFESSEUR DE CLINIQUE CHIRURGICALE
EX-CHIRURGIEN DES HÔPITAUX DE PARIS
MEMBRE CORRESPONDANT DE LA SOCIÉTÉ DE CHIRURGIE, ETC.

AVEC 91 FIGURES DANS LE TEXTE

PARIS

G. STEINHEIL, ÉDITEUR

2, RUE CASIMIR-DELAVIGNE

1894

CHIRURGIE ABDOMINALE

CHIRURGIE ABDOMINALE

PAR

J. GREIG SMITH, M.A., F.R.S.E.

CHIRURGIEN DE L'INFIRMERIE ROYALE DE BRISTOL
PROFESSEUR DE PATHOLOGIE EXTERNE A L'ÉCOLE DE MÉDECINE DE BRISTOL
ANCIEN EXAMINATEUR DE CHIRURGIE DE L'UNIVERSITÉ D'ABERDEEN
MEMBRE DE LA SOCIÉTÉ ROYALE DE MÉDECINE ET DE CHIRURGIE DE LONDRES
MEMBRE HONORAIRE DE LA SOCIÉTÉ AMÉRICAINE D'OBSTÉTRIQUE ET DE GYNÉCOLOGIE, ETC...

OUVRAGE TRADUIT SUR LA 4me ÉDITION
AVEC L'AUTORISATION DE L'AUTEUR

PAR

Le Dr PAUL VALLIN

PROFESSEUR SUPPLÉANT ET CHEF DES TRAVAUX ANATOMIQUES A LA FACULTÉ LIBRE DE LILLE
CHIRURGIEN DU DISPENSAIRE SAINTE CAMILLE
ANCIEN INTERNE DES HÔPITAUX DE PARIS
ANCIEN AIDE D'ANATOMIE DE LA FACULTÉ DE PARIS, ETC.

PRÉCÉDÉ D'UNE PRÉFACE

Du Dr H. DURET

PROFESSEUR DE CLINIQUE CHIRURGICALE
EX-CHIRURGIEN DES HÔPITAUX DE PARIS
MEMBRE CORRESPONDANT DE LA SOCIÉTÉ DE CHIRURGIE, ETC.

AVEC 91 FIGURES DANS LE TEXTE

PARIS

G. STEINHEIL, ÉDITEUR

2, RUE CASIMIR-DELAVIGNE

1894

PRÉFACE

I. — C'est une heureuse et très féconde idée d'avoir réuni, en un volume, toutes les opérations de la chirurgie abdominale.

Il faut faire le diagnostic des tumeurs viscérales, contenues dans la grande cavité séreuse, derrière une paroi commune. La voie, qui conduit jusqu'à elles, est presque toujours la même; les procédés d'ouverture et de fermeture ne varient guère. Les dangers de l'intervention, qui en ont si longtemps retardé les progrès, résultent principalement des modes d'infection et de réaction du voile péritonéal qui les enveloppe. Bref, il y a entre toutes les opérations, *dites abdominales*, des analogies, des parentés, des similitudes de procédés et de suites opératoires, qui justifient pleinement leur étude comparative et leur groupement dans un même ouvrage. La chirurgie de l'abdomen a autant de raison d'être que la chirurgie du crâne, de la poitrine, des organes génitaux, des voies urinaires, de l'appareil de la vision ou de l'audition.

Il est regrettable que, jusqu'à présent, on ait été obligé d'aller chercher les notions nécessaires à cette chirurgie dans les traités généraux de pathologie, un peu sommaires, dans les ouvrages de gynécologie ou dans les monographies particulières.

Les traités de gynécologie étudient des affections trop disparates, trop nombreuses ; mieux vaut en extraire ce qui est propre à la chirurgie abdominale.

La pratique y gagnera incontestablement. Car, s'il est vrai que les opérations faites chez les femmes ont constitué d'abord les premiers résultats heureux de la chirurgie abdominale et ont montré le chemin du succès ; aujourd'hui, les ouvertures du ventre ne sont pas toujours nécessitées par les maladies des organes de la génération. Celles de tous les viscères abdominaux peuvent en être la cause, aussi bien dans un sexe que dans l'autre.

Si on peut être à la fois laparotomiste et gynécologiste, si souvent les deux spécialités se confondent dans les mêmes mains ; les préparatifs, l'outillage instrumental, l'éducation professionnelle ne sont pas nécessairement les mêmes dans les deux cas. Il faut avoir été élevé à la grande école de la chirurgie générale pour bien faire les graves et difficiles opérations de la chirurgie abdominale.

II. — L'ouvrage de Greig Smith, le premier en date, arrive à propos pour nous faire connaître, dans tous ses détails, cette chirurgie nouvelle, qui date de dix à vingt ans à peine.

Jadis, l'ouverture de l'abdomen ne se pratiquait guère que pour l'ablation des kystes de l'ovaire : c'était la Phase de l'ovariotomie. Elle exista seule, pendant une durée de vingt ans, de 1850-1870. Spencer Wells, Kœberlé, Péan furent, sur le continent, les opérateurs les plus habiles et les plus heureux.

Mais, déjà, en 1864, KŒBERLÉ avait enlevé par la voie abdominale quelques fibromes utérins et inventé son serre-nœud. Dès 1866, CATERNAULT, son élève, publiait 42 observations d'amputation de la matrice. En 1870, PÉAN présentait sa première malade guérie à l'Académie de médecine et bientôt comptait de nombreux succès. SCHRŒDER, MARTIN, OLSHAUSEN perfectionnèrent l'opération, dont les progrès se sont poursuivis jusqu'à nos jours, où elle a été l'objet de communications importantes au Congrès de chirurgie en 1892. C'est la PHASE DE L'HYSTÉRECTOMIE. Commencée avant l'ère de l'antisepsie, elle a présenté depuis de nombreux perfectionnements.

Avec l'ANTISEPSIE et l'ASEPSIE, naissent et se divulguent un grand nombre d'opérations nouvelles (TROISIÈME PHASE).

LAWSON TAIT, vers 1885-87, HEGAR, BATTEY, MUNDÉ, TERRILLON, TERRIER, POZZI, SEGOND, et quantité d'autres, enlèvent les *annexes* malades, atteintes d'altérations inflammatoires ou hydropiques (SALPINGO-OOPHORECTOMIES).

On agit aussi sur les organes génitaux pendant la GROSSESSE. — En 1876, PORRO, inspiré par les succès de l'hystérectomie pour fibromes, enlève la matrice comme complément à l'opération césarienne, lorsque celle-ci est suivie de graves accidents d'hémorragies ou autres. — L'OPÉRATION CÉSARIENNE bénéficie elle-même de la méthode antiseptique et compte de nombreux succès dans les villes populeuses, où jusqu'alors ils étaient inconnus. — GAILLARD THOMAS, en 1870, montre que le fœtus d'un utérus gravide peut être enlevé par une voie latérale, sans ouvrir le péritoine; il fait entrer dans la pratique la LAPARO-ÉLYTROTOMIE et est imité par quelques chirurgiens. — Enfin. dans les dernières années, on a également ouvert l'abdomen pour remédier aux accidents de RUPTURES ou de DÉCHIRURES UTÉRINES pendant la grossesse ; la proportion des résultats heureux a varié entre 75 et 85 pour 100, selon les statistiques.

Dans les GROSSESSES EXTRA-UTÉRINES, la laparotomie a aussi sa raison d'être ; les succès de LAWSON TAIT, publiés en 1887, ont mis en relief l'utilité de l'opération après la rupture de l'œuf. Sur 35 grossesses où la rupture s'était faite dans les quatre premiers mois, il n'avait eu que 2 insuccès. Enfin, dans les cas de grossesses ectopiques parvenues à terme, bien que l'intervention soit très dangereuse, d'habiles opérateurs ont pu sauver à la fois la mère et l'enfant : sur 13 opérations, ils ont eu 9 femmes vivantes et 11 enfants viables.

Ce ne sont pas seulement les maladies de l'appareil génital de la femme qui bénéficient des progrès de la laparotomie pendant les périodes de l'antisepsie et de l'asepsie. Bientôt, presqu'à la même époque, TOUS LES VISCÈRES contenus dans la grande cavité sont l'objet d'interventions souvent heureuses.

Sur l'estomac on pratique la GASTROTOMIE pour l'ablation des corps étrangers (16 fois de 1876 à 1891), avec 2 insuccès seulement ; on fait la GASTROSTOMIE pour remédier au défaut d'alimentation dans les rétrécissements œsophagiens ; on résèque même certaines portions des faces et de la grande courbure pour néoplasmes limités. LORETA, de Bologne, en 1882, imagine et emploie 30 fois la DILATATION DIGITALE des orifices pyloriques cardiaques. Dans un but analogue, on invente la PYLOROPLASTIE. De 1876 à 1881 GUSSENBAUER, WINIWARTER, RYDYGIER et BILLROTH pratiquent un grand nombre de fois la PYLORECTOMIE pour les cancers du pylore. Comme cette opération présente des difficultés, des impossibilités, et donne lieu à une grande léthalité, Wœelfer imagine, à titre palliatif, d'aboucher une anse du jéjunum à l'estomac. En 1893, d'après Jalaguier, 45 opérations de gastro-entérostomie avaient été publiées avec 48 pour 100 de succès.

On taille l'intestin pour corps étrangers, on le résèque pour néoplasmes, pour gangrènes, ou pour invaginations.

Dès 1880 à 1892, on ouvre un grand nombre de fois l'abdomen pour plaies pénétrantes par instruments tranchants ou par armes à feu, pour déchirures traumatiques ; et, bien qu'une discussion importante se soit élevée à la Société de chirurgie en 1891 sur l'opportunité de la laparotomie dans les plaies intestinales, les statistiques de Thornton (234 cas), de Coley (165 cas), etc., montrent qu'un grand nombre de blessés eussent succombé sans cette hardiesse des chirurgiens, qui, dans ces circonstances fatalement mortelles, ne mérite pas le nom de témérité. — La technique se perfectionnant, les succès deviendront plus nombreux et les risques moins grands pour les opérés. L'expectation, si elle a parfois sa raison d'être, laisse le blessé en présence de tant de chances de mort !

Dans les obstructions intestinales de diverse nature, les laparotomies se sont également multipliées dans ces derniers temps, surtout entre les mains de Trèves, Rydygier, Mikulicz, Madelung, Kummel, Obalinsky, Greig Smith, etc.: la mortalité, toujours grande dans un accident si redoutable, s'est abaissée, malgré une intervention souvent trop tardive, à 52 pour 100. L'entérotomie de Nélaton n'est souvent d'ailleurs qu'un palliatif bien aléatoire.

En même temps que les viscères creux et les organes digestifs, les viscères charnus de l'abdomen sont l'objet d'interventions chirurgicales. On traite par la laparotomie et l'ablation les *kystes* du foie, de la rate, du pancréas, du rein, du mésentère, à l'instar des kystes de l'ovaire. En 1876, Péan fait avec succès la première SPLÉNECTOMIE. On entreprend des HÉPATECTOMIES partielles. Sur le rein, on pratique la NÉPHROTOMIE ou la NÉPHRO-LITHOTOMIE pour calculs, et la NÉPHRECTOMIE pour tumeurs, tubercules ou autres néoplasmes, soit par la voie lombaire, soit par la voie transpéritonéale. Les fibromes, les fibro-lipomes et les diverses tumeurs de l'épiploon et du mésentère sont l'objet d'entreprises heureuses.

En 1881, HAHN imagine de fixer le rein mobile, et il est bientôt suivi par CECHERELLI, BASSINI, DURET, GUYON, TUFFIER, etc. Ces interventions donnent ensuite naissance à toute une classe d'opérations nouvelles sous les noms de NÉPHROPEXIE, d'HÉPATOPEXIE (LANGENBUCH et G. MARCHAND), d'HYSTÉROPEXIE (LÉOPOLD, CZERNY, TERRIER, POZZY, etc.).

Les MALADIES INFLAMMATOIRES de la grande séreuse elle-même, jadis incurables lorsqu'elles étaient étendues et graves, ne restent plus en dehors des ressources de l'art. Les PÉRITONITES AIGUES par perforations intestinales, par ruptures de la vésicule biliaire ou de la vessie, les péritonites infectieuses, microbiennes de toutes sortes, et surtout les PÉRITONITES PUERPÉRALES peuvent être enrayées par la laparotomie et le lavage. LAWSON TAIT, en 1888, sur 8 laparotomies pour péritonites aiguës, compte 6 guérisons. Au Congrès de chirurgie de 1889, BOUILLY rapporte 12 cas de péritonites infectieuses puerpérales, soumises au lavage : il obtient 6 guérisons. Il dit avec raison : « Si l'on considère que nous restions jusqu'ici spectateurs impuissants, en présence de ces drames dont la mort est toujours le dénouement, on peut se flatter qu'avoir osé agir ainsi est

déjà un progrès. » Dans ces dernières années, les guérisons
de PÉRITONITES TUBERCULEUSES par l'ouverture du ventre et le
lavage se sont multipliées (nous en comptons 4 pour notre
part en 1890-91) ; et, récemment, le professeur DUPLAY ne
rapportait-il pas, dans une leçon clinique, de nombreux
cas recueillis en Amérique, en Angleterre et en France, où
des NÉOPLASMES PÉRITONÉAUX avaient été guéris par l'action
chirurgicale, sans qu'on puisse donner l'explication de ces
succès inespérés !

Enfin, dans les progrès et l'évolution rapide de la chirurgie abdominale, ne convient-il pas de faire une place à part
à une de ses annexes importantes : la CHIRURGIE DES VOIES
BILIAIRES ? — Le Congrès de chirurgie de 1892, par l'organe
du professeur TERRIER, nous a fait connaître ses indications
et ses succès. La CHOLÉCYSTOTOMIE, la CHOLOCYSTECTOMIE, la
CHOLÉCYSTO-ENTÉROSTOMIE, la CHOLÉDOCHOTOMIE, etc., sont
des opérations dont il n'est plus permis au chirurgien de
méconnaître l'utilité, les indications et les méthodes.

III. — Dès l'année 1887, le professeur GREIG SMITH
avait compris qu'il était utile et opportun de faire un ouvrage
d'ensemble sur la chirurgie abdominale. « Le moment me
paraît venu, disait-il, et le temps propice pour rassembler
et décrire systématiquement les opérations chirurgicales,
qu'on a l'habitude de qualifier d'abdominales. » — Son premier essai obtient un tel succès en Angleterre que, l'année suivante, il faut faire une seconde édition, bientôt suivie
d'une troisième en 1889, et, d'une quatrième en 1891, celle-
ci aussitôt traduite en français, en allemand et en italien.

Autant que son opportunité, le caractère de l'auteur et
la valeur de l'œuvre expliquent une réussite si rapide.

Élève et ami de LAWSON TAIT, chirurgien très recherché

à Bristol, GREIG SMITH, quoique très décisif dans son action, est un opérateur réfléchi, prudent et habile. Il ne cherche pas à acquérir la renommée par des entreprises audacieuses, mais plutôt en sauvant ses malades. Il disait dernièrement à la Société gynécologique de Londres (février 1892), à propos d'une intéressante discussion sur les procédés nouveaux de l'hystérectomie abdominale pour fibrômes utérins : « Il faut uniquement se préoccuper de sauver la vie des malades, et peu importe que le procédé opératoire soit élégant ou non, pourvu qu'il donne de meilleurs résultats que les autres méthodes. Les règles générales que cherchent à imposer quelques opérateurs en se basant sur un petit nombre de faits personnels ne sont pas admissibles. »

Son TRAITÉ DE LA CHIRURGIE ABDOMINALE, que nous présentons aujourd'hui aux chirurgiens français, participe du génie pratique des opérateurs anglais ; il n'est pas encombré de bibliographie à l'instar de quelques auteurs allemands. L'exposition est *didactique*, et nullement *anecdotique*, comme celle de beaucoup de ses compatriotes. Il semble qu'il ait emprunté leurs qualités aux meilleurs classiques français.

Le style est d'une grande clarté, la forme concise, mais sans sécheresse. La description de chacune des nombreuses opérations de la chirurgie abdominale est *narrative*, des plus agréables, suscitant sans cesse l'intérêt, et le rendant plus vif, à mesure qu'on avance dans la lecture. La mémoire en garde heureusement le souvenir.

Pour chaque opération, l'auteur anglais donne : 1° une courte esquisse anatomique ; 2° une vue synthétique de la grosse anatomie pathologique, utile à l'opération, laissant de côté les détails de l'histologie ; 3° des notions précises de diagnostic, sans s'arrêter à décrire tous les symptômes ;

4° l'exposition des diverses phases de l'acte opératoire lui-même, la faisant précéder quelquefois d'un court memento historique, tel que ne doit pas l'ignorer un homme instruit.

Sur les opérations elles-mêmes, il s'étend avec détails : préliminaires, préparation du malade, appareil instrumental, disposition de la salle d'opération, temps et difficultés opératoires, soins consécutifs, suites de l'intervention, principaux résultats statistiques sont tour à tour l'objet de ses études, sans longueurs et sans digressions. Il va toujours droit au but : *la réussite de l'acte opératoire et le salut de l'opéré.*

IV. — Citons quelques-unes des parties les plus remarquables de l'ouvrage, et celles où l'originalité de l'auteur se manifeste avec le plus de vigueur.

Les deux premiers chapitres sont consacrés à des généralités : 1° au DIAGNOSTIC DES TUMEURS DE L'ABDOMEN ; 2° aux OPÉRATIONS ABDOMINALES en général.

Il nous fait connaître les méthodes d'exploration de l'abdomen, les règles de l'examen physique de chaque organe en particulier, les pseudo-tumeurs.

Il classe les tumeurs, liquides ou solides, selon qu'elles sont symétriques ou médianes et asymétriques, c'est-à-dire occupant l'un ou l'autre côté de l'abdomen. — Cette topographie permet souvent d'établir le diagnostic, les tumeurs du milieu du ventre, celles du côté droit ou du côté gauche, appartenant à des organes différents.

Il s'exprime ainsi à propos de *l'incision exploratrice :* « Nul doute qu'on ne cherche à dissimuler beaucoup de précipitation et pas mal d'incapacité derrière ce qu'on appelle l'incision exploratrice ; tout au plus doit-elle assurer le diagnostic dans un cas excessivement douteux et difficile. »

Le chapitre des OPÉRATIONS ABDOMINALES EN GÉNÉRAL nous instruit de la méthode employée en Angleterre pour faire la *cœliotomie* (terme que Greig Smith trouve plus correct que celui de laparotomie). Nous y remarquons : le mode d'enveloppement du patient dont les membres supérieurs et inférieurs sont entourés de couvertures chauffées, dont tout le corps est revêtu du menton aux pieds d'un *makintosh*, ayant au centre une ouverture ovale, qui laisse à découvert le champ opératoire ; une critique des avantages et des désavantages du *spray*, que l'auteur n'abandonne pas complètement ; le mode particulier de drainage du péritoine à l'aide de tubes en verre remplis de gaze iodoformée, agissant par capillarité. — La fermeture de la paroi abdominale par la suture à trois plans n'est pas décrit par Greig Smith ; mais il indique une aiguille de son invention, ressemblant à celle d'Hagedorn, munie d'un manche pourvu d'une capsule fermée, contenant le fil immergé constamment dans un liquide antiseptique.

Les soins consécutifs aux opérations abdominales sont exposés avec méthode, et nous y remarquons quelques particularités intéressantes relatives à l'alimentation, telles que l'usage de donner des lavements d'eau tiède pour calmer la soif. Les accidents post-opératoires, le shok ou collapsus, l'agitation, la douleur, les vomissements, la tympanite, la péritonite, la fièvre sont étudiés avec détails, ainsi que les moyens d'y remédier. GREIG SMITH attribue une grande importance aux purgatifs salins dans les cas de péritonite au début, lorsqu'il n'existe encore que du météorisme, des nausées, de l'agitation : nous en avons, pour notre part, obtenu également d'excellents effets.

Dans le chapitre III, relatif aux OPÉRATIONS PRATIQUÉES

SUR LES OVAIRES, LES TROMPES DE FALLOPE ET LES LIGAMENTS LARGES, il faut citer une bonne description classique des kystes de l'ovaire, dans laquelle on remarque l'exposition de la méthode de cautérisation du pédicule de KEITH, la description des nœuds de TAIT et quelques passages relatifs au lavage du péritoine, au traitement des adhérences et aux accidents survenus dans le cours de l'opération, tels que déchirure des organes creux ou solides de l'abdomen et moyens d'y remédier. Lorsque, après une opération abdominale, une péritonite se déclare, devient évidente, GREIG SMITH n'hésite pas à rouvrir le ventre, à le soumettre au lavage et à établir un drainage, si déjà il n'avait été fait auparavant. Dans nombre de cas de ce genre, à la suite d'opérations particulièrement graves, nous avons pu également sauver plusieurs malades, par cette intervention hardie.

L'auteur consacre aussi quelques pages intéressantes aux *kystes encapsulés*, aux *tumeurs solides et malignes de l'ovaire*. Il a étudié, dans des mémoires originaux, dont il donne la quintessence dans son livre, les *kystes simples* ou *papillaires* des ligaments larges, tumeurs qui offrent des difficultés opératoires spéciales, parfois considérables, et ne sont pas encore très connues dans toutes leurs particularités.

L'opération de l'ABLATION DES ANNEXES DE L'UTÉRUS a été bien étudiée et bien décrite en France, et au Congrès de gynécologie de Bruxelles ; on trouvera cependant, dans le TRAITÉ DE LA CHIRURGIE ABDOMINALE, quelques remarques intéressantes.

Les opérations qui se pratiquent sur l'UTÉRUS NON GRAVIDE font l'objet du chapitre IV, qui comprend : la *colpo-*

hystérectomie pour cancer ou inversion irréductible, et les *hystérectomies pour myomes.*

Pour l'*hystérectomie vaginale* ou *colpo-hystérectomie*, bien que le procédé des pinces à demeure sur les ligaments larges abrège la durée de l'opération, GREIG SMITH pense (comme nous l'avons indiqué nous-mêmes dans une leçon clinique), « qu'une ligature bien faite vaut toutes les pinces à forcipressure ». Il ne trouve pas utile de suturer les plaies vaginale et péritonéale, ainsi que le préconisent MARTIN et HOFMEIER.

La description de l'*hystérectomie abdominale pour fibromes* est classique. L'auteur recommande la *vis* de Tait pour attirer les myômes hors de la cavité abdominale. Il trouve que l'*énucléation des fibromes interstitiels* ne donne pas de résultats statistiques assez favorables pour la préférer à l'hystérectomie. Il rejette le traitement *intrapéritonéal* du pédicule comme plus dangereux, et préfère le traitement *extrapéritonéal* soit à l'aide du clamp escarrifiant de Keith, soit à l'aide de la ligature élastique. — C'est cette méthode que nous avons essayé de faire prévaloir au Congrès de chirurgie (1893), au moins dans les cas graves, montrant que, dès le huitième ou neuvième jour, on pouvait se débarrasser du pédicule, en l'incisant au-dessous et au ras de la ligature élastique.

Les opérations qu'on pratique sur l'UTÉRUS A L'ÉTAT DE GESTATION et pour GROSSESSE ECTOPIQUE sont, dans un cinquième chapitre, l'objet d'une étude des plus remarquables du livre de GREIG SMITH.

Relativement à l'*opération césarienne*, il insiste sur la suture à double plan de la plaie utérine. Il draine ordinairement.

On trouvera aussi, dans son ouvrage, une description très complète de l'*opération de Porro* et de la *laparo-élytrotomie* de Gaillard Thomas. A signaler principalement un intéressant et judicieux PARALLÈLE des trois opérations au point de vue des indications et contre-indications opératoires, des statistiques de la mortalité et de diverses particularités propres à chacune d'elles. Voici sa conclusion : « Nous pouvons dire que les résultats de l'opération de Porro n'ont pas répondu à l'attente, mais se sont pourtant légèrement améliorés ; que l'opération césarienne modifiée a eu des succès qui ont dépassé les espérances ; et que l'opération de Gaillard Thomas a conquis une excellente position qui justifierait de nouvelles tentatives. »

On lira, avec le plus vif intérêt et avec grand profit, les pages qu'il consacre au traitement des GROSSESSES EXTRA-UTÉRINES. — Depuis les premières réussites de LAWSON TAIT (1887) et le rapport de MARTIN au Congrès gynécologique de Bruxelles (1892), il n'a rien été écrit de meilleur, c'est-à-dire de plus complet et de plus utile au point de vue pratique. L'anatomie pathologique, les symptômes, le diagnostic et les suites de l'intervention, selon les périodes d'évolution, sont l'objet d'une étude très soignée et détaillée.

Les connaissances nécessaires au traitement de la grossesse *ectopique* ne doivent plus être ignorées des chirurgiens ; car on doit les considérer comme une des affections les plus graves : « La mort est la terminaison de près des trois quarts de tous les cas observés, et cette mort est le fait de la rupture du sac une fois sur deux. »

Parmi les méthodes de traitement, l'évacuation du liquide amniotique par la voie vaginale, l'injection de poison dans le fœtus ou l'amnios, sont des moyens infidèles. L'application des courants électriques compte à son actif quelques succès dans les premiers temps de la grossesse; mais les résultats sont incertains et le danger n'est pas nul. L'ouverture par le vagin n'a d'indication que si le sac fœtal bombe de ce côté, est fort mince, ou quand il existe une présentation de la tête bien constatée.

L'ouverture du ventre est le meilleur mode de traitement. GREIG SMITH résume ainsi les résultats obtenus : « Dans les premiers mois, et avant rupture du sac, l'incision abdominale doit être un procédé fort simple et qui réussit. VEITT, si on en croit HARRIS, a pratiqué sept opérations de ce genre, toutes couronnées de succès. C'est ce qu'on appelle l'*opération primitive*. » Un chirurgien (Lawson Tait) peut fournir une statistique de 35 opérations avec seulement 2 morts. Ces opérations ont toutes été faites pendant la crise alarmante, déterminée par la rupture. — Entre le quatrième et le neuvième mois, la femme est moins menacée. A terme, nouvelle période de dangers. « Mais, si les risques restent stationnaires pour la femme pendant les cinq derniers mois, l'intervention opératoire voit croître ses dangers avec chaque semaine. Le volume du fœtus augmente l'importance de l'action chirurgicale. Puisque, selon toute probabilité, une opération sera indispensable à la fin du neuvième mois, qui voudra la reculer jusqu'à cette époque, où les dangers sont si considérables ? On ne peut faire honneur d'une mère vivante et d'un enfant vivant qu'à six chirurgiens. » Entre le quatrième mois et l'époque du faux travail, il n'est pas sage d'opérer sans nécessité absolue.

Le chirurgien anglais indique et décrit cinq variétés de cœliotomie contre la GROSSESSE ECTOPIQUE : 1° extirpation du sac dans les premiers mois ; 2° opération nécessitée par une hémorragie consécutive à une rupture de la trompe ;

3° opération alors que l'enfant est en vie, du quatrième mois à la fin de la grossesse; 4° opération par rupture du sac, après faux travail; 5° opération avec enfant mort ou en décomposition.

On a rarement l'occasion d'opérer dans les premiers mois, bien que l'intervention soit d'une grande simplicité et se résume en une ablation d'annexes, parce que le diagnostic n'est pas fait. Il n'en est pas de même quand il y a une hémorragie consécutive à la rupture de la trompe; dans ce dernier cas, GREIG SMITH conseille l'extirpation complète du sac. Règle générale, l'intervention, à partir du quatrième mois, n'est pas à conseiller : elle est dangereuse à cause du volume du kyste, des adhérences intestinales, de l'extraction du placenta, etc. Elle n'est justifiée que si des symptômes graves se manifestent du côté de la mère : crises douloureuses répétées, faiblesse croissante, épuisement, etc. « La règle par excellence, qui préside à toute opération de ce genre, dit Tait, est d'éviter de toucher au placenta pendant l'opération. » Il faut faire tous ses efforts pour s'éloigner de cette surface dangereuse. Après l'extraction du fœtus, on ne pratique pas l'extirpation du sac, mais on en fixe les parois aux bords de l'ouverture abdominale, selon le procédé de la *marsupialisation*. — Quand on intervient pour remédier à une rupture pendant le faux travail, il faut suturer les bords de la déchirure à la paroi abdominale, de manière à permettre l'évacuation des produits contenus dans le sac. Si la rupture est en arrière, on la ferme et on en fait une autre en avant; puis, on suit les règles précédentes. — L'opération, en cas de fœtus mort ou en putréfaction, s'impose d'ordinaire après le faux travail, lorsqu'apparaissent les symptômes, qui indiquent que la vie de la mère est en danger: septicémie, obstruction intestinale (cas de Bouilly), péritonite, etc. Elle se présente alors dans des conditions variables. Souvent le sac est gangréné et on peut l'extirper. Les irrigations péritonéales, le drainage du sac trouvent fréquemment leur indication. Les manœuvres opératoires ressemblent assez à celles qu'on exécute dans les cas de kystes de l'ovaire tordus, gangrénés et putréfiés. La seule différence consiste dans la présence du placenta, qui est une nouvelle source de difficultés. Sur 33 observations de ce genre réunies par LETZMANN, il y eut 19 guérisons (1870-1880). GAILLARD THOMAS a sauvé les quatre femmes qu'il a opérées. LAWSON TAIT n'en a perdu qu'une sur sept.

On appréciera l'importance de la connaissance des règles de l'intervention chirurgicale dans les GROSSESSES EXTRA-UTÉRINES, si l'on se reporte, après la lecture de GREIG SMITH, à la statistique établie par MARTIN dans son Mémoire du Congrès de gynécologie. D'une manière générale : sur 255 cas suivis d'expectation on compte 36,9 pour 100 de guérisons et 63,1 pour 100 de mortalité ; — et, sur 515 cas traités par l'opération, on trouve 76,7 pour 100 de guérisons et une mortalité de 23,3 pour 100.

GREIG SMITH intitule son sixième chapitre : CHIRURGIE DE L'ESTOMAC. On y trouve la description de la *gastrotomie*, de la *gastrostomie*, de la *gastrorraphie*, des *gastrectomies*, des *pylorectomies* et des *gastro-entérotomies*.

La gastrotomie a eu son histoire exposée magistralement par L. Petit en 1879. VERNEUIL (1880), HOWE (1885) et TERRIER (1890) sont les auteurs des procédés opératoires les plus connus. L'auteur anglais expose un procédé particulier de coaptation exacte de l'estomac à la paroi abdominale, à l'aide de la suture enchevillée, utilisable surtout dans les cas d'ouverture immédiate. Il insiste sur la nécessité et la manière de faire l'ouverture aussi petite que possible et sur les règles de l'alimentation consécutive. — Quelques pages intéressantes sont consacrées à la gastrotomie pour corps étrangers : il indique les procédés originaux suivis par RICHARDSON et W.-T. BULL pour extraire les corps étrangers arrêtés dans la partie inférieure de l'œsophage. Signalons également la gastrorraphie dans l'ulcère rond, pour remédier aux accidents de la perforation.

La méthode de dilatation des orifices cardiaque et pylorique de LORETA est aussi exposée.

Quant à la pylorectomie, vu les résultats peu encourageants de la statistique, Greig Smith est d'avis qu'elle doit être réservée pour *certains cas choisis avec soin*.

A titre palliatif, l'opération de WŒLFER, la *gastro-entérotomie*, ou établissement d'une fistule entre l'estomac et l'intestin grêle, doit lui être ordinairement préférée « parce qu'elle donne plus de chances de guérison ». A ce sujet, GREIG SMITH décrit longuement l'entéro-anastomose faite à l'aide des plaques d'os décalcifiées, selon le procédé de SENN, assez usité en Angleterre.

En France, la technique et les indications des opérations intestinales ont été vulgarisées par l'excellent manuel de Chaput (1892). On trouvera cependant à glaner encore dans le chapitre VII du traité de Greig Smith sur LA CHIRURGIE DES INTESTINS.

C'est ainsi qu'il insiste avec raison sur la résistance de la tunique sous-muqueuse de l'intestin, « beaucoup plus forte, et plus à même de retenir un point de couture, qu'un épais lambeau formé de toute l'épaisseur des couches musculaire et séreuse ». Il décrit plusieurs variétés peu connues de suture intestinale, entre autres *un procédé d'exécution rapide*, qui lui est personnel.

La description de la .*cœliotomie* ou *laparotomie* pour *obstruction intestinale* est à lire en entier, et nous instruit de la façon d'opérer de nos confrères anglais, différente de la nôtre sur plusieurs points importants. Dans les cas où la distension abdominale est considérable, ils sortent une anse dilatée d'intestin, hors de l'abdomen, et l'incisent au bistouri, de manière à donner une issue complète aux matières et aux gaz ; et, dès que l'affaissement du paquet intestinal s'est produit, ils vont aisément à la recherche de l'obstacle.

La *colotomie lombaire* et les *colotomies iliaques*, selon les procédés d'ALLINGHAM, d'HARRISON HICKS, de MAYDL-RECLUS, sont fréquemment pratiquées en Angleterre. Les statistiques de BATT, de VAN ESK'LENS, reproduites par GREIG SMITH, mettent en lumière des faits intéressants. C'est ainsi que, dans les cas d'obstruction et de cancer du rectum, les meilleurs résultats seraient fournis par la méthode d'AMUSSAT. GREIG SMITH donne un soin particulier à la description des divers procédés d'ouverture du gros intestin et à leurs principales indications. Bien qu'il expose les détails de la colotomie lombaire faite selon le rite anglais, il dit « qu'aujourd'hui on donne la préférence à la *cœlio-colotomie*, parce que l'opération est plus courte et qu'on ne redoute plus comme jadis l'ouverture du péritoine ». Les procédés de VERNEUIL à incision verticale, d'HARRISON HICKS, qui se sert de pinces-clamp pour prévenir l'issue des matières pendant l'opération, d'ALLINGHAM, de MAYDL-RECLUS doivent être connus du chirurgien « qui fait élection de l'un d'eux » selon les circonstances.

La *résection intestinale* ou *entérectomie* occupe plusieurs pages du livre. Ses indications sont surtout envisagées dans les cas de gangrène intestinale, de rétrécissement, de tumeurs, d'anus contre nature. La statistique de Reichel (1883) relève 127 observations avec 58 guérisons, 58 morts et 5 cas suivis de fistules. Makins (1884), sur 39 résections pour anus contre nature, note 15 morts, 3 échecs et 21 guérisons. Le cancer intestinal, d'après Kendal Francks (1889), donne une mortalité de 51,5 pour 100. — Greig Smith décrit très minutieusement le manuel opératoire de la résection et indique un heureux procédé d'*entérorraphie*, destiné à abréger la durée, toujours trop longue, de l'opération : à l'aide de fils passés *en capiton* sur les extrémités intestinales, il y détermine un pli régulier qui permet de faire une suture continue très régulière et *très rapide*. Ce procédé restera dans la science sous le nom de son inventeur.

La chirurgie des reins, contenue dans le chapitre viii, se résume en trois opérations principales : la *néphropexie*, la *néphro-lithotomie* et la *néphrectomie*.

Pour la fixation du rein, après *néphropexie*, Greig Smith compte bien plus sur l'irritation déterminée localement par les manœuvres opératoires que sur l'action des fils. Telle n'est pas notre opinion. Les fils que nous plaçons sur les dernières côtes et dans les tissus voisins jouent un rôle important. Les recherches expérimentales de Vaneufville et l'examen nécropsique d'une opération faite par nous le démontrent clairement, ainsi que le dessin annexé.

Les symptômes des calculs du rein sont résumés d'une manière très pratique, ainsi que les indications de la *néphro-lithotomie*, que l'auteur anglais conseille seulement lorsqu'il y a altération du parenchyme ou que l'état général est menacé. La mortalité d'après les statistiques récentes n'est que de 10 pour 100, et Newmann a rassemblé

42 opérations sans une mort. A noter également, dans cette partie de l'ouvrage, une bonne description des procédés relatifs à la recherche des calculs dans le rein, pendant l'opération, soit par une ouverture artificielle du bassinet, soit à l'aide des sondes spéciales de JORDAN LLOYDS, de LUCAS, du stylet à tête de porcelaine, ou d'une simple aiguille exploratrice. La fragmentation du calcul facilite souvent son ablation. — Dans un cas, encore inédit, nous avons extrait, avec succès, un calcul du poids de 200 grammes, ramifié dans les calices ; nous avons, ensuite, séance tenante, extirpé le rein réduit à l'état de coque purulente, et la poche d'une énorme pyo-néphrose concomitante. On connaît également les remarquables observations relatées récemment à l'Académie de médecine par le professeur LEDENTU.

Après quelques considérations intéressantes sur la ponction dans les kystes et l'hydronéphrose, sur les indications diverses de la *néphrotomie* et son manuel opératoire, l'auteur fait une étude très complète et émouvante de la *néphrectomie*.

Il envisage d'abord ses indications dans les affections suppurées du rein, dans la tuberculose, les tumeurs, dont il expose les symptômes et le diagnostic, dans les fistules urinaires, les blessures graves du rein, dont il examine la gravité d'après les statistiques les plus récentes. D'après NEWMANN, la mortalité totale des néphrectomies est de 35,2 pour 100. Elle varie évidemment selon la cause qui a déterminé l'opération : de 70 pour 100 dans les tumeurs malignes, elle est seulement de 36 pour 100 dans le rein tuberculeux, où elle est préférable à la néphrotomie, surtout si elle est secondaire ; et, fait moins connu, dans les blessures du rein (écrasement, déchirures, éclatements par

corps pesants ou contondants) on a pratiqué la néphrectomie 27 fois avec 8 morts seulement. Il importe souvent,
dans ce dernier cas, non seulement de remédier à l'hémorragie, mais aussi à l'*anurie*, produite par les caillots qui
s'accumulent dans l'uretère et la vessie. Dans un cas, où
l'extrémité inférieure du rein avait été écrasée par une roue
de wagon, KEETLEY réussit à enlever les parties broyées et
séparées, et à arrêter le sang par la compression. Les néphrectomies réussissent généralement lorsqu'elles sont faites
pour les *fistules rénales ou urétérales*, pour *kystes*, *rein
mobile*, etc. — Et même, dans le cas de *néoplasmes*, où la
mortalité est considérable, il est possible d'arguer en faveur
de l'opération « que, s'attaquant à une affection certainement fatale, elle donne encore un certain nombre de fois la
vie sauve ». NEWMANN compte, sur 74 opérations pour tumeurs, seulement 24 morts.

Le manuel opératoire de la *néphrectomie lombaire* et de
la *néphrectomie abdominale* termine cet important chapitre. L'exposition en est claire et complète, quoique concise. Nous recommandons la lecture du procédé indiqué
pour la néphrectomie abdominale ; il diffère de la *méthode
trans-péritonéale* de TERRIER et se rapproche davantage du
procédé suivi par PICQUÉ, dans le cas qu'il a communiqué
à la Société de chirurgie (1893).

Relativement au choix entre les deux voies opératoires,
GREIG SMITH fait observer que la voie lombaire est plus
facile, que la mortalité n'y est que de 50,5 pour 100, tandis
qu'elle est de 47,1 pour 100, par l'autre voie, d'après NEW-
MANN. Les chirurgiens habitués aux laparotomies, tels que
THORNTON et TAIT, préfèrent la voie antérieure. Il faut tenir
grand compte des dispositions anatomiques, qui selon les
cas peuvent favoriser la réussite de l'opération. Par la *voie*

lombaire, il faut enlever les petits reins, les reins kystiques, les hydronéphroses, les reins calculeux. La *voie abdominale* convient aux grosses tumeurs non adhérentes et solides.

Le chapitre IX s'occupe de la CHIRURGIE DU FOIE et de la VÉSICULE BILIAIRE. L'auteur ne parle, en ce qui concerne le viscère hépatique, que de l'ouverture des abcès et des kystes hydatiques, et il le fait brièvement. Il n'est pas question de l'extirpation des kystes, et en particulier du genre d'opération qui convient à ceux qui font saillie du côté de la plèvre (faits de TERRILLON, POZZI, SEGOND). Il est vrai que, dans la majorité des cas, l'incision avec soudure à la paroi est seule pratiquée : elle ne donne qu'une mortalité de 7 à 10 pour 100.

La *chirurgie des voies biliaires*, en ce qui concerne la *cholécystotomie*, la *cholécystectomie* et leurs indications complète le chapitre. En France, les travaux nombreux du Congrès de chirurgie de 1892, et le remarquable Rapport de TERRIER, ont élargi les règles et les conditions de l'intervention.

La chirurgie DE LA RATE et DU PANCRÉAS sont l'objet des chapitres X et XI, tandis que le chapitre XII est consacré aux opérations non classées, s'adressant aux tumeurs du GRAND ÉPIPLOON, du MÉSENTÈRE et du PÉRITOINE. Nous y remarquons, en particulier, la relation de douze opérations de kystes ou tumeurs extra-péritonéales, occupant la région médiane en relation avec l'*ouraque*, faites par l'éminent chirurgien anglais LAWSON TAIT. Ces tumeurs sont peu connues encore : ce sont des KYSTES ALLANTOIDIENS, dont l'épithélium est semblable à celui de la vessie.

Là, devrait, en quelque sorte, se terminer le livre de la CHIRURGIE ABDOMINALE ; mais, dans les éditions successives, GREIG SMITH a ajouté divers chapitres intéressants : sur la CYSTOTOMIE SUS-PUBIENNE ; sur les OPÉRATIONS DANS LES TRAUMATISMES DE L'ABDOMEN ; sur le TRAITEMENT CHIRURGICAL DES PÉRITONITES, LES APPENDICITES, etc.

Les diverses indications et le manuel opératoire des CYSTOTOMIES sont très clairement exposés dans l'ouvrage du chirurgien anglais : mais, sur ce sujet, nous possédons, en France, les nombreux et remarquables travaux du professeur Guyon et de l'école de Necker, et, en particulier, la remarquable thèse d'Albarran sur les TUMEURS de la vessie. — On notera cependant le mode particulier de distension graduelle de la vessie et du rectum, à l'aide de la pression hydrostatique de réservoirs spéciaux, bien préférable à la distension avec la seringue, pour des raisons multiples ; un écarteur automatique spécial de la vessie ; et une bonne discussion des conditions de la suture primitive. Aucun drainage n'est pratiqué après l'opération.

Sous la dénomination d'OPÉRATIONS QUE RÉCLAMENT LES TRAUMATISMES DE L'ABDOMEN, GREIG SMITH étudie les PLAIES de l'intestin, de la vessie et des viscères pleins par armes à feu, par instruments piquants, et les RUPTURES TRAUMATIQUES de ces organes. Il exprime ainsi son opinion, en l'appuyant des statistiques les plus récentes : « Avec le meilleur traitement palliatif, la mort est presque inévitable. Par conséquent, si jamais un remède désespéré est admissible dans une maladie désespérée, c'est certainement dans les plaies par armes à feu des organes abdominaux. Une intervention qui ne peut être qu'une cœliotomie, est sans doute un moyen désespéré, mais tout a déjà démontré qu'il vaut mieux que l'abstention. » COLEY a réuni, jusqu'en 1890, 165 opérations avec une mortalité de 67 pour 100. Sur 81 opérations pour plaies de l'intestin grêle, on compte 25 guérisons, sur 24 plaies de l'estomac, 6 guérisons ; 36 plaies du côlon, avec 12 guérisons ; 15 plaies du foie, 8 guérisons ; et 11 plaies du rein, 10 guérisons. La moyenne des perforations intestinales a été de 5,4 pour chaque cas. — Le procédé opératoire à suivre dans chaque variété de plaie des viscères de l'abdomen est exposé dans l'ouvrage, avec méthode, précision et un grand sens pratique.

Les PÉRITONITES SUPPURÉES, dont le chirurgien anglais indique le traitement par laparotomie, sont surtout celles qui résultent de perforations pathologiques des viscères creux, celles de l'appendicite perforante, de l'ulcère de l'estomac, des ulcérations de la fièvre typhoïde : mais ce sont là des opérations qu'on a trop rarement l'occasion d'entreprendre dans de bonnes conditions pour que l'auteur puisse faire autre chose que de se borner à une simple indication des meilleures circonstances où il conviendrait de les tenter. — Le livre se termine par quelques remarques sur la laparotomie dans la péritonite tuberculeuse et leurs résultats souvent aussi favorables qu'inexpliqués, et l'auteur nous apprend que, depuis quelque temps, il a institué dans les diverses formes de péritonites suppurées, *l'irrigation continue*, afin de prévenir la paralysie, l'accolement des anses intestinales et les divers accidents septiques.

Par la synthèse analytique et les considérations qui précèdent, nous espérons avoir mis suffisamment en relief la valeur et l'originalité du *premier livre* sur la CHIRURGIE ABDOMINALE. La traduction fidèle, correcte et élégante, de M. le professeur Paul VALLIN permettra d'en prendre une plus ample connaissance. Notre jeune collègue aura eu le mérite de présenter aux chirurgiens français, une œuvre remarquable de la littérature anglaise, et, avec celle-ci, de contribuer à la vulgarisation des méthodes les plus usitées dans les opérations abdominales. Nous avons l'entière conviction, qu'en France, comme en Angleterre, l'ouvrage de GREIG SMITH, édité avec soin et en beaux caractères par M. Steinheil, obtiendra un rapide et légitime succès.

Dr H. DURET,

Professeur de Clinique chirurgicale,
Ex-Chirurgien des Hôpitaux de Paris,
Membre correspondant de la Société de chirurgie.

Lille, le 15 mars 1894.

CHIRURGIE ABDOMINALE

CHAPITRE I

DIAGNOSTIC DES TUMEURS DE L'ABDOMEN

Le diagnostic des tumeurs de la cavité abdominale exige une connaissance parfaite de la topographie des organes qui y sont contenus, une grande habitude des diverses méthodes d'examen physique, et quelques notions sur la nature des tumeurs qu'on peut rencontrer en connexion avec chaque organe.

ANATOMIE TOPOGRAPHIQUE DE L'ABDOMEN

Sous le rapport du diagnostic chirurgical, nous pouvons considérer les cavités abdominale et pelvienne comme n'en formant qu'une seule. Les limites de l'abdomen sont, au point de vue pratique, celles du péritoine. Tout organe recouvert en partie ou en totalité par le péritoine doit être considéré comme un organe abdominal.

La cavité abdominale peut être schématiquement comparée à un cylindre aplati, pointu ou arrondi à ses extrémités. La saillie, que fait en son intérieur la colonne vertébrale, tend à diviser ce cylindre en deux vers sa partie supérieure ; dans sa partie inférieure, cette saillie osseuse se bifurque et se dirige de chaque côté pour former les bords du bassin. Le sommet de cette cavité est constitué par la voûte diaphragmatique ; à la base, se trouve l'évasement du bassin fermé par les muscles du plancher pelvien.

Les parois de cette cavité sont en arrière surtout osseuses, et musculaires en avant. A ses deux extrémités, elle est encastrée dans des parois osseuses complètes en arrière, partielles en avant ; à la partie supérieure, ce sont les dernières côtes qui suivent une direction descendante vers les côtés, puis ascendante vers l'avant, laissant à ce niveau une ouverture en forme de V, occupée par des muscles ; à la partie inférieure, ce sont les os iliaques, qui forment la clôture en arrière et sur les côtés, mais laissent entre eux et en avant un espace fermé par des muscles. En arrière, le sacrum au dessous, la colonne vertébrale au dessus, mesurant plusieurs pouces ; en avant, les pubis en bas, l'extrémité du sternum en haut, ne mesurant, l'un et l'autre, pas plus d'un pouce, complètent la portion osseuse du cylindre.

Il en résulte que la paroi musculaire de la cavité abdominale représente une sorte de losange dont les quatre angles correspondent à l'appendice xyphoïde, aux pubis, aux régions lombaires droite et gauche. Sur toute cette surface, toutes les tumeurs abdominales pourront faire saillie, pourvu qu'elles soient assez volumineuses ; et c'est par là que le chirurgien a accès auprès d'elles, soit pour en faire le diagnostic, soit pour en instituer le traitement. Au niveau de la paroi musculaire que forme en haut le diaphragme, il est impossible d'approcher la cavité abdominale ; mais, à l'autre extrémité, à travers le plancher pelvien, nous pouvons recueillir des éléments importants pour le diagnostic et appliquer maint traitement.

On verra que, pour arriver au diagnostic de l'état des organes abdominaux, nous commençons par essayer d'éliminer les parois ; d'ignorer ou, du moins, de surmonter autant que possible les obstacles qu'elles fournissent à l'examen. Quand les parois sont très minces et très souples, l'examen est très facile en avant ; dans la région lombaire, où les couches successives sont épaisses et tendues, cela est plus difficile ; en arrière et au niveau des parois osseuses, sauf dans des cas déterminés et par certains procédés spéciaux, l'examen physique devient impossible. La structure anatomique de la paroi abdominale ne nous occupera pas en ce moment ; nous en parlerons à propos du traitement.

Pour faciliter la localisation des organes de l'abdomen, sa surface a été divisée par quatre lignes : deux horizontales et deux verticales, en neuf régions arbitraires (Fig. 1). Les lignes verticales ($c.c'$, $d.d'$) s'étendent du cartilage de la huitième côte au milieu du ligament de Poupart. La ligne horizontale supérieure ($a.a'$), passe par le neuvième cartilage costal ; l'inférieure ($b.b'$), par la partie la plus élevée de la crête iliaque. Les limites supérieure et inférieure sont le diaphragme et le bassin. Les régions

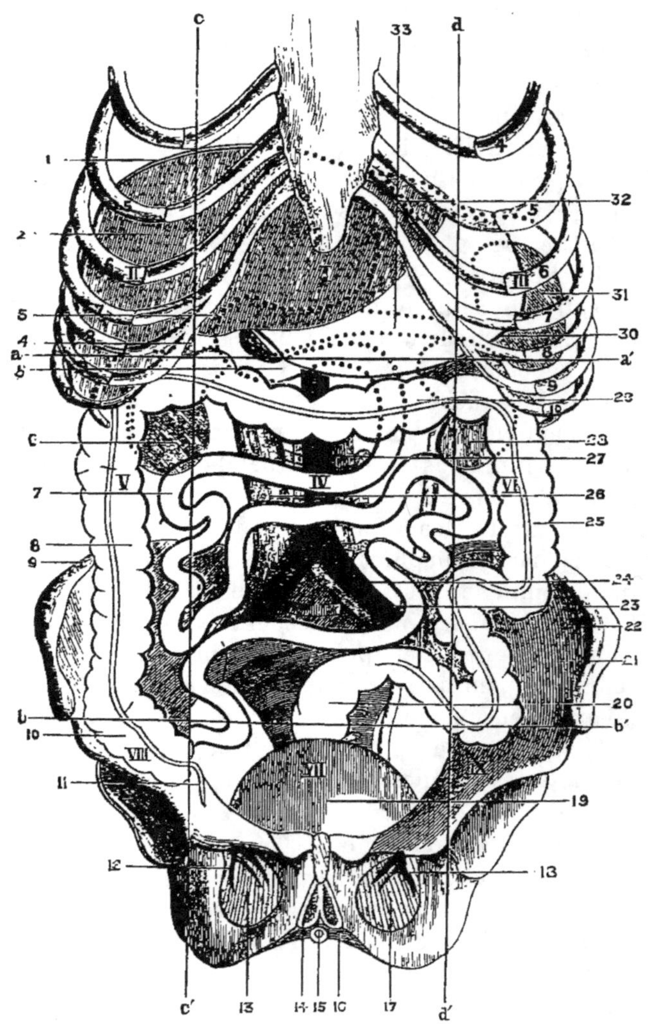

Fig. 1 (d'après Tillaux).

Cavité abdominale divisée par régions ; rapports respectifs des organes
contenus dans cette cavité.

I. Épigastre. — II. Hypocondre droit. — III. Hypocondre gauche. — IV. Zone ombilicale. —
V. Flanc droit. — VI. Flanc gauche. — VII. Hypogastre. — VIII. Fosse iliaque droite. — IX. Fosse
iliaque gauche. — 1. Diaphragme. — 2. Foie. — 3. Pylore. — 4. Vésicule biliaire. — 5. Duodénum.
— 6. Rein droit. — 7. Intestin grêle. — 8. Côlon ascendant. — 9. Crête iliaque. — 10. Cæcum. —
11. Appendice vermiforme. — 12, 18. Vaisseaux obturateurs droits et gauches. — 13, 17. Membrane obturatrice. — 14, 16. Corps caverneux. — 15. Urèthre. — 19. Vessie. — 20, 22. Rectum,
S iliaque (courbure sigmoïde qui devrait être appelée en Ω). — 21. Os iliaque gauche. — 23, 24. Vaisseaux iliaques. — 25. Côlon descendant. — 26. Veine cave inférieure. — 27. Aorte. — 28. Rein
gauche. — 29. Côlon transverse. — 30. Grande courbure de l'estomac. — 31. Rate. — 32. Cardia. —
33. Pancréas.

centrales sont de haut en bas : l'épigastre, la région ombilicale, l'hypogastre. Les régions latérales, également de haut en
bas, sont à droite comme à gauche : l'hypochondre, la région
lombaire, la région iliaque.

Voici d'après Tillaux à quels organes correspondent ces
régions :

Epigastre (I). — On trouve successivement dans la région
épigastrique: le lobe gauche du foie, une partie de la face antérieure de l'estomac avec les orifices œsophagien et pylorique,
l'épiploon gastro-hépatique, l'hiatus de Winslow. Dans la lèvre
antérieure de l'hiatus se trouvent : l'artère hépatique en avant,
le canal hépatique, le cystique et l'origine du canal cholédoque
au milieu, la veine porte en arrière, les branches du grand
sympathique et la fin du pneumogastrique droit. On trouve
derrière l'estomac : l'arrière-cavité des épiploons, les deuxième
et troisième portions du duodénum, le pancréas ; le tronc
cœliaque et ses branches, l'artère mésentérique supérieure
entourée par les ganglions lymphatiques et le plexus solaire ;
enfin, la colonne vertébrale, sur laquelle reposent l'aorte et la
veine cave inférieure.

Hypocondre droit (II). — A peu près exclusivement occupé
par le lobe droit du foie ; on y trouve encore le fond de la vésicule biliaire, une petite portion du côlon transverse, l'extrémité supérieure du rein droit et sa capsule surrénale.

Hypocondre gauche (III). — Presque exclusivement rempli
par le grand cul-de-sac de l'estomac et la rate reliés par l'épiploon gastro-splénique. On y trouve parfois une petite portion
du lobe gauche du foie. Il renferme également en bas : l'extrémité supérieure du rein gauche et sa capsule surrénale, une
faible partie du côlon descendant, la queue du pancréas.

Zone ombilicale (IV). — On trouve d'avant en arrière : le
grand épiploon, le côlon transverse, la masse de l'intestin
grêle ; le mésentère ; l'aorte et la veine cave inférieure.

Régions lombaires droite et gauche (V et VI). — Quelques circonvolutions de l'intestin grêle ; côlons ascendant à droite,

descendant à gauche ; le rein et l'uretère ; une couche abondante de tissu cellulo-graisseux.

Hypogastre (VII). — Le grand épiploon, l'intestin grêle, la vessie lorsqu'elle est distendue, l'utérus pendant la grossesse.

Fosses iliaques droite et gauche (VIII et IX). — Cæcum à droite, S iliaque à gauche, recouverts souvent par les circonvolutions de l'intestin grêle.

Les tumeurs apparaissent d'abord au niveau des organes aux dépens desquels elles se développent ; leurs principaux rapports sont identiques pour les premières et les seconds. Même lorsqu'elles empiètent sur d'autres régions, comme il arrive souvent, le gros de la tumeur abdominale occupe d'ordinaire le siège de l'organe qui lui a donné naissance. C'est là un fait capital pour le diagnostic.

MÉTHODES DE DIAGNOSTIC

Les diverses méthodes qui permettent l'exploration de l'abdomen d'un sujet soupçonné d'affection abdominale sont les suivantes : l'Inspection ; la Palpation abdominale, vaginale et rectale ; la Percussion ; l'Auscultation ; la Ponction exploratrice.

Inspection. — Si le patient est au lit, voyons d'abord l'attitude naturelle qu'il prend ; puis, si tous les mouvements sont libres, soit qu'il lève la tête, se retourne ou étende les membres. Toute inflammation abdominale est, en effet, incompatible avec la liberté des mouvements. Si le patient est étendu, immobile, les cuisses fléchies, on peut craindre une péritonite. Si, avec de violentes douleurs, il remue sans cesse, se roule sur le ventre ou prend la position genu-pectorale, on doit penser à une attaque de coliques quelconques ou à un étranglement intestinal.

Les parois abdominales sont passées en revue, le malade commodément étendu dans le décubitus dorsal. On remarque d'abord quelles sont les dimensions de l'abdomen dans son ensemble et si la saillie et l'état symétrique du ventre sont en rapport avec ceux de la poitrine. Toute irrégularité de sa surface et le siège précis de ces irrégularités sont notés avec soin. Une saillie uniforme peut être aplatie, globuleuse, diffuse ou circonscrite. L'aspect d'un gros ventre avec une poitrine amaigrie contraste avec celui d'un abdomen déprimé et creusé chez un homme dont le thorax est normal. On recherche, en outre, toutes les particularités qui peuvent être signalées dans les parois : épaisseur ou minceur ; aspect blanc et brillant, ou rouge et terne ; peau œdématiée ou ridée et ratatinée ; veines dilatées ou non ; en somme, les moindres anomalies qu'elles peuvent présenter.

On observe les mouvements de l'abdomen d'abord pendant la respiration tranquille, puis pendant la respiration profonde. Les parois abdominales se déplaceront facilement et librement ou, au contraire, resteront immobiles pendant les actes respiratoires. Un point précis, l'ombilic par exemple, peut être suivi dans ses mouvements ascensionnels ou de descente sur une tumeur, ou bien la tumeur elle-même se déplacera d'une façon très appréciable soit en haut, soit en bas, à chaque expiration et à chaque inspiration.

Palpation. — Pour le palper de l'abdomen, on examine le patient étendu sur un lit, les genoux relevés et la tête légèrement fléchie, afin d'obtenir le relâchement complet des muscles des parois. Une flexion trop prononcée, tout en diminuant fort la tension des parois, va à l'encontre du but de la palpation, parce qu'elle augmente le diamètre antéro-postérieur de l'abdomen et repousse en avant la masse intestinale. Un ventre, à parois minces ou relâchées par des grossesses répétées, est plus facile à palper que celui dont les parois sont épaisses, surtout s'il s'agit d'une femme qui n'a jamais été enceinte. Un homme vigoureux et bien musclé est celui qui présente les plus grandes difficultés pour le palper abdominal.

Pendant le palper, il faut détourner l'attention du malade en le questionnant sur tout ce qu'il ressent, ce qui assurera la flaccidité des parois abdominales. Toute recommandation spéciale, telle que : respirez profondément ou comptez à haute voix, a plutôt comme résultat de fixer l'attention sur le procédé d'examen que de l'en détourner.

La paume est posée à plat sur le ventre et enfonce avec fermeté et persistance, mais sans violence. Il faut avoir soin que la main ne soit pas froide, et on prétend que sa sensibilité est plus délicate après qu'elle a été plongée dans l'eau chaude. Lorsque l'abdomen a été déprimé aussi profondément que possible et qu'une tumeur n'arrête pas la main, on la tourne de champ ; son bord externe et les doigts peuvent alors pénétrer plus profondément de façon à arriver, sans beaucoup de difficultés, jusqu'à la colonne vertébrale et même le détroit supérieur. La pression est maintenue avec fermeté ; la main, la paroi abdominale avec elle, sont déplacées de côté et d'autre par-dessus le contenu abdominal. La main ne doit pas être promenée sur les parois, mais les parois et la main doivent se mouvoir simultanément sur les organes intra-abdominaux. Sans quitter la paroi, la main glisse en un autre point, et le procédé est répété jusqu'à ce que tout l'abdomen ait été ainsi exploré.

Par ce procédé, on fera le diagnostic de toute tumeur, qu'elle soit petite ou profondément située, telle que : cancer du pylore ou du pancréas; rein flottant ; anévrisme abdominal; production quelconque aux dépens du mésentère, de l'épiploon ou du péritoine; telle, enfin, que les petites tumeurs de l'ovaire qui peuvent s'être énucléées du petit bassin. De cette manière, également, nous pouvons dépister cet état de spasme ou de tension des parois abdominales, qui met sur la voie d'une irritation ou d'une inflammation sous-jacente. Pendant qu'on procède à l'examen, on s'enquiert des sensations du malade et on les suit sur sa physionomie. Parfois, et cela si on a affaire à des coliques, la pression apporte un soulagement. D'autres fois, au contraire, elle détermine de la douleur, et à tous les degrés, depuis la plus légère jusqu'à la plus intense. Toujours il est important de faire la distinction entre l'hyperesthésie nerveuse ou hystérique et la véritable sensibilité que produit l'inflammation. Dans l'inflammation, la douleur est d'ordinaire limitée à la zone inflammatoire; lorsqu'il ne s'agit que d'hyperesthésie, celle-ci s'irradie dans diverses directions vers la poitrine, les cuisses ou les lombes.

S'il existe une tumeur visible, le palper s'efforce autant que possible d'en fixer les caractères. Est-elle circonscrite ou diffuse? solide ou liquide? fixe ou mobile? Dans le cas de tumeur circonscrite, peu volumineuse, la main peut en partie s'insinuer entre elle et les plans osseux qui limitent la cavité abdominale. Le toucher d'une tumeur solide est caractéristique;

entre une production demi-solide ou pâteuse et une tumeur franchement liquide il y a une foule d'intermédiaires difficiles à apprécier. On s'efforce de déterminer sa consistance par la recherche de la fluctuation. Pendant que les doigts ou la paume de la main sont posés solidement à plat sur l'un des côtés de la tumeur, les doigts de l'autre main lui impriment un choc brusque du côté opposé ; si le contenu est liquide, on ressent un frémissement ou une série de frémissements vibratoires. Les oscillations, indice de la fluctuation, peuvent ne pas être perçues dans une tumeur à contenu liquide ; la paroi du kyste est alors épaisse et tendue, ou le liquide soit visqueux, soit contenu dans plusieurs poches. Pour la recherche de la mobilité, la main est placée à plat et promenée successivement sur toutes les faces de la tumeur, s'efforçant de la mobiliser dans différentes directions ; ou encore, si elle est assez petite, on peut la saisir entre les mains et lui imprimer ainsi des mouvements.

Par le palper également on s'efforce de rechercher les irrégularités de sa surface et les différences de consistance de sa masse. Les doigts pourront encore percevoir quelque frottement, quelque frémissement, indices de péritonite ; au contraire, avoir la sensation que le péritoine pariétal glisse à sa surface sans obstacle.

En faisant tourner le malade, d'abord sur un côté, puis sur l'autre, de nouveaux faits peuvent être enregistrés : ceux-ci relatifs surtout à la mobilité, à l'étendue, à la direction de la tumeur ou à sa non-existence ; mais ces caractères sont peut-être mieux déterminés par le palper que par le changement de position du patient.

Toucher vaginal. — Le palper vaginal dans toute tumeur abdominale, ni trop élevée, ni trop petite, est d'une grande valeur pour le diagnostic. Par ce procédé, il nous est possible non seulement d'apprécier des faits importants comme les caractères physiques de la tumeur, mais encore d'établir ses connexions ou son indépendance d'avec l'utérus. Fréquemment le toucher vaginal et le palper abdominal combinés permettent de déchiffrer la situation et les attaches du pédicule et de la base. Très souvent une tumeur, qui, à travers les parois abdominales, accuse les caractères d'un kyste uniloculaire, par le vagin donne la sensation d'un gâteau à plusieurs poches ou même d'une partie solide. L'usage de la sonde vient également en aide au palper. De cette manière, on peut vérifier avec précision la longueur de la cavité utérine, le volume et le degré de mobilité du fond de la matrice, la situation, enfin, de tout l'organe dans ses rapports avec la tumeur. Assez souvent l'utérus est couché immédiatement derrière le pubis et, par le palper, son fond est facilement accessible à travers les parois abdominales ; dans ce cas également, il est facile de saisir tout l'organe entre les deux mains : l'une posée en dehors sur le fond de la matrice, l'autre en dedans sur son col. Souvent aussi cet organe est abaissé, en rétroversion, et logé dans le cul-de-sac de Douglas. Avec le médius dans le rectum, et l'index dans le vagin repoussant très haut le périnée, les renseignements fournis seront d'ordinaire plus précis qu'avec un seul doigt explorant le vagin ; mais ce mode d'examen ne plaît pas toujours à la malade.

Toucher rectal. — Pour pratiquer le toucher rectal, on peut se servir du procédé qui vient d'être mentionné, ou simplement d'un doigt introduit dans le rectum, ou encore de toute la main, mais sous chloroforme. Très rarement, il est vrai, paraît indiqué le toucher manuel, qui constitue à lui seul une opération de quelque gravité. Il n'est admissible que dans certains cas fort difficiles où il est de toute importance de n'entreprendre une opération, même exploratrice, qu'après un diagnostic ferme. L'opinion générale est que l'exploration manuelle par le rectum donne de maigres résultats. Peu de chirurgiens, même de ceux qui ont une grande pratique, ont eu recours à ce mode de diagnostic.

Percussion. — La percussion de l'abdomen est pratiquée, le patient occupant la même position que pour le palper, c'est-à-dire couché sur le dos, les genoux relevés. Mais, si on fait placer le malade successivement sur un côté, puis sur l'autre, ce changement de position, qui ajoute peu au palper, vient singulièrement en aide au diagnostic par la percussion. L'usage est de percuter les doigts de la main gauche placés à plat sur l'abdomen avec les doigts de la main droite. Si on doit examiner une large surface, c'est une bonne habitude de percuter successivement chaque doigt, ceux-ci ayant été aussi étalés que possible sur l'abdomen. Le poignet et les doigts sont-ils maintenus raides, et la pression exercée par le bras, il est déployé une force plus uniforme et il est possible d'établir une comparaison plus exacte que par l'emploi d'un seul doigt déplacé d'un endroit à un autre. Certains préfèrent user toujours du plessimètre.

Il est d'une importance capitale d'avoir toujours présente à l'esprit la différence de valeur des percussions profonde et superficielle. Les bruits légers, « *minimised note* », que produit une percussion faible, rendent évidente la matité, que n'aurait pas révélée une percussion forte, alors qu'il s'agit de masses petites ou solides dans une petite étendue. C'est ainsi qu'on découvrira un épiploon épaissi, une cellulite pelvienne propagée aux parois abdominales, une petite tumeur reposant sur les intestins. Au contraire, une percussion profonde donnera de la matité dans le cas de tuméfaction recouverte par les intestins, tuméfaction qui se serait traduite par de la sonorité à une percussion superficielle. Là, où les parois abdominales sont épaisses, comme dans la région des reins, la percussion faible est inutile puisqu'elle n'accusera que de la matité due à une couche épaisse de muscles.

Lorsqu'on passe en revue tout l'abdomen, l'attention doit se porter surtout vers les régions ombilicale, épigastrique et lombaires. Un liquide libre dans la cavité péritonéale gravite vers les parties les plus déclives ; la percussion le fera donc découvrir tout d'abord dans les régions lombaires. Les tumeurs limitées et mobiles tendent à s'élever au-dessus des intestins. Il faut se rappeler que de la matité dans les flancs peut reconnaître pour cause des fèces liquides dans les intestins, et que, de plus, on peut convertir cette matité en sonorité rien qu'en mettant le malade sur le côté et en forçant ainsi les intestins remplis de liquide à gagner les parties les plus déclives. Par contre, un côlon distendu par les gaz peut donner de la sonorité dans les reins alors qu'il existe de l'ascite. Lorsqu'il n'y a que peu de liquide dans la cavité abdominale, le mésentère est suffisamment long pour permettre à l'intestin qui contient des gaz de flotter à la surface et de s'accuser ainsi par de la sonorité.

Dans le cas de tumeur nette, visible et palpable, la percussion est surtout précieuse pour fixer le siège de la sonorité intestinale. Parfois on n'a affaire à rien autre chose que de l'intestin dilaté par des gaz, — météorisme ou tumeur fantôme. Quelquefois des zones de sonorité sillonnent la surface de la tumeur et marquent la présence d'intestin y adhérant. Mais, dans la grande majorité des cas, la percussion a surtout une grande valeur pour rendre manifeste la couronne tympanique, « *tympanic corona* » (comme l'a si justement dénommée Tait), qui entoure la tumeur reposant sur les intestins, en opposition avec la zone de sonorité circulaire, demi-circulaire ou en croissant, qu'on rencontre dans les cas d'épanchement péritonéal.

Pour faire le diagnostic de l'ascite d'avec un kyste, pour dépister une hypertrophie légère du foie et de la rate, pour dévoiler la présence de gaz dans une partie tuméfiée, la percussion est d'une grande valeur ; dans tous les autres cas, comme procédé de diagnostic, elle est de beaucoup inférieure à un palper habile et soigneux.

Auscultation. — Comme méthode de diagnostic appliquée à l'abdomen, l'auscultation n'a pas été jusqu'à présent bien féconde en résultats. Les bruits vasculaires dans les anévrismes et les tumeurs fibreuses ou sarcomateuses, les frottements dans la péritonite, les bruits fœtaux et placentaires, telles sont les plus importantes découvertes de l'auscultation abdominale. Il y a des raisons de croire que l'usage du stéthoscope, en différenciant les bruits intestinaux, pourra avoir un jour une valeur clinique. On entend, en effet, en pleine santé des bruits, résultant du mélange des liquides et des gaz pendant les mouvements de l'intestin, qu'on a décrits sous les noms de : bruits métalliques, gargouillements et clapotements ; nul doute que la maladie puisse les modifier de diverses manières. Mais les données cliniques, quant aux caractères de ces bruits, ne sont pas suffisamment définies pour entrer dans la pratique. Dans certains cas de dilatation stomacale, dans le choléra et la diarrhée, on peut noter l'augmentation et l'altération de ces bruits. Dans l'obstruction intestinale, quelque signe analogue ajouté à nos moyens de diagnostic ferait parfaitement notre affaire ; mais, jusqu'à présent, il n'y a pas eu de faits cliniques bien définis reposant sur l'auscultation.

Ponction exploratrice. — C'est un procédé infidèle que l'extraction d'une petite quantité du contenu d'une tumeur abdominale à l'aide d'une aiguille creuse reliée à un appareil aspirateur. Dans certains cas, la ponction est inutile ; dans d'autres, elle confirme un diagnostic et ne modifie en rien le traitement ; dans le petit nombre, son intervention est utile et décisive. Il n'est pas douteux qu'on ait abusé de ce procédé puisqu'on a eu recours à lui pour résoudre des difficultés qu'on aurait dû vaincre par d'autres méthodes. Bien plus, la ponction n'est pas toujours exempte de dangers ; elle a même déterminé la mort. Le meilleur criterium de sa valeur n'est-il pas dans ce fait, que nos opérateurs les plus habiles et les plus expérimentés n'en usent que très rarement.

Si l'on se décide à employer le trocart, il faut mettre tous ses soins à ce qu'il soit parfaitement purifié à la suite de lavages répétés avec des solutions antiseptiques De même la peau, au niveau du point qu'on doit ponctionner. Quelques débris épidermiques, un petit lambeau de peau même, peuvent être entraînés par la pointe de l'aiguille et devenir le point de départ d'une infection. Les kystes, qui ont subi la transformation purulente à la suite d'une ponction exploratrice, ne sont plus à citer ; aussi faut-il prendre toutes les précautions possibles pour éviter pareille catastrophe.

EXAMEN PHYSIQUE DE CHAQUE ORGANE

FOIE

Palper. — Il n'y a d'accessible du foie normal que son bord inférieur sous le rebord costal, et une portion de la face antérieure de son lobe gauche au niveau de l'épigastre. Chez l'homme, le foie peut être tout entier inaccessible au palper, ou ne s'accuser que par un rebord plus résistant. Chez la femme, et plus particulièrement chez celle dont les parois abdominales ont été relâchées par des grossesses répétées, la main sent d'ordinaire distinctement et peut dessiner le bord de l'organe. Pendant que nos doigts interrogent l'état de la portion du foie qui se trouve à leur portée, nous apprécions la liberté des mouvements durant l'acte respiratoire, nous notons également si le palper détermine quelque douleur ou quelque sensibilité. Dans le cas d'hypertrophie, l'organe descend et devient plus accessible ; aussi sa surface est-elle alors explorée avec grand soin pour rechercher tout ce qui pourrait y être anormal. La dureté, l'état pâteux ou la fluctuation ; les irrégularités de la surface, — leur siège et leur consistance ; et l'aspect général de l'hypertrophie sont les points principaux à noter. La main peut percevoir les froissements de la périhépatite et le frémissement hydatique. Il est possible parfois, sur le sujet sain, de sentir la vésicule biliaire distendue ; et Guttmann [1] raconte qu'il a pu l'exprimer et chasser son contenu dans les conduits excréteurs. Lors de tuméfaction pathologique, on trouve facilement la vésicule qui déborde le bord inférieur du foie.

Percussion. — Par le fait des poumons qui viennent le recouvrir, il est difficile à la percussion de déterminer bien exactement les limites supérieures du foie. Entre la partie la plus élevée de cet organe et la paroi thoracique le poumon s'insinue de telle sorte qu'on a à ce niveau de la sonorité, et ce n'est qu'à peu de distance de sa partie inférieure qu'on obtient de la submatité. La matité hépatique absolue n'existe que là où le foie est en contact intime avec la paroi thoracique, ou, du moins, n'en est pas séparé par une lame pulmonaire interposée. Comme la zone de matité relative est très variable au niveau de la région hépatique, nous nous basons sur la matité absolue pour établir les limites de l'organe. La percussion est pratiquée dans l'intervalle des respirations et le long de quatre lignes, — sternale, parasternale, mamelonnaire et axillaire.

Fixons les limites supérieures du foie. La matité est obtenue :

Sur l'axe du sternum, au niveau de la base de l'appendice xiphoïde ;

Sur la ligne parasternale, immédiatement au-dessus de la sixième côte ;

Sur la ligne mamelonnaire, au niveau du bord inférieur de la sixième côte ;

Sur la ligne axillaire, derrière la huitième côte.

Plus en arrière, la matité hépatique remonte jusqu'à la dixième côte.

Les limites inférieures sont les suivantes :

[1] *Manuel de diagnostic physique.* New. Syd. Soc., 1879.

Sur la ligne médiane, le milieu de l'espace compris entre la base de l'appendice xiphoïde et l'ombilic ;

Sur les lignes parasternale et axillaire, la matité hépatique affleure le bord libre des côtes ;

Sur la ligne axillaire, entre la dixième et la onzième côte.

Plus en arrière, elle se confond avec celle des couches épaisses des muscles du dos.

Chez la femme, la zone mate peut s'abaisser de un demi à un doigt. En percutant les parties les plus déclives du foie, il faut y aller avec légèreté pour obtenir la matité absolue ; l'organe va, en effet, s'amincissant et repose à ce niveau sur des viscères à contenu gazeux.

Pendant que le malade est couché sur le dos, le foie pivote légèrement sur son axe transversal et son bord antérieur s'efface sous les côtes, élevant ainsi la limite inférieure de la matité antérieure : résultat que corrige la situation debout. Il peut se faire que le foie soit entraîné par le haut sous l'action des poumons ou de la plèvre, ou repoussé dans le même sens par une tumeur qui comble la cavité abdominale. Dans certaines maladies, il s'hypertrophie et souvent acquiert un volume considérable ; en ce cas, il se développe par le bas, occupant tout ou partie de la paroi antérieure de l'abdomen. Lors de semblables hypertrophies, la matité qui en résultera se confondra toujours avec celle de la zone hépatique normale. Il est impossible de limiter par la percussion une vésicule biliaire saine : est-elle malade, la surface occupée par son accroissement de volume se dessinera par une matité correspondante.

L'*auscultation* a peu de valeur dans l'examen du foie. La périhépatite peut s'accuser par un bruit de frottement.

Ponction exploratrice. — La ponction exploratrice a été souvent mise à contribution pour le diagnostic des maladies du foie. Elle a surtout de la valeur pour la recherche de la nature du liquide dans un kyste ou un abcès : elle est également utile dans les cas douteux, pour décider si une tuméfaction est solide ou liquide. Plus rarement une parcelle de tissus, enlevée avec le trocart et examinée au microscope, a démontré la nature d'un néoplasme. Ce procédé n'est pas sans dangers, soit immédiats, soit éloignés.

REINS

Palper. — Le rein de volume normal et dans sa situation échappe, règle générale, au palper. Pourtant chez certains sujets à parois abdominales flasques, le rein normal est parfois accessible. Son tiers inférieur environ peut être saisi entre les doigts d'une main enfoncés profondément en arrière dans l'espace costo-iliaque et ceux de l'autre main qui leur sont opposés en avant ; ou bien, avec une seule main, le pouce en avant, les doigts en arrière, on peut embrasser les lombes avec fermeté et sentir le rein à travers les muscles. On apprécie plus exactement son volume avec une seule main qu'en cherchant à le saisir entre les deux : s'agit-il de dépister une légère tuméfaction, embrasser l'organe entre le pouce et les autres doigts de la même main est peut-être le meilleur procédé. Si le malade repose sur le côté opposé avec un oreiller sous lui, l'espace costo-iliaque est élargi et une plus grande surface du rein accessible au palper ; mais ces avantages sont en partie contre-balancés par la tension plus grande des muscles lombaires. Le tiers inférieur de son bord postérieur, et une portion de la partie inférieure de sa face antérieure, voilà tout ce qui est abordable, si le rein est normal ; pour le reste, on n'éprouve que la sensation de saisir un corps qui présente une consistance analogue à celle d'un rein.

Si le rein est facilement accessible, nous pouvons en conclure qu'il est augmenté de volume ou déplacé. Le rein, qui occupe sa situation normale et augmente de volume, ne peut guère se développer par en haut, et pas du tout en arrière à cause des muscles lombaires ; il s'accroît donc par en bas et en avant, — c'est-à-dire de plus en plus à portée des doigts. Dans le diagnostic des déplacements et de la mobilité anormale du rein, le palper a une grande importance. La sensibilité à la pression dans les inflammations rénales, comme dans celles de tout autre organe, est un signe capital mis en lumière par le palper. La fluctuation ou une consistance ferme, avec tous les degrés intermédiaires à la dureté et à la mollesse, sont tous signes de grande valeur diagnostique. On a pu percevoir à travers les parois abdominales des frottements dus à des pierres incluses dans le rein. Dans le cas de tuméfaction considérable, il est possible d'observer le côlon transverse traversant l'aire de la tumeur.

Percussion. — La percussion ne permet guère de tracer la situation des reins à cause de leurs rapports avec des organes solides, — le foie d'un côté, la rate de l'autre, les muscles lombaires et vertébraux en arrière, d'autant que l'organe lui-même est incrusté dans une atmosphère épaisse de graisse. Sur un sujet maigre, l'absence du rein d'un côté peut se traduire à la percussion par un son plus clair que du côté où il existe. Dans le cas de tuméfaction rénale, une zone de sonorité dans les lombes est un phénomène anormal et coïncide avec de la matité en avant. Le côlon distendu par des gaz peut déterminer une sonorité exagérée au niveau du bord interne du rein. Dans les augmentations de volume considérables, un côlon distendu peut traverser longitudinalement la surface du rein et s'accuser par une bande de sonorité.

Ponction exploratrice. — La ponction exploratrice est employée pour le diagnostic des tumeurs rénales. C'est ainsi qu'on reconnaît si la tuméfaction est solide ou liquide ; est-elle à contenu liquide, le trocart révèle la nature de celui-ci et nous indique s'il provient d'un abcès, d'un kyste, d'une hydronéphrose ou d'un kyste hydatique. Comme la ponction, dans les tumeurs enkystées du rein, plus souvent que pour celles des autres organes abdominaux, après avoir vérifié le diagnostic, peut devenir une méthode de traitement, son usage est des plus légitimes dans les affections rénales.

RATE

Palper. — La rate normale échappe, règle générale, au palper. Dans des circonstances favorables, toutefois, chez des sujets maigres à parois relâchées par exemple, et pendant une inspiration profonde dans la station debout, les doigts pénétrant sous le rebord costal peuvent atteindre l'organe. C'est la meilleure manière de découvrir une tuméfaction légère splénique. Lorsque la rate se développe, elle apparaît sous le rebord costal au-dessous du point où bat la pointe et continue de s'accroître par en bas et en avant. Elle est située dès lors immédiatement derrière les parois, au-dessus des intestins, et est par conséquent facilement accessible au palper. La sensation caractéristique propre au tissu splénique, le bord interne arrondi, découpé par une forte échancrure et une ou plusieurs autres moins profondes, rendent le diagnostic par la palpation relativement facile. Il est parfois possible de reconnaître son bord postérieur arrondi, s'il ne se cache pas derrière le carré des lombes. La rate, même alors qu'elle est considérablement augmentée de volume, est mobile en général dans le sens transversal.

Percussion. — La rate, reposant sur des organes à contenu gazeux, doit être percutée avec légèreté. La zone de matité varie, que le malade se tienne debout, étendu sur le dos ou couché sur le côté, qu'il fasse des inspirations ou des expirations forcées : dans la station debout, la rate descend ; si le malade se couche sur le côté droit, elle s'enfonce et s'éloigne des parois ; pendant l'expiration, le poumon remonte et se retire, d'où accroissement de la matité splénique ; dans l'inspiration, c'est tout le contraire, et parfois une inspiration forcée la fait disparaître entièrement. Le tiers supérieur de la rate est inaccessible à la percussion. En général, la matité splénique, alors qu'elle est le plus accusée, c'est-à-dire dans la station debout et pendant la pause qui suit l'expiration, est figurée par un ovale situé sur le milieu de l'espace qui sépare les lignes scapulaire et axillaire, dont l'extrémité supérieure affleure le bord supérieur de la neuvième côte et l'extrémité inférieure le bord inférieur de la onzième. Une production pathologique quelconque, ayant son point de départ dans la cavité pleurale gauche, peut abaisser une rate normale ; de même celle-ci peut être repoussée vers le haut par une ascite, du météorisme ou quelque néoplasme remplissant la cavité abdominale. La percussion, règle générale, ne peut la différencier d'avec une tumeur mate ou la collection liquide qui l'a déplacée.

Auscultation. — Une rate hypertrophiée est parfois le siège de bruits vasculaires. En cas de périsplénite, il est possible d'entendre des frottements pendant les actes respiratoires.

PANCRÉAS

Sauf chez les sujets exceptionnellement maigres, le pancréas est inaccessible. Il est parfois permis de soupçonner la tête du pancréas dans une petite élévation indurée qu'on sent un peu au-dessus et à droite de l'ombilic. Mais il est impossible d'atteindre le corps et la queue. On a coutume de dire que le palper du pancréas est favorisé par l'attitude genu-pectorale et la pression bimanuelle refoulant en arrière les deux côtés à la fois. Cette glande reste toujours fixe en place, qu'elle soit altérée ou normale. Le diagnostic des néoplasmes du pancréas, solides ou kystiques, est toujours difficile, fort souvent impossible ; et je pourrais citer nombre d'exemples d'erreurs de diagnostic. Quant à moi, j'ai soigné à Bristol Infirmary un malade chez lequel un anévrisme, développé au sein du tissu pancréatique, fut pendant plus d'un mois pris pour une tumeur de la vési-cule biliaire.

Il est absolument inutile d'avoir recours aux autres méthodes de diagnostic que le palper. Dans les tuméfactions du pancréas adhérant étroitement à la paroi abdominale, on ne peut retirer qu'un profit incertain de la ponction exploratrice.

ESTOMAC

Inspection. — Sur un sujet sain l'inspection peut donner une idée de la vacuité ou de la réplétion de la cavité stomacale. Chez le malade existe un contraste frappant entre la dépression de l'épigastre dans un rétrécissement œsophagien, et la tuméfaction de la partie supérieure de l'abdomen qu'on observe dans le cas de distension stomacale, conséquence de sténose pylorique. Parfois on peut suivre à travers les parois les contractions péristaltiques d'un estomac dilaté. Il n'est pas rare qu'un néoplasme des tuniques du viscère soit visible et soulève l'épigastre.

Palpation. — Il est possible au palper de diagnostiquer une dilatation stomacale à contenu liquide et gazeux, ou une tumeur de ses parois. La pression peut déterminer une douleur locale, — signe important d'une affection de l'estomac. Une tumeur du pylore à ses débuts est mobile ; plus tard elle se fixe. Parfois, en raison de la dilatation stomacale qu'elle détermine, la tumeur pylorique descend et s'éloigne du siège normal du pylore à l'épigastre. Les tumeurs des parois stomacales obéissent à la pesanteur et s'abaissent. Celles de la moitié gauche de l'estomac, d'ailleurs fort rares, échappent, règle générale, au palper. La main exploratrice sent quelquefois sous elle les contractions vermiculaires des tuniques de l'organe.

Percussion. — Cette portion seule de la surface stomacale, en contact intime avec les parois abdominales, peut donner un résultat satisfaisant à la percussion ; la sonorité du reste de l'estomac est en partie masquée par le foie et le poumon qui le recouvrent. Le bord du lobe gauche du foie à droite et la base du poumon gauche à gauche marquent la limite supérieure de la résonance propre à l'estomac ; la ligne de démarcation inférieure, la grande courbure, est représentée par une ligne courbe décrite à mi-chemin entre la pointe sternale et l'ombilic, et rejoignant le rebord des fausses côtes au niveau de l'extrémité de la dixième. Il est facile de tracer les limites supérieures en se guidant sur la transition de la matité hépatique à droite, du son clair du poumon à gauche, au son tympanique fourni par l'estomac à contenu gazeux. Les limites inférieures sont moins faciles à délimiter à cause du voisinage du côlon, qui donne souvent à la percussion un son identique comme qualité et comme intensité. Parfois, cependant, une différence subtile dans la qualité du son permet de suivre avec exactitude la grande courbure.

Le son fourni par la percussion stomacale est d'ordinaire fort et tympanique, et donne une note basse. Mais il varie beaucoup suivant la nature et la quantité de son contenu. L'estomac peut être tout à fait rempli de liquide, et alors le son est mat ou très sourd, et cette matité peut s'étendre sur un espace plus grand que celui qu'occupe l'estomac normal non dilaté. Si l'on a affaire à un mélange de liquides et de gaz, ceux-ci donneront leur son caractéristique suivant la quantité de chacun et l'attitude du malade. Il est habituel de trouver un mélange de gaz et de liquides, tous deux en quantité modérée ; l'aire stomacale est alors représentée à la percussion par une surface arrondie de résonance tympanique en haut, terminée en bas

par un croissant mat. Le son métallique, décrit par Leichtens-
tern, qu'on peut rencontrer dans le cas de surdistension
gazeuse, ne présente pas une grande valeur clinique. Depuis
longtemps on cherche à obtenir des résultats plus précis par
des procédés tels que celui de Frerichs où on dilate l'estomac en y produisant de l'acide carbonique, celui de Schrieber
où on insuffle un ballon en caoutchouc introduit à l'état de
vacuité dans ce viscère, et foule d'autres procédés qu'on pourrait encore mentionner ; mais aucun d'eux n'est entré dans la
pratique.

Tout ce qui abaisse le diaphragme abaisse également l'estomac ; et tout ce qui distend l'abdomen élève cet organe. Sa zone
de sonorité est diminuée par les tuméfactions du foie et de la
rate et augmente avec une atrophie du foie, aussi bien que,
cela va de soi, par suite de dilatations gazeuses de causes pathologiques inhérentes à l'estomac lui-même.

Pour chaque malade le changement d'attitude apportera des
modifications importantes dans le résultat de la percussion. La
sonorité suit le mouvement des gaz qui toujours tendent à la
surface ; la matité s'attache aux liquides qui, au contraire,
gravitent vers les parties les plus déclives et entraînent l'estomac dans leur sens.

Auscultation. — Certains bruits de clapotements, gargouillements ou métalliques reconnaissent pour cause le mélange
brusque du contenu liquide et gazeux de l'estomac. Ils peuvent
être le résultat de contractions physiologiques des parois stomacales, ou de contractions volontaires brusques du diaphragme, ou de manipulations extérieures. Souvent ils sont
fort retentissants et s'entendent à une grande distance : en
pareil cas, on doit soupçonner quelque degré de dilatation pathologique. Pendant l'ingestion et la digestion, le stéthoscope permet d'entendre dans l'estomac des murmures dont la nature
est difficile à interpréter.

INTESTINS

Inspection. — La plénitude ou la vacuité des intestins dans
leur totalité est cause de saillie appréciable ou de rétraction
des parois abdominales. Un météorisme poussé à l'extrême

donne au ventre un aspect caractéristique. Avec une saillie en masse de la région ombilicale, on observe une ampliation particulière des régions épigastriques et lombaires, qui n'appartient à aucune autre forme de développement abdominal. En pareil cas, si les parois sont minces, il est possible aux contractions intestinales de s'accuser à la vue par des mouvements péristaltiques. Une rétention de matières fécales dans le côlon peut se traduire par des parties surélevées çà et là sur son trajet, ou même par un développement général de tout l'abdomen.

Palpation. — Le palper aide rarement au diagnostic de la condition de l'intestin. On peut sentir et souvent diagnostiquer de la sorte une accumulation de fèces, et il est parfois possible par la palpation seule de discerner si des anses distendues le sont plutôt par des gaz ou par des liquides. Exceptionnellement, les contractions péristaltiques, dans ces cas de distension, sont perceptibles au toucher. Un signe important que fournit le palper est la douleur, acquérant parfois une grande valeur diagnostique dans certains états inflammatoires du voisinage du cæcum.

Percussion. — Le son, que rend à la percussion l'intestin non malade, est partout tympanique. Son timbre varie avec les proportions de gaz et de liquide contenus. Là où l'intestin, cependant rempli de gaz, a son calibre diminué du fait de la compression, le son tympanique s'élève ; là où les parois intestinales sont fortement distendues par les gaz, le son se creuse et, graduellement en rapport avec le degré de distension, devient de moins en moins tympanique. Lors de surdistension gazeuse, il revêt le caractère métallique. Il n'est pas de notion vulgaire que la percussion au-dessus des os iliaques, sur un sujet maigre, donne une idée assez juste de la nature du contenu de l'intestin sous-jacent.

En certains cas, avec des intestins à contenu liquide, on obtient de la matité dans les flancs, et celle-ci est remplacée peu à peu par de la sonorité si l'on fait tourner le malade sur le côté. Dans une obstruction intestinale, qui date de quelques jours, cette matité lombaire, résultant de la gravitation d'anses chargées de liquide, n'est nullement une rareté. J'ai vu plus d'une fois, dans le cas d'obstruction intestinale, l'intervention chirurgicale démontrer que la matité dans les flancs qui avait fait conclure à de l'ascite dépendait, pour une large part, de liquides accumulés dans l'intestin.

Auscultation. — Comme je l'ai dit plus haut, la valeur clinique de l'auscultation appliquée à l'intestin n'est pas aujourd'hui parfaitement établie. En dehors de certains bruits de gargouillements ou de clapotements, résultat du mélange des gaz et des liquides pendant des contractions intestinales perverties qu'on rencontre dans nombre de cas surtout médicaux, le stéthoscope ne peut nous donner que bien peu de renseignements. En certains cas d'obstruction intestinale, il a semblé à d'autres, à moi également, que ces gargouillements étaient plus éclatants dans le voisinage des anses en aval du siège de l'obstruction. Il est possible au stéthoscope de suivre les bruits qu'engendre le long du côlon un liquide injecté par le rectum ; et cette donnée peut servir pour le diagnostic de l'existence et du siège de quelque obstacle dans cette portion de l'intestin.

Dans une perforation intestinale, les bruits revêtent quelquefois un caractère amphorique ou soufflant, par suite de l'issue des gaz dans la cavité péritonéale à travers l'ouverture intestinale. On prétend qu'on les percevrait surtout pendant l'inspiration.

ÉPIPLOON

L'épiploon normal échappe à nos divers procédés d'examen. Est-il enflammé, la percussion peut déceler son épaississement ; et ses tumeurs sont passibles des méthodes de diagnostic propres à chacune d'elles.

UTÉRUS ET SES ANNEXES

Pour l'examen de ces organes on a recours à des procédés spéciaux, décrits tout au long dans les livres consacrés à leur pathologie. Le but particulier de cet ouvrage sera rempli en donnant une courte description des méthodes de palpation qui leur sont appliquées.

La meilleure attitude est en général le décubitus dorsal. La malade est couchée sur le dos au chevet d'un lit ou sur un canapé, les cuisses ramenées vers le menton et écartées. On applique une main au-dessus des pubis — le chirurgien doit pouvoir se servir de l'autre en cas de besoin — et on déprime doucement, mais avec fermeté, les organes pelviens. Deux doigts de l'autre main (ou un seul, si l'hymen existe encore, ou si le vagin est étroit et sensible) sont poussés jusqu'au cul-de-sac postérieur ; la face postérieure et les rapports latéraux de la matrice sont examinés aussi consciencieusement que possible. Puis on essaie de saisir l'utérus entre les doigts vaginaux et la main abdominale. Est-il en rétroversion, on cherche à basculer son fond en avant en le repoussant en haut avec le médius placé en arrière de lui dans le cul-de-sac postérieur (je suppose deux doigts introduits), tandis que l'index agissant en sens contraire sur la partie antérieure du col s'efforce de l'abaisser. Est-il en antéversion, l'index, dans le cul-de-sac antérieur, pousse en haut la paroi vaginale, tandis que le médius en arrière appuie sur le col en bas et en avant. Le résultat de ces manœuvres, si elles sont habilement conduites, est de fixer l'utérus suivant son axe entre les doigts vaginaux et la main extérieure. Après s'être fait de la sorte une idée exacte du volume et de la consistance de la matrice elle-même, on tourne son attention du côté des ligaments larges, des trompes et des ovaires. Tous les efforts tendent à ce que les doigts de chaque main se rejoignent sur ces organes et arrivent à les palper entre eux. Sur des sujets un peu maigres, dont les parois abdominales ne sont pas trop tendues, il est presque toujours possible de palper le fond de l'utérus et souvent les ovaires et les ligaments larges non malades. Dans les affections qui déterminent une tuméfaction, ces organes peuvent être explorés avec une précision parfaite. Dans les maladies qui ne s'accusent pas par une augmentation de volume, la provocation de la douleur par la pression en certains points est le signe diagnostique le plus précieux.

Nous n'avons encore rien dit de la sonde utérine. Dans le palper bimanuel, qui est de beaucoup la méthode d'examen des organes utérins la plus sûre, son usage est inutile. Et dans les affections utérines en général on y a recours bien moins fréquemment qu'il y a quelques années. A-t-on affaire à une tumeur de la matrice franche ou douteuse, la sonde nous fera connaître la direction du canal utérin et, jusqu'à un certain point, la longueur de la cavité ; à d'autres égards, cet instrument fournit peu de renseignements, et les autres modes d'examen peuvent nous les donner plus exacts.

Dans quelques cas, on fera un examen plus complet en faisant coucher la malade sur le flanc, dans le décubitus latéro-abdominal de Sims, et en procédant de la manière qu'on sait. Dans cette attitude, les organes utérins s'élèvent d'ordinaire et s'éloignent des doigts explorateurs ; mais ces inconvénients sont souvent rachetés par la grande souplesse des tissus du vagin et du voisinage.

PSEUDO-TUMEURS DE L'ABDOMEN

Dans tous les cas de tuméfaction abdominale, nous devons avoir la certitude que nous n'avons pas affaire à certaines conditions anormales qui simulent un néoplasme. Les plus importants de ces états sont une vessie distendue, une accumulation de matières fécales, une tumeur fantôme, une surcharge graisseuse des parois abdominales et de l'épiploon, du météorisme, un œdème des parois abdominales.

Vessie distendue. — Mentionnons simplement la vessie distendue, car il n'est pas probable qu'un chirurgien, s'aventurant dans une intervention abdominale, puisse y être pris. N'a-t-il pas pour guides habituels la symptomatologie de la rétention d'urine ou une diminution dans l'émission, une matité médiane remontant jusqu'à ou même dépassant l'ombilic, une tumeur fluctuante arrondie occupant la même région, de la sonorité dans les flancs. En tout cas, le cathétérisme lèvera tous les doutes. Il ne faut, d'ailleurs, pas oublier que la distension de la vessie peut fort bien accompagner une tumeur abdominale. C'est ce qui arrive lorsque celle-ci comprime directement l'urèthre, ou lorsque ce canal est étiré par suite des progrès d'un néoplasme adhérent aux parois vésicales. La rétention d'urine est souvent le signe le plus important de la rétroversion de l'utérus gravide.

Accumulation de matières fécales. — Un amas de matières fécales dans le gros intestin peut en imposer pour un néoplasme. Cet amas peut être situé sur tout le parcours du gros intestin, et, dans la pratique, cela veut dire : dans tous les points de l'abdomen. Il est maintenant de notion vulgaire, surtout grâce aux travaux de Trèves, que le côlon transverse peut se recourber et s'allonger au point d'affleurer les pubis, et les matières fécales s'accumuler en un point quelconque de son trajet.

Une tumeur de consistance dure ou pâteuse, qui à l'occasion se laisse pétrir, mobile, située à la surface des intestins, tout contre la paroi abdominale, tels sont les caractères de la tumeur stercorale. Son volume peut varier de celui d'une petite orange jusqu'aux dimensions les plus exagérées. Si les matières sont liquides ou semi-liquides, on sera vraisemblablement frappé et du défaut de tension particulier et de l'absence de fluctuation franche de la tuméfaction. Qu'il y ait obstruction ou accumulation, on notera du météorisme intestinal dans le voisinage de la lésion. Des garde-robes régulières n'infirmeront pas nécessairement la présence d'une tumeur fécale; la diarrhée elle-même n'est pas rare. Dans le cas d'accumulation remontant loin, il est plutôt de règle qu'exceptionnel d'observer une diarrhée dont la cause probable est la formation d'ulcères stercoraires, — « *stercoraceous ulcers* ».

En tout cas, l'administration d'un purgatif ou d'un remède jugera l'existence de la tumeur fécale. S'il existe des symptômes d'obstruction intestinale, on aura moins de chances de se tromper.

Tumeur fantôme. — Pseudo-grossesse. — Une tumeur fantôme est une tuméfaction abdominale, localisée et symétrique, à contenu gazeux ; la pseudo-grossesse est le même état, doublé des signes de la grossesse. Bien qu'analogues, ces deux états ne sont nullement identiques. Le *pseudo-cyesis* (Κυησις, grossesse) ou fausse grossesse, « *spurious pregnancy* », se rencontre le plus souvent chez des femmes qui se sont mariées sur le tard et brûlent du désir d'être mères [1]. La tumeur fantôme s'observera chez la vierge ; également chez une femme qui a eu des enfants et sait fort bien que son état actuel n'a aucun rapport avec la grossesse. On a rapporté ces deux phénomènes à l'hystérie. Rarement le *phantom tumour* affecte l'homme.

Un cas de tumeur fantôme vulgaire peut ne s'accuser par

[1] Un magnifique exemple de la chose est dépeint avec humour et vérité par Smollett, dans la personne de Mme Trunnion, *in* : *Peregrine Pickle*.

aucun signe particulier en dehors du gonflement tympanique.
Une tuméfaction arrondie, symétrique, mobile, de volume
variable, depuis une grosse orange jusqu'à une tête d'enfant,
occupant le milieu du ventre, non fluctuante et sonore à la
percussion, est vraisemblablement une tumeur fantôme. Le
toucher vaginal est négatif. L'anesthésie tranche le diagnostic;
la tumeur disparaît alors spontanément, bien qu'elle puisse
réapparaître avec le sentiment et même dès avant.

La pseudo-grossesse est chose plus complexe. Bien qu'incontestablement plus commune chez des femmes d'un certain âge,
désirant ardemment un enfant et affectées de quelques symptômes de maladies des ovaires ou de la matrice, on l'observe
pourtant chez de jeunes femmes indemnes de toute particularité semblable. Le cas remarquable d'un âne, rapporté par le
Dr Haughton de Dublin, semblerait démontrer que le même
phénomène est possible chez les animaux inférieurs. La paro-
die de la grossesse est parfois rigoureusement exacte : aménorrhée, gonflement des seins avec pigmentation des mamelons,
nausées, le matin, coïncident avec le développement du ventre.
Au terme présumé, on peut même observer un faux travail.

En pareil cas, Tait trouve l'explication de ce phénomène
dans la faculté de pouvoir avaler de l'air, à l'instar de certains
chevaux tiqueurs. Il appelle l'attention sur la coïncidence fréquente de forts gargouillements intestinaux chez ces femmes,
et pense que leur état tient en partie à cette fausse flatulence
et en partie aux contractions de certains groupes de muscles.
Nul doute que cette infirmité, alors qu'elle est volontaire, ne
soit le résultat de « ce désir insatiable d'attirer l'attention, si
profondément ancré dans l'esprit de la femme » ; et, comme
on devait s'y attendre, on l'observe le plus souvent « chez les
femmes auxquelles la nature a refusé les attraits physiques de
la beauté ou qui n'ont pas reçu en compensation un esprit délicat et cultivé [1] ». Si je me suis permis quelques réflexions sur
la cause des tumeurs fantômes, c'est que, sans aucun doute, le
chapitre de Tait représente la somme de nos connaissances
scientifiques sur cette curieuse maladie.

Surcharge graisseuse des parois abdominales et de l'épiploon. —
Plus d'une fois on a fait la laparotomie pour enlever une

---

[1] TAIT, *Maladies des ovaires*, édition française, 1886, p. 268.

tumeur qui se trouve n'être qu'une surcharge graisseuse. La
confusion avec une tumeur abdominale du fait de l'adiposité
des parois ou de l'épiploon, ou des unes et de l'autre à la fois,
est, en certains cas, tellement facile qu'il faut apporter tous
ses soins pour l'éviter.

A-t-on affaire à une obésité généralisée, il est plus facile
d'être sur ses gardes; mais, si, comme il arrive parfois, surtout au voisinage de l'âge climatérique, il existe une vaste
surcharge graisseuse de l'abdomen, alors que les membres ne
sont pas augmentés en proportion ou même maigrissent, l'erreur
est plus difficile à éviter.

En pareils cas, la possibilité de saisir à pleines mains et de
détacher des muscles abdominaux les masses de tissu graisseux, l'absence de toute matité localisée et les résultats négatifs du toucher vaginal seront nos guides les plus sûrs dans la
voie du diagnostic. Au point de vue clinique, le lipôme épiploïque est une tumeur abdominale ; mais, pathologiquement,
il n'existe pas de tumeur d'épaisseur et de consistance analogues, s'étalant ainsi uniformément au-dessus des intestins.

Œdème des parois abdominales. — Un œdème considérable des
parois abdominales en a imposé pour une tumeur abdominale ;
mais c'est là une erreur qui sera rarement commise. Que la consistance concomitante et la fermeté des tissus sous-cutanés
empêchent qu'ils gardent l'impression du doigt, l'erreur semble
même presque inévitable. On est pourtant amené au diagnostic
par l'absence de tout signe physique de tumeur abdominale, à
l'exception de l'augmentation de volume, et la présence de
symptômes tels qu'ils font penser à une maladie dont l'existence rend compte de l'œdème. On se rappellera, toutefois,
que l'œdème souvent accompagne une tumeur abdominale.

Tympanite. — On a rapporté sept cas au moins où, après
ouverture de l'abdomen, on se trouva tout simplement en présence de météorisme. Dans le cas de *phantom tumour* l'erreur
serait impossible, puisque l'anesthésie fait disparaître la tuméfaction. La méprise, en l'état de nos connaissances actuelles,
paraît presque inexcusable. D'un autre côté, il est fort possible de
méconnaître une tumeur parce qu'elle est sonore sur toute sa surface. J'ai enlevé un énorme kyste suppuré et, sur la table d'opé-

ration, devant nombre de médecins et d'étudiants, je fis remarquer que la totalité de sa surface était parfaitement sonore. Des gaz entraient pour moitié dans la constitution de son contenu.

Lorsqu'on a éliminé ces pseudo-affections et diagnostiqué l'existence dans le ventre d'une véritable tumeur — production étrangère d'ordre pathologique, — il faut de plus rechercher à quelle tumeur on a affaire. Pour résoudre ce diagnostic, il est bon de suivre certain plan avec l'intelligence qui raisonne comme avec les sens qui explorent. Ce plan n'est pas nécessairement tracé par la science; il peut l'être purement par la pratique, du moment qu'il est utile. N'ayant en vue que le diagnostic, on nous permettra d'avoir recours à toute manière de procéder qui mettra en saillie de suite, et avec le plus de certitude, les caractères physiques de l'affection. Ainsi, tandis que nous groupons ensemble toutes les tumeurs de l'ovaire au point de vue de leur classification et de leur description pour le diagnostic, nous rapprochons plutôt les tumeurs solides ovariennes des myomes pédiculés de l'utérus. Un gros kyste de l'ovaire peut avoir plus de rapports pour les signes physiques avec un kyste du rein qu'avec toute autre tumeur utérine ou ovarienne.

La rareté d'une affection explique qu'on la connaisse peu scientifiquement; mais, pour le diagnostic, toutes les maladies ont une égale importance. Dans la chirurgie abdominale, en particulier, ce sont précisément ces affections rares que nous voulons surtout éliminer. Selon toutes probabilités, la plupart des erreurs commises dans cette chirurgie l'ont été dans cette voie. Les gros signes vulgaires des maladies des ovaires vingt fois nous ont amenés à un diagnostic exact, et la vingt-unième fois, avec une parfaite répétition de tous les mêmes signes, nous nous trompons; c'est que nous avons probablement négligé un ou deux symptômes insignifiants de ces maladies rares, parce que nous leur attachions peu d'importance. Pour nous, nous n'oserions pas entreprendre d'opérations abdominales sans être familiarisé avec le diagnostic de toute tumeur abdominale, et on ne peut prétendre au diagnostic positif d'une affection quelconque qu'autant qu'on est capable d'exclure négativement chacune des autres.

Au point de vue purement diagnostique, nous avons disposé la table suivante. Ce plan, je l'ai adopté à mon insu dans mes examens du ventre et je le donne tout simplement parce qu'il me paraît propre à rendre quelques services. C'est, bien entendu, un simple canevas, indiquant en quelques mots les signes les plus saillants et les plus caractéristiques qui suggèrent, mais ne prouvent pas l'existence de l'affection. Au point de vue diagnostique, on trouvera des détails complets sous l'en-tête de chapitre de chaque affection dont nous donnons la description.

Notre classification est basée sur les signes physiques les plus saillants. La première question à se poser est : La tumeur est-elle solide ou liquide? La seconde : Est-elle située sur la ligne médiane ou sur l'un des côtés? Puis : Est-elle symétrique ou asymétrique par rapport à l'ensemble de la surface abdominale? Si elle est asymétrique, de quel côté est-elle située? Si elle est symétrique, siège-t-elle en haut, en bas ou sur le milieu du ventre? En résolvant ces simples questions à chaque pas de notre examen, nous resserrons les limites de la maladie possible deux fois, quatre fois, huit fois, respectivement à la première, la seconde et la troisième étape.

SCHÉMA D'UNE CLASSIFICATION DES TUMEURS DE L'ABDOMEN
AU POINT DE VUE DU DIAGNOSTIC

A. TUMEURS SOLIDES.

I. **Symétriques.**

a) *Partie supérieure de l'abdomen.* — Cancer du pancréas. — Cancer du pylore. — Épaississements fibreux du pylore. — Productions pathologiques de l'estomac.

b) *Partie inférieure.* — Tumeurs solides de l'ovaire : Sarcomes, fibromes, carcinomes. — Myomes utérins. — Sarcomes de l'utérus. — Grossesse molaire. — Grossesse extra-utérine (également liquide).

II. **Asymétriques.**

a) *Soit l'un, soit l'autre côté de l'abdomen.* — Tumeurs solides du rein : sarcome, adénome, carcinome. — Ectopie rénale. — Tumeurs du côlon.

b) Côté droit. — Tumeurs solides du foie : sarcome, carcinome. — Tumeurs solides de la vésicule biliaire. — Cancer du cæcum.

c) Côté gauche. — Hypertrophies de la rate : leuco-cythémique, amyloïde, cancéreuse, syphilitique. — Ectopie splénique.

III. A siège indifférent.

Tumeurs solides du péritoine : cancer, enchondrome. — Cancer de l'épiploon. — Cancer et sarcome des parois.

B. TUMEURS LIQUIDES.

I. Symétriques.

a) Régions moyenne et supérieure du ventre. — Kystes du pancréas. — Kystes péritonéaux et mésen-tériques. — Hydropisie enkystée du péritoine.

b) Région inférieure. — Ascite. — Kystes de l'ovaire. — Kystes parovariens. — Kystes papil-laires du ligament large. — Fibromes kystiques de la matrice. — Grossesse. — Hydramnios. — Héma-tométrie. — Hématokolpos. — Hydrométrie. — Grossesse extra-utérine. — Kystes de l'ouraque.

II. Asymétriques.

a) Soit l'un, soit l'autre côté. — Kystes rénaux. — Kytes hydatiques du rein. — Hydronéphrose. — Pyonéphrose. — Abcès du rein et périnéphrétiques. — Hydro-hémato-pyo-salpingite. — Grossesse extra-utérine. — Abcès de l'ovaire.

b) Côté droit. — Abcès du foie. — Kystes hydatiques du foie. — Hydropisie et empyème de la vésicule biliaire.

c) Côté gauche. — Abcès de la rate. — Kystes hyda-tiques de la rate.

TUMEURS SOLIDES

Il est impossible de définir la signification du terme clinique *solidité* appliqué aux tumeurs. Négativement, il a été pris dans le sens de *défaut de fluctuation;* mais, à ce point de vue, il est inexact, puisque quelques tumeurs liquides ne sont pas fluctuantes. Et maintes tumeurs, dont tous les caractères pathologiques sont ceux d'une tumeur solide, donnent une obscure sensation de fluctuation. On serait presque dans le vrai en disant que la plupart des tumeurs solides sont dures, qu'elles donnent à la main une sensation particulière de résistance, qu'aucune n'est franchement fluctuante, et que fort peu même présentent une fausse fluctuation. Mais, incontestablement, on a dans le sens du toucher, s'il est bien exercé, le meilleur et dernier criterium de la solidité ou de la fluidité d'une tumeur. Un praticien, habile et expérimenté en diagnostic, à peine sa main aura-t-elle touché une tumeur, dira si celle-ci est solide ou liquide et un jugement ainsi porté est, à mon sens, plus près de la vérité que celui qui serait déduit de l'examen le plus soigneux de tous les caractères cliniques de la tuméfaction.

TUMEURS SOLIDES SYMÉTRIQUES

Par tumeur symétrique on entend celle qui occupe partie égale des deux côtés du ventre. La symétrie de l'abdomen persiste; la tuméfaction empiète sur chaque côté également, ou peu s'en faut.

TUMEURS SOLIDES SYMÉTRIQUES OCCUPANT LA PARTIE SUPÉRIEURE DE L'ABDOMEN

Cancer du pancréas. — Une tumeur dure, arrondie ou irrégulière, située profondément dans la région du pancréas, d'ordinaire recouverte par l'intestin, douée peut-être de battements au palper et de bruits vasculaires à l'auscultation, est probablement un cancer du pancréas. Si la tuméfaction est petite, on ne peut rien découvrir de plus qu'une sensation profonde, obscure de résistance et de dureté. Il est très rare que la tumeur atteigne des dimensions telles qu'elle devienne visible à travers la paroi abdominale.

Cancer du pylore. — Celui-ci affecte presque toujours les caractères d'une tumeur petite, dure, mobile, située à l'épigastre, d'ordinaire un peu à droite de la ligne médiane. Cette tumeur s'immobilise tardivement. Toujours profondément située, elle est recouverte par l'intestin, et la pression est douloureuse à son niveau.

Epaississement fibreux du pylore. — Bien que l'épaississement du pylore atteigne rarement les proportions d'une tumeur, il arrive quelquefois à être suffisamment volumineux pour donner à la palpation la sensation obscure d'une induration localisée. On ne peut le diagnostiquer du cancer du pylore à son début. Le degré de la douleur, peu accentué dans l'épaississement, intense dans le cancer, pourra avoir une certaine valeur.

Tuméfactions pathologiques de l'estomac. — Celles-ci sont à peu près médianes, mais en général empiètent légèrement sur la gauche. Elles appartiennent généralement à l'une ou l'autre variété du cancer, trois fois sur quatre au squirrhe. Une tumeur de l'estomac est d'abord franchement mobile, superficielle si son siège est la paroi antérieure ou la grande courbure, arrondie ou irrégulière dans ses contours, et peut atteindre un volume considérable. Occupe-t-elle la face postérieure ou la petite courbure (situation d'ailleurs exceptionnelle), elle ne donne qu'une sensation obscure au palper, dans l'état de vacuité de l'estomac. Elle tend à abaisser l'organe et, pour cette raison, aussi bien qu'à cause de la dilatation du viscère qui fort souvent l'accompagne, elle pourra descendre jusqu'à affleurer l'ombilic. Le palper éveille la douleur. J'ai observé deux cas de cancer de la paroi postérieure, qui s'accusaient à l'épigastre sous forme de saillie visible. Les cancers de l'estomac deviennent fixes tardivement ; jusque dans leurs dernières phases, on constate encore quelques légers degrés de mobilité.

TUMEURS SOLIDES SYMÉTRIQUES OCCUPANT LA PARTIE INFÉRIEURE DE L'ABDOMEN

Tumeurs solides de l'ovaire. — Les tumeurs solides de l'ovaire (sarcomes, fibromes, myomes, carcinomes) présentent toutes des caractères cliniques essentiellement identiques, sauf lors-qu'elles ont atteint un volume considérable. Au moment où elles attirent pour la première fois l'attention, elles présentent d'ordinaire le volume du poing et se sont énucléées du petit bassin dans la cavité abdominale. A moins qu'elles n'aient pris un énorme volume, ces tumeurs ne sont pas rigoureusement symé-triques; elles inclinent légèrement du côté de l'ovaire, aux dépens duquel elles se sont développées; mais, comme elles siègent plus sur la ligne médiane que sur le côté, on peut les considérer comme symétriques. Sont-elles volumineuses, elles arrivent d'ailleurs à être rigoureusement médianes.

Ces tumeurs sont arrondies, dures, lisses et franchement mobiles. Elles ne sont pas d'ordinaire fort douloureuses à l'exa-men. Le toucher vaginal révèle un utérus normal, parfois élevé, mobile et entraîné par l'élévation artificielle de la tumeur. Il est possible au doigt, par une exploration profonde, d'appré-cier la tension ou le relâchement des ligaments de l'ovaire, selon que la tumeur est tiraillée par en haut ou repoussée par en bas. Le palper donne la sensation que l'utérus n'est pas étroitement, mais légèrement relié à la tumeur. On peut véri-fier ce dernier fait par l'introduction de la sonde utérine.

Myomes utérins. — Ces productions varient dans leur aspect extérieur suivant qu'elles sont sessiles ou pédiculées, uniques ou multiples, dures ou molles (*œdémateuses*), fixées dans le petit bassin ou libres dans la cavité abdominale. Un corps fibreux unique, arrondi, pourra en imposer, par ses caractères cliniques, pour une tumeur solide de l'ovaire. Il est plus rigou-reusement médian, et l'utérus lié plus étroitement à ses mouve-ments. Le myome sessile, ou du moins la plus grande partie de sa masse, occupe un niveau plus bas que la tumeur pédiculée; l'utérus paraît en être une dépendance et en suit tous les mou-vements. Des myomes multiples se reconnaissent à plusieurs saillies arrondies, irrégulièrement distribuées dans les parties inférieures de l'abdomen; ils s'accompagnent d'ordinaire d'un développement considérable des parois utérines avec élongation de la cavité. Il n'est pas nécessaire de rappeler ici les signes distinctifs de chaque variété de fibro-myomes. Pratiquement il n'y a pas de limites, compatibles avec la vie, au volume que ces tumeurs peuvent atteindre. L'auscultation de ces tumeurs pourra révéler des bruits vasculaires.

Sarcome de l'utérus. — Il est très rare que le sarcome, affection en elle-même fort rare, atteigne un volume tel qu'il constitue une tumeur de l'abdomen. Son développement se fait d'ordinaire purement à l'intérieur de la matrice et les parois utérines le recouvrent. On ne pourrait le différencier avec certitude d'un gros polype fibreux : la mollesse et la rapidité d'accroissement font songer au sarcome.

Grossesse molaire. — Les méthodes ordinaires d'examen physique démontrent qu'on a affaire à une production intra-utérine. On a coutume de dire que la môle hydatiforme donne au palper « une sensation particulière d'empâtement mou tout à fait caractéristique ». Cette tumeur abdominale, qui augmentera plus rapidement qu'une grossesse normale et atteindra à un volume plus considérable, est généralement quelque peu aplatie. Les principaux signes qu'on observe alors ne font que confirmer les plus importants des symptômes généraux qui accompagnent cette forme de grossesse anormale.

Grossesse extra-utérine. — Que le fœtus soit mort et les liquides résorbés, une grossesse extra-utérine se révélera sous forme d'une masse dure, irrégulièrement arrondie, fixée dans la partie inférieure de l'abdomen et le petit bassin. Ses rapports avec la matrice, d'ailleurs toujours augmentée de volume, sont étroits et intimes. Ici encore la marche de l'affection est de toute importance pour se faire un diagnostic. Il peut y avoir impossibilité, du moins si on ne s'en rapporte qu'aux signes physiques, à différencier un myome utérin d'une grossesse extra-utérine.

TUMEURS SOLIDES ASYMÉTRIQUES

Par tumeur asymétrique on entend celle qui, à l'œil ou au palper, siège surtout et présente ses principales connexions sur l'un des côtés du ventre. Dans le cas de tuméfaction apparente, la symétrie de l'abdomen est détruite. S'il n'y a pas de tuméfaction, la main sent une masse anormale dans l'un des côtés de la cavité abdominale.

TUMEURS SOLIDES ASYMÉTRIQUES OCCUPANT L'UN OU L'AUTRE COTÉ DE L'ABDOMEN

Tumeurs solides du rein. — Ce sont : le sarcome, plusieurs variétés ; l'adénome et le carcinome. Au point de vue clinique, certaines affections suppuratives du rein doivent être rangées à côté des tumeurs solides. Les tumeurs rénales peuvent présenter toutes les variétés de volume depuis la simple sensation d'augmentation de résistance dans les lombes sans tuméfaction appréciable, jusqu'à un développement tel qu'elles dépassent la ligne médiane et comblent même toute la cavité abdominale. Généralement parlant, un corps dur, lisse, fixe ou mobile, mais très peu, situé dans l'une des régions lombaires, offrant de la matité à la percussion en avant de la même région, et remplissant complètement l'espace costo-iliaque, indiquera une tumeur solide du rein. La pression sur la face antérieure d'un néoplasme rénal donne une sensation particulière de résistance ferme, qui ne cède pas. Dans le cas de tumeur de volume considérable, la percussion ou la palpation accusent à sa surface le passage du côlon — ascendant ou descendant — suivant le côté.

Rein en ectopie, soit mobile, soit fixe. — Un rein mobile et un rein flottant, distincts au point de vue pathologique, offrent des signes physiques identiques. Un corps du volume, de la forme et de la consistance du rein est perçu quelque part dans le ventre entre son siège habituel et la ligne médiane : il échappe aux doigts qui l'explorent et peut être ramené dans les lombes lorsqu'il est accessible à la palpation bimanuelle. Toujours recouvert par les anses intestinales, la pression détermine à son niveau une sensation particulière, nauséeuse, et peut amener une syncope. On observe le rein mobile plus fréquemment à droite.

L'ectopie rénale fixe s'observe d'ordinaire au voisinage du détroit du bassin, tout contre la symphyse sacro-iliaque. Le rein, dans ce cas, est souvent plus gros et plus lobulé que le rein normal, mais présente d'ailleurs à l'exploration les caractères physiques de la substance rénale. Le déplacement fixe du rein se rencontre plus à gauche. Il est parfois nécessaire pour le diagnostic d'avoir recours au toucher manuel par la voie rectale.

Tumeurs du côlon. — Les tumeurs solides du côlon sont : le polype, l'adénome ou adéno-sarcome et le cancer. La tumeur polypeuse siège d'ordinaire dans le côlon descendant ; elle atteint rarement le volume d'une orange et est franchement mobile de quelques pouces dans toutes les directions ; elle est, en général, située contre la paroi ou au voisinage de la paroi abdominale. Siège-t-elle dans l'S iliaque, elle devient accessible au toucher rectal. Le cancer s'observe sur toutes les parties du gros intestin ; on note en ce cas plutôt un épaississement obscur qu'une vraie tumeur distincte, arrondie ; de plus, il est peu ou pas mobile. Pour le diagnostic, d'autres signes, ceux-là surtout qui sont tirés des excreta, sont essentiels.

TUMEURS SOLIDES ASYMÉTRIQUES SIÉGEANT A DROITE

Tumeurs solides du foie. — Le foie peut être affecté de diverses variétés de cancer et de sarcome, qui forment néoplasmes ; son hypertrophie peut tenir à une dégénérescence graisseuse ou lardacée, ou à d'autres lésions, qui nous importent peu dans cet ouvrage. Les plus importants des signes physiques d'une affection maligne sont : le développement d'une masse solide et résistante dans la région hépatique — plus souvent aux dépens du lobe droit, du lobe gauche plus rarement, — développement qui augmente la surface de l'organe, lui fait dépasser le niveau du rebord des fausses côtes et accroît la zone de sa matité. Des limites supérieures de la matité hépatique sur la cage thoracique aux limites inférieures de la tuméfaction intra-abdominale la matité à la percussion est continue. Si l'augmentation de volume est modérée et si la tumeur n'est pas adhérente, le foie s'élève et s'abaisse pendant les actes respiratoires. Les saillies caractéristiques de la surface du foie dans le cancer sont presque pathognomoniques. Le bord de l'organe est accessible à la palpation. Il n'y a, en fait, d'autres limites à l'accroissement d'une tumeur maligne du foie que la capacité de l'abdomen.

Tumeurs solides de la vésicule biliaire. — A moins qu'ils ne soient sous la dépendance d'une affection maligne du foie, les néoplasmes de la vésicule biliaire sont exceptionnels. Une vésicule biliaire remplie de calculs, à parois épaissies par l'inflammation, est, au point de vue clinique, une tumeur solide. Une tumeur de cet organe s'observe au niveau qu'il occupe normalement sur le bord du foie, et s'accroît suivant une diagonale, en bas et en dedans vers l'ombilic. Elle est lisse, à contours arrondis, globuleuse, ovoïde ou piriforme, mobile latéralement et jusqu'à un certain point d'avant en arrière. La matité à son niveau est rarement absolue ; une bande sonore, résultat de la présence du côlon, la sépare parfois de la margelle hépatique.

Cancer du cæcum. — Une tumeur dure, irrégulière, de volume modéré, siégeant dans la fosse iliaque droite, mobile dans un espace restreint, pourra très bien être une tumeur maligne du cæcum. D'autres signes, relatifs surtout aux difficultés qu'éprouvent les matières dans leur parcours, sont nécessaires au diagnostic. Il est possible qu'une inflammation cœcale ou du voisinage (typhlite ou pérityphlite) accompagne le développement d'une tuméfaction qui simule un néoplasme : dans ce cas la tuméfaction n'est pas mobile. Une tumeur maligne de cette portion de l'intestin n'est pas d'ordinaire étroitement cantonnée dans le cæcum, mais intéresse soit l'iléon, soit le côlon ascendant.

TUMEURS SOLIDES ASYMÉTRIQUES SIÉGEANT A GAUCHE

Tuméfactions solides de la rate. — Nous n'avons pas à nous occuper ici du diagnostic des hypertrophies aiguës de la rate, qu'on observe dans diverses maladies purement médicales. Les variétés d'hypertrophie splénique, qu'on pourra rencontrer dans un abdomen lors d'un examen pour le diagnostic d'une tumeur, seront sous la dépendance d'une leucocythémie, d'une dégénérescence amyloïde, d'un cancer ou d'une syphilis. Dans toutes ces affections, l'examen physique donne peu de renseignements en dehors de l'hypertrophie de l'organe. Une tumeur splénique apparaît sur le rebord des fausses côtes gauches et s'accroît en bas et en dedans vers la ligne médiane. Intimement collée à la paroi, elle donne lieu à une matité absolue dans toute son étendue ; en général, on trouve une zone de sonorité en arrière dans les lombes. On devra d'ordinaire sentir les échancrures et les festons caractéristiques du bord interne. Jusqu'à ce que la tumeur ait acquis un volume considérable — et les néoplasmes spléniques peuvent atteindre des dimensions colossales, — elle jouit d'un peu de mobilité. Le palper, le plus souvent, est douloureux.

Déplacements de la rate. — Ce phénomène assez rare s'observe exclusivement chez la femme. On a vu la rate déplacée occuper la région ombilicale, le petit bassin, et tous les divers autres points de la moitié gauche de l'abdomen. Une fois, au moins, on l'a trouvée libre dans la cavité abdominale, après torsion complète du pédicule. L'absence de matité au point qu'occupe normalement la rate et la présence d'un corps offrant les caractères physiques de celle-ci, mobile, arrondi, dont le centre est placé sous le rebord des fausses côtes gauches, feront penser à une rate déplacée. D'ailleurs celle-ci est exposée à contracter des adhérences dans sa situation anormale, et, en ce cas, ne présente pas de mobilité.

**TUMEURS SOLIDES SIÉGEANT EN UN POINT QUELCONQUE
DE L'ABDOMEN**

Les tumeurs de l'épiploon, du péritoine, de l'intestin grêle et des parois occuperont un point quelconque de l'aire abdominale. Elles siégeront indifféremment au milieu ou sur les côtés, en haut ou en bas.

Tumeurs solides du péritoine. — Si on écarte la tuberculose, les néoproductions qui se font aux dépens du péritoine sont, dans

la pratique, toutes malignes. On a noté l'enchondrome comme
pouvant avoir son point de départ dans la séreuse abdominale.
Dans la grande majorité des cas, le cancer péritonéal est secondaire ou à la lésion d'un organe frontière ou à une affection
localisée dans les intestins. En général, le cancer du péritoine
est sessile, très dur, à surface irrégulière, et s'accompagne
d'ascite en quantité variable. S'il a son point de départ dans
l'intestin et qu'on l'observe à ses débuts, la mobilité peut être
un de ses attributs ; mais il s'immobilise rapidement par
enchevêtrement des organes voisins. Le plus souvent, il est ou
recouvert par l'intestin, ou traversé sur sa face antérieure par
une anse ; de telle sorte que la percussion donne à son niveau
de la sonorité, ou tout au moins que la matité s'en trouve
modifiée. Dans les dernières phases de l'affection, un large
épanchement ascitique peut masquer les symptômes et obscurcir le diagnostic.

Les tumeurs solides de l'intestin grêle, qui n'envahissent
pas le péritoine, doivent être considérées comme de pures
curiosités pathologiques ; on peut les ignorer cliniquement.

Tumeurs solides de l'épiploon. — Diverses variétés de tumeurs
malignes peuvent affecter l'épiploon ; le cancer colloïde en est
la plus importante. On reconnaît celui-ci à sa situation superficielle, au-dessus de l'intestin, à sa surface très irrégulière,
dure presque partout, mais molle ou même demi-fluctuante là
où la matière colloïde se trouve en plus grande abondance ;
enfin à la large surface qu'il présente relativement à sa masse
générale. Derrière la tumeur on trouve de l'ascite, qu'on
reconnaît à ses signes ordinaires. Dans les premières phases du
cancer de l'épiploon, la palpation et une percussion profonde
démontreront qu'il est couché et repose sur la masse intestinale.

Tumeurs solides des parois abdominales. — Ces tumeurs sont
en général malignes, le plus souvent cancéreuses, mais quelquefois sarcomateuses. Elles déterminent sur la paroi une saillie plus considérable que leur volume semblerait l'indiquer ;
arrondies, de surface pas trop irrégulière, elles suivent étroitement les mouvements des parois abdominales ; leur volume
est-il modéré, elles paraissent flotter au-dessus des intestins.
La matité est absolue sur toute leur étendue.

TUMEURS LIQUIDES

La seule signification définie qu'on puisse attacher au terme clinique *liquide*, en tant qu'il est appliqué aux néoplasmes, est la *présence de la fluctuation*. Pourtant certaines tumeurs à contenu liquide et qu'on a diagnostiquées comme telles ne donnent pas de fluctuation. Entre les deux états positifs bien définis : *liquide* et *solide*, il y a des degrés, que nous essayons de dépeindre par des expressions telles que : *mou, pâteux, semi-fluctuant*. La condition réelle d'une tumeur, son état solide ou liquide, en maintes circonstances, ne peut être diagnostiquée que purement et uniquement par un palper bien exercé. Tant de circonstances se coalisent pour obscurcir ou supprimer la fluctuation, même alors qu'elle devrait exister, que tous nos efforts doivent viser à perfectionner nos procédés de diagnostic sans tenir compte de ce signe pathognomonique. Une paroi abdominale épaisse, la tension ou l'épaisseur de la paroi du kyste, un liquide de grande densité, la multiplicité des loges qui renferment ce liquide, tels sont quelques-uns des obstacles à la fluctuation. Nous concluons donc que, si ce signe positif — la *fluctuation* — est la preuve de l'état liquide d'une tumeur, son absence n'établit pas le contraire ; et que, bien qu'il soit impossible de donner une description verbale d'une tumeur liquide, nous aurons souvent notre seul guide dans un toucher bien exercé.

TUMEURS LIQUIDES SYMÉTRIQUES SIÉGEANT A LA PARTIE SUPÉRIEURE ET SUR LA LIGNE MÉDIANE DE L'ABDOMEN

Kystes du pancréas. — Bien qu'ils ne soient pas toujours rigoureusement symétriques, pourtant les kystes du pancréas siègent en majeure partie sur la ligne médiane. Un kyste arrondi, à parois minces, à fluctuation franche, fixé profondément et immobile, n'obéissant pas aux mouvements respiratoires, et siégeant derrière l'ombilic, pourra être un kyste pancréatique. Une ponction exploratrice donne un liquide visqueux ou opalescent, à réaction alcaline, contenant une quantité considérable d'albumine, coagulable par la chaleur et l'acide nitrique.

Kystes du péritoine et du mésentère. — **Hydropisie enkystée du péritoine.** — De même que les kystes du pancréas, ceux-ci, bien qu'ils occupent surtout la ligne médiane, sont rarement rigoureusement médians. Il est impossible d'affirmer leur diagnostic d'une façon précise. Leur contenu est franchement liquide, quoique la fluctuation soit, en général, obscure ; rarement il est possible de tracer distinctement les contours du kyste, car de l'intestin adhère souvent intimement à sa surface et les résultats de la percussion peuvent varier à chaque instant de l'examen. Mobiles en général, mais à divers degrés, de telles collections sont d'ordinaire situées au niveau ou au-dessous de la région ombilicale ; il est possible cependant de les rencontrer en d'autres points.

TUMEURS LIQUIDES SYMÉTRIQUES SIÉGEANT A LA PARTIE INFÉRIEURE DE L'ABDOMEN

Ascite. — **Hydropisie péritonéale.** — C'est probablement une ascite qu'une collection liquide de la cavité abdominale, fluc-

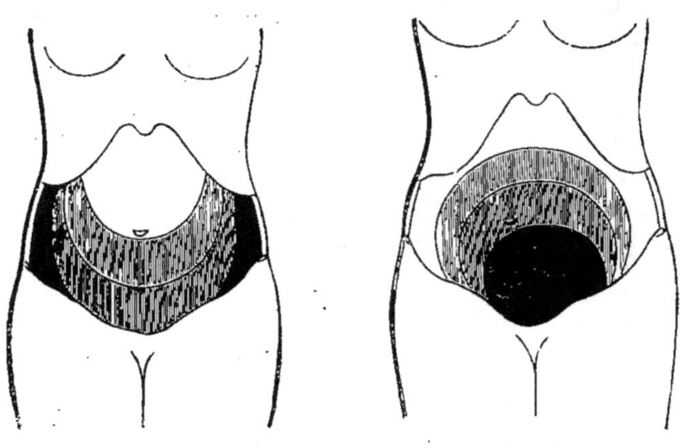

Fig. 2.   Fig. 3.

Schéma représentant la marche ascendante des zones de matité dans l'ascite (Fig. 2) et dans les tumeurs ovariennes (Fig. 3). L'espace plus foncé représente les premières phases de la matité.

tuante, qui change de position suivant les changements d'attitude du patient, qui toujours se rassemble vers les parties les plus déclives de la cavité, y détermine de la matité, tandis que les régions supérieures et celles dont on ne peut éloigner l'intestin restent sonores. Dans le décubitus dorsal, les flancs sont mats ; et, si la quantité de liquide n'est pas très considérable, on obtient de la sonorité en avant dans un espace circulaire ou en croissant dont la concavité est tournée vers le thorax (Fig. 2). Si les parois ne sont pas fort distendues, le ventre est plat ; si les parois sont relâchées, elles peuvent bomber dans les flancs. Dans le cas de surdistension, l'ombilic fait saillie. Le toucher vaginal donne un résultat négatif.

Kystes de l'ovaire. — On reconnaîtra un kyste de l'ovaire dans une tumeur arrondie ou irrégulière, siégeant sur la ligne médiane ou empiétant un peu plus sur un des côtés, que le palper ou la percussion retrouve toujours en avant, dont la forme ne change pas, qui n'est mobile qu'en masse ou pas du tout. Dans le décubitus dorsal, on note une zone circulaire de matité, entourée d'une *couronne tympanique ;* s'il n'y a pas coïncidence d'ascite, les flancs restent sonores (Fig. 3). L'ombilic ne fait pas saillie. Le toucher vaginal démontre des rapports intimes ou à distance avec l'utérus, le déplacement et parfois l'augmentation de volume de cet organe.

Kystes parovariens. — Cette variété de tumeur présente les mêmes caractères que la classe précédente, quant à la matité en avant et à la sonorité dans les flancs. Le kyste est à parois minces et franchement fluctuant. Il est souvent accessible au toucher, et en ce cas la minceur de ses parois et ses connexions avec l'utérus, par suite du dédoublement du ligament large, confirmeront le diagnostic.

Kystes papillaires du ligament large. — On ne les diagnostique pas d'ordinaire d'avec un kyste de l'ovaire. Fixés intimement au plancher pelvien, ils sont souvent unis étroitement à l'utérus. On trouve occupant la cavité abdominale un ou plusieurs gros kystes, rarement symétriques, séparés par des sillons ; et, par le toucher vaginal, on découvre dans le petit bassin plusieurs kystes de plus petit volume. Les petites productions de cette nature sont unilatérales.

Tumeurs fibro-kystiques de l'utérus. — Il est probable que des kystes de l'ovaire et des ligaments larges ont été souvent décrits comme affections kystiques de la matrice. La maladie kystique vraie est incontestablement très rare. Exceptionnellement on peut la différencier du kyste de l'ovaire. Elle présente la plupart des signes de cette affection, est toujours une tumeur sessile de l'utérus et suit constamment ses mouvements. Mais certaines tumeurs ovariennes adhèrent très intimement à la matrice.

Grossesse. — L'utérus pendant la gestation se détache du petit bassin et se met plus en saillie qu'une tumeur ovarienne ou autre de même volume : une plus grande étendue du fond est accessible que pour les autres tumeurs. Les parois utérines présentent une épaisseur spéciale, la fluctuation est obscure, la présence du fœtus peut être diagnostiquée par le palper ou le ballottement. Par le toucher vaginal on découvre le ramollissement caractéristique du col, — non pas seulement le ramollissement superficiel de la muqueuse boursouflée, mais le ramollissement profond de tous les tissus remontant jusqu'à l'enveloppe globuleuse musculaire à contenu fœtal. Les mouvements communiqués aux portions les plus déclives de l'utérus se propagent à son fond. Il va sans dire qu'on recherchera les autres signes bien connus de la grossesse.

Hydramnios. — **Hydropisie de l'amnios.** — Lors de grossesse compliquée d'albuminurie, on peut observer un excès de liquide amniotique, qui donne naissance à un état non sans rapport avec un kyste de l'ovaire ou du parovarium. Les parois utérines sont très minces et la fluctuation peut réellement être perçue, tandis que le fœtus échappe au palper. Il faut accorder une importance particulière à l'état du col — ramolli, comme c'est l'ordinaire dans la grossesse — et aux autres signes de la grossesse.

Hématométrie. — Une collection liquide arrondie, globuleuse, siégeant à la partie inférieure de l'abdomen et dans le petit bassin de jeunes filles qui n'ont jamais été réglées, mais ont dépassé l'âge de la puberté, peut parfaitement être une collection sanguine à l'intérieur de l'utérus. Le col n'est ni ramolli, ni hypertrophié, et il n'existe pas de signes de grossesse. Le volume du col est en rapport avec le siège de l'atrésie à l'orifice soit interne, soit externe. On peut même observer un cloisonnement complet du vagin qui par lui-même suggérera le diagnostic.

Hématocolpos. — Rétention des menstrues. — Les malformations diverses du vagin ou de l'hymen, qui mettent obstacle à l'écoulement des règles, peuvent donner lieu à l'apparence d'une tumeur kystique de la partie inférieure de la cavité abdominale. Les signes ordinaires des tuméfactions liquides, enkystées, joints à l'anomalie que le toucher vaginal met de suite en saillie, joints également à l'aménorrhée, mettront facilement sur la voie du diagnostic. L'hématocolpos s'accuse plus dans le petit bassin que l'hématométrie ; il peut même distendre le périnée et faire une saillie visible à la vulve. Il est parfois possible par le palper abdominal de sentir l'utérus se continuer avec le sommet du kyste.

Hydrométrie. — Lorsque les orifices interne ou externe s'obturent après la ménopause, on observe dans l'utérus une collection liquide, non sanguine, mais constituée par un liquide clair ou teinté de sang, aqueux ou visqueux. Les parois utérines sont beaucoup amincies et la fluctuation est très marquée. Il faut mentionner, comme curiosité clinique, la dilatation en sablier de l'utérus par suite de l'atrésie de l'orifice externe aussi bien que de l'interne. De telles collections à l'intérieur de la matrice n'atteignent pas d'ordinaire un volume considérable, et leur accroissement est fort lent. Si, et c'est là un fait exceptionnel, le contenu vient à suppurer, nous avons affaire à l'affection dénommée : Pyométrie.

Grossesse extra-utérine. — Le fœtus est-il encore en vie et les liquides en quantité normale, une grossesse extra-utérine siégera à la partie inférieure de la cavité abdominale sous forme de kyste à parois minces, à fluctuation obscure, affectant des rapports intimes et profonds avec le petit bassin. Le doigt, qui pratique le toucher, arrive sur un utérus augmenté de volume, probablement antéversé, étroitement en rapport avec la tuméfaction. Il trouve un empâtement général, une induration dans le cul-de-sac de Douglas et, très vraisemblablement, partie des contours du fœtus. Avec cela, des signes de grossesse altérés et modifiés.

Kystes de l'ouraque. — Lors d'une laparotomie on est tombé parfois sur de petits kystes de l'ouraque, contenant quelques grammes de liquide. Les gros kystes sont exceptionnels. Exactement situés sur la ligne médiane, ils sont un peu plus élevés que les tumeurs ovariennes de même volume, n'ont aucun rapport avec l'utérus ; et, s'ils sont de petit volume, on peut observer une bande de sonorité entre les pubis et leur limite inférieure. Ces kystes flottent librement dans toutes les directions et parfois on note des antécédents urinaires chez ceux qui en sont porteurs.

TUMEURS LIQUIDES ASYMÉTRIQUES SIÉGEANT SOIT D'UN COTÉ
SOIT DE L'AUTRE

Tuméfactions liquides à point de départ rénal. — Ce sont les :

> *Kystes rénaux ;*
> *Hydatides ;*
> *Hydronéphrose ;*
> *Pyonéphrose.*

Le diagnostic particulier de chacune de ces affections s'assiéra sur d'autres signes que ceux fournis par les procédés exclusivement physiques. Il faut pourtant énumérer ici quelques signes physiques qu'elles présentent en commun. Une tuméfaction kystique du rein est étroitement collée contre la paroi dans la région lombaire ; elle y détermine une matité absolue, matité qui se retrouve, suivant le volume de la tumeur, sur sa face antérieure ; de plus, prenant ses principales attaches profondément dans les lombes, elle est ou fixée ou à peine mobile. Prenant son développement des côtés vers la ligne médiane, aussi bien que par en haut et par en bas, elle peut occuper toute la cavité abdominale. Mais la sonorité persiste presque toujours dans le flanc opposé, et rarement la tumeur est accessible au toucher vaginal. Le passage du côlon s'accuse souvent sur sa face antérieure, soit à la pression, soit au palper.

Abcès néphritiques et périnéphritiques. — Une collection liquide dans la région rénale, s'accompagnant de symptômes de suppuration, peut être un abcès soit de l'organe lui-même, soit des tissus qui l'entourent. Il n'est pas toujours possible de différencier les deux affections ; en fait, elles se combinent souvent. Si la maladie date un peu, on constate de la décoloration de la peau de la région avec épaississement inflammatoire des parties profondes et sensibilité à la pression. Les muscles de la masse lombaire sont fixés, tendus, épaissis. Il est exceptionnel de noter des signes qui permettent d'affirmer une collection liquide ; les premières phases d'une suppuration rénale se traduisent par une tuméfaction solide plutôt que liquide.

Collections liquides des trompes de Fallope. — Ce sont les :

Hydrosalpingite ;
Hématosalpingite ;
Pyosalpingite.

C'est chose rare que de voir le développement kystique des trompes de Fallope en arriver à constituer une tumeur abdominale. D'ordinaire confinées dans le petit bassin, ces affections ne sont accessibles qu'au toucher vaginal ou rectal et au palper bimanuel. Une collection liquide, ovoïde ou irrégulière, de petit volume, siégeant dans l'espace rétro-utérin, d'ordinaire d'un seul côté, sera une dilatation kystique de la trompe. Elle est évidemment étroitement en rapport avec l'un des côtés de l'utérus près de son fond. Est-elle indolente, on a probablement affaire à un hydrosalpinx ; mais on ne peut le différencier des petits kystes de l'ovaire. Le palper est-il douloureux — et la douleur est souvent très marquée — nous avons plutôt affaire à un *pyo* ou à un *hématosalpinx ;* mais ce peut être également un abcès de l'ovaire ou une suppuration du petit bassin, soit primitive, soit secondaire à un hématocèle pelvien. Le diagnostic précis des affections tubaires est hérissé de grandes difficultés.

Grossesse extra-utérine. — La grossesse extra-utérine, et principalement la grossesse tubaire (qui selon toutes probabilités englobe tous les cas de grossesse extra-utérine) est à son début unilatérale et constitue un kyste à symptomatologie obscure. Après la rupture, la tuméfaction est surtout médiane.

Abcès de l'ovaire. — Un ovaire suppuré est, en général, en prolapsus. Rarement plus volumineux qu'un œuf de poule, très sensible à la pression, il est tendu et la fluctuation à son niveau est obscure. Reposant d'ordinaire dans le cul-de-sac recto-utérin, plus d'un côté que de l'autre, il ne peut, en raison des adhérences qui l'y maintiennent, être repoussé de l'endroit qu'il occupe.

TUMEURS LIQUIDES ASYMÉTRIQUES SIÉGEANT A DROITE

Abcès hépatiques. — Ce n'est qu'à une période avancée que le palper peut constater la présence de liquide dans un abcès du foie. On a une augmentation générale de la zone de matité hépatique. Le bord du foie est accessible sous les côtes et la pression à ce niveau est douloureuse ; avec cela, signes ordinaires de suppuration qui, pourtant, ne sont pas toujours bien accusés ; et dans les cas avancés, où l'abcès siège principalement à la partie inférieure, il peut y avoir une saillie des parois appréciable à la vue et au toucher.

Kystes hydatiques du foie. — Un kyste hydatique se présente d'ordinaire sous forme de tuméfaction régulière, indolente, globuleuse, occupant l'hypocondre droit ou l'épigastre, donnant une sensation de fluctuation obscure, d'élasticité et de résistance. On ne perçoit pas toujours le frémissement hydatique caractéristique. Si le kyste est profondément situé dans les tissus hépatiques ou siège sur sa face postérieure, il ne se traduit par rien autre chose qu'une augmentation de volume du foie. La ponction exploratrice fournit un liquide eau de roche dans lequel on trouvera peut-être des crochets. Les kystes hydatiques suppurent quelquefois et rien alors ne peut les différencier d'un abcès.

Distension de la vésicule biliaire. — Un renflement kystique, pyriforme ou ovoïde, siégeant dans l'hypocondre droit, fixé sous le foie, mais mobile dans les autres sens, indolent ou peu sensible, sera probablement une vésicule biliaire distendue. La nature exacte de son contenu — sérosité, pus ou bile — sera établie par l'examen attentif des autres symptômes.

TUMÉFACTIONS LIQUIDES ASYMÉTRIQUS SIÉGEANT A GAUCHE

Abcès de la rate. — L'abcès splénique est une rareté ; et, à moins qu'il n'ait atteint un volume considérable et ne soit prêt à s'ouvrir à travers les parois, son diagnostic est bien rarement fait. La fluctuation est toujours obscure, souvent méconnaissable. Ces abcès s'accusent d'ordinaire par des phénomènes aigus et de la douleur ; mais parfois leur marche est fort lente et, pour tous signes, on trouve à peine une tumeur molle, semiélastique, siégeant dans l'hypocondre gauche. J'ai observé, dans le service d'un collègue, un cas dans lequel, un vaste abcès de la rate s'étant ouvert au dehors, une masse de tissus spléniques sphacélés s'était éliminée ; or cet abcès ne s'accusait que par des symptômes insignifiants et de peu d'importance.

Kystes hydatiques de la rate. — C'est une affection rare. Une tumeur indolente de la région splénique, de surface irrégulière, mais parfois lobulée, à fluctuation obscure ou simplement de consistance pâteuse, indolente, et peut-être le siège de frémissement hydatique, est probablement un kyste hydatique de la rate. La ponction exploratrice assurera le diagnostic.

DILATATION ARTIFICIELLE DE L'ESTOMAC ET DES INTESTINS
COMME MOYEN DE DIAGNOSTIC

La dilatation de l'estomac et des intestins, au moyen de gaz ou de liquide, a dernièrement été prônée et employée dans le diagnostic des affections et des blessures abdominales. Senn de Milwaukee a, dans ces derniers temps, eu recours aux insufflations d'hydrogène dans le rectum et l'estomac pour le diagnostic d'une perforation, et d'autres ont suivi cet exemple. En 1883, Ziemmsen se servit de l'insufflation d'acide carbonique dans le rectum comme moyen de diagnostic ; il parla avantageusement de la méthode, mais elle ne se répandit pas. Plus récemment, Minkowski[1] publia un travail fort étudié sur la pratique de cette méthode comme moyen de diagnostic dans

[1] *Berl. Klin. Woch.*, No. 31, 1888.

les tumeurs abdominales ; il ne l'avait pas employée dans moins
de cent dix cas. Pour dilater l'estomac il administrait du bicarbonate de soude et de l'acide tartrique ; il produisait ainsi de
l'acide carbonique ; pour distendre le rectum, l'auteur avait
recours à l'eau. Le rapprochement du siège et des rapports de la tumeur, avant et après distension, dégage certains
faits qui peuvent avoir leur importance. La dilatation de l'estomac au moyen de gaz déplace et accuse plus nettement
les contours des tumeurs du foie, de la vésicule biliaire et de
la rate. On prétend que les injections de liquides dans le gros
intestin facilitent le diagnostic de ses tumeurs et de celles du
mésentère, des reins et du pancréas. Quant aux conclusions
à tirer du changement de position et des variations de la
matité, elles se déduisent des rapports anatomiques connus, et
il n'est pas nécessaire d'en dire plus ici.

Comme méthode habituelle de diagnostic des tumeurs abdominales, la dilatation artificielle des viscères creux n'a pas
trouvé grande faveur dans notre pays. Dans la grande majorité
des cas, elle est superflue ; dans telle circonstance, son emploi
est barbare au même titre que la recherche de la crépitation
dans une fracture, où d'autres symptômes suffisent à étayer le
diagnostic. Dans quelques cas, elle est inadmissible : l'état du
malade interdit de lui infliger de propos délibéré une douleur
ou même une simple souffrance pour un bénéfice possible, mais
douteux. Lorsque l'état du patient y autorise, que le diagnostic
est incomplet, qu'on a toutes raisons de croire pouvoir le compléter par ce procédé, on est autorisé à y avoir recours s'il est
important d'assurer le diagnostic.

EXAMEN GÉNÉRAL DU MALADE

Ce qui a été dit se rapporte purement au diagnostic de la
tumeur ou de la maladie pour laquelle on songe à une intervention. Mais, avant de décider cette opération, il nous faut
également examiner chaque organe en particulier, — diagnostiquer en fait l'état du malade. On ne peut trop insister sur
l'importance de cet examen. Il faut attribuer nombre de catastrophes de la chirurgie abdominale à ce qu'on n'a pas pris garde
à quelque lésion d'un organe important, qu'un examen complet

et intelligent de la totalité des appareils aurait pu mettre à jour.
Le fait principal du diagnostic de la tumeur elle-même et de
tout ce qui s'y rapporte porte trop à laisser dans l'ombre le diagnostic des autres lésions. Nous tirons vanité, et à juste titre,
de la rapidité et de la précision avec lesquelles nous diagnostiquons la nature et les rapports d'une tumeur abdominale ; et,
en donnant tous nos soins à ce diagnostic, en nous laissant
impressionner par lui, nous sommes tout disposés à négliger
l'examen médical de tout l'organisme. Personne n'oserait faire
fi de l'état du cœur, des poumons et des reins, à moins de
témérité et de déraison. Mais on devrait remonter jusqu'à
l'origine de tout symptôme anormal, quelque trivial qu'il
apparaisse. Ainsi, dans deux cas de tumeur abdominale, j'ai
noté une hémorrhagie rectale ; celle-ci résultait de la compression et disparut avec l'ablation de la tumeur. Dans un
troisième cas, écoulement de sang analogue ; mais, pour des
raisons spéciales, je n'opérai pas. Plus tard la persistance de
l'hémorrhagie rendit nécessaire un examen attentif ; celui-ci
démontra l'existence d'un cancer du rectum. Si j'avais opéré
cette malade, la première fois qu'elle vint me trouver, j'eusse
méconnu cette affection. Le Dr Henry C. Coe [1] rapporte une
observation où il perdit son malade pour avoir méconnu un
rétrécissement du côlon ; et on pourrait en citer beaucoup
d'autres analogues. C'est pourquoi nous ne devrions jamais
passer à la légère sur un symptôme qui *pourrait être* le résultat de l'affection en vue : avant d'opérer, nous devrions être
certains que le symptôme *est* bien occasionné par cette affection.

INCISION EXPLORATRICE

Nul doute qu'on ne cherche à dissimuler beaucoup de pré-
cipation et pas mal d'incapacité derrière ce qu'on appelle l'*incision exploratrice*. Jamais une incision ne devrait être purement exploratrice : tout au plus, doit-elle assurer le diagnostic
dans un cas excessivement douteux et difficile. L'incision
exploratrice du chirurgien expérimenté est totalement diffé-

______
[1] *N.-Y. Med. Journ.*, 19 mai 1885.

rente de celle du commençant. Tandis que le premier fera un diagnostic exact quatre-vingt-dix-neuf fois sur cent, le second échouera dix fois au moins ; or ce dernier ne peut conclure à la justification de son incision exploratrice tout simplement parce qu'il a des doutes sur le diagnostic. Peut-être doit-on blâmer quelque peu des chirurgiens de vaste expérience de parler aussi à la légère de cette tentative, comme d'un procédé souvent légitime et nécessaire. Ce qui est justifié entre leurs mains expérimentées peut ne pas l'être entre celles de chirurgiens moins habiles. Avant de soumettre un malade à ce qui, après tout, est une intervention sérieuse et chanceuse, nous devrions repratiquer à plusieurs reprises l'examen, lire et relire l'observation complète, et, seulement après, décider. En procédant à des examens successifs, l'esprit concentre son attention sur des points différents et chemine en diverses directions ; et chacun des examens peut fournir de nouveaux renseignements. L'avis d'un ami capable est toujours précieux, mais il ne faut pas lui attacher trop d'importance. La responsabilité engendre la loyauté ; celui qui opère est celui qui doit faire le diagnostic ; et, du fait de la lourde responsabilité qui lui incombe, ses facultés acquièrent plus de pénétration.

Ayant pratiqué cette « incision exploratrice », nous ne devons pas la convertir à la légère en une incision opératoire. Il nous faut être bien assurés, avant de faire la moindre tentative sur la tumeur, que nous arriverons à l'enlever. Avoir été forcé de soumettre le patient à une incision exploratrice est déjà bien assez grave ; mais y ajouter encore des risques par le fait d'une curiosité importune poussée à l'extrême est chose impardonnable. Les difficultés et les dangers, légitimes et inévitables dans la pratique de la chirurgie abdominale, sont déjà assez nombreux quand on agit en conscience : inutile d'y joindre des risques que rien ne légitime et qu'on peut éviter.

CHAPITRE II

DES OPÉRATIONS ABDOMINALES EN GÉNÉRAL

NOMENCLATURE. — HISTORIQUE

L'opération qui consiste dans l'ouverture de l'abdomen a pendant longtemps été connue sous le nom de *Gastrotomie*, de γαστήρ — ventre, et τομή — incision. Comme, dès le principe, on n'avait recours à ce procédé que pour extraire le fœtus de l'utérus, ce nom désignait exclusivement l'opération césarienne. Ainsi, dans le Dictionnaire de Blancard de Middelbourg, en Zélande, publié vers la fin du xviie siècle et traduit en anglais en 1702, « Gastrotomie » est défini « l'ouverture de l'abdomen et de l'utérus, comme dans l'opération césarienne ». *Gastrorraphie* fut alors employé, surtout dans le sens de simple suture des plaies abdominales; mais ce terme était également appliqué aux sutures intestinales. Dans ces cas, le mot γαστήρ était pris dans son sens originel et vrai, correspondant plutôt à l'acception vulgaire qu'anatomique du mot « *estomac* » ; mais quand l'estomac lui-même entra dans le domaine de la chirurgie pratique, gastrotomie fut souvent employé pour désigner l'extraction de corps étrangers de la cavité de ce viscère. Sédillot mit en avant le mot *Gastrostomie* (στόμα — bouche) pour désigner l'exécution d'une fistule stomacale ; et Gastrorraphie a été récemment employé par Billroth et d'autres, pour exprimer l'acte de suturer une ouverture stomacale. Au commencement de ce siècle, on se servit du terme *Laparotomie* (λαπάρα — flanc) pour les opérations telles que la herniotomie et l'anus artificiel pratiqué dans la région lombaire. Bientôt sa signification s'élargit, et maintenant on l'applique à toute opération dans laquelle on fait la section des parois abdominales. L'usage du mot *Laparotomie* dans ce sens doit être abandonné, non seulement parce qu'il est impropre, mais encore parce que nous pouvons l'employer dans un sens juste et légitime. Et maintenant que nous possédons un mot qui rend parfaitement le sens que nous voulons exprimer, mot correct et de style classique, nous pouvons rejeter « Laparotomie » comme synonyme de « Section abdominale ». *Cœliotomie* (κοιλια — ventre, et τομή — incision), mis en avant par Harris de Philadelphie, est le mot en question ; et, dans tout cet ouvrage, je m'en servirai comme synonyme de *section abdominale*. Petit [1] voudrait limiter le terme *Gastrotomie* aux opérations faites sur la paroi abdominale en général ; *Laparotomie*, aux opérations pratiquées pour obstructions intestinales ; et *Taille stomacale*, à l'extraction de corps étrangers de l'estomac. Mais, en Angleterre, la terminologie abdominale a toujours été rebelle à l'usage de ces termes restrictifs.

On s'efforce de désigner une opération en particulier en joignant certains mots à la fin du nom grec de l'organe en question. Ainsi, on ajoute « tomie » (τομή — incision) pour indiquer une simple incision, comme dans néphrotomie, hépatotomie, cholécystotomie. De même, la terminaison « ectomie » (ἐκ, de ; τομή) pour l'ablation d'une partie d'organe ou de l'organe entier, comme dans néphrectomie, splénectomie, colectomie, pylorectomie, etc. Le suffixe « stomie » (στόμα — bouche) indique l'exécution d'une ouverture permanente dans un viscère creux : ainsi gastrostomie, gastro-entérostomie. Dans une colotomie, on pratique une ouverture qui reste d'ordinaire permanente, et le mot colostomie serait alors plus exact ; entérotomie serait parfois, mais non toujours, mieux remplacé par le mot entérostomie. La terminaison « rraphie » ou « rhaphie » (ραφή — suture) est employée pour désigner toute suture d'un organe dans le cas de plaie : ainsi gastrorraphie ; ou la fixation d'un organe mobile : telle la néphrorraphie. On se servirait plus à propos du dernier terme pour marquer la suture d'une plaie ou d'une déchirure du rein : pour la fixation de cet organe, un mot tel que néphropexie (πήγνυμι — je fixe) serait plus approprié.

---

[1] *Dict. Encyclop. des Sc. méd.*, 4ᵉ série, t. VII, 1881, art. « Gastrotomie ».

Des mots composés pourraient servir avec avantage à la dési-
gnation de diverses méthodes opératoires : ainsi, cœlio-néphrectomie désignerait l'extirpation du rein par la voie abdominale ;
lombo-néphrectomie, l'extirpation du rein par la voie lombaire.
Par contre, cœlio-hystérotomie serait le nom technique de
l'opération césarienne ; et cœlio-hystérectomie, celui de l'opération de Porro ; tandis que colpo-hystérectomie serait le terme
consacré à l'énucléation de la matrice par le vagin, telle qu'on
la pratique dans le cancer.

En tant que cela est possible et à propos, nous adopterons
un nom scientifique exact pour chaque opération : pour
quelques-unes le nom, bien qu'incompatible avec une nomenclature rigoureuse, est tellement connu et si généralement consacré qu'on se trouverait mal avisé de le vouloir remplacer.

L'historique de chaque opération sera donné en temps et
lieu. Notons ici que les progrès de la chirurgie abdominale ont
présenté des intermittences ; qu'ils ont eu des alternatives de
marche en avant et de recul. Nul doute que la technique de la
chirurgie abdominale n'ait été plus avancée il y a deux siècles
qu'il y a cinquante ans. Dans plusieurs ouvrages de chirurgie,
publiés aux xviie et xviiie siècles, on donne des instructions
minutieuses et excellentes, soit pour l'incision, soit pour la
suture des parois abdominales. Plus d'un ouvrage à cette
époque mentionne avec une précision scientifique l'inclusion
du péritoine dans la suture abdominale. Heister, qui écrivait
vers le milieu du xviiie siècle, anticipait sur nos conquêtes
modernes, jusqu'à préconiser le drainage des parties les plus
déclives de la cavité abdominale au moyen d'une canule,
et le lavage de cette cavité avec des décoctions d'espèces vul-
néraires, « *vulnerary decoctions* ». Dans l'opération césarienne,
Roussel donne les mêmes conseils et recommande en plus le
drainage de l'utérus par une canule introduite dans sa cavité.
Les instructions, que donne Dionis dans son *Cours de médecine
opératoire* (1733) pour la fermeture d'une plaie abdominale,
sont, à peu de chose près, celles qu'on observe encore aujour-
d'hui au *Samaritan Free Hospital*.

On ignorait tous ces excellents travaux et d'autres encore
qui suivirent ; et, il y a peu d'années encore, on dédaignait et
on laissait de côté d'excellents procédés qu'avaient essayés avec
succès les maîtres de l'ancienne chirurgie. Le clamp dans

l'ovariotomie fut un grand pas en arrière; mais il est impossible d'apprécier à sa juste valeur et dans son ensemble la marche en avant qui suivit sa suppression, suppression qui vint coïncider avec l'emploi des antiseptiques. Pour moi, il ne peut y avoir de doute: l'évangile de la propreté chirurgicale, prêché par Lister, a contribué plus que toute autre chose aux progrès de la chirurgie abdominale; mais, à côté, il faut mentionner la plus grande perfection et le fini de chaque opération, qui font des résultats obtenus par les meilleurs opérateurs quelque chose qui approche de l'idéal en chirurgie.

OPÉRATIONS ABDOMINALES

La pratique de la chirurgie abdominale se caractérise par quelques traits qui lui sont propres. Les manœuvres doivent se faire dans un département exposé à l'excès aux influences traumatiques, et au milieu d'organes dont l'intégrité est une condition essentielle à la vie. Les sécrétions péritonéales ont une grande tendance à devenir septiques, et l'inflammation qui en résulte est doublement à craindre en raison de la grande surface sur laquelle elle peut se répandre, et du riche réseau lymphatique distribué avec une si grande profusion sous la couche péritonéale.

Avant toute opération abdominale, il faut sectionner les parois — temps qui demande en lui-même quelque habileté et quelques connaissances chirurgicales; — et, quand l'opération proprement dite est terminée, la fermeture attentive de la plaie, de manière à faire face à toutes les indications immédiates et éloignées nécessaires à sa réunion parfaite, demande plus de soins qu'une plaie chirurgicale ordinaire. Les manœuvres qui s'exécutent à l'intérieur de la cavité abdominale le sont fréquemment loin de la paroi, quelquefois loin du regard, et sont souvent difficiles et minutieuses. Pendant toute l'opération il faut éviter soigneusement de blesser des organes délicats par des manipulations trop rudes, ou de les exposer à l'air; il est de toute importance de prêter une minutieuse et constante attention à la parfaite propreté des mains, des instruments et des éponges. Enfin il faut observer certaines règles bien établies sur l'entourage du malade et la direction à donner aux soins. Nous allons maintenant étudier ces questions communes à toutes les opérations abdominales.

ENTOURAGE DE L'OPÉRÉ

Chambre d'opéré. — Il est incontestable que les meilleurs résultats, obtenus en chirurgie abdominale, le sont dans des chambres ou des salles préparées dans ce but. Il est exact également que la mortalité est plus grande dans les grands hôpitaux mixtes que dans les petits hôpitaux spéciaux ; il est donc impossible d'établir quelle part revient dans les bons résultats obtenus soit au milieu, soit à l'adresse du chirurgien. Qu'*a priori* les probabilités soient pour un plus grand nombre de succès dans les hôpitaux spéciaux tout entiers sous la direction d'un chirurgien de haute valeur, cela ne fait aucun doute, et se trouvera vrai de toute opération chirurgicale exécutée par un spécialiste. Mais actuellement au moins, avec l'entourage que la plupart des chirurgiens ont à leur disposition, il est presque aussi vrai des opérations abdominales que des autres que le soin pieux d'éviter toute cause d'infection justifie leur exécution tant dans un hôpital général que dans une maison particulière. Peu de chirurgiens peuvent commencer une opération quelconque avec la certitude que le malade se trouve dans les meilleures conditions possibles pour sa guérison : beaucoup d'interventions parfaitement légitimes ne sont pas la perfection.

Ce n'est pas, bien entendu, un argument contre tous les efforts faits pour garantir à l'opéré les meilleures conditions. Une chambre idéale — située dans une localité découverte et élevée, dont la ventilation est à air chaud et (peut-être filtré) avec des murs et des planchers imperméables à l'humidité et faciles à nettoyer efficacement, possédant en outre d'autres aménagements heureux qu'on pourrait détailler — se trouve rarement à la disposition des chirurgiens de ce pays. De tels locaux, assez répandus en Amérique et sur le continent, ont été d'ordinaire installés aux frais du chirurgien. Quelques rares hôpitaux d'Angleterre possèdent seuls des salles spécialement adaptées au service de la chirurgie abdominale.

Si l'on doit opérer dans une habitation particulière, il faut

choisir une chambre vaste, bien éclairée, exposée au midi,
qu'on puisse chauffer suffisamment et bien aérer. De préférence
une pièce qui n'ait pas servi habituellement de chambre à
coucher. Il faut enlever les tapis, les rideaux, tout ce qui peut
être un nid à poussière et à miasmes. Une chambre à coucher
bien tenue, dans une bonne maison bourgeoise, ne nécessitera
ni changements ni déménagements.

Qu'on ouvre les fenêtres vingt-quatre heures environ, qu'en
même temps on entretienne un bon feu dans la cheminée,
l'air sera parfaitement renouvelé et la chambre purifiée. On
obtiendra de la sorte une atmosphère et plus agréable et plus
saine pour l'opéré.

Admission d'étrangers. — On a souvent discuté la question de
la présence d'étrangers pendant l'opération. Quelques chirurgiens n'admettent personne en dehors de leurs assistants ;
d'autres tolèrent un nombre limité d'étudiants, à condition
qu'ils n'aient pas eu depuis quelque temps de contact avec des
produits septiques ; ceux-là sont rares, qui accueillent tout le
monde sans restriction d'aucune sorte. Si la salle est petite, il
est certainement préférable de s'opposer à l'encombrement qui
viendrait vicier l'air ; et, en tous cas, personne n'aime avoir
dans sa salle d'opération quelqu'un qui se soit trouvé récemment en contact avec une septicémie ou un érysipèle. Mais
pour ceux qui ont une grande confiance dans l'asepsie de leur
entourage immédiat, surtout si la salle est vaste, je ne vois
pas la nécessité d'être si méticuleux pour l'admission de spectateurs, d'où qu'ils viennent et quelque nombreux qu'ils
puissent être. A l'infirmerie de Bristol, j'opère dans le grand
amphithéâtre et j'admets tous ceux qui se présentent. De plus,
à la suite d'une combinaison assez maladroite, il s'est trouvé
que le chloroformisateur était en même temps le professeur
d'anatomie pathologique. Malgré tout, les résultats de plus de
quatre-vingts cas (je passe à dessein les opérations faites en
ville) sont aussi favorables que ceux obtenus dans n'importe
quelle maison de santé.

Purification de l'air ambiant. — Il est des chirurgiens qui
s'efforcent de purifier encore l'atmosphère du lieu, où ils doivent
opérer, par un jet de vapeurs antiseptiques, continué quelques

heures. Je n'y vois pas d'objection ; à défaut d'autres résultats, cela sert tout au moins à rabattre les poussières. Mais, si la chambre a été bien nettoyée et aérée, si l'air ambiant est suffisamment pur et frais, comme c'est le cas à peu près partout en Angleterre, le *spray* est peut-être inutile. Si l'on élevait une objection contre cette manière de faire, je pense qu'on l'accuserait de saturer l'atmosphère d'humidité. La respiration est moins aisée dans un milieu chargé d'humidité que dans une atmosphère sèche ; et, si le patient doit subir une opération longue et dangereuse, nous devons désirer le voir bénéficier de tout ce qui peut l'aider à se relever du *shock* opératoire, — et certes il n'a aucun profit à respirer un air humide et déprimant.

En ce qui concerne le *lit* et la *literie*, il n'y a pas de précautions spéciales à observer. Un lit étroit, de préférence avec sommier à ressorts à boudin ou à mailles, sur lequel est déposé un bon matelas de crin, est tout ce qu'il faut. Je préfère avoir deux lits ; l'opéré peut être ainsi changé le soir ou le matin, ou matin et soir ; il est également possible de la sorte de faire sécher et d'exposer à l'air les literies inoccupées. Le second lit est, d'ailleurs, un objet de luxe, nullement une chose nécessaire.

Quant aux *vêtements*, pour moi il est préférable de rejeter entièrement la chemise de nuit et de la remplacer par un gilet de bonne flanelle ne descendant que jusqu'à la région lombaire. Si le malade le désire, il peut porter des caleçons de toile. Accès facile sur tout l'abdomen, chaleur, légèreté, telles sont les qualités principales qu'il faut rechercher dans le choix des vêtements.

La garde-malade. — Il n'est pas nécessaire d'exiger des aptitudes spéciales de la personne qui donne des soins à une opérée de la région abdominale ; il lui suffit de savoir faire adroitement le cathétérisme sans remuer ou découvrir la patiente. De la maladresse dans cette petite opération énerve inutilement l'opérée : or le chirurgien peut n'être pas mis au courant de ce détail fâcheux ; la malade croit, en effet, que cet ennui fait nécessairement partie du traitement ; elle ne s'en plaint donc pas ; et, d'un autre côté, il y a peu de chance que la garde-malade se vante de sa maladresse. Il est extraordinaire de voir comme il est rare de trouver, même parmi les infirmières les plus adroites, des personnes capables de faire un cathétérisme *secundum artem*. Il sera donc bon, chez chaque nouvelle opérée, de faire exécuter le cathétérisme devant soi par la garde-malade. Si elle ne réussit pas, une simple observation sur quelque particularité de conformation et le moyen de la tourner lui donnera plus de confiance en elle-même pour les cathétérismes suivants. Une bonne infirmière devra, de plus, avoir une grande habitude de l'emploi de la canule rectale, et posséder la pratique de l'administration d'un lavement. Une bonne infirmière est une femme parfaite, qu'on a bien peu de chances de rencontrer. Cependant de la bonne volonté, une obéissance aveugle et qui ne se rebute jamais, de la douceur, de la propreté, et quelque peu de force physique et de résistance aux fatigues sont des qualités absolument requises.

Dans les cas ordinaires, une seule infirmière suffit; elle pourra, en effet, se reposer après les premiers jours. Dans les cas difficiles, il est sage d'en avoir deux ; une de jour et une de nuit. Non seulement les soins qu'elles prodigueront seront meilleurs, mais de plus ils varieront un peu ; n'étant ni épuisées ni excédées de fatigue, elles seront, dans la chambre de la patiente, et plus gaies et de meilleure humeur.

PRÉLIMINAIRES DE L'OPÉRATION

Préparation du patient. — Le plus souvent, en fait de préparatifs à l'opération, tout se borne à l'administration d'un purgatif — qui d'ailleurs peut être remplacé par un simple lavement, si on le juge convenable. Les deux ou trois derniers repas seront ainsi composés qu'ils ne laisseront aucun résidu dans l'intestin au moment de l'opération. Qu'une péritonite ou une entérite se déclare, il est toujours bon et plus favorable que l'intestin ne contienne pas de produits irritants. La diète dans les deux ou trois jours qui précèdent l'intervention, telle que certains y engagent, est chose inutile et nuisible. L'avantage de tomber pendant l'acte opératoire sur un intestin affaissé ne compense pas suffisamment la faiblesse qui résulte d'une telle manière de faire.

Selon moi, les avantages du cathétérisme avant l'opération ont été quelque peu exagérés. Ma conviction est qu'il est inutile et je n'y ai jamais eu recours. Le patient peut uriner avant l'opération ; s'il existe du côté de la vessie quelque état anormal qui l'empêche de se vider, je m'en rendrai compte tout aussi bien après l'opération qu'avant. Il est possible de voir, sentir et localiser exactement une vessie augmentée de volume, lorsqu'elle est distendue, de même que nous pouvons la blesser par mégarde alors qu'elle est vide et aplatie contre une tumeur. Que la vessie contienne assez d'urine pour gêner l'opérateur, il est toujours temps d'avoir recours à un aide pour la vider : précaution qui, d'ailleurs, sera rarement nécessaire.

Si le malade appartient à la classe ouvrière, il est bon de lui donner un bain chaud et de l'y nettoyer sérieusement au savon et à l'eau. Sans compter le bien-être qui en résulte pour l'opéré — et dont il ne faudrait pas faire fi, — on y trouve un profit considérable par le fait qu'il fait disparaître les écailles épidermiques et les couches de saleté qui enrayent les fonctions cutanées ; cet avantage est surtout appréciable alors que les fonctions rénales ne se font pas parfaitement. C'est principalement au niveau où portera l'incision qu'il faut redoubler de soins de propreté. Cette région sera recouverte, pendant au moins vingt-quatre heures avant l'opération, de plusieurs couches de gaze trempées dans une solution phéniquée à 1/20 ; on insistera sur l'ombilic et les pubis avec la brosse à ongles. Raser les poils du pubis n'est pas indispensable ; les matières septiques trouvent plutôt un gîte dans les follicules pileux que sur les poils eux-mêmes.

Table d'opération. — Toute table d'opération est bonne. Elle doit être étroite et élevée. Une simple planche de sapin, large d'environ 60 centimètres, disposée sur deux tréteaux, deux tables, ou tous autres supports solides, fait une excellente table d'opération. Sa hauteur doit être en rapport avec la taille du chirurgien. Rien n'est plus fatiguant que d'être obligé de se tenir penché pendant une longue opération, et cette fatigue ne peut être que très préjudiciable à la dextérité de l'opérateur. Une table de 90 centimètres à 1 mètre de haut met le patient à une hauteur telle que le chirurgien peut opérer debout. Les bras sont immobilisés à l'aide d'un bandage ou d'un linge quelconque qui passe sous la table d'opération et fixe les poignets par un nœud coulant ou autrement. Les jambes sont également emprisonnées en enserrant les genoux avec un bandage

qui entoure la table. Pour immobiliser les bras, j'ai l'habitude
de me servir des bracelets bien connus de M. Prichard pour
la lithotomie ; les agrafes sont fixées dans des trous échelonnés
sur une large pièce d'étoffe, disposée au-dessous de la table
d'opération. On vend, d'ailleurs, des appareils spécialement
construits à cette intention.

Enveloppement du patient. — Toujours on couvrira parfaitement le patient, de façon à obtenir le moins de déperdition possible de chaleur. Deux couvertures chauffées sont disposées
sur la table d'opération et pliées séparément, de manière que
l'une puisse recouvrir les membres inférieurs, et l'autre la poitrine et la partie supérieure de l'abdomen. S'il paraît nécessaire de tenir chaudement l'opéré, on peut y ajouter une
couche d'ouate sur la poitrine, sous le gilet de flanelle, et entourer d'ouate également les membres inférieurs sous leur couverture.

Lorsque le patient est suffisamment protégé contre le froid,
tout le corps, du menton aux pieds, est recouvert d'une feuille
de makintosh, dans laquelle a été pratiquée une ouverture de
forme et d'étendue convenables pour laisser à découvert la
région sur laquelle on doit opérer. Un trou de forme ovale, de
18 centimètres de long sur 10 centimètres de large, sera suffisant dans la plupart des cas ; la feuille elle-même doit avoir
2 mètres carrés pour pouvoir couvrir entièrement l'opéré et
pendre sur les bords de la table. L'ouverture sera faite à une
distance de 60 centimètres de la tête.

Sous la feuille de makintosh, autour des bords de l'ouverture,
a été appliquée une substance adhérente, comme celle qu'on
emploie dans la confection des emplâtres adhésifs ordinaires ;
les bords de l'ouverture adhèrent ainsi intimement à la peau,
ne laissant à découvert que la partie de la paroi abdominale
nécessaire pour opérer. Cette nappe imperméable empêche toute
déperdition de chaleur par évaporation, et protège le malade
et son linge.

Dans toute opération abdominale, j'userais volontiers de cette
feuille de makintosh. Son efficacité saute surtout aux yeux
dans les cas d'ablation de gros kystes, alors qu'elle garantit
l'opéré contre les liquides et les dirige dans les vases disposés
à cet effet ; on peut, au contraire, s'en passer dans les tumeurs

petites ou solides. Mais, dans toute opération abdominale, on est exposé à voir l'intestin sortir ; les couvertures, les serviettes, les alèzes peuvent se déplacer et se mettre à la traverse. La toile de caoutchouc imperméable aussitôt lavée fournit, par contre, un champ opératoire toujours propre et toujours libre.

Une serviette-éponge, plongée dans une solution antiseptique, et exprimée, est disposée sur le makintosh au-dessous du champ opératoire ; on s'en servira avec avantage pour s'essuyer les doigts pleins de sang et, en cas de besoin, pour y coucher un intestin sorti.

Chaleur. — Il n'est pas sage d'opérer dans une chambre dont la température est au-dessous de 60° F. (15°,5), mais il est inutile de pousser jusqu'à 70° F. (21°,1). L'évaporation est la principale des causes du refroidissement des organes péritonéaux ; on y obvie en garnissant l'ouverture d'éponges chaudes et fines, et en protégeant les viscères sortis de la cavité sous de larges éponges plates, ou encore sous quelques couches d'une compresse épaisse de linge fin. La chaleur générale du corps est maintenue, ainsi qu'il a été dit plus haut.

Lumière. — On a conseillé l'emploi de la lumière artificielle pendant le jour pour découvrir les points qui donnent du sang dans les parties profondes. A cet effet, une lampe électrique est évidemment ce qu'il y a de mieux. Je ne m'en suis jamais servi et n'ai jamais eu occasion de la trouver nécessaire, quoique, à mon avis, elle puisse rendre de grands services dans une salle mal éclairée, par un temps sombre. On a souvent recours à la glace à main pour réfléchir la lumière dans la cavité abdominale.

Aides. — En dehors du chloroformisateur, il suffit d'un aide dans la plupart des opérations abdominales. Celui-ci doit avoir l'habitude de la manière d'opérer du chirurgien ; il doit, de plus, être capable de seconder et faciliter avec rapidité, précision et dextérité chacune de ses manœuvres. Il ne lui faut pas avoir d'opinion personnelle sur les détails opératoires, mais il lui faut essayer de suivre aveuglément la pensée de son chef. Ses devoirs sont strictement ceux de l'opérateur ; il est sa troisième ou sa quatrième main. Un aide habile suit ainsi la grande route qui l'amène à devenir un opérateur habile; et souvent il atteint ce but. Est-on forcé d'avoir recours à un aide inexpérimenté, pour moi un étudiant en médecine sera plus utile qu'un chirurgien éprouvé, mais qui n'a aucune expérience de la chirurgie abdominale. L'étudiant fera ce qu'on lui dit et pas plus. En réalité, dans la plupart des opérations abdominales, un aide quelconque est plutôt superflu qu'indispensable. Plus j'acquiers d'expérience personnelle, plus mes deux mains deviennent aptes à faire de plus en plus; et, à l'exception de quelques manœuvres simples, qui peuvent être facilement exécutées par une infirmière, le chirurgien peut se passer de toute assistance. Mais la chirurgie abdominale nous réserve tant de surprises; et, dans nombre d'incidents inattendus, la présence d'un aide habile est si souvent d'une remarquable utilité qu'il sera sage de ne jamais opérer sans.

ANTISEPTIQUES

La chirurgie la plus parfaite est plutôt aseptique qu'antiseptique. Tous les antiseptiques sont plus ou moins irritants et, par suite, toujours nuisibles pour le péritoine, en quelque petite quantité qu'on les emploie. S'il n'y a pas de matières septiques dans l'air, dans les liquides, sur les doigts, les éponges et tout autre instrument qui touchera la plaie ou le péritoine, les antiseptiques sont de plus inutiles. Tous sont d'accord qu'il est absolument essentiel que tout ce qui vient au contact de la cavité abdominale soit parfaitement propre; les seules questions discutées sont de savoir si l'air doit être également purifié, c'est-à-dire si le *spray* peut ou ne peut pas être employé [1], et si l'on doit se servir de lotions antiseptiques pour le lavage.

Quand, d'un côté, le spray est rejeté comme nuisible par des hommes comme Keith et Tait, et d'un autre côté défendu comme utile par des Thornton et des Wells, nous pouvons

---

[1] J'ai préféré laisser ce passage tel qu'il se trouvait dans l'édition précédente, quoique je sache que Lister a enfin lui-même abandonné le *spray*. Dans la clientèle, je ne me suis pas servi du spray depuis quelque temps; mais à l'hôpital, je viens seulement de l'abandonner. Avant de conseiller sa suppression complète, je devrais pouvoir dire, d'après mon expérience personnelle, que les résultats obtenus ont été aussi bons sans le qu'avec le spray. Or cela, je ne puis l'affirmer pour le moment.

conclure en toute sûreté qu'il a peu d'importance dans la plupart des cas. Qu'on soit pour le spray ou contre le spray, ce n'est après tout qu'un choix entre deux maux, et deux maux de peu d'importance. D'un côté, le mal réside dans l'irritation du péritoine par le germicide : refroidissement des surfaces péritonéales par la rosée et l'évaporation; empoisonnement par absorption de l'antiseptique employé. D'un autre côté, le mal est le danger à éviter, c'est-à-dire la péritonite septique par contamination de l'air ambiant.

Actuellement, ce n'est un doute pour personne que ce qui expose le plus à la péritonite, c'est la malpropreté des mains, des éponges, des instruments et non l'impureté de l'air. Le spray ne peut guère ou ne peut pas modifier leur état ; au contraire, des lavages répétés à l'eau et au savon les rendront aseptiques. Un partisan de l'antisepsie, qui veille scrupuleusement à la propreté des mains et des instruments, est dans une meilleure posture que celui qui met toute sa confiance dans le spray. Et, en réalité, ceux qui rejettent les pulvérisations, nettoient tous à fond et d'une manière efficace leurs doigts, leurs éponges et leurs instruments. Il appert que beaucoup de chirurgiens, ayant une foi aveugle dans le listérisme, ont trop de confiance dans l'acide phénique et ses alliés, ne prêtent pas une assez grande attention à la propreté des éponges et des doigts, font disparaître les saletés qui les souillent, mais ne les désinfectent pas. En cela, le chirurgien *non antiseptique* — ou, comme on devrait l'appeler plus justement, *aseptique* — leur donne une leçon qu'ils feraient bien de suivre à la lettre.

Les dangers du spray dans les opérations courantes sont, sans aucun doute, fort insignifiants. Il est assez facile de protéger le péritoine sous des éponges et de prévenir le refroidissement de la surface abdominale par la nappe de makintosh. L'apparition d'acide phénique dans les urines (carbolurie) est alors fort rare ; et même, quand elle se produit, elle est toujours légère et de courte durée. En cas d'opérations longues et difficiles, quand le péritoine doit être mis à découvert pour détacher des adhérences, les dangers du spray sont certainement réels, s'ils ne sont pas graves. Ici l'expérience personnelle est tout. Thornton s'est déclaré nettement pour l'impossibilité de tout accident; et d'autres opérateurs, Américains ou du Continent, partagent cette opinion. Pour ma part, m'appuyant sur les cas

qui, pour des raisons diverses, ont dépassé la moyenne des difficultés ordinaires, je n'ai observé aucun accident imputable au
spray.

La conclusion pratique de l'enseignement chirurgical moderne
est probablement la suivante. Tout ce qui doit toucher une plaie
ou le péritoine sera parfaitement propre et aseptique. Il faut
pratiquer toute opération dans une atmosphère, non seulement
exempte de toute souillure, mais presque pure. Si l'air est
insalubre, il faut alors, pour le purifier, ou faire fonctionner le
pulvérisateur dans la salle avant l'opération, ou diriger son
jet sur l'abdomen pendant l'acte opératoire. Dans tous les cas
où il y a doute sur les qualités de l'air ambiant — et ces cas
doivent se présenter communément — il est sage d'avoir
recours au spray. L'expérience personnelle et les habitudes du
chirurgien font, d'ailleurs, loi en cette matière. Celui qui est
tout à fait familiarisé avec l'usage du pulvérisateur, qui connaît
exactement la force qu'il faut donner au jet et la meilleure façon d'atténuer ses mauvais effets, aurait tort de se priver de la
sécurité qu'il donne, même alors que tout l'entourage semble
des plus sûrs. Celui-là, au contraire, le rejettera qui l'expérimente une fois en passant (et ils sont encore nombreux les
chirurgiens qui en sont là), ou qui en est déjà arrivé à avoir
assez de confiance en sa manière de faire pour pouvoir se passer du pulvérisateur. S'il est possible d'incliner d'un côté ou
de l'autre, pour moi, je pencherai pour le spray. Si nous resserrons la discussion entre ces deux maux : empoisonnement phéniqué, d'une part, empoisonnement septique, d'autre part, je
n'hésiterai pas, quant à moi, à choisir celui des deux qui me
paraîtra le plus facile à combattre.

Spray. — Si l'on emploie les pulvérisations antiseptiques, il
faut veiller à certains détails pratiques. Ne donner au spray
que le moindre débit, compatible pourtant avec une efficacité
réelle. Un seul bec suffit s'il donne un fort nuage, finement
pulvérisé. Il faut éviter particulièrement un nuage dense et épais.
Les divers appareils donneront des jets totalement différents.
Quelques instruments, sous pression ordinaire, avec une solution phéniquée à 1/20° dans le flacon, lanceront à 1^m,50 ;
tandis que d'autres, dans les mêmes conditions, n'atteindront
qu'à 1^m,30. Chaque pulvérisateur devrait être vérifié en dépo-

sant des quantités égales d'eau et de solution dans la chaudière et le flacon, et en estimant la quantité de liquide disparu après un temps donné. La direction du jet est également importante. Pour moi, les urines phéniquées peuvent avoir pour cause l'inhalation du spray (l'auteur note toujours ce symptôme après une opération prolongée dans une atmosphère phéniquée); et, pour les éviter, l'appareil doit être placé de telle sorte que la tête de l'opéré soit à l'abri du nuage. Pour cela, il suffit d'installer l'appareil en face de l'épaule gauche de l'opéré, à une distance d'environ 1ᵐ,80, ou plus, de la plaie.

ARSENAL CHIRURGICAL

Eponges : Choix, préparation et purification. — On emploiera les plus fines éponges de Syrie. Il est difficile, même au milieu de grandes provisions, de faire un choix d'éponges convenables pour la chirurgie abdominale. Il les faut très douces, très fines, élastiques et compressibles, de forme et de grandeur variées. Plusieurs éponges très grandes, minces et plates sont nécessaires pour protéger les intestins ayant fait issue, ou l'épiploon sur lequel on a pu placer un certain nombre de pinces à forcipressure. Quelques éponges plates, de la grandeur de la main, sont également indispensables ; disposées dans la cavité abdominale, elles empêchent la sortie des intestins et absorbent le sang et les liquides pendant la libération des adhérences. Enfin, ayez toujours à votre disposition de petites éponges rondes à diverses intentions, pour éponger la plaie, placer dans les espaces où les grandes ne pénétreraient pas et nettoyer la cavité péritonéale.

La préparation et la purification des éponges exige les soins les plus attentifs et les plus sérieux. Ce n'est pas sans danger qu'on s'en remet à des aides de cette opération ; c'est un devoir qui incombe en propre au chirurgien. Des lavages, répétés à l'eau, commencent par extraire le sable qui remplit leurs alvéoles. Après une semaine, pendant laquelle l'eau a été changée au moins deux fois par jour, même les plus grosses seront débarrassées de tout sable. On les laisse encore pendant trois ou quatre jours dans de l'eau acidulée avec de l'acide chlorhydrique, en quantité suffisante pour qu'on s'aperçoive de sa pré-

sence par la saveur du liquide. Ce bain blanchit légèrement
les éponges et les altère fort peu. L'excès d'acide est alors enlevé par un lavage à l'eau pure. Puis ces éponges sont (d'après
un procédé) placées dans une solution de cristaux de soude
ordinaires (environ une livre de sels de soude pour une
douzaine d'éponges est la proportion que conseille Tait) et abandonnées dans cette solution durant vingt-quatre heures au
plus. On les lave, on les exprime plusieurs fois dans ce liquide
qu'elles troublent légèrement. Elles sont alors très molles.
Finalement, après avoir été passées à l'eau pure pour les débarrasser de tout sel de soude, elles sont déposées pendant
quelques heures dans une solution au 1/20° d'acide phénique,
exprimées le mieux possible et séchées artificiellement par la
chaleur. Quand elles sont parfaitement sèches, on les met de
côté dans un endroit bien sec et on les enferme jusqu'à ce qu'on
en ait besoin.

Après une opération, on peut faire subir aux éponges à peu
de chose près le même travail de purification. On les lave à
l'eau pure pour les débarrasser le mieux possible de toute souillure; puis on les dépose dans une solution de soude, qui dissout complètement le sang et la fibrine; elles y sont lavées
et exprimées à plusieurs reprises. La solution sodée est souvent
renouvelée. Après les purifications, on les passe à l'eau, puis
on les plonge dans une solution phéniquée; exprimées et
séchées, elles sont placées dans un endroit sec jusqu'à ce qu'on
s'en serve de nouveau.

Un autre procédé excellent de purification des éponges est
recommandé par Borham. Après l'avoir expérimenté, je l'ai
adopté entièrement de préférence à tout autre. Les éponges sont
d'abord plongées dans une solution de permanganate de potasse
à 1/100, puis mises dans l'eau pure, où on les exprime à
maintes reprises pour les débarrasser du permanganate. On
peut négliger cette dernière manipulation; je doute, en effet,
qu'elle ait grande valeur. Les éponges, au nombre de dix à douze,
sont alors placées dans une solution d'hyposulfite de soude,
un gallon (4 lit. 500) d'eau pour une demi-livre de sel; on augmente la quantité de solution avec le nombre des éponges.
Environ 120 gr. d'acide oxalique sont alors ajoutées : il se fait
une réaction chimique qui blanchit rapidement les éponges

et dissout toute la fibrine qu'elles contiennent dans leurs mailles[1].

L'acide sulfureux est un puissant désinfectant autant qu'un agent de blanchiment, et, si on le fait se dégager dans l'intérieur des alvéoles, il en atteint toutes les parties. L'oxalate de soude agit comme agent de ramollissement et dissout la fibrine. Il faut un grand nombre de lavages dans l'eau pour se débarrasser du soufre à l'état libre ; mais ces lavages sont plutôt un avantage, car, si nous adoptons pour règle de ne jamais considérer les éponges comme propres que lorsque l'eau qui en ressort par expression est parfaitement claire, l'absence de soufre est une des meilleures preuves de la parfaite purification des éponges. Le soufre en lui-même est un léger antiseptique (grâce à son oxydation lente et à la formation d'acide sulfureux); et les éponges peuvent, après les lavages, être séchées et mises de côté. Cependant je les plonge toujours dans de l'acide phénique avant de le faire. Si l'on voit un inconvénient dans le précipité soufré, on peut employer, ainsi que le conseille M. Shenstone, le sulfite au lieu de l'hyposulfite de soude.

Les éponges, pour les raisons données en note, ne doivent pas séjourner dans la solution plus de dix minutes.

Ligatures et sutures. — Pour les ligatures, la meilleure substance est la soie connue sous le nom de soie tressée de Chine ;

---

[1] M. W.-A. Shenstone, professeur de chimie à Clifton College, a bien voulu me donner l'explication de la réaction suivante :

On emploie l'hyposulfite de soude (en termes propres thiosulfate de soude) sans doute à cause de la production d'acide sulfureux SO^2, suivant la formule :

$$Na^2S^2O^3 + H^2C^2O^4 = Na^2C^2O^4 + S + H^2O + SO^2.$$

Si l'on voit un inconvénient dans le précipité de soufre qui accompagne le dégagement d'acide sulfureux, le sulfite de soude ($Na^2SO^37H^2O$) peut très bien être substitué à l'hyposulfite de soude.

De petites quantités d'acide sulfurique se produisent dans l'opération du blanchiment et, une partie de l'acide sulfureux absorbant l'oxygène de l'air, il se forme de l'acide sulfurique ; c'est pourquoi, comme la présence de ce corps composé dans l'eau qui imprègne encore les éponges qu'on fait sécher tend à les décomposer, on doit les laver parfaitement à l'eau fraîche après le blanchiment. D'après l'équation donnée plus haut, on verra que l'hyposulfite et l'acide peuvent être employés en proportions moléculaires. L'acide oxalique et l'hyposulfite de soude cristallisent cependant tous deux avec l'eau de cristallisation ($Na^2S^2O^35H^2O$ et $H^2C^2O^42H^2O$), et, alors, on devrait les employer dans lss proportions ci-dessous, à savoir : 248 parties d'hyposulfite de soude cristallisé avec 126 parties d'acide oxalique également cristallisé. En pratique, deux parties de sel pour une d'acide feront une proportion qui se rapprochera suffisamment de celle qu'exige la théorie.

pour les sutures, soit le crin de Florence, soit la soie tressée
telle que celle qu'on emploie pour les lignes à pêcher.

Pour les ligatures, il n'y a pas grandes objections à faire au
catgut. Je ne me suis servi que de cette substance dans plus de
vingt ovariotomies et je l'ai toujours trouvée parfaitement sûre.
Ses mauvais côtés sont la difficulté d'une parfaite préparation
et sa tendance à s'altérer avec l'âge ; de tels défauts suffisent,
selon moi, pour justifier son remplacement par la soie tressée,
plus commode et aussi sûre.

La soie tressée est de différentes grosseurs ; les numéros 1/2,
2, 4 et 6, suffisent à tous les besoins de la chirurgie abdominale. Le plus gros est assez fort
pour résister aux tractions d'un
homme vigoureux et est employé
pour la ligature des pédicules
épais ; on use des plus fins pour
des travaux plus délicats, tels que
sutures des plaies de la vessie ou
de l'intestin. On a recours aux
grosseurs moyennes pour la ligature de pédicules minces et les
sutures ordinaires. Afin de loger
ces quatre variétés de fil, je me
suis fait fabriquer un appareil
portatif, — toujours préparé.
Il consiste en une solide boîte
d'ébonite, sur laquelle est vissé
un couvercle, qui la ferme hermétiquement (Fig. 4). Dans l'intérieur de celle-ci s'adapte un

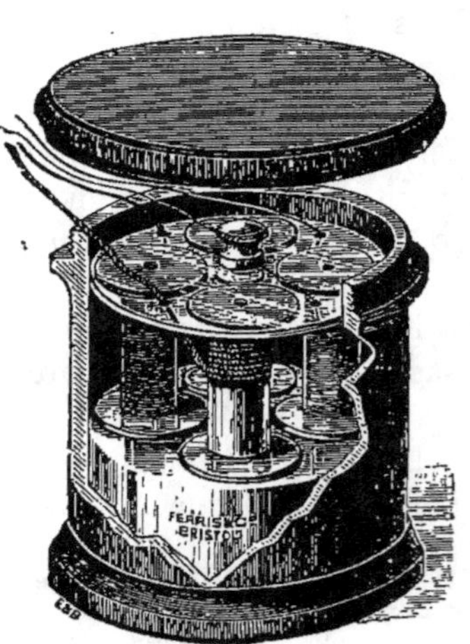

Fig. 4.
Flacon-dévidoir de l'auteur.
1/2 grandeur.

disque de plomb, assez pesant pour rester immobile pendant
qu'on tire la soie au dehors ; et, sur ce disque, supportées par des
tiges verticales en métal, sont placées quatre bobines. Une
plaque de verre, perforée en quatre points pour laisser passer
les fils, est vissée au sommet d'une tige centrale. Avant de s'en
servir, on dépose dans l'eau bouillante pendant dix minutes le
disque de plomb avec les bobines et le fil, puis ils sont replacés
dans la boîte où on a versé suffisamment d'une solution phéniquée au 1/20° pour couvrir la plaque de verre. De crainte
que l'eau bouillante ne les altère, les bobines sont en métal

et nickelées, pour qu'elles ne rouillent pas. Après qu'on s'en est servi, on jette la solution et le couvercle est revissé. La soie, traitée et protégée de la sorte, peut, pendant plusieurs semaines, servir tous les jours sans être de nouveau bouillie : on n'en gaspille pas ; elle est aussi sûre après six semaines que le sixième jour ; et on l'a toujours sous la main dans un appareil tellement simple qu'il ne peut se déranger.

Pour les sutures de la paroi, après une longue expérience, j'en suis arrivé à cette conclusion que rien n'est supérieur au crin de Florence, tel qu'il a été prôné par Bantock. Je l'ai essayé dans toutes les variétés d'opérations chirurgicales, et dans toutes ce mode de suture a témoigné de la même qualité : il est parfaitement toléré. Je l'ai laissé à dessein dans les tissus pendant des semaines et même des mois, et je n'ai jamais vu sa présence provoquer la formation de pus. Au point de vue de la tolérance, il est supérieur à tous les fils que je connaisse. Ses défauts sont les suivants : il a un peu de raideur, n'est pas très facile à manier quand on n'en a pas l'habitude, et est plutôt cassant ; il peut, en effet, se rompre, si le second nœud est trop serré. Pour ce qui est de sa raideur, il est possible de l'atténuer en trempant le crin dans l'eau chaude dix minutes avant de s'en servir ; de même on évitera de le casser, si on fait le premier nœud double et si on serre moins le second. Une autre objection, qui en somme est plutôt une qualité, c'est que, lorsqu'on retire les sutures, ce fil est si solidement incrusté dans les tissus qu'il faut donner un coup sec pour l'amener. Ce fait peut d'ailleurs tenir à ce que je me sers d'une aiguille plus petite que l'ordinaire. La plus grande objection à faire, à mon sens, au crin de Florence est qu'il peut couper les tissus quand on a affaire à de nombreux efforts de vomissements. Dans un cas de ce genre, dans lequel l'incision s'étendait par-delà l'ombilic, le crin coupa net les parois minces, d'où s'ensuivit la projection au dehors de l'intestin. Cet accident sera probablement évité, si l'on a soin de ne choisir que des fils bien ronds et forts ; mais je recommanderai toujours de faire quelques points de suture avec un fil de soie épais, là où les parois sont minces, et dans les cas où il est possible de prévoir des efforts abdominaux.

Le crin de Florence est celui qu'emploient d'ordinaire les pêcheurs ; il n'y a donc pas nécessité de le décrire. Je me suis procuré le meilleur dans les magasins de bons fabricants d'ustensiles de pêche ; sur un faisceau ordinaire du commerce, on trouve peut-être vingt fils, bien lisses, arrondis, épais, qui répondent aux exigences de la chirurgie.

Après le crin de Florence, comme fils à suture, je dois ranger la soie tressée, récemment brevetée pour les lignes à pêcher. Son principal avantage sur la soie tordue est qu'elle ne s'arrête pas au niveau du chas de l'aiguille ou de l'entrée des points de suture ; que, de plus, elle est tissée très serré et n'offre pas une surface aussi grande à l'absorption des produits inflammatoires. Elle est également très solide. Les bobines de soie tressée du commerce, employées avec l'instrument à suture que je décrirai bientôt, font un appareil à sutures commode et utile.

Instruments. — Les instruments dont on se sert pour une opération abdominale doivent être absolument propres ; on les range commodément à portée de la main de l'opérateur et il est nécessaire de les dénombrer.

La propreté, dans toute l'acception du mot, est une qualité absolument essentielle pour chaque instrument. Pour l'assurer, on ne doit avoir que des instruments nickelés, hormis les tranchants. Ainsi toute souillure aura moins de chance de passer inaperçue et d'être confondue avec une tache soit de rouille, soit de dépoli. Après chaque opération, on les lave et on les sèche avec soin ; avant chaque opération, on les nettoie de nouveau. Quelques chirurgiens, avant de s'en servir, passent chaque instrument quelques minutes à la flamme d'une lampe à alcool ; d'autres les font bouillir. Le stérilisateur à vapeur, dont on trouve maintenant plusieurs modèles dans le commerce, est peut-être le plus efficace d'entre les moyens de purification des instruments ; mais c'est un appareil quelque peu encombrant et qui n'enlève pas les corps étrangers. Dans la pratique il suffira de frotter chaque instrument avec une brosse rude dans une solution antiseptique. On pourrait se contenter d'essuyer simplement, à plusieurs reprises, les surfaces lisses avec une serviette-éponge, trempée dans la solution ; on sera obligé de frotter ferme avec une brosse rude les surfaces irrégulières et les joints. Les mors à rainures et les joints des pinces à forcipressure exigent une grande sollicitude. Une bonne

manière de faire est de plonger les mors de chaque pince dans
une assiette contenant du savon noir, et de les frotter à la brosse
et à l'eau chaude jusqu'à ce qu'il ne se forme plus de mousse.
Rien ne nettoie mieux que le savon noir, et, quand la brosse
dure a enlevé toute particule de savon des rainures et recoins
des instruments, on peut être bien assuré de leur propreté.
Après les avoir frottés de la sorte, on met les instruments dans
l'eau chaude et on les y laisse quelques instants. Ensuite on les
dépose dans un liquide, eau ou solution antiseptique suivant
le cas ; on peut dès lors s'en servir. La solution phéniquée au
1/40ᵉ est le meilleur liquide antiseptique, dans lequel on puisse
déposer les instruments ; on ne peut employer le sublimé à
cause de son action sur les métaux.

Des bassins plats, de quelques centimètres de profondeur et
de diverses grandeurs, sont disposés pour recevoir les instruments. Les bassins en porcelaine, comme ceux qu'emploient
les photographes, sont les meilleurs parce qu'ils sont faciles à
nettoyer, qu'ils résistent aux acides, et que les instruments se
détachent parfaitement sur leur fond blanc. Toutefois, comme
ils sont quelque peu encombrants et fragiles, leur transport en
clientèle n'est pas des plus commodes. A cet usage, ce qu'il y a
de meilleur, ce sont les plats en caoutchouc durci. On peut s'en
procurer une série de toutes grandeurs, s'emboîtant les uns dans
les autres ; et quatre ou cinq de ceux-ci, de dimensions en
rapport avec la nature des divers instruments employés, peuvent
être placés dans le sac à opérations ; l'espace qu'ils occuperont
ne prendra pas plus de place que le plus grand d'entre eux.
Chaque plat contient une variété d'instruments : dans l'un sont
disposés les bistouris, dans un autre les pinces à forcipressure
ordinaires, dans un troisième les grosses pinces, dans un quatrième les trocarts et clamps ou les drains ; et ainsi de suite
suivant l'arsenal employé. Chaque instrument est saisi dans son
bassin par le chirurgien lui-même, au moment où il en a besoin ;
et, dès qu'il s'en est servi, il le replace dans le liquide. Pour
faciliter le transport des instruments en clientèle, je me suis fait
construire une sorte de caisse, dans laquelle chacun des plats
(de caoutchouc durci) vient s'emboîter, et de laquelle il peut être
extrait. Chaque série d'instruments est disposée dans son plat ;
et, avant l'opération, ceux-ci sont retirés de la caisse, rangés
sur une table et remplis d'une solution chaude. Cette petite

caisse de plats se loge facilement dans un sac ordinaire à opérations, contenant en plus le pansement, les éponges et des solutions.

Les instruments doivent être comptés avant chaque opération, pour éviter que l'un d'eux puisse être égaré à l'intérieur de la cavité abdominale ; c'est d'ailleurs une faute peu admissible pour les gros instruments. C'est une bonne précaution de ne jamais sortir qu'un multiple simple de chaque instrument; par exemple, pour les pinces à forcipressure, qu'on peut égarer plus facilement : douze petites dans un plat, six moyennes dans un autre, et six grandes dans un troisième. Mauvaise habitude que d'avoir en réserve deux ou trois instruments de chaque espèce pour le cas où l'un serait trouvé défectueux; on doit avoir vérifié et trouvé en bon état chaque instrument avant l'opération. Tout chirurgien, qui sort deux ou trois bistouris et deux ou trois paires de ciseaux, n'est probablement pas aussi bien outillé que celui qui n'en a disposé qu'un de chaque variété.

Disposition de la salle d'opération. — Rien d'important comme la place assignée à l'opéré, aux aides, aux infirmières, aux instruments et à l'opérateur, si l'on veut que l'opération se fasse dans les meilleures conditions et dans le plus grand ordre. Le schéma ci-joint (Fig. 5), modifié d'après une figure de l'excellent ouvrage de Doran[1], montre au premier coup d'œil la disposition que je considère comme la meilleure. Pour les raisons que j'ai déjà exposées, le pulvérisateur est installé de manière à ce que l'opéré ne puisse aspirer ses vapeurs. La direction du nuage est conduite obliquement à travers le champ opératoire et circonscrit les mains de l'aide et de l'opérateur aussi bien que les instruments et le champ opératoire. Dans le schéma de Doran, je vois un inconvénient à ce que les instruments soient disposés en dehors de la zone du nuage antiseptique, et un danger à avoir le spray dirigé vers la bouche de l'opéré. Les autres dispositions n'ont pas à être modifiées, qu'on ait recours ou non au pulvérisateur. L'opérateur se place à droite et l'aide à gauche de la table. Les instruments sont rangés dans des plateaux disposés côte à côte sur une table, laquelle se trouve bien à portée de la main droite

[1] *Opérations gynécologiques*, p. 200. Londres, 1887.

du chirurgien. Les pieds de l'opéré sont tournés du côté de
la fenêtre : et la table dirigée de manière à ce que le champ
opératoire soit des mieux éclairés. L'infirmière se tient en
arrière de l'aide, lui prend les éponges souillées, et lui en rend
des propres. Moins il y a de mains pour toucher les éponges,
mieux cela est : une seule infirmière peut facilement laver les
éponges et en fournir l'aide de propres. Qu'une cuvette, remplie
d'une. solution antiseptique, soit placée sous la main gauche
de l'aide et que l'infirmière y dépose les éponges, au fur et à

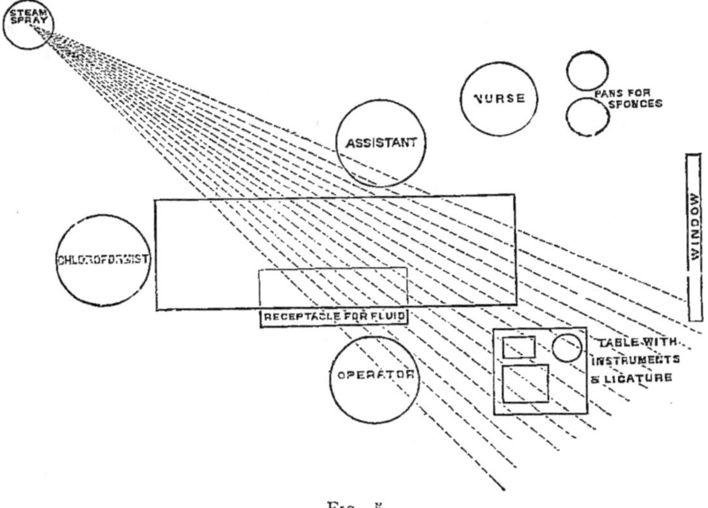

Fig. 5.

Schéma indiquant la position occupée par l'opéré, le chirurgien, les aides, etc.,
dans les opérations sur l'abdomen.

mesure qu'elle les a lavées dans un large bassin rempli d'eau
chaude ; l'aide peut lui-même puiser dans cette cuvette où les
éponges son propres et y choisir sur-le-champ celle qu'il
désire ; or, comme il se sert lui-même, il exprime fortement
l'éponge, — soin dont l'infirmière s'acquitte souvent d'une
manière bien imparfaite. Il n'est pas agréable d'entendre l'aide
crier : « Large éponge plate », ou bien : « Petite éponge ronde »,
selon les besoins du chirurgien ; mieux est qu'il lès ait à portée
de la main, qu'il puisse se servir lui-même en silence, à l'instant où il voit la nécessité ou seulement l'utilité d'éponger la
plaie.

Dans les ovariotomies, un déversoir est placé partie sous, partie débordant la table, dans le but de recueillir le liquide du kyste de l'ovaire. Un baquet long et étroit, n'embarrassant pas les jambes du chirurgien, et de la longueur de la moitié de la table, est ce qui convient le mieux.

S'il est besoin d'un second aide, il se tiendra à gauche ou derrière l'opérateur.

ANESTHÉSIQUES

L'éther, convenablement administré au moyen de l'appareil de Clover, est en général regardé comme le meilleur des anesthésiques. Chez les personnes âgées, ou les sujets atteints de bronchite, le chloroforme est peut-être plus sûr. Quelques chirurgiens de marque donnent la préférence à un mélange de chloroforme et d'éther. Le bichlorure de méthyle, qu'on emploie à l'hôpital libre Samaritain, n'a pas été généralement adopté. En tous cas, mon opinion est que l'innocuité et l'efficacité de l'anesthésie sont beaucoup plus le fait des qualités du chloroformisateur que de la nature de l'anesthésique.

OPÉRATION PROPREMENT DITE

Incision des parois. — Un bistouri bien affilé, quelques bonnes pinces à disséquer et une paire de ciseaux, tels sont les instruments nécessaires à ce temps opératoire. Le chirurgien peut choisir à sa guise son bistouri ; la seule chose essentielle est qu'il coupe bien. On assure la plus grande délicatesse aux mouvements, en tenant l'extrémité du tranchant à la même distance du bout des doigts que celle qu'on a l'habitude de garder dans les nombreuses interventions sur d'autres départements. Celle-ci doit être la même que celle qu'on observe par rapport à la plume, quand on écrit. La pointe du bistouri sera tenue à la même distance du bout des doigts qui l'embrassent que l'extrémité du porte-plume ou du crayon, de la manière que chaque opérateur a l'habitude de les tenir. Les avantages de cette manière de faire, pour apprécier et calculer chaque mouvement, sautent aux yeux. Dans la plupart des cas, ce mode opératoire exigerait une lame plus courte que celle employée d'ordinaire. Le manche ne sera ni trop petit ni trop léger. On donne des coups de bistouri bien nets, en droite ligne, d'une extrémité à l'autre de la plaie, et on ne fait pas une dissection à petits coups avec la pince et la sonde cannelée. Le bistouri pénètre exactement à la même profondeur d'une extrémité à l'autre et divise toute la même couche à chaque coup.

C'est un avantage d'avoir des ciseaux un peu courbés ; un avantage également d'avoir une lame étroite et boutonnée, qui puisse être poussée sous les aponévroses et les muscles qu'on veut diviser. La manière de faire varie quelque peu selon le siège de l'incision. Sur la ligne blanche, sous l'ombilic, où se font la grande majorité des incisions pour pénétrer dans la cavité abdominale, aucun muscle n'est divisé. Ailleurs, comme c'est le cas dans la gastrostomie, la néphrectomie ou la colotomie, il faut diviser plusieurs plans musculaires. Pour sectionner les muscles, les ciseaux me paraissent un instrument supérieur au bistouri. Peu de chirurgiens anglais emploient journellement les ciseaux, et un peu d'habitude est nécessaire pour être à même de juger de leurs avantages. Les coups de ciseaux sont nets et droits ; ils donnent moins de sang, parce que la compression entre comme facteur dans la division ; et, pour tout chirurgien un peu familiarisé avec leur emploi, la dissection est plus rapide qu'avec le bistouri.

Les ciseaux, d'ordinaire recommandés pour les ovariotomies et en usage à l'hôpital Samaritain, sont de grandes dimensions, à larges lames, courbés sur le plat au voisinage de l'articulation, et à pointes très mousses. C'est un excellent instrument pour toutes les incisions qu'on doit effectuer dans une ovariotomie, parfait pour la division des adhérences, la séparation du pédicule et l'agrandissement de l'ouverture abdominale. Mais pour des travaux plus délicats tels que : division des lames musculaires, dissection attentive des organes adhérents de leur point d'attache, ou dissections intestinales, je ne le considère pas comme aussi commode qu'un autre plus petit, légèrement courbé, à pointes plus petites et plus arrondies. Mais tout cela dépend de l'habitude et de la pratique. La forme et le volume d'un instrument sont de peu d'importance si on les compare à l'habitude que le chirurgien a de cet instrument.

Si un vaisseau donne, une pince à forcipressure le saisit aussitôt et est laissée en place jusqu'à ce que le péritoine ait été ouvert, ou aussi longtemps qu'il est besoin. Quelques minutes de compression déterminent une hémostase parfaite ; la ligature ou la torsion sont tout à fait inutiles. Dès que la graisse sous-péritonéale est atteinte, on la dégage dans une petite étendue, et le péritoine est saisi à l'aide d'une pince à disséquer et attiré à soi. Une seconde pince est placée sur le repli du péritoine ainsi soulevé, et la séreuse divisée entre les deux. L'index est introduit par l'ouverture ainsi faite, et le péritoine incisé sur lui à l'aide de ciseaux, soit par en haut, soit par en bas, pour agrandir l'incision des parois.

Quand on incise les plans musculaires, il est aussi insensé de vouloir suivre les divisions anatomiques que, dans la herniotomie, de rechercher chaque enveloppe du sac. C'est le fait d'un chirurgien habile d'évaluer par le toucher l'épaisseur générale des parois abdominales et de couper tous les muscles d'un grand coup de ciseaux, plutôt que de se tracer péniblement une voie à travers les divers plans avec le bistouri et la sonde cannelée. Lorsqu'on aborde la graisse sous-péritonéale, c'est le moment de prêter une minutieuse attention. La sonde cannelée est un instrument peu sûr et inutile en chirurgie abdominale ; entre les mains de la plupart des opérateurs habiles, elle brille par son absence.

La longueur de l'incision a une grande importance. Les statistiques démontrent que la mortalité augmente avec sa longueur ; mais il ne faut pas en incriminer l'incision en elle-même, mais la gravité des manœuvres intra-abdominales qui ont nécessité de la faire longue. Il faut donc qu'elle soit la plus petite possible et qu'elle ne laisse que l'espace simplement suffisant pour que dans les manœuvres il n'y ait pas de contusion des extrémités de la plaie. On en fait de toutes les longueurs, depuis 5 à 6 centimètres comme pour les oophorectomies et kystes de l'ovaire simples, jusqu'à toute la longueur de l'abdomen, du sternum au pubis, dans quelques cas de myomotomie.

Lorsque la tumeur est adhérente au péritoine pariétal, il faut prendre garde en pénétrant. Il est tout à fait possible de confondre le péritoine adhérent avec l'enveloppe du kyste et de commencer à en dépouiller les parois. On peut s'attendre à trouver le péritoine adhérent, si l'on a un écoulement sanguin plus abondant que d'ordinaire lors de l'incision des parois, si les aponévroses intermusculaires sont rosées, ou si la graisse sous-péritonéale, au lieu d'être jaune pâle ou blanche, est rose, rouge ou injectée. Mais ici encore l'expérience est le meilleur guide ; et l'habitude des divers aspects que présentent les tissus mettra toujours en garde contre les méprises de cette nature.

Manœuvres intra-abdominales. — Pendant les diverses manœuvres qu'exige l'enlèvement d'une tumeur abdominale, il faut mettre tous ses efforts à protéger et écarter les intestins. Des éponges, dé forme et de volume propices, sont entassées partout où une anse apparaît, et la tumeur est isolée du reste du contenu de l'abdomen autant que l'espace dont on dispose le permet. En garnissant ainsi la cavité d'éponges, nous nous efforçons, en réalité, de pratiquer les diverses manipulations nécessaires à l'enlèvement aussi en dehors de l'abdomen qu'il est possible. Partout où on le peut, on travaille contre ou sur des éponges, et non contre l'intestin ou la séreuse.

Les éponges ne sont pas seulement utiles pour protéger des organes délicats ; elles absorbent et recueillent tout le sang et les liquides qui peuvent s'échapper. Et chaque pleine éponge de liquide ainsi enlevé représente une économie de temps et de peine pour le cas où il deviendrait nécessaire de faire la toilette finale du péritoine. Toutes les fois qu'une éponge est saturée de liquide, il faut la remplacer par une autre bien exprimée. Nécessairement, on doit aller la prendre dans un liquide chaud : une solution phéniquée à 2 1/2 pour 100 fait parfaitement l'affaire.

La plupart des difficultés qu'on rencontre dans l'enlèvement des tumeurs abdominales proviennent des adhérences qu'on veut séparer ou surmonter. Sont-elles visibles ou à portée des doigts, leur libération devient relativement facile ; sont-elles situées profondément ou hors de vue, on ne les détache pas sans peine ou sans danger. On se trouve en présence de difficultés toutes particulières, lorsqu'un organe délicat est englué dans les parois épaisses ou enflammées de tumeurs kystiques, lorsqu'une anse intestinale est enfouie dans un sillon creusé dans une tumeur, ou enfin lorsqu'un quelconque des gros vaisseaux de l'abdomen ou un uretère se trouve en contiguïté intime avec le néoplasme. Les adhérences épiploïques sont, règle générale, plus faciles à traiter ; les adhérences intestinales, dans la profondeur du petit bassin ou à la surface inférieure du foie

ou du diaphragme, sont à ranger parmi les plus dangereuses.
Les tumeurs incluses dans le ligament large peuvent réclamer
une dissection prolongée et pénible pour les libérer de l'utérus
et de la vessie. Chaque cas se présente avec sa variété propre
d'adhérences, qu'il faut attaquer par un procédé qui lui est
propre.

Les pinces, les éponges, les doigts, les ciseaux et les ligatures sont d'un emploi continu pendant tout le temps qu'on
cherche à venir à bout des adhérences. Le mieux pour libérer
les petites est de se servir de
l'éponge; l'organe adhérent est
éponge de dessus la tumeur,
si je puis m'exprimer ainsi.
A chaque pas, on recherche
les points qui donnent du sang
et on les pince. Les adhérences
un peu solides, si elles sont
larges, devront être libérées
avec les doigts. Sont-elles
longues ou épaisses, ou d'une
grosseur qui peut les faire
comparer à un cordon, on les
divise d'un coup de ciseaux
entre deux pinces à forcipressure. C'est au moyen des ciseaux
également qu'on sépare celles
qui sont solides, larges et sessiles, pendant que des pinces
ou des ligatures, suivant le cas,
arrêtent le sang dès qu'il jaillit.

Les meilleures pinces à adhérences sont, à mon avis, la mo-

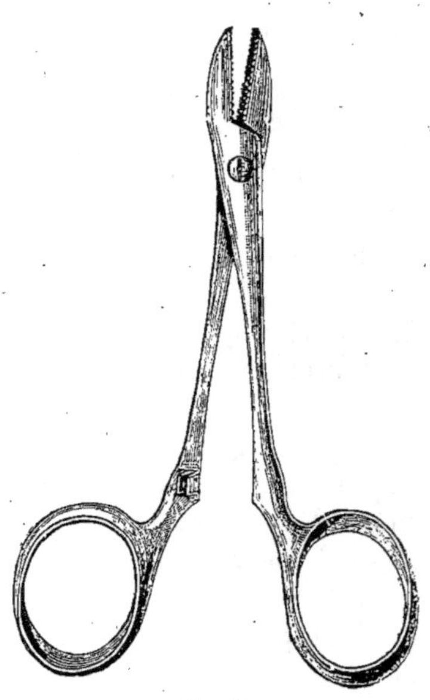

FIG. 6.

Pince à forcipressure de Kœberlé.
Modification de Tait. 1/3 de grandeur
naturelle.

dification de Tait de la pince de Kœberlé (Fig. 6). Cependant
celles de Wells les valent presque, et nombre de chirurgiens
qui ont l'habitude de s'en servir n'en désireront pas de
meilleures. L'avantage de la pince de Tait réside dans sa pointe
effilée, qui peut à grand'peine être comprise dans la ligature.
Ces deux instruments sont supérieurs aux pinces plus anciennes
de Péan, en ce qu'ils sont plus forts, plus petits et plus
faciles à manier. Ces instruments sont tellement connus, puis-

qu'ils se trouvent entre les mains de tout opérateur, qu'il est inutile d'en donner une description détaillée.

Outre ces petites pinces droites, d'autres infléchies sous des angles divers (Fig. 7 et 8), ou en T (pince de Thornton, Fig. 9), et de volume plus considérable, trouveront constamment leur application. La grande pince de Wells (Fig. 10), de même forme que sa petite, est inappréciable parfois. Des pinces droites de dimensions moyennes sont des plus utiles. J'ai inventé un instrument qui coupe et écrase à la fois, et dont j'ai obtenu de grands avantages, parce qu'il sépare, sans écoulement de sang, les adhé-

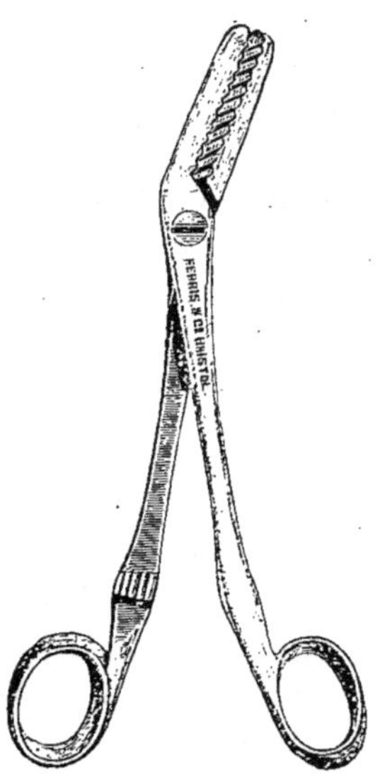

Fig. 7.

Grande pince à forcipressure de Wells, à mors courbés, à angle obtus. 1/3 de grandeur naturelle.

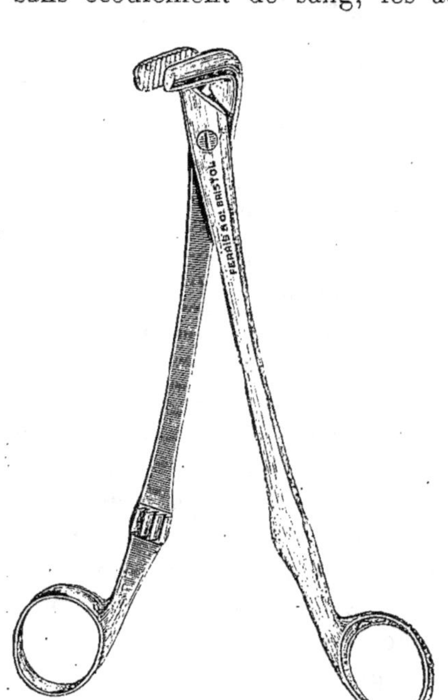

Fig. 8.

Grande pince à forcipressure de Wells, à mors courbés, à angle droit. 1/2 grandeur.

rences épaisses, étendues. Une lame est dissimulée dans les mors puissants d'une *pince clamp* et divise les adhérences entre les lignes de compression (Fig. 11). Une très grande et très puissante pince en T est pour moi très précieuse. Des instruments spéciaux sont nécessaires pour des opérations spéciales : nous les décrirons à leur place naturelle.

A la fin d'une opération difficile, on peut avoir jusqu'à deux ou trois douzaines de pinces à forcipressure fixées sur les points qui donnent du sang. Quelques chirurgiens jugent nécessaire d'appliquer une ligature sur chacun de ces points, et le temps ainsi dépensé est forcément considérable. Je me suis toujours comporté d'après les principes de la chirurgie générale, en considérant comme à l'abri de toute hémorragie les points qui donnent peu et qui ont été sérieusement comprimés. Moins du quart des vaisseaux, sur lesquels des pinces ont été appliquées, demandent à être liés. Le plus grand nombre aura

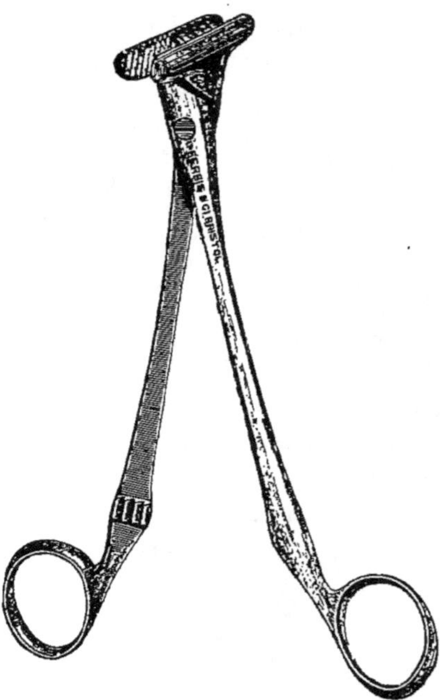

Fig. 9.
Pince à forcipressure en T de Thornton, grande dimension. 1/2 grandeur.

été broyé; et, sur quelques-uns, la pince, fixée de dix minutes à un quart d'heure, aura déterminé l'organisation d'un caillot au-dessus du point écrasé. Je suis convaincu qu'on exagère le nombre des ligatures à jeter sur les adhérences. Quant à moi, pour la grande majorité des points qui donnent du sang après libération des adhérences, je suis persuadé qu'on peut obtenir une hémostase parfaite et fidèle par la simple forcipressure.

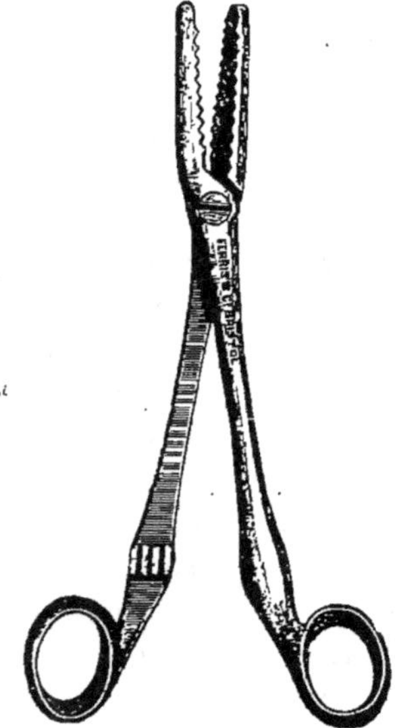

Fig. 10.
Grande pince à forcipressure de Wells. 1/3 de grandeur.

Toilette du péritoine. — Des quelques bonnes habitudes que Keith a introduites dans la chirurgie abdo-

minale, la moins précieuse n'est certes pas celle qui consiste,
avant de refermer la paroi, à nettoyer la cavité de tout le sang
et de tous les liquides épanchés. La plus grande quantité de ces
liquides sera ramenée avec les éponges disposées dans la cavité
pendant l'opération, et il suffira de procéder à un nettoyage final
à l'aide d'une éponge fixée entre les mors d'un porte-éponge

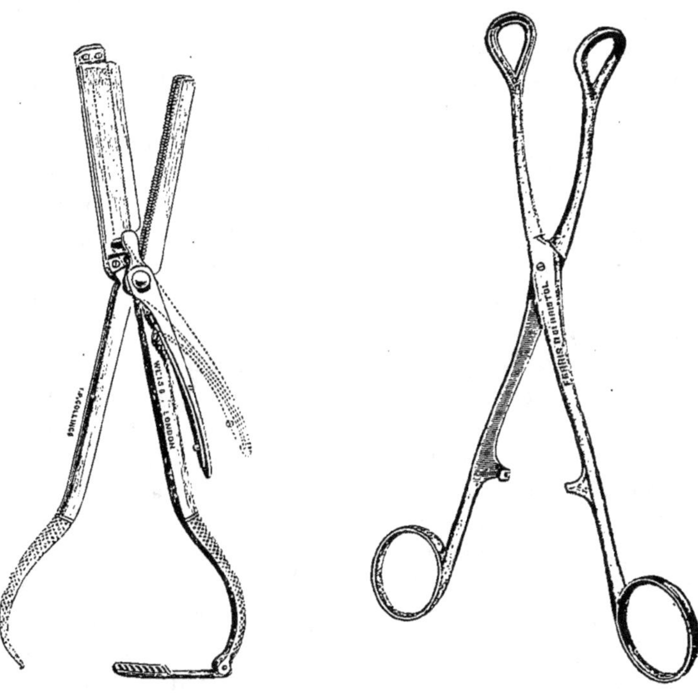

Fɪɢ. 11.
Ciseaux-clamp de l'auteur.

Fɪɢ. 12.
Pince porte-éponge. 1/3 de grandeur.

(Fig. 12) et plongée dans le cul-de-sac de Douglas et dans les deux
flancs. Mais, si la cavité abdominale contient un liquide purulent ou colloïde, le contenu d'un kyste dermoïde ou, d'une
manière générale, quelque corps étranger que l'éponge ne
puisse facilement enlever par une pression douce, il faut dès
lors recourir à la méthode de Tait : lavage du péritoine. Après
enlèvement d'une tumeur, si on a affaire à des parois relâchées et qu'elles puissent être attirées en avant, on peut y
verser directement à flot le liquide d'un vase. Mais, dans la

grande majorité des cas, l'irrigation est le meilleur mode de lavage. Si l'on n'a pas sous la main un irrigateur spécial, on n'a qu'à amener le liquide d'une cuvette quelconque par le tube d'un trocart ordinaire, disposé en siphon.

Pour conduire le liquide dans la cavité abdominale, j'ai fait faire de simples tubes de verre, de différents calibres à leur embouchure suivant le volume du jet que je pourrais désirer employer, mais tous de la même grosseur à l'autre extrémité ; je puis ainsi les ajuster tous sur le gros tube de caoutchouc dépendant du trocart de Tait. Ce trocart de Tait, disposé à l'extrémité de son tube de caoutchouc, aurait cet inconvénient, dans les cas où il est préférable de diriger le jet sur une petite surface, que le liquide s'écoulerait par deux ouvertures voisines de l'extrémité, et non par une seule à l'extrémité même. Qu'on ait le désir de diriger un petit jet avec une force considérable sur une zone circonscrite, on a recours à une embouchure de petit calibre, en même temps qu'on élève le réservoir de l'irrigateur ; ailleurs, si l'on aime mieux remplir doucement la cavité d'une grande masse d'eau, une plus large embouchure est choisie et l'appareil peu élevé. Il est ainsi facile de régler le volume et la force du jet.

Pour aider à l'enlèvement des petites parcelles qui les souillent, les intestins sont déplacés à droite et à gauche avec les doigts, et les parois abdominales doucement pétries et exprimées. La quantité de corps étrangers : petits caillots de sang, petits lambeaux de tissus, parcelles de fibrine coagulée, qui s'échappent de la cavité pendant le lavage, est parfois vraiment étonnante. Un autre avantage appréciable du lavage est de toujours mettre en évidence l'existence d'une hémorragie. La plus petite quantité de sang libre s'accuse, en effet, immédiatement dans l'eau.

Le résidu du liquide, restant après expression des parois, est enlevé au moyen d'éponges. C'est souvent d'une bonne pratique de disposer dans le cul-de-sac de Douglas une grosse éponge fixée par une pince, et de l'y laisser jusqu'à ce que les fils à sutures soient passés. Le liquide converge de tous les points de la cavité vers l'éponge, sauf peut-être des excavations lombaires ; et, à ce niveau parfois, il peut être sage de placer également une éponge. Après irrigation, un nettoyage soigneux à l'éponge n'est nullement nécessaire ; le liquide, restant après compression des parois, est entièrement absorbé par l'éponge ou les éponges laissées à demeure à l'intérieur, jusqu'après passage des fils à sutures. D'ailleurs, le mal n'est pas grand d'abandonner dans la cavité une centaine de grammes de liquide clair ; et il est concevable que, dans certaines circonstances, sa présence ait du bon. Dans quatre cas, où j'ai employé l'irrigation après réouverture de l'abdomen pour des péritonites consécutives à une opération, je n'ai nullement essayé de faire ressortir le liquide, mais l'ai laissé simplement s'écouler par un drain. Dans certains de ces cas, au moins un demi-litre de liquide est resté dans l'abdomen ; et très peu s'en est écoulé dans les premières vingt-quatre heures. Tous ces opérés ont guéri. Le plus souvent, là, où on aura eu recours au lavage, il faudra mettre un drain et le laisser au moins un jour.

Avant de fermer la paroi, on vérifie le nombre des éponges et des instruments, pour être bien sûr de n'avoir rien oublié dans la cavité abdominale. A en juger par le nombre de catastrophes, que l'oubli de corps étrangers dans l'abdomen a déterminées, la nécessité de ce dénombrement s'impose. Le Dr Wilson[1] a rassemblé vingt et un cas de ce genre, et, dans la plupart, le corps étranger était tout ou partie d'une éponge, plus rarement une pince. Aussi est-ce toujours une bonne habitude de ne commencer une opération qu'avec un nombre fixe et déterminé d'éponges et d'instruments.

Drainage. — Le péritoine lésé ou enflammé sécrète des liquides en quantité variable en rapport avec l'étendue du traumatisme. Le suintement séro-sanguinolent d'une surface dénudée s'ajoute aux exsudats. La séreuse, là où elle est saine, jouit de propriétés remarquables d'absorption, et, le plus souvent, ces liquides sont résorbés aussitôt que sécrétés. Mais parfois, les sécrétions se font trop rapidement pour être résorbées, et nous avons alors une collection qui a grande tendance à converger vers le cul-de-sac de Douglas. Ces liquides sont particulièrement exposés à subir une décomposition, — d'ordinaire, sans aucun doute, sous l'influence de matières septiques venues du dehors, mais également parfois, à mon avis, du fait de la contamination à travers les tuniques du gros intestin. En tout cas, l'accumulation

---

1 *Trans. of american gynœc. Soc.*, vol. IX.

de liquides dans le petit bassin après une intervention abdominale est une chose contre laquelle il faut se tenir en garde. Si nous avons quelque appréhension que l'exsudat soit considérable, nous devons drainer ; et, dans le doute, il est sage de faire de même. Tant que le suintement sanguin persiste, le drain ne doit pas être enlevé ; et, si on appréhende que ce suintement ne survienne, un drain sera également mis et laissé en place jusqu'à disparition du danger. Toutes les fois que des liquides purulents ou infectés auront pénétré dans la cavité abdominale, le drainage sera de rigueur. On a coutume de dire que plus âgé est le patient, moins le péritoine absorbe, et cependant plus grande est la nécessité d'avoir recours au drainage.

— Les indications propres au drainage dans chaque opération en particulier seront données plus loin.

Les meilleurs drains à employer générale-ment sont la modification de Keith de ceux de Kœberlé (Fig. 13) ; ce sont des tubes de verre, ouverts à chaque extrémité, percés de plusieurs trous dans le voisinage de celle qui plonge dans la cavité, et présentant un rebord saillant au niveau de l'extrémité externe qui traverse la plaie. Par suite de la pression intra-abdominale plus forte que celle de l'air extérieur, la plus grande partie des liquides s'échappera par l'une quelconque des ouvertures aménagées. Un drain, percé de trous dans toute sa hauteur, peut permettre à une partie du liquide qui provient du petit bassin de se glisser au milieu des anses intestinales et, si ce liquide est septique, d'infecter une partie de la surface péritonéale plus étendue qu'il n'est néces-saire.

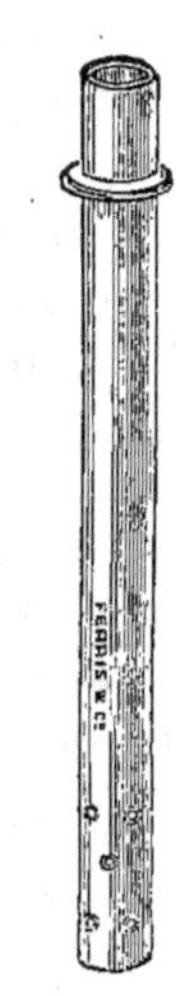

Fig. 13.

Tube à drainage en verre de Keith. 1/2 grandeur.

Il est absolument nécessaire de s'assurer que le drain est perméable et plonge bien dans le sein des liquides. Il peut arriver que ce tuyau de décharge se bouche sous l'influence de la coagulation des liquides ; l'usage de la seringue ou d'un appareil d'aspiration préviendra cet accident. Quelque bout d'intestin peut être entraîné dans les ouvertures et s'opposer ainsi à la pénétration des liquides. En attirant un peu à soi le drain, en le faisant pivoter, on assurera son bon fonctionnement. Si les liquides sont très épais, deviennent visqueux ou même se coagulent, il est nécessaire d'avoir recours à la seringue aspiratrice. Le petit appareil de Tait (Fig. 14) est tout ce qu'il faut. Il consiste essentiellement en une poire en caoutchouc adaptée à l'extrémité d'un bout de tube en verre. Sur un côté de ce tube est annexé un globe également en verre, où tombent les liquides aspirés ; à l'extrémité libre s'adapte un morceau de tube de caoutchouc, assez petit pour cheminer à travers le drain. Le tube est relié à l'appareil, la poire étant aplatie ; aussitôt qu'elle se dilate, les liquides sont aspirés.

Dans le cas d'hémorragie, c'est une excellente règle de tenir la cavité abdominale bien asséchée. On peut y arriver par un usage fréquent de la seringue aspiratrice, — toutes les quatre ou cinq minutes ou d'heure en heure suivant le cas. Il n'y a pas de doute que l'efficacité de ce procédé ne dépende de la quantité de sérosité amenée, liquide qui exercerait une action dissolvante sur les caillots. Tout comme l'hémorragie est entretenue au niveau des piqûres de sangsues par l'application de compresses mouillées chaudes, ainsi après ouverture de vaisseaux de la cavité abdominale elle l'est également par l'écoulement sanguin qui arrose la cavité sous forme d'une abondante sérosité fluide. L'assèchement de la cavité favorise la formation de caillots et, par conséquent, l'hémostase.

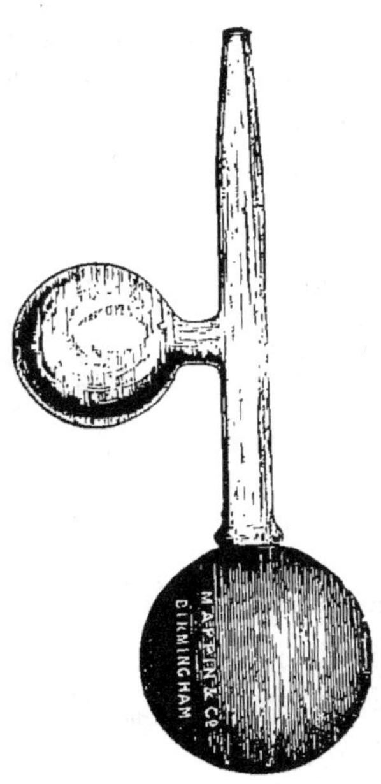

Fig. 14.
Seringue à aspiration de Tait.

Ce qu'il y a de meilleur pour le drainage dans le cas de liquides simplement séreux, c'est encore un tube de verre du genre du modèle original de Kœberlé. Celui-ci consiste essentiellement en un tube ordinaire à essai, percé de trous multiples sur tout son long. Le tube de Kœberlé est légèrement conique et sa forme l'expose à s'échapper de la plaie : dans le tube figuré (Fig. 15) le col est le point le plus étroit et prévient ainsi son échappement. L'autre extrémité renflée en bulbe se met en contact avec une plus large surface intestinale, ce qui est probablement un avantage. Tait a tout dernièrement prôné un drain cylindrique, exactement semblable à un tube à essai. L'extrémité arrondie des drains, genre Kœberlé, est moins sujette à amener une perforation du rectum que l'extrémité annulaire du tube de Keith. Leurs nombreux orifices latéraux sont un avantage dans le cas de liquides abondants et n'ont aucun inconvénient, si le liquide n'est pas septique. Le drain de Keith, d'un autre côté, a une supériorité : il permet l'extraction de particules de caillots sanguins et lymphatiques, ou d'autres parcelles solides.

On peut recourir à l'action capillaire pour le drainage des liquides. Une bande de gaze, pelotonnée et laissée à demeure dans le tube, remplit admirablement ce but. L'extrémité libre du peloton de gaze est mise en contact avec les pièces absorbantes du pansement ou une éponge placée sur le bout externe du tube. Ce simple artifice, que j'ai toujours employé à l'intérieur du tube à drainage, a été récemment [1] vanté, sous le nom de drainage capillaire, comme un procédé nouveau et de haute valeur, avec cette différence que des fils étaient laissés libres dans la cavité abdominale. Sous l'influence de l'action capillaire, la cavité séreuse peut être maintenue continuellement sèche. La seringue à aspiration, au contraire, n'agit que de temps à autre, et, dans l'intervalle, les liquides se collectent. Le grand avantage de ce procédé réside dans ce que la gaze est disposée à l'intérieur du tube à drainage : il n'y a aucune nécessité à ajouter à l'irritation péritonéale, en laissant la gaze flotter librement dans la cavité séreuse.

La manière de recueillir et d'extraire du tube à drainage les liquides excrétés a une grande importance. L'extrémité externe du tube est complètement isolée à l'aide d'un carré de toile de

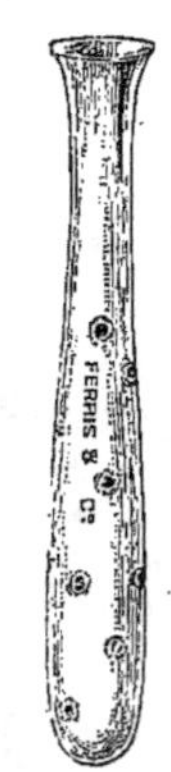

Fig. 15.

Tube à drainage en verre de Kœberlé : 1/2 grandeur.

[1] Pozzi, *Ann. de Gynec.*, 1888, XXIX.

caoutchouc, au centre de laquelle a été percé un trou suffisant pour, en forçant un peu, encercler le tube au-dessous du collet. Les pièces absorbantes du pansement étant disposées au-dessus de l'extrémité libre du tube, le bandage est croisé par dessus, de manière à envelopper complètement le pansement ; et le tout est maintenu en place par un mode de fixation un peu lâche. Le pansement est changé aussitôt qu'il est à peu près mouillé, en découvrant tout simplement la toile caoutchoutée et sans toucher aux pièces qui recouvrent la plaie. On emploie d'ordinaire des éponges pour absorber les liquides de décharge ; mais les objections, faciles à comprendre, à l'emploi d'éponges me font préférer l'ouate ou la gaze absorbante. L'ouate au sel alembroth, proprement préparée, est un excellent tissu absorbant plus facile à manier que les éponges, et c'est de plus un puissant antiseptique.

Fermeture de la paroi. — Au moment de refermer la plaie, une éponge exprimée, de volume convenable, est disposée sur les anses intestinales sous l'ouverture. Elle s'oppose à la sortie de l'intestin et, de plus, recueille le sang qui va provenir des piqûres de l'aiguille. Cette éponge absorbe d'ordinaire 4 à 5 grammes de sang pur pendant le passage des sutures, pour une plaie de $0^m,10$ à $0^m,15$ de long.

Plusieurs procédés de suture abdominale se partagent la vogue. Quelques-uns font deux ou trois plans de sutures au fil d'argent, pour réunir soit le péritoine, soit les muscles, et achèvent de fermer la plaie par des sutures superficielles. J'employai ce procédé avec succès dans quelques cas et trouvai qu'il réussissait admirablement, jusqu'à ce que j'ai eu affaire à un opéré atteint de bronchite ; celui-ci toussait constamment et quelques fils d'argent coupèrent les tissus ; et dès lors j'abandonnai cette manière de faire. Le meilleur mode de suture de la paroi est, à mon avis, la suture à points séparés avec la soie ou le crin de Florence ; chaque fil est distant du précédent d'environ $0^m,04$ (trois sur l'espace d'un pouce), ressort tout près des bords de la plaie et comprend le péritoine. Quelques chirurgiens prennent soin de ne comprendre dans cette suture que la peau, les aponévroses et le péritoine ; d'autres y joignent également les muscles. Il importe peu, relativement à la réunion immédiate, quels tissus sont compris dans la suture ; mais il est d'une importance capitale de se précautionner contre les risques éloignés de hernie ventrale, en se donnant une base de réunion aussi large que possible. Après quelques mois de parfaite réunion, les tissus de la cicatrice se relâchent et se distendent; plus on aura pris de tissus, plus solide sera la cicatrice. C'est pourquoi je pousse toujours l'aiguille droit à travers chaque plan, à la même distance de la surface cruentée dans les muscles, le péritoine et la peau. En ce cas, lorsqu'on serre les sutures, la ligne d'incision bombe au dehors; lorsqu'au contraire la peau, les aponévroses et le péritoine sont seuls compris, la plaie suturée s'accuse par une dépression.

Quelques chirurgiens ferment la paroi au moyen de sutures séparées, dont le fil présente une aiguille à chacune de ses extrémités. Keith emploie une aiguille droite particulièrement fine; d'autres se servent d'une longue aiguille ordinaire de gantier. Depuis quelque temps j'ai employé un instrument à sutures (Fig. 16), terminé par une aiguille du genre de celle d'Hagedorn, mais à pointe tranchante beaucoup plus courte; je le trouve remplissant tout à fait le but. C'est, en somme, une aiguille à manche; et son manche renferme une bobine autour de laquelle le fil à suture est enroulé; il peut également contenir un liquide où trempe le fil. Avec cet instrument, et un peu d'exercice, on peut placer les sutures avec une bien plus grande rapidité et une plus grande précision qu'avec

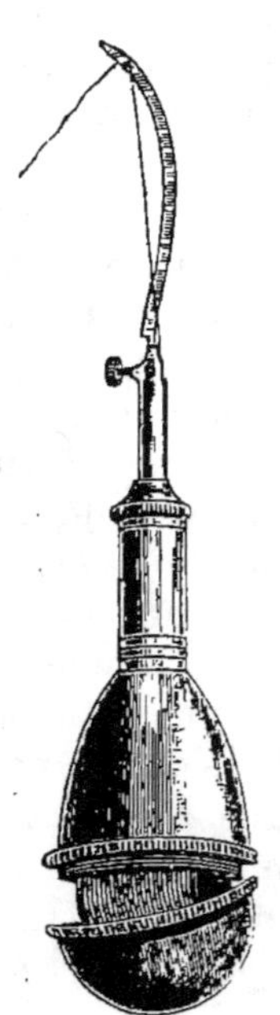

FIG. 16.

Instrument à sutures de l'auteur. 1/2 grandeur.

l'aiguille ordinaire. Il évite également l'embarras d'enfiler les aiguilles et, à d'autres égards, de surveiller les nombreuses aiguilles et sutures. L'extrémité du manche est suffisamment large pour contenir la bobine ordinaire de soie tressée que livre le commerce, et le fil court à travers la cavité du manche, remplie de solution, jusqu'à l'extrémité de l'aiguille. Pendant que l'extrémité renflée, qui renferme la bobine, repose dans le creux de la paume, les bouts des doigts entourent l'autre extrémité au voisinage de l'aiguilles, et la manœuvre est ainsi facile et aisée. L'aiguille se trouve dans le prolongement du manche ou est fixée sur lui à angle droit ; d'ailleurs on peut employer diverses grosseurs d'aiguilles selon l'épaisseur des parois abdominales.

On traverse la peau, le fascia sous-cutané, les muscles et le péritoine à droite de la plaie ; puis le péritoine, les muscles, le fascia et la peau à gauche ; l'anse du fil est saisie entre les doigts, son extrémité libre tirée dehors et l'aiguille retirée ; chaque fil est coupé à 15 ou 20 centimètres environ et ses extrémités confiées aux mains d'un aide. C'est une bonne proportion de passer trois fils sur une longueur d'un pouce (0^m,025) de plaie. Lorsque toutes les sutures sont placées, l'éponge est enlevée, les fils liés, et leurs extrémités coupées. Si les points de suture sont adroitement passés, la plaie dans toute sa longueur est parfaitement et exactement fermée, et il n'est pas nécessaire d'ajouter quelques points secondaires ou superficiels.

Pour faire les sutures au crin de Florence, dont je me sers exclusivement maintenant dans toute opération abdominale, j'emploie la même aiguille. Celle-ci est passée non enfilée, le crin est poussé à travers le chas et entraîné à travers les tissus avec l'aiguille qu'on retire. Le chas de l'aiguille est fort large, et le crin est des plus facile à enfiler ; aussi cette manœuvre s'exécute-t-elle avec la plus grande aisance. L'aide, qui tient en main le faisceau de fils, enfile l'aiguille chaque fois qu'elle est passée.

Plusieurs chirurgiens de valeur emploient l'aiguille et le porte-aiguille de Hagedorn. Je m'en suis servi souvent en chirurgie générale et je la préfère en certains cas. Pour la suture de parois très épaisses, on trouvera fort avantageuse l'aiguille longue et droite de Hagedorn, montée sur son porte-aiguille. Mais, règle générale, pour la suture des parois abdominales, je considère comme plus commode l'aiguille à manche. Lorsque la plaie abdominale est très courte, comme il arrive dans les ovariotomies simples, il peut suffire de trois ou quatre points de suture et il importe peu, dans le cas particulier, de se servir plutôt d'une aiguille que d'une autre.

Pansement. — Dans les quelques heures qui suivront l'opération, les surfaces péritonéales adhéreront, et la plaie pariétale ne sera plus qu'une plaie superficielle à tous égards. Peu importe le pansement, pourvu qu'il soit non irritant et absorbant.

Un tampon d'ouate au sel alembroth, de bourre de soie salicylée, de gaze phéniquée ou quelques doubles de lint boriqué sont tout ce qu'il faut. Il n'est pas nécessaire de renouveler le pansement avant une semaine; après quoi on trouvera la plaie complètement fermée et les sutures seront enlevées. Sur le pansement levé à cette date nous trouverons une légère tache de sérosité sanguinolente desséchée, large de quelques centimètres.

Après l'extraction d'une grosse tumeur, il faut selon moi entourer tout l'abdomen des longues et larges bandes du *strapping*. L'abaissement subit de la tension abdominale, consécutif à l'enlèvement d'une tumeur, favorise sans aucun doute la distension gazeuse des anses intestinales, et le strapping est incontestablement le meilleur moyen d'y faire obstacle, de préférence à un bandage de corps parfaitement serré. L'application de larges bandes d'emplâtre adhésif joue le rôle d'attelle ferme et inflexible, qui immobilise les parties et permet à l'opéré la plus grande liberté des mouvements. Non seulement, il lui est loisible de changer de position et fort agréable de passer du décubitus dorsal au décubitus latéral; mais cette dernière attitude, les genoux relevés, favorise la sortie des gaz et l'emploi de la canule rectale. Les creux qui existent sous le strapping sont comblés avec de fermes tampons de n'importe quoi : des serviettes pliées font parfaitement l'affaire; un bandage de corps est inutile.

Si l'on a employé le drainage, le pansement et le bandage s'arrêtent net au point où le tube débouche. Des pièces de pansement spéciales sont disposées autour de l'embouchure du drain de la manière décrite plus haut (p. 84). Il faut s'assurer avec la plus minutieuse attention de la parfaite propreté des moyens employés pour recueillir les sécrétions de la cavité abdominale.

On mentionne comme accident possible, pendant la période de réunion de la plaie pariétale, les abcès des points de suture avec élévation de la température. Ceux-ci ne surviennent jamais quand on prend des précautions antiseptiques; et, pour

moi, ils reconnaissent pour unique cause l'emploi de fils non
absolument purifiés. Peut-être une trop grande tension des fils
peut-elle être cause de la suppuration de leur trajet; mais, si
toutes les précautions aseptiques ont été bien prises, ce n'est
point cela qui pourra donner lieu à une forte élévation de température.

Une précision absolue et un soin scrupuleux dans toutes les
manœuvres, autant du moins que le permettent les mains et le
matériel dont on dispose, sont de rigueur pour obtenir les meilleures suites opératoires. Non seulement il ne faut précipiter
ou exécuter à la vapeur aucun temps de l'opération, mais
encore tout détail opératoire doit être soigné et fini, en poussant
les choses à l'extrême avec autant de minutie et de conscience que si ce détail était le point de départ du succès. Et en
pratique on a souvent noté que le manque d'attention à tel ou
tel détail opératoire avait été la cause d'un désastre.

Mais il ne suffit pas d'éviter les maladresses, les méprises ou
les négligences. Il est tout aussi possible de faire trop que de
ne pas faire assez. Le clamp en est un exemple et les malheurs
qui ont suivi son emploi sont pour nous un avertissement. Nous
pouvons également exagérer les moyens de faire l'hémostase,
autrement que par le clamp. Nous voulons parler de la ligature double, triple et même quadruple du pédicule le plus simple
qu'on rencontre, employée par quelques opérateurs ; de la toilette exagérée du péritoine, tellement prolongée qu'elle en
devient une cause d'irritation; de la suture à part du péritoine
et de quelques autres pratiques qu'on pourrait encore mentionner.

Il ne faut pas oublier que le shock est l'un des principaux
dangers de toute opération abdominale, et que les lenteurs
opératoires en sont un facteur important. En outre des risques
de tout traumatisme étendu, il faut compter avec ceux d'une
anesthésie prolongée. Ces propositions n'ont qu'à être formulées
pour être admises ; mais tous ceux qui les admettent ne s'y
conforment pas. La rapidité opératoire est une des premières
qualités de la chirurgie abdominale ; mais cette rapidité doit
surtout être mise en pratique dans les détails les plus secondaires, comme lorsqu'on fait l'incision abdominale ou qu'on
la ferme. Pour les autres points, il ne faut pas perdre son

temps en délibérations. Le chirurgien doit avoir l'esprit, les mains, les instruments prêts à affronter tout hasard, dès qu'il surgit, et suivant les règles chirurgicales. Tout chirurgien, qui pénètre dans une cavité abdomidale, doit être capable de tout faire, depuis la ligature des vaisseaux jusqu'à la résection intestinale ; et il devrait y être préparé de façon à défier toute critique de ses collègues. Il est rarement possible de poser un diagnostic complet de l'état des choses de l'intérieur d'un ventre avant de l'ouvrir, et nous devons par conséquent être capables de traiter tout ce que nous pourrons y rencontrer lors de son ouverture. La dextérité en la matière est le fait de connaissances approfondies aussi bien que de la pratique.

Être prêt, dès l'apparition de quelque complication, à appliquer les meilleurs procédés chirurgicaux connus ; faire ce qu'il faut et voir ce qu'il faut ; avoir mentalement tracées, en quelques lignes claires et définies, la manière et la méthode de chaque procédé ; et, d'une manière générale, opérer avec assurance, avec habileté, allant droit au but, au milieu des complications continuelles qui peuvent surgir, tout cela n'est point un appel insignifiant aux capacités humaines. Beaucoup de ces choses peuvent s'apprendre par une pratique intelligente, aux dépens des malades ; beaucoup, par une expérience et une étude approfondies sur le cadavre ; mais le jeune chirurgien puisera presque toutes ses connaissances dans une attention personnelle sérieuse et intelligente aux opérations des grands maîtres. La chirurgie abdominale n'est plus un champ d'expérimentation légitime et variée ; certaines lois et habitudes immuables et utiles ont été établies sur l'expérience chèrement achetée des grands chirurgiens : celui qui s'occupe de chirurgie abdominale doit commencer par s'armer complètement de toutes les connaissances qui ont été réunies pour lui.

TRAITEMENT POST-OPÉRATOIRE

Une bonne règle est de laisser l'opéré tranquille. Il faut rejeter tout soin importun et se garder de bouleverser le patient par des tentatives thérapeutiques : survient-il un accident, il faut y faire face, de suite et d'une manière décisive, par une méthode qui a fait ses preuves.

Le **confortable** doit être considéré comme une ressource thérapeutique de quelque importance. En outre des mesures ordinaires qui seraient prises pour tout malade sérieux, dans les cas de chirurgie abdominale on tirera un réel bénéfice de l'administration de certains petits soins. Il faut attacher une haute importance au luxe d'un second lit, et celui-ci bien propre, bien frais sera souvent le seul moyen de procurer une bonne nuit au patient. Les changements de position — en faisant passer l'opéré du décubitus dorsal au décubitus latéral, en soulevant légèrement la tête et les épaules, en fléchissant les genoux sur des oreillers, en relevant les membres inférieurs au moyen de supports — tous ces changements de position tendent à diminuer la fatigue du lit et par là même augmentent beaucoup les chances de guérison. On procurera toujours un grand bien-être en épongeant et lavant au savon et à l'eau chaude les bras, les jambes et la poitrine de l'opéré.

Tous ces artifices et d'autres semblables méritent la plus grande considération, car ce sont là tous détails d'un bon confortable, confortable qui est loin d'être insignifiant.

Pour l'administration de la *nourriture* et des *boissons*, il est impossible de tracer des règles définies. D'une façon générale, la gravité du cas et la crainte d'un accident seront nos guides les plus sûrs. Un cas simple d'oophorectomie ou d'ovariotomie, après vingt-quatre heures, réclamera peu de changement d'avec le régime ordinaire en pleine santé. Dans les opérations sérieuses, où l'on craint de voir survenir quelque inflammation d'un viscère plus ou moins lésé, la diète peut présenter une importance capitale. Dans des cas identiques s'accompagnant d'irritabilité de tout le trajet du tube digestif, de vomissements et de météorisme, il peut y avoir nécessité urgente de soutenir les forces du malade par une alimentation stimulante. La direction judicieuse de ces opérés mettra à l'épreuve toutes les ressources du chirurgien.

Règle générale, le lait est une mauvaise nourriture pour les opérés du ventre. Il n'est pas digéré par l'estomac, et chemine fort loin dans l'intestin à l'état de lait caillé; aussi cette nourriture amène-t-elle des flatuosités. Le lait peptonisé n'a pas ces inconvénients, mais les malades le goûtent rarement. Ils préfèrent généralement de bon bouillon de ménage ou quelqu'une des nombreuses gelées de viande concentrée, qu'on leur donne sous forme solide par petites cuillerées à la fois, où très diluées, s'ils ont soif ; c'est d'ailleurs ce qui leur fait le plus de bien. On peut donner également le gruau d'avoine, l'arrow-root, ou quelque aliment analogue, suivant les goûts de l'opéré.

« Peu et souvent », telle doit être la règle de l'alimentation ; mais ni trop peu ni trop souvent. L'estomac, comme les autres organes, a besoin de repos de temps en temps ; et, si on le maintient dans un fonctionnement constant pendant trois à quatre jours par l'administration, d'heure en heure ou toutes les demi-heures, de petites quantités de nourriture, il en résultera une irritation fonctionnelle ou même un épuisement complet. On s'inspirera des indications particulières à chaque cas et de la tolérance de l'estomac. En tout cas, il ne faut pas oublier que l'opéré pourra parfaitement garder et absorber une nourriture peptonisée, alors qu'il la rejetterait à l'état brut.

Règle générale, dans les cas de gravité moyenne, il sera sage de ne donner au patient par la bouche que de l'eau chaude ou de l'eau panée pendant les vingt-quatre ou quarante-huit premières heures et de commencer ensuite à alimenter le malade, comme il a été dit. Il faut éviter l'eau froide, et particulièrement les « morceaux de glace » donnés pour étancher la soif : ils ne l'apaisent pas autant que l'eau chaude ; et mon expérience, comme celle des autres, prouve qu'on les rejette plus facilement. Si l'opéré se plaint de la soif, un demi-litre d'eau tiède, administré lentement en lavement, l'adoucira rapidement et d'une manière efficace. Il est peu sage de bouleverser les fonctions stomacales par l'ingestion de grandes quantités de liquides sous prétexte d'étancher la soif, alors qu'on peut arriver à ce résultat par la voie rectale.

Dans les opérations pratiquées sur les femmes, il faut prêter une attention toute particulière aux *fonctions vésicales*. On a l'habitude de regarder comme absolument nécessaire de sonder à des intervalles fréquents et fixes pendant les premiers jours qui suivent l'opération : c'est une pratique entièrement inutile. Il n'est pas nécessaire de recourir à la sonde jusqu'à ce que la malade éprouve le besoin de la miction ; et aussitôt qu'elle peut uriner naturellement, il faut la laisser faire. Pour quelques opérées on n'aura pas du tout besoin d'user de la sonde. Dans les premières vingt-quatre heures, la sécrétion de l'urine est d'ordinaire peu abondante et dans cet espace de temps on peut n'avoir pas à recourir au cathéter. Ce sera chose rare qu'il faille sonder plus souvent que trois fois dans la même journée.

Le cathétérisme cause parfois une cystite, souvent fort pénible. Pour l'éviter, la sonde sera lavée avec un soin minutieux ; et on devrait en prendre une nouvelle lorsque la première a servi une demi-douzaine de fois. Le meilleur instrument est une sonde d'homme en caoutchouc ou en celluloïde, des numéros 6 à 8 de la filière Anglaise.

L'exposé ci-dessus vise la direction de cas simples, sans accidents, qui marchent facilement et rapidement vers la guérison. Mais parfois nous avons à donner nos soins à des états, dont les uns sont le résultat de la gravité de l'opération, et les autres sont propres aux opérations abdominales. Parmi les premiers nous rangerons le shock ou collapsus, l'agitation et la douleur ; parmi les seconds, les vomissements, la tympanite et la péritonite.

Le **shock** intense qui suit l'opération est traité d'après les règles chirurgicales ordinaires, par les boules d'eau chaude, les couvertures chauffées, les applications stimulantes à l'épigastre, l'élévation des membres, etc. L'enveloppement des membres avec des bandes, trempées dans l'eau chaude et exprimées, produit souvent un effet merveilleux. On administrera également des injections hypodermiques d'éther, d'ammoniaque ou d'eau-de-vie et des lavements de stimulants diffusibles et alcooliques. Gill Wylie[1] dit grand bien de l'irrigation de la cavité abdominale à l'eau chaude ($105°$-$110°$ F., c'est-à-dire : $40°$ à $44°$ C.) comme moyen de prévenir le shock ; d'autres sont également du même avis. L'agitation et l'anxiété seront traitées au moyen d'une injection hypodermique d'un quart de grain (0^{gr},0125) de morphine, suivie une heure après d'une autre injection d'un sixième de grain (0^{gr},0083) ou plus, suivant l'effet produit par la première dose. Il ne faut employer la morphine que s'il y a nécessité urgente de le faire. Ce médicament abaisse, en effet, l'activité fonctionnelle de l'intestin et favorise la production du tympanisme, — un de ses effets, qu'il faut surtout éviter. On doit exhorter l'opéré à supporter

[1] *N.-Y. Med. Rec.*, 19 mars 1887.

la douleur ; celle-ci se prolonge rarement, et il sera meilleur pour le patient, en cas d'apparition d'autres accidents, d'affronter ces derniers avec un organisme non imprégné de morphine. L'emploi routinier de la morphine est à condamner. Le patient est toujours mieux et a le visage meilleur sans injections, s'il n'y a pas urgence à y recourir.

Dans un cas grave, il est prudent de commencer sur-le-champ l'alimentation rectale de la manière qui va être dite. Le collapsus est une cause de vomissements ; et l'absence de nourriture et de stimulants pendant les vingt-quatre heures réglementaires peut même augmenter les symptômes que nous voulons écarter ; une ressource thérapeutique souveraine réside dans une stimulation franche par l'eau-de-vie ou d'autres spiritueux, administrés en lavements pendant le premier ou les deux premiers jours qui suivent une opération sérieuse pratiquée sur un patient débile. Dans quelques cas, un verre de grog, pris en dernier lieu avant la nuit, joue le rôle de soporifique.

Le vomissement est peut-être l'accident le plus pénible auquel nous ayons affaire, après une opération abdominale. Apparaissant aussitôt après l'opération et continuant pendant dix à vingt heures, il peut n'être qu'un effet de l'anesthésique. Lorsqu'il se prolonge le troisième et le quatrième jour et persiste, nous pouvons en conclure que sa signification est : péritonite, entérite ou quelque autre état inflammatoire entraînant l'abolition des fonctions intestinales. Il nous faut, en ce cas, prendre des mesures immédiates comme il convient pour tout événement qui peut avoir un dénouement funeste.

Le vomissement, dans la circonstance, n'est pas du genre de ceux que la médecine puisse enrayer. A vrai dire, il est plus que douteux qu'il soit à souhaiter d'essayer de l'arrêter. On note, en effet, d'ordinaire, en même temps de la distension intestinale par des gaz et des liquides, et les vomissements procurent un véritable soulagement. Ce n'est certainement pas prudent de laisser le malade continuer à avoir des nausées et à vomir fréquemment de petites quantités à la fois ; mais il peut être sage d'exciter de vrais vomissements pendant quelques minutes de suite. J'ai observé que l'administration d'autant de liquide que l'opéré peut en absorber — eau de Seltz, thé léger ou simple eau chaude, — est suivie de l'évacuation de quantités énormes de liquides bilieux et de gaz et procure un soulagement de quelques heures. Plus d'une fois, dans des cas graves, j'ai noté que le lavage de l'estomac avec la pompe de Kussmaul avait fait grand bien.

L'indication est plutôt d'écarter la cause des vomissements que de chercher à les réprimer lorsqu'ils apparaissent. Dans ce but, il nous faut cesser de suite toute administration de quoi que ce soit par la bouche et soutenir l'opéré exclusivement par la voie rectale. En le plaçant dans le décubitus latéral, et portant la canule aussi loin que possible, on favorise l'issue des gaz par en bas. Et, au moins une fois par jour, on injecte dans le rectum de grandes quantités d'eau chaude avec un peu de térébenthine, de manière à vider complètement tout le gros intestin des gaz qui peuvent s'y trouver, et à favoriser leur descente du petit intestin.

Nous pouvons avoir affaire en même temps à la **péritonite** locale ou générale. Je ne suis pas le seul à croire que l'administration de l'opium n'est pas toujours le meilleur traitement de la péritonite. Lorsqu'une grande agitation accompagne les vomissements, l'opium — ou mieux, les injections hypodermiques de morphine — peut être administré à de fréquents intervalles ; mais, règle générale, l'usage des sédatifs est à rejeter. Estimant, comme je le fais, que le météorisme de la péritonite est une cause réelle d'obstruction et détermine de la sorte les vomissements, j'ai eu l'habitude, depuis plusieurs années, de prescrire avec précaution un purgatif salin, dans l'espoir de dissiper cette tympanite. Les résultats dépassèrent mon attente et, lorsque j'ai vu que c'était depuis quelque temps la manière habituelle de faire de Tait, je n'ai plus eu d'hésitation à étendre son application. Une purgation chasse de grandes quantités de liquides et de gaz, dissipe le météorisme et, probablement sous l'influence de son action physiologique, résout l'engorgement des vaisseaux. La poudre de Sedlitz ou une dose de sels d'Epsom fera parfois merveille dans ces cas, en changeant tout à fait leur physionomie. Je pense également que les purgatifs salins sont utiles lors de collections liquides dans le petit bassin. Ils dissipent l'engorgement des vaisseaux et, par suite, le péritoine est capable d'absorber plus de liquide. Tait nous dit qu'il purge là où d'autres draineraient.

A maintes reprises, encore une fois, j'ai pu démontrer aux
étudiants et à des médecins la valeur des purgatifs salins dans
le cas de péritonite au début. Un opéré présente du météorisme, des nausées et de l'agitation à la visite du matin : on
lui prescrit une dose de poudre de Sedlitz, suivie d'un lavement d'eau chaude térébenthinée ; et il est presque admis que,
à la visite du lendemain, l'opéré aura le ventre souple, ses
nausées disparues, qu'il se trouvera infiniment mieux, mais
trop faible pour supporter les émotions. Un lavement à l'eau-
de-vie a raison de suite de tout sentiment de faiblesse. La nourriture est dès lors tolérée ; et l'opéré, en fait, hors de danger.
Dans les cas graves de chirurgie abdominale, je préfère positivement avoir affaire à de la diarrhée, — naturelle ou provoquée :
la diarrhée va très rarement avec les vomissements. C'est une
manière de drainage du péritoine aussi bien qu'un antagoniste
du tympanisme. Il se peut que les purgations fassent grand
bien plutôt en chassant les gaz qu'en drainant le péritoine et
en dissipant l'engorgement vasculaire. Le comment elles produisent un bon effet importe moins que le fait qu'elles le produisent.

On commence à reconnaître sur un tard, mais en toute
certitude, la vertu thérapeutique des purgatifs dans les péritonites opératoires. Parmi les plus enthousiastes partisans de
cette méthode, il faut citer des chirurgiens aussi connus que
Gill Wylie [1], Boldy [2], Penrose [3] et Gardner [4]. Le premier, le
professeur bien connu de gynécologie de l'Université Mc Gill,
en rapportant ses brillants succès de l'année 1886, s'exprime
ainsi à son sujet : « A mes opérés de l'année je n'ai pas donné
d'opium ; et invariablement, aussitôt l'apparition de météorisme,
douleurs ou vomissements, j'ai administré des lavements et
des purgatifs avec le plus grand succès. Je suis convaincu, de
par mon expérience, que j'ai ainsi sauvé quelques existences,
sans compter les ennuis et les difficultés moindres que j'ai eus
d'en venir à bout par la suite. »

Le **météorisme** est un symptôme qui toujours accompagne la

[1] *N.-Y. med. Rec.*, 19 mars 1887.
[2] *N.-Y. med. Rec.*, 5 nov. 1887.
[3] *Phila. Med. and Surg. Rep.*, 22 octobre 1887.
[4] *Canada Med. and Surg. Journ.*, p. 147, octobre 1887.

péritonite et les vomissements. A un degré peu accentué, quand il ne fait que soulever le creux épigastrique, il peut être tout simplement le fait de l'accumulation passive de gaz par diminution de la pression intra-abdominale. La distension en tambour, qui résulte de la péritonite, est une tout autre affaire ; elle peut entraver la respiration, elle est certainement une cause de vomissements, probablement en agissant comme un agent d'obstruction, et il faut y mettre ordre le plus vite possible. On peut obtenir un soulagement temporaire d'une ponction avec un fin trocart ; mais cette amélioration est si légère et si éphémère que, dans la pratique, il ne faut en tenir aucun compte. Me basant sur six observations personnelles et sur quelques-unes plus nombreuses de collègues et d'amis, je qualifierai la ponction des intestins pour tympanisme de simple badinage avec le mal, et de badinage dangereux [1]. On retirera plus d'avantages de la provocation de vomissements francs de la manière qui a été dite plus haut, et de vastes injections de liquide dans le rectum, remplacées dans les cas où on le juge bon par des purgatifs salins. L'alcool de menthe, l'éther ou le chloroforme facilitent les éructations gazeuses et sont quelquefois très utiles.

Un des meilleurs adjuvants dans le traitement du météorisme post-opératoire réside dans l'emploi de la canule rectale. La canule vaginale, reliée à la seringue d'Higginson, ou une sonde ordinaire à lithotomie, répond parfaitement au but. Mais parfois il faut recourir à un tube plus long, tel que celui qu'on emploie pour les lavages d'estomac. S'il y a des liquides dans le rectum, restes de lavements ou de matières liquides, on a alors recours à ce long tube pour bien débarrasser le corps du patient ; ou encore un tube de caoutchouc durci est adapté à un tuyau ordinaire qu'on conduit jusqu'au dehors du lit. Aussitôt qu'il existe du météorisme intestinal difficile à endurer, le tube rectal devrait être introduit et laissé à demeure. Quand le météorisme est accentué, le tube devra être supporté aussi longtemps que possible, autant du moins que le permettent

---

[1] Voir à ce sujet, OGLE, *Lancet*, 16 et 23 juillet 1887.

Dans des cas de tympanisme observé sur des bestiaux, les parties ponctionnées n'ont pas été l'intestin, comme le D<r> Ogle semble le croire, mais le rumen ou panse. Non seulement à cet égard, mais encore sous d'autres rapports : épaisseur des parois viscérales et nature du contenu, il n'est pas correct d'établir un rapprochement entre l'homme et les bestiaux.

l'administration et la rétention des lavements. Le patient appréciera vite les avantages du tube rectal et souvent le réclamera.

La péritonite, le météorisme et les vomissements forment une trinité : ce sont les Furies de la chirurgie abdominale. Lorsqu'elles ont pris de solides positions chez un opéré, nous pouvons concentrer toute notre intelligence pour une lutte acharnée avant d'arriver à les mettre dehors. Plus long est leur séjour, plus grandes seront les difficultés pour parvenir à s'en débarrasser ; c'est pourquoi il nous faut être armés de toutes pièces pour lutter contre elles avec les armes les plus fidèles et la tactique qui a fait le mieux ses preuves.

Alimentation par le rectum. — La nécessité fréquente qu'il y a, dans la chirurgie abdominale, de recourir à l'alimentation par le rectum exige d'être familiarisé avec les meilleurs modes de préparation et les meilleurs moyens d'administration de cette alimentation. J'ai suivi attentivement les comptes rendus des essais modernes de digestion artificielle et j'ai surtout pris note des résultats qu'on obtient en introduisant les aliments dans l'organisme par l'absorption rectale. J'ai essayé moi-même, ou vu essayer, de mettre en pratique la plupart des méthodes recommandées. A l'heure actuelle, il est de toute importance que l'alimentation par la voie rectale donne le maximum d'effets avec le minimum de désagréments. Il faut que les ennuis de cette méthode soient compensés par des résultats bien définis et appréciables ; il faut qu'elle soit quelque chose de beaucoup plus qu'une intéressante expérience physiologique.

J'en suis arrivé à cette conclusion que toute alimentation rectale doit posséder deux qualités, c'est-à-dire être peptonisée et être très diluée. Il est oisif de plaider que les lavements ne sont nutritifs qu'autant qu'ils aient été peptonisés ; une longue et vaste expérience a surabondamment prouvé le contraire. Mais il paraît nettement bien établi que les aliments digérés sont plus rapidement absorbés par la muqueuse intestinale que ceux qui ne le sont pas et qu'ils ont une grande valeur nutritive. Il est hors de doute que grande est la valeur nutritive du sang de bœuf desséché ou de quelqu'un des bols ou capsules alimentaires que préparent maintenant les chimistes. Mais, au moins dans le traitement des opérations abdominales, rien ne vaut, selon moi, les lavements coupés d'eau.

On peut, jusqu'à un certain point, expliquer les bienfaits des lavements étendus par le soulagement de la soif qu'ils procurent : la soif est sans conteste un des sujets de plainte les plus fréquents de la part des opérés du ventre et elle devient souvent des plus pénibles, quand des vomissements s'y ajoutent. Nul doute que la partie liquide du sang ne soit largement soutirée pour fournir aux liquides intestinaux qui sont sécrétés en si grande abondance ; mais le sentiment de la soif peut également ment s'expliquer en partie par des analogies : telle la soif qu'on observe après le shock ou une syncope. Quelle que soit l'explication, il est hors de doute que l'emploi des lavements liquides vienne à bout de cette sensation, alors que les boissons eussent été inefficaces. D'autre part, considérés comme source d'alimentation, les lavements ne sont pas, après les opérations, administrés d'ordinaire pour alimenter un opéré qui meurt de faim faute d'aliments, mais pour le soutenir momentanément et lui permettre de surmonter quelques jours de nausées qui l'épuisent. Ce n'est que dans le cas de gastrostomie pour rétrécissement de l'œsophage que nous avons à combattre une faim réelle ; dans les autres opérations, nous n'avons recours à cet artifice que pour fournir à notre opéré une stimulation ou un soutien temporaires. Le professeur Bauer[1] insiste sur ce que, à l'aide de lavements nutritifs, même préparés, il est impossible de faire absorber plus du quart de la nourriture nécessaire à la subsistance ; ceci plaide en faveur de l'administration par les lavements des stimulants, qui sans aucun doute sont absorbés.

Actuellement, ces principes peuvent être mis en pratique de deux manières différentes : — soit par l'administration de lavements très dilués et, par conséquent, très abondants ; ou par l'administration quatre ou cinq fois dans les vingt-quatre heures de petites quantités d'aliments concentrés avec, une fois par jour, l'ingestion d'une quantité considérable d'eau tiède. Les uns auront un intestin suffisamment large pour retenir sans gêne aucune un demi-litre de liquide ; je les nourrirai avec des lavements peptonisés étendus d'eau. D'autres peuvent à peine garder plus de 120 à 180 grammes : ceux-là, je les nourrirai avec des substances concentrées ou solides peptonisées et,

---

[1] *Traité de la thérapeutique générale* de Ziemmssen, vol. I, p. 266.

en plus, je leur administrerai, une ou deux fois par jour, un demi-litre ou plus d'eau chaude.

Fièvre. — Peu de chirurgiens croient nécessaire de prendre des précautions particulières contre une fièvre intense possible après les opérations abdominales. Rien peut-être n'est plus remarquable dans le vaste champ de la chirurgie opératoire que le peu de réaction fébrile qui suit les opérations abdominales. Les cas se succèdent sans que la température atteigne 100° F. (37°,7); en fait, une température de 100° F. (37°,7) doit être considérée comme une élévation anormale. Il est de plus parfaitement reconnu que les plus grands accidents consécutifs à la cœliotomie ne sont pas liés à une fièvre intense. La péritonite la plus septique peut coexister avec une température normale et même inférieure à la normale; et une péritonite ordinaire, ou modérée, ou localisée, détermine rarement une forte élévation de température. La fièvre consécutive à la cœliotomie n'est pas identique à la fièvre des maladies spécifiques comme la fièvre typhoïde : elle ne dure pas des semaines entières et n'est pas de nature à amener des accidents par suite de la simple persistance d'une chaleur fébrile intense. La vérité est que vraisemblablement la cœliotomie n'implique pas plus de probabilité d'élévation rapide et dangereuse de température que toutes les autres grandes opérations chirurgicales ; et sa fréquence doit être excessivement minime. Dans la pratique sans égale de Tait et de Keit, on n'a pas observé de ces dangereuses élévations de température; et il est raisonnable d'en inférer que, dans la pratique des autres, il n'est pas nécessaire d'avoir recours à un traitement préventif à ce point de vue.

A l'hôpital Samaritain le sac de glace est tenu en réserve et on en use souvent pour le traitement des élévations de température. Dans le même but, on a recours aux compresses froides appliquées sur les membres. Et, en Amérique, un petit nombre de chirurgiens disent grand bien du hamac à fièvre de Kibbee; celui-ci consiste essentiellement en un lit d'eau (*water-bed*), que de l'eau froide traverse de manière à extraire de la chaleur du corps avec lequel il est en contact. Si j'avais à lutter contre une température dépassant 40 degrés et persistant plus de deux heures, j'administrerais une forte dose d'antipyrine et peut-être, en outre, ferais-je passer l'éponge sur toute la surface du corps. Au-dessous de 40 degrés je n'instituerais pas de traitement spécial contre la température, les plus fortes probabilités étant qu'elle doit tomber rapidement et d'elle-même.

COMPLICATIONS CONSÉCUTIVES AUX OPÉRATIONS ABDOMINALES

Parotidite. — Goodell, Stéphane Paget, et d'autres, ont appelé l'attention sur ce fait, qu'après les blessures et les opérations abdominales, on note quelques cas, en minime proportion, d'inflammation parotidienne, aboutissant ou n'aboutissant pas à la suppuration. On a voulu voir l'explication de ce fait dans la sympathie qui semble relier les parotides aux ovaires. Mais l'affection s'est rencontrée dans des opérations abdominales qui ne visaient pas les organes génitaux. Le traitement est institué d'après les règles ordinaires de la chirurgie.

Œdème des jambes. — Un petit nombre de cas se complique de l'apparition, pendant la seconde semaine d'ordinaire, d'une sorte de phlegmatia alba dolens, avec légère élévation de température. C'est un accident le plus souvent sans danger, qu'on traite avec succès par la simple élévation du membre et un bandage ouaté compressif. Le plus grand nombre de ces phlegmatia trouvera son explication non douteuse dans quelque traumatisme ou compression d'un tronc veineux pelvien, soit par une pince à forcipressure, soit par une ligature ; le petit nombre résultera d'une cellulite ou d'une angioleucite pelvienne.

Fistule. — La fistule, simple ou stercorale, est parfois la conséquence de l'incision abdominale, et, comme il faut s'y attendre, s'observe à la suite des plus mauvais cas opératoires. Le drain est, sans aucun doute, responsable de la formation de quelques fistules simples ; mais il faut incriminer pour la plupart les gros nœuds de soie dans les ligatures. La gangrène par compression, du fait des pinces à forcipressure ou de drains, peut donner naissance à une fistule stercorale, et un fort traumatisme ou une simple déchirure produire le même effet. Ce sont là des causes qu'il n'est pas toujours facile d'éloigner, bien qu'on y prenne garde. Mais on peut et on doit éviter la production des fistules du fait de l'emploi de ligatures ou trop grosses, ou trop longues, ou qui lâchent.

Les fistules stercorales souvent se ferment spontanément ;
les plus mauvais cas cependant réclament parfois un traitement opératoire, tel que je le décrirai plus loin. Il peut être
mieux pour les trajets fistuleux, dont la cause est une ligature
non résorbée, de s'en remettre aux chances (le plus souvent
favorables) de guérison spontanée. Mais quelquefois, ces fistules,
pendant des années, sont une source continue de désagréments
et d'ennuis ; et alors il peut être sage de rechercher le corps
du délit. Une fistule est un triste acheminement vers un rétablissement parfait ; le mieux qu'on puisse en dire est qu'elle
est une erreur née d'un effort excessif de la nature vers la
santé.

Eventration. — Voilà une conséquence de l'ouverture de l'abdomen plus fréquente que les chirurgiens ne le savent ou ne
l'avouent. Les 15 pour 100 qu'on a constatés en examinant, à ce
point de vue, les cœliotomies de quelques chirurgiens faites
en vue de l'extraction des annexes, alors que l'incision était
courte et les parois non élargies, seraient probablement un
chiffre au-dessous de la moyenne, si l'on considérait la totalité
des opérations remontant à quelques années. La hernie apparaît d'ordinaire tardivement ; aussi l'opérateur peut-il l'ignorer.
Que cet accident survienne dans 20 pour 100 de toutes les opérations pratiquées depuis plus de cinq ans, c'est là un fait qui
ne fait pas de doute pour moi ; mais je n'ai pas de chiffres à
l'appui. En attendant, il nous faut adopter les meilleurs moyens
reconnus d'éviter cette complication.

Impossible de jamais restituer l'aponévrose solide et inflexible
de la ligne blanche, une fois qu'on l'a divisée. Le tissu de cicatrice qui comble l'ouverture est relativement faible et souple.
En assurant la plus grande largeur possible des surfaces unis-
santes, on obtient la plus grande somme de nouveaux tissus,
et, partout, la force de la cicatrice en est accrue. Peau contre
peau, fascia contre fascia, muscle contre muscle, le fil à suture
transperçant et maintenant chacun d'eux en opposition, telle
devrait être la règle. Ainsi réunie, la plaie fera saillie et ne
godera pas. Elle donnera l'idée d'une réunion par une sorte de
suture en collerette, dans laquelle les surfaces avivées ont été
à dessein agrandies. Mais il ne faut pas oublier que la barrière
la plus solide contre la projection au dehors des viscères réside

dans l'intégrité et la vigueur des muscles. Bien que, pour d'autres raisons, je ne soutiendrai pas qu'il faille s'éloigner avec intention de la ligne médiane dans les cœliotomies faites dans un but courant, cependant la déviation non voulue, soit d'un côté, soit de l'autre, conduisant à la division des fibres musculaires, a, selon moi, un avantage qui compense en partie ses inconvénients en ce sens qu'elle prévient plus sûrement l'éventration. L'abandon de la ceinture abdominale, alors que les adhérences ne sont pas encore parfaitement solides, est tout aussi mauvais que d'en prolonger trop longtemps le port et d'amener ainsi l'atrophie des parois musculaires.

CHAPITRE III

OPÉRATIONS PRATIQUÉES SUR LES OVAIRES, LES TROMPES DE FALLOPE ET LES LIGAMENTS LARGES

La partie de la chirurgie abdominale de beaucoup la plus importante et la plus étendue a rapport aux tumeurs de l'ovaire. C'est à leur propos qu'elle a signalé ses premières victoires ; c'est surtout par suite de l'expérience pratique acquise sur ce champ de bataille qu'ont été établies les magnifiques positions actuelles de la chirurgie abdominale.

Dans ce chapitre nous allons nous occuper des ovaires, des ligaments larges et du parovarium, et des trompes de Fallope. Parce que cela est plus commode au point de vue pratique, nous étudierons les maladies inflammatoires des ovaires en même temps que les affections tubaires ; le tout, sous l'étiquette collective : Extirpation des annexes de l'utérus. Bien qu'elles soient d'ordinaire décrites avec les ovariotomies, j'ai exposé à part dans cet ouvrage les tumeurs du ligament large et du parovarium.

OVARIOTOMIE

ANATOMIE CHIRURGICALE DE L'OVAIRE

Les ovaires sont situés dans l'aileron postérieur du ligament large, au niveau du détroit supérieur du bassin. En avant ils sont en contact avec les ligaments larges ; en arrière, ils se trouvent séparés du rectum par les anses de l'iléon qui d'ordinaire plongent dans le cul-de-sac de Douglas. Leur situation n'est pas fixe et stable. Ils se déplacent, à l'état normal, sous l'influence du retrait et de l'ampliation de la vessie et du rectum, et, à l'état pathologique, par suite des augmentations de volume et des déviations de l'utérus.

L'ovaire est relié au ligament large par tout un de ses bords, et à l'utérus par un repli arrondi du péritoine, renfermant des fibres musculaires (ligament utéro-ovarien), qui s'insère à son extrémité interne ; et à son extrémité externe prend insertion cette portion du bord supérieur du ligament large, connue sous le nom de ligament tubo-ovarien ou infundibulo-pelvien. L'ovaire occupe, par conséquent, le sommet d'un triangle ligamenteux, dont la base est le ligament large, et dont les angles reposent sur l'utérus et le détroit supérieur.

A la jonction de l'ovaire avec son repli du ligament large se trouve le hile de cet organe. C'est à ce niveau que siège la masse de tissus spongieux, vasculaires, érectiles, connus sous le nom de bulbe de l'ovaire ; c'est vers ce point que convergent les nombreux petits vaisseaux, rameaux de l'artère ovarienne, qui fournissent à la glande. L'artère ovarienne, branche de l'aorte, en quittant la face interne des vaisseaux iliaques au niveau du détroit supérieur, poursuit un trajet tortueux le long du bord supérieur du ligament large, entre ses deux feuillets, jusqu'à sa bifurcation au voisinage de l'utérus. Sur le côté externe de l'ovaire, elle donne des rameaux au pavillon ; sur le côté interne, à l'isthme de la trompe de Fallope et au ligament rond ; entre les deux, elle émet les branches qui fournissent l'ovaire. Tous ces rameaux sont bien au nombre de dix à vingt. Les veines sont même plus nombreuses et constituent un réseau à mailles serrées, communiquant en haut avec le plexus pampiniforme, et en bas avec le plexus vaginal, se jetant finalement dans la veine ovarienne, qui elle-même se déverse dans la veine rénale à gauche et dans la veine cave à droite.

Le pédicule chirurgical est constitué par le repli du ligament large renfermant ces nombreuses branches artérielles et veineuses. Une ligature, placée tout contre l'ovaire, enserre nécessairement tous ces vaisseaux, mais ne comprend pas le tronc de l'artère ovarienne. Toutefois, d'ordinaire, la constriction de ces branches par une ligature gêne la circulation de l'artère ovarienne et peut même l'interrompre : si la trompe de Fallope est également comprise dans la ligature, les chances de complète oblitération de l'artère sont encore augmentées.

Les rapports de l'ovaire avec la trompe ont une grande importance. Les observations de His, confirmées par Doran, Tait, Hart et autres, paraissent démontrer que la généralité des opinions admises sur la situation réciproque de ces organes est erronée. L'ovaire est suspendu obliquement à l'extrémité de son ligament et la trompe de Fallope forme une boucle autour de lui, se contournant de dehors en dedans et en bas. Les franges de la trompe reposent ainsi en arrière et au-dessous de l'ovaire, en recouvrant une étendue considérable de sa surface. De plus, il saute aux yeux que le grand axe de cette glande n'est pas dirigé transversalement, mais suivant une ligne étendue en avant et en dehors. Toutefois rien de variable comme cette situation, même à l'état normal.

Dans les tumeurs ovariennes qui se développent à l'intérieur de la cavité abdominale, les ligaments de l'ovaire s'allongent et s'étirent pour former ce qu'on appelle le « pédicule ». Ce pédicule ne renferme pas seulement les véritables ligaments de l'ovaire, mais aussi une portion du ligament large et également, dans la grande majorité des cas, la trompe de Fallope. Le traitement chirurgical de ce pédicule a été en chirurgie abdominale l'une des causes les plus fécondes de discussions, et finalement cette question n'est pas encore résolue.

Le poids de l'ovaire sain varie, d'après Farre, de 60 à 135 grains (3 à 7 gr.). La moyenne de ses diamètres est de : 31 millimètres pour le longitudinal ; 18 millimètres pour le transverse ; 9 millimètres pour le perpendiculaire ; mais grandes sont leurs variations.

C'est chose nécessaire que d'insister sur le point suivant : chez les femmes qui ont eu des enfants, aussi bien que chez celles qui n'en ont pas eu, l'ovaire peut se trouver déplacé d'une façon notable sans déterminer aucun symptôme.

A plusieurs reprises, j'ai noté la situation des ovaires dans des autopsies pratiquées à Bristol Infirmary, et celles-ci m'ont tout à fait convaincu des différences de positions dont ces organes peuvent être affectés sans qu'elles se révèlent pendant la vie. Le déplacement le plus commun est celui qui se fait en bas, du fait de l'élongation du ligament infundibulo-pelvien, permet à l'extrémité externe de devenir la plus inférieure, et à tout l'organe de graviter vers le cul-de-sac de Douglas. A gauche, les déplacements sont peut-être plus fréquents. J'ai rencontré près de l'articulation sacro-iliaque, au-devant du ligament large, derrière l'orifice inguinal interne, et dans presque toutes les situations anormales qu'on puisse imaginer, des ovaires sains, non attachés sur la marge du bassin au niveau de l'insertion du ligament large.

L'extensibilité des ligaments de l'ovaire présente des avantages au point de vue chirurgical. Elle permet d'amener la glande à la surface dans les ouvertures de l'abdomen, ou dans le vagin si on se propose cette dernière voie d'extraction.

KYSTES MULTILOCULAIRES ET GLANDULAIRES DE L'OVAIRE
KYSTOMES OVARIENS

Anatomie pathologique. — Les recherches de nos meilleurs anatomo-pathologistes sembleraient démontrer que la véritable maladie kystique tire son origine de la métamorphose naturelle rétrograde du follicule de Graaf[1]. On n'a pas nettement tracé les degrés qui séparent les premières transformations de l'ovaire du kystome arrivé à son entier développement. Ces tumeurs varient beaucoup d'aspect si l'on s'en tient aux détails ; mais en général elles sont suffisamment caractérisées, pour que le diagnostic d'un kystome ordinaire ne soit d'aucune difficulté.

Un kyste de l'ovaire se compose d'ordinaire d'une large poche et d'un nombre variable de petites. Règle générale, la large poche est située à l'opposite du pédicule, tandis que les petits kystes sont disposés au voisinage de celui-ci ; il y a pourtant quelques exceptions à cette règle. Les parois du kyste sont formées de tissu fibreux pur, d'épaisseur variable. Elles sont recouvertes, sur leur face externe, d'une couche de cellules cubiques aplaties ayant tout à fait l'apparence d'endothélium ordinaire, et, sur leur face interne, d'un endothélium et de diverses variétés de cellules glandulaires. Le liquide typique des kystes de l'ovaire est de nature glaireuse ou colloïde ; de couleur blanche, ou grise, ou gris jaune ; très riche en albumine et d'un poids spécifique élevé.

---

[1] Alban DORAN, dans son livre sur les : *Tumeurs de l'ovaire, des trompes et des ligaments larges* (London, 1884), traite au point de vue philosophique cette question et d'autres encore de l'anatomie pathologique de l'ovaire.

Un kyste multiloculaire non enflammé apparaît aux regards sous l'aspect d'une surface blanche brillante ou nacrée, entièrement lisse au toucher. Lors de l'existence de kystes secondaires dans la paroi kystique, ceux-ci peuvent faire saillie au dehors sous forme de bosselures arrondies de différents volumes reposant sur le kyste principal, ou bomber à l'intérieur, s'accusant à la surface de la paroi kystique par des zones de couleur et de consistance variées. Le liquide que contient le kyste principal est d'ordinaire de nature glaireuse, comme il a déjà été dit ; parfois pourtant, il est aqueux et incolore, et alors on dit qu'il faut s'attendre à des excroissances papillaires à l'intérieur; et il n'est pas rare de le voir coloré en rouge sombre, brun, ou chocolat, en raison d'une quantité plus ou moins considérable de sang qui est venue se mélanger à lui. Si des masses de productions glandulaires demi-solides se développent dans le centre du kyste, le liquide, dit-on, devient épais et colloïde, presque cohérent. Dans les kystes secondaires, la nature du liquide est encore plus variable. Quelques-uns de ceux-ci contiennent un liquide aqueux pâle ; d'autres, du sang presque pur ; d'autres, une matière épaisse, visqueuse ou colloïde, et quelques-uns même un liquide qu'on ne pourrait distinguer du pus. Dans de petits kystes étroitement agglomérés, le contenu est plus fréquemment colloïde ou semblable à de la gelée ; les doigts peuvent l'extraire ; mais il est trop épais pour s'écouler par la canule.

On a beaucoup écrit sur la possibilité du diagnostic de la nature du liquide kystique de par sa composition chimique et sa constitution histologique : on a même été jusqu'à vouloir recourir au spectroscope dans ce but. La chimie a certainement été au-dessous de ses promesses, le spectroscope également; et il est maintenant démontré que la présence de certaines cellules spéciales, qu'on avait considérées pendant quelque temps comme pathognomoniques, est presque sans valeur au point de vue du diagnostic. Il est, à l'heure actuelle, reconnu que l'altération vacuolaire des cellules décrite par Thornton et Foulis n'est nullement caractéristique d'une affection maligne, alors qu'à un moment on considérait ce signe comme certain; et aujourd'hui, pratiquement, nous restons en fait sans aucune preuve physique, digne de confiance, de la nature du contenu d'un kyste de l'ovaire. Il nous est possible d'affirmer qu'un liquide est ovarien avec plus de probabilité que d'affirmer le contraire ; et, dans la plupart des cas, cette affirmation aurait pu s'appuyer aussi sûrement sur le simple aspect du liquide que sur sa composition ou la nature des cellules qu'il contient. D'ailleurs, ce qui donne le mieux la valeur de tels criteriums, c'est l'importance qu'un praticien leur accorde : or, elle est bien peu de chose. Nous n'entendons jamais parler de l'extraction de liquide ovarien pour l'examen : le diagnostic s'assied sur d'autres éléments.

Par suite de leur développement, on observe certaines transformations dans les kystes. Ainsi, si des kystes secondaires se pressent les uns contre les autres, leurs parois contiguës peuvent disparaître et leurs cavités communiquer les unes avec les autres. Ou encore, il est possible que l'enveloppe du kyste principal se rompe et que les kystes secondaires, faisant saillie à travers l'ouverture ainsi créée, constituent la masse principale de la tumeur. En de pareils cas, l'opération revêt d'ordinaire des difficultés du fait de la ténuité des parois, de la densité du contenu, de la tendance du kyste à adhérer aux organes abdominaux. Une variété curieuse est celle qu'on appelle kyste tubo-ovarien, dans le cas où il existe une communication entre la cavité du kyste et la trompe de Fallope, lui adhérant par son pavillon[1]. De ce que le kyste de l'ovaire est ici d'ordinaire monoloculaire, à parois minces, et rarement volumineux, il est probable que la tumeur primitive n'est nullement dans ces cas un vrai kyste glandulaire, mais un simple kyste tel qu'on en observe dans les inflammations chroniques. Un fait rare et quelque peu embarrassant se présente alors qu'il existe deux kystes de l'ovaire, dont les parois se sont fusionnées et dont les cavités sont entrées en communication. On a alors affaire à deux pédicules. Doran[2] a trouvé des corps solides à l'intérieur du kyste dans vingt-six cas sur trois cent soixante-six, et dans quatorze de ces vingt-six la structure était celle d'un adénosarcome. Dans presque un tiers de ces observations, il a trouvé des produits glandulaires en quantité variable. Des kystes à parois minces, pédiculés et sessiles, sont parfois appendus à la paroi principale. On peut également ren-

---

[1] Voir GRIFFITH, *Trans. Obstet.*, XXIX, 1887.
[2] *Opt. cit.*, p. 21.

contrer, se développant sur la surface interne du kyste, d'autres
productions particulières, comme de petites masses localisées
de tissu connectif, ou des corps semblables à des verrues, ou
même de vrais papillomes. Je ferai allusion plus loin à quelques
transformations ou accidents auxquels sont sujettes les tumeurs
développées.

Toutes ces tumeurs ont un pédicule : le kyste de l'ovaire,
qu'on dit sessile, est tout simplement un kyste à pédicule très
court. Celui-ci présente une structure fort variable. Comme
longueur, on en voit depuis 6 pouces (0^m,21) ou même plus,
jusqu'à zéro ; sa largeur varie de toute la longueur du ligament large à 1 ou 2 centimètres ; et, quant à son épaisseur,
elle peut présenter la ténuité d'une membrane comme aussi
le volume de la paume de la main, et plus. Les vaisseaux qui
fournissent la tumeur, également des plus variables comme
volume et comme nombre, occupent le pédicule. Anatomiquement, un vrai pédicule est constitué par les ligaments de
l'ovaire, une portion quelconque du ligament large et la trompe
de Fallope, — tous trois hypertrophiés.

Diagnostic. — L'aspect d'un abdomen, augmenté de volume du
fait d'une tumeur ovarienne, a quelque chose de caractéristique. Il fait une saillie en avant, moins accentuée que dans la
grossesse où la tumeur paraît s'élancer directement hors du
petit bassin, et plus marquée que dans l'ascite où la tuméfaction comprend tout l'abdomen et bombe également dans les
flancs. La meilleure idée, qu'on puisse se faire de la situation
d'une tumeur ovarienne de moyen volume, est de se figurer
qu'elle repose surtout sur le promontoire sacré. Elle occupe
les parties les plus déclives de la cavité abdominale et entraîne
l'élargissement des parois, principalement à ce niveau. Ce qui
la rend manifeste, c'est l'augmentation de la distance qui sépare
l'ombilic des pubis, plus grande que celle qui sépare le sternum
de l'ombilic ; c'est encore l'apparition de vergetures (là où
elles existent) de chaque côté et au-dessous de l'ombilic.

. La palpation révèle une tumeur arrondie, kystique et
probablement fluctuante, mobile le plus souvent, et en
connexions éloignées avec l'utérus. Les petites tumeurs sont
parfaitement arrondies et lisses à la surface ; les grosses sont
d'ordinaire quelque peu irrégulières comme forme, par suite

du développement de kystes secondaires dans leurs parois. Dans un kyste à parois minces, que des cloisons multiples ne subdivisent pas à l'infini ou dans lequel une loge kystique dépasse considérablement le volume des autres, il est possible de percevoir distinctement le frémissement dû à la fluctuation. Celle-ci est, au contraire, absente si on a affaire à un kyste à parois épaisses, très multiloculaire ou à contenu colloïde.

Le frottement de surfaces enflammées l'une contre l'autre peut donner lieu à une sorte de crépitation ; un tel frémissement exclut naturellement l'existence d'adhérences aux points où on le perçoit. Le diagnostic des adhérences est fort incertain ; une mobilité franche des parois au-dessus d'une tumeur indique qu'il n'en existe pas d'intimes, de fortes ou de courtes ; de longs cordons peuvent permettre une mobilité considérable. Il est fort difficile de certifier la fusion complète des parois kystiques et abdominales. Doran rapporte un cas où lui et plusieurs de ses collègues opinèrent pour l'adhérence du kyste aux parois abdominales ; or l'opération vint démontrer qu'elle n'existait d'aucune façon. J'ai eu affaire à plusieurs cas analogues et ma conviction est que le diagnostic des adhérences à la paroi est fort difficile et incertain.

Le toucher vaginal révèle un utérus normal comme volume, déplacé ou en arrière, ou en avant, ou sur l'un des côtés, et le plus souvent abaissé. La matrice est assez fréquemment augmentée de volume, — toujours même, si la tumeur lui adhère intimement. Si celle-ci est petite et ne s'est pas échappée du petit bassin, l'utérus sera déplacé en avant ; si, au contraire, elle présente un volume considérable et se trouve située dans l'abdomen, l'utérus occupera indifféremment la partie antérieure ou postérieure du kyste. La matrice siège-t-elle à la partie antérieure, il est parfois tout à fait facile de circonscrire par le palper ses contours à travers les parois abdominales, au-dessus du pubis. La rotation de la tumeur sur son axe transversal, ce qui n'est nullement un fait rare, détermine l'ascension de l'utérus. La tumeur est-elle mobile, le pédicule pas très long, les mouvements qu'on lui imprime se communiquent à l'utérus. Est-elle volumineuse ou immobile, et le pédicule court, ou bien la matrice lui est-elle adhérente, le cathétérisme montrera qu'on ne peut éloigner le fond de l'utérus de la tumeur. Ce dernier signe introduit dans le diagnostic un élément de confusion entre les tumeurs ovariennes et utérines.

Par la percussion, nous diagnostiquons la présence d'un corps mat dans le bas et le milieu de l'abdomen. Depuis le point où la tumeur se met en haut en contact avec la paroi, jusqu'au pubis, la matité est absolue. Sur la face antérieure de la tumeur, la matité est également absolue ; sur les côtés cette matité devient relative ; et dans les flancs on a une sonorité positive. Tait a bien décrit cette matité : selon lui, la tumeur ovarienne est entourée d'une « couronne tympanique » ; un cercle de sonorité marque ses limites latérales et supérieures, là où les anses intestinales, se pressant autour d'elle, viennent se mettre en contact avec la paroi. En cas de tumeur volumineuse, on peut même avoir de la matité dans un ou même les deux flancs ; parfois, avec une tumeur tout à fait volumineuse, la sonorité peut même être disparue de toute la surface abdominale. L'ascite, qui accompagne une tumeur, peut déterminer de la matité lombaire, tout comme des anses intestinales distendues par des matières.

L'auscultation donne peu de chose dans le diagnostic des kystes de l'ovaire. Négativement, elle peut être utile, en démontrant l'absence de bruits caractéristiques d'autres états. On a renoncé, dans la pratique, à la ponction exploratrice comme moyen de diagnostic des kystes de l'ovaire.

Quant aux symptômes généraux et subjectifs, l'expérience a montré qu'ils sont presque sans valeur. Quelques tumeurs croissent vite, d'autres lentement ; les unes sont très douloureuses, les autres atteignent des proportions énormes sans avoir occasionné rien autre chose que la gêne qui résulte de leur volume. On note avec une égale fréquence soit des ménorrhagies, de l'aménorrhée, ou un fonctionnement normal de la matrice. On peut observer ou non des troubles dans la miction ou la défécation. Les nausées ne sont pas un symptôme commun ; mais il se trouve des cas où celles-ci et les vomissements sont très pénibles. L'œdème des jambes, des parois ou de la vulve peut exister dans les petites tumeurs et ne pas se montrer dans les très volumineuses. On peut également noter la présence ou l'absence de désordres du côté des fonctions rénales. Et il en est ainsi de tout le groupe des symptômes rationnels qui peuvent s'associer : il n'en existe aucun dont l'absence prouve contre une affection ovarienne, et aucun dont la présence la démontre : à vrai dire, il n'y a peut-être aucune association quelconque de ces symptômes qui puisse être de la plus petite valeur pour établir le diagnostic. Celui-ci reposera uniquement sur les signes physiques.

Le diagnostic différentiel des tumeurs ovariennes d'avec les autres tumeurs abdominales est véritablement tout ce qu'il y a de plus vaste. En fait, il n'existe pas une seule espèce de tumeur abdominale, des dimensions d'une tête d'enfant, qui n'ait été prise pour une tumeur ovarienne. Nul doute que certaines de ces méprises ne soient le fait soit d'un manque d'attention, soit de l'ignorance ; pourtant quelques-unes ont été commises par quelques-uns de nos opérateurs les plus distingués. Mais ces erreurs deviennent de jour en jour moins communes. A mesure que nos connaissances de toutes ces tumeurs s'approfondissent, le diagnostic de chacune d'elles se resserre. Les premiers auteurs étalaient devant nous une liste de néoplasmes qu'on pouvait confondre avec les tumeurs ovariennes, laquelle s'étendait à presque toutes les tumeurs abdominales ; à l'heure actuelle, nous serions peut-être dans le vrai en limitant notre diagnostic différentiel à une demi-douzaine. Les kystes de l'ovaire prêtent surtout à confusion, selon moi, avec les affections suivantes :

> Hydropisie enkystée du péritoine ;
> Kystes du rein ;
> Kystes du ligament large ;
> Maladie fibro-kystique de l'utérus ;
> Ascite.

Très souvent l'hydropisie enkystée du péritoine ne peut être différenciée du kyste de l'ovaire. Les points qu'il faut principalement envisager sont : Y a-t-il ou non de la sonorité entre les pubis ou la tumeur ? — signe qu'on observe parfois dans l'hydropisie enkystée du péritoine, jamais dans le kyste de l'ovaire ; à un palper profond de la périphérie du kyste, les intestins paraissent-ils sessiles sur ses parois ? — ou plutôt, la tumeur semble-t-elle s'élancer du milieu des anses intestinales ? C'est rarement le cas qu'un kyste de l'ovaire, assez petit pour être examiné à ce point de vue, soit d'une façon palpable étroitement en rapport avec l'intestin. Les parois de la collection enkystée du péritoine sont minces ; on ne lui trouve pas de kystes secondaires, et en cela elle ressemble à un kyste parovarien. Mais ce dernier adhère très rarement à l'intestin et se montre encore plus rarement enfoui au milieu des anses intestinales. Le liquide de l'hydropisie enkystée est soumis à une faible pression et sa fluctuation est des plus franches.

Dans le cas de **kystes rénaux**, l'erreur n'est pas facile à commettre, à moins que la tumeur ne soit volumineuse, remplisse tout l'abdomen et que les symptômes urinaires caractéristiques ne fassent défaut. Le signe différentiel le plus important est, dans le cas de tumeur rénale, l'adhérence profonde et solide dans l'une ou l'autre région rénale. Il est peu fréquent qu'un kyste de l'ovaire, même très volumineux, occupe aussi complètement l'excavation lombaire qu'une tumeur rénale. Un néoplasme de l'ovaire peut remplir totalement l'espace costo-iliaque et faire bomber les flancs ; mais il n'a pas l'air de saillir de cette région, occupant par sa plus grande masse cet espace et le voisinage. On ne peut attacher une grande valeur à l'absence de signes tirés du toucher vaginal. Un signe de grande importance est la présence, au palper, du gros intestin à la surface d'une tumeur rénale.

Les **kystes du ligament large** peuvent être de simples tumeurs monoloculaires à contenu liquide, qu'on connaît mieux sous le nom de kystes du parovarium ; ou des tumeurs polykystiques, ayant leur origine soit dans le hile de l'ovaire, soit en un point quelconque du ligament large, et le plus souvent à contenu papillaire. Un kyste simple parovarien est à parois minces, à fluctuation franche, globuleux et lisse à la surface. Le kyste papillaire du ligament large est multiloculaire, sessile, profondément inséré dans le petit bassin, et souvent en connexion avec l'utérus lui-même, d'ordinaire entraîné par en haut. Si les végétations papillaires sont abondantes, on a plutôt de l'empâtement que de la fluctuation.

La **maladie fibro-kystique** de l'utérus est une affection plus rare qu'on ne le croit communément. Il est probable que la majorité des cas, qu'on a décrits comme cysto-fibromes de la matrice, seraient, à la lumière de nos récentes conquêtes plus sûres en anatomie pathologique, reconnues comme des tumeurs de l'ovaire ou du ligament large ayant contracté des adhérences intimes avec la matrice. Sauf une connexion étroite avec l'utérus, qu'on peut d'ailleurs retrouver pour d'autres tumeurs, peu d'éléments peuvent nous amener au diagnostic du cysto-fibrome. Les cas remarquables, rapportés par Spencer Wells, ne présentaient que des symptômes peu caractéristiques.

Ascite. — C'est peut-être de ceux, que nous venons de mentionner, l'état le moins exposé à être confondu avec un kyste de l'ovaire. L'erreur peut à peine être commise, à moins que la distension abdominale ne soit très considérable. Dans le diagnostic d'un développement du ventre à des degrés moindres, les guides les plus sérieux seront les zones de sonorité et de matité. Un kyste de l'ovaire se développe en hauteur au-dessus des pubis et donne lieu à une zone circulaire de matité sur la ligne médiane, entourée par un cercle de sonorité qui s'étend en arrière vers les flancs (Fig. 3). L'ascite augmente des flancs vers la partie antérieure (nous supposons le décubitus dorsal); et, lorsque le liquide arrive au contact des parois antérieures, il s'accuse par une zone de matité en croissant, dont la concavité regarde en haut; la sonorité n'existant seulement qu'entre le sternum et cette concavité du croissant (Fig. 2). Dans l'ascite, alors que le développement est énorme, la matité peut remonter jusqu'au sternum; et, lorsqu'une tumeur ovarienne s'accompagne d'ascite, les deux flancs peuvent fournir de la matité. Dans ces conditions, le diagnostic est évidemment hérissé de quelques difficultés. Les variations de position agrandissent les zones de sonorité dans l'ascite plus que dans le kyste, et la fluctuation est plus distincte dans l'ascite. Également dans l'ascite, on observe plus de saillie et de gonflement des portions distensibles du sac péritonéal, soit vers les flancs, le cul-de-sac de Douglas, et l'ombilic; le ventre dans son ensemble est plus aplati que dans le kyste.

KYSTES DERMOIDES DE L'OVAIRE

Sur dix tumeurs ovariennes, on note environ un kyste dermoïde, soit en partie, soit en totalité. La genèse exacte de cette affection est encore des plus obscures et ce n'est pas ici le lieu de la discuter. Il est généralement admis que les rudiments de tout kyste dermoïde existent à la naissance et qu'ils peuvent rester indéfiniment endormis ou se mettre en mouvement pour fournir une tumeur à toute époque, à partir de, ou même avant la naissance jusqu'à un âge avancé. Les tumeurs dermoïdes de l'ovaire se manifestent le plus souvent après la puberté.

Les kystes dermoïdes atteignent rarement un gros volume ; il n'est pas fréquent d'en observer de plus volumineux qu'une tête d'enfant. La masse de leur contenu se compose d'une matière grasse, épaisse, analogue à celle que contiennent les kystes sébacés du cuir chevelu. La paroi du kyste, qui se trouve à l'intérieur de l'enveloppe fibreuse, a une structure semblable à celle de la peau. De dedans en dehors, nous rencontrons d'abord une couche épidermique, tapissée de cheveux, dans l'intérieur de laquelle nous pouvons découvrir des rudiments de tous les éléments qu'on observe sur une peau saine ; en dehors de cette première couche, une seconde de tissu connectif, correspondant au derme ; et tout à fait en dehors, tapissant la capsule fibreuse, existe une lame de tissu graisseux, correspondant au pannicule adipeux.

Un kyste dermoïde de l'ovaire est d'ordinaire divisé par des cloisons en des portions distinctes et le contenu de chacune d'elles peut varier. Le kyste principal est souvent rempli par un liquide huileux, couleur chocolat, tandis que les autres renferment la matière sébacée caractéristique. Des cheveux peuvent être tombés à l'intérieur des cavités en grande quantité et forment parfois des masses comme s'ils avaient été roulés en pelotes. Mais le contenu le plus remarquable de ces kystes consiste en morceaux d'os véritable, le plus souvent en processus alvéolaires incomplètement développés, avec des dents soit libres, soit enchâssées dans les alvéoles. On n'a pas trouvé moins de trois cents dents dans un exemple de kyste dermoïde.

On observe d'ordinaire un développement très appréciable des follicules sébacés dans la paroi kystique. Souvent ils atteignent les dimensions de kystes secondaires, et les glandes sudoripares peuvent se développer dans les mêmes proportions. On trouve fréquemment du cartilage hyalin dans les parois ; également de la substance nerveuse, des fibres musculaires lisses et d'autres éléments. On a encore rencontré des tumeurs malignes ayant pris naissance dans un kyste dermoïde. Récemment, à Bristol Infirmary, j'ai enlevé chez une femme, âgée de cinquante-neuf ans, un kyste dermoïde suppuré, dans les parois duquel se trouvait une tumeur solide sarcomateuse, du volume d'un œuf de poule. Jusqu'à présent, il n'y a pas eu de récidive. Plus d'un observateur a noté le fait que des tumeurs malignes de la cavité abdominale ont suivi parfois l'enlèvement de kystes dermoïdes : il n'est pas douteux que les éléments primitifs en existaient dans les tumeurs dermoïdes enlevées.

Les deux ovaires se trouvent atteints dans une proportion plus grande que dans le cas de kyste ovarien. Egalement, on observe la coexistence du kyste ordinaire glandulaire avec le kyste dermoïde, dans une proportion telle qu'on ne peut songer à une pure coïncidence. Il doit y avoir entre les deux affections quelque connexité d'origine, plutôt qu'un simple stimulus ou développement qu'éveillerait la circulation activée sous l'influence de la première tumeur qui aurait fait son apparition.

La surface externe du kyste dermoïde diffère de celle du kyste ordinaire. L'aspect brillant, nacré de la dernière est remplacé par une apparence trouble ou opaque de couleur sombre, parfois même approchant du brun. Les adhérences se rencontrent communément dans les kystes dermoïdes, circonstance qui trouve son explication dans la facilité avec laquelle ils s'enflamment.

Diagnostic. — Il est possible de soupçonner un kyste dermoïde ; mais rarement le diagnostic sera fait exactement. L'histoire clinique et les signes physiques des tumeurs dermoïdes peuvent être identiques à ceux d'un kyste à contenu colloïde. Dans les très rares circonstances où la palpation bimanuelle démontrera l'existence de portions osseuses dans la tumeur, le diagnostic sera certain ; et c'est peut-être là le seul signe — je passe sous silence l'opération, la ponction exploratrice ou l'issue du contenu après suppuration — qui puisse donner un diagnostic assuré. Une paroi kystique épaisse, de l'empâtement et non de la fluctuation, et un volume moindre qu'une tête d'homme, signes presque ordinaires du kyste dermoïde, se rencontrent également fort souvent dans les autres tumeurs kystiques des ovaires.

ACCIDENTS DES TUMEURS KYSTIQUES DES OVAIRES

Les tumeurs kystiques de l'ovaire sont passibles de certains accidents qui ne se rattachent pas nécessairement à leur développement pathologique. Les plus importants sont : la rupture des parois, la torsion du pédicule, l'inflammation ou la suppuration du contenu.

Rupture. — Toute brèche faite à la continuité des parois peut se définir une rupture. On peut avoir affaire soit à une filtration lente à travers une ou plusieurs ouvertures minuscules, soit à une évacuation subite du contenu par une large déchirure. Les symptômes généraux dus à la rupture dépendent du volume du kyste, de la nature de son contenu, de la rapidité avec laquelle il se déchargera dans la cavité péritonéale. Le simple suintement, la simple filtration, si le contenu n'est pas virulent, peuvent ne donner lieu à aucun symptôme en dehors de la diminution du volume du kyste. Une large déchirure peut déterminer une syncope ou la mort presque subitement, s'accuser par des signes qui se dissipent lentement, ou se terminer par péritonite. Si le contenu est suppuré, la mort est la conséquence ordinaire de la péritonite, à moins que l'opération ne soit faite à temps ; si ce contenu est aseptique et fluide, la guérison s'obtient sans trop de difficultés.

Les causes de rupture sont des plus variables. Une des plus fréquentes est l'accroissement excessif d'une substance solide intrakystique, papillaire d'ordinaire ; et, en ce cas, la rupture se traduit par une infiltration lente à travers des portions amincies et nécrosées de la paroi kystique, ne donnant pas lieu à des symptômes trop aigus. Les déchirures spontanées surviennent au niveau d'une zone mince d'un kyste surdistendu. Un choc ou même une palpation un peu brutale peuvent causer la rupture d'une paroi kystique tendue, mais non autrement malade ; c'est alors que les symptômes immédiats seront très aigus et fort alarmants. La rupture d'un kyste, atteint d'inflammation aiguë ou suppurée, produit le même effet que l'ouverture d'un abcès dans la cavité péritonéale, et s'accuse aussitôt par de graves symptômes fort alarmants.

L'hémorrhagie consécutive à la rupture d'un kyste n'est pas

sérieuse d'ordinaire. Si l'écoulement de sang est abondant, il y a plus de probabilité qu'il se fera sous forme de suintement passif, provenant des vaisseaux abondants des végétations papillaires intrakystiques plutôt que de vaisseaux déchirés au niveau de la rupture.

Les kystes à contenu papillaire sont particulièrement sujets à se rompre, — non pas seulement une fois, mais à plusieurs reprises. Il n'y a pas grand danger immédiat, parce que le libre écoulement du liquide est entravé par les villosités qui viennent tamponner la déchirure ; mais les dangers consécutifs sont considérables en raison de la possibilité d'infection du péritoine. Dans les kystes multiloculaires, les kystes secondaires à minces parois sont surtout sujets aux ruptures. Les kystes dermoïdes se rompent d'ordinaire dans une cavité voisine — vessie ou rectum le plus souvent — plutôt que dans le péritoine.

Torsion du pédicule. — La rotation des tumeurs ovariennes entraînant, comme cela arrive quelquefois, la torsion du pédicule et l'étranglement de ses vaisseaux peut être un accident fort grave. Terrillon estime qu'il survient dans 6 pour 100 des kystes observés. On a émis beaucoup de conjectures sur ses causes. Tait, très ingénieusement, essaie de l'expliquer par de petits déplacements maintes fois répétés d'une tumeur qui pivote sur son axe sous l'influence du cheminement des matières dans l'S iliaque et le rectum. Une légère rotation peut ne se traduire par aucun symptôme ; mais, si la torsion est double, triple ou plus forte encore [1], il peut en résulter soit l'atrophie, la rupture ou la gangrène de la tumeur. Un kyste qui se sépare complètement est chose fort rare. Parfois il continue de vivre tout en restant libre dans la cavité péritonéale ; mais plus fréquemment il contracte des adhérences avec les organes voisins, et particulièrement avec l'épiploon.

Dans quelques observations, la torsion du pédicule ne s'est accusée par aucun symptôme. Il est probable, en ce cas, que le pédicule était long, épais et flasque. En général, toutefois, avec des pédicules de conformation ordinaire, on note des signes de congestion ou d'inflammation, tels que l'opacité et la disparition du brillant des parois, s'accompagnant d'extravasation san-

---

[1] Voir Hunter dans *N.-Y. Med. Rec.*, 1885, XXVII, p. 359.

guine dans l'intérieur des cavités kystiques. Les hémorrhagies
à l'intérieur d'un kyste, dont le pédicule est tordu, peuvent
être assez considérables pour se traduire par les signes d'hémorrhagies internes. L'inflammation peut alors donner lieu à la
suppuration ; et on a attribué la plupart des cas de gangrène à
la torsion du pédicule.

Doran [1], Chalot [2], moi-même [3], et d'autres, ont rapporté
quelques observations remarquables dans lesquelles la vitalité
de la tumeur a persisté à la suite d'adhérences fortuites après
torsion du pédicule. Il est probable que quelques kystes dermoïdes de l'abdomen, qu'on a décrits comme non ovariens, ne
sont en réalité que des kystes de l'ovaire détachés de leur
pédicule.

Suppuration des kystes. — La suppuration du kyste s'accompagnant de péritonite aiguë, comme c'est l'ordinaire, est la
complication la plus sérieuse. Les causes immédiates de la
suppuration sont multiples : inflammation consécutive à un
traumatisme, gangrène locale, étranglement du pédicule après
torsion, introduction de substances septiques dans la cavité
kystique à la suite d'une ponction. L'inflammation de l'intérieur du kyste se propage au péritoine et est capable d'amener
une péritonite généralisée des plus graves. Une inflammation
localisée, de nature non septique, peut se déclarer dans un
petit kyste secondaire sans se traduire par des symptômes alarmants ; toutefois, règle générale, la suppuration traduit sa
présence d'une manière qui ne trompe pas et à grands fracas.

Aussitôt que quelqu'un de ces accidents survient — suppuration, torsion du pédicule, ou rupture, — l'opération immédiate
est indiquée. Les dangers consécutifs à la suppuration sont les
plus à craindre ; la torsion du pédicule est dangereuse, surtout
lorsqu'elle est suivie de congestion qui marche vers la suppuration ou la gangrène, et sa gravité est déduite de l'existence de
ces complications inflammatoires ; la rupture, règle générale, est
ce qu'il y a de moins à craindre, mais elle présente parfois une
issue rapidement fatale. Dans tous ces accidents, les dangers de

---

[1] *Med. Chir. Trans.*, vol. LXVIII, 1885.

[2] *Ann. de Gyn. et d'Obst.*, mars, juillet 1887.

[3] *Brit. Gynæc. Journ.*, nov. 1887. — On y donne une entière description de la
tumeur avec figures, par M. Bland Sutton.

mort, soit immédiats, soit éloignés, sont diminués par l'opération. Keith, le premier, nous a appris à traiter les kystes suppurés : on a étendu ses heureux enseignements au traitement des autres accidents, dont sont passibles les tumeurs kystiques pédiculées.

Mention spéciale doit être faite de cette variété particulière de kyste de l'ovaire que Tait a dénommé « tumeur de Rokitansky ». Rokitansky est le premier qui l'ait décrite comme une variété particulière, et Ritchie le premier qui ait signalé la présence des ovules dans ces kystes. « Ces tumeurs sont toujours doubles ; « on n'a pas encore cité de cas où elles aient été unilatérales. « Leur développement est toujours fort lent ; leurs kystes sont « tous petits, atteignent rarement le volume d'une orange et « sont généralement un peu plus gros que des grains de raisin. « Ces tumeurs ne sont jamais volumineuses, et c'est seule- « ment parce que les deux ovaires sont toujours pris qu'elles « nécessitent l'intervention chirurgicale. Le contenu des kystes « est invariablement transparent, et l'ovule peut presque tou- « jours être découvert ; c'est par ces deux signes, aussi bien « que par la multiplicité des kystes qu'elles renferment, que « ces tumeurs se séparent absolument du kyste ordinaire [1]. » Tait a opéré deux tumeurs semblables ; l'une d'elles figure au musée de Hunter. Tait donne dans son livre une description complète de cette affection rare.

PONCTION DES KYSTES DE L'OVAIRE

A l'heure actuelle, la ponction, en tant que procédé chirurgical visant le kyste de l'ovaire, est plutôt un moyen d'allégement temporaire qu'une méthode de traitement. Comme moyen de diagnostic, elle a été écartée en pratique. En tant que méthode curative, elle a depuis longtemps été considérée comme de peu d'importance. En tant que méthode palliative, il n'est pas certain que les dangers, tant immédiats que consécutifs, auxquels elle expose ne soient pas souvent plus à craindre qu'après l'enlèvement complet de la tumeur.

Les circonstances dans lesquelles la ponction peut être légitimée sont au nombre de deux : 1° lorsque l'enlèvement de la

---

[1] Tait, *Diseases of the ovaries*, p. 169, 1885. Trad. française, p. 221, 1886.

tumeur est inadmissible; 2° lorsque la patiente souffre de quelque maladie accidentelle qui rend nécessaire l'ajournement de l'opération. Dans le premier cas, on n'a recours à la ponction que pour adoucir les derniers moments; dans le second, pour gagner du temps afin d'améliorer l'état de la patiente. La coïncidence de quelque affection grave et incurable, telle que : cancer, phtisie, ou une maladie de cœur avancée, ou, en fait, tout état, qui contre-indique une opération chirurgicale quelconque, contre-indique également l'ovariotomie. En ce cas, la ponction peut être sage, soit pour prolonger la vie, soit pour la rendre plus supportable. D'un autre côté, si la patiente est atteinte d'une maladie aiguë — bronchite, pneumonie ou fièvre typhoïde, — qui interdit l'ovariotomie et dont les progrès peuvent être influencés favorablement par la diminution de la tension abdominale, la ponction devient un expédient. De même dans les maladies chroniques, telles qu'une bronchite avec dyspnée, la ponction viendra soulager la malade et, de cette façon, augmentera les chances de succès de l'intervention chirurgicale. Alors que les fonctions rénales sont bouleversées ou qu'il existe de l'œdème des membres inférieurs dû à une compression, ou, en général, quand l'état de la malade est aggravé par l'existence d'une haute pression intra-abdominale, la ponction,

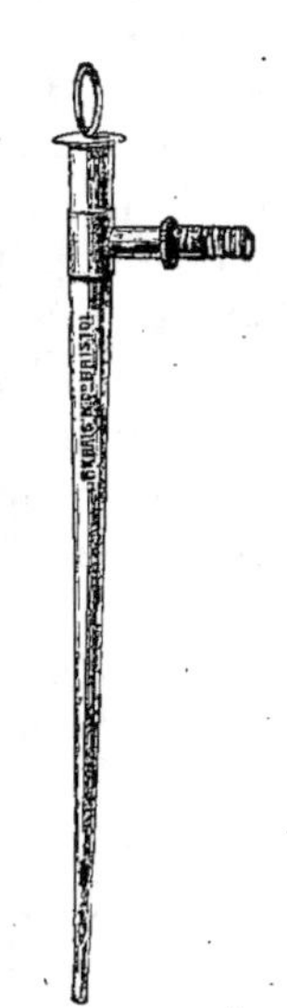

Fig. 17.
Trocart à ascite de Wells. 1/2 grandeur.

en diminuant temporairement cette pression, apporte un véritable soulagement.

On procédera à cette opération en se conformant aux règles de l'antisepsie la plus rigoureuse. La peau, au point choisi pour la ponction, sera minutieusement lavée, et l'instrument parfaitement nettoyé, aussi bien en dedans qu'au dehors. Le trocart antiseptique de Ward Cousins est un instrument qui remplit tout à fait le but ; et les tubes émoussés à ascite de Tait et de Wells (Fig. 17) ne laisseraient rien à désirer, s'ils n'obligeaient pas à une ponction préliminaire des parois abdominales à la lancette, — obligation qui serait un avantage pour quelques-uns. La nature exacte de l'instrument importe peu, pourvu qu'il soit petit, simple et autant que possible un tube clos. Il ne doit pas avoir un calibre supérieur au cathéter anglais numéro 6. Un trocart large est mauvais pour deux raisons : il fait à la paroi kystique une large ouverture qui peut continuer à donner du liquide, et il permet un trop rapide écoulement du contenu, dont une syncope pourrait être la conséquence. Un long tuyau de caoutchouc est fixé à l'extrémité de la canule ; ce tube dirige le liquide dans un réservoir disposé à cette intention. Un bandage compressif de l'abdomen est tout à fait inutile. La malade est couchée sur le côté auprès du bord du lit, et le trocart est poussé en un point arrêté d'avance, d'ordinaire sur la ligne médiane, entre l'ombilic et le pubis. L'extrémité du tuyau de caoutchouc est plongée dans une solution phéniquée, et on se garde de l'en retirer, de manière à éviter l'entrée de l'air. Un fragment de tube de verre, enchâssé dans le milieu du tuyau de caoutchouc, permet de s'assurer que le liquide continue de couler. Quand on enlève la canule, on pince l'ouverture pariétale entre les doigts, et on fait glisser les tissus tout autour, de manière à détruire la continuité de la perforation. Il suffit, pour fermer l'orifice, d'un petit morceau de lint fixé avec du collodion. Un bandage soulage de la sensation pénible de vide, consécutive. d'ordinaire à la suppression brusque de la surdistension abdominale.

Faite avec tous les soins antiseptiques, la ponction n'entraîne que des risques bien minimes. Il est possible que le discrédit dans lequel elle est tombée soit le fait du manque de soins dans la manœuvre et de la malpropreté des instruments. Ceux qui ne connaissent pas à fond tous les accidents qu'elle peut amener sont exposés à avoir recours à la ponction chaque fois qu'ils ont affaire à un malade dont le ventre se trouve distendu par du liquide, et il n'est pas probable de voir toutes les précautions scientifiques observées par de tels médecins.

HISTORIQUE DE L'OVARIOTOMIE

L'histoire de l'ovariotomie tient presque du roman. Après avoir été rêvée comme une chose possible dans l'avenir par quelques chercheurs osés des capitales de l'Europe, il y a de cela un siècle et demi, après avoir été essayée par un ou deux enthousiastes hardis, ce fut loin des centres de la civilisation qu'elle atteignit à la perfection en tant qu'opération définie et parfaitement réglée. En Grande-Bretagne, comme en Amérique où est son berceau, elle lutta pour l'existence et prospérait en province, avant d'avoir droit de cité dans la capitale. C'est un fait incontestable pour cette opération, comme pour tant d'autres essais qui pénétrèrent dans la pratique de la chirurgie, qu'elle ne dut le jour qu'à l'audace et à l'indépendance d'intelligences de la province : l'ardeur du pionnier animait certainement l'âme d'Ephriam Mc Dowell, qui habitait presque les terres non défrichées du Kentucky.

Il n'y a pas de doute que quelques interventions sur les organes génitaux de la femme aient été pratiquées dans les temps les plus reculés. Dans la plupart des cas, ce fut probablement l'amputation de quelque partie des organes génitaux externes ; dans quelques-uns, pourtant, il semblerait certain que les ovaires aient été réellement extirpés. Il s'agissait, en réalité, de la castration des femelles ou action de châtrer ; et l'enlèvement des ovaires exécuté, dans un accès de colère fondé, sur sa fille impudique par le châtreur de porcs hongrois, il y a de cela deux cents ans, est probablement le premier exemple connu de cette opération. Ces interventions, en démontrant, comme elles le firent, la possibilité de l'extirpation d'ovaires sains, ne furent probablement pas sans influence pour frayer le chemin à l'extirpation d'ovaires malades. L'importance de semblables interventions sera, d'ailleurs, mieux appréciée quand nous étudierons l'oophorectomie.

La possibilité d'enlever les kystes de l'ovaire hantait souvent l'esprit actif et chercheur de quelques chirurgiens, vivant à la fin du viiie siècle. Willius, de Bâle, en 1731, fut peut-être le premier qui plaida le plus clairement en faveur de cette opération, bien qu'il n'eut pas le courage de la tenter. Delaporte [1] traita effectivement un kyste de l'ovaire par l'incision à travers la paroi abdominale, mais ne l'enleva pas positivement. Morand, qui fit suivre la communication de Delaporte, dans le même volume, de quelques remarques personnelles, veut lui rendre cette justice qu'il a été le premier à proposer définitivement l'extirpation d'un kyste de l'ovaire, et

---

[1] *Mém. de l'Acad. roy. de chir.*, tome II; Paris, 1753.

exprime son opinion que l'opération est pratique, pourvu qu'il n'y ait pas d'adhérences. Hunter, en 1762, avec le génie clairvoyant que nous apprécions maintenant dans son entier, suggéra réellement la petite incision, la ponction du kyste, son extirpation et la ligature du pédicule. On rapporte qu'un chirurgien russe, du nom de Segdel, a, en 1784, commencé une opération avec l'idée d'enlever ce qu'il croyait être une tumeur ovarienne ; il se trouva, du reste, que c'était une trompe de Fallope distendue par du pus, dont l'extirpation était impossible en raison des adhérences, et qu'il ne fit qu'inciser et drainer [1]. Le chirurgien qui frisa de plus près l'honneur de devenir le premier ovariotomiste fut Chambon, qui, en 1798, publiait, à Paris, un *Traité des maladies des femmes*, où il recommande fortement l'extirpation des ovaires malades. Il donna une étude exacte de l'anatomie des tumeurs kystiques ovariennes, essaya de montrer comment il fallait diagnostiquer leurs adhérences et les traiter. John Bell, au courant sans doute des livres de la chirurgie française, insista constamment, dans ses leçons, sur la possibilité et l'opportunité de l'extirpation de ces tumeurs, et son enseignement porta ses fruits ; en effet, ce fut un de ses élèves, Ephraïm Mc Dowel, qui fit la première ovariotomie.

C'est maintenant un fait incontestable que Mc Dowel, du Kentucky, a été le premier chirurgien qui, de propos délibéré et scientifiquement, projeta et exécuta l'extirpation d'une tumeur ovarienne ; il est presque certain que l'opération de Houston, de Glascow, fut une ovariotomie incomplète [2]; et quant aux faits

---

[1] *New-York Med. Journ.*, 11 février 1889.

[2] Il est juste de dire que Tait, qui a fait des recherches toutes spéciales sur ce sujet (*Dis. of ovaries*, 1883, p. 239, et traduction française, p. 310) revendique pour Houston l'honneur d'avoir été le premier ovariotomiste. Aujourd'hui une ovariotomie n'est complète que si la tumeur est enlevée et le pédicule lié. Dans la relation du cas de Houston, on ne trouve rien qui donne l'idée qu'il ait fait l'un ou l'autre. Il me paraît à peine croyable qu'un chirurgien, qui décrivait, aussi minutieusement que l'a fait Houston, les quelques expédients quasi triviaux auxquels il a eu recours pour enlever les glaires, n'eût pas mentionné la manière, détail beaucoup plus important, dont il avait enlevé la tumeur, divisé et lié le pédicule. « J'exprimai alors tout ce que je pus (du contenu) et je recousus la plaie en trois endroits. » Si réellement entre la compression de la tumeur et la suture, les deux temps importants de l'extirpation et de la ligature du pédicule avaient été exécutés, selon moi l'auteur les eût au moins mentionnés, cela ne fait aucun doute. Houston dit bien que la tumeur siégeait à gauche; mais la seule preuve qu'il en donne, c'est qu'elle était située à gauche. L'histoire consécutive de ce fait semble bien démontrer qu'il a tout simplement incisé une tumeur ovarienne.

de Lammonier de Rouen, Dzondi de Halle, et Galenzowski de Wilna, en admettant même que ce fussent des ovariotomies, ce que je conteste, ils furent postérieurs à la première opération de Mc Dowel. En décembre 1809, Mc Dowel opéra Mme Crawford et, sept ans après, il en publia l'observation et celles de deux autres ovariotomisées. En Amérique, cette opération, après ce premier début, fut répétée par Dunlap de l'Ohio, Nathan Smith du Connecticut, Alban Smith du Kentucky, Gallup de Vermont et quelques autres. A la fin de 1863, d'après Peaslee [1], 117 ovariotomies avaient été publiées avec 68 guérisons et 49 morts. Depuis lors, les chirurgiens américains ont pris une part prédominante et des plus honorables dans le perfectionnement de cette opération qu'on exécute maintenant partout dans tout le Continent.

En Grande-Bretagne, l'opération ne fit pas d'abord grands progrès. Lizars la pratiqua pour la première fois à Edimbourg en 1824, et trois fois en 1825, mais avec de tels maigres résultats, que Liston se vantait d'avoir bien pris ses précautions pour que Lizars ne s'occupât plus d'opérations semblables à l'hôpital, du jour où il lui fut attaché. Les publications médicales de cette époque s'élevaient également tout à fait contre cette opération ; et on ne rapporte que quelques tentatives de ce genre, suivies toutes d'insuccès, jusqu'en 1836, époque où William Jeaffreson, chirurgien de Framlingham, eut un succès opératoire par le procédé de la petite incision. La même année, King de Saxmundham eut également un succès ; et, en 1839, West de Tonbridge, deux. De rares chirurgiens de Londres tentèrent la même intervention, l'année ou les deux années qui suivirent, avec insuccès d'ailleurs dans chaque cas. La série de succès fut relevée par Charles Clay de Manchester, en 1842, qui, d'après le livre de Peaslee, « devint bientôt l'ovariotomiste le plus heureux de son temps », et à qui, « plus qu'à tout autre opérateur, revient l'honneur d'avoir assis l'ovariotomie sur des bases solides ». Jusqu'en 1850, huit ans avant que Spencer Wels fît sa première opération, il a cueilli 21 succès sur 33 ovariotomies, — série plus favorable que celle dont pourrait se targuer Wells pour un même nombre de cas, avant ces douze dernières années. De 1852 à 1856, Baker Brown fit neuf ovarioto-

---

[1] *Ovarian Tumours*, p. 247 ; London, 1873.

mies avec sept morts. Cette mortalité le retint quatre ans ; puis il se lança de nouveau dans la lice et, sans sa fin malheureuse et prématurée, il eût probablement fait faire de grands progrès à l'ovariotomie.

L'année 1858 nous conduit au début de la remarquable carrière de Spencer Wells. Ayant promis dès l'abord de rapporter fidèlement chaque opération, heureuse ou malheureuse, il a poursuivi fidèlement sa course dans ces conditions jusqu'à ce jour où le nombre de ses interventions dépasse le mille. Autour de sa personnalité se concentrent toutes les modifications, tous les progrès et, il nous faut ajouter, tous les pas en arrière qui ont signalé la fortune de l'ovariotomie. Son ardent empressement à essayer les méthodes recommandées par d'autres, bien que cette façon de faire n'ait pas toujours contribué à l'abaissement de la mortalité, a prouvé la loyauté de ses intentions et sa largeur de vues.

Parmi les ovariotomistes, une des figures les plus saillantes et les plus rapprochées de notre époque est celle de Thomas Keith, d'Édimbourg. En 1862, il fit sa première ovariotomie et d'emblée il se posa comme le plus habile opérateur. Aujourd'hui quelques-unes de ses opérations, celles par exemple par lesquelles il enlève d'énormes fibromes, semblent presque atteindre les limites que peut rêver la chirurgie humaine pratique.

Et, pour ceux qui ont abordé plus récemment ce champ de bataille, la splendeur des résultats paraît encore aller en croissant. Tait, de Birmingham, a atteint à un succès aussi remarquable que bien mérité. Il peut apporter la série extraordinaire de cent trente-neuf ovariotomies sans une mort, résultat qu'on atteindrait à peine pour les opérations chirurgicales les plus vulgaires. A l'Hôpital libre Samaritain, de Londres, le manteau de Wells est dignement porté par les épaules de Thornton et de Bantock. Sur le Continent, les noms de Kœberlé, Schrœder, Billroth, Martin et de quantité d'autres sont honorablement cités pour cette opération. Et dans le monde entier civilisé, dans toute capitale, ville et même village, il existe des chirurgiens qui, avec honneur pour leur art et pour eux-mêmes, ont pratiqué avec succès une opération condamnée, il y a un demi-siècle, par les maîtres de la chirurgie à l'égal d'un assassinat.

VALEUR. — INDICATIONS DE L'OPÉRATION

L'ovariotomie est, des grandes opérations pratiques de la chirurgie, celle qui donne le plus de succès. Dans les bornes, que peut embrasser la mémoire des chirurgiens vivants, sa mortalité a diminué dans des proportions remarquables : atteignant au début un chiffre, qui était presque la limite à laquelle il était encore permis de la justifier, elle s'est abaissée pratiquement à zéro, autant, du moins, qu'on peut s'en rapporter aux statistiques. Nos meilleurs opérateurs anglais — Keith, Thornton, Bantock, et d'autres, — dans les quelques dernières années, ont abaissé leur mortalité jusqu'au chiffre merveilleusement bas d'environ 10 pour 100, plus ou moins, lorsque les observations de Lawson Tait vinrent encore l'emporter par l'extraordinaire série de 139 cas sans une mort, et une mortalité générale sur plusieurs milliers d'opérations de moins de 5 pour 100. La mortalité de Keith, dans les opérations faites en ville récemment avec le cautère-clamp, est, a-t-il dit, au-dessous de 2 pour 100. Sans aucun doute c'est là le *nec plus ultra* que puisse atteindre non seulement la chirurgie abdominale, mais même toute chirurgie. Si cela n'est pas la justification de l'exécution de l'ovariotomie, chaque fois qu'il existe une tumeur ovarienne, c'est incontestablement une obligation rigoureuse pour tous ceux qui tentent de la faire de ne s'épargner aucun mal pour se perfectionner dans chaque détail opératoire, de manière à donner à leurs opérées toutes les chances de guérison.

Avec une telle perspective de réussite, il semblerait que, pour légitimer l'opération, il ne soit besoin de rien autre qu'un diagnostic ferme de kyste de l'ovaire. Mettant de côté les contre-indications, ordinaires et particulières à cette opération et à toutes les autres interventions sérieuses, qu'il n'est pas d'ailleurs nécessaire de mentionner ici, il existe à peine quelque forme de tumeur qui mette obstacle absolument à l'opération. La seule question à se poser est celle de l'époque où il vaut mieux opérer. L'inutilité de tous les modes de traitement, soit médical, soit chirurgical incomplet, est depuis longtemps admise ; l'extirpation complète donne seule une guérison absolue. Lorsque la mortalité était de 20, 30 ou même 40 pour 100, on se trouvait quelque peu autorisé à ajourner l'intervention, jusqu'au moment où la tumeur compromettait la santé et le bien-être de la malade. Mais, avec la mortalité que donne actuellement l'ovariotomie entre les mains des meilleurs opérateurs, cette manière d'agir est à peine soutenable ; et, en fait, elle a été complètement abandonnée de tous. La règle est aujourd'hui d'opérer de bonne heure, — aussitôt, en fait, que l'existence de la tumeur est prouvée. Il n'est nullement nécessaire de s'étendre sur les arguments qui plaident en faveur de l'opération précoce[1]. Qu'il suffise de dire qu'il n'existe qu'un seul moyen de guérison, l'extirpation ; et, comme l'ajournement expose à des transformations et des accidents du côté de la tumeur, à des affections secondaires d'autres organes, et à un délabrement général de la santé, il est bon de faire l'opération aussi vite que possible.

On peut difficilement résoudre en termes généraux la question de l'ovariotomie pendant la grossesse. Bien des ovariotomies ont été suivies de succès au cours de cet état physiologique et on pourrait citer nombre de grossesses sans accidents, suivies d'accouchements normaux, marchant de pair avec une tumeur ovarienne. W. W. Potter[2], de Buffalo, a fait une ovariotomie double pour kystes — les deux tumeurs pesant 38 livres — pendant le quatrième mois de la grossesse : l'opérée arriva à terme et mit au monde un enfant vivant. Le kyste de l'ovaire sans doute prédispose à l'avortement et à d'autres accidents de la grossesse ; et, d'un autre côté, cet état favorise les accidents ordinaires auxquels sont communément exposés les kystes. Il faudra apprécier chaque cas particulier d'après les caractères qui lui sont propres. Les points spéciaux, auxquels on doive prêter attention, sont : la rapidité du développement de la tumeur, l'époque de la grossesse et l'état de la malade. Une tumeur qui se développe rapidement, si elle est découverte dans les premiers temps de la grossesse, peut être enlevée ; une autre, au contraire, grossit lentement, elle est énorme et peut être difficile à enlever ; on la ponctionnera, surtout si le terme est proche. En dehors de ces indications générales, il serait imprudent de vouloir tracer des règles fixes.

[1] Voir Plaidoyer de Bantock en faveur de l'*ovariotomie précoce*. Londres, 1881.
[2] *Amer. Journ. Obstet.*, octobre 1888.

OPÉRATION DE L'OVARIOTOMIE

Préliminaires. — La patiente aura été préparée d'après la méthode générale indiquée. La liberté de l'intestin aura été assurée par un purgatif et on aura administré un lavement immédiatement avant l'heure fixée pour l'opération. La malade est placée sur la table d'opération, vêtue d'une camisole de flanelle, les jambes recouvertes de couvertures chaudes ou entourées d'ouate ; et, si on le juge convenable, une couche d'ouate est disposée sur la poitrine et l'abdomen jusqu'aux limites de l'ouverture du mackintosh. Cette toile imperméable est mise en place de manière que le trou qui y a été ménagé laisse à découvert la zone opératoire, recouvre ailleurs complètement l'opérée et retombe sur les côtés de la table. La substance adhésive, étendue autour des bords de l'ouverture, maintient cette toile étroitement en contact avec la peau du ventre. La surface de peau laissée libre et le mackintosh tout autour sont une fois encore lavés à la solution phéniquée ; une serviette-éponge, trempée dans une solution phéniquée de 1 pour 40 et exprimée, est passée sur le mackintosh qui recouvre les cuisses ; celles-ci ont été immobilisées par un large bandage. Le pulvérisateur est disposé derrière l'épaule gauche de l'opérée, à une distance de 1^m,80 ou plus de la plaie. Cet emplacement est choisi de manière que la bouche de la patiente ne puisse se trouver dans l'atmosphère phéniquée. Un déversoir, pour recueillir les liquides, est placé sur le côté de la table à proximité de l'opérateur.

Aides. — En dehors de la personne qui pratique l'anesthésie, un seul aide est tout ce qu'il faut. Ses véritables fonctions seront d'éponger, de manœuvrer les pinces pendant l'application des ligatures, et de prêter assistance pendant la ligature du pédicule et la suture de la plaie abdominale ; en outre, il sera souvent appelé à s'acquitter d'autres fonctions de moindre importance, trop multipliées pour qu'on puisse les mentionner. On a besoin d'une infirmière pour laver et passer les éponges, et pour veiller à la provision d'eau chaude, aux lotions et à une foule de petits riens pourtant nécessaires. L'opérateur prend lui-même les instruments, disposés dans des plateaux sur une table à portée convenable de la main droite. L'aide se tient à gauche de l'opérée, en face de l'opérateur (voir Fig. 5).

Instruments. — On recommande les instruments qui suivent pour l'exécution d'une ovariotomie :

Pinces hémostatiques à forcipressure de Tait........	12
Pinces en T de Thornton..........................	2
Grandes pinces à kystes de Wells, courbes et droites.	4
Moyennes pinces à kystes de Wells.................	4
Pinces à kystes de Nélaton.......................	2
Bistouri...	1
Ciseaux	1
Aiguilles mousses à pédicule, montées sur manche...	2
Grand trocart à kyste de Tait, avec son tube (Fig. 20).	1
Trocart à kyste de Spencer Wells avec ajutage de Fitch (Fig. 21)..	1
Appareil à sutures...............................	1
Porte-bobines garnies de soie à ligatures...........	1

Il est parfaitement possible d'arriver à faire d'une manière satisfaisante la plupart des ovariotomies avec ces seuls instruments. L'habitude est de les disposer dans les trois plateaux, remplis de solution phéniquée en quantité suffisante pour les recouvrir. L'un contient les petites pinces hémostatiques au nombre de quatorze ; le second, plus grand, reçoit les pinces à kystes, grandes et intermédiaires, dix en tout ; tandis que le bistouri, les ciseaux, les aiguilles à pédicule et l'appareil à sutures sont disposés dans le troisième. Le trocart, avec son tube de caoutchouc, est mis à part dans un grand bassin. Les fils à ligatures, en soie tressée de Chine très fine de différents numéros, sont conservés sur des bobines dans une solution phéniquée — le porte-bobines déjà décrit (Fig. 4) remplit parfaitement cet office — et les fils à ligatures sont coupés au fur et à mesure des besoins.

Ces instruments ou d'analogues sont absolument l'indispensable ; mais quelques chirurgiens se soucieraient peu de commencer une opération sans en avoir sous la main quelques

autres, dans le cas où ils seraient nécessaires. De ce nombre
sont :

Clamp de Kœberlé, avec broches à pédicule ;
Fers à cautère (le thermo-cautère de Paquelin exige un
   aide de plus) ;
Six drains en verre assortis ;
Une seconde douzaine de pinces à forcipressure ;
Deux écarteurs ;
Crins de Florence.

Chaque opérateur voudra sans doute avoir à sa disposition
quelques instruments particuliers dont il a l'habitude ; l'auteur,
par exemple, n'aime jamais de se trouver sans ses ciseaux
écraseurs. La pince de Lister, à pointes un peu plus effilées
que d'ordinaire, remplace parfaitement l'aiguille avec laquelle
on a coutume de passer les fils à travers le pédicule : l'extrémité
pointue est poussée à travers celui-ci, les branches sont écartées,
elles accrochent le fil à ligatures et le ramènent en arrière par
l'ouverture produite.

Beaucoup de chirurgiens usent dans le même but de la sonde
cannelée et de la pince à dissection. Des instruments spéciaux
pour écraser le pédicule avant de le lier, un trocart aspirateur,
des aiguilles spéciales pour la suture de la plaie abdominale, et
beaucoup d'autres instruments sont en vogue ; mais ceux que
nous avons énumérés plus haut constituent en toute sincérité
tout l'appareil instrumental nécessaire pour mener à bonne fin
une ovariotomie.

Quelques instruments exigent une description spéciale. La
pince à forcipressure de Tait (Fig. 6) — modification de celle
de Kœberlé — est supérieure à la pince de Wells en ce qu'elle
est plus pointue, permet ainsi au fil de glisser sur elle pendant
la ligature, et en ce que sa prise est plus puissante. Pour le
reste, ces deux instruments sont en réalité identiques. La pince
en T de Thornton est ce qu'on a ajouté de plus utile à nos
agents hémostatiques. C'est un instrument avec manches de
ciseaux, par conséquent semblables à ceux des autres pinces à
forcipressure, avec crémaillère également semblable, mais qui
diffère de la pince à forcipressure ordinaire en ce que les lames
de compression s'insèrent à angle droit sur le manche. Pour

saisir de larges adhérences, enserrer un lambeau d'épiploon qu'il faudra assurer ensuite par de nombreuses ligatures, ou fermer une petite éraillure du kyste, l'instrument de Thornton est tout simplement merveilleux. Je me suis très bien trouvé, dans un but analogue, d'une pince semblable, mais très grande.

Pour saisir et maintenir ferme la tumeur elle-même, la pince à kyste de Nélaton (Fig. 18) et celle de Spencer Wells ne laissent rien à désirer. La pince de Nélaton, avec ses mors ronds, dentelés et armés de pointes, maintient la prise de la paroi kystique, prise aussi puissante que la surface saisie le permet. La grande pince à kyste de Wells, construite sur le même modèle que sa petite pince à forcipressure, déchirera probablement moins et maintiendra avec presque autant de fermeté que celle de Nélaton. On en fait de droites et de courbes (Fig. 7, 8, 10).

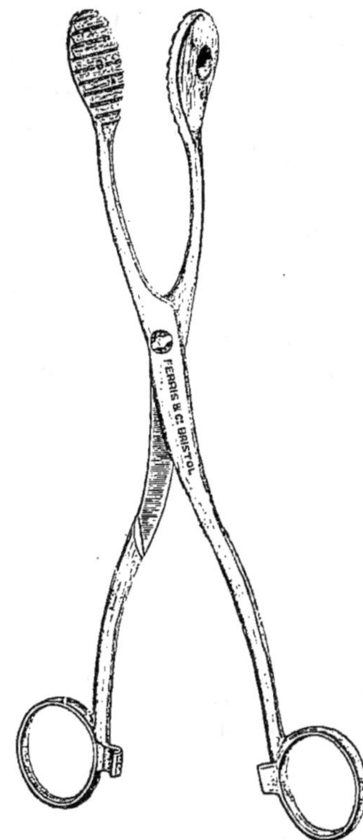

Fig. 18.
Grande pince à kyste de Nélaton.
1/2 grandeur.

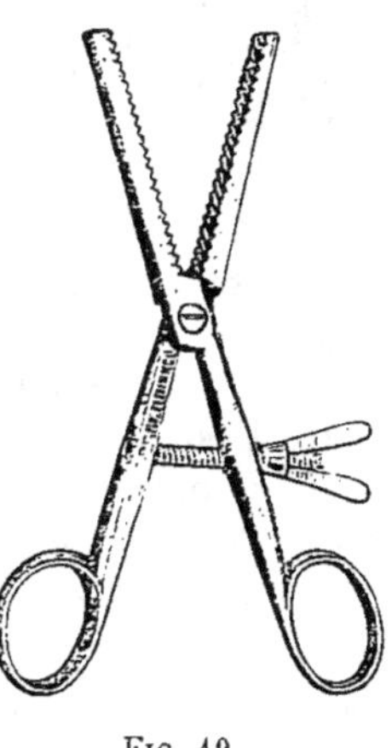

Fig. 19.
Pince clamp de Wells.
1/3 de grandeur.

Une pince de Wells, d'une grandeur intermédiaire entre les plus petites et les plus grandes, sera fort commode. A l'occasion, on se trouvera bien de la pince clamp de Wells (Fig. 19) pour boucher une déchirure du kyste, ou comprimer une large surface saignante. Le seul avantage qu'elle présente sur une grande pince à forcipressure est qu'elle occupe moins de place.

Pour l'évacuation du liquide, nous avons un choix de nombreux trocarts. Il est prudent d'en avoir deux à sa disposition : l'un de grandes dimensions, et l'autre pas très gros. Les deux que je choisirais sont le gros trocart de Tait (Fig. 20), à pointe conique, mais non coupante ; et le petit de Wells (ou de Fitch) (Fig. 21), qui consiste essentiellement en un double tube, dont l'externe est le trocart, — tranchant et pointu ; et l'interne, la canule, — mousse et qu'on peut pousser au dehors. Dans le cas de gros kyste à parois épaisses, le trocart de Tait est le meilleur. Le petit trocart piquant de Wells convient aux kystes petits et multiloculaires et à ceux qui ont des parois minces.

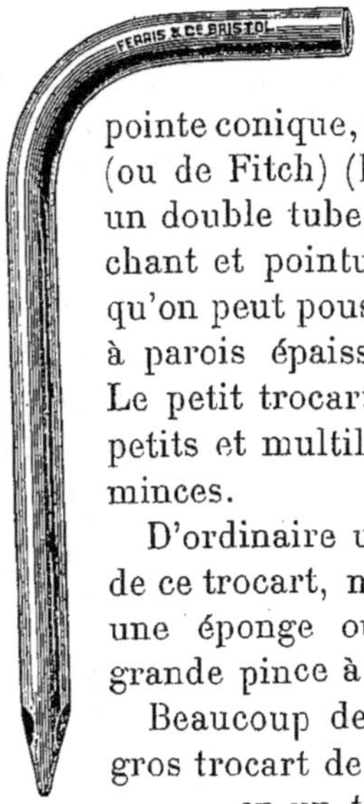

D'ordinaire un peu de liquide s'échappe sur le côté de ce trocart, mais il est possible ou de le recueillir sur une éponge ou d'en arrêter l'effusion à l'aide d'une grande pince à kyste.

Beaucoup de chirurgiens se servent du gros trocart de Wells (Fig. 22). Il consiste en un tube externe ou trocart proprement dit, à coupe oblique, effilé à la pointe ; et en un tube interne ou canule, mousse, coupé à angle droit, qui est poussé à travers le trocart à l'aide d'une tige que manie le pouce, dès que la paroi kystique a été percée. Sur les côtés du trocart sont fixés deux ressorts à crochets ou à griffes, avec dents pointues, pénétrant dans des encoches correspondantes creusées sur le trocart ; ces dents sont destinées à accrocher la paroi kystique et à l'attirer à soi au fur et à mesure de l'évacuation du kyste. On est obligé d'ordinaire de recourir à une petite pince pour insinuer la paroi kystique sous les griffes du trocart. Au trocart est adapté un tube de caoutchouc, de calibre égal à celui de cet instrument, et suffisamment long pour plonger dans le fond du vase destiné à recueillir le liquide

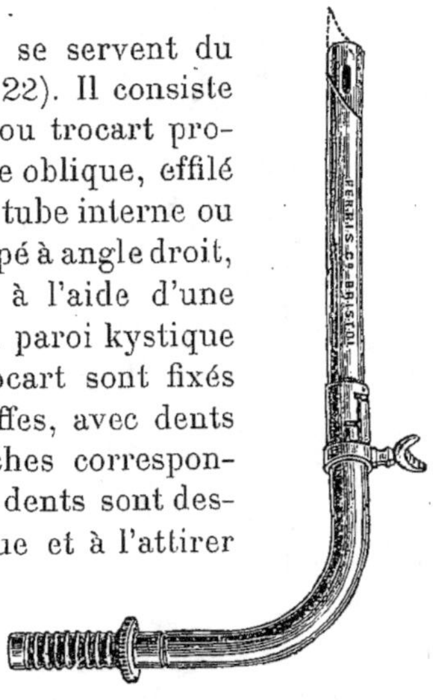

Fig. 20.

Trocart à kyste de Tait. 1/3 de grandeur.

Fig. 21.

Petit trocart à kyste de Wells, avec douille de Fitch. 1/2 grandeur.

kystique. Une douzaine d'éponges sont toutes prêtes. Elles ont été préparées comme suit : une grande éponge plate, quatre légèrement aplaties d'environ 15 centimètres de long sur 7 à 12 centimètres de large, et sept éponges rondes de volume varié. Elles sont disposées dans une solution phéniquée chaude à 1 pour 40, et l'infirmière ou l'aide va les y chercher en ayant soin de bien les exprimer, au fur et à mesure des besoins. Dès qu'elles sont souillées, on les rend à l'infirmière qui les lave dans de l'eau chaude et les dépose ensuite dans la solution phéniquée chaude. De cette façon on ne manque jamais d'éponges propres.

Dans les ovariotomies, et, à vrai dire, dans toute autre opération chirurgicale, j'en arrive aujourd'hui à être convaincu de l'utilité des serviettes-éponges dans une foule de circonstances où on employait les éponges. Elles sont épaisses, très douces, ont un grand pouvoir d'absorption, et sont très faciles à nettoyer. Détail des plus importants, l'ébullition les purifie, alors qu'elle détruit l'éponge. Rien de plus utile qu'une serviette-éponge, déposée sur une plaie abdominale sous une tumeur qui saigne ; enroulée autour d'une anse intestinale qu'on suture ; enveloppant un épiploon détaché d'une tumeur ; employée à mille autres usages du même genre.

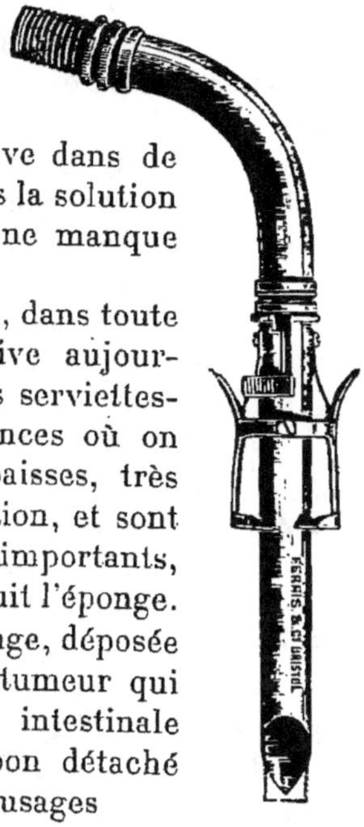

Fig. 22.

Gros trocart à kyste de Wells. 1/3 de grandeur.

Incision abdominale. — L'incision est faite sur la ligne médiane entre l'ombilic et les pubis. Les couches successivement traversées sont : la peau, le tissu cellulaire sous-cutané, la ligne blanche, le fascia transversalis avec la graisse sous-péritonéale et le péritoine. La peau de cette région ne présente d'ordinaire aucun caractère d'un intérêt vraiment pratique. Elle peut être ferme, rebondissante, et adhérer intimement à la graisse sous-cutanée ; ou flasque et molle, et glisser volontiers sur les tissus sous-jacents. Dans le premier cas, il est facile de faire une incision droite avec un bistouri maintenu dans sa position initiale ; dans le second, la peau pourra fuir

devant le bistouri et il sera plus commode de la pincer et de
la transpercer, comme on le fait dans la herniotomie. L'épaisseur du tissu cellulaire sous-cutané varie dans des proportions
considérables. Dans le cas de maigreur extrême, il peut manquer en fait, — la première incision met à nu les aponévroses ;
chez les individus très obèses, la couche sous-cutanée peut
atteindre une épaisseur de plusieurs pouces. Cette épaisseur
peut encore s'accroître du fait de l'œdème. Le plus souvent le
tissu cellulaire sous-cutané est séparable en deux couches :
l'externe, où prédomine la graisse ; l'interne, plutôt fibreuse.
Toutefois cette distinction n'est bien marquée que chez les
jeunes sujets. Les vaisseaux se ramifient surtout dans la couche
externe graisseuse ; d'ordinaire ils sont tous petits, mais parfois on rencontre un rameau de dimensions moyennes. Les
veines sont à l'occasion grosses, sinueuses et quelquefois saignent
si abondamment qu'on est obligé de recourir à la forcipressure ou même à la ligature.

La ligne blanche est d'un tissu nettement consistant et épais.
Chez les individus musclés qui n'ont qu'une tumeur de petit
volume, les droits reposent côte à côte, et la ligne blanche est
ainsi réduite à un tractus fibreux ; chez les sujets maigres, dont
les parois ont été largement distendues, la ligne blanche peut
être élargie au point que les droits sont séparés d'un demi,
d'un pouce, ou même plus. Dans le second cas, il est assez
facile d'inciser la ligne blanche sans ouvrir la gaine des droits ;
dans le premier, c'est un peu plus difficile, et, en réalité, l'une ou
les deux gaines sont souvent ouvertes. A vrai dire, dans quelques
cas, la ligne blanche est tellement étroite que, si on s'efforce
d'inciser avec exactitude sur la ligne médiane, on mettra sûrement à nu les deux muscles. Il faut avoir présent à l'esprit que
la paroi postérieure de la gaine des droits s'arrête au ligament
falciforme, et que l'aponévrose musculaire postérieure — j'ai
en vue le quart inférieur — passe tout entière en avant des
droits. Si la gaine est ouverte au-dessus de ce point, on a à
diviser, avant d'atteindre la graisse sous-péritonéale, une
couche supplémentaire aponévrotique, la paroi postérieure de
la gaine ; au dessous, au contraire, il n'existe pas de couche
supplémentaire, ou seulement une très mince aponévrose. En
réalité, on pénètre d'ordinaire dans la cavité au-dessous du
repli falciforme ; et, si l'ouverture est trop petite, on l'agrandit

par en haut avec les ciseaux, sans se préoccuper des diverses couches anatomiques.

S'il faut prolonger l'incision au-delà de l'ombilic, il est sage de l'incliner à gauche et de ne pas traverser la cicatrice. On agit ainsi, en partie pour éviter le ligament triangulaire du foie qui, de l'ombilic, se dirige en haut et à droite et peut renfermer une veine ombilicale non oblitérée, mais surtout parce que les tissus de la cicatrice ombilicale sont minces et fort sujets à se laisser couper par les sutures pendant les efforts de vomissement. Semblable accident m'est arrivé après une hystérectomie, qui fut suivie de l'issue des intestins. Heureusement on s'en aperçut aussitôt et cela n'eut pas de suites fâcheuses. On peut également rencontrer l'ouraque, converti normalement en un ligament vésico-ombilical. Parfois existent le long de la ligne blanche de petites ouvertures, à travers lesquelles des lobules adipeux s'engagent (hernies graisseuses).

Le tissu cellulaire, intermédiaire au fascia transversalis et au péritoine, est très lâche et très élastique, et contient une quantité variable de graisse dans ses mailles. Les fibres peuvent être aisément séparées, de manière à découvrir le péritoine sous-jacent ; et, s'il n'est chargé que de fort peu de graisse, ou si le péritoine adhère à la tumeur abdominale, on peut le prendre pour l'enveloppe de cette tumeur et le détacher des parois dans une certaine étendue avant de s'apercevoir de l'erreur commise. On peut d'ordinaire le séparer en deux couches ou plus.

Le péritoine présente une épaisseur qui varie avec chaque sujet et selon qu'il est épaissi par l'inflammation ou, au contraire, aminci par la surdistension. S'il est fort enflammé, le péritoine peut être converti en un tissu épais, hautement vasculaire, saignant abondamment quand on l'incise ; après apaisement de la période aiguë du processus inflammatoire, des tractus fibreux vont l'unir plus ou moins intimement à la tumeur sous-jacente ; et, en ce cas, sa vascularité est encore augmentée. Généralement parlant, un écoulement de sang excessif pendant l'incision des parois indique un péritoine adhérent aux tissus sous-jacents.

L'incision première ne doit pas avoir plus de 5 à 7 centimètres de long, selon l'épaisseur des parois abdominales. Son extrémité inférieure s'arrêtera à 5 centimètres des pubis. Il

n'est pas prudent de la prolonger plus bas à cause du voisinage de la vessie ; si on trouve l'ouverture insuffisante, on
l'agrandit par le haut. On juge au toucher de l'épaisseur de la
graisse sous-cutanée, et du premier coup on incise la peau et
plus ou moins du tissu cellulaire sous-cutané. Un ou deux
coups rapides de bistouri, donnés dans toute la longueur de la
plaie, complètent la division de cette couche et mettent à nu
la ligne blanche. Des pinces à forcipressure sont appliquées
sur les points qui donnent. Un coup d'œil jeté sur l'aponévrose
peut, en montrant l'arrangement symétrique de ses fibres,
indiquer exactement la ligne médiane. Un ou deux coups de
bistouri, donnés adroitement à l'aponévrose, la divisent sur le
milieu de la plaie. Si du muscle apparaît, en faisant glisser sur
lui les tissus divisés, on voit de quel côté de la ligne blanche
l'ouverture vient d'être faite, et l'incision est complétée par le
haut et par le bas en suivant la ligne médiane. Cette mise à
nu des fibres musculaires présente une légère importance pratique. En effet, quelques opérateurs préfèrent toujours découvrir le muscle, et plus d'un chirurgien distingué recommande
de traverser le tissu musculaire. La raison qu'ils en donnent
est que la suture musculaire, plus que la réunion des tissus
fibreux, donne une cicatrice solide et large. Que cela soit vrai
ou non, point fort discutable, il est certain qu'on obtient une
suture excellente lorsqu'on affronte les surfaces musculaires
mises à nu. On n'a besoin que du bistouri seul ou des ciseaux
pour faire cette incision : la sonde cannelée est inutile.

On est arrivé sur le fascia transversalis lâche. S'il est
chargé d'une quantité considérable de graisse, celle-ci est
écartée, déchirée et le péritoine mis à nu. Les fibres les plus
profondes de ce fascia sont d'ordinaire séparables en plusieurs
couches. On peut les diviser de diverses manières avec la sonde
cannelée et le bistouri, avec la sonde cannelée et les ciseaux,
avec les ciseaux seuls, ou avec la pince et le bistouri. Règle
générale, je crois que le dernier procédé est le meilleur. Lorsque
c'est possible, le mieux est de pincer le fascia et le péritoine entre
le pouce et l'index ; de les faire rouler sous les doigts pour s'as
surer qu'on n'a pas pris d'intestin ; d'ouvrir le péritoine par une
très petite incision qui permette l'entrée d'une des deux branches
des ciseaux et de compléter l'incision. Le procédé le plus généralement applicable est le suivant : saisir une petite portion du

fascia entre les mors d'une pince et l'inciser sur ceux-ci, en
tirant à soi le péritoine ; si la cavité n'est pas ouverte du premier coup, un autre petit lambeau de tissus est pincé entre
deux pinces, attiré à soi et incisé jusqu'à ce qu'on pénètre dans la
cavité. Le péritoine est ainsi sectionné en l'attirant à l'extérieur,
et on évite toute blessure des organes intra-abdominaux. Pour
compléter l'incision, un doigt est introduit dans le péritoine et
guide les ciseaux. Si on le désire, des pinces sont fixées sur les
lèvres de la séreuse et laissées à demeure sur la paroi abdominale ; elles maintiennent le péritoine renversé et empêchent
qu'on ne le déchire dans les manœuvres qui vont suivre. Pour
le relever, Spencer Wells recommande l'emploi de la double
griffe piquante d'Adams. Avant l'ouverture de la séreuse, il
faut avoir arrêté tout écoulement sanguin ; et, après l'incision
du péritoine, avant d'aller plus loin, on inspectera avec grand
soin ses deux lèvres pour s'assurer qu'elles ne donnent pas du
sang.

L'incision sera suffisamment longue pour permettre l'extraction facile du kyste affaissé et vide, ce qui veut dire qu'elle
aura de un pouce et demi ou 2 pouces à 8 ou 10 (depuis
4 à 5 centimètres jusqu'à 20 et 25 centimètres). Le volume de la
tumeur et les adhérences à surmonter seront les seuls guides
quant à la longueur à donner à l'incision. En même temps qu'une
incision courte diminue les risques de hernie ventrale, elle
n'augmente guère les difficultés réelles de l'opération. La règle,
qui veut qu'on fasse la première incision suffisamment longue
pour admettre la main, devrait être abolie : on doit régler la
longueur de l'incision sur d'autres considérations et motifs de
plus grand poids, que le seul désir de faire une exploration
d'ordinaire aussi inutile qu'inopportune.

Évacuation et extraction du kyste. Rupture des adhérences. — On
se fera rapidement une idée de la nature de la tumeur par la
vue et le toucher. On notera l'aspect caractéristique déjà
décrit du kyste simple et du kyste dermoïde ; l'épaisseur, la
solidité, la friabilité de la paroi ; la nature du contenu, soit
fluide, soit visqueux ; la multiplicité des kystes secondaires ;
la présence ou l'absence d'adhérences ou de traces d'inflammation.

Un chirurgien expérimenté décidera sur-le-champ la meilleure manière de procéder à l'égard de chacune ou de l'ensemble des particularités que présente la tumeur à enlever ; on ne peut ici donner que des instructions générales.

Quelle que soit la nature du kyste, le mieux est toujours de commencer par le vider. L'exploration digitale, le plus souvent, satisfait plutôt la curiosité qu'elle n'est vraiment utile pour les manœuvres consécutives. Et commencer par rompre les adhérences présente un double inconvénient : en agissant ainsi, non seulement nous courons les risques de rompre les parois kystiques et de laisser échapper le contenu dans la cavité péritonéale, mais encore nous attaquons les adhérences au moment le plus inopportun, alors qu'on n'a qu'un espace restreint pour les manœuvres, et qu'on laissera nécessairement saigner des vaisseaux parce qu'ils sont cachés à tout regard.

La ponction est, dans la grande majorité des cas, la meilleure méthode d'évacuation du kyste.

La tumeur se subdivise-t-elle en un grand nombre de kystes, ou son contenu est-il fort visqueux, l'incision peut devenir le meilleur procédé.

Pour ponctionner un kyste de petit volume, le mieux est de recourir au petit trocart à kyste de Wells (Fig. 21); pour un grand kyste, on emploiera l'instrument de Tait, à bout conique, mousse (Fig. 20). Keith se sert d'un grand aspirateur, et c'est probablement encore la meilleure manière de faire. Pour prévenir l'échappement des liquides sur les côtés du trocart, une éponge est tout ce qu'il faut. Pour empêcher que les intestins ne fassent hernie, le meilleur procédé est, non pas de repousser les parois abdominales en arrière contre le kyste, mais d'attirer celui-ci en avant contre les bords de l'ouverture. Les grandes pinces de Wells ont été construites pour saisir les parois du kyste au fur et à mesure qu'elles deviennent flasques et les amener avec fermeté et douceur hors de la plaie. Il est avantageux de disposer une large éponge entre le kyste et les parois pour prévenir l'entrée du liquide dans la cavité abdominale. Les kystes secondaires peuvent être évacués sans retirer la canule du kyste principal ; mais, quand on agit de la sorte, il faut s'assurer par les doigts introduits dans la cavité abdominale que le trocart ne va pas traverser la paroi de ce kyste principal. Quand le kyste devient flasque, l'orifice d'entrée du trocart est amené au dehors des lèvres de la plaie ; et dès que cet orifice se dégage de l'ouverture abdominale, à l'aide de fortes pinces on va saisir un pli de la paroi kystique au-dessus et au-dessous de cet orifice, le trocart est rapidement enlevé et la paroi franchement incisée entre les pinces, de manière que le contenu du kyste s'écoule sur le mackintosh jusque dans le déversoir. Deux doigts, ou, si cela est nécessaire, toute la main, introduits par cette incision dans le grand kyste, vont rompre les kystes secondaires. Une hémorragie viendrait-elle à se déclarer pendant la rupture des cloisons, il faudrait prolonger aussitôt l'incision pour permettre de dégager toute la tumeur et d'en comprimer le pédicule. Si des adhérences ne s'y opposent pas, tout le kyste se dégage aussitôt qu'il est suffisamment diminué de volume ; s'il existe des adhérences, on les sépare au fur et à mesure qu'elles se présentent de la manière que nous allons dire.

Quand on juge convenable d'évacuer le contenu du kyste par l'incision (un petit nombre de chirurgiens adoptent toujours cette manière de faire), deux grandes pinces de Wells sont implantées dans la paroi kystique, en regard des extrémités de la plaie abdominale ; l'incision est faite entre ces pinces, pendant qu'on les amène avec force en avant, de manière à maintenir l'enveloppe kystique en contact continu avec la paroi abdominale. De larges éponges interposées ramassent tout le liquide à mesure qu'il s'échappe. La paroi du kyste est parfois tellement tendue qu'il n'est pas facile d'arriver à la saisir avec les pinces ; en pareil cas, on la fixe autant que possible tout d'abord à l'aide d'une petite pince, et de plus grandes sont ensuite placées sur le pli ainsi déterminé. Pour ce qui est des kystes dermoïdes, c'est en général au moyen de l'incision qu'on arrive le mieux à les vider.

Si, après évacuation du kyste aussi complète que possible, des adhérences s'opposent à son extraction, on dispose une grande pince en T sur l'ouverture kystique de manière à la fermer, et on procède au temps important de la séparation des adhérences. Pour la libération de celles qui sont à la fois très molles, délicates et récentes, rien ne surpasse l'éponge. L'organe adhérent est, pour ainsi dire, épongé hors de la tumeur, et l'éponge est laissée en place sur les adhérences qu'elle vient de rejeter en les séparant, de manière à absorber tout le sang qui peut suinter des petits vaisseaux déchirés. Quand on a affaire à des adhérences de ferme consistance, on se comporte de différentes manières. Celles-ci sont-elles relativement récentes, en y apportant tous ses soins on arrive avec les doigts à en dépouiller la tumeur ; pendant ce travail on applique des pinces partout où il est nécessaire et on les laisse en place. Les adhérences sont-elles anciennes, fibreuses, épaisses, on les incise après ligature. Généralement parlant, les adhérences molles qu'on peut détacher par le procédé de l'éponge se rencontrent au niveau des parois abdominales ou du foie ; celles pour lesquelles les tractions digitales deviennent nécessaires sont le plus souvent épiploïques ; et l'incision entre deux paires de pinces est la plupart du temps requise dans le cas d'adhérences intestinales à la tumeur. L'union avec l'utérus ou la vessie, quand elle existe, est d'ordinaire intime et solide, et la libération de ces organes exige beaucoup de soin et de tact.

Chaque fois que cela est possible, les pinces sont amenées hors de la plaie abdominale et laissées à ce niveau, en même temps qu'on protège les organes délicats sous-jacents au moyen d'une large éponge ou d'une épaisse serviette-éponge. Et d'ailleurs, d'une manière générale, au fur et à mesure que la libération avance, on dispose des éponges dans chaque brèche qu'on vient de produire, entre la tumeur et l'organe détaché. Quand toute la tumeur est sortie, une large éponge est étalée sur les intestins, à la fois pour les garantir et en prévenir l'issue.

Pendant la rupture des adhérences, il est possible de déchirer les parois de quelqu'un des viscères creux. Il faut, évidemment, fermer immédiatement ces déchirures à l'aide de sutures appropriées. Si, en un point quelconque, les connexions avec l'intestin ou la vessie sont si intimes qu'une libération complète semble grosse de périls pour l'intégrité de l'organe, il faut alors découper la portion adhérente de la paroi kystique et l'abandonner. Dans l'extraction d'un très gros kyste de la trompe suppuré, putréfié et adhérent de partout, j'ai laissé une portion considérable de l'épaisse paroi kystique au milieu d'un foyer d'inflammation chronique, englobant à la fois les vaisseaux iliaques gauches et l'S iliaque. Après drainage et seringuage quotidien pendant plus d'un mois, ce foyer fut éliminé par l'ouverture du drain sous forme d'une escarre ; celle-ci remplit un flacon de 100 grammes. Il en résulta une fistule stercorale, qui guérit spontanément. On peut abandonner à l'intérieur des portions considérables de parois kystiques saines et non enflammées, sans courir aucun danger.

Quant à la conduite à tenir dans nombre de circonstances anormales qui surgissent à chaque pas dans un cas difficile, il est presque impossible de donner des instructions bien définies. Pas plus qu'aux complications, on ne saurait imposer de limites à ces instructions et jamais on n'arriverait à les fournir complètes. Si le chirurgien possède une expérience assise sur de solides principes et une parfaite connaissance de la chirurgie générale abdominale, on peut en toute sécurité le laisser aux prises avec toutes les complications ordinaires qui se rencontrent dans l'ovariotomie.

Traitement du pédicule. — Le pédicule a été soumis à presque tous les modes de traitement que puissé imaginer un chirurgien. « Il a été lié en totalité; lié par portions; enlevé par torsion, au thermocautère, à l'écraseur; excisé en totalité, excisé en partie; abandonné dans la cavité; fixé au dehors; converti en un escarre [1]. »

---

[1] SUTTON, *Trans. Amer. Gyn. Soc.*, 1883, vol. VII, p. 119.

C'est à cette source que j'ai puisé l'instructif sommaire historique qui suit, sur le traitement du pédicule dans l'ovariotomie :

1809. Mc Dowel fait une ligature unique et en laisse les extrémités au dehors.

1820. Chrysmar, du Wurtemberg, lie en deux parties et laisse les extrémités au dehors.

1821. Nathan Smith fait la ligature distincte des artères avec des bandelettes prises sur des gants de peau, coupe les ligatures au ras et rentre le pédicule.

1837. Stilling, de Cassel, se sert du cautère et suggère l'idée de la fixation du pédicule dans la plaie.

1846. Handyside, d'Edimbourg, passe les ligatures dans le cul-de-sac de Douglas par le vagin.

1848. Stilling fixe le pédicule hors de la cavité abdominale.

1850. Duffin, de Londres, introduit le procédé de Stilling en Angleterre.

1849. Maisonneuve, de Paris, fait la torsion de tout le pédicule.

1850. Atlee a recours à l'écraseur, et quelques-uns l'imitent.

1850. Hutchinson est le père du clamp.

1860. Sir James Simpson le traite par l'acupressure contre la face interne de la paroi abdominale.

1865. Kœberlé invente son serre-nœuds, ou constricteur en fil de fer, avec lequel il fait une rainure autour du pédicule avant de le lier.

1864. Baker Brown a recours aux cautères de Stilling.

1868. Masslovsky dédouble le pédicule en deux portions et les lie séparément.

1869. Mc Leod, de Glascow, le tord entre deux fortes pinces.

1870. Emmet emploie le fil d'argent dans dix-huit cas.

Bilroth saisit le pédicule entre deux pinces, le lie et le divise au thermocautère.

Nussbaum lie le pédicule au catgut en plusieurs portions et le rentre.

Il m'a toujours semblé qu'on avait grossi à l'excès l'importance de cette *quœstio vexata*. Pour un chirurgien, qui a l'habitude de l'amputation des membres, le pédicule est relativement bien peu de chose. Quelques petits vaisseaux, qui fournissent à 1 livre ou 2 de tissus peu vasculaires, s'ils sont soumis à une légère compression et serrés dans une ligature, n'ont rien qui doive nous alarmer. Nous avons rarement affaire à un vaisseau plus gros que la radiale, et très rarement à une artère qui lance un jet de 15 centimètres. Il est vraiment rare qu'on ne puisse arriver à comprimer facilement l'ensemble des vaisseaux entre les doigts. Pourtant il est absolument exact de rencontrer des faits réels, où la pression sanguine dans les vaisseaux du pédicule est faible, où les parois vasculaires sont minces, et, par conséquent, ne peuvent s'oblitérer par le processus pathologique consécutif d'ordinaire à la ligature. Si l'hémostase est facile, elle doit être complète et tout comprendre. Mais il est inutile de l'exagérer.

A l'heure actuelle, nous n'avons pratiquement le choix qu'entre deux méthodes de traitement du pédicule, toutes deux presque parfaites : — la ligature, complète et intra-péritonéale ; et le cautère et clamp. Le traitement extrapéritonéal par le clamp est aujourd'hui complètement rejeté et je ne le décrirai donc pas. A quelques rares exceptions près, tout pédicule, qu'on peut serrer dans un clamp, peut être lié ; et, règle générale, tous les modes de ligature valent tous les clamps.

Entre les mains de Keith, la méthode du cautère-clamp est arrivée presque à la perfection chirurgicale. Peu de chirurgiens peuvent espérer atteindre à la minutieuse précision de ses manœuvres, et certainement aucun n'aurait la prétention de le surpasser quand on le voit ne laisser qu'une bande mince, grise, translucide de tissus exsangues, mais encore vivants ; et, avec les garanties non douteuses que donne la ligature plus facile et plus rapide, je doute que beaucoup de chirurgiens essaient de l'imiter.

Le clamp qu'emploie Keith est, dans ses parties essentielles, celui que Baker Brown a fait connaître en 1864 (Fig. 23). Deux barres plates d'acier, pourvues chacune d'un manche puissant, sont réunies à leurs extrémités opposées par une forte charnière ; sur leurs faces inférieures sont fixées deux plaques épaisses d'ivoire, qui dépassent un peu le métal et s'opposent au rayonnement de la chaleur. Sur la barre gauche est ajusté un rebord droit, contre lequel le cautère peut être guidé, de manière à prévenir son échappement. Les fers à cautère sont très volumineux afin qu'ils puissent garder longtemps la chaleur, et de formes variées (Fig. 24 et 25) pour qu'ils conviennent à toutes les besognes qu'on va leur demander.

On a recours à un cautère en forme de hache pour couper le pédicule, en le pressant contre l'angle formé entre le clamp et son rebord. On emploie les cautères en disques pour niveler et finalement ratatiner la tranche déjà cautérisée. On a sous la main, prêts à servir, deux ou trois de ces cautères, qu'on fait rougir sur du charbon de bois.

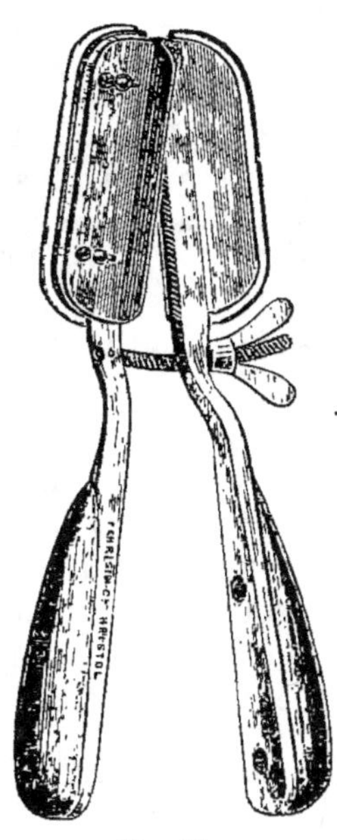

Fig. 23.
Cautère-clamp de Keith.
1/3 de grandeur.

Quand on emploie le cautère-clamp, le pédicule est saisi entre les deux barres à une distance convenable de la tumeur. Autant que possible, on respecte les tissus du pédicule ; celui-ci est comprimé dans la position qu'il occupe naturellement, et ainsi il n'offre aucune tendance à se tordre. Les barres sont rapprochées à l'aide de la vis, aussi solidement que possible. La tumeur est alors enlevée d'un coup de ciseaux à 4 centimètres environ du clamp. Avant de faire l'application du cautère sur le pédicule, des serviettes mouillées sont disposées autour du clamp sous l'ivoire pour parer aux rayonnements sur les tissus voisins.

Il faut que les cautères qu'on emploie soient aussi rouges que possible. On les promène sur les barres du clamp contre le rebord vertical, jusqu'à ce que la ligne qui représente le pédicule comprimé entre les barres d'acier soit parfaitement lisse et de niveau. Il ne faut pas laisser par derrière soi sur l'escarre la moindre parcelle de tissus noirs ou carbonisés ; lorsqu'il a été traité de façon convenable, le moignon se réduit à un mince feuillet gris de tissus ratatinés et translucides,

assez comparable, comme aspect et consistance, à du cartilage.
Le clamp est retiré avec prudence et des pinces à forcipressure
sont disposées à chaque extrémité du
pédicule pour s'opposer à sa rentrée
dans la cavité abdominale. Parfois un
des vaisseaux ainsi brûlés colle aux barres
du clamp et se déchire si celles-ci sont
enlevées par trop brusquement.

La ligature au fil de soie est aujourd'hui
le mode de traitement presque exclusif
du pédicule. Il n'y a aucune objection
à faire au catgut, sinon les grandes difficultés qu'on éprouve dans sa préparation ; je l'ai employé avec succès dans
plus de vingt cas, mais actuellement je
donne la préférence à la soie. Et, autant
qu'on peut se baser sur les observations
publiées, il n'y a pas lieu de préférer
un fil de soie en particulier à un autre :
il suffit que le fil soit fort et aseptique.
La soie tressée de Chine, de grosseur
variable en rapport avec le volume et la
vascularité du pé-
dicule, est celle
qu'on emploie le
plus générale-
ment. Elle est
d'abord passée à
l'eau bouillante,
puis trempée dans
une solution anti-
septique. Il existe de nombreux procédés pour faire le nœud ;
aucun, selon moi, ne surpasse le nœud du Staffordshire de
Lawson-Tait (Fig. 26).

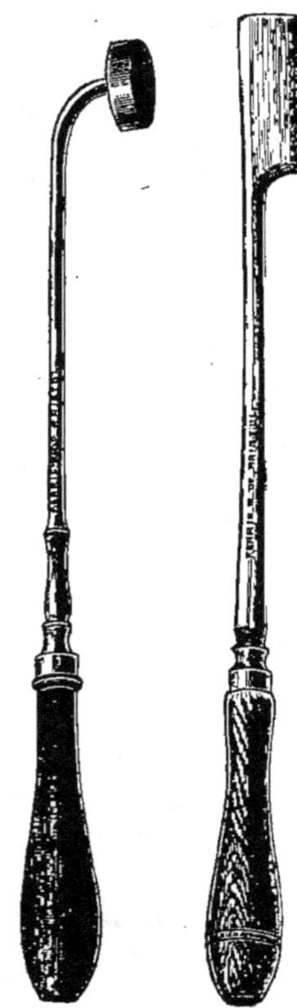

Fig. 24.   Fig. 25.
Fers à cautère pour brû-
ler le pédicule. 1/3 de
grandeur.

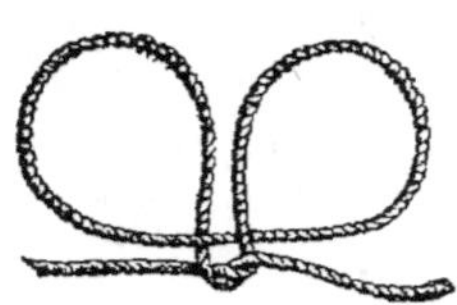

Fig. 26.
Nœud du Staffordshire
de Tait.

« On passe d'avant en arrière à travers le pédicule une
« aiguille à manche, ordinaire, armée d'un long fil de soie, puis
« on la retire en laissant l'anse en arrière. On fait alors glisser
« cette anse en l'attirant au-dessus de l'ovaire ou de la tumeur ;
« l'une des extrémités libres est passée à travers elle, de façon

« à ce qu'une des deux extrémités se trouve au-dessus et l'autre
« au-dessous de l'anse. On saisit ensuite les deux extrémités
« de la main droite, et on tire, après avoir appliqué le pouce et
« l'index de la main gauche contre le pédicule de façon à faire
« contre-pression, jusqu'à ce que la constriction soit complète.
« On fait alors un nœud simple, comme sur la figure, et on le
« serre ; puis on en fait un second comme lorsqu'on noue une
« ligature ordinaire. Il y a une autre manière plus compliquée
« de faire le nœud, c'est de passer chaque extrémité du fil
« autour de la moitié correspondante du pédicule et de les croiser
« dans l'anse ; c'est un bon procédé auquel on peut avoir recours
« dans le cas de tumeurs volumineuses solides. Mais la pre-
« mière manière est de beaucoup la plus élégante et la plus
« rapide. »

Les avantages que Tait réclame, à juste titre, pour son
nœud, sont que, « en même temps qu'il lie le pédicule en deux
« moitiés, ces moitiés sont en réalité serrées en bloc et égale-
« ment bien serrées ; et, par suite de la disposition mécanique
« du nœud, on peut employer une très grande force constric-
« tive ».

Le nœud du Staffordshire est, en réalité, une ligature en
chaîne, comme devraient l'être toutes celles qu'on applique sur
le pédicule. Jamais on ne devrait poser de ligature sur un pédicule divisé en plusieurs portions, de crainte de le voir se crevasser. Ces crevasses s'étendent parfois au-delà du niveau de
la ligature et peuvent comprendre un vaisseau à parois minces,
qui saigne alors abondamment. Dans quelques cas de pédicule
épais ou large, la double ligature par le nœud du Staffordshire
peut ne pas paraître suffisante ; c'est alors qu'il est sage de songer à la ligature en trois ou quatre portions. En pareil cas, il
faut que les fils soient passés en chaîne de manière que le
pédicule, tout en étant lié par portions distinctes, soit cependant serré en bloc et qu'ainsi il ne puisse se crevasser. Les
figures ci-jointes (Fig. 27, 28, 29) démontrent une manière de
faire facile et rapide, quand on veut lier le pédicule en trois.
Un fil de soie de longueur suffisante pour trois ligatures est
passé dans l'aiguille mousse. L'aiguille traverse le pédicule à
la distance d'environ le tiers de sa largeur à partir d'un de ses
bords, dans une zone qui ne présente pas de vaisseaux ou dont
les vaisseaux ont été écartés ; un doigt de la main gauche est

passé sous l'anse du fil et l'aiguille retirée encore enfilée. Elle est réenfoncée dans le milieu qui sépare le premier point de l'autre bord ; la seconde anse du fil est fixée par un autre doigt et l'aiguille retirée, désenfilée et mise de côté. Le pédicule est dès lors traversé par un fil à ligature continue, qui présente sur l'une de ses faces deux anses, et sur l'autre une anse et deux extrémités libres (Fig. 27). Les extrémités libres sont alors passées à travers l'anse située de leur côté (Fig. 28). Les deux anses du côté opposé, encore retenues par les doigts, sont divisées d'un coup de ciseaux, et les extrémités du fil médian entourant le milieu du pédicule, et contenant les fils qui enlacent les côtés du pédicule sont serrées aussi fortement que possible. Les fils latéraux sont ensuite noués l'un après l'autre. Le pédicule est ainsi maintenu par une ligature complète en chaîne (Fig. 29). On agira de la même manière pour lier le pédicule en quatre ou cinq portions ou même plus.

Il est toujours prudent d'employer l'aiguille mousse pour transpercer le pédicule, car on court souvent le risque de blesser des vaisseaux. Je me sers à cette intention de l'aiguille à anévrysmes. Une pince à pointes fines, semblable à la pince de Lister, est un excellent instrument dans le cas particulier ; le fil, saisi entre les mors de la pince, est poussé avec elle à travers le pédicule. Ce dernier est-il volumineux, il peut être sage, avant de nouer les fils, de le serrer dans un clamp temporaire ou entre les mors d'une puissante pince à compression. Bantock, en particulier, emploie ce procédé, se servant de deux

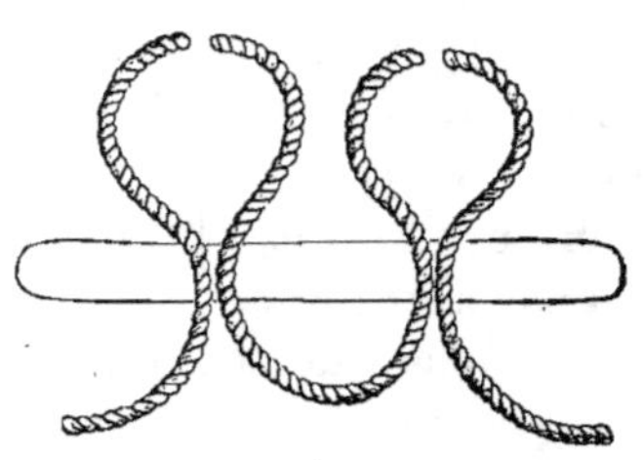

FIG. 27.

Triple ligature en chaîne. — [Fils passés

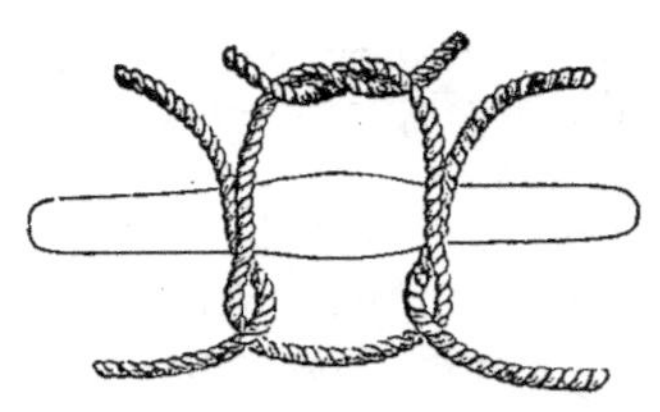

FIG. 28.

Triple ligature en chaîne. — Fils disposés en chaîne, prêts à être liés.

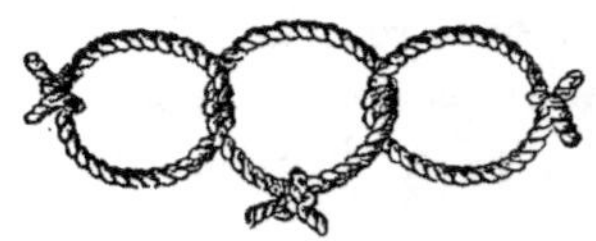

FIG. 29.

Triple ligature en chaîne. — Nœud fait.

fortes pinces de Wells coudées. L'aiguille traverse le pédicule tout près des branches, et les fils sont serrés après enlèvement des pinces. Pareille compression exprime les liquides hors des tissus qu'on va lier et empêche que ces tissus ne s'échappent sous l'anse du fil. Avec un pédicule épais, œdémateux, c'est là un procédé précieux et qui devrait toujours être adopté ; pour les pédicules moyens, l'expérience a surabondamment démontré que ce n'est pas absolument indispensable. Il est possible d'exagérer le broiement du pédicule ; l'objection de Thornton et de Doran, à savoir qu'une compression trop forte pourrait produire une escarre, a incontestablement quelque valeur théorique. Mais, en fait, il ne semble pas que l'habitude quasi universelle de serrer les ligatures aussi fort que possible ait jamais causé la moindre complication. Après excision de la tumeur, on s'apercevra toujours, dans le cas de pédicules charnus et œdémateux, que les ligatures pouvaient être serrées plus étroitement encore. Pendant qu'on serre le premier nœud, on coupe le pédicule à 4 centimètres environ de la ligature à petits coups de ciseaux répétés, donnés de la périphérie vers le centre. Au fur et à mesure que les tissus s'affaissent, le fil peut être serré davantage. Mais cette manière de faire est rarement nécessaire. Avec le nœud de Tait, il suffira de déployer une force ordinaire pour rendre l'hémostase complète et permanente.

Des chirurgiens de valeur ont recours à d'autres modes de ligature pour assurer le pédicule. Mais, comme simplicité et efficacité, rien ne dépasse ceux que nous avons décrits.

Un simple fil de soie passé par transfiction, comme il a été dit, et assuré par un vrai nœud plat sera suffisant pour la grande majorité des pédicules. Les ligatures supplémentaires, qui veulent prévenir tous risques d'hémorrhagie, exposent à d'autres dangers : elles peuvent ne se laisser ni absorber ni enkyster. La soie la plus fine, mais solide pourtant, le nœud le plus petit, et le moignon également le plus petit, voilà à quoi doit viser le chirurgien.

Le pédicule, une fois assuré et divisé, est rentré dans la cavité, et, le plus souvent, plus n'est besoin de s'en occuper. Si on a quelque doute sur la valeur de la ligature, une pince à forcipressure est fixée sur le moignon ; on pourra ainsi le ramener à la surface et le passer en revue avant de clore définitivement la cavité. D'ailleurs, les éponges qu'on aura disposées postérieurement dans le cul-de-sac de Douglas marqueront d'une façon certaine si le pédicule donne du sang. C'est à ce moment qu'il faut aller inspecter l'autre ovaire et l'enlever également si on le trouve malade.

Toilette du péritoine. — Un des temps les plus importants de l'opération consiste dans l'enlèvement complet de tout corps étranger de la cavité — dans la « toilette du péritoine » comme on l'a si bien dénommée. Mc Dowell lui-même a, en partie, pressenti les avantages de ce procédé ; mais c'est à Keith que nous sommes redevables de la démonstration complète de sa valeur. La manière de la pratiquer est la même dans toutes les opérations abdominales ; il n'est donc pas nécessaire de la décrire complètement une seconde fois. A l'aide de porte-éponges appropriés, des éponges sont successivement portées dans le cul-de-sac de Douglas et les excavations lombaires ; et on en introduit de nouvelles jusqu'à ce qu'elles ressortent sèches. S'il s'est écoulé dans la cavité séreuse des matières colloïdes ou semi-solides, il faut suivre l'excellent procédé de Tait, c'est-à-dire laver la cavité à l'eau chaude. Si on n'a pas d'appareil spécial, on se contentera du tuyau de caoutchouc du trocart, transformé en tube à irrigation, et d'un bassin ou d'une aiguière remplie à moitié ou aux trois quarts de liquide. La plaie est fermée aussi hermétiquement que possible avec une main, pendant que les doigts de l'autre sont passés rapidement au milieu des intestins, les lavant et les nettoyant à fond. On recommence jusqu'à ce que le liquide ressorte tout à fait propre. Des éponges exprimées sont alors disposées dans le petit bassin et les flancs ; on les enlèvera après passage des sutures, avant de faire les nœuds. Dans quelques cas, on peut verser le liquide à flots, directement d'un pot à eau.

Il n'est pas possible d'insister trop sur l'importance qu'il y a à enlever tout corps étranger de la cavité péritonéale. Mais il faut ici, comme en toutes choses, garder un juste milieu entre ce qui est efficace et ce qui deviendrait un excès. Trop éponger peut irriter le péritoine ; et il serait inutile de poursuivre pendant un temps considérable l'assèchement de quelques gouttes de liquide qui ne sont rien de plus qu'une sécrétion péritonéale résultant de l'irritation. Et, si la patiente est sérieusement affaissée par une opération prolongée, il peut être sage, suivant les cas et en pesant toutes les conséquences possibles, soit de restreindre la toilette péritonéale, soit d'en courir les risques, soit enfin de recourir au drainage.

Drainage. — La question du drainage est une des plus difficiles à traiter théoriquement. Pratiquement, une bonne règle à suivre est de « drainer, dans le doute ». Si le tube donne issue à peu ou pas de sécrétions, on l'enlève dans les vingt-quatre heures et il n'y a aucun mal de fait. Si, au contraire, un peu de liquide vient à sourdre, nous avons la satisfaction d'avoir évité une catastrophe. Il y a moins de morts à mettre sur le compte que sur l'absence du drainage.

Celui-ci est surtout indiqué dans les cas d'adhérences pelviennes profondes, où il est impossible de voir ou de contrôler effectivement l'hémorragie. Quand nous laissons derrière nous une large surface dénudée — sur la vessie, le petit bassin ou les parois, — il faut nous attendre à avoir un suintement séro-sanguinolent consécutif, et drainer si nous craignons de lui voir prendre des proportions. Chaque fois que du liquide septique a pénétré dans la cavité séreuse, ce serait prudence que de drainer. Il faudra également le faire quand on redoutera la production de sécrétions abondantes, ou qu'on doutera de l'efficacité de la toilette péritonéale.

Les tubes de verre de Keith sont le meilleur drain dont on puisse faire usage après l'ovariotomie. Il ne faut pas que le tube soit ou trop long ou trop court. Son extrémité doit plonger jusqu'au fond du cul-de-sac de Douglas sans exercer de pression sur le rectum, et son collet affleurer les lèvres de la plaie au niveau de la partie inférieure de cette dernière. Le pansement ou le bandage n'exerceront aucune pression sur le drain. Son extrémité externe est passée à travers une ouverture en boutonnière pratiquée dans une feuille de toile-caoutchouc; sur cette extrémité repose un pansement absorbant, et dans le drain est disposée une bande entortillée de gaze, destinée à pomper le liquide par action capillaire. Dans le cas, où l'action capillaire et la pression intra-abdominale ne suffisent pas à vider le liquide de la cavité abdominale, il faut alors avoir recours, à de fréquents intervalles, à un appareil à aspiration tel que celui de Tait (Fig. 14).

Suture de la plaie. Pansement. — Il n'y a que bien peu de choses à ajouter à tout ce qui a déjà été dit sur ce point. On dispose les sutures en commençant par l'extrémité inférieure de la plaie et on y apporte les plus grands soins de manière à fermer complètement les espaces connectifs ouverts, en même temps que le péritoine est affronté avec une précision toute particulière. L'aiguille est enfoncée à 1/2 centimètre environ de la lèvre de la plaie, et poussée perpendiculairement à travers toutes les couches de la paroi; on est d'ordinaire obligé d'ajuster le péritoine, pour le percer en un point correspondant. Après passage des sutures et enlèvement de l'éponge sous-jacente, la plaie est une dernière fois épongée, pendant qu'on l'attire à soi à l'aide des fils à suture rassemblés tous dans une main. Puis les fils sont noués avec soin et leurs extrémités excisées.

Comme pansement, on peut se servir par exemple : de gaze phéniquée, ou de lint boriqué, coupé en carrés, le tout soutenu par un strapping. Puisque nous nous attendons à avoir peu de sécrétions du côté de la plaie, et que rien ne réclame un second pansement, le pansement complet de Lister avec mackintosh et bandes de gaze n'est nullement nécessaire. Il est inutile de récapituler ici les avantages auxquels prétend le strapping, appliqué sur toute la partie inférieure de l'abdomen, soutenant ses parois comme le ferait une attelle, et s'opposant à la distension gazeuse passive. En pratique, j'ai abandonné le bandage de corps ; car, à mon avis, en se ramassant en plis dans le dos de l'opérée, il lui cause plus d'ennuis qu'il ne lui fait de bien. L'application du bandage de corps à la suite de toute espèce d'intervention chirurgicale sur l'abdomen est une pratique antique et solennelle : il est difficile de dire si c'est autre chose.

OPÉRATIONS INACHEVÉES

Contrairement à ce qu'on pouvait espérer, le nombre des opérations incomplètes semblerait croître dans les dernières années. Terrier, sur 25 opérations récentes, n'en laisse pas moins de 5 inachevées. Hamans, sur 290 interventions, fixe huit fois le kyste à l'ouverture abdominale et les observations nous disent que toutes se rétablirent. On ne dit pas si la guérison de l'affection a suivi. A l'occasion il peut être prudent d'abandonner une petite parcelle de la paroi kystique soudée intimement à un organe important, mais ce n'est que tout à fait exceptionnellement qu'il est indiqué de renoncer à l'opération avant enlèvement de la tumeur. Agir ainsi serait tout simplement livrer son opérée à la mort. S'il est des chirurgiens de très grande expérience et d'un bonheur ininterrompu pour soutenir, comme ils le font, qu'il n'y a pas de tumeur kystique de l'ovaire impossible à enlever, d'autres, qui sont loin de mettre leurs actes d'accord avec cette conviction, s'imposent une grave responsabilité.

Rien ne démontre qu'un chirurgien soit nécessairement coupable, qui ne réussit pas à enlever complètement un kyste de l'ovaire ; mais il lui faut apporter de puissantes raisons pour expliquer son échec.

ACCIDENTS DANS LE COURS DE L'OPÉRATION

Il est possible d'avoir des contre-temps dans le cours de l'ovariotomie la plus simple ; mais ils seront surtout fréquents dans les cas difficiles. Il convient que le chirurgien soit à même d'y faire face sur-le-champ et de manière efficace ; car, si on les néglige, ces accidents peuvent entraîner des conséquences beaucoup plus graves que l'opération elle-même.

Rien de désagréable comme les vomissements et les nausées au cours de l'opération. Ces efforts, parfois d'une violence extrême, tendent, on le comprend, à chasser l'intestin à travers la plaie abdominale. Si, pendant que le kyste se vide, on l'attire à soi de manière à le tenir en contact intime avec les parois, ce sera probablement suffisant pour maintenir l'intestin en place. Le kyste une fois vidé, on se hâte de combler le vide ainsi produit par une grosse éponge qu'on tasse dans l'ouverture abdominale. Quelquefois même, il devient nécessaire d'interrompre l'opération et de fermer momentanément la plaie en accrochant l'index sur l'extrémité supérieure de l'incision abdominale et serrant l'une contre l'autre les parois entre le pouce et les doigts de l'autre main. L'énergie des contractions des muscles abdominaux est parfois tellement violente qu'elle réclame un effort considérable pour lutter contre elle.

Dissection du péritoine pariétal. — C'est là un accident qui ne peut guère arriver qu'à un novice. Sur les sujets maigres, le péritoine peut présenter des limites assez franches, lorsque ses attaches au reste de la paroi abdominale sont lâches ; et si, en plus de ces particularités, il adhère au kyste sous-jacent, il est possible de le détacher des parois dans une étendue considérable avant que l'erreur soit reconnue. En pareil cas, le mieux est de réséquer complètement le lambeau disséqué, plutôt que de lui laisser courir les risques de la mortification.

Déchirure des parois du kyste. — Cette déchirure, suivie de l'écoulement du contenu dans la cavité abdominale, n'est guère un accident sérieux, à moins de virulence du liquide. La meilleure manière de parer à une large déchirure est d'en pincer vivement les lèvres et de les attirer hors de la plaie. Si la déchirure se produit en un autre point, on la ferme aussitôt avec une pince ou, si elle est large, on la bourre d'une grosse éponge. L'hémorragie, qui provient de ces déchirures, est parfois tellement abondante qu'elle nécessite l'accouchement immédiat de la tumeur et la ligature rapide du pédicule.

Blessures des viscères creux. — Celles-ci ne sont possibles qu'avec des adhérences solides et fortes, reliant ces viscères à la paroi du kyste. La déchirure peut porter sur toutes les portions de l'intestin ; et semblable déchirure devra donc être suturée avant toute autre chose. La suppression d'une partie considérable de mésentère, par la gangrène à laquelle elle expose l'intestin, met en question la résection. Il m'est arrivé d'exciser l'appendice vermiforme, blessé dans le cours d'une opération. L'ouverture de la vessie, si elle est suturée convenablement et avec grand soin, n'est pas un accident aussi dangereux qu'on pourrait le supposer. Deux fois, j'ai fait une ouverture assez étendue à la vessie ; une fois l'urine s'est échappée abondamment ; ni l'un ni l'autre cas n'a eu de conséquences fâcheuses. Quand la vésicule biliaire a été atteinte, nous pouvons, selon l'importance de la lésion, ou enlever tout l'organe, ou établir une fistule ; la fermeture de la plaie n'est pas toujours ici ce qu'il y a de plus sûr. La rupture ou la section de l'uretère est un grave accident. Plus d'une fois, ce canal a été compris dans une ligature. Une seule fois (cas de Nussbaum), après pareil accident, la perméabilité de l'uretère s'est rétablie. Si la mort ne suit pas, il s'établit une fistule, dont on ne peut obtenir la guérison que par l'extirpation du rein. Quand l'opérée est vigoureuse et que l'ovariotomie n'a pas été trop grave, peut-être, dans le cas de division complète de l'uretère, le meilleur parti à prendre est-il d'enlever le rein. S'il ne peut être question de la suture du canal divisé et qu'il ne paraisse pas prudent de tenter la néphrectomie, ce qu'il est mieux de faire est probablement de fixer l'extrémité de l'uretère dans la plaie et d'attendre le rétablissement de l'opérée avant de prendre quelque autre parti. Simon a pratiqué sa première néphrectomie pour une fistule de l'uretère produite dans le cours d'une ovariotomie.

Blessures des organes solides. — Les blessures des organes solides — foie, rate ou rein — ne sont pas communes. Si l'hémorragie continue après une légère compression à l'éponge, il faut toucher la surface dénudée à la teinture d'iode ou à la solution de perchlorure de fer. Une blessure grave du rein expose à une infiltration d'urine, et il peut être prudent de songer à la néphrectomie.

Corps étrangers. — Des corps étrangers — instruments ou éponges — ont été oubliés dans la cavité abdominale. Aussi, pour prévenir cet accident, faut-il ne se servir que d'un nombre connu de chaque espèce d'objets employés et les compter aussitôt après l'opération. Il semblerait que le simple dénombrement des instruments fût suffisant ; cependant, c'est un fait que personne, hormis le chirurgien lui-même, ne doit se charger du soin capital de cette vérification. De temps en temps, des aides exercés ou des infirmières ont été trouvés en défaut ; et ce service, en apparence insignifiant comme beaucoup d'autres, s'impose presque à l'opérateur. C'est une bonne manière que de faire compter les objets à haute voix par l'aide sous les yeux de l'opérateur ; et ce qui ajouterait encore à la sécurité, ce serait que le chirurgien eût soustrait secrètement l'un ou l'autre des instruments. Aussitôt qu'on a la certitude d'avoir oublié quelque chose dans l'abdomen, il faut naturellement aller à sa recherche.

KYSTES DE L'OVAIRE ENCAPSULÉS

Doran a donné ce nom aux kystes de l'ovaire qui se développent entre les feuillets du ligament large, et les entraînent en même temps que le péritoine pelvien, en haut dans la cavité abdominale. La capsule à la vue présente une couleur rouge pâle, qui contraste avec l'aspect blanc nacré de la paroi kystique sous-jacente.

Le kyste est ponctionné et sorti de la manière habituelle. La capsule enveloppe-t-elle complètement le kyste et présente-t-elle un rétrécissement marqué entre l'utérus et la tumeur, on peut l'enlever tout entière et se comporter à l'égard du point rétréci comme si c'était un pédicule. Plus souvent, le kyste s'est profondément insinué entre les aponévroses pelviennes et il se peut même que le ligament large et le péritoine pelvien aient leurs connexions avec les organes importants fort peu changées. Il faut alors énucléer la tumeur de sa capsule et laisser derrière soi tout ou partie de cette dernière. Pendant que l'aide tire en haut le kyste vidé au préalable, l'opérateur le dépouille de sa capsule soit en l'entraînant à l'aide d'une éponge, soit en l'arrachant en même temps qu'il met des pinces sur tous les points qui donnent ; — et on marche ainsi jusqu'à ce qu'on atteigne le vrai pédicule représenté par quelques gros vaisseaux situés à la base de la tumeur. Puis ces vaisseaux sont liés et la tumeur excisée.

La capsule une fois vidée de son contenu, si on parvient à la ramasser au niveau de sa base et qu'elle ne présente pas de connexions extérieures importantes, est retranchée complètement après ligature. Siège-t-elle très profondément, ou présente-t-elle une large base d'implantation, ou est-elle en rapports intimes avec des organes importants? la nécessité peut alors s'imposer d'en laisser tout ou partie. Si l'excavation consécutive au décollement d'une portion du sac est petite et qu'il n'y ait pas de suintement, les lèvres peuvent en être rapprochées par une suture continue et la cavité abdominale refermée par dessus. Toutefois il persiste d'ordinaire un léger suintement et la prudence veut alors qu'on suture à la partie inférieure de la plaie abdominale les lèvres de la capsule, ramassées ensemble par une suture en cordons de bourse, et qu'on y plonge un drain.

TRAITEMENT CONSÉCUTIF A L'OVARIOTOMIE

Une des premières choses que l'expérience nous a apprises par rapport à l'ovariotomie, c'est la futilité de toutes les règles embarrassantes, établies à plaisir, touchant la nourriture, les médicaments, le cathétérisme, l'attitude, etc. Il est prudent de ne rien donner dans les premières vingt-quatre heures qu'un peu d'eau chaude ou d'eau panée. Dans les vingt-quatre heures qui suivent, on fait prendre avec l'eau un peu de gruau d'avoine, de gelée de viande de Brand ou quelque autre préparation similaire. Puis, si tout va bien, on peut donner à l'opérée presque tout ce qu'elle demande. Il faut éviter d'administrer le lait comme nourriture ; si on donne de la glace pour obvier à la soif, il en résulte une accumulation dans l'estomac de liquides que l'opérée rejette ensuite. La soif est souvent intense après ces opérations, et la meilleure manière de la soulager est l'administration d'un demi-litre d'eau tiède par le rectum. Souvent, après ce lavement, non seulement la soif est apaisée, mais la patiente est prise d'une douce transpiration et tombe dans un sommeil réparateur. Les meilleurs aliments à donner du troisième au cinquième ou sixième jour sont l'arrow-root, le sagou, la farine de gruau, le bouillon ordinaire et autres préparations semblables. Une tasse de thé avec une mince tartine beurrée fait souvent grand plaisir. A la fin de la semaine, l'opérée peut reprendre son régime ordinaire.

On doit, autant que possible, éviter toute médication, l'opium surtout, et, selon moi, ce dernier trouve moins son indication dans la douleur que dans l'agitation. L'opium prédispose aux nausées et à la tympanite, si souvent il ne les détermine pas. Il faut s'attendre, après administration d'une première dose, à voir l'opérée se réveiller le matin avec une langue sèche, une soif plus grande, quelques nausées, qui ne disparaissent pas pendant la journée, mais augmentent vers le soir, s'accompagnent de vomissements et réclament une seconde dose. J'ai rarement vu, après administration des opiacés, le ventre rester tout le temps plat et rétracté. Quand l'opérée se tourne et se retourne dans le lit, sans une minute de repos, sans cesse agitée, sans autres symptômes particuliers que ces incidents inséparables de toute opération sérieuse, l'opium rend incontestablement de grands services. Beaucoup de chirurgiens le donnent par la voie rectale et en abandonnent l'administration à la discrétion de l'infirmière ; pour moi, une injection hypodermique de morphine, donnée par le chirurgien en personne, est ce qu'il y a de mieux et de plus efficace.

Quant aux autres médicaments, il suffit d'avoir à sa disposition un purgatif salin — la poudre de Sedlitz est tout ce qu'il faut — et de la térébenthine pour l'administration de lavements. Aucun effet thérapeutique n'est peut-être aussi remarquable que celui qui suit la prise d'un purgatif salin, remplacé, si cela est nécessaire, par un lavement térébenthiné, surtout dans les cas de météorisme, le troisième ou le quatrième jour d'une ovariotomie. Le ballonnement est souvent invoqué comme un signe de péritonite, et il en est certainement souvent ainsi ; mais ce n'est pas pour cela une contre-indication, — bien au contraire. Avec un météorisme modéré, l'emploi du tube rectal suffit d'ordinaire ; à un degré plus accentué, il faut recourir aux lavements d'eau chaude additionnée ou non de térébenthine ; quand les parois abdominales commencent à se tendre ou à devenir dures, ces moyens doivent céder le pas aux purgatifs. Il faut dans ces conditions rejeter l'opium, sauf dans les circonstances spéciales déjà mentionnées et dans d'autres que nous noterons plus tard.

Il n'y a nulle nécessité à évacuer l'urine avant que l'opérée ne le réclame, ce qui peut ne pas se produire avant douze heures et même plus. La sécrétion de l'urine, après ces opérations, est d'abord peu abondante ; la moyenne dans les premières vingt-quatre heures est de 450 à 650 grammes. Règle générale, la quantité ne redevient normale qu'après cinq ou six jours. Le cathétérisme pratiqué deux fois le premier jour, et trois fois le second, est d'ordinaire amplement suffisant ; l'opérée pourra probablement ensuite uriner toute seule. Pour être aussi sûr que possible de l'absolue propreté de la sonde et éviter tout risque de catarrhe vésical, il est prudent de donner à l'infirmière un instrument nouveau après qu'elle s'est servie six fois du premier.

Dès le début on permet à l'opérée de prendre la position où elle se trouve le mieux ; c'est l'infirmière qui la change. Si l'abdomen est soutenu par un strapping, ce changement de position ne fait courir aucun danger. J'ai souvent vu une opérée, qui ne réussissait pas à dormir sur le dos, trouver le sommeil aussitôt qu'on l'avait tournée sur le côté. Rien n'ajoute au bien-être comme l'élévation des jambes à l'aide d'oreillers, le soulèvement de la tête et des épaules, et nombre de petites attentions du même genre dont une garde-malade intelligente et dévouée sait entourer sa malade. Les avantages de deux lits, l'un pour le jour, l'autre pour la nuit, sautent également aux yeux.

On peut ne pas s'occuper du tout de la plaie jusqu'au septième ou huitième jour, date où, pour la première fois, le pansement est levé et les sutures enlevées. Presque toujours on la trouvera complètement guérie. On ne doit jamais avoir d'abcès des points de suture ; ces abcès reconnaissent pour cause soit un fil septique, soit une constriction exagérée des fils. Après enlèvement des points de suture, un morceau de lint boriqué sec ou de coton absorbant est disposé sur la plaie, et le ventre est de nouveau enserré dans le strapping. La prudence veut qu'on ne laisse pas lever l'opérée avant une quinzaine, malgré toutes ses supplications à cet égard.

Tel est le traitement ordinaire d'un cas d'ovariotomie simple, marchant droit à la guérison ; et le plus grand nombre suivent cette marche satisfaisante. Entre des mains habiles, la moyenne des cas évolue sans accident, pour ainsi dire comme si cela était chose toute naturelle; et il n'y a que dans les cas graves et difficiles qu'on doive s'attendre à de sérieuses complications. Nous voyons souvent rapporter des cas réputés graves qui guérissent « sans un accident ». Toute opération importante est naturellement suivie de symptômes graves ; et c'est grâce au traitement consécutif, presque autant qu'à l'habileté déployée pendant l'opération elle-même, qu'on obtient les plus grands triomphes en chirurgie abdominale.

Les premiers dangers à vaincre sont le shock et le collapsus. On les combat d'après les principes ordinaires à l'aide de boules d'eau chaude, de couvertures chauffées, de l'élévation des membres, de lavements stimulants et, en cas de nécessité, d'injections hypodermiques d'éther ou de cognac. En pareilles circonstances, il ne peut être question de la voie buccale.

Dans tout cas désespéré, l'administration des aliments et des stimulants par le rectum devrait commencer presque aussitôt l'opération terminée. Les lavements nutritifs au cognac, à dose variable suivant les besoins, donnés à intervalles réguliers pendant les deux premiers jours environ, soutiendront l'opérée dans les premiers moments.

La péritonite à un degré plus ou moins accentué est une conséquence nécessaire de toute opération grave. Les symptômes de cette complication apparaissent du second au quatrième jour : ce sont des nausées, des vomissements et du météorisme abdominal. Le pouls est petit, dur (de fil de fer) et rapide ; la respiration est précipitée, superficielle et entièrement costale ; le facies s'assombrit, les lèvres bleuissent, et l'aspect général est aussi indescriptible que caractéristique pour tout opérateur qui a un peu d'expérience. Il faut à ce moment prendre sur-le-champ les mesures thérapeutiques indiquées et aussi énergiques que le commande la gravité du cas.

Tout d'abord, il faut supprimer l'administration par la bouche de tous les aliments, boissons ou médicaments. Ils ne font que déterminer des vomissements, et on n'obtient d'autre résultat, si on s'entête à vouloir les donner, que de fatiguer l'opérée. On commence de suite, et on continue l'alimentation rectale d'après une méthode déterminée. Un bon lavement qu'on a coutume de donner se compose de :

Cognac......................	30 gr.
Viande liquide de Valentine..	
Ou extrait de Brand..........	une cuillerée à café
Ou gelée peptonisée de Bengen.	
Lait peptonisé...............	125 gr.

à administrer toutes les cinq ou six heures. Une fois en vingt-quatre heures, un demi-litre d'eau tiède est injecté dans le rectum : cette eau est en grande partie absorbée et apaise la soif ; une petite quantité s'en échappe avec les gaz et le résidu des lavements. Pendant une heure au plus avant l'administration du lavement, le tube rectal est mis en place ; il permettra souvent l'évacuation de beaucoup de gaz. Si on donne de la morphine, il faut le faire à doses fortes et répétées, de manière à maintenir l'opérée dans un demi-sommeil. Quand le météorisme est excessif et détermine de la dyspnée, on obtient grand bénéfice d'un grand lavement térébenthiné, ou mieux, peut-être, de petits lavements térébenthinés et répétés. Bien que cela ne soit pas toujours possible en raison des vomissements, il ne faut jamais oublier qu'un purgatif salin fera probablement le plus grand bien : il permettra souvent l'évacuation de quantités énormes de gaz et de liquides, telle qu'elle apportera un grand soulagement à la malade.

Dans les circonstances désespérées, la sonde œsophagienne trouvera son indication. J'ai vu plus d'une fois l'introduction de cette sonde être suivie, dans le cas de surdistension, du rejet d'un flot impétueux — presque d'une explosion — de liquides et de gaz, déterminant un soulagement instantané. Une ou deux fois par jour, il est même bon d'engager la malade à absorber de grandes quantités d'eau tiède ou de thé chaud, pour amener de vrais vomissements. Un vomissement franc épuise moins que des efforts et des nausées continus, et a une action des plus efficaces pour débarrasser l'intestin des matières qui s'y accumulent.

Quand, après deux jours de ce traitement, l'évidence s'impose que l'opérée perd du terrain, que le météorisme augmente et que les vomissements continuent sans se ralentir, mon opinion est qu'on doit rouvrir la cavité abdominale et la laver à flots avec une solution antiseptique chaude. On fait sauter deux ou trois points de suture de la partie inférieure de la plaie, et on insinue doucement deux doigts au milieu des intestins. Le liquide est amené dans la cavité au moyen d'une sonde en celluloïde adaptée à un tuyau de caoutchouc relié lui-même à un réservoir élevé de quelques pieds au-dessus de la malade. Les doigts agitent les intestins pendant que le jet de liquide lave le péritoine. Déjà, selon toutes probabilités, les anses intestinales seront agglutinées les unes avec les autres par des adhérences molles, soit en un point, soit dans toute l'étendue de la cavité séreuse ; les doigts détruisent ces adhérences et, si on n'a pas employé le drainage, on y a recours à l'heure actuelle. Ce n'est pas nécessaire d'éponger le péritoine, à moins que le chirurgien n'y découvre une collection de pus septique, — accident peu ordinaire de nos jours. Selon moi, dans ces cas, la mort est plutôt le fait de la forme d'obstruction intestinale que déterminent les adhérences et le météorisme, que de la seule péritonite. La destruction de ces adhérences, qui rend aux intestins leur liberté et leur permet de flotter dans une solution boriquée non irritante ou au milieu d'un liquide analogue, donne à l'opérée une chance de vie nullement à dédaigner. Jamais on ne devrait laisser mourir une malade sans lui avoir donné cette chance de guérison.

Il reste peu à dire des détails subsidiaires du traitement. Si on a eu recours au drainage, l'éponge qui recueille les liquides est changée aussi souvent que cela est nécessaire, pas moins de deux fois le jour ; et on apporte tous ses soins à ce que soit les éponges, soit toute partie du pansement exposée à être souillée par les sécrétions, restent aseptiques et sans odeur.

Quant à la température, je la considère comme le symptôme le moins important.

Dans la moyenne des cas, après le second jour, elle atteint le degré normal et s'y maintient constamment. Une élévation au second jour jusqu'à 95°,5 ou 100° F. (37°,5 ou 37°,7 C.) est la règle ; dans les cas les plus simples, cette ascension est souvent plus accusée ; dans les cas désespérés, il est possible de n'observer aucune élévation ; on peut même avoir une descente. C'est mieux, dans les premiers jours, de noter une ascension qu'une chute de la température. Plus tard, une élévation est l'indice de quelque inflammation, probablement de simple nature traumatique : les péritonites les plus graves déterminent une ascension légère. On emploie peu le sac de glace ou autres artifices ayant soi-disant pour but d'abaisser une température anormale, et on préférera sans doute donner un peu d'antipyrine ou de thalline.

TUMEURS SOLIDES ET MALIGNES DE L'OVAIRE

Les tumeurs solides de l'ovaire sont rares. Si l'on considère toutes les tumeurs ovariennes, il n'y en a probablement pas plus de 3 pour 100 qui soient solides. La plupart d'entre elles sont malignes, ou sarcomes ou cancers ; les vrais myomes ont été observés ; les fibromes purs sont presque inconnus. Doran n'a jamais rencontré de fibrome. Tait écrit que « les tumeurs ovariennes de nature fibreuse, arrivant à constituer une tumeur abdominale suffisamment volumineuse pour réclamer l'extirpation, n'ont pas encore été décrites ». J'ai cependant enlevé avec succès une tumeur ovarienne du volume d'une tête d'enfant, et des examens répétés de cette tumeur, pratiqués par des histologistes distingués, n'ont pu y découvrir d'autres éléments histologiques que de nature fibreuse pure. Le symptôme prédominant noté dans cette observation était la douleur. Or il est assez curieux que dans la seule autre observation que j'ai pu trouver[1] la douleur était également signalée comme des plus intenses. La tumeur ovarienne, qu'on décore d'ordinaire du nom de fibrome, est du myome pur, bien que la grande autorité de Virchow nous affirme que des amas considérables de tissus fibreux peuvent coexister avec les fibres musculaires. Des kystes ont été rencontrés dans ces néoplasmes; et Waldeyer[2] a rapporté un cas où la tumeur s'était presque totalement ossifiée.

Les tumeurs malignes sont ou sarcomateuses ou cancéreuses. Le papillome de l'ovaire — affection très rare — peut également être rangé parmi les tumeurs malignes. Le sarcome est d'ordinaire de la variété à cellules fusiformes. Les vaisseaux sanguins présentent, en général, de grandes dimensions, donnent un aspect caverneux à la coupe de la tumeur et souvent on y rencontre des kystes à contenu sanguin ou séreux. Dans une opération récente, j'ai énucléé du centre d'un sarcome un caillot sanguin qui aurait presque rempli un seau. Dans une autre intervention, les deux ovaires, presque aussi gros chacun que le poing (ils sont déposés au musée de Bristol Infirmary), étaient sarcomateux; le péritoine présentait un nombre considérable de nodules, ayant le volume et l'aspect de granulations miliaires ; et, en même temps, étaient enkystés dans le petit bassin et la partie inférieure de la cavité abdominale trois litres environ de liquide ascitique, teinté de sang. Ces tumeurs atteignent souvent d'énormes dimensions et avec elles presque toujours coexiste un épanchement ascitique teinté de sang.

Le Prof. Léopold[3] croit que les tumeurs malignes de l'ovaire sont beaucoup plus fréquentes qu'on ne l'admet en général. Sur 600 ovariotomies faites à la clinique de Schrœder, il n'y en a pas eu moins de 100 pour lesquelles furent notés

---

[1] RICORD, *Lyon Méd.*, nov. 1886.
[2] *Archiv f. Gynæk*, Bd. II, p. 440.
[3] *Chirurgie opératoire des tumeurs malignes*, Londres, 1887, p. 346.

quelques signes de malignité : et, seulement dans 19,5 pour
100 de ces opérations, on n'observa aucune récidive dans l'année. Olshausen a trouvé une affection maligne 21 fois sur
293 cas; et évidemment, dans nombre de ceux-ci, l'affection
maligne était greffée sur une tumeur kystique de l'ovaire.
Léopold a observé que, sur 110 ovariotomies complètes, 20 (18
pour 100) étaient des tumeurs malignes. Si on y ajoute 6 cas
où l'extirpation ne fut pas achevée, en raison de l'enchevêtrement des organes de voisinage, nous avons 116 opérations d'extirpation de tumeurs ovariennes, dont 26 tumeurs malignes,
c'est-à-dire une proportion de 22,4 pour 100, plus forte même
que celle de Schrœder. Dans les observations où la tumeur
fut enlevée, 20 pour 100 furent suivis d'une guérison radicale.

Butlin[1] a relevé dans les écrits de Cohn, Olshausen, Billroth
et Thornton 78 observations d'opérations faites pour tumeurs
malignes ovariennes de diverses natures. L'ensemble des cas de
Cohn (ils proviennent de la clinique de Schrœder), après vérification, s'élève à 55 avec 13 morts; ceux d'Olshausen, à 13
avec 3 morts; ceux de Thornton, à 10 avec 3 morts; ceux enfin
de Billroth, à 21 avec 14 morts. La mortalité sur la totalité est
donc de 33 pour 100. Et les résultats consécutifs ne sont guère
encourageants, puisque 5 seulement sur 74 malades, dont on
avait suivi l'observation, étaient en vie et en bonne santé trois
ans après l'intervention.

Les résultats de ces opérations, quand on les examine attentivement, ne sont pas, je le soupçonne, aussi favorables qu'on
le suppose généralement. Dans la première édition de ce livre,
je citai les statistiques de Cohn[2] à l'appui de cette thèse que
le nombre des guérisons durables devait égaler environ celui des
morts consécutives à l'opération. C'est tout à fait exagéré.
Cependant un certain nombre d'opérées se rétablissent, en apparence, d'une manière stable ; et il est raisonnable de croire que
cette proportion augmenterait si les opérations étaient faites
aussi vite que possible le diagnostic fait. De plus, quand il y a
récidive, l'affection dans sa marche ultérieure est d'ordinaire
moins douloureuse que lorsqu'on n'est pas intervenu. De fait,
le diagnostic de la nature maligne de l'affection est rarement

---

[1] *Zeitschr. f. Geb. med. Gyn.*, p. 14, 1885.
[2] *Deutsche med. Woch.*, 4 janvier 1887.

fait avant l'intervention, et le fait de la malignité d'un si grand nombre de tumeurs ovariennes est un argument de plus et des plus puissants en faveur de l'opération précoce dans toute tumeur de l'ovaire.

Diagnostic. — Il est impossible de diagnostiquer les tumeurs solides de l'ovaire les unes des autres, et fort difficile de les différencier des tumeurs identiques à point de départ utérin. Dans le cas de sarcome kystique, il est pratiquement impossible de le séparer d'une tumeur glandulaire polykystique et d'un myome utérin à noyaux mous. La mobilité et l'ascite, tels sont peut-être les faits particuliers les plus importants qui militent en faveur d'une tumeur solide ovarienne. Un épanchement ascitique rapide autour d'une tumeur solide, mobile, à point d'attache profond dans le petit bassin, fait soupçonner une affection maligne de l'ovaire. Un corps fibreux arrondi, sous-péritonéal, peut présenter des caractères cliniques identiques à ceux des tumeurs solides non malignes de l'ovaire. On a pu confondre ces tumeurs avec une grossesse; et il faut apporter un soin tout particulier au diagnostic quand elles sont le siège de bruits vasculaires. Dans la grande majorité des cas, ce n'est qu'à l'ouverture du ventre qu'il est permis de se prononcer d'une façon ferme.

Opération. — Les seules particularités qui distinguent une opération pratiquée pour une tumeur solide de l'ovaire sont la longueur qu'on est obligé de donner à l'incision et le traitement du pédicule. Dans la plupart des cas, on sera forcé de prolonger l'incision au-dessus de l'ombilic. Quand la tumeur a été mise entièrement à découvert, l'hélice à manche de Tait est introduite dans sa substance et sert à l'amener au dehors. De légers mouvements de latéralité favorisent l'accouchement du néoplasme; et les doigts et les mains, promenés à son pourtour, en permettant à l'air de pénétrer dans la cavité abdominale, annihilent la puissance du vide souvent considérable. Aussitôt que la tumeur est sortie, de larges éponges sont disposées dans la cavité pour empêcher l'expulsion des intestins; il peut même être prudent de faire immédiatement quelques sutures dans le haut de la plaie, avant de s'occuper de rien autre chose.

Le pédicule, dans le cas particulier, est souvent épais, charnu, vasculaire. Les trompes de Fallope n'entrent pas souvent dans sa composition ; le mésovarium seul le constitue. Les vaisseaux sont d'ordinaire à parois épaissies et très gros, tellement qu'on est exposé à les transpercer même avec des instruments mousses. Ici, quand bien même on ne le ferait nulle part ailleurs, il sera quelquefois avantageux d'appliquer une seconde ligature sous la première, double et perforante.

L'opération est terminée et le traitement consécutif dirigé d'après les mêmes principes que pour une ovariotomie simple.

Inutile de donner une description spéciale de l'extirpation des tumeurs sarcomateuses kystiques. Le pédicule est, en général, fort épais et sans aucune élasticité.

OPÉRATIONS QUI SE PRATIQUENT POUR TUMEURS DÉVELOPPÉES
DANS LE LIGAMENT LARGE ET LE PAROVARIUM

ANATOMIE CHIRURGICALE DES LIGAMENTS LARGES

Le ligament large de chaque côté est constitué par un double feuillet péritonéal, renfermant du tissu cellulaire au milieu duquel se trouvent des vaisseaux sanguins, des lymphatiques et des fibres musculaires. Ses attaches internes se font sur le côté de l'utérus depuis la corne jusqu'au niveau de l'orifice interne ; en dehors il adhère sur les côtés du pelvis selon une ligne verticale située environ à mi-chemin entre le trou obturateur et la grande échancrure sciatique. En suivant sa ligne d'insertion qui va de la corne au col utérin, on rencontre les organes qui suivent : au niveau de la corne, la trompe de Fallope ; un peu plus bas et plus en avant, le ligament rond ; et tout proche de ces organes, l'artère spermatique ; à la partie inférieure de cette ligne se trouve un espace dans lequel repose l'artère utérine, qui se divise d'ordinaire en plusieurs branches et est accompagnée de veines nombreuses, de nerfs et de lymphatiques. La base convexe du ligament large s'appuie sur le tissu conjonctif lâche, qui sépare le vagin de l'aponévrose d'enveloppe du releveur de l'anus. Dans ce tissu est située la volumineuse artère utérine, qui décrit une courbe à concavité tournée en haut de son point d'origine, l'iliaque interne, au col utérin. Cette artère sera probablement repoussée par en bas dans le cas de tumeur développée dans les ligaments larges ; mais, si le néoplasme est attiré en haut pendant l'extirpation, elle n'est pas à l'abri d'une blessure possible. Les uretères, enfouis dans le tissu conjonctif, cheminent d'arrière en avant et en dedans vers le fond de la vessie, croisant obliquement la base du ligament large. Ils ne sont pas non plus à l'abri des risques d'une blessure. Au niveau de la ligne d'insertion au petit bassin, on ne rencontre ni organes vasculaires, ni autres, de quelque importance. Il faut avoir présent à l'esprit, toutefois, que, si les ligaments larges sont écartés par une tumeur incluse, la paroi postérieure peut être tellement rejetée en arrière qu'elle en arrive à ne plus recouvrir non seulement les uretères et les artères utérines, mais même les vaisseaux iliaques.

Le bord supérieur libre du ligament large, vu d'en haut, est plus large au niveau de son insertion pelvienne qu'à son attache utérine. Cela résulte de la divergence du ligament rond, qui, se recourbant en avant vers l'orifice inguinal, s'éloigne tellement du ligament large proprement dit qu'on le décrit comme ayant son siège dans un repli distinct. La situation occupée par l'ovaire et la trompe dans leurs replis du ligament large a déjà été décrite. Les veines du ligament large constituent des plexus serrés, qui présentent une réelle importance par rapport à l'hématome sous-péritonéal. Les veines de l'utérus, des ovaires et des trompes, après s'être rassemblées sous le nom de plexus pampiniforme, finalement se fondent pour se jeter dans la veine spermatique interne, qui suit le trajet de l'artère spermatique.

Les organes, contenus dans le ligament large ou contigus, capables d'être le point de départ d'affections quelconques, sont admirablement représentés dans le schéma ci-joint, emprunté au livre de Doran.

L'opération peut être indiquée dans quelques-unes des affections suivantes siégeant dans les ligaments larges.

1° Kystes simples des ligaments larges ; kystes du parovarium ;

2° Kystes papillaires des ligaments larges et du hile de l'ovaire.

En outre de ces affections, il se peut que des myomes se développent dans les ligaments larges, aux dépens des fibres musculaires qui y sont incluses. Ils acquièrent rarement quelque importance chirurgicale. On peut en dire autant de petits kystes pédiculés, appendus entre la trompe et l'ovaire, nés d'un conduit du parovarium, et de ces autres kystes qui se montrent sur les

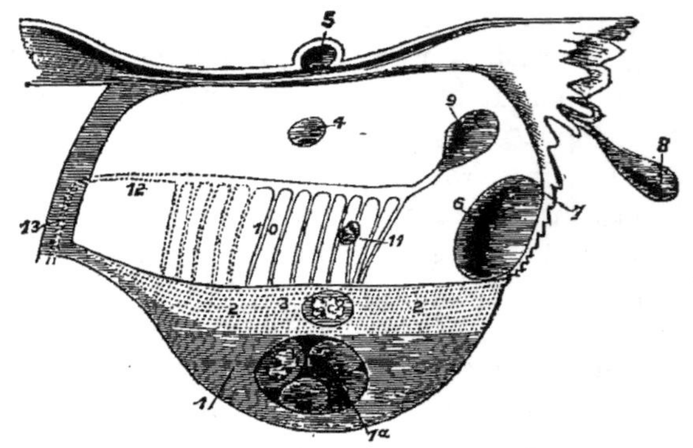

Fig. 30.
Schéma des organes contenus dans les, et contigus aux ligaments larges (Doran).

1. Parenchyme de l'ovaire, siège de 1 a, kyste simple ou glandulaire multiloculaire. — 2. Tissu du hile, avec 3, kyste papillaire. — 4. Kyste du ligament large, indépendant du parovarium et de la trompe de Fallope. — 5. Kyste semblable développé à l'intérieur du ligament large au-dessus de la trompe, mais indépendant d'elle. — 6. Kyste identique développé tout près de 7, ligament tubo-ovarien. — 8. Hydatide de Morgagni. — 9. Kyste développé aux dépens du conduit horizontal du parovarium. Les kystes 4, 5, 6, 8 et 9 sont toujours revêtus en dedans d'une simple couche d'endothélium. — 10. Le parovarium; les lignes ponctuées en représentent la partie interne, toujours plus ou moins atrophiée chez l'adulte. — 11. Petit kyste développé aux dépens d'un conduit vertical; ces kystes, qui ont leur origine, ou naissent aux dépens d'une partie atrophiée, possèdent un revêtement d'épithélium cubique ou cilié et ont une tendance à former des kystes papillaires, comme les kystes situés en 2, tissus du hile. — 12. Canal de Gartner, souvent oblitéré chez l'adulte. — 13. Trajet de ce canal dans les parois utérines ; les parties non oblitérées, d'après Coblenz, sont l'origine des kystes papillaires en connexion avec l'utérus.

franges tubaires et connus sous le nom d'hydatides de Morgagni. Il est inutile d'entrer dans le détail d'autres affections, variables à l'infini. M. Taylor a récemment rapporté l'une d'elles, qui aurait été extirpée par Tait ; elle consistait en plusieurs petites vésicules, semblables à des vésicules d'herpès.

KYSTES SIMPLES DU LIGAMENT LARGE

On les décrit fréquemment comme étant des kystes du parovarium, mais il est maintenant démontré que beaucoup de kystes simples, développés dans les ligaments larges, ne tirent pas leur origine des conduits du parovarium, bien qu'ils naissent entre les feuillets de ces ligaments. Ce n'est pas ici le lieu de discuter les questions profondément intéressantes, tant au point de vue embryologique que pathologique, qui touchent aux origines de ces kystes. Qu'il nous suffise de dire que le kyste à point de départ autre que le parovarium est de la nature la plus simple, se trouve constitué par un liquide clair contenu dans une paroi transparente et ne donne pas naissance à de nouvelles tumeurs adventices dans son intérieur. D'après Doran, il est revêtu d'un épithélium aplati ou cylindrique bas. Les kystes qui tirent leur origine des conduits du parovarium — bien qu'on ne leur ait précédemment assigné, dans la grande majorité des cas, que des caractères de la plus grande simplicité — se font remarquer par une tendance toute particulière à la formation dans leur intérieur d'excroissances papillaires. S'ils n'offrent qu'un petit volume, leur revêtement interne est constitué par un épithélium cilié. D'après Doran, « histologiquement et pathologiquement, ils sont identiques aux kystes papillaires . . . . qui naissent au milieu des tissus du hile de l'ovaire au niveau des restes du corps de Wolf, n'ont aucune tendance à envahir le stroma du parenchyme, mais, au contraire, s'accroissent rapidement entre les feuillets du ligament large. »

La caractéristique chirurgicale dominante de ces tumeurs est qu'elles sont uniloculaires. Règle générale, elles se développent hors du ligament large, rejettent sur le côté l'ovaire et la trompe, et quelquefois se pédiculisent parfaitement. Parfois, cependant, elles s'accroissent par en bas, écartent les feuillets du ligament large et étalent l'ovaire et la trompe sur leurs parois. Le contenu est presque toujours un liquide clair, légèrement albumineux. Quelquefois, cependant, il est épais ou semi-purulent, à la suite d'inflammations ; ou encore de couleur sombre, quand il y est mélangé à du sang. Les adhérences sont ici exceptionnelles. Tait décrit un fort épaississement accidentel de la paroi kystique, constitué par des cellules musculaires fusiformes. La rupture est assez fréquente, mais n'a pas souvent de conséquences fâcheuses.

Diagnostic. — On différencie un kyste du parovarium des

autres tumeurs kystiques à connexions semblables, au peu de
tension des parois et à la sensation de fluctuation franche
qu'il fournit à la palpation. Ce kyste est parfaitement arrondi
et globuleux, constituant, s'il est de moyen volume, une tumeur
à peu près symétrique. Son accroissement ne se signale ni par
de la douleur, ni par des désordres quelconques du côté des
organes sexuels. Il est presque à l'abri des accidents et complications qui sont parfois le fait des kystes de l'ovaire, et
n'entraîne jamais la cachexie qu'on observe souvent dans le
cours de cette dernière maladie.

Le diagnostic d'avec les affections telles que l'ascite et
l'hydronéphrose est le même que le diagnostic des kystes de
l'ovaire d'avec les mêmes affections. Après qu'on a écarté ces
dernières, la séparation n'est plus à faire qu'avec les tumeurs
ovariennes. La maladie fibro-kystique de l'utérus est également une cause possible d'erreur.

TRAITEMENT CHIRURGICAL

Ponction. — Nul doute que la ponction puisse amener une
guérison durable d'un simple kyste du ligament large. Plus
d'un chirurgien, et vrai chirurgien, en particulier Keith d'Édimbourg, emploie la ponction comme traitement habituel de cette
affection. Le kyste, une fois vidé, pourra ne pas se remplir et
la malade guérit à la suite d'un traitement des plus simples.

Mais il est possible d'élever plusieurs objections contre ce
procédé si simple. Il n'est pas toujours couronné de succès et
quelques kystes se reforment. Bantock cite un cas qu'il a ponctionné à plusieurs reprises. Et la ponction, même entre les
mains les plus habiles, peut être cause de suppuration du
kyste. Mais l'objection la plus sérieuse est le fait que des
excroissances papillaires se développent parfois à l'intérieur de
ces kystes et que la ponction ouvre ainsi un passage à l'infection du péritoine, résultat nécessairement fatal.

Comme contrepoids à ces objections, il est constaté, fait
très important, que l'extirpation de ces tumeurs est particulièrement à l'abri de tout danger. Si, dans des circonstances
exceptionnelles, nous nous croyons autorisés à user de la ponction, je suis, quant à moi, persuadé que le meilleur traitement
habituel est l'extirpation.

Extirpation. — Pour le plus grand nombre des kystes simples du ligament large, l'extirpation est une opération des moins compliquées. L'incision pariétale n'a pas besoin d'avoir plus d'un pouce et demi ou 2 pouces de longueur (3 centimètres 1/2 à 5 centimètres). La paroi du kyste est fort mince, se déchire avec la plus grande facilité, et le liquide est très exposé à fuir autour du trocart. Si on n'emploie pas d'instrumentation spéciale pour se mettre à l'abri de ce léger inconvénient, le plus simple est peut-être de retirer le trocart, de saisir avec des pinces les lèvres de l'ouverture faite à la paroi kystique, de les amener hors de la plaie, et de laisser le liquide s'écouler sur le macintosh jusque dans un vase déposé sur le sol. La tumeur est extraite d'ordinaire sans aucune peine. Le pédicule n'est pas souvent des plus longs, mais on éprouve rarement des difficultés à son égard. Les vaisseaux ne sont ni abondants ni volumineux, et les tissus sont hypertrophiés, mais légèrement. Bien qu'il puisse ne pas y avoir grand inconvénient à abandonner une portion de la paroi du kyste, on aura toujours soin de placer la ligature au-dessous des limites de la tumeur. Il est souvent possible de respecter l'ovaire et la trompe ; mais, à moins que cela ne puisse se faire facilement, il est mieux de ne pas compliquer l'opération en quoi que ce soit en essayant de les séparer de la tumeur. D'ailleurs, tout traumatisme des annexes est de nature à produire des accidents dans la suite, puisqu'il sera le point de départ probable d'adhérences.

Dans les quelques cas exceptionnels, où le kyste se développe entre les feuillets des ligaments larges, l'extirpation peut présenter des difficultés énormes. Il n'y a pas ici de pédicule, et la base du kyste repose profondément dans le petit bassin. La tumeur doit être disséquée, séparée des deux feuillets du ligament de la manière déjà décrite à propos des tumeurs ovariennes encapsulées. Le mieux est, en général, de commencer du côté en rapport avec l'utérus. La paroi kystique flasque est attirée hors de la plaie, qu'on agrandit autant qu'il est nécessaire ; le revêtement péritonéal est ouvert par déchirure, comme si on voulait le carder, et la paroi du kyste mise à nu. Les doigts, cheminant dans le tissu cellulaire, séparent le kyste du ligament plutôt par tension que par arrachement. Les faisceaux plus épais de tissu cellulaire contenant des vaisseaux sont pincés entre deux pinces à forcipressure et sectionnés

avec les ciseaux ; et cette manière de faire est répétée pas à
pas, jusqu'à énucléation totale du kyste hors de sa loge.
Règle générale, l'écoulement de sang est modéré. Au niveau
des parties les plus profondes et en dehors, il faut redoubler
de précautions pour ne pas blesser l'uretère, l'artère utérine,
ou toute autre branche des vaisseaux iliaques. Les deux lambeaux, qui représentent les feuillets du ligament large, peuvent,
selon les indications du moment, ou être laissés dans l'état, ou
être réunis par des sutures après résection ou non d'une portion. Après une opération de cette nature, la prudence veut
qu'on draine avec un tube de verre.

KYSTES PAPILLAIRES DU LIGAMENT LARGE

Dans un traité pratique, aussi bien que dans un ouvrage de
pathologie, ces kystes sont bien dignes de considérations distinctes. Ils ne sont pas des plus fréquents : mais, en raison de
la nature particulière et des difficultés de l'opération nécessaire
à leur extirpation, ils méritent sérieuse attention.

L'origine de ces tumeurs n'est pas encore établie d'une
manière définitive. Les recherches laborieuses et habiles de
Doran laissent peu de doute qu'ils n'aient dans le hile de
l'ovaire un point de départ fréquent et un siège de prédilection.
— C'est un fait bien connu que le papillome peut se développer dans les kystes parovariens ou autres du ligament large ;
il est certain que les tumeurs prenant naissance dans le hile
sont particulièrement sujettes à produire des végétations papillaires en grande quantité. Des kystes papillaires des ligaments
larges peuvent se montrer en connexion avec l'ovaire et dépasser par leur accroissement les limites des ligaments larges et
de la matrice ; mais alors, on a totalement affaire à un fait
accidentel, et non habituel et nécessaire.

En ce qui regarde la chirurgie pratique, leur origine éloignée
a bien peu d'importance. Ce qui nous intéresse le plus, c'est le
fait que ces tumeurs toujours se logent entre les feuillets du
ligament large, et qu'elles s'y développent avec des caractères
propres dont on peut faire profit au point de vue du diagnostic,
et qui font ranger ces tumeurs parmi les plus difficiles à enlever en chirurgie abdominale.

Dans la période initiale, leur diagnostic d'avec un kyste de l'ovaire est incertain ou impossible. J'ai dernièrement enlevé chez une malade de Bristol Infirmary un magnifique spécimen de cette affection, du volume environ d'un œuf de dinde : dans ce cas, un diagnostic exact était chose impossible. Les caractères cliniques d'un kyste papillaire bien développé sont nettement distinctifs. Je les ai décrits tout au long ailleurs [1] : on peut les résumer ici comme suit :

1° Dans leur accroissement, les kystes papillaires du ligament large ne sont pas symétriques. Se développant comme ils le font dans le ligament large, et n'ayant pas de pédicule qui leur permette de s'énucléer du petit bassin, ils restent fixés profondément d'un côté, et ne peuvent, même quand ils sont volumineux, occuper la position où la pression est moindre, sur la ligne médiane de l'abdomen. Des kystes plus petits font saillie au dehors, là où ils peuvent trouver un espace libre, dans le petit bassin ou du côté non occupé par le kyste principal ; mais leur saillie et leur disposition dans l'ensemble ne sont pas telles qu'elles puissent contre-balancer la tumeur principale et déterminer une tuméfaction symétrique. Les kystes de l'ovaire ne présentent ni une telle persistance à rester latéraux, ni une semblable irrégularité dans leur forme ; et ils n'adhèrent ni si profondément ni si intimement dans le petit bassin.

2° Dans ces cas on trouve d'ordinaire, en plus du gros kyste papillaire, plusieurs petits kystes à parois minces, entassés autour de l'utérus et empiétant du côté opposé de la cavité abdominale. Il ne s'agit pas là du développement d'un kyste multiloculaire, d'un gros kyste que des cloisons intérieures subdivisent en plusieurs, mais plutôt de plusieurs kystes distincts sessiles sur une base commune. Ces productions secondaires sont, en général, à parois très minces et à fluctuation franche. On peut les sentir à travers le vagin dans le cul-de-sac de Douglas et à travers les parois abdominales, souvent recouvertes par l'intestin, du côté opposé au kyste principal.

3° Les kystes papillaires du ligament large sont mobiles, mais peu. Dans le petit bassin, par le toucher vaginal, cette

<hr>

[1] *Annals of Surgery*, déc. 1885.

sensation de fixité est particulièrement remarquable. Ils sont doublement immobilisés et par le ligament large dans l'interstice duquel ils siègent, et par les petits kystes, tassés dans le petit bassin, auxquels ils donnent naissance.

4° Dans la plupart de ces cas, on rencontre une hypertrophie considérable et une position élevée de la matrice. Que l'utérus soit hypertrophié, cela est parfaitement compréhensible et découle de ses rapports physiques et vasculaires avec une tumeur très vasculaire. Qu'il soit élevé, c'est là une conséquence nécessaire de la direction que prend dans son développement la tumeur qui lui est adhérente. Cette tuméfaction dépasse celle que nous rencontrons lors de kystes de l'ovaire adhérents. L'utérus est situé, en général, dans un sillon profond creusé entre le gros kyste et les petits, ce qui donne l'apparence de deux tumeurs ; mais parfois il repose en arrière des kystes, recouvert par elles. La vessie peut être entraînée en haut avec la matrice.

5° Comme corollaire des propositions précédentes, nous pouvons déduire l'existence d'un obstacle apporté aux actes de la défécation et de la miction. La tumeur, fixée dans le petit bassin, s'accroissant, comprime de toute nécessité les viscères creux. Dans un cas, que j'ai opéré avec succès, la fréquence des mictions était telle qu'on avait pour ainsi dire affaire à une incontinence ; et chez la même malade les difficultés de la défécation en vinrent plus d'une fois jusqu'à une obstruction positive. Un fait curieux dans cette observation, c'est que la malade ne pouvait aller à la garde-robe que dans la station debout, probablement parce que l'attitude assise faisait descendre la tumeur dans le petit bassin. Dans deux autres cas [1], les troubles de la miction étaient considérables, mais non urgents.

6° Les kystes papillaires sont particulièrement sujets aux ruptures. C'est une indication à l'intervention chirurgicale, en raison du danger qui en découle d'une infection possible du péritoine. Dans l'un des cas soumis à mon observation, fait extraordinaire et peut-être unique, des signes de rupture furent notés au moins à deux reprises. Le plus grand nombre de ces ruptures restent, toutefois, à mon avis, limitées aux kystes de second ordre ; mais nul doute pourtant que la rupture du kyste

[1] *Loc. cit.*

papillaire se produise fréquemment. On a, toutefois, affaire plutôt à une sorte de filtration à travers une fissure qu'à une évacuation à flot par une grande ouverture, et la déchirure est d'ordinaire obstruée par les productions papillaires qui flottent
dans l'intérieur.

TRAITEMENT CHIRURGICAL

Le premier péril à éviter avec ces tumeurs a rapport à l'élévation possible de la vessie et à la possibilité de la blesser dans
l'incision de la paroi. Cette incision devra donc être faite plus
haut qu'à l'ordinaire, et sera courte. Si la vessie est hors de
portée, l'incision peut être ensuite prolongée par en bas à la
distance requise.

La seconde particularité a rapport à la manière de ponctionner le kyste. Il n'est pas toujours possible d'amener sa paroi
à la surface; et, comme l'issue de son contenu dans le péritoine peut déterminer une infection péritonéale, il faut prendre
des précautions extraordinaires pour recueillir tous les liquides
qui pourraient s'échapper autour du trocart. Et aussitôt qu'il
ne coule plus rien, il faut boucher hermétiquement l'ouverture
avec une pince à forcipressure ou un clamp. Ce n'est pas prudent d'effondrer la paroi et d'enlever les excroissances papillaires avec la main; l'hémorragie est alors tellement abondante et les risques d'infection tellement sérieux que le mieux
est d'agrandir l'incision pour enlever la tumeur en entier.

Ce qu'il y a de préférable, c'est de faire la ponction aspiratrice de tous les kystes secondaires. Ce n'est que rarement
qu'il est possible de les amener jusqu'à l'extérieur ; car ils sont
à parois minces et tout particulièrement sujets à se rompre
dans les diverses manœuvres. On enfonce un gros trocart relié
à une bouteille, où le vide a été fait au préalable ; des éponges
sont disposées tout autour du point de la ponction et le liquide
est ainsi successivement extrait des divers kystes.

L'évacuation des kystes terminée, on passe au temps de la
décortication. Il peut être impossible de dire où commence
l'utérus et parfois la tumeur, tellement ils se trouvent étroitement unis. Aussi est-il sage, en certains cas, de demander à
un aide d'introduire la sonde utérine et de la diriger en divers
sens pour s'en servir comme guide. Il peut être nécessaire de

recourir au même procédé pour la vessie, surtout si celle-ci est vide et si ses parois sont affaissées et flasques. En pareil cas, l'inconvénient de la vacuité du réservoir urinaire est évident. Et l'injection d'une certaine quantité de liquide dans la vessie facilitera l'opération, en montrant exactement ses limites. Le péritoine, qui recouvre et la vessie et l'utérus, peut être épaissi, mobile et d'un aspect absolument semblable à celui qui recouvre la tumeur.

C'est chose impossible que donner des instructions utiles, s'appliquant à tous les cas, sur le point par où le chirurgien doit commencer la décortication. Cela dépend et du siège occupé par la tumeur et de la nature de ses adhérences. Autant que possible, je conseillerais d'entamer la décortication tout près de l'utérus, de manière à éviter, si faire se peut, l'écoulement de sang au début de la dissection. Une petite incision est faite à l'aide du bistouri ou des ciseaux, le doigt est introduit par cette voie et rapidement détache de la tumeur tout ce qu'il est possible, ou bien une ligature est jetée sur toute la portion décortiquée ; ou encore une grande pince à forcipressure en étreint la base, et les tissus sont complètement sectionnés par delà. Si l'opération peut se continuer et se terminer par la répétition, à plusieurs reprises du même procédé, elle en sera grandement simplifiée. Mais il faut nous attendre à être obligé d'employer un mode de dissection beaucoup plus compliqué, pour lequel il faudra constamment recourir aux ciseaux, bistouri, pinces à forcipressure, ligatures et même au cautère actuel. Je ne connais rien qui mette plus la patience et l'habileté du chirurgien à l'épreuve qu'une telle dissection. A une profondeur atteignant souvent plusieurs pouces, en un point qui n'est guère accessible soit aux regards, soit aux mains, on se trouve dans l'obligation d'attaquer chaque nouvelle série d'adhérences avec célérité et décision. S'il est possible de jeter une ligature ou une pince sur chacune des adhérences avant de la sectionner, l'énucléation en sera fort simplifiée. Mais souvent le doigt seul peut aller les déchirer et les surfaces ainsi avivées donnent beaucoup de sang. Des pinces doivent être portées sur les points qui saignent, pourvu qu'ils soient accessibles à la vue ; pour un suintement général, on recourt soit au tamponnement à l'éponge, soit au cautère. Quand on sépare la vessie, il faut redoubler d'attention pour éviter la déchirure de ses parois; et, en cas d'hémorragie, si des pinces sont appliquées sur celles-ci, nous devons veiller avec un soin méticuleux à ce que les mors de l'instrument ne serrent pas fortement une portion de la paroi vésicale et ne l'exposent pas ainsi à l'escarrification. Si les adhérences à la face postérieure de l'utérus sont particulièrement solides, on peut faciliter les manœuvres en prolongeant l'incision par en haut à une distance telle qu'elle permette de tout faire basculer, et y compris la matrice, au dehors sur le pubis, et de procéder ensuite avec les parties sous les yeux. Dans un cas semblable, j'ai amené sur le macintosh, recouvrant le pubis et les cuisses, la tumeur, l'utérus hypertrophié et la vessie fortement distendue, le tout paraissant constituer une masse homogène. Si cette manœuvre est possible, elle simplifie beaucoup l'opération.

Il faut s'attendre à trouver des anses intestinales adhérer à la surface de la tumeur et dans les sillons qui séparent les plus petits kystes; c'est alors qu'il faut redoubler de délicatesse dans la dissection. L'uretère, en outre, l'artère utérine et les branches de l'iliaque interne peuvent se trouver à portée, et il faut, dans les manœuvres, prévoir leur présence dans le voisinage de l'insertion inférieure ou externe du ligament large.

Une scrupuleuse minutie est de rigueur pour la toilette du péritoine. On retire ici de sérieux avantages de l'emploi de la méthode de Tait, c'est-à-dire du lavage de la cavité. Le drainage est presque toujours nécessaire.

EXTIRPATION DES ANNEXES DE L'UTÉRUS

Nomenclature. — On éprouve de suite la nécessité d'une bonne dénomination de cette opération. Au début, lorsque son objectif était censé limité à la production d'une ménopause artificielle, l'opération était connue sous le nom de « Ovariotomie normale ». Battey, qui préconisa ce nom, était le premier à reconnaître combien il était impropre. En principe, l'opération n'était nullement limitée à des ovaires normaux ; et, en pratique, il se trouvait que le plus grand nombre d'ovaires enlevés étaient réellement malades. Le terme « opération de Battey », tant qu'il s'adapte aux limites que Battey lui a posées, ne s'étend pas à l'opération actuelle dont le champ est plus

vaste. « Oophorectomie » a été employé par Peaslee et autres,
comme synonyme d'Ovariotomie, avant qu'on ait songé à le
limiter à l'enlèvement de petits ovaires ; et comme aujourd'hui
les trompes sont, le plus souvent, enlevées aussi bien que les
ovaires, cette expression est doublement mauvaise. En rapport
particulièrement avec les maladies des trompes de Fallope, le
nom de Tait est devenu inséparable de l'enlèvement des annexes
de l'utérus ; et quand, d'accord avec certaines idées qu'il avait
sur les fonctions des oviductes, il pratiqua l'extirpation des
trompes aussi bien que des ovaires, là où d'autres se conten-
taient de l'extirpation des ovaires seuls la pratique de l' « Enlèvement des annexes de l'utérus » en vint à être connue sous le
nom d' « Opération de Tait ». Quelques-uns firent l'opération
de Tait pour les indications posées par Battey, d'où la confusion
que plus d'un chirurgien a encore aggravée en l'appelant
« Opération de Battey-Tait ». Les termes employés en Allemagne « Spaying [1] » et « Castration » sont passibles d'objections sous le double point de vue du bon goût et de l'exactitude.
Dans bien des opérations l'effet de la castration, telle qu'elle est
comprise d'ordinaire, est un accident qu'on ne souhaite nullement et non le but déterminé de l'intervention. « Salpingecto-
mie » pour l'enlèvement des trompes et « Salpingo-oophorectomie » pour l'extirpation des annexes sont des dénominations
entièrement exactes, mais positivement encombrantes. « Pros-
thékotomie » est également applicable aux appendices caudal
et utérins. Un ami m'a suggéré le mot « Thélytectomie »
(θηλύτης, nature de la femme) ; mais il rappelle peut-être par trop
celui de castration. Sous aucune de ces diverses appellations il
n'est possible de comprendre toutes les opérations chirurgicales
connues ; aussi, faute de meilleur, j'adopte le titre un peu
vague, mais très compréhensible : « Extirpation des annexes
de l'utérus ». Même à cette dénomination on peut justement
reprocher que l'utérus est plutôt une annexe des ovaires que
l'ovaire une annexe de l'utérus. Au point de vue chirurgical,
toutefois, l'objection a moins de poids qu'au point de vue physiologique. Skene, de Brooklyn [2], essaie de tourner la difficulté
par l'emploi du mot « tubo-ovariotomie ». Mais l'ovariotomie

[1] Mot vulgaire employé pour la castration des porcs.
[2] *Maladies des femmes*, 1889, p. 509.

pour tumeur est également une « tubo-ovariotomie » dans le sens qu'il lui attache ; et, conformément à la signification ordinaire des mots, cette expression peut facilement être interprétée dans un sens tout autre que celui qu'on se propose.

Historique. — Comme coutume barbare, la castration de la femme remonte à l'antiquité la plus reculée. Dans les ouvrages d'Aristote, de Pline, de Galien, de Suidas et autres, nous trouvons quantité de preuves que la castration était pratiquée d'une manière générale sur les femelles d'animaux domestiques : vaches, chamelles, truies, chèvres, juments et brebis. On prétend que cette pratique a été étendue à la femme à l'instigation de certains rois de Lydie. D'après Xanthus, historien lydien qui écrivait au vi[e] siècle avant Jésus-Christ, le roi de Lydie Andromède introduisit le premier l'usage des eunuques femmes dans le service de son palais. Gygès, un autre roi de Lydie, fit, dit-on, enlever les ovaires à des femmes avec l'intention de prolonger la durée de leurs attraits. — *Quo illis semper ætate florentibus uteretur*. Divers auteurs ont mis en doute la réalité de ces procédés, prétendant qu'on donnait le nom de castration soit à l'extirpation de l'utérus (ce qui est fort peu probable), soit à l'ablation des nymphes et du clitoris, ou même (ce qui paraît une supposition que rien ne peut justifier) au bouclage ou à l'*Enfibulation*, procédé analogue à celui que Celsius décrit comme ayant été employé chez les enfants. Si les Lydiens castraient vraiment les animaux dans un but domestique — et cela ne peut réellement faire de doute, — il ne sort pas des limites des choses possibles qu'ils castraient également les femmes. Il est certainement peu probable qu'on ait considéré chez les Lydiens, comme constituant la castration, une forme quelconque de mutilation autre que l'extirpation des ovaires [1].

---

[1] De nombreux ouvrages du moyen âge font allusion à cette pratique. Pour plus détails, voir :

DUJARDIN, *Hist. de la chirurgie*. Paris, 1774 ;

MAHON, *Médecine légale et Police médicale*. Paris, 1801.

On trouvera des renseignements très intéressants dans le second volume de l'ouvrage si travaillé de Pierre DUFOUR, *Histoire de la prostitution chez tous les peuples du monde ;* et un résumé passablement complet de la question, avec une bibliographie des mieux fournies, est donné par BOINET dans son article « Ovariotomie » du *Dict. encycl. des Sc. méd.*

Même à une époque relativement rapprochée, il est établi
que cette pratique a été en vogue dans l'Asie centrale. Un
missionnaire médecin, le Dr Roberts, raconte avoir vu, à Bom-
bay, des Hedgeras — domestiques de harems — qui étaient
châtrées [1]. Il fait observer qu'elles n'ont ni règles ni désirs
sexuels.

L'histoire du châtreur de porcs hongrois, qui dans un
accès de colère paternelle châtra sa fille impudique, est ap-
puyée sur des témoignages de réelle valeur [2]. Schurigius cite
deux faits analogues ; et d'autres ont été rapportés, venant de
sources moins sûres.

Ces anciennes pratiques n'avaient pas d'ailleurs la prétention
d'être des méthodes thérapeutiques. Parmi les premières opérations pratiquées dans un but louable se trouve celle de
Franck, de Franckenau, dans laquelle on enleva avec succès
un ovaire prolabé à travers une plaie accidentelle faite au-
dessus des pubis. C'est en 1756 que fut observé le cas bien
connu de Perceval Pott, où deux ovaires herniés furent retran-
chés. Ensuite l'histoire de l'opération en cause se confond avec
celle de l'ovariotomie moderne, faite pour tumeurs.

En 1823, James Blundell, chirurgien de Guy's Hospital, beaucoup en avance sur son temps, dans une communication faite
à la Société royale de médecine et de chirurgie de Londres,
suggéra l'extirpation d'ovaires sains dans le cas de dysménorrhée grave ou de métrorrhagie provenant d'un utérus en inversion. Le conseil qu'il donna d'enlever l'utérus en entier
plutôt que de faire l'opération césarienne ordinaire, et la manière scientifique dont il chercha à échafauder ses arguments
par ses expériences sur le lapin, ont à peine attiré l'attention
qu'ils méritaient. Comme ayant plus de rapport avec le sujet
qui nous occupe, il faut faire une mention spéciale du procédé
qu'il a mis en avant pour produire la stérilité dans les cas de
malformations du bassin, pour lesquelles l'opération césarienne
a été proposée. Voici les termes dans lesquels il s'exprimait :
« Je recommanderais une incision d'un pouce de long sur la
ligne blanche, au-dessus de la symphyse pubienne ; je conseillerais, en outre, d'amener à l'ouverture les trompes de Fallope

[1] « Hedgeras de l'Asie centrale », *Journal de l'expérience*, 1843.
[2] Voir en particulier WIERUS, *Opera*, lib. IV, chap. xx.

de l'un et l'autre côté ; et, enfin, d'enlever une portion de la trompe, opération facile à exécuter [1]. »

Le Dr Robert Battey, de Rome, Géorgie, jouit, en général, de l'honneur d'avoir été l'inspirateur de l'opération, telle qu'on la comprend aujourd'hui. En 1865, il « eut la pensée de produire une ménopause artificielle pour porter remède à une maladie » ; mais il ne publia ses idées qu'en 1872. En février 1872, Lawson Tait enleva avec plein succès un ovaire du volume d'un œuf de pigeon, dans lequel existait un abcès chronique. Il revendique [2] ce cas comme étant « la première observation, relatée dans l'histoire de la chirurgie, d'enlèvement pour cause de douleur d'un ovaire non augmenté de volume ». Encouragé par l'heureuse issue de cette opération, en août de la même année 1872, il extirpa avec succès les deux ovaires dans le but d'arrêter une hémorragie incoercible [3]. Quelques jours avant la date de la seconde opération de Tait, Hégar opéra son premier cas et eut un résultat funeste. Le 18 août 1872, Battey fit sa première opération suivie de succès et la publia le mois suivant [4].

Quand on discute l'histoire de cette opération, on peut objecter que la première opération de Tait ne fut pas faite dans le but que Battey s'était proposé. L'ovaire fut trouvé augmenté de volume dans le cul-de-sac de Douglas ; et, comme un seul ovaire fut enlevé, l'opération n'a pas eu pour objet de « provoquer une ménopause artificielle ». Rien ne vient faire croire que la méthode employée était le fruit de quelque théorie formulée au préalable : c'était une opération locale, appliquée à une affection locale. Mais qui dira de l'œuvre originale d'un praticien que celle-ci n'a pas été précédée par la théorie ? Le second cas de Tait était, à n'en pas douter une expérience, physiologique et pathologique ; en faveur de son succès probable, des raisons théoriques seules pouvaient être mises en avant. Hégar, de plus, doit avoir de son côté conçu l'opération ; il a certainement eu la bonne fortune d'influer sur ses progrès d'une manière importante.

---

[1] *Principes et traité pratique d'obstétrique*, p. 580. Ed par Th. Costle. Londres, 1884.

[2] *Dis. of ovaires*, 4 th. ed , p. 324. Traduction française, 1886, p. 415.

[3] BATTEY commet une erreur lorsqu'il enregistre ce cas comme ayant été suivi de mort. *Trans. internat. med. Congress.*, vol. IV, p. 287. Londres, 1887.

[4] *Atlanta med. and surg. Journal*, sept. 1872, p. 321.

Revendiquer une priorité qui se mesure par quelques jours ou quelques mois, c'est pécher par défaut de libéralisme, ou même de justice ; le temps était mûr pour cette opération, et trois travailleurs, chacun de leur côté — Battey, Tait et Hégar, — peuvent prétendre à se partager l'honneur de l'avoir introduite dans le domaine chirurgical.

Comme on pouvait s'y attendre, l'œuvre de ces trois chirurgiens a eu une certaine tendance à prendre des directions différentes. Le nom de Battey a continué de rester associé principalement à l'opération faite pour ce qu'on peut dénommer d'une manière vague « nervosisme ». Le nom de Tait est surtout inséparable des maladies inflammatoires des trompes et son influence s'est fortement fait sentir en ce sens qu'il substitua, comme indication à l'opération, des affections réelles au lieu de vagues symptômes nerveux. Hégar est celui dont le nom raisonne le mieux à l'unisson avec l'opération dirigée contre les myomes utérins. Trenholme prétend avoir été réellement le premier à pratiquer, en janvier 1876, l'extirpation des ovaires pour hémorragies dues à un corps fibreux ; mais son influence est loin d'avoir approché celle des trois autres.

La pratique des nombreux chirurgiens qui marchèrent sur les traces de ces pionniers a élargi le champ de cette opération, en même temps qu'elle a resserré ses indications. Une exactitude plus grande dans le diagnostic, et l'augmentation de nos connaissances en pathologie ont largement substitué comme indications des affections palpables aux névroses fonctionnelles. Sauf en ce qui concerne les myomes de l'utérus, le champ de la castration à proprement parler, est grandement rétréci ; d'un autre côté, les indications de l'extirpation d'organes atteints d'affections incurables se sont énormément étendues.

But de l'opération. — L'objet de l'opération, tel qu'il a été énoncé par Battey, était « de déterminer un changement des fonctions vitales pour toute affection grave, incurable sans cela, et pouvant guérir par ce moyen ». Bien qu'on puisse la regarder comme exacte pour son intervention telle qu'il l'a conçue au début, cette définition est évidemment imparfaite, si l'on considère l'opération dans ses développements modernes. En fait, un complet changement de front couvrirait probablement, à l'heure actuelle, plus de cas, et il serait certainement plus exact d'affirmer que l'enlèvement des annexes de l'utérus est pratiqué pour des affections locales des ovaires et des trompes, que de dire qu'il est fait « *to determine the change of life* », pour déterminer une ménopause prématurée. Mais l'opération n'a pas qu'un seul but ; la définition de ces indications ne peut tenir dans une phrase. Elle vise, en effet, un triple objet : 1° enlever des organes atteints d'affections incurables ; 2° réprimer ou modifier les hémorrhagies utérines ; 3° et supprimer complètement l'ovulation.

1° L'extirpation d'organes affectés d'une maladie incurable, dangereuse pour la vie, ou entraînant de sérieuses infirmités, est, sans aucun doute l'indication la plus formelle de l'opération. Sous ce chef il nous faut ranger des affections telles que : abcès des ovaires ou des trompes, grossesse tubaire, hernie ovarienne étranglée qui ne peut être réduite ; celles-ci mettent la vie en danger ; nous devons viser également les diverses affections kystiques des trompes, les inflammations plus chroniques et subaiguës des ovaires ainsi que leurs déplacements : ces dernières rendent plus ou moins infirme.

2° Il peut être nécessaire de réprimer les hémorrhagies utérines, soit en raison de leur excessive abondance, soit à cause des accidents et des grandes souffrances qu'elles déterminent. Le myome utérin est la cause principale des métrorrhagies ; un obstacle insurmontable à l'écoulement des règles, siégeant soit dans le vagin, soit ailleurs, est une source de douleurs et de dangers ; et certaines malformations et déviations de la matrice peuvent s'accompagner de souffrances telles aux époques qu'elles transforment la vie en une sorte de martyre périodique.

3° Faire perdre son sexe à la femme — but recherché, quand on parle de castration — est l'indication la moins définie et la moins satisfaisante de l'opération. Quand on a recours à ce mode d'intervention, on n'a pas particulièrement en vue la classe mal définie de ce qu'on appelle les névroses réflexes ; toutes, ou du moins la grande majorité des maladies inflammatoires des annexes s'accompagnent de réflexes nerveux *reflex nevroses*. On vise particulièrement ici les maladies nerveuses véritables, telles que la manie ou l'épilepsie, qui, nous avons certaines raisons de le croire, sont ou causées ou entretenues par les actes se rattachant à l'ovulation.

Ces « buts » théoriques qu'on se propose en opérant (*aims for operation*) se transforment en « indications » réelles, concrètes et positives avec un état de maladie bien spécifié et bien décrit. Mais, à côté du but recherché, il nous faut calculer le résultat obtenu ; et ce résultat souvent dépasse le but. Nous pouvons ne désirer entraver, dans la fonction sexuelle, que l'écoulement de sang de provenance utérine, alors que l'effet réel de l'opération est d'atteindre dans ses racines toute la fonction elle-même et de la détruire. Quelle est exactement la valeur de ces opérations PER CONTRA avec lesquelles nous avons à compter ?

Nous avons à calculer ici aussi bien avec le sentiment qu'avec la science. Et toute cette question est tiraillée en sens contraire, entre l'enthousiasme, s'appuyant sur la pratique du chirurgien qui opère, et les critiques funestes du théoricien de cabinet. C'est l'orgueil et la gloire de la chirurgie abdominale de vivre et de prospérer en s'appuyant sur des statistiques; et il est, peut-être, exact que quelques-uns nous demandent de juger leur valeur en général, d'après leur expérience pratique dans quelques détails. C'est là certainement une erreur, mais une erreur dans le bon chemin. Et ici la maxime légale *ex abusu non arguitur in usum* reste vraie. Le mal fait par quelques-uns, qui s'aventurent trop, ne sera jamais à mettre en parallèle avec celui dont il faut accuser les autres qui n'opèrent pas assez.

Le praticien s'inquiète peu des théories subtiles. Si, pour combattre ce mode d'intervention, on lui oppose qu'il enlève son sexe à la femme, il répond que c'est là chose insignifiante et qu'il faut dédaigner à côté des souffrances prolongées de la malade. Si le grief invoqué est la perte de la faculté de reproduction, c'est certainement un argument de grand poids, — argument dans lequel les premiers intéressés doivent avoir le dernier mot. Posées à la malade elle-même ou à son mari, ces objections — si le cas est l'un de ceux où l'opération puisse être proposée — sont d'ordinaire promptement et sommairement écartées. Et lorsqu'on expose les faits tels quels — à savoir que la femme ne perd pas davantage ses attributs après la ménopause artificielle qu'après la ménopause naturelle — les objections ont encore moins de poids. D'ailleurs, fort souvent, l'accouchement était ou impossible ou dangereux ; il n'y a donc pas alors de préjudice porté : et, parfois même, la dyspareunie se transforme en eupareunie ; et en ce cas il y a bénéfice. Les effets généraux de l'opération ne sont par personne mieux exposés que par Kœberlé, tels que Barnes [1] nous les a traduits : « On peut regarder ces opérées comme des femmes ayant atteint tout à coup l'époque de la ménopause. Les sentiments affectifs persistent tels quels. Elles ne se trouvent pas plus sous l'empire de passions érotiques impérieuses ; mais elles ne sont pas moins bonnes, ni moins affectueuses à l'égard de leurs parents et de leur mari. Les organes génitaux répondent encore aux excitations ; le caractère devient plus calme, moins irascible ; les seins ne s'atrophient pas ; le timbre de voix et la voix ne sont pas altérés. » En deux mots, le changement est celui d'une tendresse excessive, remuante, en la sensibilité affectueuse, posée, calme d'une femme d'âge mûr. On ne trouve chez elle rien qui répugne. Nous pouvons en rester là. Nous indiquerons plus loin les résultats déterminés par l'opération pour certaines affections déterminées.

Des considérations qui doivent avoir au moins autant de poids que celles qui concernent soit la morale, soit le sentiment, sont, tout d'abord, la gravité de l'opération en elle-même, et, en second lieu, la non absolue certitude d'une guérison permanente chez les opérées qui ont guéri de l'opération. La moyenne des opérateurs ne peut compter sur une mortalité de moins de 8 pour 100 ; et, d'après les résultats obtenus, ils ne doivent guère s'attendre à une guérison parfaite chez plus de 90 pour 100 du chiffre total des opérées qui se rétablissent. Ce sont là des faits graves qu'il faut envisager quand on songe à entreprendre une opération qui n'est pas toujours pratiquée pour sauvegarder la vie. La malade peut, il est vrai, endurer un martyre continu ; mais c'est à peine si elle obtient autre chose qu'un répit à la suite d'une opération chirurgicale qui n'amène pas la guérison, et la mort est une terrible pénalité à affronter pour risquer un simple soulagement. Pour toutes ces raisons, nous devons nous assurer, en premier lieu, qu'il y a indication évidente d'opérer ; et, en second lieu, que toutes les probabilités plaident en faveur de la guérison dans le cas qui nous est soumis.

[1] « De la hernie de l'ovaire, » *Amer. Journ. Obst.*, january 1883, p. 22.

INDICATIONS DE L'OPÉRATION

La maladie — sa gravité et les symptômes qu'elle détermine — est le criterium définitif de toute intervention chirurgicale. Ce n'est pas remplir une bonne indication scientifique que de trouver dans un symptôme une cause d'intervention ; il est malheureux de voir tous les jours relater foule d'opérations, qui ont été dirigées contre l'ovaralgie, la dysménorrhée et autres troubles analogues. Et le mal n'a pas été diminué par la récente publication de certains articles de valeur, parus dans les périodiques allemands, sous le titre : « Castration pour névroses ». Dans la plupart des observations publiées, la douleur était le seul signe d'une névrose, et dans la plupart également existait une maladie réelle des annexes. Il est aussi peu scientifique de parler de résection de la hanche pour douleurs réflexes du genou, que de l'excision des annexes pour douleurs réflexes dans le bas-ventre. Partout où cela est possible, on doit invoquer la maladie comme raison déterminante de l'opération et non les symptômes de cette maladie. Dans une petite classe, et qui d'ailleurs tend à diminuer chaque jour, on peut ranger, sous de grandes réserves, comme indications à l'opération une névrose grave, telle la manie, telle l'épilepsie. Cependant, même alors, et dans une proportion vraiment remarquable, on trouve à l'opération les organes malades. Ainsi, au lieu de parler d'enlèvement des annexes pour ovaralgie, dysménorrhée ou ménorrhagie, nous disons que l'opération est faite pour ovarite, pyosalpingite ou myome. A ce point de vue, les indications de l'opération peuvent être, dans un tableau, résumées de la manière qui suit :

A. — ANNEXES.

    1. — LES OVAIRES :

        a) Inflammation — aiguë, chronique et suppurée (abcès).
        b) Déplacements (prolapsus, hernies).
        c) Ovaires scléreux et kystiques.

    2. — LES TROMPES :

        a) Inflammation. Salpingite.
        b) Pyosalpingite.

c) Hématosalpinx.
d) Hydrosalpinx.
e) Grossesse tubaire.

B. — UTÉRUS.

a) Myomes utérins.
b) Erreurs de développement. — Absence ou malformations utérines avec molimen menstruel.
c) Déviations irréductibles avec symptômes nerveux graves.
d) Obstacle insurmontable à l'écoulement menstruel (peut siéger dans le vagin).

C. — SYMPTOMES NERVEUX.

a) Manie ; manie puerpérale, manie liée au flux menstruel, nymphomanie, etc.
b) Épilepsie ; hystéro-épilepsie, convulsions, crampes, chorée, etc.
c) Hystérie.

Il est à peine nécessaire de faire ressortir que l'existence seule de quelqu'une de ces affections (à l'exception près de trois ou quatre d'entre elles) n'est pas une indication à l'opération. Il faut que les symptômes concomitants, essentiels, de ces maladies soient des plus sérieux. — Il faut que la vie soit menacée où la santé sérieusement altérée — pour qu'on songe à une intervention.

Après ces préliminaires et clauses conditionnelles faciles à saisir, nous pouvons passer à l'examen des indications en détail.

Ovarite, oophorite, inflammation des ovaires. — La forme chronique de l'ovarite, provenant de l'exagération de l'activité fonctionnelle, telle qu'on l'observe chez les prostituées, réclame rarement une opération. De même doivent être également négligées ces congestions passagères, aiguës, aussi obscures comme étiologie que comme anatomie pathologique. La majorité des cas, qu'il faut opérer, reconnaissent la gonorrhée comme cause. L'infection peut se propager par les trompes

jusqu'aux ovaires dans la métrite puerpérale, et il n'y a pas de
doute qu'un traumatisme, du fait de l'hystérométrie ou de l'introduction d'une sonde, puisse être la cause d'une endométrite
septique. Les fièvres éruptives et le rhumatisme aigu s'accompagnent parfois d'une forme d'ovarite à symptomatologie sérieuse. Les cas, qui sont la conséquence d'inflammations septiques ou d'un accouchement, évoluent toujours très vite et
aboutissent à un abcès, rapidement ou même soudainement
fatal; ou encore cet abcès revêt une marche chronique, allant
s'ouvrir dans l'un ou l'autre des organes creux du voisinage.
Conséquence d'une blennorrhagie, d'un simple traumatisme ou
de quelqu'une des fièvres éruptives, l'ovarite est passible de
devenir chronique, et c'est alors que les indications d'une opération se posent le plus souvent et le plus légitimement.

Dans de telles circonstances, les signes locaux peuvent être
suffisamment marqués, mais l'urgence est d'ordinaire commandée par les symptômes soit réflexes, soit fonctionnels.
L'ovaire réagit avec une sensibilité excessive à toute perturbation mécanique, alors que, la malade se tenant debout ou faisant un mouvement brusque, l'organe tiraille ses ligaments
ou est fortement secoué ; ou encore lorsque le doigt le presse
soit à travers le vagin, soit à travers la paroi abdominale. L'engorgement aux époques augmente les douleurs. Dans les
intervalles également, l'ovarite est la cause de souffrances
locales, qu'on provoque de diverses manières, éloignées et
réflexes, s'irradiant dans les lombes, le bas-ventre, les cuisses
et ailleurs. Toutes les formes connues de perturbations dans les
fonctions sexuelles peuvent s'accompagner d'ovarite, — dysménorrhée, ménorrhagie, aménorrhée.

Il faut attribuer quelque importance aux signes physiques.
Un ovaire enflammé a tendance à tomber dans le cul-de-sac de
Douglas et à s'y fixer. Le toucher peut l'y faire découvrir, sensible à l'excès et déterminant, parfois, une sensation particulière nauséeuse à la pression. Dans cette situation on le confondra facilement avec le fond d'un utérus en rétroversion. Un
habile clinicien reconnaîtra, de suite, la forme et la consistance de l'ovaire ; il pourra même en suivre les ligaments et
diagnostiquer avec grande probabilité la présence de liquide
ou de kystes dans son parenchyme. Chez les sujets maigres, il
est possible de saisir un ovaire occupant son siège normal

entre les doigts introduits dans le vagin et ceux de l'autre main explorant la paroi.

Dans un cas d'ovarite chronique, de quelque nature qu'elle provienne, si on a tout essayé avec bonne foi et si la malade est minée par des souffrances constantes et les autres symptômes habituels, l'opération peut être conseillée. S'il existe un abcès, la vie est en danger et l'opération s'impose.

Dans le premier cas, l'indication est parallèle à la gravité des symptômes; dans le second, l'indication est positive et absolue, du fait de l'existence de la maladie.

Déplacements de l'ovaire. Hernie : Prolapsus. — Parmi les premières (et je crois qu'en réalité elles ont été effectivement les premières) oophorectomies faites dans un but louable figurent celles pratiquées pour *hernies de l'ovaire* à travers une plaie et celles pour hernies dans le canal inguinal. La hernie en elle-même n'est pas une indication à l'opération. Il faut que les organes herniés soient irréductibles, ou la source de grandes souffrances, ou le siège de quelque forme de dégénérescence ou d'affection inflammatoire, pour qu'on envisage la possibilité de l'intervention. Une hernie traumatique, résultat d'un effort ou de l'accouchement, ne s'accompagnera probablement pas de symptômes aussi pénibles qu'une hernie congénitale. La dernière variété est deux fois plus fréquente que la première et n'est pas d'ordinaire de nature aussi simple. La hernie congénitale comprend toujours la trompe aussi bien que l'ovaire ; il n'est pas rare qu'elle coïncide avec un utérus bicorne, et la corne utérine suit parfois les annexes dans le sac herniaire; l'état peut également se compliquer d'un utérus infantile avec les symptômes de l'exagération du molimen qui l'accompagnent en général. Six fois, au moins, l'absence complète de la matrice a été notée, coïncidant avec la hernie inguinale de l'ovaire.

Le diagnostic n'est pas souvent difficile. Le volume et la forme caractéristiques, les sensations déterminées à la pression, l'augmentation de volume aux époques et la coïncidence fréquente de malformations utérines forment un ensemble qui ne peut guère appartenir à quelque autre affection. Un signe de grande importance, quand il existe, c'est la mobilité imprimée à la tumeur par les déplacements latéraux de la matrice.

Ce corps augmente de volume et sa sensibilité s'accuse encore au moment des règles. Aussi les symptômes peuvent-ils alors simuler ceux d'un étranglement herniaire. Un étranglement réel peut même survenir et, en ce cas, l'opération s'impose. De même également l'opération est indiquée quand une grossesse extra-utérine se développe dans le sac, circonstance qu'il est assez curieux d'observer fréquemment. Et toute dégénérescence ou néoplasme de ses tissus, kystique ou glandulaire, réclame l'opération. Sinon les indications restent subordonnées à la résistance de la hernie, au traitement palliatif, à son irréductibilité et à l'urgence des symptômes qu'elle détermine.

Le *prolapsus des ovaires* est un état qui ne réclame nullement, en toutes circonstances, l'intervention chirurgicale ; souvent on découvre ce prolapsus accidentellement dans une exploration pratiquée dans tout autre but. Des symptômes d'urgence ne se déclarent que lorsque les ovaires s'enflamment et sont maintenus en prolapsus par des adhérences. L'existence d'adhérences entre divers organes mobiles de la cavité abdominale, comme cause de douleur ou d'autres symptômes anormaux, capables de revêtir une certaine gravité, n'a probablement pas fixé toute l'attention qu'elle méritait ; quand il s'agit de l'ovaire, de par la nature de l'organe, il est certain que cet état est tout particulièrement propice à la production de quelque désordre.

Les adhérences au cul-de-sac de Douglas sont de beaucoup les plus communes, mais les ovaires peuvent également se fixer presque en tous les points du péritoine, intestinal ou pelvien. J'ai opéré avec succès un cas dans lequel l'ovaire gauche adhérait intimement, d'un côté, à l'S iliaque, et, de l'autre, à l'extrémité de l'appendice vermiculaire. L'ovaire étant entraîné à la remorque de ces organes essentiellement mobiles, rien d'étonnant à ce qu'on ait constaté des signes d'irritation ovarienne. Parfois, le simple prolapsus, déterminé par la congestion, peut devenir permanent par suite d'étranglement de l'appareil vasculaire ; et, dans ce cas, l'opération peut s'imposer, bien qu'il n'y ait pas la moindre adhérence. Pour remédier à cet état, on a préconisé l'oophorrhaphie, ou fixation de l'ovaire par un procédé spécial ; on n'est pas encore fixé sur sa valeur. L'ovaire gauche est plus souvent en prolapsus que le droit, probablement parce qu'il est plus sujet aux congestions du fait de l'absence de valvule dans la veine spermatique gauche.

Ovaires kystiques et scléreux. — Bien qu'il soit de toute probabilité que les ovaires kystiques reconnaissent comme origine une inflammation chronique et qu'il soit presque certain que la sclérose et l'épaississement fibreux revendiquent la même cause, toutefois, à l'heure actuelle, en pratique, leur état n'est pas regardé comme inflammatoire. Dans l'ovaire kystique, l'affection n'est pas la même que dans le kyste de l'ovaire, — néoplasme glandulaire, mais une simple distension des follicules au milieu d'un stroma épaissi et rétracté. Dans la sclérose vraie, la substance glandulaire est remplacée, en totalité ou en partie, par du tissu fibreux; la surface est ridée et couverte de cicatrices, et le volume de l'organe diminué. Il paraîtrait qu'après les fièvres éruptives, particulièrement après la fièvre scarlatine, une des terminaisons de l'ovarite serait cette atrophie scléreuse avec distension des follicules. L'anatomie pathologique de cette affection n'est encore que bien mal connue.

C'est un fait clinique que les ovaires kystiques se caractérisent souvent par des ménorrhagies abondantes et incurables. D'un autre côté, l'atrophie scléreuse pure peut se signaler par de l'aménorrhée, bien qu'elle puisse déterminer un molimen hémorrhagique excessivement violent. Dans beaucoup de ces cas, tous les symptômes variés et mobiles, liés aux perturbations des fonctions sexuelles, s'accusent dans leurs formes les plus graves. Et alors — pour quelques-uns, sans doute parce que, physiquement, il est impossible de diagnostiquer une maladie locale — on apporte des troubles nerveux d'origine ovarienne comme justification surabondante de l'intervention. Si l'on considère comme honnêtes les statistiques de Schmalfuss, tirées de la pratique d'Hégar, toute une moitié des névroses dites fonctionnelles reconnaîtrait comme cause une altération parenchymateuse analogue des ovaires.

Ces cas ont une durée très prolongée; ils résistent particulièrement à toute mesure palliative et déterminent des troubles réflexes marqués et nombreux. Si la malade est incapable de supporter ses misères et que la ménopause soit encore éloignée, l'opération peut être faite : c'est le seul moyen d'obtenir la guérison.

Maladies des trompes de Fallope. — Il y a un demi-siècle, les affections tubaires étaient parfaitement décrites par plus d'un auteur[1], mais elles étaient si complètement oubliées que, lorsque, il y a quelque temps, un chirurgien distingué de province publia les résultats d'interventions chirurgicales dirigées contre ces affections, un confrère de la capitale également distingué exprima une assez grande incrédulité, non seulement à l'égard des opérations, mais également des maladies pour lesquelles elles avaient été faites. Il fit preuve d'une ignorance tellement extraordinaire, presque déshonorante, des travaux de nos devanciers que Tait jugea nécessaire d'envoyer des échantillons anciens et nouveaux de ces affections, dans le but d'établir leur existence. C'est un fait suffisamment bien connu à l'heure actuelle que les maladies des trompes sont la cause fréquente de graves désordres fonctionnels et qu'elles peuvent même aboutir à la mort. Les difficultés aujourd'hui ne sont pas autant théoriques que pratiques ; comment les diagnostiquer et, mieux encore, comment les traiter ? Quand peut-on persister dans un traitement palliatif et quand l'opération devient-elle nécessaire ?

Cliniquement, il est de toute impossibilité de séparer une salpingite simple d'un hémato-salpinx et d'une pyosalpingite. Les deux dernières peuvent, en fait, être considérées comme des variétés de la première. Lorsque l'inflammation septique atteint les franges, elle les fait adhérer ensemble et aux ovaires et bouche l'orifice tubaire. L'orifice utérin est ou obturé, ou trop petit pour donner issue à la totalité du liquide ; nous avons ainsi une inflammation catarrhale dans un sac clos, dont la muqueuse saigne tous les mois. Lorsque le revêtement péritonéal accuse les changements ordinaires qu'on observe à la suite de l'inflammation des séreuses, la cavité peut renfermer soit du sang, du pus ou un mélange des deux. La quantité de sang ou de pus contenue à l'intérieur des trompes est des plus variées. Parfois elle atteint à peine 4 à 5 grammes ; les collec-

---

[1] Dans les *Exercices pratiques* de Dekker, publiés à Leyde en 1695, se trouve la description d'un cas de dilatation de la trompe, avec à l'appui un magnifique dessin de l'état des choses trouvé à l'autopsie.

tions sanguines dépassent rarement une once (31 grammes).
J'ai enlevé un abcès tubaire qui contenait plus d'un demi-litre
de pus infectieux et quantité considérable de gaz.

Le plus grand nombre des salpingites sont septiques et le
résultat d'inflammations de l'endométrium, soit blennorrha-
giques, soit puerpérales. Quelques-unes ont pour origine une
leucorrhée et c'est dans un cas de ce genre que Wylie nous
raconte avoir, par l'expression des trompes, fait sourdre le pus
dans l'utérus et de là dans le vagin. Un petit nombre est la conséquence de la syphilis ; un petit nombre également, de la tuberculose. Sänger a montré que l'actinomycose pouvait être une
cause de suppuration des trompes.

Martin [1], de Berlin, a fait une étude soignée des affections
tubaires d'après un relevé de 287 cas. La grande majorité (220)
fut observée chez des femmes mariées ; 113 étaient stériles ;
61 avaient avorté une fois ou plus. Les causes étaient : 147 fois,
une endométrite aiguë ou chronique ; 70 fois, une inflammation puerpérale ; 55 fois, la blennorrhagie ; 3 fois, la syphilis ; 10 fois, la tuberculose. Martin classe les affections tubaires
en : salpingite catarrhale, quand il y a infiltration de la muqueuse ; salpingite interstitielle, quand la tunique musculaire
est intéressée ; et salpingite folliculaire, lorsque des poches se
forment à la surface de la muqueuse. Toute la question de
l'inflammation blennorrhagique dans ses rapports avec les affections tubaires a été traitée de façon magistrale par Sinclair,
de Manchester [2], qui a, pour ainsi dire, épuisé la question, et
c'est à son article que je veux renvoyer mes lecteurs.

Une trompe enflammée et engorgée, ou distendue, tombe
d'ordinaire dans le cul-de-sac de Douglas et y contracte des
adhérences plus ou moins intimes. Le toucher vaginal nous la
fait reconnaître sous forme d'une tumeur semi-molle, pâteuse,
irrégulièrement arrondie, assez semblable au fond d'un utérus
en rétroversion. Elle est d'une sensibilité exquise au toucher,
est cause de dispareunie et ne peut être repoussée par en haut.
Elle est le point de départ de crises de douleurs pelviennes,
s'accentuant beaucoup aux époques, mais s'aggravant également à d'autres moments, qu'il y ait ou non une cause provo-

---

[1] *Zeitschr. f. Geburt*, XIII, ii.
[2] *Med. Chron.*, aug., sept., oct. 1887.

quante. La menstruation est déréglée et irrégulière, d'ordinaire
augmentée, mais parfois diminuée. Chaque époque, dans le cas
d'hématosalpinx, ajoute au danger aussi bien qu'aux souffrances.
Le plus grand nombre des affections tubaires s'observe chez
des femmes mariées, et, d'après Tait, « un trait caractéristique
des plus fréquents dans l'histoire de cette affection réside
dans ce fait que la femme a eu un enfant et qu'ensuite elle n'a
jamais été quitte de souffrances jusqu'à ce qu'elle en ait été
débarrassée par une opération ».

Dans tout cas de salpingite avérée et persistante l'intervention est indiquée. Par un traitement judicieux et le repos, il
est possible d'obtenir la guérison des salpingites légères ; quand,
leurs extrémités étant obstruées, les trompes elles-mêmes contiennent du pus ou du sang, l'extirpation donne la seule chance
possible de guérison. Il ne faut pas oublier, quand on pèse les
indications de l'intervention, que les inflammations septiques
des trompes de Fallope constituent un danger réel pour la vie.

L'hydrosalpinx est chose plus bénigne et peut ne s'accuser
que par fort peu de symptômes. Dans bien des cas, ce n'est
qu'un simple kyste par rétention, à contenu limpide, dans un
conduit inerte au point de vue fonctionnel ; ailleurs, on trouve des
débris épithéliaux ou du pus, parfois mélangés de sang. La
cause de l'obstruction résidant d'ordinaire dans une inflammation qui se propage de l'utérus, les deux trompes sont souvent
obstruées en même temps. Dans un cas que j'ai opéré, une
trompe contenait quelques onces d'un liquide clair, et l'autre
un liquide si épais, avec flocons de cholestérine, qu'il avait tout
l'air d'argent fondu quand on le versait d'un vase dans un
autre.

Le diagnostic repose sur les signes physiques. Un kyste en
forme de saucisse ou tortueux, siégeant dans le cul-de-sac rétro-
utérin, coïncidant avec quelque désordre dans les fonctions
sexuelles, empirant lors des règles, et moins grave qu'une salpingite aiguë, fait songer à l'affection en cause.

Quant à l'intervention, on a coutume de dire — selon moi,
en n'apportant que des motifs insuffisants — que l'hydrosalpinx
dure parfois toute une vie, sans déterminer aucun symptôme et
sans faire aucun mal. Dans un grand nombre de cas, les symptômes sont tellement accentués qu'ils imposent l'opération ;
dans tous, elle est à recommander. L'affection ne s'améliorera

pas ; bien au contraire, accidentellement ou autrement, le sac peut suppurer et se rompre, et ainsi mettre la vie en danger.

La mortalité dans 274 opérations pour affections tubaires, rassemblées par Schlesinger, était de 8,76 pour 100. Sur ce nombre 20 opérations auraient été faites pour cancer des trompes (à noter que Martin ne fait pas mention d'un seul cas de cette affection); 115 pour pyosalpingites ; 46 pour hydrosalpinx ; 19 pour hématosalpinx ; 43 pour salpingites ; 7 pour tuberculose et 23 pour papillomes. Cette liste doit être bien loin d'être complète ; rien qu'en Grande-Bretagne l'opération a été faite plus de 400 fois. Je doute également que, sur un plus grand nombre de cas, les diverses formes de la maladie se maintiennent dans les mêmes proportions. La mortalité générale doit, d'ailleurs, s'approcher de la vérité, si même elle n'est pas encore plus faible. La mortalité entre les mains de quelques opérateurs, se répartissant sur 300 opérations environ, serait fort inférieure à 5 pour 100.

Grossesse tubaire. — La plupart considèrent maintenant comme vraie l'opinion de Tait que tous les exemples de grossesses extra-utérines seraient, au début, des grossesses entièrement ou partiellement tubaires. Avant le quatrième mois, la rupture est une complication ordinaire ; et la mort de l'embryon, obtenue par l'électricité ou quelque autre moyen, n'écarte guère les dangers de mort.

Mon avis formel est qu'aussitôt qu'une grossesse extra-utérine a été reconnue, on doit l'opérer. Bien que Thomas et d'autres prétendent avoir diagnostiqué cet état avant rupture (et leur diagnostic à plusieurs reprises a trouvé sa confirmation dans les événements consécutifs, d'ailleurs pas toujours favorables pour la malade), malheureusement le premier signe de l'affection n'apparaît d'ordinaire qu'avec la rupture, et la femme se trouve alors dans une situation des plus périlleuses de par l'hémorragie intra-abdominale et le shock.

Dans une telle occurrence, ce serait un crime chirurgical d'abandonner la patiente sans essayer de la secourir. Et, en tous cas, ce serait agir au nom de ses intérêts et de sa santé, tant à l'heure présente que pour l'avenir, que d'enlever l'œuf avec la trompe au plus vite. D'après Parry, la mortalité de la grossesse extra-utérine est de 67,2 pour 100 ; faite de bonne heure, par un chirurgien compétent, l'intervention donnerait certainement une mortalité inférieure à 5 pour 100. Entre les mains de Tait, qui a fait toutes ses opérations au moment de la rupture, la mortalité a très peu dépassé ce chiffre. En Amérique, où l'électricité est en vogue, les succès invoqués reposent sur des diagnostics douteux et même, en admettant qu'ils soient exacts, n'approchent pas de ceux qui suivent l'opération.

Affections où l'utérus surtout est en cause. — Parmi celles-ci, l'affection qui réclame le plus souvent l'extirpation des annexes est le myome ou fibrome utérin. On n'a pas encore établi les limites précises de l'opération dans le cas de myome utérin. Il a été beaucoup discuté et beaucoup écrit sur le sujet en question dans les sociétés savantes et les journaux, et le résultat général de la discussion est qu'on ne trouve pas tant les motifs de l'intervention dans la tumeur elle-même, son volume ou sa situation que dans les symptômes qu'elle détermine.

Le *myome utérin* se présente sous de nombreux aspects. Nous le trouvons souvent à l'autopsie de malades ayant succombé à toute autre affection et chez lesquelles il n'avait donné lieu durant la vie qu'à peu ou pas de symptômes. Nous le voyons avec un volume ordinaire déterminer chez de jeunes femmes des métrorrhagies extraordinaires, qui les mettent en partie ou complètement à bas. Et le plus souvent on l'observe au voisinage de la ménopause, sous la forme d'une grosse masse à développement lent, qui s'accuse par une prolongation des époques, est la cause d'hémorragies excessivement abondantes, mais ne met pas la vie en danger et la femme hors d'état de vaquer à ses occupations. En dernier lieu, nous avons toute une catégorie de cas où la tumeur va en grossissant jusqu'à ce qu'elle atteigne des dimensions telles qu'elles entravent les fonctions vitales. Les myomes œdémateux, à marche rapide, de Tait méritent une mention spéciale. Cette manière de grouper les fibromes utérins peut être modifiée et variée de quantité de manières ; mais elle représente largement les états auxquels nous avons le plus souvent affaire et n'a pas d'autre prétention.

C'est chose impossible, à moins de traiter à fond toute la question du traitement des myomes utérins, de discuter les pour et les contre de l'enlèvement des annexes pour remédier

à cette affection. Ce traitement est né d'une *vera causa*, —
l'atrophie de ces tumeurs coïncidant avec l'atrophie naturelle,
lors de la ménopause, des glandes de la génération. Par l'extirpation des glandes centrales nous essayons d'obtenir l'atrophie
des organes dont les fonctions sont sous la dépendance de ces
glandes. Les résultats ont été des plus encourageants et l'opération est en faveur croissante. Même pour des hystérecto-
mistes aussi habiles que Keith, Thornton et Bantock, l'extirpation des annexes est une opération favorite. Tait a toujours
été, dans notre pays, son principal avocat.

Les indications de l'enlèvement des annexes ne peuvent facilement être posées en termes généraux. Les indications domi-
nantes sont l'hémorragie et la rapidité de l'accroissement.
Des faits d'un grand poids sont l'âge, l'état de la malade et le
volume de la tumeur. Avec une énorme tumeur il est difficile,
parfois impossible, d'enlever les annexes. Si la malade approche
de la ménopause, nous pouvons temporiser et recourir aux traitements ordinaires; si elle a moins de trente-cinq ans, il nous
faut faire entrer en ligne de compte le passé de la tumeur en
ce qui a rapport à la rapidité d'accroissement et à l'abondance
des hémorragies, et essayer de calculer à l'avance les risques
que fait courir la temporisation. Si la malade est mariée, ne
pas oublier qu'une grossesse augmente les dangers. Est-elle
pauvre, obligée de gagner sa vie, l'opération peut être indiquée;
ne pas l'être, quand on a affaire à quelqu'un qui se trouve dans
l'aisance et pour qui une infirmité chronique n'est pas un mal-
heur dans toute la force du terme. Ces réserves une fois faites,
les hémorragies franches, rebelles aux moyens ordinaires,
sont une indication au premier chef de l'intervention chirurgicale. Quand une tumeur de petit volume croît rapidement
et détermine par sa présence d'autres symptômes que l'hémorragie, si la ménopause est encore quelque peu éloignée, nous
pouvons intervenir. Enfin, il nous faut tenir compte des résultats qu'il est possible d'obtenir par l'électricité appliquée selon
la méthode d'Apostoli.

La mortalité générale de ce mode d'intervention, appliqué
aux myomes, s'approche de 10 pour 100. Entre les mains de
certains opérateurs, elle ne s'élève pas, toutefois, jusqu'à ce
chiffre. Quant aux résultats, sur treize malades qui se rétablissent de l'opération, on compte une guérison absolue — c'est-

à-dire atrophie de la tumeur et ménopause — dans dix cas ;
une amélioration dans deux, et un échec dans un. Mais ces
résultats deviendront meilleurs sans aucun doute si on redouble
de soin, si on choisit mieux les cas et l'époque de l'intervention. Si les myomes utérins étaient soumis à une observation
attentive et continue, et traités suffisamment de bonne heure
par l'enlèvement des annexes, le champ de l'hystérectomie
pour cette affection se réduirait considérablement.

Certaines *anomalies et erreurs congénitales de la matrice*,
coïncidant avec un développement normal des annexes, peuvent
entraîner des désordres menstruels assez graves pour justifier
leur ablation. Ce sont : l'absence complète de l'utérus, un utérus embryonnaire, fœtal ou infantile, ce qu'on appelle l'« utérus pubescent ». Dans ces cas, les fonctions menstruelles, tri-
butaires du développement normal des trompes et des ovaires,
ne peuvent convenablement écouler leurs produits. On a affaire,
non à une rétention, mais à une absence complète ou à l'établissement imparfait de l'écoulement menstruel. L'utérus est
surchargé par ses ovaires et ses trompes, si je puis m'exprimer
ainsi, et, à l'époque des règles, il ne vient pas en aide à leur
engorgement par une hémorragie franche. Les souffrances de
cause menstruelle sont souvent alors excessivement aiguës, con-
finent la patiente au lit, écartent tout sommeil, requièrent les
opiacés ou même le chloroforme. Dans les intervalles, on peut
observer un calme relatif ; mais souvent les douleurs s'étendent
également aux jours intermédiaires, la santé s'altère et la
patiente devient une véritable infirme. Il est souvent possible,
dans de telles circonstances, de trouver les ovaires augmentés
de volume, en prolapsus et sensibles, et parfois également des
trompes anormalement hypertrophiées.

L'ablation des annexes est encore faite pour des *déviations
incurables de l'utérus*, alors que les symptômes sont graves et
sans remèdes. La rétroversion et la rétroflexion, quand l'utérus
est devenu adhérent dans sa situation anormale, en est
l'exemple le plus fréquent. L'utérus est augmenté de volume
et sensible ; des hémorrhagies remplacent les époques ; les pes-
saires ou sont inutiles ou ne peuvent être supportés, ou
sont à la fois inutiles et insupportables ; et, après des essais
prolongés, on a reconnu l'inefficacité d'autres modes de traite-

ments locaux. La patiente est une infirme, probablement confinée au lit ou sur une chaise longue, et ne peut espérer guérir. Dans une circonstance aussi grave, l'extirpation des annexes de la matrice, amenant l'atrophie de cet organe, offre la seule chance de guérison.

Un *obstacle insurmontable à l'écoulement du liquide menstruel* devient parfois une indication à l'enlèvement des annexes. En pareil cas, il existe des souffrances excessives aux époques; et quelquefois même, si on en croit Battey et autres, la vie est en danger. Les causes les plus fréquentes résident dans les blessures consécutives à l'accouchement, et telles qu'elles ont entraîné une rétraction cicatricielle notable du vagin et la destruction avec occlusion de la partie inférieure de l'utérus. Une autre cause encore est l'imperforation congénitale de l'utérus.

L'ablation pour *manie* présente un champ extrêmement limité. La proposition, émise par Goodel, d'enlever les ovaires de toutes les femmes aliénées qui présentent des penchants sexuels anormaux ne peut être envisagée sérieusement, pas plus que nous ne songerions à la castration de l'homme dans de semblables circonstances [1]. Certains cas de manie, dont les attaques surviennent surtout ou principalement au moment des époques, et où un élement sexuel prédomine fortement, peuvent, sous de grandes restrictions, être traitées à juste titre par l'enlèvement des annexes. Dans la manie puerpérale, particulièrement si la maladie a fait une seconde apparition lors d'un nouvel accouchement, l'enlèvement d'une partie des trompes de Fallope pour prévenir une nouvelle grossesse est indiquée de préférence à l'extirpation complète des annexes. S'attaquant à la nymphomanie, les positions de l'opération sont moins assurées. Elle a été faite pour masturbation confirmée ; mais pra-

[1] La castration pour folie a été cependant faite sur l'homme. Lazarus Riverius, « conseiller et médecin du roi de France », dans ses recueils (1678), cite, dans les termes suivants, élégants et justes, un cas communiqué par un M Samuel Formius, « le chirurgien le plus expérimenté de Montpellier, ayant pratiqué vingt ans » : « Il s'agissait d'un jeune homme, atteint de folie, et pour sa guérison les remèdes les plus efficaces avaient été mis en pratique, tellement qu'on avait eu recours à l'antimoine, au trépan et à la saignée des artères temporales. Et après échec de tous les traitements je (Formius) conseillai de le castrer; cela àyant été fait, tous les symptômes diminuèrent, et sa furie tomba complètement ; cependant il resta en enfance, sa folie s'était transformée en mélancolie. »

tiquée dans ce but, elle ne s'attire guère les sympathies du chirurgien. En effet, comme il lui est impossible d'écarter les appétits sexuels, elle ne peut guérir les habitudes mauvaises.

Dans l'*épilepsie* vraie, l'opération n'a pas donné de bons résultats. Un petit nombre de guérisons ont été rapportées, mais les relations de ces cas ne donnent pas la certitude qu'on ait eu affaire à une épilepsie vraie ou non. Il ne suffit pas pour justifier l'ablation des annexes que les attaques soient plus graves ou plus fréquentes aux époques ; c'est là un fait vrai dans de nombreux exemples d'épilepsie confirmée. Avant de songer à l'opération, il faut avoir de fortes présomptions que le mal prend son origine dans un trouble des fonctions génitales ; et, de plus, la maladie ne doit pas être suffisamment avancée pour exclure toute probabilité de guérison. Une affection réelle des annexes devient une indication formelle.

L'*hystéro-épilepsie* est, sans aucun doute, un champ favorable et plein de promesses pour l'extirpation des annexes. Mais ici, encore, la seule existence de la maladie n'est pas une indication opératoire. Il faut que ses rapports avec les fonctions génitales apparaissent de manière évidente, manifeste et parfaitement définie. Si la première attaque se montre à l'occasion des premières règles ; si les crises consécutives n'apparaissent qu'au moment des époques et qu'elles ne surviennent dans les intervalles qu'après une durée de plusieurs années ; s'il existe une aura partant de la région des ovaires ; si les attaques n'augmentent pas comme gravité ; si les bromures ne produisent aucun effet ; et, enfin, fait qui dépasse en importance tous les autres, s'il existe une maladie manifeste des annexes, nous pouvons considérer le cas comme du ressort de l'opération. Les signes les plus légers de l'hystéro-épilepsie, tels que crampes musculaires, spasmes et troubles de la sensibilité, n'ont aucune importance, chirurgicalement parlant. Il faut en accorder davantage à l'état général de la malade sous le rapport de la santé, et à sa situation sociale, — c'est-à-dire est-elle obligée ou non de gagner sa vie? Si la santé est chancelante, si la malade marche à grands pas vers l'impuissance et l'infirmité, ou si elle se trouve tout à fait dans l'impossibilité de se subvenir à elle-même par son travail, sans autre avenir que l'hôpital, nous verrons à juste titre dans ces diverses circonstances de nouvelles indications.

Dans un assez grand nombre de cas où l'opération fut suivie de guérison, il ne fut constaté qu'une légère affection ou même pas du tout de maladie des annexes; dans d'autres, on trouva une sténose ou des déviations incurables de la matrice. L'urgence de l'intervention chirurgicale ne croît pas *pari passu*, en raison directe de la gravité des lésions. Tout comme beaucoup de femmes, dont les organes génitaux paraissent parfaitement normaux et qui d'ailleurs ont des enfants, souffrent plus au moment de leurs règles que d'autres qui sont stériles du fait d'une maladie évidente, ainsi une affection légère peut déterminer l'hystéro-épilepsie chez une femme, alors que chez une autre elle ne produirait pas le moindre symptôme. L'index de l'excitabilité aux névroses réflexes varie avec les constitutions diverses. Dans une échelle de proportion descendante, il est facile d'atteindre jusqu'à un état d'absence complète de toute maladie, et de parler simplement de troubles fonctionnels; et, d'après quelques observations, il nous faut à l'heure actuelle accepter ces troubles fonctionnels comme une cause réelle de la maladie. Mais cette acceptation n'est que provisoire; des recherches futures renverseront probablement tout à fait cette hypothèse.

Cette opération a été faite pour *hystérie* et avec succès. Mais des opérations de moindre gravité que l'enlèvement des annexes ont été également suivies de succès, — telle, par exemple, une petite incision de la peau de l'abdomen. Pour l'hystérie seule, même avec « attaques convulsives » ou « crises choréiformes », peu de chirurgiens songent à enlever les annexes. Les attaques devraient être vraiment fort graves, et toutes espèces de raisons recevables se grouper, pour qu'on puisse songer à une intervention.

MANUEL OPÉRATOIRE

La nature exacte et l'étendue de l'opération dépendront en partie de la maladie pour laquelle elle est faite, et en partie de la fin que l'opérateur se propose.

Dans les affections purement locales et unilatérales, telles que: hernie de l'ovaire, hydrosalpinx unique, simple abcès de l'ovaire, prolapsus d'un ovaire non compliqué, et de nombreux exemples de grossesse tubaire, il faut sans hésiter ne pas toucher aux organes non atteints. Dans le cas d'hydrosalpinx double, sans adhérences, il est permis de laisser de côté les ovaires. Mais toutes les fois que des troubles nerveux persistent depuis quelque temps, il nous faut compter avec la force de l'habitude de souffrir ; et il est alors impossible d'obtenir une guérison radicale autrement que par la suppression complète de la fonction. Qu'une malade ait souffert depuis plusieurs années d'un petit abcès d'un ovaire, alors que les autres annexes sont en bon état, on aurait la presque certitude d'obtenir une guérison plus rapide et plus complète par l'extirpation de l'ensemble des annexes. L'expérience de Tait[1] et d'autres est positivement en faveur de l'extirpation bilatérale des organes dans les maladies inflammatoires. Après 26 cas d'extirpation unilatérale pour états inflammatoires, Tait note qu'une seconde opération a été nécessaire et faite quatre fois ; que, dans 5 cas de pyosalpingite, la mort survint postérieurement, probablement par rupture d'un abcès de l'autre côté ; et que, dans 7 autres, une seconde opération fut nécessaire. Treize fois sur 26, l'opération unilatérale eut comme résultat un échec complet ; et trois succès complets sont seuls rapportés, en ce sens que la maladie n'envahit pas le côté opposé. Il faut apprécier chaque cas à sa juste valeur. La durée de la maladie, sa gravité, l'âge de la patiente, sa position de fortune, ses propres désirs et ceux de son mari devront tous entrer en ligne de compte.

Dans la plupart des cas d'affections inflammatoires les lésions sont bilatérales ; et la question est résolue par le fait même. En ce cas, lorsque le but cherché est la suppression de la fonction ou la cessation des menstrues, il faut nous décider entre le simple enlèvement des ovaires, — oophorectomie, — et l'extirpation et des trompes et des ovaires — salpingo-oophorectomie.

Je ne puis entrer ici dans la discussion de l'influence que peuvent avoir les trompes sur la fonction menstruelle. Qu'il me suffise de dire que, si les vues de Tait n'ont pas encore été acceptées de tous, sa pratique a été suivie très généralement. L'opération actuelle consiste dans l'extirpation des annexes, et non pas seulement dans l'extirpation des ovaires.

Il est nécessaire d'exposer ici les considérations simplement

---

[1] *Birm. med. Rev.*, juin 1887.

pratiques qui viennent à l'appui de cette manière de faire. En voici quelques-unes :

1° On a relaté plus d'une observation où l'enlèvement des trompes sans les ovaires a eu comme conséquence la ménopause. J'ai observé un fait de ce genre dans ma pratique, et, dans ce cas, je ne visais nullement la ménopause. D'un autre côté, de nombreux exemples de double oophorectomie n'ont pas été suivis d'une abolition complète des règles. Les meilleurs résultats publiés jusqu'ici sont ceux consécutifs à l'extirpation complète des annexes.

2° Le pédicule est meilleur pour la ligature, lorsque celle-ci comprend à la fois les trompes et les ovaires. Une ligature jetée uniquement sur les attaches de l'ovaire pourrait déterminer une coudure de la trompe et, consécutivement, l'occlusion et la distension. Le hile de l'ovaire, avec son riche plexus vasculaire, n'est nullement un tissu favorable à la ligature.

3° Grâce à l'enlèvement des trompes, on écarte tout danger ultérieur de maladie de ces organes. Il n'est guère possible d'extirper les ovaires sans amener des troubles dans l'écoulement sanguin de provenance tubaire et sans déterminer quelque lésion physique de ces organes. Une congestion veineuse ou même une inflammation réelle des trompes peut être facilement la conséquence d'une simple oophorectomie et annihiler les bénéfices de l'opération.

4° Les trompes sont inutiles alors que les ovaires ont été enlevés. Si on peut apporter un bon argument en faveur de leur extirpation, et aucun en faveur de leur conservation, la question en litige est jugée.

L'enlèvement des annexes sera une opération très simple ou très difficultueuse. Si les organes occupent leur situation normale et qu'il n'existe pas d'adhérences, comme dans les cas auxquels le terme *castration* peut s'appliquer avec le plus d'exactitude : myomes avec légères hémorragies, absences ou malformations utérines, ovaires kystiques ou autres, l'opération est facile. Si, comme c'est le cas dans une affection inflammatoire, ils sont déplacés et se confondent en une masse unique avec les organes d'alentour, l'intervention peut alors offrir de grandes difficultés et exiger une grande délicatesse. Encore une fois, si on a affaire à de vastes fibro-myomes, l'opération présente des particularités qui peuvent être le point de départ de difficultés ; et, finalement, le procédé opératoire, dans le cas de hernie de l'ovaire, lui est tout à fait spécial.

Là où les annexes sont anatomiquement normales, ou peu s'en faut. — L'incision, faite comme d'ordinaire sur la ligne médiane, entre l'ombilic et les pubis, ne doit pas mesurer plus d'un pouce et demi ou 2 pouces (4 à 5 centimètres), — elle doit être suffisante pour admettre deux doigts. Dès le second ou le troisième coup de bistouri, les fibres de la ligne blanche sont mises à nu, dans toute la longueur de l'incision. Des pinces à forcipressure vont saisir tous les vaisseaux qui saignent et sont laissées à demeure. Dans le cas particulier les parois ne sont pas amincies et distendues par une tumeur ; aussi la ligne blanche est-elle très étroite et il n'arrive pas souvent qu'on puisse la diviser sans mettre à nu soit l'un, soit les deux droits. Une petite ouverture est faite à l'aponévrose : si sur la ligne blanche, c'est parfait ; sinon, on écarte les diverses couches d'un côté ou de l'autre et, après avoir reconnu la situation exacte du septum fibreux, on fend l'aponévrose dans toute la longueur de la plaie avec la pointe du bistouri. Les fibres musculaires sont écartées de côté à l'aide du manche du bistouri, et la graisse sous-péritonéale mise à nu. Celle-ci est saisie et attirée au moyen de deux pinces à forcipressure, puis incisée avec grandes précautions entre ces dernières ; et on en poursuit la dissection jusqu'à ce qu'on en ait débarrassé toute la plaie. Le péritoine est facilement reconnu ; on lui fait une petite boutonnière pendant qu'il est soulevé de même manière ; le doigt introduit par l'ouverture joue le rôle de sonde cannelée ; et c'est sur lui qu'on va compléter l'incision, de préférence avec les ciseaux. En suivant cette méthode les intestins ne courent aucun risque : comme on a soin d'attirer à soi et de tendre chaque couche des différents tissus, rien de facile que de l'inciser, sur son bord replié, avec la lame du bistouri tenue horizontalement ; dès que la plus petite ouverture a été faite au péritoine, l'air s'y précipite, et, au cas où les intestins eussent été entraînés en avant par l'aspiration, on les voit retomber aussitôt en arrière. Avec quelques précautions, pas le moindre danger de blesser l'intestin, et c'est perdre son temps que de prétendre, comme l'a fait un gynécologiste distingué, que cette opération expose beaucoup aux blessures du tube digestif.

Les deux premiers doigts pénètrent alors entre les lèvres de l'incision. Si l'épiploon s'étale sur l'intestin, il faut le repousser par en haut ; sinon, les doigts se dirigent droit vers le fond de la matrice, puis s'écartent pour saisir le ligament large entre leurs extrémités, et cheminent en dehors le long de ce ligament jusqu'à ce qu'ils aient rencontré l'ovaire ; c'est ainsi qu'on parvient à amener cet organe hors de la plaie avec son mésovarium et son oviducte. Toujours maintenue dans cette situation par la main gauche, la trompe de Fallope est extraite, autant qu'elle veut bien s'y prêter, et le pédicule étalé pour la ligature. Les parties à enlever sont l'ovaire avec son mésovarium, et la trompe de Fallope dans ses trois quarts externes avec le double feuillet péritonéal qui l'enveloppe et renferme également le parovarium et les tissus vasculaires érectiles connus sous le nom de bulbe de l'ovaire. L'aiguille mousse transperce le pédicule de façon à le lier en deux fois. La portion interne du pédicule comprend le ligament utéro-ovarien, la trompe de Fallope jusqu'au voisinage de son isthme, l'artère spermatique et ses veines, et la petite branche qui accompagne la trompe. La ligature externe est disposée au niveau de l'angle rentrant que forment par leur rencontre les ligaments infundibulo-pelvien et infundibulo-ovarien ; elle comprend la moitié correspondante du mésovarium et également l'artère spermatique. Dans la majorité des cas, aucun procédé de ligature ne vaut, à mon avis, le nœud du staffordshire de Tait. L'anse de fil, entraînée avec l'aiguille (il faut que cette dernière soit très mousse pour éviter toute blessure d'une quelconque des nombreuses petites veines du pédicule), est accrochée à l'aide d'un doigt et l'aiguille retirée. L'anse est alors passée par-dessus les parties à enlever, et l'une des extrémités libres passée à travers l'anse et au dessus. En ce moment, les deux extrémités libres sont saisies dans une main et tirées fortement, pendant que les doigts et le pouce de l'autre main font contre-pression au niveau du siège de la ligature (Fig. 26). Puis le nœud est fait et serré vigoureusement, soit par l'opérateur seul, soit avec le secours d'un aide, qui tire sur l'un des bouts du fil. Les parties sont alors excisées à petits coups répétés de ciseaux, à la distance d'environ un tiers de pouce (un peu moins de 1 centimètre) de la ligature. Avant de donner le dernier coup de ciseaux, il faut examiner avec grand soin la tranche, pour voir

s'il n'y a pas le moindre point qui donne du sang, après quoi
on laisse retomber le pédicule dans la cavité. Une manière de
faire plus circonspecte, et peut-être plus élégante, consiste à
fixer les côtés du pédicule entre deux pinces, à confier celles-
ci à un aide et à appliquer la ligature au dessous. Puis on agit
de même à l'égard des annexes du côté opposé.

Ensuite une petite éponge mince, plate, est disposée sur les
anses intestinales sous l'incision abdominale, et les sutures,
au nombre de quatre ou cinq, sont passées à travers les parois.

Là où les annexes sont enflammées et adhérentes. — L'opération
précédente est des plus simples et, du commencement à la fin,
un chirurgien habile peut parfaitement mettre à peine dix minutes pour l'achever. Mais il en est tout autrement lorsque les
annexes sont adhérentes, ou enflammées, ou suppurées et
forment une masse unique. En ce cas, l'opération peut devenir
une des plus difficiles de la chirurgie. Des chirurgiens, même
réputés des plus habiles, l'ont souvent laissée inachevée, la
jugeant impraticable.

La première difficulté sera probablement la fixité des annexes
et l'impossibilité de les amener à la surface. Celles-ci peuvent
ne plus être représentées que par un agrégat irrégulier de
tissus cicatriciels et kystiques, sessiles sur le ligament large ou
dans le cul-de-sac de Douglas et peut-être intimement adhérents aux intestins. Elles se trouvent hors de portée de la vue,
malgré qu'on déprime vigoureusement les parois abdominales.
Pour lutter contre un tel état de choses, il y a deux partis à
prendre. Le premier consiste à agrandir l'incision jusqu'à 5
ou 6 pouces (12 à 15 centimètres); d'extraire les anses intestinales du petit bassin et de les maintenir dans l'abdomen à
l'aide d'une ou plusieurs éponges entassées au dessous ; d'éloigner les parois au moyen d'écarteurs, de chercher par un fort
éclairage à exposer les parties sous le regard, et d'opérer avec
l'aide des yeux. Cette manière de procéder peut être plus sûre,
mais elle est peu élégante et difficultueuse. Si les parois sont
bien musclées et fermes, il est quelquefois besoin de déployer
une force considérable pour repousser les intestins dans la
cavité abdominale, et les y maintenir est encore plus difficile.
Et c'est chose peu aisée que d'accomplir des manœuvres chirurgicales délicates au fond du petit bassin à l'aide du bistouri

ou des ciseaux, ou encore d'aller y porter des ligatures. Plusieurs opérateurs ont eu recours à un expédient suspect : pour se faire de la place, ils ont sorti tout l'intestin hors de l'abdomen.

La seconde manière de faire est celle de Tait. Comme résultat d'une expérience sans rivale, Tait en est arrivé à cette conclusion que le mieux est de se fier entièrement à ses doigts quand on a affaire à des cas de ce genre, et de s'en reposer sur le sens exercé du toucher pour éviter tout danger de blessure des intestins et des autres organes. Pour réprimer les hémorrhagies, il conseille le tamponnement à l'éponge. D'abord, les doigts reconnaissent les limites réelles des organes malades ; puis ils les séparent doucement de tous les organes d'alentour, et peu à peu détachent la masse de bas en haut, jusqu'à ce que le seul point d'attache conservé soit le pédicule vrai des parties à enlever. Même après avoir été ainsi séparées, il est fort probable que les annexes seront encore sessiles sur le ligament large, tellement qu'on ne peut guère faire plus que les amener à la portée de la vue. Les ligaments larges fortement tendus au travers du petit bassin peuvent se déchirer à la suite des tiraillements exercés sur les annexes. On est parfois obligé de porter la ligature sur le pédicule, sous les parties malades, à une profondeur considérable. Si possible, tous les tissus sont ramassés en un seul pédicule, comme avec le nœud du staffordshire ; mais il se peut que le froncement ainsi produit tiraille le ligament du côté opposé jusqu'à le déchirer. La ligature en deux parties déchire, presque nécessairement, les tissus sur la limite des deux fils. Il m'est arrivé une fois, en faisant une ligature, de déchirer complètement le ligament large sur le côté de l'utérus dans une longueur de plus d'un pouce.

Aux prises avec de semblables difficultés, Tait, toujours fécond en expédients, me dit qu'il a l'habitude de plonger les doigts jusqu'au ligament large, tout contre son insertion pelvienne ; puis il cherche à produire une série de très petites déchirures à travers les aponévroses fibreuses et le péritoine, mais en ayant soin d'épargner les vaisseaux élastiques, extensibles et tortueux.

Dans un cas je me suis bien trouvé d'un ballon rectal insufflé d'air ; il facilita beaucoup l'opération en élevant tout le plancher pelvien.

Des hémorrhagies vraiment alarmantes ont été observées

dans ces circonstances et j'en ai fait personnellement l'expérience. Il faut aller tamponner avec des éponges partout où l'on vient de séparer les adhérences, à mesure qu'une hémorrhagie se déclare. Si, après l'enlèvement des annexes, l'écoulement de sang persiste, on appliquera un peu de teinture d'iode au moyen d'une éponge sur les surfaces cruentées. Naturellement, on va porter une ligature ou une pince à forcipressure sur tous les points d'où l'on voit le sang jaillir. Et même, c'est parfois d'une bonne pratique de laisser les pinces en place pendant vingt-quatre heures, ou environ, en ayant soin que leurs manches sortent au dehors. Dans toutes ces circonstances, c'est une sage mesure de faire du drainage pendant un ou deux jours, à l'aide d'un drain en verre.

Pendant le cours de ces opérations, il faut toujours avoir présent à l'esprit le fait que les adhérences intestinales peuvent être le point de départ de douleurs intenses. S'il était possible de libérer de semblables adhérences sans endommager les parois intestinales, on s'occuperait de les dégager. Cette libération doit être faite avec les plus grands soins, avec délicatesse et toujours, s'il est possible, en y voyant.

S'il existe un ou plusieurs abcès, des précautions extraordinaires sont de rigueur pour en éviter la rupture. La prudence commande, avant de commencer la décortication, d'en aspirer le contenu et de placer une pince à forcipressure sur l'ouverture faite à cette intention. C'est alors que l'obligation de disposer des éponges tout autour des parties malades s'impose tout particulièrement.

Pour myomes utérins. — Dans le cas de myomes de petit volume l'intervention peut être des plus simples. En réalité, comme les annexes se sont élevées avec le fond de l'utérus et que les ligaments larges sont d'ordinaire relâchés et extensibles, il en résulte de plus grandes facilités pour l'opération.

Qu'au contraire la tumeur soit fort volumineuse, que surtout elle soit adhérente, les difficultés peuvent devenir fort grandes et même insurmontables. Plus d'une fois, commencée dans le but de pratiquer l'oophorectomie, une opération s'est terminée par une hystérectomie. Si la tumeur, se développant hors des parois utérines, devient sous-péritonéale au voisinage du fond de la matrice, il peut en résulter que les annexes soient refoulées profondément dans le petit bassin. Lorsque la tumeur occupe l'interstice des feuillets des ligaments larges, il en résulte une élévation des ovaires qui vont se faire comprimer entre la tumeur et les parois. Dans le cas de tumeur asymétrique, il se peut qu'un ovaire se trouve tout à fait à portée, à la surface, tandis que l'autre siège hors d'atteinte et par derrière. En effet, il faut nous attendre à trouver les ovaires occuper les situations les plus diverses, et parfois à ne pas en trouver du tout.

Aussi, quand nous avons atteint un ovaire, avant de l'enlever, devons-nous aller à la recherche de l'autre et n'exciser le premier que si nous sommes certains de pouvoir extirper le second. Une fois décidés à l'enlèvement des annexes, nous inclinons la tumeur d'un côté, de façon à amener aussi près que possible de la surface les parties à retrancher les premières. Le pédicule est assuré de la manière ordinaire au moyen du nœud du staffordshire, ou de toute autre façon selon le cas présent. Je trouve excellente la manière de faire de Thornton : elle consiste à ne retrancher le premier ovaire que lorsque toutes les manœuvres sont achevées par rapport au second ; ce procédé réduit au minimum les risques d'hémorragie après division des pédicules. Une pince fixe les annexes liées les premières ; les annexes du côté opposé sont amenées aussi près que possible de la surface en faisant basculer la tumeur : elles sont liées, excisées et recouvertes d'une éponge plate. Les annexes de l'autre côté sont alors excisées et recouvertes également d'une éponge. Après qu'on a passé les sutures de la paroi, on retire les éponges et la plaie est refermée.

Pour hernie ovarienne. — Quand, en raison des douleurs et des signes d'étranglement, il devient nécessaire d'opérer une hernie ovarienne, le meilleur procédé chirurgical consiste d'ordinaire à retrancher simplement les parties herniées. L'incision est faite comme pour une hernie ordinaire et les annexes sont enlevées selon les principes que nous avons établis. M. Lawson conseille de fixer dans la plaie, par un point de suture, l'extrémité divisée de la trompe de Fallope ; cette manière de faire ne me paraît pas plus nécessaire ici que lorsqu'on opère par incision abdominale. Dans la majorité des cas, on trouve des adhérences fixant les organes herniés dans

le sac. Hulke, dans une opération, a rencontré une corne
d'utérus bifide occupant le sac avec les annexes, et « la portion
inguinale de l'utérus était entourée de péritoine, qui du sac
herniaire passait directement sur elle et fixait ainsi l'organe
in situ ». Quand les ovaires herniés sont facilement réductibles,
on est exposé à les voir s'esquiver dans la cavité abdominale
pendant l'opération. Pour parer à ce contretemps on a donné
l'idée de passer une aiguille derrière l'ovaire afin de le fixer —
méthode contre laquelle il est possible d'arguer qu'on peut
ainsi traverser l'intestin. Dans quelques cas où la hernie
n'apparaît que par occasion, il est parfois plus indiqué d'enlever
les annexes par l'incision abdominale.

Ligature remplaçant l'extirpation. — Alors que l'extirpation est
extrêmement difficile ou impossible, la proposition du Profes.
Simpson, qui consiste à étrangler les vaisseaux par une ligature,
mérite d'être mise à l'essai. Entre ses mains et celles de Léopold,
de Leipzig, et d'autres, elle a donné de bons résultats. Le Dr Geza
v. Antal, de Budapest [1], conseille la ligature atrophique des
ovaires, non seulement pour fibromes utérins, mais encore
pour versions ou flexions utérines, déplacements ovariens et
autres affections. Plus d'un auteur a émis l'idée que l'extirpation complète des annexes ne donne de bons résultats que
parce que les vaisseaux ont été sectionnés.

L'extirpation par le vagin est, à l'heure actuelle, abandonnée
en pratique; il n'est donc pas besoin de la décrire. J'ai opéré
une fois par cette voie et avec succès.

SUITES OPÉRATOIRES

Les suites immédiates, du moins pour les points essentiels,
ressemblent si étroitement à celles qu'on observe après une
ovariotomie ordinaire, qu'il est inutile d'entrer dans les détails.
Deux particularités doivent pourtant être mentionnées — la
douleur et les hémorragies utérines.

Après enlèvement des annexes on observe d'ordinaire, pendant un jour ou deux, de fortes douleurs à l'hypogastre, beaucoup plus accentuées qu'après l'extirpation de kystes. Il faut

---

[1] *Centralbl. f. Gyneck.*, 1882, n° 30.

être sobre d'opium. La flatulence et les nausées sont des conséquences si fréquentes des opiacés, quel qu'en soit le mode d'administration, qu'il est toujours prudent d'en retarder l'emploi jusqu'aux limites de la patience de l'opérée. Cette douleur disparaît vite ; il est rare qu'elle persiste le second jour. Battey emploie l'écraseur pour la section du pédicule, dans le but d'éviter cette douleur ; il n'a pas publié le relevé des succès de sa pratique. L'opium est particulièrement indiqué, quand il existe de l'agitation et de l'anxiété.

Le second, le troisième ou le quatrième jour après l'opération, nous pouvons nous attendre à observer un écoulement sanguin de provenance utérine. Cet écoulement est d'ordinaire fort abondant et peut persister quatre ou cinq jours. Il ne peut nuire d'aucune façon ; en effet, il est, en général, suivi d'une amélioration de tous les symptômes subjectifs. Quelques chirurgiens le considèrent comme partie intégrante de la cure dans l'opération faite pour myomes. Il ne réclame, d'ailleurs, aucun traitement et ne doit déterminer aucune appréhension.

Effets éloignés de l'opération. — Les résultats particuliers de cette opération, dirigée contre une maladie déterminée, ont déjà été étudiés, et nous avons discuté suffisamment les résultats généraux, en tant qu'ils intéressent les attributs de la femme. Il nous reste à donner brièvement un exposé de la manière dont se comportent ces opérées, tant au point de vue particulier des fonctions utérines qu'au point de vue général de la santé dans son ensemble, pendant un an ou plus après l'opération. Chaque affection présente son histoire propre et toutes ont des points communs.

En ce qui concerne les maladies inflammatoires, affections qui fournissent peut-être les meilleurs résultats opératoires, l'histoire est en gros la suivante :

Après deux ou trois semaines, l'opérée affirme qu'elle se sent tout à fait bien et désire se lever. Après qu'elle a marché une semaine ou environ, à l'époque présumée des règles, il est fort à supposer qu'elle va se plaindre de douleurs de reins et d'un sentiment de pesanteur à l'hypogastre ; il est même possible de voir son entrain diminuer. Il est plus que probable qu'on notera tous les symptômes du molimen, mais aucun écoulement menstruel. Pendant le mois qui suit, il est possible que la patiente se plaigne de légères douleurs de reins, et d'un peu de faiblesse générale ; et que même tous ces symptômes s'aggravent au voisinage de l'époque suivante. Règle générale, la santé parfaite ne se rétablit pas très vite ; et, naturellement, on ne pouvait l'espérer, si l'on considère la longue durée du mauvais état général qui a précédé. Il faut compter sur trois ou six mois pour que la santé se rétablisse parfaitement. Mais toutes les anciennes souffrances auront disparu ; et rien que cela, même alors que le complet rétablissement tarde, est, au dire de la patiente, plus que suffisant pour justifier l'intervention. Il est fort rare d'observer à la suite une menstruation régulière ; plus commun de noter de petites pertes de sang irrégulières ; et vraisemblable que ni les unes ni les autres ne se montreront pendant plus de six mois. Dans la grande majorité des cas, une aménorrhée, immédiate et permanente, succédera à la métrorrhagie qui était survenue quelques jours après l'opération.

En ce qui concerne le myome, les résultats consécutifs varient beaucoup. La métrorrhagie habituellement survient immédiatement après l'opération. Après quoi nous pouvons espérer une suppression totale de la menstruation se combinant, d'abord, avec un arrêt dans l'accroissement de la tumeur, puis avec une diminution lente, mais réelle, dans son volume. Cette rétraction ne s'observe pas qu'avec les petites tumeurs, et il est rarement possible d'affirmer quelles tumeurs vont se rétracter et quelles ne se rétracteront pas.

Il existe toute une variété de myomes — myomes mous, myomes œdémateux — qui, au dire de Tait, continuent de s'accroître après l'enlèvement des annexes et ne peuvent donc être traités que par l'hystérectomie. Je ne puis me prononcer de façon précise sur l'utilité de l'extirpation des annexes après la ménopause ; et, considérant combien peu nous connaissons, en réalité, leurs fonctions, même alors qu'on les suppose physiologiquement inertes, il serait dangereux de spéculer sur la possibilité de bénéfices à retirer de cette manière de faire. Il est possible à une tumeur de ne pas accuser de diminution pendant plusieurs mois, de ne commencer à décroître qu'après un ou deux ans, et de garder ensuite un volume stationnaire.

En ce qui concerne les névroses, les résultats sont à la fois fort encourageants et profondément désappointants. La balance, toutefois, penche surtout du côté des résultats encourageants. Les échecs ont été principalement notés à propos de l'épilepsie ; et nul doute que pour cette affection on ait commis de nombreuses erreurs dans le choix des cas à opérer. Dans les cas favorables, nous ne devons nullement nous attendre à une guérison radicale et parfaite dès le début. Dès les premières semaines, il est possible de noter une cessation complète des phénomènes nerveux anormaux ; à l'époque suivante, on peut voir survenir quelques attaques ; puis, tout en diminuant de nombre, celles-ci se produisent encore et persistent pendant plusieurs mois. Il ne faut pas compter sur une guérison radicale avant six mois au moins, et cette guérison peut être favorisée par une surveillance des plus sévères, tant du régime que de l'entourage.

Battey, lors de la vingtième réunion annuelle des gynécologistes américains, fit à New-York, le 15 septembre 1887, une communication sur les résultats éloignés de 54 opérations qu'il avait faites. Ses conclusions me paraissent fixer nettement et clairement l'expérience des autres. Voici ce qu'il dit :

« 1° La ménopause, *the change of the life*, est le facteur le plus important qui assure la réussite complète de l'opération.

2° Ce n'est que dans des cas exceptionnels que la guérison a suivi immédiatement l'opération ; dans la grande majorité, la patiente a traversé les hauts et les bas qui sont le propre de la ménopause, avant complet rétablissement de la santé. Cette période a duré de un à cinq ans.

3° Les cas de longue durée atteignent une phase où ils deviennent absolument incurables par n'importe quelle opération.

4° Dans quelques cas qui paraissent du ressort de l'opération, les douleurs ont continué ; et mon expérience ne m'a pas encore appris comment choisir parfaitement les cas. »

CHAPITRE IV

OPERATIONS QUI SE PRATIQUENT SUR L'UTÉRUS NON GRAVIDE

Dans ce chapitre nous avons à considérer l'extirpation de l'utérus pour affection maligne, inversion irréductible et myome. Pour les affections malignes, l'enlèvement par le vagin — kolpo-hystérectomie — est l'opération décrite. — Pour l'inversion irréductible, l'extirpation est complète ou non. — Pour les myomes, l'intervention est tout d'abord une myomectomie ; dans la plupart des cas, toutefois, elle est également une hystérectomie totale ou partielle. Les opérations sont en général dénommées conformément à l'affection pour laquelle on les pratique. — Hystérectomie pour affection maligne, pour inversion et pour myome.

ANATOMIE CHIRURGICALE DE L'UTÉRUS

Les rapports anatomiques de l'utérus sont d'une excessive importance pratique. Ce sont surtout ses connections étroites avec la vessie, les uretères et d'autres organes importants qui font de l'extirpation de la matrice une opération si difficile et si délicate. Nul chirurgien ne doit tenter une hystérectomie, qui ne se soit familiarisé, au préalable, par l'étude, la dissection, et l'expérimentation sur le cadavre avec chacun de ses détails anatomiques et techniques.

Les ligaments de l'utérus ont déjà été suffisamment décrits ; il nous faut surtout nous appesantir ici sur les relations vasculaires de la matrice et ses rapports avec la vessie, les uretères, le rectum et le péritoine.

Le péritoine adhère étroitement au fond de l'utérus. En

avant, à mesure qu'il descend vers le point de jonction du
corps et du col, il est moins intimement uni aux tissus musculaires ; et, au fond du cul-de-sac vésico-utérin, ses attaches
sont tellement lâches que le doigt arrive promptement à le détacher. C'est là le point le plus important au point de vue chirurgical. Le péritoine se réfléchit de l'utérus sur la vessie, d'ordinaire au niveau de l'orifice interne ; mais ce point de réflexion peut siéger ou plus haut ou plus bas (Fig. 31). Chez les enfants il se trouve plus haut, chez les multipares et les vieilles femmes plus bas que le niveau moyen. La base de la vessie repose sur la face inférieure du cul-de-sac vésico-utérin, en relations étroites avec lui, et les uretères sont profondément enfouis dans le tissu cellulaire. La paroi vésicale, dans un espace de 14 millimètres, est couchée sur le col utérin ; au dessous, jusqu'au pubis, elle s'appuie sur le vagin. Courty a trouvé, comme résultat d'un grand nombre de mensurations, faites à tous les âges, que la distance entre l'orifice vésical de l'uretère et l'insertion du vagin sur le col avait une moyenne comprise entre 1 ou 2 centimètres.

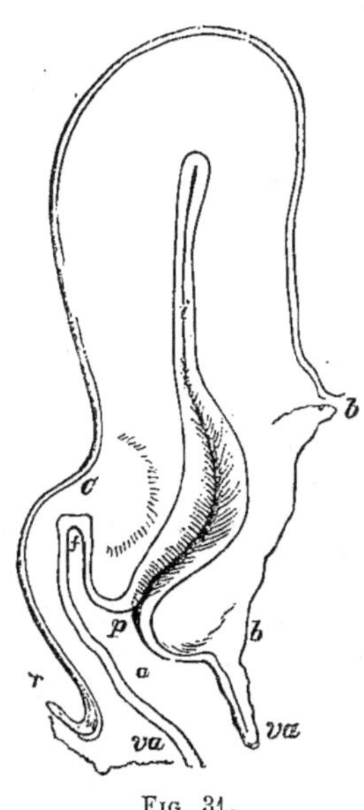

FIG. 31.

Section verticale antéro-postérieure de l'utérus (COURTY).

i, isthme qui sépare la cavité du corps de celle du col ; *a*, lèvre antérieure du col ; *p*, lèvre postérieure ; *f*, cul-de-sac postérieur vagino-utérin ; *va, va*, vagin ; *b, b*, rapports de la vessie avec la face antérieure du col ; *r*, réflexion du péritoine de la face postérieure de l'utérus et du vagin sur le rectum ; *c*, origine du ligament suspenseur utéro-lombaire.

L'intervalle qui sépare les parties
latérales de l'utérus d'avec l'uretère varie suivant le volume
du col, et également suivant l'état de réplétion ou de vacuité
de la vessie. Quand la vessie est vide et l'utérus normal, on
peut compter tout à fait sur un intervalle de 12 millimètres
entre le col et le point de pénétration de l'uretère dans les
parois vésicales.

Le péritoine, qui recouvre la face postérieure de l'utérus,
se continue sur les ligaments utéro-sacrés et descend d'environ 18 millimètres sur la paroi postérieure du vagin, avant de
se réfléchir sur le rectum pour former le cul-de-sac de Douglas.

Bien que le tissu cellulaire sous-péritonéal ne soit pas aussi abondant en arrière qu'en avant, le péritoine peut être facilement détaché de bas en haut jusqu'au niveau de l'orifice interne.

Le tissu cellulaire, compris entre les replis des ligaments larges, se continue en bas avec celui qui monte en avant sur les faces latérales de la vessie jusqu'à l'hypogastre, et celui qui descend en arrière sur le releveur de l'anus et l'aponévrose supérieure du périnée. Dans ce tissu cellulaire courent les vaisseaux utérins et les uretères.

L'artère utérine, branche du tronc antérieur de l'iliaque interne, chemine obliquement en bas et en avant, à partir de son origine au voisinage de la symphyse jusque vers l'épine sciatique. Juste au-dessus de l'épine sciatique, elle abandonne les parois du bassin, mais continue de descendre à mi-route de la tubérosité de l'ischion; là elle se recourbe en haut, se dirige vers le vagin auquel elle donne des branches, et atteint l'utérus au niveau de sa jonction avec le vagin. Elle monte alors sur le côté de la matrice entre les replis des ligaments larges fournissant l'utérus de vaisseaux, et finalement s'anastomose avec l'artère ovarienne au voisinage de la corne utérine (Fig. 32). Au niveau de l'orifice externe, l'artère utérine donne une branche considérable, l'artère circulaire du col, et fournit d'autres branches le long de son trajet ascendant. Dans tout son parcours le vaisseau est tortueux et lâchement uni au tissu cellulaire qui l'environne. Dans sa portion la plus déclive cette artère se trouve au niveau de l'orifice externe, et là elle passe directement sur l'uretère, presque en contact avec lui, mais sans lui adhérer d'aucune façon. Les branches latérales, dont l'artère utérine fournit la matrice, sont tellement nombreuses qu'une compression locale, due à une flexion ou à toute autre cause, peut difficilement anémier quelque département de l'organe.

L'artère ovarienne ou spermatique naît de l'aorte au-dessous de l'artère rénale, croise la marge du bassin sur ou en avant de la bifurcation de l'artère iliaque commune, croise l'uretère et parcourt le bord supérieur du ligament large jusqu'à la corne utérine. Plus exactement on pourrait dire qu'elle est située entre les replis du ligament infundibulo-pelvien. Dans l'épaisseur du ligament rond se trouve une branche de l'artère épigastrique, qui s'étend jusqu'à l'utérus.

Quoique l'artère utérine soit d'ordinaire plus grosse que l'artère ovarienne, l'inverse s'observe parfois. Leurs dimensions relatives sont passibles de variations à l'infini.

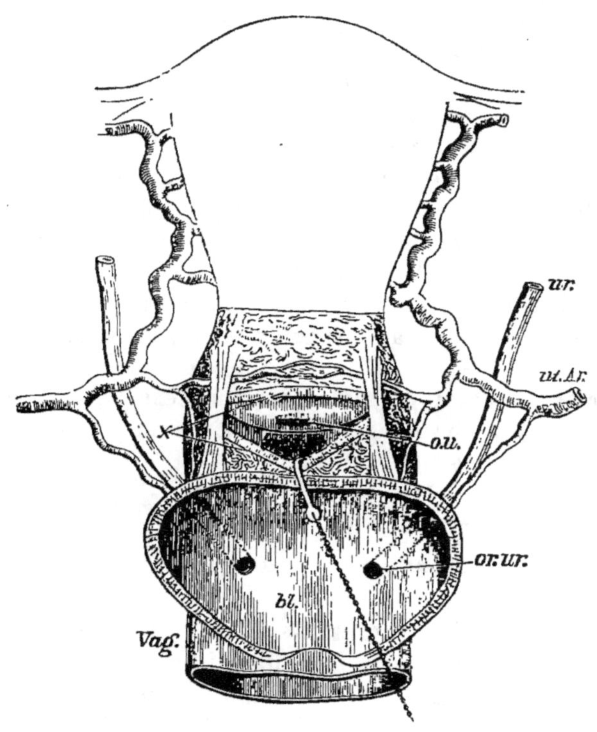

Fig. 32.

Dessin d'une dissection faite pour montrer les rapports des uretères, des artères utérines, de la vessie, etc.

ur., uretère ; ut. Ar., artère utérine ; o. u. orifice utérin mis à découvert par une incision, x, faite à travers le sommet du vagin ; bl., vessie. dont les parois sont excisées loin de la pénétration des uretères dans sa base ; Vag., vagin. On voit deux bandelettes de tissu fibreux étendues entre le col de l'utérus et le sommet du vagin. Des branches artérielles volumineuses accompagnent les uretères. L'espace, situé entre la paroi vésicale et le corps (qui n'est pas ombré) de la matrice (agrandie artificiellement par la traction de crochets) est recouvert par le péritoine, et dans le tissu cellulaire lâche sous-jacent les parois vésicales se soulèvent à une hauteur variable.

Les rapports des uretères avec l'utérus ont une importance capitale. Les recherches de Holl, d'Inspruck [1], de Garrigues (citées par Hart et Barbom) et de Polk [2], aussi travaillées et

<hr>

[1] *Wiener. med. Woch*, nᵒˢ 45 et 46, 1882.
[2] *New-York med. Journ.*, 3 mai 1884.

consciencieuses qu'elles soient, ne s'accordent nullement.
M. J. Collier et le Prof. Morrisson Watson, cités par le
Dr Thorburn [1], ont donné une description du parcours des
uretères, que j'ai vérifiée plusieurs fois par la dissection et
qu'on peut, selon moi, regarder comme exacte. Pénétrant dans
l'excavation du bassin, l'uretère croise l'artère iliaque primitive au voisinage de sa bifurcation, puis chemine en bas et en
avant au-devant de l'artère iliaque et de sa division antérieure.
Au point où cette division de l'iliaque interne se partage en
ses branches, l'uretère se recourbe en arrière et est croisée sur
son côté interne par l'artère utérine (Fig. 32). L'uretère s'infléchit alors en avant au niveau de l'orifice interne ; et, à une
distance d'environ 12 millimètres de cet orifice, chemine le
long des parties latérales du vagin pendant un léger parcours ;
finalement, il s'incline au-dessus du vagin, de manière à gagner
l'intervalle qui sépare cet organe de la vessie. L'uretère pénètre alors les parois du réservoir vésical exactement au-dessus
du milieu de la paroi vaginale antérieure, et les traverse obliquement un peu en descendant.

HYSTÉRECTOMIE POUR AFFECTIONS MALIGNES

Historique. — Il est probable que l'extirpation de l'utérus
était pratiquée par les Grecs, mais il est certain qu'elle est
ensuite tombée dans l'oubli. Soranus, d'Éphèse, dans son livre
sur les *maladies des femmes*, publié un siècle avant Jésus-
Christ, parle de cette opération. Toutefois, on ne la faisait probablement qu'en cas de prolapsus. Puis nous n'entendons plus
parler d'hystérectomie jusqu'en 1560, époque à laquelle on
rapporte qu'André A. Cruce l'a pratiquée. En 1813, Langenbeck
enleva avec succès tout l'utérus pour une affection supposée
cancéreuse. On mettait en doute la réalité de cette opération ;
mais, lorsque la patiente mourut près de trente ans après,
l'autopsie démontra que tout l'organe avait bien été enlevé.
Mikulicz [2] nous dit que Gutberlet obtint une récompense à
Vienne, en 1814, pour avoir proposé une méthode d'extirpa-

[1] *Dis. of Women*, 1885, p. 534.
[2] *Wiener med. Woch.*, 1880, n° 47 et suivants.

tion de la matrice en tout semblable à celle de Freund. En 1822, Sauter, de Constance, fait le premier une extirpation vaginale pour cancer, suivie de succès; mais une fistule urinaire persiste à la suite. En 1828, Blundell rapporte quatre observations d'extirpation utérine pour cancer : une seule réussit. En 1829, Récamier enregistre un succès; mais celui-ci fut suivi d'échecs entre les mains de Siebold en 1831, et Delpech, en 1839, et d'autres encore ; tellement que l'opération fut abandonnée jusqu'en 1879, époque où Czerny [1], frappé par l'observation du cas de Langenbeck, réintroduit l'opération avec un succès. Billroth, Mikulicz, Schroeder, Condereau, Hennig, Freund et d'autres suivent biéntôt ; et cete opération tient aujourd'hui sa place au milieu des procédés chirurgicaux les mieux établis.

Freund imagine pour lui-même une nouvelle voie et emploie la section abdominale. Crédé modifie l'opération de Freund, en faisant la résection des pubis. Massari, Spiegelberg, Baum et d'autres proposent des modifications plus ou moins ingénieuses. Mais l'opération de Freund a vécu. Sa mortalité, en effet, a approché 60 pour 100, sur 106 cas publiés, en sorte qu'on l'a presque universellement délaissée pour l'opération vaginale, — kolpo-hystérectomie (κόλπος — vagin). C'est cette opération que nous allons donc envisager.

Mortalité et valeur. — Pour quelques sommités, l'extirpation de l'utérus cancéreux est absolument condamnée, et rien ne la justifie. Les objections faites sont surtout de trois catégories: — la forte mortalité, la possibilité de récidive et les résultats favorables obtenus par des opérations partielles.

D'après Pétrow [2], la kolpo-hystérectomie a été faite 599 fois avec une mortalité générale de 18,7 pour 100; cette statistique comprend celle de près de 50 opérateurs. Martin [3] a réuni 311 cas, publiés à la fin de 1886, avec une mortalité générale de 15,1 : cette proportion, à mon avis, doit être un peu trop favorable. Les Mémoires de Post et Dudley [4] donnent un total de 381 opérations, avec 20 pour 100 de morts. Faites par 10 des

[1] *Zeitschrift fur Geburtshülfe and Gynækologie*, Bd. VI, Heft I., 1881.
[2] Abst. in *Anver. Journ. med. sc.*, sept. 1890.
[3] Internat. med. Congr., 1887.
[4] *Internat. Journ. med. sc.*, janv. 1886.

meilleurs chirurgiens, 200 opérations ne fourniraient qu'une mortalité inférieure à 10 pour 100. On peut d'ailleurs faire remarquer que l'ovariotomie elle-même, dans les 200 premières opérations, pratiquées par quelques chirurgiens et des meilleurs, a fourni une mortalité supérieure à celle que donne la kolpo-hystérectomie. Et il est certain que, si les résultats combinés de tous les opérateurs étaient catalogués à l'heure présente, la proportion des morts serait presque aussi forte pour l'ovario-tomie que pour l'hystérectomie.

Les statistiques particulières d'opérateurs habiles sont presque aussi favorables pour l'extirpation de la matrice que la moyenne des statistiques pour les ovariotomies. Ainsi, Brennecke possède à son actif 21 cas, Rubeska 28, et Staude 16, tous suivis de suc-cès. Fritsch a perdu 7 opérées sur 60; Martin, 11 sur 66; Léo-pold, 4 sur 80; Kaltenbach, 1 sur 30; Muenchmeyer, 4 sur 80; et Sänger, Olshausen, Léopold et quelques autres ont enregistré des résultats presque aussi brillants. Dudley [1] a rassemblé 38 opérations faites en Amérique par 22 chirurgiens différents, avec 13 morts. Il serait à noter que Bernays, de Saint-Louis, fit 6 opérations et eut 6 guérisons; et Bull, de New-York, 5, avec 1 mort. On remarquera donc qu'entre des mains habiles cette opération est loin d'être injustifiable de par sa mortalité. Elle a eu à subir une véritable déconsidération par suite d'échecs dus à des opérateurs peu exercés; mais en elle-même, elle ne doit donc pas être condamnée.

Quant à l'objection qu'on a élevée contre l'hystérectomie, à savoir que l'affection est entièrement sujette aux récidives, nous ne pouvons nous baser sur des données dignes de confiance, pour tirer des conclusions. Cette objection est vraie pour toute opération visant une affection maligne; et rien ne vient démon-trer que cette récidive soit plus probable après l'extirpation de la matrice qu'après les autres extirpations pour cancer, — de la langue, par exemple. Nous basant sur des données théoriques, nous pourrions inférer qu'un organe, aussi différencié que l'est en réalité l'utérus, devrait, avec autant de probabilités que tout autre, présenter une affection limitée pendant un certain temps. En fait, dans les observations où les résulats consécutifs ont été notés avec soin, par exemple celles de Fristch, Léopold, Schrœder

---

[1] *N.-Y. med. journ.,* 9 et 16 juillet 1887.

et Martin, le pourcentage des guérisons définitives est tout à fait proportionné à celui que donnent les extirpations de cancer des autres régions. Nul doute que la récidive n'ait été plus fréquente et rapide, tout simplement parce qu'on a opéré des cas tout à fait mauvais.

On compare parfois l'amputation partielle ou cervicale avec l'amputation totale, au détriment de cette dernière. Il est impossible d'établir une comparaison légitime. Aussi bien pourrions nous comparer l'excision d'une petite ulcération épithéliomateuse de la langue avec l'extirpation de l'organe entier. Ces opérations sont entièrement distinctes. Là où l'une est indiquée l'autre ne l'est pas; là où la plus petite intervention peut réussir, ce serait une erreur de pratiquer la plus radicale. Et dans le cas de cancer de l'utérus, l'opération moindre se trouve, dans la grande majorité des cas, être celle indiquée : mon expérience personnelle me démontre que, pour 10 cas, où l'excision partielle est l'opération de choix, l'extirpation totale n'est réclamée qu'une fois.

Il est à noter que certaines autorités soutiennent que l'extirpation totale devrait être faite pour tous les cas de cancer de l'utérus, même alors que la maladie serait limitée au col. Fritsch, en particulier, s'identifie avec cette opinion et il en donne comme raison que l'extirpation totale, fait assez remarquable, est moins difficile et moins sanglante que l'amputation du col. Il ne pratiquerait, toutefois, cette opération que lorsqu'elle est facile, c'est-à-dire, lorsque l'utérus peut facilement être abaissé. L'expérience de Fritsch et ses succès extraordinaires dans ce cas particulier donnent un grand poids à sa manière de voir. Schuta, de Prague [1], est venu fortifier la proposition de Fritsch en établissant que 70 pour 100 des malades soumises à l'extirpation totale, restent indemnes un an après l'opération, tandis que seulement 50 pour 100 n'ont pas de récidive consécutive à l'opération partielle. Après deux ans, 100 pour 100 des survivantes à l'opération radicale, et seulement 40 pour 100 après opération partielle, ne présentaient aucune récidive. Ces statistiques demandent pourtant à être corroborées et plus étendues.

Je n'hésite nullement, quant à moi, à exprimer mon opi-

---

[1] *Wien. med. Presse,* 3 juillet 1887.

nion que pour des cas bien choisis l'opération est à la fois justiciable et indiquée. La mortalité immédiate ne l'interdit pas. Il est à peu près certain que la récidive n'est pas ici plus rapide qu'après toute autre opération faite pour cancer, et une guérison durable est très vraisemblable. Enfin, la majorité s'accorde pour admettre que la mort après récidive ne s'accompagne pas d'autant de souffrances; les perforations, soit vésicales, soit rectales, ne sont pas à redouter après extirpation de l'utérus, et l'existence est prolongée.

AFFECTIONS POUR LESQUELLES SERA PRATIQUÉE L'OPÉRATION

INDICATIONS ET CONTRE-INDICATIONS

Les diverses affections malignes pour lesquelles on peut faire l'extirpation de la matrice sont : l'épithélioma, le squirrhe, l'encéphaloïde et le sarcome.

L'épithélioma peut avoir envahi la portion vaginale du col, la cavité du col ou la cavité utérine. Cliniquement, ces variétés peuvent être dénommées : épithélioma du museau de tanche, du col et du corps. Au niveau du museau de tanche, le diagnostic est facile. Les granulations caractéristiques dures, nodulaires, friables et vasculaires, et la facilité avec laquelle la tumeur saigne au moindre contact, sont, avec l'écoulement pathognomonique fétide et aqueux et quelques autres symptômes bien connus, suffisamment caractéristiques. Dans l'épithélioma du col, le développement des excroissances en choux-fleurs est empêché par les tissus qui l'encerclent. Le néoplasme infiltre le parenchyme sous forme de masses dures nodulaires, laissant des intervalles ramollis de tissus non envahis. Les granulations peuvent faire saillie à l'orifice ou s'accroître à l'intérieur vers la cavité utérine. Ces granulations épithéliomateuses se détruisent rapidement, et la cavité du col se transforme en un canal large, ouvert, arrondi, avec des masses nodulaires irrégulières, faisant saillie en son intérieur. On prétend que l'écoulement cancéreux se montre de manière plus précoce dans cette forme et y est plus abondant que dans la précédente.

L'épithélioma du corps, en tant qu'affection primitive, n'est pas si rare qu'on le suppose fréquemment. Il se comporte de la même manière que celui qui s'attaque à la muqueuse du col. Ici nous avons une hypertrophie plus accusée du fond de la matrice, une dureté du col moins marquée, et cette forme s'accompagne souvent de signes de contraction ou de spasmes utérins. La dilatation du col et l'introduction du doigt assurent le diagnostic.

Si on hésitait à porter un diagnostic, une parcelle des granulations serait enlevée et examinée au microscope.

Quant au traitement chirurgical, chaque fois que l'épithélioma est limité à la portion vaginale du col, l'amputation du col est, à mon avis, seule indiquée. Et, comme la majorité des exemples d'épithélioma utérin affecte ce caractère de limitation, le plus grand nombre des amputations sera donc partiel.

Le cancer du col peut siéger sur la partie inférieure du canal ou s'étendre en haut dans toute sa longueur. Le choix entre l'hystérectomie partielle ou totale dépendra de l'étendue du mal. Il est possible d'enlever tout le col et une certaine partie du corps de l'utérus sans pénétrer dans le péritoine, et pour un grand nombre de cas on peut s'assurer, avec de sérieuses probabilités, qu'en opérant ainsi on dépasse parfaitement les limites du mal. Mais l'épithélioma de la cavité utérine se terre plus loin que celui de l'orifice, et l'infiltration peut s'être étendue bien au-delà des limites où le néoplasme est superficiel et palpable. L'hystérectomie totale seule peut avoir raison de ces formes de tumeurs malignes.

Dans le cas d'épithélioma du fond et du corps de la matrice, l'hystérectomie totale est seule admissible.

Le cancer parenchymateux du col peut se présenter sous deux formes : squirrhe ou encéphaloïde : le diagnostic entre ces deux formes est rarement possible avant que l'affection ne soit trop avancée pour qu'on puisse songer encore à une opération. On reconnaît ce cancer à la tuméfaction croissante des tissus du col ; à sa densité générale, accentuée encore en plusieurs points par des masses de consistance particulièrement dure ; à la couleur rouge sombre, enflammée des parties visibles ; à la sensibilité au toucher Le squirrhe est plus dur que l'encéphaloïde, et plus fréquemment le point de départ de noyaux multiples d'induration. L'un et l'autre ont un développement très rapide.

Il est possible que le squirrhe ou l'encéphaloïde s'attaquent au fond de l'utérus et se développent soit du côté de la cavité utérine, soit du côté du péritoine. Dans les premières phases de l'affection, il est excessivement difficile de diagnostiquer une affection parenchymateuse du corps de la matrice d'un simple myome. L'évidence ne s'impose qu'au moment où la tumeur s'ulcère. Mais il est possible d'inférer presque à coup sûr de la gravité des symptômes : hémorragies, douleurs, progrès rapides du mal, cachexie, nature de l'écoulement.

Le sarcome de la matrice est une affection rare et peu facile à diagnostiquer. Les hémorragies, un écoulement aqueux « semblable à de la lavure de viande » (Schrœder), une hypertrophie modérée de l'utérus, souvent plus marquée dans un sens, et un rapide accroissement du néoplasme font songer à l'affection. Les douleurs peuvent être insignifiantes; elles sont d'ordinaire intermittentes et revêtent le caractère de coliques utérines. Le néoplasme est mou, souvent semi-fluctuant et présente un accroissement irrégulier, bien que néanmoins il ne forme qu'une masse unique. En 1888 j'ai enlevé, à l'Infirmerie Royale de Bristol, un sarcome de la matrice contenant quantité considérable de caillots sanguins. La malade mourut, dans les trois semaines, d'infection secondaire dans les poumons et de péritonite suppurée. Au commencement de 1890, je refis une opération semblable et extirpai une masse sarcomateuse du volume du poing. La malade guérit parfaitement et l'utérus se réduisit à son volume normal. Cette intervention était à mon sens une opération préliminaire à l'extirpation totale; mais la patiente, malgré les dangers d'une récidive qui lui furent clairement exposés, refusa de se laisser opérer de nouveau. J'ai, depuis lors, enlevé par le vagin un utérus sarcomateux, dont j'avais extrait précédemment une masse faisant partie du néoplasme; mais la malade, dans un état de santé fort précaire, ne se rétablit pas.

Dans les affections malignes de la matrice pour lesquelles on propose l'extirpation de tout l'organe, la nature sérieuse de l'opération exige que les indications et les contre-indications

soient posées d'une manière particulièrement définie et suffisamment nette. Elles ne diffèrent nullement de celles qui visent
les affections malignes d'autres organes; mais cette opération
expose à de tels dangers de mort qu'il faut peser sérieusement
tous les éléments capables d'entraver le succès. Les probabilités de récidive dans un cas donné d'épithélioma de la lèvre
peuvent paraître plus considérables que pour un cas d'épithélioma du col utérin après extirpation; mais les dangers immédiats consécutifs à l'opération dans le premier cas sont bien
moindres que dans le second; aussi l'une des interventions
pourrait être chirurgicalement autorisée, alors que l'autre ne
le serait pas.

Avant de songer à une opération, dans un cas donné d'affection maligne, il faut examiner avec le plus grand soin et la
plus grande attention, non seulement la maladie locale au point
de vue de son développement et de ses limites, mais encore
l'état général de la malade. Une anémie profonde, une cachexie
évidente, un état défectueux de l'un quelconque des viscères
ou organes vitaux, est une contre-indication nette à l'intervention. Il faut que la santé de la patiente soit bonne et qu'en
dehors de l'affection maligne son état général soit tel qu'il lui
promette une longévité moyenne.

Localement, un examen précis, et par le vagin et par le rectum, doit démontrer l'absence complète de toute extension du
mal soit aux ganglions, soit à quelque organe du voisinage :
péritoine, ligaments larges, vessie, rectum. A l'aide d'un doigt,
introduit dans le rectum, et d'un autre dans le vagin, il est
possible de faire glisser l'un sur l'autre le col et la paroi intestinale ; et on peut, jusqu'à un certain point, se renseigner d'une
manière analogue à l'égard de la vessie, à l'aide d'un doigt dans
le vagin et d'une sonde introduite dans le réservoir vésical vidé
au préalable. La palpation bimanuelle fera ressortir l'épaississement des ligaments larges et la tuméfaction des ganglions.
Il faut que l'utérus soit franchement mobile dans toutes les
directions, et les mouvements ne doivent s'accompagner d'aucune douleur pelvienne profonde, intense. L'extension locale
du néoplasme contre-indique, naturellement, toute intervention.

AMPUTATION DU COL

Bien que cette opération, faite pour cancer du col, ne rentre
pas rigoureusement dans les limites de cet ouvrage, et que je
l'aie passée sous silence dans la première édition, je l'expose
aujourd'hui parce qu'elle est de la même famille que la suivante,
et complète l'exposé du traitement chirurgical du cancer utérin.
J'ai limité ma description à une courte relation de l'opération
que j'ai coutume de faire depuis les six dernières années avec

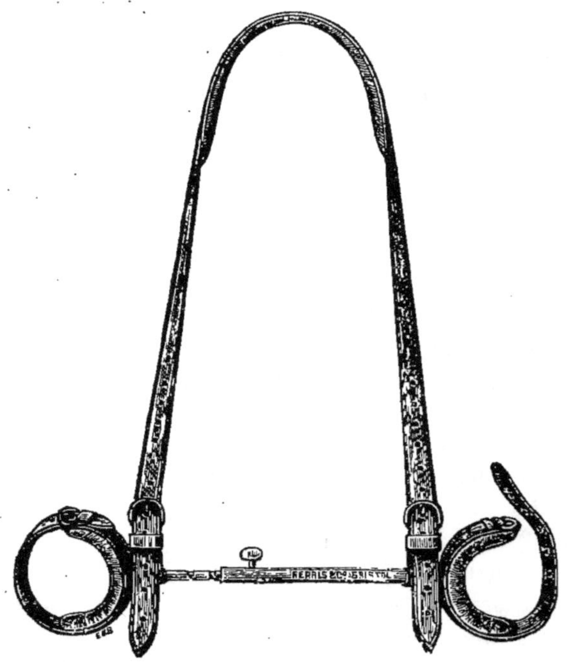

Fig. 33.
Béquille de Clover. 1/8 de grandeur naturelle.

un succès qui ne s'est jamais démenti. Mes cas sont trop peu
nombreux (quatorze) pour en tirer des conclusions ; mais, si
j'en juge d'après les résultats que j'ai obtenus chez mes opérées,
je crois ce procédé capable de donner une mortalité inférieure
à 2 pour 100.

Une injection, faite avant et un nettoyage à la brosse, au moment de l'opération, ont pour but de désinfecter complètement le vagin. La patiente est placée dans la position de la lithotomie et y est maintenue au moyen de la béquille de Clover (Fig. 33). Le col est pris dans une pince puissante à cran d'arrêt ; celle-ci permet d'abaisser fortement l'utérus, et on la confie aux mains d'un aide qui imprime à la matrice les mouvements que demande le chirurgien. Les seuls instruments nécessaires sont : deux grandes pinces à forcipressure de Spencer Wells, une paire de ciseaux courbée sur le plat, et une sonde utérine droite.

La muqueuse, qui entoure le col, est incisée circulairement avec les ciseaux, bien au large des parties malades. Avec l'index de la main gauche et les ciseaux tenus de la main droite, on dissèque la muqueuse du col et on l'en dépouille en remontant aussi haut que possible, soit en avant, soit en arrière, mais point sur les parties latérales. Dans cette dissection on a soin de ne pas s'écarter de l'utérus, en avant pour respecter la vessie et les uretères, et en arrière pour éviter la perforation du péritoine ; cette dissection peut s'étendre plus haut en avant qu'en arrière. Les exercices sur le cadavre permettront vite de se rendre compte par le toucher quand on a atteint les limites supérieures, accessibles sans danger ; on reconnaît celles-ci à la résistance de plus en plus accusée qu'on rencontre. Sur les côtés, là où s'insèrent les ligaments larges et où se trouvent les artères utérines, on a bien soin d'éviter toute dissection, mais on emploie la force pour dissocier le tissu cellulaire, puis on écarte le péritoine. Le col est ainsi dépouillé de la muqueuse jusqu'aux limites supérieures non séparables de la séreuse ; il faut noter, toutefois, que le péritoine sur les côtés adhère moins intimement qu'en avant et en arrière ; et l'on peut ainsi creuser entre les feuillets des ligaments larges deux culs-de-sac, plus élevés que les points où le péritoine se réfléchit sur l'utérus. Les ligaments larges se trouvent, en fait, dégarnis de séreuse dans une certaine étendue le long des parties latérales de la matrice ; et entre les deux feuillets du péritoine existe une couche de tissu cellulaire, au sein duquel sont plongés les vaisseaux utérins. Cette couche de tissu cellulaire, non détachée du col, est pincée entre l'index et le médius de la main gauche, et tirée de côté pendant que l'aide entraîne l'utérus en sens opposé ; on dégage ainsi par l'application d'une forte pince à forcipressure la partie inférieure des tissus sous-péritonéaux des ligaments larges qui contiennent des vaisseaux si importants. Les branches de la pince sont poussées aussi haut que possible, le long des doigts et serrées fortement, d'abord d'un côté, puis de l'autre. Si les tissus épithéliomateux ont saigné du fait de la compression ou des déchirures, produites par la pince érigne, l'hémorragie s'arrête aussitôt ces deux pinces mises en place. En effet, si l'hémorragie persistait après leur application, ce serait un signe qu'elles n'ont pas été convenablement appliquées.

C'est alors seulement qu'on incise aux ciseaux le tissu cellulaire compris entre la pince et le côté de la matrice. Cette incision permet presque toujours d'abaisser l'utérus davantage. C'est à ce moment qu'on introduit un hystéromètre dans la cavité pour guider l'incision. Les ciseaux coupent les tissus utérins obliquement en remontant, de telle sorte que la division converge en cône (Fig. 34) vers la sonde comme centre.

Les doigts de la main gauche écartent de la voie des ciseaux les tissus au fur et à mesure qu'ils sont dégagés, en même temps que l'aide manœuvre l'utérus avec la pince à griffe et la sonde, de manière à favoriser la division. Il est possible d'enlever ainsi le col et une portion considérable du corps sans courir

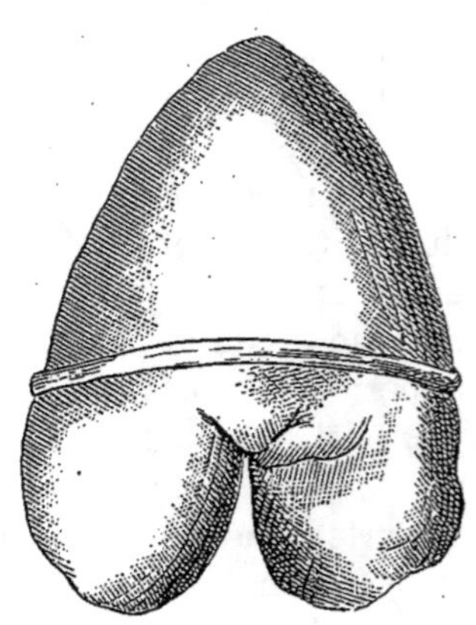

Fig. 34.

Amputation du col en entonnoir, d'après Hégar.

aucun risque d'hémorragie, et d'extirper la muqueuse utérine dans toute son étendue, sans grandes difficultés, si, après que les tissus musculaires ont été sectionnés complètement, on la divise peu à peu avec les ciseaux en même temps qu'on l'abaisse graduellement.

La brèche faite à la matrice est nettoyée avec une solution antiseptique ; un tampon d'ouate antiseptique clôt le vagin et entoure les manches des pinces à forcipressure, laissées à demeure. Vingt-quatre ou trente-six heures après, ces pinces sont enlevées. Une irrigation quotidienne vaginale sera continuée une semaine ou plus, et permettra à l'opérée de se lever après une quinzaine.

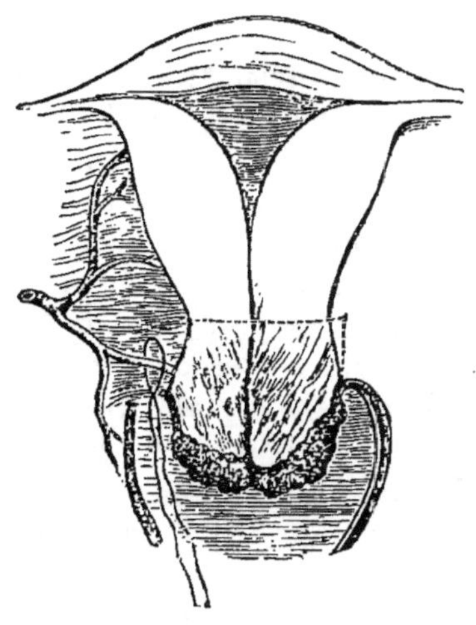

FIG. 35.
Amputation supra-vaginale du col,
d'après SCHRŒDER [1].

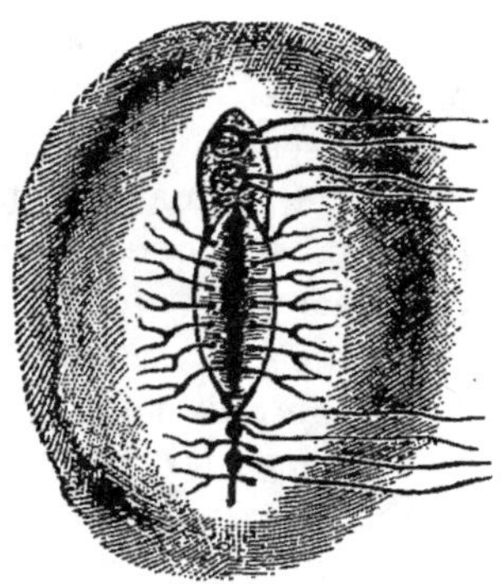

FIG. 36.
Disposition des sutures.

KOLPO-HYSTÉRECTOMIE

Rien d'extraordinaire comme ce qui a été répandu d'encre à propos de la description de la kolpo-hystérectomie. La plus grande partie de ce qui a été écrit à ce sujet, traite de procédés imparfaits et de tentatives initiales, généralement ignorés ou abandonnés de nos jours ; mais quelques-unes des méthodes décrites ont survécu aux progrès naturels de la sélection et de l'évolution et se sont maintenant condensées en plans opératoires généralement acceptés. Toutefois on n'en est pas encore arrivé d'aucune manière à une méthode définitive et il est possible de

[1] Les figures ci-jointes montrent mieux que toute description la manière d'opérer de Schrœder. Au lieu de placer une pince à forcipressure, toujours encombrante, sur le tissu paramétrique des ligaments larges et les vaisseaux qu'il contient, il lie ces vaisseaux au moyen d'un fil passé à l'aide d'une aiguille de Deschamps.

Schrœder termine l'opération en fixant de toutes parts la paroi vaginale au moignon utérin.

mentionner, à propos, des modifications permises à chaque pas
de l'opération.

Pour la description, il est plus commode de diviser cette
opération en plusieurs temps.

Préliminaires. — Deux ou trois jours doivent être consacrés au
nettoyage parfait de tout le champ opératoire et des parties
avoisinantes. Au moins une fois par jour, on lave au savon
(de préférence au savon de potasse pur) et à l'eau chaude les
parties externes, les replis siégeant entre les lèvres et au haut
des cuisses, et tout ce qui avoisine le clitoris et les pubis. Une
irrigation vaginale est faite deux fois par jour avec une solution antiseptique quelconque, digne de confiance : acide
phénique à 1 pour 30, ou perchlorure à 1 pour 1500. Après
l'irrigation, on insuffle dans le vagin de la poudre d'iodoforme
et on y introduit un tampon d'ouate antiseptique (l'iodoforme
convient parfaitement) qu'on enlève lors de l'irrigation suivante. Quelques auteurs conseillent d'asepsier également la
cavité utérine; mais, si on doit retourner l'utérus, on peut
arriver à écarter tout danger d'infection en disposant une
éponge entre le col et le péritoine ; tandis que, si on ne le
fait pas basculer, la précaution est inutile. Quelques chirurgiens vont jusqu'à conseiller d'enlever, quelques jours avant
l'extirpation de l'organe en son entier, les végétations saillantes
et fétides. Il est probable qu'on trouverait moins d'objections
à cette manière de faire qu'à l'emploi de la curette au moment
de l'opération ; ce dernier procédé prolonge, en effet, l'intervention et le sang qui s'écoule obscurcit le champ opératoire et
affaiblit la patiente. Quand celle-ci est mise en position et
toute prête pour l'opération, on administre une irrigation finale
et consciencieuse avec une solution phéniquée forte. On a vidé,
naturellement, la vessie et le rectum.

La meilleure *position à donner à la patiente* est celle de la
lithotomie périnéale ; et cette position est parfaitement conser-
vée avec le secours de la béquille de Clover (Fig. 33), qui
écarte les genoux et maintient la flexion des cuisses sur le
bassin au moyen de la courroie passée autour du cou. Les
courroies ordinaires pour lithotomies, unissant les poignets
aux chevilles, permettent les mouvements des membres et
nécessitent un aide de plus pour maintenir ces derniers. Il faut

que la table ait une hauteur convenable, de manière que le
champ opératoire soit bien à portée des mains et de la lumière.
Quelques chirurgiens préfèrent la position de Sims.

Fixation et manipulation de l'utérus. — L'utérus est fixé et
gouverné à l'aide d'une pince à griffes à prise puissante et à
crémaillère. Beaucoup de chirurgiens conseillent l'emploi d'un
gros fil passé à travers les tissus du col. Mais un fil, même
très gros, déchirera plus facilement les tissus qu'une pince de
dimensions et de forme convenables ; et l'aide ne vient pas à
bout de mouvoir l'utérus à l'intérieur du vagin dans tous les
sens, comme l'opérateur le lui demande, avec une rapidité et
une précision aussi grandes à l'aide du fil qu'au moyen d'un
solide instrument rigide. La pince à griffes ne doit pas se
trouver plus sur la route de l'opérateur que le fil.

Le chirurgien abaisse l'utérus autant qu'il le peut au moyen
de la pince, puis la confie à un aide. Le temps suivant est la :

Dissection de la muqueuse vaginale, qu'on sépare du col. Si la
malade est corpulente, on peut se trouver bien d'écarteurs
latéraux, qui donnent plus de place et de lumière. Le plus
souvent les doigts de la main gauche suffiront entièrement à
étaler les parties. Dans les cas où le col peut être amené
jusqu'à la vulve, les écarteurs ne sont d'aucune utilité.

Les ciseaux, courbés sur le plat, sont ce qu'il y a de mieux
pour sectionner dans toute son épaisseur la muqueuse tout
autour du col, à distance suffisante des parties malades. Règle
générale, il est sage de tracer cette incision aussi haut que
possible, mais au-dessous des limites dangereuses pour la vessie et les uretères en avant ou le rectum en arrière. Un abaissement considérable de l'utérus détruit ses rapports normaux
avec la vessie et le rectum ; et, si de profondes incisions sont
faites inconsidérément, on s'expose à la blessure de ces viscères (Fig. 37). Le doigt, rampant sur le col, apprécie la mobilité de la muqueuse qui le recouvre et est toujours un guide
sûr auquel on peut se fier.

La muqueuse est alors repoussée par en haut et dégagée du
col, pendant que l'index et les ciseaux travaillent à séparer le
tissu cellulaire unissant. La dissection de la partie antérieure
est facilitée par l'application sur la lèvre antérieure d'une

pince à forcipressure qu'on confie à l'aide; celui-ci la tire en
avant pendant qu'il abaisse le col avec la pince à griffes; la
même manœuvre en sens inverse offre les mêmes avantages
en arrière. Sur les côtés, l'incision de la muqueuse une fois
faite, il ne faut pas aller plus loin. Ici le tissu cellulaire doit
être repoussé aussi haut que possible à l'aide du doigt, mais
en prenant bien soin de ne pas le déchirer; souvent la perception des pulsations des artères utérines indique la limite supérieure qu'il ne faut pas dépasser. En toutes circonstances,
d'ailleurs, il est prudent dans cette dissection de se maintenir
tout contre l'utérus.

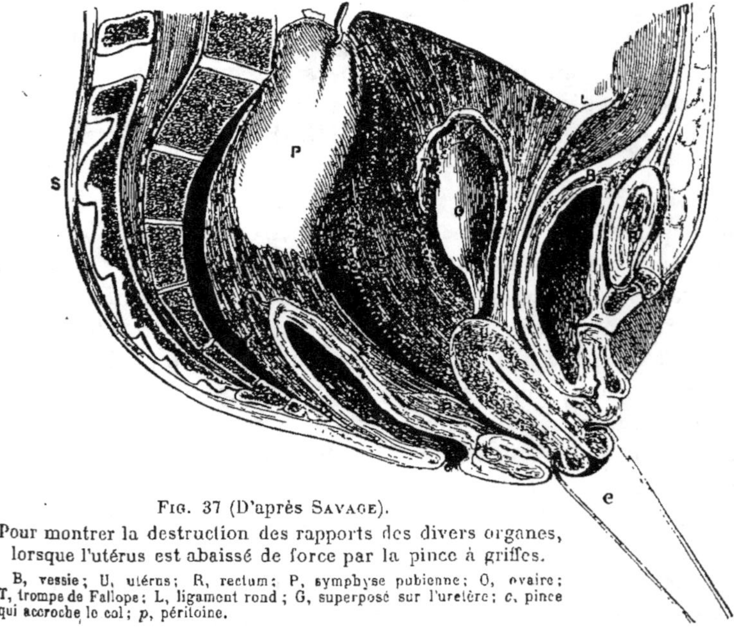

FIG. 37 (D'après SAVAGE).
Pour montrer la destruction des rapports des divers organes,
lorsque l'utérus est abaissé de force par la pince à griffes.

B, vessie; U, utérus; R, rectum; P, symphyse pubienne; O, ovaire;
T, trompe de Fallope; L, ligament rond; G, superposé sur l'uretère; c, pince
qui accroche le col; p, péritoine.

Beaucoup d'opérateurs recourent à la sonde vésicale. S'il
existe quelque doute sur la position de la vessie, et quelque
crainte de la blesser, il est nécessaire d'introduire la sonde.
Mais si, comme le veut la règle, on a soin de toujours se tenir
aussi près que possible de l'utérus, et si le doigt s'est familiarisé par l'exercice sur le cadavre avec la sensation fournie par
les diverses parties, la sonde sera bien souvent inutile. Au cas

où une blessure serait faite accidentellement à la vessie, il faudrait la suturer de suite. Schmidt, dans une opération, eut la malchance d'enlever avec l'utérus un pouce d'uretère; il pratiqua de suite la néphrectomie et son opérée guérit.

Ouverture du péritoine. — Quand on a dégagé la muqueuse du col jusqu'au péritoine, on perfore la séreuse et en avant et en arrière, et on pénètre dans la cavité abdominale. L'index est ce qu'il y a de mieux pour mener à bien cette perforation. Au-dessus de l'orifice interne, le péritoine adhère étroitement à l'utérus soit en avant, soit en arrière, et à ce niveau le doigt peut le traverser facilement avec un peu d'adresse. Si la séreuse résiste plus qu'à l'ordinaire, et qu'elle paraisse céder et prêter davantage en avant du doigt, on la traverse vivement avec une pince de Lister, et celle-ci, après écartement de ses branches, laisse une ouverture suffisante pour admettre le doigt. Cette ouverture est agrandie, et en avant et en arrière, par déchirure à l'aide du doigt qu'on écarte de chaque côté jusqu'à contact avec le ligament large. Braithwaite attache une grande importance à ce qu'on laisse le péritoine intact en arrière, jusqu'à ce que cette séreuse ait été complètement ouverte en avant; il espère de cette manière empêcher tout accès, dans la cavité abdominale, de sang, de matières septiques et de parcelles cancéreuses. Et, avant d'ouvrir le péritoine en arrière, il fait un nettoyage complet de tout le vagin.

Une éponge douce est alors déposée par l'ouverture dans le cul-de-sac postérieur, et laissée à demeure. Elle sert à protéger les intestins et à les maintenir hors du champ opératoire, en même temps qu'à absorber tout liquide épanché; elle remplit de plus le rôle de barrière entre la cavité abdominale et toutes les causes possibles d'infection qui émanent de l'utérus cancéreux.

Section des ligaments larges. — Séparer l'utérus des ligaments larges et mettre les vaisseaux que ceux-ci renferment à l'abri de toute hémorragie, telle est la difficulté principale, tel est le temps le plus délicat de toute cette opération. Dans ce but, on a imaginé des procédés variant presque à l'infini. On a traité les ligaments par l'écraseur; on les a liés en masse avec un fil métallique, un fil de soie, un fil élastique; on les a divisés et touchés au thermocautère ; on les a séparés en plusieurs parties distinctes, et liés par des ligatures à points séparés, en chaîne ou continues. Pour faciliter les manœuvres, on a renversé l'utérus de haut en bas, soit en avant, soit en arrière ; on l'a com-

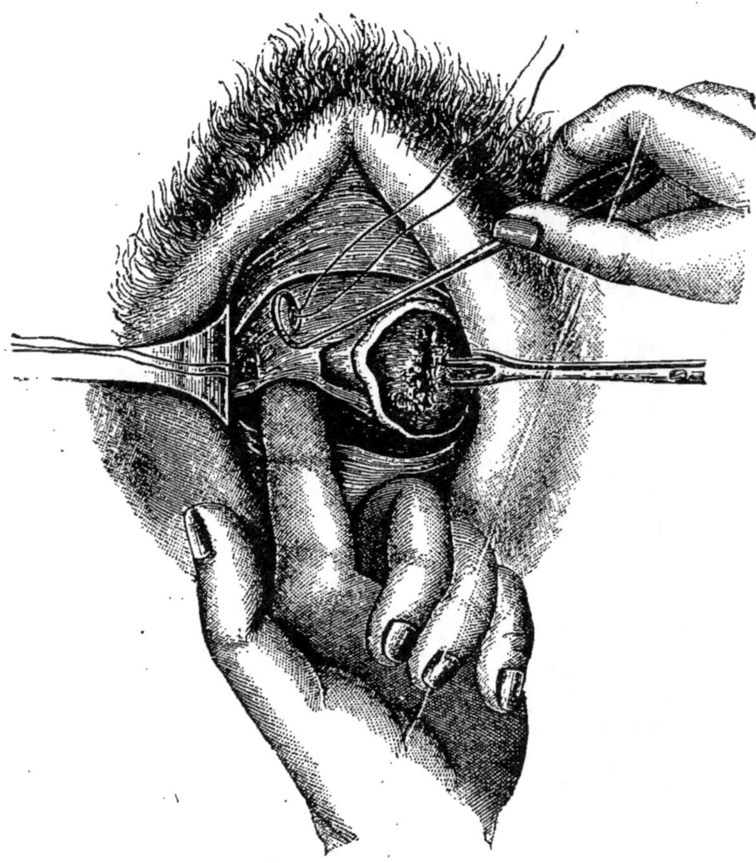

Fig. 38 (d'après HOFMEYER).
Ligatures appliquées à la base du ligament large.

plètement divisé en deux du fond à l'orifice. Des modifications de moindre importance encore ont été conseillées et mises à exécution ; ainsi, par exemple, la section, après ligature, de la partie inférieure des ligaments larges (Fig. 38) ; l'utérus est alors renversé de haut en bas, et les portions supérieures liées et divisées à leur tour. Un auteur est d'avis que la trompe de Fallope doit être liée séparément au catgut ; et certains vantent l'excellence d'aiguilles spéciales pour le placement des ligatures.

Pour obtenir les meilleurs résultats, il faut faire choix d'une méthode à la fois efficace et fort simple, et s'efforcer de la mettre en pratique aussi parfaitement que possible. L'application des ligatures est souvent un temps très difficile ; entre les mains les plus habiles, elle a parfois échoué et n'a pu arriver à bout de l'hémorragie. Il n'y a pas de doute que la méthode la plus simple soit celle de la compression temporaire à l'aide d'une pince à forcipressure ou d'un clamp, et ce procédé est incontestablement efficace. Tout récemment encore les journaux étaient remplis de faits témoignant de la valeur de cette méthode.

Richelot de Paris, en particulier, l'a mise en pratique avec des succès remarquables. Müller et Landau la conseillent fortement et beaucoup d'autres opérateurs en disent du bien. Il y a déjà quelque temps, je m'en suis fait le défenseur et j'avais inventé un clamp spécial pour en faciliter l'application, bien avant que les journaux en eussent fait mention.

L'instrument (Fig. 39) consiste tout simplement en un clamp droit à manches longs et puissants et présente sur sa face latérale une rainure, le long de laquelle on glisse un petit bistouri pour sectionner les ligaments enserrés dans le clamp. Ce clamp, pour prévenir tout échappement, est profondément denté, sur ses faces comprimantes ; ailleurs il est lisse et arrondi.

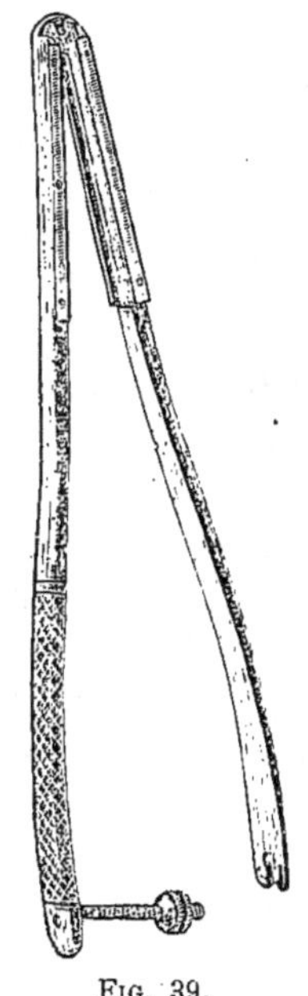

FIG. 39.

Clamp de l'auteur pour la kolpo-hystérectomie. 1/3 de grandeur.

L'index, introduit par l'ouverture postérieure jusque sur le bord supérieur d'un des ligaments larges, l'accroche et l'abaisse autant qu'il le peut. Un crochet mousse, qu'on confie aux mains d'un aide, facilitera cette manœuvre. La branche postérieure du clamp est alors menée le long du doigt comme guide,

à une distance d'environ 12 millimètres de l'utérus et son
extrémité va accrocher le bord supérieur du ligament large.
Son manche est poussé en arrière contre le périnée. La branche
antérieure est alors introduite en avant du ligament large,
parallèlement à la branche postérieure, et son extrémité va
s'enclaver par un mécanisme des plus simples dans l'extrémité
de la branche postérieure.

Le clamp est ainsi fermé, et les manches vigoureusement
fixés à l'aide d'une vis, au dehors de la vulve. Un second clamp
est appliqué de même manière sur le ligament du côté opposé.
Les deux clamps étant mis en place, le couteau est promené sur
les rainures et les ligaments sont divisés sur le côté utérin des
clamps ; l'utérus est ainsi libéré. Il est également possible d'avoir
recours aux ciseaux pour effectuer cette division. On peut
facilement retirer l'instrument après un ou deux jours, lorsque
les progrès naturels de l'obturation vasculaire garantissent
contre toute hémorragie. M. Knowsley Thornton a imaginé
une modification de ce clamp : dans ce nouvel instrument les
manches, fixés par une articulation à baïonnette, s'enlèvent, et
il n'existe pas de rainure pour le bistouri.

L'emploi de ces instruments simplifie singulièrement l'opération. Grâce à eux, il devient possible, à l'amphithéâtre, d'enlever un utérus en cinq minutes, tout en laissant les parties
dans un état anatomique et chirurgical satisfaisant, et sur le
vivant ce procédé ne doit pas demander plus d'une demi-
heure.

De fortes pinces à forcipressure, qu'on enlèverait après un,
deux ou trois jours, rempliraient le même but, mais donneraient moins de facilité et plus d'embarras. Müller [1] a vanté
l'usage de deux paires de pinces, une paire sur chaque ligament large ; il appuie son procédé de la relation de cinq observations avec une mort. Le professeur Eastman, d'Indianapolis [2],
applique une paire de pinces à forcipressure sur chaque ligament large, après l'avoir déjà entouré d'une ligature, et rassemble les pinces de manière qu'elles reposent étroitement
l'une contre l'autre. Les pinces spéciales de Péan, longues et
légèrement recourbées sur leurs branches, sont des plus avan-

---

[1] *Centralbl. f. Gynoëk.*, 1887, n° 12.
[2] *Indiana Med. Jour.*, avril 1890.

tageuses. Les inconvénients des pinces sont les suivants : il faut en appliquer et en laisser plusieurs dans le vagin, elles gênent l'opérée et sont une cause d'inflammation pour les parties.

Il faut être prévenu du danger qu'il y a de laisser les pinces à forcipressure ou les clamps par trop longtemps en place. J'ai perdu une malade (la seule que j'aie perdue à la suite de cette opération), à laquelle j'avais enlevé un utérus sarcomateux, par suite des escarres produites sur les ligaments larges au niveau de la compression des pinces. L'opération n'avait été ni difficileni prolongée — elle n'avait duré qu'une demi-heure — mais la malade était fort bas. La puissance des pinces ou des clamps est énorme, et la pression qu'ils exercent même pendant un temps très court est passible de déterminer l'escarrification. Si, comme je le pense, il était possible de les enlever en toute sûreté après dix ou quinze heures, ce danger serait bien diminué. A mesure qu'on acquiert plus d'expérience et d'habileté dans cette opération, on incline davantage à ne se fier qu'aux ligatures. Pour ceux qui ne sont pas encore très familiarisés avec elle, il n'y a pas de doute qu'il soit plus sage de recourir au clamp ou à la pince à forcipressure.

Dans quelques cas où l'utérus présente une augmentation considérable de volume, comme cela s'observe dans une affection maligne du fond, ou comme cela m'est arrivé dans une de mes opérations où je tombai sur une grossesse coexistante, le bord supérieur des ligaments larges est situé hors de portée du doigt, et dans leur ensemble ces ligaments sont très hypertrophiés; les clamps ne sont pas alors applicables et il faut recourir ou à la forcipressure ou à la ligature. Pour l'application de ces deux procédés, je suis persuadé, quant à moi, que le renversement de la matrice haut en bas facilite la chose; et je lui donnerai la préférence sur toutes les autres méthodes qui ont été conseillées. La rotation complète de l'utérus sur son grand axe raccourcit considérablement la hauteur des ligaments larges, les amène plus complètement dans le champ opératoire, et laisse le temps le plus important de l'opération — la division des artères utérines — pour la fin, alors qu'il est également devenu plus facile.

Contre le renversement de l'utérus, on objecte que, par ce moyen, on amène au contact du péritoine le cancer et peut-être une masse infectée. Pour éviter ce danger, on a conseillé et pratiqué au préalable l'excision du col. Aujourd'hui il est assez facile, au moyen des germicides, non seulement d'asepsier le col, mais même de l'antisepsier, si le liquide est suffisamment fort. D'ailleurs, il est facile d'écarter tout danger au moyen d'un artifice, d'ordinaire suffisant en chirurgie abdominale, l'interposition d'une éponge entre les tissus infectés et le péritoine.

Il importe peu que la matrice soit renversée en arrière ou en avant. Si le doigt seul suffit à faire la rotation, il lui est plus facile de l'exécuter en arrière après avoir pénétré par l'ouverture postérieure pour aller accrocher le fond de l'utérus. Si le doigt est insuffisant, on cherche à faire la rotation en avant à l'aide de pinces. Avec une pince à griffes, on va accrocher fortement la paroi antérieure et essayer d'abaisser l'utérus autant que faire se peut; puis la pince est reportée un peu plus haut, sur la paroi antérieure, et, ainsi de suite, de plus en plus haut jusqu'à ce qu'on arrive à saisir le fond de la matrice, à le faire descendre et à le renverser complètement. Le fond se trouve alors dans le vagin, se présente peut-être à la vulve, et les insertions supérieures des ligaments larges sont à portée du regard et de la main.

Toutes les fois qu'il est possible de bien l'appliquer, une ligature bien faite vaut toutes les pinces à forcipressure. Avec un utérus basculé, la ligature des ligaments larges ne présente pas de difficultés particulières. On commence, avec une puissante pince de Wells, par saisir tout ce qu'on peut du ligament large, tout contre l'utérus, et on comprend dans une ligature solide toute la hauteur correspondante du ligament à une distance convenable au delà. Braithwaite jugea inutile, dans deux cas suivis de succès, d'appliquer des pinces sur le côté utérin des tissus divisés; l'hémorragie fut arrêtée par une traction forcée sur l'utérus. D'un coup de ciseaux, on divise tous les tissus dans l'intervalle. Tout le ligament large est ainsi lié et sectionné en deux ou trois portions successives; par suite, un côté de l'utérus est libéré. L'autre côté est traité de même et l'utérus est enlevé en entier. Le ligament large de chaque côté est, de la sorte, assuré par trois ou quatre ligatures qu'on coupe court. Si on a quelque doute sur la valeur de la ligature en un point quelconque, on va saisir avec des pinces à forcipressure les vaisseaux visibles; et alors, ou bien ces vaisseaux sont liés secondairement, ou bien les pinces sont laissées en place et ne sont enlevées que le lendemain ou le jour d'après.

Les ovaires et les trompes sont-ils en parfait état, il n'est nullement nécessaire de les enlever. Le seul prétexte qu'on pourrait avoir d'extirper les annexes serait de vouloir prévenir les douleurs menstruelles. Chez une malade, que j'ai opérée

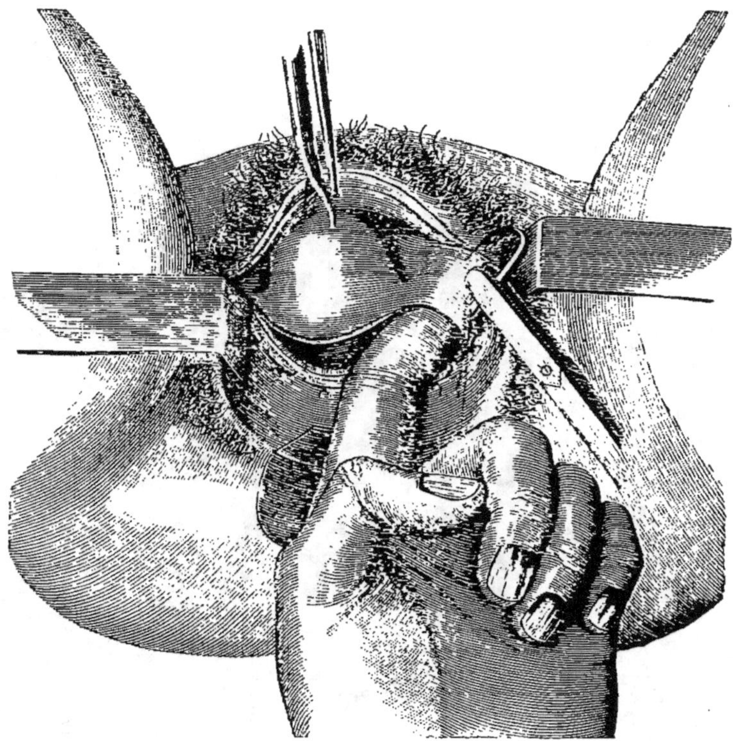

FIG. 40 (d'après MARTIN).
Hystérectomie vaginale. Ouverture de l'espace de Douglas.
Suture de la voûte vaginale.

il y a deux ans, et chez laquelle je laissai les ovaires et les trompes, les douleurs de reins aux époques furent intolérables pendant plusieurs mois. Chez une autre il n'y eut que peu, ou même pas du tout, de désordres d'aucun genre.

Pendant qu'on abaisse l'utérus, et particulièrement après qu'on l'a fait basculer, les ligaments larges sont tiraillés et tendus. Aussitôt l'excision de l'utérus faite, les ligaments rentrent, deviennent flasques et se rétractent, favorisant ainsi le relâchement des ligatures. Aussi faut-il les serrer fort et avoir soin de prendre beaucoup de tissus dans le nœud. On doit surtout observer ces précautions pour la partie inférieure du ligament large, là où se trouvent les artères utérines, et il faut se souve

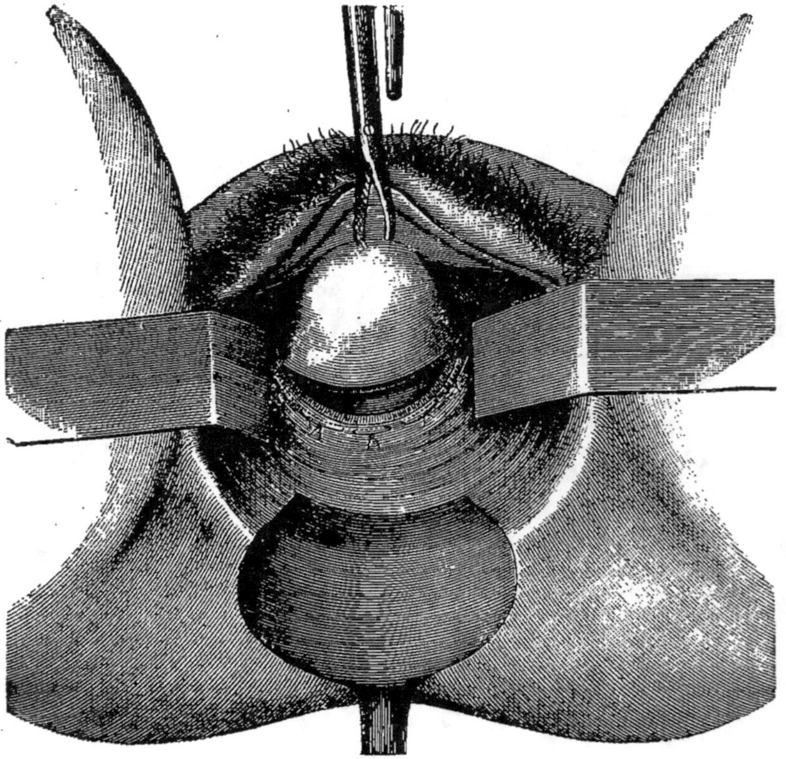

FIG. 41 (d'après MARTIN).
Hystérectomie vaginale Suture du plancher pelvien.

nir de plus que c'est à ce niveau qu'on court grand risque de blesser les uretères ou de les comprendre dans les ligatures. Le renversement de l'utérus augmente encore le danger que diminue une dissection à fond, dans le premier temps, du tissu cellulaire du voisinage, en ayant soin de se maintenir toujours aussi près que possible de la matrice.

Les plaies vaginale et péritonéale ne réclament pas de sutures. Les résultats ne sont pas meilleurs qu'on les suture ou qu'on les laisse s'affronter et se réunir comme elles peuvent. Quelques chirurgiens conseillent de suturer le péritoine au vagin (Fig. 40 et 41) ; d'autres, le vagin seul ; d'autres, enfin, prétendent que, si le péritoine est réuni par des sutures, la plaie vaginale peut être abandonnée à elle-même. Mais il est aujourd'hui démontré que, quelque suture qu'on fasse, celle-ci est absolument inutile. J'ai observé, dans un cas où le drain était ressorti de la cavité péritonéale environ quinze heures après l'opération, des adhérences du sommet du vagin déjà tellement fortes que je n'aurais pu réintroduire le drain sans user de violence et sans dépasser les limites de la prudence. Une objection sérieuse à l'emploi des sutures, qui juxtaposent étroitement les lèvres de la plaie, est la suivante : les sécrétions qu'engendrent leurs surfaces sont retenues et peuvent devenir une source d'infection. Les parties se juxtaposent naturellement et se maintiennent juxtaposées de même. Il est vrai que le résultat sera bien meilleur et plus rapide, si des tissus semblables s'appliquent aux tissus semblables ; et de plus on doit toujours utiliser la remarquable rapidité avec laquelle les surfaces séreuses enflammées adhèrent. En outre, il faut s'arranger de manière que toutes les sécrétions des surfaces dénudées trouvent issue du côté du vagin et ne remontent pas dans le péritoine.

On arrive très simplement à ce résultat en retirant doucement une éponge qu'on a fait pénétrer dans la cavité abdominale par la plaie opératoire. Cette éponge abaisse les lèvres de la plaie à sa suite et, de cette manière, laisse les surfaces séreuses en contact et les surfaces cruentées juxtaposées, tandis qu'elle dispose les lèvres de la plaie de telle sorte que les sécrétions s'écoulent dans le vagin. La séreuse se réunit la première et, aussitôt cette réunion faite, la cavité péritonéale est interceptée. On est fort peu exposé au prolapsus des intestins.

Un *drainage*, de quelque nature qu'il soit, est toujours prudent le premier ou les deux premiers jours. Si on a employé les pinces-clamps, celles-ci remplissent le rôle de drain. Sinon, autant vaut avoir recours à un drain en verre, du volume et de la forme ordinaires. On le fait pénétrer avec précaution, en cherchant à ne pas détruire les rapports des lèvres de la séreuse et de la muqueuse. Un drain en **T** a l'avantage de ne pas s'échapper de l'abdomen, mais le désavantage de ne pouvoir être extrait sans détruire de récentes adhérences.

Pendant les premières vingt-quatre heures, le drain livre passage à des sérosités sanguinolentes ; puis, un ou deux jours, à des liquides séreux ou séro-purulents, dont la quantité va diminuant. Après trois ou quatre jours, si tout va bien, le drain peut être supprimé.

Étant donné que tous les liquides qui séjournent dans le cul-de-sac de Douglas ont tendance à entrer en décomposition, et qu'après l'hystérectomie il est fort possible que de l'air ou des sécrétions vaginales pénètrent dans la cavité abdominale, c'est toujours une sage mesure que de se servir du drain pour faire des lavages à intervalles réguliers. C'est ce qu'on exécute facilement en introduisant par le drain jusque dans la cavité abdominale un cathéter relié à un irrigateur, et en y faisant passer une solution chaude. Lorsque le liquide revient clair, on arrête l'irrigation.

Un rouleau de gaze ou d'ouate antiseptique, disposée dans le drain, joue le double rôle de tampon antiseptique et d'aspirateur capillaire des liquides. Le tamponnement du vagin est pénible et inutile. Si le drain est entouré d'ouate antiseptique, là où il émerge entre les lèvres, et si les parties externes sont désinfectées et tenues dans un parfait état de propreté, il y a bien peu de danger d'infection. Il est notoire, en effet, que les tampons introduits dans le conduit génital ont grande tendance à se putréfier.

Une bonne précaution consiste à vider l'urine par le cathétérisme toutes les cinq ou six heures. Après qu'on a vidé la vessie, l'ouate qui entoure l'extrémité du drain est retirée et une irrigation faite dans la cavité vaginale. Puis les parties externes sont soigneusement lavées. enduites partout de glycérine boriquée et un nouveau pansement est appliqué.

On a recommandé d'élever les épaules, de manière à ce que le drain soit incliné vers le bas. Cette attitude est tout à fait inutile et peut être nuisible parce qu'elle permettrait l'accès de l'air. La vaste expérience, qu'on a maintenant du drainage par la paroi abdominale antérieure, a prouvé que la pression intra-abdominale est absolument suffisante pour forcer les liquides libres dans la cavité à remonter vers un orifice largement ouvert ; et, pour prévenir l'entrée de l'air, il serait plus sage d'aménager l'extrémité externe vaginale du tube de telle sorte que son niveau fut plus élevé que celui de l'extrémité interne ou intra-abdominale. En outre, un tampon d'ouate, tout en favorisant la sortie des liquides, préviendra l'entrée de l'air.

Le traitement général ne demande aucune description spéciale. Les observations publiées semblent démontrer qu'après cette opération la tendance au tympanisme est plus fréquente que d'ordinaire. L'usage du tube rectal, l'administration de lavements à la térébenthine et de sels purgatifs, tels seront les moyens employés pour combattre cet état le plus efficacement. Sous tous rapports, la direction générale de l'opérée est ici la même qu'après les autres opérations abdominales.

Complications et accidents. — Les plaies de la vessie et des uretères sont beaucoup moins fréquentes qu'on ne pourrait le supposer. La vessie se trouve surtout exposée aux blessures dans les premiers temps, avant l'ouverture du péritoine, et alors que l'abaissement forcé de la matrice détruit nécessairement tous les rapports normaux. La meilleure manière d'éviter cet accident est de se tenir constamment tout contre l'utérus et de repousser la vessie en avant hors du champ opératoire. Si malgré tout une plaie est faite à la vessie, il faut la suturer sur-le-champ.

La blessure de l'uretère est chose plus sérieuse et peut réclamer l'extirpation du rein correspondant. C'est surtout à la fin de l'opération qu'on se trouvera dans le cas d'observer une lésion de ce genre ; ce canal est, en particulier, très exposé à être compris dans les ligatures des parties déclives du ligament large. Saisir ce ligament tout contre l'utérus est encore ici le meilleur moyen d'éviter cet accident, qui d'ailleurs arrive rarement.

Des observations ont été rapportées de fistules intestinales qu'avait déterminées la pression du drain.

L'hémorragie, soit pendant, soit après l'opération, est le principal danger. Si les points qui donnent ne peuvent être

saisis dans une ligature, les pinces à forcipressure sont laissées
en place. Après l'opération, quand une hémorragie se déclare,
il faut introduire un spéculum de Fergusson et rechercher d'où
vient le sang. Ce point une fois découvert, le moyen le plus
simple d'arrêter l'écoulement sanguin est d'appliquer et de
laisser à demeure une pince à forcipressure. Lors d'hémorragie en nappe, non seulement il n'y aura aucun danger, mais
même grand avantage à faire une irrigation d'eau chaude à
43° ou 44° sur les surfaces saignantes.

Peuvent surgir toutes les complications ordinaires des opérations faites dans le petit bassin, ainsi : la pelvipéritonite, la
phlébite, la lymphangite. Les règles ordinaires président au
traitement de ces complications.

HYSTÉRECTOMIE POUR INVERSION IRRÉDUCTIBLE

Il arrive bien rarement aujourd'hui qu'avec l'aide des admi-
rables redresseurs d'Aveling et autres on échoue dans la réduction d'une inversion utérine. Mais parfois, en dépit des tentatives les plus habiles et les plus patientes, l'inversion ne peut
être corrigée et l'état qui en découle pour la patiente est tel
qu'elle réclame avec instance un moyen quelconque de la guérir. En de telles circonstances, il est possible qu'on songe à
l'hystérectomie.

Historique. — Paul d'Egin parle d'une extirpation d'utérus
gangréné en prolapsus, qui aurait été faite avec succès. Mais
ce ne fut, selon toutes probabilités, qu'une extraction de polype
mortifié. En 1678, Arnould enleva un utérus en inversion ; le
résultat fut fatal. Deleurye, Assilini, de Bardol, Beaufils, Faivre,
Hunter et d'autres ont eu recours à la ligature, mais la plupart
du temps sans succès. A la fin du xviii° siècle, Baudelocque fit
une étude approfondie du traitement des inversions utérines,
et formula quelques conclusions très sensées. Il sépara nettement le polype expulsé d'avec l'utérus inversé, et posa des règles
bien nettes tant pour le diagnostic que pour le traitement.
Récemment, Denucé [1] a avancé d'une façon notable nos connaissances sur ce sujet.

[1] *Traité de l'inversion utérine.*

Le diagnostic de l'inversion complète de l'utérus est relativement facile. Cette affection ne peut être confondue qu'avec un polype. Le toucher bimanuel, aidé de l'anesthésie, si c'est nécessaire, démontre la présence de l'utérus dans sa position normale s'il s'agit de polype, son absence s'il s'agit d'inversion. Le toucher rectal peut, en outre, reconnaître la dépression en forme d'entonnoir dans laquelle pénètrent les ligaments ronds et les trompes de Fallope, et où parfois il est possible de trouver les annexes. L'abaissement forcé de l'utérus aide au diagnostic de chacun de ces détails. L'absence d'orifice utérin, la continuité de la tumeur partout avec le col, et quelquefois la présence des deux petits pertuis au niveau des cornes utérines, pertuis qui conduisent dans les trompes, trancheront le diagnostic. Un polype peut accompagner une inversion : en ce cas, il faut redoubler de circonspection.

TRAITEMENT CHIRURGICAL

On a eu recours à beaucoup d'excellents procédés de résection de l'utérus en inversion. On peut les classer sous trois chefs :

1° Extirpation immédiate, en une séance ;
2° Extirpation graduelle, à l'aide de la compression ou
    du cautère ;
3° Extirpation et compression combinées.

1° L'extirpation immédiate a été faite par simple excision, par broiement avec l'écraseur et par le cautère actuel. Velpeau aurait obtenu un succès après excision. MM. Clintock. Sims, Denucé et d'autres en ont enregistré avec l'écraseur. La ligature, suivie immédiatement de l'excision et de la cautérisation des surfaces saignantes, a également été employée plus d'une fois avec succès.

Mais aucun procédé d'extirpation immédiate n'a eu de résultats favorables : d'après Schrœder, il faudrait s'attendre à une mortalité de 57 pour 100. L'objection la plus sérieuse, faite à cette méthode, est qu'elle laisse le péritoine exposé aux causes d'infection, qui résultent des processus traumatique et suppuratif du moignon. Même en cas d'adhérences, du fait de la ligature ou de la cautérisation au fer rouge, celles-ci sont trop peu solides pour élever une barrière efficace contre l'accès des produits septiques.

2° L'extirpation graduelle par l'escarrification, que produisent la compression ou la cautérisation, a donné de meilleurs résultats. De tous les procédés de compression graduelle, la ligature élastique est celui qui réussit le mieux. Courty a dû quelques succès au galvanocautère, appliqué lentement et en plusieurs séances. On s'est également servi, dans le même but, de l'écraseur et du serre-nœud en fil de fer.

Mais, même avec cette méthode, la mortalité a été fort élevée, — 27 pour 100. De plus, l'étranglement graduel donne lieu à des souffrances des plus vives, et souvent détermine des troubles nerveux fort sérieux, — parfois même un collapsus alarmant. La présence d'une vaste escarre dans le vagin n'est ni trop réjouissante ni exempte de danger.

3° La compression et l'excision combinées ont donné les meilleurs résultats, — 17 pour 100 de mortalité. Le principe du procédé est de maintenir la compression quelques jours, jusqu'à ce que des adhérences solides se soient formées au niveau des surfaces internes séreuses, et d'amputer seulement alors l'utérus au-dessous du niveau de la constriction. C'est la méthode recommandée par Schrœder et modifiée heureusement par Pouissot, Desprez et plus récemment encore par Schülein.

L'agent constricteur peut être un simple fil de soie ou un catgut ou une ligature élastique, dont on prévient l'échappement en lui traçant auparavant, au moyen du galvanocautère, un sillon qui encercle les tissus ; ou un écraseur, tel que ceux de Cintrat ou de Kœberlé. Tout aussi simple et aussi efficace est l'application d'un fort fil de soie auquel on superpose une ligature élastique dans le sillon produit par le premier. Le fil de soie, serré très fortement, fixe et maintient les tissus sous-jacents ; le fil élastique prolonge la pression continue sur les tissus qui se rétractent, alors que la ligature à la soie se relâche, et on peut avoir foi, après trois ou quatre jours, en l'oblitération des vaisseaux et en l'adhérence des surfaces péritonéales.

L'utérus est parfaitement imbibé de glycérine phéniquée ou

de quelque autre antiseptique analogue qui pénètre ses tissus. En dépit de ces précautions, une odeur gangréneuse s'en dégage d'ordinaire après quelques jours. Le troisième jour, ou le quatrième, selon la manière dont se comporte la matrice ainsi étranglée, il y a lieu de faire l'amputation. Il faut que cette résection se fasse en ayant soin de produire le moins possible de désordres. On y arrive à l'aide d'une série de coups de ciseaux, à lames coudées à angle droit sur le manche, et qu'on guide avec un doigt introduit dans le vagin. Cette section doit être faite tout contre le fil à ligature, pour extirper complètement tous les tissus qui sont déjà mortifiés ou sont susceptibles de le devenir. Un spéculum cylindrique introduit avec précaution dans le vagin met bien en vue le moignon. S'il paraît en bon état et bien réuni, on enlève le fil à ligature et on enduit les surfaces sectionnées d'une pommade antiseptique. Puis on veille au complet nettoyage du vagin, au maintien de son état aseptique ; et le moignon est ensuite abandonné à son sort.

HYSTÉRECTOMIE POUR MYOME

Peut-être « extirpation de myome utérin par la section abdominale » conviendrait-il mieux, comme dénomination, à l'opération que nous allons décrire. Dans quelques cas, il est possible d'extirper la tumeur sans enlever la moindre parcelle d'utérus ; dans d'autres, on enlève un segment de la paroi utérine sans pénétrer jusqu'à la cavité ; dans une troisième classe, enfin, on empiète sur la cavité et on peut enlever de la matrice une portion variable jusqu'à complète hystérectomie. Mais, comme cette opération est très généralement connue sous le nom ci-dessus, je l'ai adopté moi-même.

Historique. — Lizars, en 1825, et Dieffenbach, en 1826, tombèrent sur un myome utérin à l'ouverture du ventre, mais ni l'un ni l'autre n'essayèrent d'enlever la tumeur.

En 1837, Granville aurait enlevé sans succès, d'ailleurs, un corps fibreux utérin pédiculé. En 1843, Heath et, en 1844, Clay, de Manchester, opérèrent avec le même résultat. On croit que c'est Burnham, un Américain, qui obtint, en 1853, le premier succès ; et, en 1855, Kimball, un autre Américain, eut un autre succès. Péan, Hégar, Bilroth, Kaltentbach et Schrœder, sur le continent, firent faire de grands progrès à cette opération ; dans notre pays, Keith, Bantock, Tait, Thornton et d'autres se sont surtout fait remarquer comme opérateurs et maîtres. Pour l'importance des opérations, la perfection des méthodes et le brillant des résultats, Keith occupe une position dominante parmi les opérateurs.

Mortalité et valeur. Indications. — Il est aussi impossible d'établir les statistiques des hystérectomies faites pour corps fibreux que de donner une bonne idée des résultats auxquels on peut prétendre aujourd'hui honnêtement. Ainsi, Bigelow [1], sur un total de 573 cas, relève 311 guérisons et 241 morts, — les résultats de quelques-uns étant restés inconnus. Vautrin [2], dans sa précieuse monographie, établit la classification suivante des opérations faites pour myomes : myomectomies ou extirpations simples de myomes sous-séreux, énucléations, amputations partielles de l'utérus et hystérectomies supra-vaginales complètes. Il donne une description synoptique des opérations inscrites sous chacune de ces têtes de chapitre. Cet auteur a relevé 24 guérisons sur 32 myomectomies ; seulement 9 sur 23 énucléations, 26 sur 36 amputations partielles et 44 sur 82 hystérectomies supra-vaginales.

La statistique de Gusserow, comprenant 359 cas opérés de l'année 1878 à l'année 1885, donne 237 guérisons et 122 morts, — c'est-à-dire une mortalité de 33,9 pour 100. Si on y ajoute 180 opérations de Schrœder, Olshausen, Braun et Tauffer, on arrive à un total de 539 cas avec une mortalité de 30 pour 100.

La mortalité générale des dernières années est loin d'être aussi considérable et ne dépasse pas 15 pour 100 pour quelques opérateurs. La mortalité de Keith, avec des cas des plus défavorables, n'est que de 8 pour 100 ; celle de Tait est fort peu élevée pour ses dernières opérations ; Bantock et Thornton obtiennent des résultats également bons. Sur le continent on pourrait citer une demi-douzaine d'opérateurs dont la mortalité reste au-dessous de 15 pour 100. Il n'est nullement nécessaire d'insister sur les autres détails qui ressortent des

---

[1] *Amer. Journ. Obstetr.*, nov. 1883, et seq.
[2] *Du traitement chirurgical des myomes utérins.* Paris, 1886.

vastes statistiques. Ce qui est évident, c'est que, entre les mains d'opérateurs qui méritent ce nom, ce mode d'intervention, au point de vue de la mortalité immédiate, est tout aussi justifiable que toute autre grande opération.

Une considération d'autre genre et plus importante est de savoir si, même avec une mortalité de 1 pour 10, l'opération est toujours légitime.

Plusieurs auteurs avancent que le myome utérin n'est pas une affection fatalement grave ; qu'un traitement palliatif fait toujours surmonter par la patiente les périodes dangereuses et souvent amène la guérison ; que la durée de l'affection est limitée; et qu'une mortalité de même 5 pour 100 devrait écarter absolument toute opération. D'un autre côté, on prétend que le myome est souvent fatal ; que, dans beaucoup de cas, le traitement médical n'a aucune importance ; qu'un nombre considérable de corps fibreux détermine des accidents ou des désordres sérieux, longtemps même après le terme habituel de la ménopause ; et que, si l'on sait choisir ses cas, l'opération n'est pas seulement légitime, mais nécessaire. Ce serait inutile et fatiguant de rappeler ici tous les arguments, souvent ressassés, pour ou contre l'opération. Comme toujours, le meilleur parti à prendre se trouve dans un juste milieu.

De tous les auteurs, c'est certainement contre Keith qu'on serait le plus injuste, si on l'accusait de manquer de circonspection. Voici les indications qu'il donne de l'opération :

« 1° Tumeurs très grosses, à accroissement rapide, de toute nature, survenant chez des femmes jeunes. Par grosse tumeur je comprends celle qui atteint vingt livres ;

« 2° Toutes tumeurs fibro-kystiques vraies, si elles peuvent être enlevées. Également toutes les tumeurs suppurées ;

« 3° La plupart des tumeurs molles œdémateuses. Celles-ci atteignent fréquemment un volume énorme, — beaucoup plus considérable, souvent, qu'une tumeur de l'ovaire. J'en ai vu une qui ne pesait pas moins de 200 livres. Parfois il est possible d'apporter un vrai soulagement en retirant de grandes quantités de sérosité rougeâtre ; et, à plusieurs reprises, il m'a été donné, par ce moyen, de conduire des malades jusqu'à la ménopause, époque où il ne devint plus nécessaire de faire d'autres ponctions. Ces néoplasmes paraissent avoir plus grande tendance à écarter les ligaments larges que les tumeurs dures ordinaires, et toutes celles que j'ai enlevées avaient des adhérences pelviennes fort étendues. De larges purgations réduisent beaucoup le volume de cette classe de néoplasmes;

« 4° Les gros corps fibreux hémorragiques à tout âge, pourvu que les patientes n'approchent pas de la cinquantaine, que leur existence ne soit pas absolument indispensable à leur entourage, et qu'en outre l'expérience acquise de l'opérateur promette, avec de grandes probabilités, une diminution dans la mortalité de l'hystérectomie ;

« 5° Certaines tumeurs, flottant dans un liquide libre résultat d'une péritonite, à la condition que le liquide montre tendance à reparaître après deux ou trois ponctions... »

Ce sont là les indications nettes et claires à l'hystérectomie, qu'on a dû rechercher quand on commence à opérer avec l'intention arrêtée de faire cette opération. D'autres indications peuvent surgir comme suit : une opération est commencée dans le but d'enlever les annexes ; on trouve cette extirpation impraticable et l'examen révèle qu'une myomectomie ou une hystérectomie est possible sans grands risques ; en ce cas il ne faut pas hésiter à recourir au mode d'intervention le plus radical.

Depuis les conclusions formulées plus haut par Keith, la méthode de traitement des myomes d'Apostoli a vu le jour ; et, d'après les résultats qu'elle a donnés, il est permis d'espérer qu'elle aura une certaine valeur en ce sens qu'elle arrachera de nombreux myomes à la nécessité d'une opération. Il est jusqu'à présent trop tôt pour formuler des conclusions définitives à ce sujet.

Symptômes et diagnostic des myomes utérins. — La classification bien connue des fibromes utérins en interstitiels, sous-muqueux et sous-péritonéaux indique suffisamment la situation que ces néoplasmes peuvent occuper par rapport aux parois utérines. Quant à la région dont ils dépendent, on dit qu'on a affaire à un fibrome du fond, du corps ou du col. Ces tumeurs sont le plus souvent de forme globuleuse, surtout lorsqu'elles n'ont pas un volume considérable ; mais elles peuvent également revêtir les configurations les plus irrégulières, et même de très bizarres. Leur volume varie de celui d'un pois à des dimensions telles qu'elles remplissent toute la cavité abdominale. Leur texture est très dense, ferme ; elles donnent comme la sensation particulière d'un sac rempli de graviers et présentent à la coupe une surface blanc terne ou luisante, qui a été comparée à de la nacre. Fréquemment leur substance est creusée de kystes et parfois elles sont molles, œdémateuses, presque fluctuantes. Souvent d'énormes canaux vasculaires les parcourent.

On a pu dire qu'un fibrome développé vivait indépendamment des tissus utérins, même alors qu'il était encapsulé, ce que Courty dépeint parfaitement en qualifiant la tumeur de parasitaire ; parfois sa nutrition ne se ferait que par imbibition. Alors le fibrome est complètement encapsulé, entouré d'une couche de tissu cellulaire lâche et peut être énucléé à l'instar d'un corps étranger. Ces tumeurs sont passibles de transformations dans leur structure. Après inflammation, elles deviennent parfois très dures et ne consistent guère en autre chose qu'en une masse de tissus fibreux parsemés de rares éléments musculaires ; et ces tissus fibreux peuvent eux-mêmes subir une calcification totale ou périphérique. Ailleurs, ils s'infiltrent de graisse et subissent la liquéfaction avec formation de cavités kystiques. Parfois ils suppurent ou même se gangrènent. On décrit la dégénérescence ou l'invasion cancéreuse et sarcomateuse comme survenant à l'occasion : j'ai observé, dans ma pratique, un exemple de dégénérescence sarcomateuse. Enfin, la régression et même la disparition complète sont choses possibles. On observe, en général, pendant la grossesse l'augmentation de volume des fibromes utérins.

Le premier symptôme est d'ordinaire la métrorrhagie. Au début, les hémorragies ne surviennent que pendant les règles ; plus tard, également dans les intervalles ; et, dans les plus mauvais cas, on observe en tout temps un écoulement continu, sanguinolent, de quantité variable. Le sang s'écoule souvent sous forme de caillots assez considérables. La patiente accuse fréquemment des douleurs, revêtant le caractère expulsif des douleurs de l'accouchement, des élancements à travers les hanches et vers le bas des cuisses, un sentiment de pesanteur et de pression dans le petit bassin, et des sensations d'arrachement dans la région des reins. Dans les intervalles des hémorragies s'écoule un liquide glaireux, semi-purulent. Des symptômes de compression mécanique sur les organes pelviens :

dysurie, fréquence excessive des mictions, constipation ou diarrhée, sont fréquemment observés.

Les signes physiques varient selon le volume de la tumeur et sa situation par rapport à l'utérus et à la cavité abdominale. A travers les parois on perçoit une tumeur qui émerge du petit bassin, dure et incompressible dans la plupart des cas ; parfois molle ou même fluctuante ; d'ordinaire arrondie et lisse dans toute son étendue, mais assez souvent bosselée ; mobile d'un côté à l'autre, si elle ne remplit pas la cavité abdominale, et dont les mouvements sont liés à ceux de la matrice, comme on peut s'en assurer par le toucher vaginal. Les touchers vaginal et rectal démontrent la continuité absolue de l'utérus et de la tumeur. L'hystéromètre indique que la cavité utérine est agrandie et quelque peu déviée comme direction. Au lieu d'un simple canal de 5 à 7 centimètres 1/2 de long, on a affaire à une cavité utérine allongée et étalée, transformée en un espace en forme d'éventail dans lequel la sonde se meut librement d'un côté à l'autre. Dans quelques cas de tumeur unilatérale et surtout extra-pariétale, l'utérus est fortement déjeté d'un côté ou de l'autre. La version latérale de l'utérus est souvent donnée comme une présomption importante en faveur du myome. D'autres fois, la matrice est ou élevée dans l'abdomen, ou repoussée en bas contre le périnée, et cela en rapport avec la direction suivant laquelle la tumeur s'accroît par rapport à son point d'attache.

Les fibromes interstitiels entraînent une hypertrophie générale des parois utérines, avec engorgement vasculaire de la muqueuse. Localisés au fond, ils peuvent, lorsqu'ils sont petits, déterminer une version ou une flexion marquée ; sont-ils volumineux, ils deviennent le point de départ de déplacements, — en haut, en bas, ou latéralement, variables à l'infini.

Les fibromes sous-muqueux sont souvent accessibles à travers un col ramolli et dilaté. La tendance qu'ils ont à se transformer en polypes et leur expulsion sous l'action de contractions utérines sont des faits bien connus. Leur présence détermine une grande irritation du côté de la muqueuse utérine, et celle-ci a pour conséquence un écoulement considérable muco-purulent et sanguinolent. La cavité utérine dans le même temps se dilate et grandit ;

la paroi, du côté opposé à la tumeur, s'étale sur celle-ci, en contact immédiat avec elle. La constatation de ces diverses particularités se fera rien qu'avec la sonde utérine.

Les fibromes sous-péritonéaux tendent, dès le début, à s'énucléer du côté de la cavité abdominale. Leur présence n'entraîne souvent que peu de modifications sous le rapport de la forme ou de la situation de la matrice ; on note d'ordinaire, cependant, quelque augmentation et quelque déplacement utérin, qui peuvent varier lors d'un autre examen. Les néoplasmes sous-péri-tonéaux, si multiples, sont d'ordinaire petits ; si uniques, dépassent rarement une tête d'enfant. Ils sont franchement mobiles et leurs mouvements, associés à ceux de la matrice, peuvent ne pas être plus accusés que pour une tumeur de l'ovaire. Parfois leurs pédicules sont longs de 5 à 7 centimètres 1/2 ; et on a cité des observations dans lesquelles leurs connexions avec l'utérus avaient été complètement détruites. Le néoplasme se nourrissait alors soit aux dépens de vaisseaux développés dans des adhérences adventices, soit par imbibition au sein du péritoine. Leurs symptômes présentent rarement des caractères de gravité ; souvent, en dehors d'un peu de gêne et de quelques métrorrhagies, leur symptomatologie se réduit à bien peu de chose. La dureté est citée comme un des caractères des fibromes sous-péritonéaux.

TRAITEMENT CHIRURGICAL

. La nature de l'intervention, dans le cas de myomes utérins, varie selon la situation et les attaches de la tumeur. Les diverses opérations ont été classées par Vautrin [1] de la manière qui suit :

1° Pour l'enlèvement de myomes pédiculés, sous-péritonéaux, — *simple myomectomie ;*

2° Pour l'enlèvement de certaines tumeurs encapsulées dans les tissus utérins, — *énucléation ;*

3° Pour l'enlèvement de tumeurs incorporées dans les tissus utérins, qu'il est impossible d'extirper sans ouvrir la cavité utérine, — *amputation partielle de l'utérus ;*

. 4° Pour l'enlèvement de tumeurs avec extirpation de l'utérus

---

[1] *Du traitement chirurgical des myomes utérins.* Paris, 1886, p. 124.

au-dessus des insertions du vagin, — *amputation supra-vaginale de l'utérus ;*

5° Pour l'enlèvement de myomes multiples, avec augmentation de volume de l'utérus, en certains cas, — *extirpation complète de la matrice.*

Cette classification — simple, naturelle et toute conforme à l'anatomie pathologique qu'elle soit — ne satisfait pas complètement aux exigences de la pratique. Ainsi, il est impossible d'établir une séparation nette entre les amputations partielle et supra-vaginale de l'utérus. L'extirpation complète — c'est-à-dire l'enlèvement de tous les tissus utérins, ne laissant que le vagin et les ligaments larges comme pédicule — est très rarement indiquée ; et, lorsqu'elle est nécessaire, les détails de l'opération diffèrent si peu de l'amputation partielle, ou amputation à travers le col, qu'une description distincte n'est nullement indispensable. En effet, au point de vue pratique, une classification des opérations, basée sur ce que le néoplasme s'étend ou ne. s'étend pas, pénètre ou ne pénètre pas entre les couches du ligament large, aurait probablement une importance plus pratique que la classification de Vautrin.

Les opérations pour myomes utérins sont ici décrites comme suit :

1° *Simple myomectomie,* ou enlèvement de la tumeur seule, sans la moindre parcelle de tissus utérins, soit par excision, soit par énucléation, et sans pénétrer dans la cavité utérine;

2° *Hystérectomie,* totale ou partielle ; ou enlèvement avec la tumeur de plus ou moins, ou de la totalité, des tissus utérins eux-mêmes, — d'ordinaire avec pénétration dans la cavité.

Cette subdivision correspond largement à celle tout à fait importante qui sépare ce mode d'intervention en hystérectomie, avec ou sans pédicule, et encore plus largement à la division en intra et extra-péritonéale.

On peut dire avec vérité, d'une opération qui s'attaque à un myome, que le mode exact de l'intervention ne peut être décidé avant que l'abdomen n'ait été ouvert et que la main n'ait vérifié l'état des parties. Dans le cas de petites tumeurs non pédiculées, l'extirpation des annexes peut être indiquée, et une opération plus considérable inutile. A-t-on affaire à une simple production pédiculée sous-péritonéale, la ligature du pédicule, suivie de l'excision du néoplasme, peut être suffisante. Encore une fois : il peut être à propos de traiter par l'énucléation d'autres fibromes encapsulés et siégeant au voisinage de la surface externe de la matrice.

Mais, dans la majorité des circonstances, où l'enlèvement de la tumeur s'impose, il devient nécessaire de recourir à une opération compliquée, qui implique des manœuvres délicates et difficiles pour la séparation de la masse néoplasique de la vessie, ou pour son énucléation hors des ligaments larges. Après examen sérieux le plan des détails opératoires est fixé finalement ; ceux-ci sont tout à fait arrêtés après qu'on a fait sortir la tumeur ; mais souvent ils sont modifiés au fur et à mesure de la marche de l'opération.

MYOMECTOMIE

L'incision est faite sur la ligne médiane sous l'ombilic et suffisamment longue pour admettre toute la main. L'extrémité inférieure de cette incision ne se rapproche pas trop des pubis, par la raison qu'on rencontre souvent dans ces cas la vessie élevée. Un fait qui frappe d'ordinaire à première vue, c'est que dans le cas de myomes utérins, les parois sont anormalement vasculaires. La main introduite par l'incision explore dès lors la masse, attentivement et dans tous ses détails, et le chirurgien décide de l'opportunité de l'extirpation. L'incision est prolongée par en haut, à l'aide des ciseaux guidés sur l'index, aussi loin qu'il est nécessaire pour l'extraction de la tumeur sans meurtrissure des extrémités de la plaie. La vis de Tait à filet en lame (Fig. 42) est introduite dans la tumeur, et fait l'office d'un manche avec lequel on attire le corps fibreux au dehors et on le manœuvre en tous sens. Dans le cas d'énormes tumeurs, deux vis semblables, disposées à quelque distance l'une de l'autre, apporteront parfois une grande facilité dans les diverses manœuvres nécessaires.

Le néoplasme une fois sorti de l'abdomen, on tamponne la cavité de grosses éponges pour maintenir les intestins en place et absorber le sang qui suinte.

Avant d'extraire la tumeur, il faut avoir soin de détacher les adhérences pariétales. Quant aux adhérences intestinales ou épiploïques, il n'est souvent possible de les libérer qu'après issue de la tumeur, ou au moment où on la fait sortir. Pendant qu'on la tire dehors, il faut être absolument certain qu'on ne déchire pas une anse intestinale adhérente ; aussi, à cette intention, la main est-elle introduite dans l'abdomen sous la tumeur, pour s'assurer que des tractions ne sont pas exercées mal à propos sur des organes adhérents. D'ordinaire, les doigts triomphent des adhérences pariétales. Les adhérences intestinales, épiploïques ou avec d'autres organes, sont divisées entre deux pinces-clamps ou deux ligatures. Les vaisseaux épiploïques atteignent parfois d'énormes dimensions et exigent de grandes précautions quand on procède à leur section ou à leur ligature. Si les parois de ces vaisseaux sont très minces, paraissent à peine suffisamment fortes pour supporter la ligature, il faut remonter sur les vaisseaux jusqu'à ce que l'épiploon présente

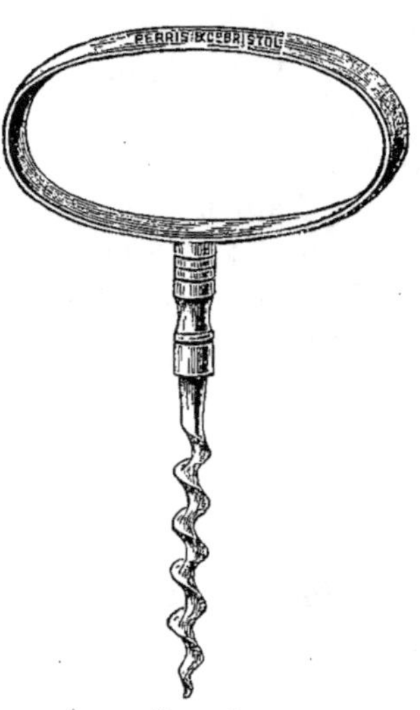

Fig. 42.
Vis de Tait pour myome.
1/2 grandeur.

une épaisseur de tissus suffisante pour constituer une molle garniture à leurs parois ; c'est à ce niveau qu'on lie le vaisseau en comprenant le peu de tissu qui l'enveloppe. Comme Thornton le fait remarquer, l'incision des vaisseaux qui sortent de tumeurs vasculaires solides peut donner beaucoup de sang ; ceux-ci ne se resserrent pas après leur division, comme ils le font au niveau des adhérences appendues à un kyste de l'ovaire, vidé et revenu sur lui-même.

Les tumeurs sous-péritonéales pédiculées sont enlevées après que le pédicule a été saisi. Le mode de traitement de ce dernier dépend de son épaisseur, de sa longueur et de sa vascularité. Parfois une simple ligature suffit. Kaltenbach, Olshausen, Bilroth et autres ont relaté des cas où la simple ligature *en masse* a été suffisante. J'ai enlevé avec succès un myome sous-péritonéal, aussi volumineux qu'une tête d'enfant, pour lequel le pédicule ne fut assuré que par une simple ligature au fil de soie, que je serrai graduellement en même temps qu'on sectionnait la tumeur. Si le pédicule est court, c'est une excellente manière de faire que de retrancher successivement à petits coups de ciseaux les tissus de la tumeur, pendant qu'on resserre les ligatures sur les divers faisceaux de fibres, au fur et à mesure qu'ils se relâchent et qu'ils sont isolés ; cette manière de faire est certainement préférable à la ligature simple suivie de résection. Il est toujours plus facile de rassembler mieux les tissus dans la ligature, après la section qu'avant ; et, par ce procédé de constriction graduelle combinée avec la section successive, tous les vaisseaux sont parfaitement compris dans la ligature et il est fort peu probable que quelqu'un d'entre eux s'échappe par la suite.

Ailleurs, le pédicule est trop large pour être serré sans danger dans une seule ligature et il est alors nécessaire de le transpercer. A cette intention, on se sert d'une aiguille mousse afin de ne pas blesser les vaisseaux, et on l'enfonce à distance convenable entre la tumeur et la matrice, pas trop près de l'une ou de l'autre. Thornton lie d'abord en masse, puis traverse et lie le pédicule en deux portions, en plus de la ligature simple. On peut également employer le nœud du Staffordshire renforcé, si nécessaire, par une seconde ligature simple. En fait, le mode de ligature doit dépendre du pédicule ; et on peut user d'un grand nombre de procédés, tous efficaces. L'emploi d'une forte pince à broiement, ou pince-clamp, qui peut diminuer la masse du pédicule, a ses avantages et ses inconvénients. Le pédicule est-il large, il se peut que les vaisseaux des parties périphériques se déchirent totalement sous l'action des fortes branches à compression et échappent à leur prise, pendant que seuls les vaisseaux du centre restent saisis. Olshausen [1] a tracé des instructions relatives au mode de ligature, subordonnées à l'épaisseur du pédicule. Mais il est d'autres points dont l'importance est pour le moins égale, — la longueur, la consistance et la vascularité. Un pédicule épais, à la fois long et compressible, peut être assuré d'une manière efficace par une simple ligature, tandis qu'un autre moins épais, mais court et consistant, exigera des ligatures multiples. En réalité, il est impossible de poser des règles bien définies ; et il faut que le chirurgien s'en rapporte aux principes généraux de la chirurgie.

---

[1] *Deutsche Zeitschr. f. Chir.*, déc. 1881, p. 171.

Gusserow [1] et d'autres ont pu lier les vaisseaux séparément ; et, quand cela est possible, il n'y a pas de doute que ce soit la meilleure manière de faire. Une ligature distincte, jetée sur chaque vaisseau, produit une hémostase indépendante de la rétraction du vaisseau, ou de la contraction des tissus utérins. Ce procédé ne peut d'ailleurs être adopté qu'alors que le pédicule est peu large et les vaisseaux peu nombreux.

La ligature élastique est en faveur auprès de quelques chirurgiens, en particulier de l'école française. Celle-ci est surtout avantageuse là où la ligature est jetée autour d'une masse considérable de tissus utérins, c'est-à-dire dans les cas où l'atrophie et la rétraction du tissu utérin seront une conséquence probable de l'opération.

Après que le pédicule a été assuré de manière efficace, il est possible d'en ramener la collerette péritonéale par-dessus la surface de section, au moyen d'une suture continue. On diminue par là l'étendue de la surface dénudée, libre, sujette à contracter des adhérences avec les anses intestinales contiguës ; et de la sorte sont écartés en partie les risques d'obstruction intestinale secondaire. Les moignons utérins ne s'immobilisent pas aussi rapidement que les moignons ovariens : c'est encore une raison de plus pour prendre toutes les précautions contre les désordres qu'ils seraient susceptibles d'engendrer.

Le pédicule dans la myomectomie pour tumeurs sous-péritonéales est abandonné à l'intérieur de l'abdomen, tout comme dans l'ovariotomie. Dans un petit nombre de cas on a usé de la méthode extra-péritonéale ; mais une telle manière de faire ne trouve sa justification que dans l'impossibilité bien démontrée de traiter le pédicule d'autre façon. Ce ne peut être que dangereux, avec une escarrification dans la contiguïté, d'exercer des tiraillements sur un utérus hypertrophié et rendu susceptible de par la présence d'un myome. Le clamp et le traitement extrapéritonéal du pédicule, dans la myomectomie pour tumeurs sous-péritonéales, donneront probablement des résultats même plus désastreux que dans l'ovariotomie.

L'énucléation est possible dans certains cas de myomes où la tumeur siège au voisinage de la surface péritonéale et se trouve

---

[1] *Die Neubildungen des Uterus.* Stuttg., 1886, p. 103.

évidemment encapsulée. Spiegelberg[1] aurait, le premier, pratiqué l'énucléation suivie de la suture de la plaie utérine. Martin, Bilroth, Hégar et Kaltenbach, et d'autres, ont également employé cette méthode, mais avec des résultats peu encourageants. Schrœder[2] est un nom inséparable de la pratique de l'énucléation pour fibromes ; cet opérateur obtint d'excellents résultats, mais ceux-ci n'ont pas engagé d'autres chirurgiens à suivre son exemple.

Avant de procéder à l'énucléation, il faut jeter autour de l'utérus, sous le corps fibreux à énucléer, une ligature élastique ou une ligature temporaire. Des incisions sont faites à la capsule, soit circulaires, soit en V, selon le volume de la masse, et combinées de manière à tracer des volets qui, après avoir été rapprochés, recouvriront totalement le lit d'où la tumeur aura été extraite. Quand les lambeaux ne s'ajustent pas exactement, on les retouche. Des rangées de sutures profondes sont disposées depuis le fond jusqu'à la surface de la plaie, successivement, de manière à en rapprocher complètement les lèvres ; et finalement les surfaces péritonéales sont réunies au moyen d'une rangée de sutures superficielles.

Théoriquement, cette énucléation est une opération admissible ; mais, en pratique, sa mortalité est élevée. Entre les mains de Schrœder lui-même, son principal défenseur, 18 opérations ont été suivies de 11 morts, — attribuables surtout à l'hémorragie et à la péritonite ; et les résultats d'autres chirurgiens sont presque aussi mauvais. Le grand danger est l'hémorragie, en cas de contractions utérines d'ailleurs presque inévitables ; un autre danger dont la gravité égale celle du précédent, c'est la péritonite, que semblerait favoriser la rétention des liquides sous pression dans la plaie utérine. On peut regarder comme vrai, en pratique, qu'il n'est pas sans danger d'abandonner une plaie qui intéresse des tissus utérins hypertrophiés sans autre garantie contre l'hémorragie qu'une ligature non contractile, comprenant à la fois le tissu utérin et les vaisseaux ; et que même il y a plus de dangers à laisser l'hémostase à la discrétion de la simple compression exercée par les lambeaux suturés au-dessus de la plaie.

---

[1] *Archiv. f. Gynäk.*, Bd. IV, p. 340.
[2] *Krankeiten der Weibl. Sex. Org.* Leipzig, 1884.

HYSTÉRECTOMIE, TOTALE OU PARTIELLE, POUR MYOMES

Dans la grande majorité des cas qui réclament une opération, il y a nécessité ou utilité à enlever quelque portion de l'utérus. Et alors le plus grand nombre conduisent à l'ouverture de la cavité utérine. L'opération type consiste dans l'extirpation de la tumeur avec l'utérus, en un point quelconque propice au-dessus de ses attaches vaginales. L'hystérectomie complète supra-vaginale, pour myomes, présente rarement une importance plus considérable qu'une amputation à travers le col.

Il est absolument impossible de donner une description de l'hystérectomie pour myomes, qui soit applicable à tous les cas. Il n'y en a pas, en effet, deux qui se ressemblent; et les variétés sont tellement nombreuses et différentes, qu'une classification utile est à peine possible.

En plus des instruments tranchants ordinaires, le chirurgien doit se munir au moins de deux clamps sûrs, d'un fil à ligature temporaire, soit élastique, soit en cordonnet, de deux vrilles à myomes et du cautère actuel. Le serre-nœud bien connu de Kœberlé (Fig. 43) est en général considéré comme le meilleur instrument qui puisse remplir le rôle de clamp. Il est simple et fidèle. Tait l'a modifié d'une manière qui permet une fixation plus rapide et plus facile du fil de fer, sans que ce perfectionnement nuise à sa simplicité et à son efficacité (Fig. 44). Dans le modèle de Tait, les fils de fer se fixent tout simplement à des griffes recourbées en forme de **V**,

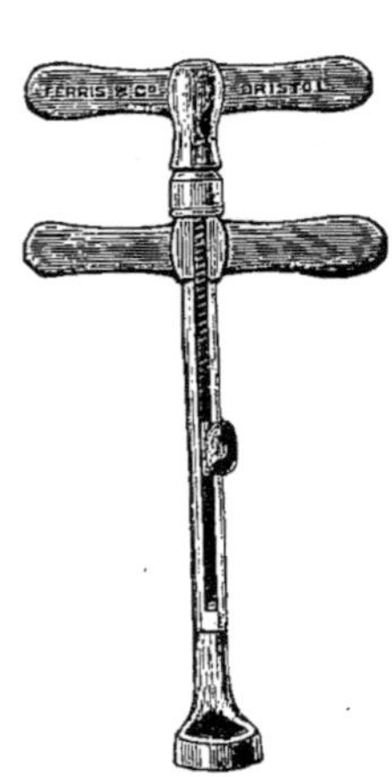

FIG. 43.
Serre-nœud de Kœberlé.
1/2 grandeur.

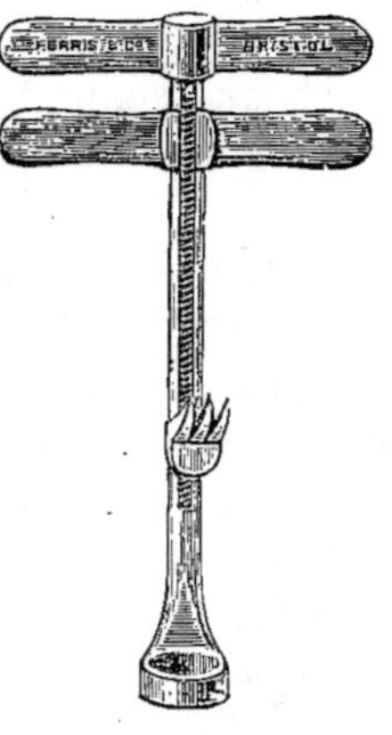

FIG. 44.
Modification de Tait apportée au serre-nœud de Kœberlé. 1/2 grandeur.

qui mordent avec d'autant plus de force que la traction est plus violente. Dans l'instrument primitif de Kœberlé, une extrémité du fil de fer était contournée en anse, et adaptée sur le bouton ; l'autre extrémité était fixée par enroulement ou autrement. Keith, au début, employa l'instrument de Kœberlé ; mais il y renonça et lui préféra un clamp mince, très large, qui selon lui détermine une escarrification moindre que le fil de fer.

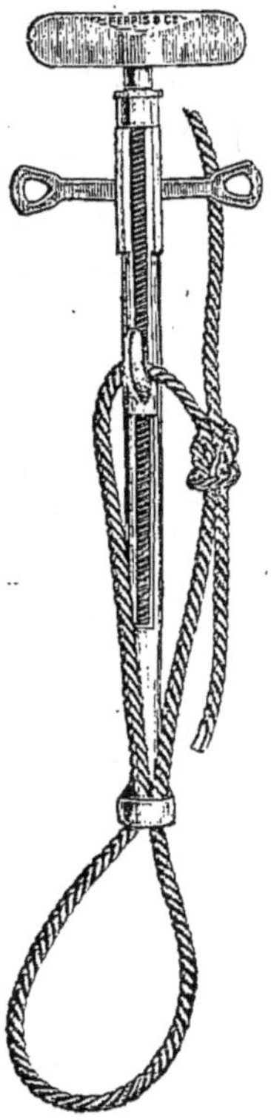

On retire grand bénéfice de certains instruments destinés à faire la compression temporaire du pédicule pendant les diverses manœuvres et avant la mise en place du clamp. Le serre-nœud à corde, temporaire (Fig. 45), de Tait paraît être le plus commode de ces appareils. Le serre-nœud élastique (Fig. 46) de Pozzi, avec frein automatique, est un excellent instrument pour la compression temporaire ; mais ni son jeu n'est aussi rapide, ni son action aussi puissante que celle de l'appareil de Tait ; et il est passible de l'objection qu'on peut élever contre toute ligature élastique, à savoir qu'il peut s'échapper par-dessus le moignon aussitôt la résection de la tumeur. La corde est ce qui, dans l'instrument de Tait, empêche que rien ne lâche.

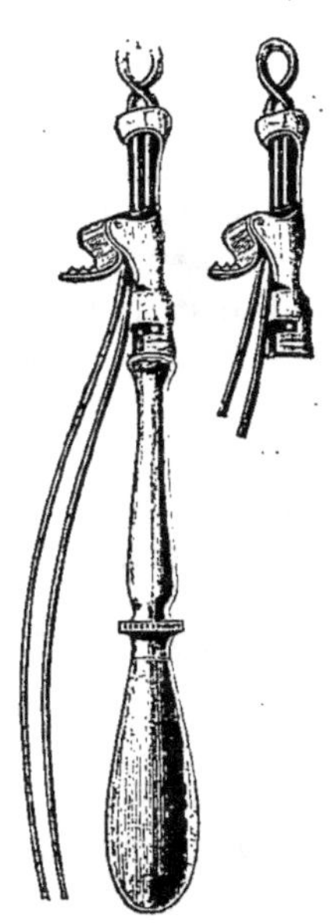

Fig. 45.
Serre-nœud à corde temporaire de Tait. 1/2 grandeur.

Fig. 46.
Serre-nœud élastique de Pozzi.

On aura en réserve quelques pieds de fort fil de fer tendre. — Le fil de fer fait du nouveau métal « Delta » est le meilleur ; et il faut avoir également sous la main quantité de fils de soie de Chine des plus forts. D'autres instruments nécessaires sont : de fortes aiguilles à manche à pointes mousses, pour le passage des fils par transfixion; des pinces puissantes à crans d'arrêt, droites et courbes; et des aiguilles pour traverser et fixer le pédicule en dehors de la cavité abdominale, « broches à pédicule » comme on les appelle.

On fait d'abord à la paroi une incision étendue de l'ombilic vers les pubis dans un espace de 10 centimètres; puis la main va reconnaître la tumeur aussi loin qu'il est possible; elle note la situation des ligaments larges, des ovaires et des trompes, avec les connexions générales de la tumeur par rapport à la matrice. Il est de toute importance de déterminer les limites de la vessie et, à cette intention, il peut être indiqué de commencer l'opération avec une vessie remplie. Si on la rencontre sur son chemin, on charge un aide de la vider par le cathétérisme. L'incision est prolongée par en haut et par en bas, aussi loin qu'on le juge bon et nécessaire, et ce avec les ciseaux qui divisent les tissus par-dessus de grandes éponges plates, en se laissant guider par l'index. Des pinces à forcipressure saisissent les points qui saignent, au fur et à mesure qu'ils donnent.

Toutes les adhérences pariétales ayant été détachées en avant, par arrachement, ou section et ligature, une ou plusieurs vrilles sont insérées dans la tumeur, et la masse est soulevée hors du lit qu'elle s'est ménagé. Il faut parfois déployer une force considérable dans cette manœuvre; mais les efforts doivent se guider et se régulariser sur la main passée sous la surface inférieure de la tumeur; on s'assure ainsi qu'on ne détermine aucune lésion d'organes sous-jacents et adhérents. La pression atmosphérique souvent entre pour beaucoup dans les grandes difficultés qu'on éprouve à sortir ces tumeurs; et rien que l'insinuation de la main écarte les surfaces contiguës, permet l'accès de l'air et diminue ces difficultés. Les adhérences épiploïques ou intestinales sont liées, sectionnées et rentrées au fur et à mesure qu'on les rencontre. Souvent la tumeur, en sortant, amène à sa suite quelques anses intestinales adhérentes en plusieurs points sur sa surface inférieure; ces adhérences sont saisies dans une pince, sectionnées et liées ensuite. Après qu'on a sorti complètement la tumeur, on se hâte de disposer plusieurs grosses éponges plates dans la cavité pour recouvrir les intestins. Si la patiente a des nausées, fait des efforts et que les intestins aient de la tendance à s'échapper, il est bon de réunir de suite par quelques points de suture la partie supérieure de la plaie abdominale.

Puis on passe à un examen attentif de la tumeur et de ses rapports. On s'assure d'abord de la position exacte de la vessie. Keith a rencontré une vessie qui remontait presque jusqu'à l'ombilic et il lui fallut la disséquer jusqu'en bas ; cette difficulté se présente plutôt lorsque la tumeur plonge profondément dans le bassin, et dans le cas où les ligaments larges entr'ouverts ont subi une forte ascension. Sur la surface de la tumeur, la libération de la vessie n'est pas souvent bien difficile. En tous cas, une dilatation moyenne de la vessie aide singulièrement au diagnostic du siège de ce viscère et à sa libération d'avec la tumeur ou les parois. Aussitôt qu'il est suffisamment libéré, on peut avoir recours au cathétérisme pour le vider. Si la dissection doit se prolonger en bas jusqu'à la base de la vessie, il faut mettre tous ses soins à éviter la blessure des uretères. Il est à peine besoin de dire que les plus grandes précautions doivent être prises dans toutes les manœuvres qui doivent intéresser la vessie.

Supposons les rapports de la vessie avec les parois et l'utérus normaux, une tumeur qui ne s'est pas développée en écartant les replis du ligament large et ne siège pas profondément dans le pelvis ; supposons, en outre, que la masse a pris son principal développement du côté de la cavité abdominale, et que le col et partie du corps de l'utérus sont réellement, mais peu hypertrophiés : nous avons affaire à la plus simple de toutes les variétés d'hystérectomie pour myomes. En pareil cas, l'opération peut être rapidement achevée par l'application du serre-nœud en un point convenable, autour ou au voisinage du col de la matrice, et par la section de la tumeur au-dessus de celui-ci. Le fil de fer comprend, tout à la fois, ligaments ronds et ligaments larges avec l'utérus ; et ovaires et trompes sont également compris dans la section. L'énucléation est inutile ; le péritoine, intact, enveloppe la totalité des tissus compris dans le clamp. Deux broches à pédicule traversent le moignon, au-dessus du fil de fer constricteur, et leurs extrémités élargies sont disposées de manière qu'elles reposent en des points convenables sur les parois abdominales. Le moignon est fixé à la partie inférieure de la plaie pariétale, la cavité abdominale nettoyée, la plaie suturée, et l'opération ainsi terminée.

Mais peu d'opérations sont aussi simples. On est d'ordinaire obligé de façonner ou d'isoler le pédicule, après plus ou moins de difficulté dans l'énucléation ou la dissection de la tumeur. Dans les plus mauvais cas, cette intervention devient l'opération la plus pénible et la plus délicate, et met à une rude épreuve les connaissances pratiques et l'habileté du chirurgien. L'examen des observations détaillées de nos opérateurs les plus expérimentés, tels : Keith ou Schrœder, en même temps qu'il fait ressortir ce fait que deux opérations ne se ressemblent en aucune manière, arrive facilement à convaincre le lecteur qu'après tout elles se rapprochent beaucoup pour les détails. Mon opinion est que les opérations magnifiques de Schrœder ont légèrement pâti du désir de l'opérateur de faire triompher le principe suivant : — énucléation avec ménagement de l'utérus et des annexes. Quant à Keith, il n'a évidemment pas obéi à une idée préconçue quelconque; se reposant sur sa propre expérience, il s'attaque sans hésitation aucune à toutes les complications, au fur et à mesure qu'elles se présentent, n'ayant en somme qu'un but : guérir son opérée. Et Keith a raison. Toute considération quelconque doit être envisagée au seul point de vue des chances de vie ou de mort qu'elle apporte. Le livre de Schrœder est précieux en ce sens qu'il nous apprend comment on procède à l'énucléation; celui de Keith présente encore plus de valeur, puisqu'il nous montre quels cas l'énucléation doit viser au grand bénéfice de la patiente. Les résultats de leur pratique et de la pratique d'autres chirurgiens ont montré que, tandis que l'énucléation pour tumeurs sous-péritonéales et fibreuses est souvent une opération bonne et nécessaire, l'énucléation du milieu des tissus utérins est rarement chose nécessaire et encore plus rarement faite à propos.

L'opération de Schrœder, bien qu'elle ne soit point antérieure à celle de Keith, mérite une description à part. Son but est de ménager autant que possible l'utérus et ses annexes. Pour tracer la manière d'opérer de ce chirurgien, le mieux est de se reporter à ses propres paroles [1]. Il suppose un cas où l'on trouve l'utérus augmenté de volume par suite de la présence d'une tumeur fibreuse interstitielle, qui a refoulé les annexes en haut de chaque côté. En pareil cas, impossible de

---

[1] *Brit. med. Journ.*, 1883, ii., p. 714.

placer le lien en caoutchouc autour du col ; d'ailleurs il n'existe
pas de pédicule ; et la première chose à faire est, par conséquent, d'en former un. « A cette intention, je sépare les
annexes à l'aide d'une double ligature jetée sur les ligaments infundibulo-pelviens et les vaisseaux spermatiques,
que je sectionne entre ces ligatures ; puis, je répète la même
manœuvre sur les ligaments ronds, qu'on trouve en général
considérablement hypertrophiés. Après que cette manœuvre a
été exécutée des deux côtés, il est facile de séparer la tumeur
des tissus qui l'enveloppent sans s'exposer à la moindre hémorragie ; c'est alors qu'on jette la ligature élastique autour de
la base ainsi isolée, et qu'on retranche la tumeur avec l'utérus
au-dessus de cette ligature. Il faut avoir toujours bien soin de
fixer le moignon avec une pince de Museux, aussitôt qu'une
partie de la tumeur est réséquée ; on prévient, en effet, de
cette façon tout échappement de la ligature élastique. Puis,
quand le moignon a été assuré de la sorte, on achève de sectionner le reste de la tumeur. Ensuite on touche la cavité
utérine ou le canal cervical avec une solution phéniquée à 10
pour 100, dans le but de détruire tout germe infectieux qui
pourrait s'y trouver... Les surfaces sectionnées du moignon
sont d'abord suturées dans la profondeur au voisinage de la
membrane muqueuse utérine ; ces sutures sont recouvertes de
plusieurs rangées d'autres sutures étagées, qui réunissent les
parois du moignon lui-même ; finalement, le péritoine est ramené
par-dessus le pédicule, et fixé à ce pédicule et au péritoine du
côté opposé par une série de points de suture très rapprochés.
Sur les côtés du moignon, à l'endroit où les gros vaisseaux
ont été sectionnés et où le péritoine ne lui adhère que lâchement, les tissus sont assujettis avec solidité au moignon à
l'aide d'une suture profonde distincte. Après enlèvement du
tube de caoutchouc, le pédicule apparaît recouvert d'une
enveloppe lisse péritonéale avec une simple rangée de sutures.
De chaque côté du moignon, sectionnés, mais non suturés,
on aperçoit les ligaments larges ; en avant, nous avons les
ligaments ronds liés et, tout proche de la paroi pelvienne,
les artères spermatiques liées, etc. Il n'y a aucun tiraillement
des tissus autour du moignon, et le péritoine de recouvrement
est partout parfaitement lisse. Si quelque hémorragie se
déclare après la levée du tube de caoutchouc, il est facile d'en

avoir raison à l'aide de quelques sutures jetées sur les points qui donnent.

« Les difficultés surgissent en grand nombre quand on a à enlever un corps fibreux développé au niveau du segment inférieur de la matrice et s'étendant dans le tissu cellulaire du pelvis. L'utérus est parfois rejeté si haut d'un côté que le doigt ne peut atteindre l'orifice du col. En pareil cas, je procède également à la ligature des annexes comme il a été dit plus haut, puis j'énuclée la tumeur hors du tissu cellulaire pelvien. Cette dernière manœuvre opératoire est en général facile. Les tumeurs solidement enclavées dans le petit bassin sont ainsi libérées des tissus environnants et ne paraissent plus attachées que par le col. Le tube élastique est alors disposé autour du col, la tumeur sectionnée au-dessus de lui, et le moignon suturé à étages, suivant les règles tracées plus haut. Il reste, pourtant, la cavité hors de laquelle on a énucléé la tumeur. On peut se comporter à son égard de diverses manières. Si je ne prévois pas qu'elles doivent donner lieu à une abondante sécrétion, je laisse les parois de l'excavation s'accoler les unes aux autres et j'abandonne le tout dans l'abdomen. En cas contraire, je draine l'excavation par le vagin et ferme la plaie du côté de la cavité abdominale, en suturant le péritoine par dessus. »

Schrœder parle alors de la nécessité où on se trouve parfois de disséquer la vessie de ses attaches avec la tumeur, et décrit en plus un procédé opératoire spécial pour l'extirpation d'un corps fibreux occupant la lèvre postérieure. A l'époque où Schrœder écrivait son article, sa mortalité atteignait 30 pour 100 ; au moment de sa mort, il l'avait abaissée à 15 pour 100. Cette mortalité est trop élevée et, selon toutes probabilités, le manuel opératoire de Schrœder, au moins tel que cet auteur l'exécutait, a été enterré avec lui.

Nous pouvons avec avantage comparer avec la description de Schrœder la description suivante de l'opération faite par Keith [1].

La première observation a trait à une femme non mariée âgée de vingt-huit ans. « La première incision était longue de 30 centimètres ; elle se terminait à 9 centimètres au-dessus des

---

[1] Cases VII and XXXVII, in *Hysterectomy for fibrous Tumours of the uterus.* Edinbourg, 1885.

pubis pour éviter la vessie, qu'on savait remontée sur la tumeur.
Du côté droit, le ligament large atteignait la hauteur de la
crête iliaque. Le ligament large gauche était largement étalé
sur la moitié de la tumeur à la hauteur des côtes. L'ouverture
abdominale fut alors portée jusqu'à 55 centimètres, et, au prix
d'efforts pénibles, prolongés, et de beaucoup de patience,
l'énorme masse fut lentement amenée en avant aussi loin que
ses connexions à gauche le permettaient. L'ovaire droit était
facilement accessible à la vue. En recherchant celui du côté
gauche, on le trouva converti en un cordon long, tendu, semblable à un cordon ombilical, mesurant 15 à 20 centimètres de
long. Çà et là, sur le parcours de cette bandelette tendue, se
trouvaient quelques petits kystes. L'ovaire était tellement bien
scellé dans la tumeur qu'il eût été impossible de l'en jamais
détacher. Le ligament large droit fut traversé avec un fil de fer
souple, lié et sectionné ; une série de fortes pinces-clamps avait
été disposée pour empêcher la tumeur de saigner. Le corps
fibreux devint dès lors plus maniable. Il fut attiré en avant,
pour tendre son énorme adhérence du côté gauche. Une
douzaine environ de pinces-clamps de 25 centimètres de long
furent alors appliquées sur le ligament large, soit en avant,
soit en arrière. Le tout put ainsi être sectionné à la base et la
masse énucléée aussi bas que possible. Un fort fil de fer souple
fut jeté autour de la base, excessivement volumineuse. Après
quoi, on sectionna la tumeur ; le moignon présentait en son
centre la section de la cavité cervicale. Les pinces furent enlevées une à une, et on lia séparément tous les vaisseaux qui sai-
gnaient. Quelques-uns étaient énormes et l'un d'eux lança du
sang par-dessus la tête de l'assistant. On eut beaucoup de peine
à trouver quelques points qui donnaient, au milieu du tissu cellulaire de l'immense brèche creusée à gauche. L'hémorragie
était surtout veineuse. Tous les assistants considéraient la situation comme grosse de dangers, et pour eux une hémorragie
secondaire dans ces tissus lâches n'était pas un des moindres
périls que semblait réserver l'avenir. Lorsque tout suintement parut arrêté, le moignon (dont l'épaisseur était celle de
la jambe) et l'extrémité du ligament large droit furent maintenus au dehors, mais au prix de tractions considérables ; un
drain en verre fut placé au-dessus du pédicule et la plaie
refermée au moyen de quarante fils de soie. L'opération avait

duré une heure trois quarts. Après dégorgement d'une grande quantité de sang et de sérosité, la tumeur pesait encore 42 livres. » La malade guérit.

La seconde observation que j'ai choisie est celle d'une femme non mariée, âgée de trente-quatre ans. « L'incision s'étendait de 12 centimètres au-dessus de l'ombilic jusqu'à 5 centimètres au-dessus des pubis. La mise à nu de la tumeur permit de constater son état fortement congestionné et sa vascularisation. La main introduite vérifia combien elle se prolongeait fort haut. Elle arrivait au contact du foie, refoulant en haut et cet organe et le diaphragme, tandis que des adhérences étendues la reliaient partout aux organes sus-jacents. Le plus petit attouchement du diaphragme par la main, au cours de cette exploration, détermina chaque fois et invariablement l'arrêt de la respiration. Il était impossible d'amener la tumeur au dehors. L'incision fut dès lors prolongée par en haut aussi loin que possible. On mit ainsi à découvert l'épiploon adhérent, ainsi que quelques adhérences larges et longues venant soit du haut, soit des parois. La tumeur était fixée trop haut sous le sternum pour qu'on réussît à l'amener au dehors de quelque manière qu'on s'y prît. Elle fut par conséquent énucléée du petit bassin, et, par application de plusieurs paires d'énormes pinces-clamps, disposées autour de ses ligaments et de sa base, la tumeur fut sortie d'abord par le bas. Alors seulement l'introduction des deux mains de chaque côté permit de déloger instantanément le segment supérieur qui apparut avec la totalité de l'estomac adhérent à ses faces supérieure et postérieure. Sur le tiers supérieur de la tumeur s'étalait l'épiploon, renfermant d'énormes vaisseaux, également une portion de mésentère adhérent et quelques anses intestinales. Pas un de ceux qui avaient examiné la patiente n'avait eu la moindre idée de cette masse. Un tiers pour le moins de la totalité de la tumeur se cachait sous les côtes. Toutes les adhérences furent liées séparément et aussi complètement que possible, ce qui exigea l'application d'un nombre considérable de ligatures. La partie de la tumeur, qui avant l'opération simulait au palper un énorme rein, était entièrement recouverte par le côlon ascendant adhérent et fut écalée de ses attaches cellulaires. Cette adhérence fut la source des plus grands ennuis. Du reste, les hémorragies les plus redoutables provinrent du haut, en partie de la paroi vasculaire et en partie de longues adhérences remontant jusqu'au diaphragme sous le sternum. Dans la partie supérieure de l'incision on eut tant de vaisseaux à lier, qu'il fut employé de nombreux fils de soie phéniqués. Pour refermer la paroi, il fut appliqué trente et une sutures profondes et quelques superficielles. L'incision était plus étendue au-dessus de l'ombilic qu'au-dessous. L'opération dura une heure cinq. Un drain fut mis à demeure. La partie supérieure de la tumeur était plus large que l'inférieure. Elle pesait 16 livres. » L'opérée guérit.

Je me permets de joindre ici une observation personnelle qui présente quelques points d'un intérêt particulier.

La patiente était une femme non mariée de quarante ans. L'opération était en un sens exploratrice, bien qu'en somme le diagnostic flottât entre un kyste de l'ovaire et une tumeur fibro-kystique de la matrice. Il s'agissait d'un corps fibreux fort mou, parcouru par d'énormes canaux vasculaires qui rendaient la tumeur fluctuante. Je me décidai à enlever les annexes, bien que la néo-production fût peut-être trop vaste pour qu'on fût en droit d'attendre un avantage réel de ce mode d'intervention. L'ovaire gauche, attiré en haut au prix de quelques difficultés, amena à sa suite d'énormes replis de veines dilatées, paraissant aussi larges que l'intestin grêle. Une pince, appliquée sur le pédicule de l'ovaire, saisit en partie seulement les parois de plus d'une de ces veines ; et elles étaient si étroitement accolées que la transfixion eût été impossible sans s'exposer à les blesser. Il ne fut pas possible de découvrir l'ovaire droit ; et, bien que tout l'utérus fût amené et examiné avec le plus grand soin, il resta introuvable. Sur ces entrefaites, le sang s'écoula du petit bassin et on put s'assurer que cette hémorragie provenait des veines saisies entre les mors de la pince. Plusieurs grandes pinces-clamps furent alors disposées sur ces veines au-dessous des points qui donnaient ; mais chaque prise des mors paraissait déchirer les tissus fort friables et déterminer un écoulement plus abondant. La tumeur fut sortie et il devint plus facile de maîtriser l'hémorragie veineuse du ligament large, après que les veines eussent été tendues. Finalement, on jeta autour de ces vaisseaux quelques ligatures au moyen d'une aiguille à anévrisme, poussée délicatement à travers le tissu cellulaire ; puis, le ligament large fut sectionné et détaché de l'utérus. La base de la vessie plongeait dans un sillon profond, séparant le corps de la matrice d'une tumeur distincte aussi grosse que le poing, et requit, pour être libérée, une dissection minutieuse. Le corps fibreux à droite s'enfonçait, chose remarquable, sous l'uretère droit et à ce niveau l'énucléation exigea une attention des plus soutenues. Cet état de choses, qui se combinait avec l'absence d'annexes à droite, me donna l'idée de la possibilité, en cette occasion, de quelque malformation congénitale de la matrice, — probablement unicorne. Sous le corps fibreux surajouté se trouvait le seul endroit propice pour l'application du clamp et il siégeait si bas qu'il paraissait impossible de fixer le pédicule au dehors. Cependant, un serre-nœud fut appliqué, serré, et la tumeur sectionnée par dessus mit à découvert la cavité utérine. Comme le sang jaillissait assez abondamment du pédicule, le serre-nœud fut resserré jusqu'à ce qu'il fallût déployer une force considérable pour tourner la vis. Néanmoins, le sang coulait encore de la surface de section, et cependant le fil de fer écrasait fortement les tissus utérins et y était profondément encastré. A un nouveau tour de vis, le clamp se brisa. (J'évite avec intention de nommer le clamp employé, car cet accident était imputable au fabricant et non à l'inventeur.) Aucun modèle de pinces existantes ne pouvait trouver ici son application. Un double fil de soie très solide fut rapidement jeté autour du pédicule et serré aussi fortement que possible. L'hémorragie persista. Un double fil à ligature fut alors passé à travers le pédicule et serré ; puis, on recourut au cautère actuel ; mais l'écoulement sanguin persistait toujours, bien qu'il ne fût plus aussi abondant. Finalement on sépara tout le pédicule en trois par trois fils de soie, qu'on serra solidement ; il n'y eut plus à la suite qu'un suintement minime. Un drain fut mis en place et la cavité abdominale fermée au-dessus du pédicule. L'opération avait duré un peu plus d'une heure. Dans les premières vingt-quatre heures, le drain livra passage à un écoulement qui atteignit environ le quart d'un litre ; à la fin de la semaine, le drain, ne laissant plus écouler qu'un peu de sérosité sanguinolente, fut enlevé. Trois jours plus tard, la température s'éleva, et du météorisme apparut. L'abdomen fut réouvert, lavé et le drain remis en place. Le pédicule s'escarrifia, s'élimina et la malade guérit avec un trajet étendu du vagin aux pubis, d'où provenait un écoulement. Après quatre mois cette fistule se ferma. A l'exploration vaginale, impossible de retrouver trace des tissus utérins.

L'étude de quelques observations telles que les précédentes — et on en a rapporté nombre de semblables — est beaucoup plus instructive qu'une description d'ensemble. Elles démontrent que le chirurgien qui s'attaque à une grosse tumeur fibreuse doit être prêt à se mesurer sur-le-champ avec des complications de la plus haute difficulté et parfois même alarmantes. Il est possible de rencontrer des adhérences étendues, reliant le corps fibreux à tout organe de l'abdomen, — même à l'estomac et au foie, même au diaphragme. On peut se trouver dans l'obligation d'énucléer la tumeur, non seulement d'entre les replis du ligament large, mais également de dessous la plus grande partie du péritoine pelvien et d'une certaine portion du péritoine abdominal. Keith, dans un cas, ne laisse que fort peu de péritoine sur les parois; et les intestins, en maints endroits, se trouvent en contact avec les muscles à nu. Enfin, il est possible d'avoir affaire à des veines de l'enveloppe néoplasique et des ligaments larges, si volumineuses et à parois si minces que les procédés chirurgicaux ordinaires deviennent insuffisants pour parer aux hémorragies. On ne saurait trop vanter dans ces circonstances les avantages de la compression temporaire au moyen d'un lien élastique ou d'un cordonnet.

Appuyons sommairement sur quelques points en particulier :

Dans le cas où la masse de la tumeur siège surtout sur le fond de la matrice et se trouve située dans la cavité abdominale; où les vaisseaux des ligaments larges ne sont ni volumineux ni à parois minces, le serre-nœud peut être placé immédiatement autour du col et la tumeur excisée.

Lorsque l'utérus est développé dans son ensemble, que les cornes utérines avec les ligaments ronds, les trompes et les ovaires conservent leurs rapports normaux, et que les ligaments larges sont tendus entre le pelvis et la tumeur, il est indiqué de sectionner ces ligaments larges en un point quelconque convenablement choisi de leur bord libre et de les lier séparément. Cette incision libère la tumeur et permet de l'extraire un peu de la cavité abdominale, assez pour qu'on puisse placer le clamp au dessous. Si de larges vaisseaux, où à parois minces, se trouvent compris dans les ligaments larges, il faut les lier à part et éviter de les comprendre dans le fil de fer du serre-nœud. L'hémorragie, qui survient pendant l'élimination du pédicule, souvent provient de ces vaisseaux. Rien que ce fait me porterait, chaque fois qu'il est possible d'isoler et de lier à part les ligaments larges, à les traiter par la ligature intrapéritonéale, tandis que le pédicule, à proprement parler, serait, lui, traité extrapéritonéalement.

Quand la tumeur se développe d'un côté ou des deux côtés de l'utérus, elle entr'ouvre parfois jusqu'en haut les feuillets du ligament large, élève dans sa totalité le péritoine pelvien et détache même quelquefois de la paroi postérieure une certaine portion du péritoine abdominal. C'est alors qu'on se trouve entraîné à une énucléation étendue, qu'on laisse derrière soi de larges surfaces dénudées ou plutôt de véritables cavités. Il n'est pas nécessaire de suturer les lèvres de la plaie péritonéale — elles s'accoleront d'elles-mêmes en retombant; mais il faudra établir un drainage effectif.

Chaque fois qu'une adhérence est libérée et liée, une pince à forcipressure est disposée sur son point d'attache à la tumeur. On doit se garder de faire la moindre plaie à la capsule de la tumeur avant d'en avoir entouré la base d'un lien compresseur. Les hémorragies qui proviennent de l'enveloppe d'un myome utérin peuvent, en effet, devenir très abondantes.

TRAITEMENT DU PÉDICULE DANS L'HYSTÉRECTOMIE

C'est le point le plus important de l'opération ; il exige d'être traité à part.

Il existe trois méthodes de traitement du pédicule :

    Intrapéritonéale ;

    Extrapéritonéale ;

    Et mixte, ou à la fois intra et extrapéritonéale.

Traitement intrapéritonéal du pédicule. — Tous les chirurgiens visent au traitement intrapéritonéal complet du pédicule dans l'hystérectomie pour fibromes ; et, parmi ceux qui ont l'habitude d'opérer ces tumeurs, ils sont rares ceux qui n'ont pas essayé de rentrer le pédicule. Il nous faut dire de suite que dans le nombre des chirurgiens qui ont expérimenté le traitement intrapéritonéal fort peu en sont satisfaits, — au moins de la manière dont on le pratique actuellement. Quelques cas ressortent plutôt à ce procédé que d'autres ; dans beaucoup il est ou impraticable ou mauvais. L'épaisseur énorme des parois m'a parfois contraint d'adopter la méthode intrapéritonéale.

Les avantages de ce mode de traitement du pédicule sautent aux yeux. Les inconvénients sont : l'énorme volume du pédicule, sa vascularité, sa tendance à la rétraction et la possibilité de son escarrification.

En 1874, Kaltenbach proposa le traitement intrapéritonéal des petits pédicules, après suture des lèvres de la plaie au niveau de l'utérus et des ligaments larges. Hégar [1], à peu près à la même époque, employa ce procédé avec un succès. En 1877, Kleeberg [2] mit en avant la ligature élastique et prouva, par des expériences, qu'abandonnée dans la cavité abdominale elle était inoffensive. En 1878, Czerny [3] réalisa cette idée dans la pratique et abandonna à l'intérieur de l'abdomen un tube élastique entourant le pédicule. Wells, Kœberlé, Péan et d'autres, à peu près à la même époque, rapportèrent des observations de traitement intrapéritonéal du pédicule, surtout par les ligatures multiples, mais avec des résultats fort peu encourageants. Olshausen, Fritsch et Léopold durent de beaux succès à la ligature élastique ; mais Martin, Tauffer et quelques autres jetèrent quelque discrédit sur ce procédé, en démontrant que parfois il était cause d'escarrification du pédicule ou de suppuration et de septicémie.

C'est Schrœder [4] qui fit l'essai systématique, de beaucoup le plus important, du traitement intrapéritonéal du pédicule. Le procédé de Schrœder, déjà décrit, consiste essentiellement dans des ligatures multiples jetées sur tous les points qui donnent, et dans la suture profonde et superficielle de la plaie utérine. Ce chirurgien commence par appliquer un tube élastique temporaire au voisinage du col utérin ; puis, il lie séparément les vaisseaux des ligaments larges qui vont fournir à l'utérus, et finalement il s'occupe de la plaie utérine. Martin défend la manière de faire de Schrœder, mais substitue la soie au catgut pour les ligatures. La muqueuse de la cavité utérine ouverte

---

[1] *Operat. Gynäk.* Stuttgard, 1880.
[2] *S. Peterburg Med. Woch.*, 1877 et 1879.
[3] *Centralbl. f. Gynäk.*, 1879, p. 519.
[4] *Zeitschr. f. Geb. und Gynäk.*, 1881, p. 213, et 1883, p. 204 ; et *Brit. Med. Jour.*, *loc. cit.*

est touchée, pour la désinfecter, soit à l'acide phénique, soit avec du sublimé, soit au cautère actuel. Léopold, von Antal, Thiriar, Olshausen, Fehling, Kocher, Treub, Fischer, Marey et beaucoup d'autres ont apporté à ce procédé des modifications sans importance.

Les résultats des observations, publiées à propos du traitement intrapéritonéal du pédicule, peuvent être résumés en quelques mots comme suit. La ligature élastique exagère la compression, tend à produire de la suppuration, de l'escarrification, ou même de la septicémie. Tous les modes de ligature en masse avec une substance non élastique ne sont guère sûrs, eu égard à la rétraction des tissus utérins. La ligature multiple, ou ligature distincte de chacun des vaisseaux des ligaments larges et du moignon, est moins dangereuse, mais cependant non complètement satisfaisante.

Ce procédé est moins à craindre, si on surajoute les sutures profondes et superficielles de la plaie utérine. Par excès de précautions contre une hémorragie, on a touché le moignon soit avec le cautère actuel, soit avec de puissants hémostatiques; mais les résultats n'ont pas été des plus satisfaisants, même après l'emploi de ces divers moyens.

Traitement extrapéritonéal du pédicule. — C'est le procédé original de Kimball, Wells et Kœberlé, et dans la plupart des cas c'est encore le meilleur. Kimball employait le cautère actuel et fixait le pédicule dans l'angle inférieur de la plaie. Wells traversait le pédicule de deux fortes aiguilles : au-dessous de celles-ci il disposait une ligature et fixait le moignon dans la plaie pariétale. C'est en 1864 que Kœberlé mit en avant son serre-nœud en fil de fer pour le traitement du pédicule; et cet instrument, avec des modifications sans importance, comme la manière de faire du chirurgien strasbourgeois, sont encore en faveur aujourd'hui. On a apporté de nombreuses modifications à ce traitement extrapéritonéal et prôné beaucoup d'instruments particuliers. Sous ce rapport les noms de Péan et de Cintrat méritent d'être mentionnés pour leurs serre-nœuds en fil de fer, et ceux de Baker Brown, Keith, Kiwisch et Wells pour les clamps rigides qui leur appartiennent en propre.

Évitant les détails d'une description historique, nous pouvons concentrer notre attention sur les trois modes les plus

importants de traitement extrapéritonéal qui ont aujourd'hui
la vogue :

> Par le clamp ;
> Par la ligature élastique ;
> Et par le serre-nœud en fil de fer.

Keith, autant que je sache, est le seul opérateur qui ait
vraiment des succès avec le *clamp*. C'est un instrument spécial (Fig. 47), à la fois très fort et très mince.

Voici ce que l'auteur en dit : « Je n'ai pas observé que l'escarrification s'étende aussi loin
que lorsque le pédicule est
étreint par un simple fil de
fer ; les tissus sont plus étalés
avec le clamp et il n'y a pas à
beaucoup près autant de froncement des parties molles
qu'avec le serre-nœud à fil de
fer. Une masse, de l'épaisseur
du poignet, peut être réduite à
une bride de un pouce ou de
trois quarts de pouce ; tandis
qu'avec un fort clamp on
n'exerce pas grande compression sur la zone sous-jacente.
La compression du fil de fer
n'agit pas seulement sur les
parties étreintes, mais exerce
son influence à une certaine
distance au-dessous du point
de constriction.....

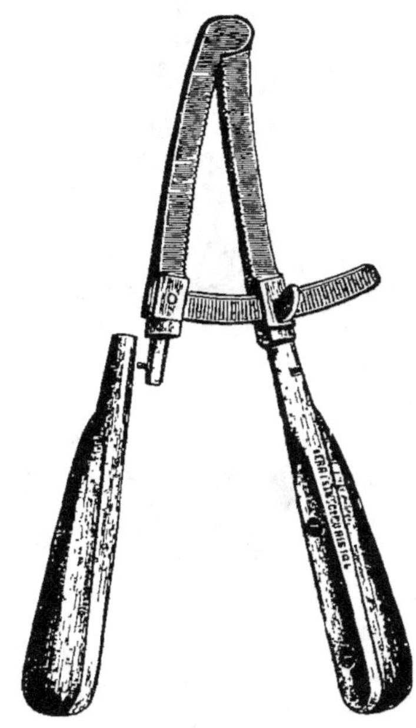

Fig. 47.
Clamp de Keith pour l'hystérectomie.
1/3 de grandeur.

« Avant d'appliquer le clamp,
il est mieux de rassembler
doucement toutes les parties dans une ligature d'un fort fil de
soie ou de fil de fer malléable. On s'oppose ainsi à un trop grand
étalement des parties étreintes par les mors, étalement qui
rendrait quelque peu difficile l'occlusion de la plaie autour du
clamp. » Keith fait sur le moignon une large application d'une
solution de perchlorure de fer dans la glycérine et le dessèche

de la sorte ; puis il le poudre d'iodoforme en abondance et fixe par dessus de l'ouate salicylée. Le canal cervical est raclé et désinfecté.

La *ligature élastique* a beaucoup de partisans ; Olshausen, Martin, Sänger et Hégar en sont les principaux. On peut l'appliquer, soit à l'état de ligature encerclant tout le pédicule ; soit par transfixions séparant le moignon en deux moitiés ; soit comme une double ligature, encerclant à la fois et transperçant le pédicule. Pour disposer la ligature autour du pédicule, l'ingénieux instrument de Pozzi (Fig. 46) rendra de grands services. Avec lui, il est possible d'obtenir promptement et rapidement tous les degrés voulus de tension et l'appareil maintient automatiquement toute la tension déployée. Pour passer le lien à travers le pédicule, Hégar a inventé une aiguille à transfixion (Fig. 48). Elle se compose de deux parties : — une pointe

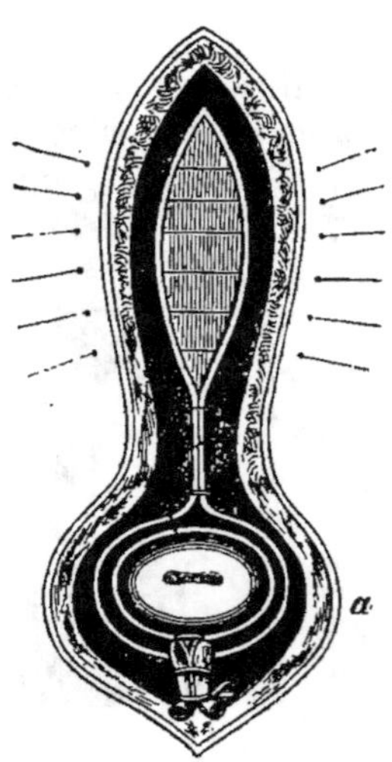

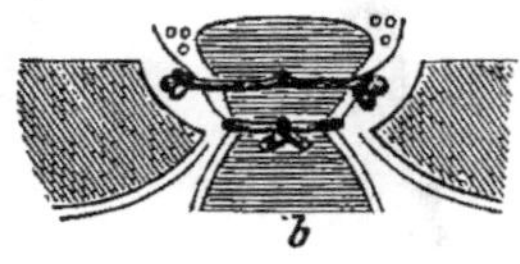

FIG. 49.
(HÉGAR et KALTENBACH)

a. Pour montrer comment on ferme le paroi abdominale ; *b*. et le traitement du pédicule par la ligature élastique.

FIG. 48.
Aiguille pour passer le lien élastique à travers le pédicule.

effilée, conique, pénétrante, qui se dévisse ; et un tube creux fendu sur le côté, dans lequel le caoutchouc est introduit en anse. Le nœud fait au tube de caoutchouc est, si nécessaire, finalement assuré par un fort fil de soie. Terrillon et Trélat ont tout dernièrement mis en avant d'ingénieux appareils pour l'application de la ligature élastique. Hégar (Fig. 49) attache une importance particulière au mode de fermeture de la plaie abdominale par la suture péritonéale et à la fixation du pédicule dans son angle inférieur.

Pour prévenir toute rétraction alors que le pédicule est court, on le traverse d'aiguilles à pédicule.

Le *serre-nœud à fil de fer* reste l'instrument favori de la plupart des opérateurs ; et l'appareil si simple de Kœberlé, ou quelque modification de ce dernier, telle que celle de Tait, est généralement celui qu'on considère comme le meilleur. Le plus souvent le fil de fer est appliqué au-dessous d'un serre-nœud temporaire, élastique ou à corde. Avec l'appareil de Tait, les deux extrémités du fil de fer sont simplement passées étroitement autour du pédicule et fixées aux griffes de la vis mobile. Avec l'instrument primitif de Kœberlé, ou plutôt avec la modification de Bantock de ce dernier appareil, une extrémité est attachée au bouton disposé sur la vis, puis l'autre y est amenée et fixée également. Le fil de fer en métal « Delta » est fort solide et flexible, mais non ductile; c'est donc celui qui convient le mieux. On laisse l'instrument en place, mais on le dispose de manière qu'il repose à plat sur la paroi abdominale et se dirige obliquement en haut et d'un côté. Kœberlé lui-même a recours à deux de ses appareils, chacun d'eux encerclant une moitié du pédicule. De fortes aiguilles à pédicule (Fig. 50) le traversent au-dessus du cercle de fil de fer, et leurs extrémités élargies reposent sur les parois. Ces aiguilles devraient toujours être mises en place avant l'excision de la tumeur, de manière à empêcher le retrait subséquent des tissus.

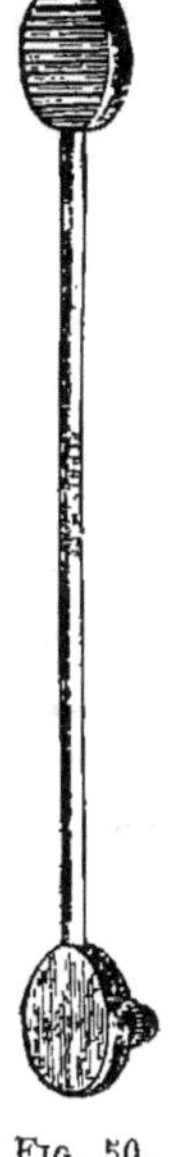

Fig. 50.

Aiguille pour transfixion du pédicule dans l'hystérectomie. 1/2 grandeur.

Chaque fois que les pédicules des ligaments larges sont abandonnés à l'intérieur de la cavité abdominale — et c'est le cas le plus fréquent, — il peut être nécessaire de ramener autour du pédicule le péritoine détaché, de manière que le fil de fer constricteur repose partout sur le péritoine. Quelquefois il serait fort facile d'appliquer le fil de fer autour du fibrome ou de la tumeur seule, au niveau du pédicule, sans comprendre en aucune façon le revêtement péritonéal ; le péritoine pourrait de la sorte former une sorte d'entonnoir qui intercepterait tout accès de la cavité au pédicule escarrifié, rien qu'en le fixant à la plaie pariétale par quelques points de suture. Mais les adhérences s'établissent avec une telle rapidité entre le péritoine pariétal et celui qui recouvre le pédicule, que la cavité est d'ordinaire complètement interceptée avant la production de l'escarre.

La portion du pédicule, qui dépasse le fil de fer ou la ligature, s'élimine par mortification à la suite de la compression. On s'efforce d'obtenir de différentes manières une sorte de gangrène sèche, sans putréfaction active et sans sécrétion fétide. C'est à cette intention que quelques chirurgiens ont recours aux attouchements au perchlorure de fer, au tannin ou à l'alun. Bantock a observé que rien que l'application d'un pansement sec abondant momifie les tissus et les rend presque aussi durs que le bois ; et je puis, de par ma pratique personnelle, confirmer son expérience. L'élimination est, croit-on, hâtée au moyen de quelques tours de vis exécutés chaque jour ; et c'est là un point sur lequel insistent la plupart des chirurgiens. Je doute que cela accélère l'élimination de l'escarre ; et pour moi, il est certain que, par cette manière de faire, on étend le volume des parties mortifiées en favorisant l'extension du travail nécrosique aux parties sous-jacentes. C'est lorsque l'accès du sang est large et abondant que l'escarre s'élimine avec le plus de rapidité ; tandis qu'une augmentation continue de la force constrictive, intéressant les tissus frontières, enraye plutôt l'apport du sang et retarde la séparation de l'escarre. D'ordinaire, je retire le clamp le troisième ou le quatrième jour, sans l'avoir resserré jusque-là ; mais je laisse encore les broches pour mettre obstacle à la rétraction. La séparation est presque toujours complète le dixième jour. De petits morceaux de lint absorbant, sec, sont tassés autour du pédicule pour épuiser toutes sécrétions dès leur apparition et empêcher qu'elles ne se logent tout le long de la ligne d'incision ou qu'elles ne pénètrent à l'intérieur de la cavité abdominale. Ce lint est renouvelé aussi souvent qu'il est nécessaire. De l'acide borique en poudre, projeté sur les parties ou appliqué sur le moignon, prévient d'une manière efficace toute putréfaction. Si la plaie abdominale a été convenablement suturée, il ne sera pas nécessaire d'y regarder pendant toute une semaine, après quoi on la trouvera probablement guérie.

Lorsque le pédicule se détache, il reste une excavation profonde, couverte de granulations, qui d'ordinaire se comble et se cicatrise après deux ou trois semaines. Dans quelques cas, les granulations mettent des mois à se recouvrir d'un épiderme parfait; et c'est alors qu'on peut observer un écoulement sanguinolent, accidentel, coïncidant avec les règles.

La méthode *combinée intra et extrapéritonéale* est d'ordinaire une méthode de nécessité et non de choix. On y a recours, alors que le pédicule ne peut être attiré hors de la paroi sans tiraillements dangereux de toutes les parties.

La méthode la plus simple de traitement « mixte » du pédicule consiste à le lier avec des fils dont on fixe les extrémités dans l'angle inférieur de la plaie. Le même procédé peut être employé avec le serre-nœud ou la ligature élastique. Les bords du pédicule sont suturés à la plaie pariétale et on le laisse rentrer quelque peu, avec l'instrument constricteur, dans l'intérieur de l'abdomen. Pour parer à l'envahissement de la cavité abdominale par les sécrétions, un excès de précaution veut qu'on suture le péritoine pariétal au pourtour du pédicule au-dessous du point de constriction. Divers stratagèmes[1] ont été imaginés pour isoler le moignon de la cavité abdominale. L'un d'eux consiste à l'entourer d'un blindage de macintosh ou d'une enveloppe de gutta-percha, en l'y logeant comme dans un entonnoir.

Le traitement mixte le meilleur réside dans la suspension et la fixation interpariétales. Un drainage parfait, le nettoyage fréquent des sécrétions et le repos absolu en font pratiquement un traitement extrapéritonéal.

Si j'en crois Vautrin, dans les amputations supra-vaginales la mortalité générale serait de 56,2 pour 100 après traitement intrapéritonéal du pédicule; de 33,3 pour 100 après traitement extrapéritonéal. Bien que cette proportion soit beaucoup plus forte que celle, qui peut être considérée comme légitime — c'est-à-dire la proportion obtenue par les meilleurs opérateurs, — il est plus que probable qu'elle est exacte pour l'ensemble.

---

[1] On en trouvera un exposé très complet dans le livre de Vautrin, déjà cité.

En d'autres termes, les dangers du traitement intrapéritonéal
sont presque deux fois aussi grands que ceux du traitement extrapéritonéal. Aussi, actuellement, devra-t-on choisir le traitement
extra péritonéal. Sans aucun doute la chirurgie, qui fait chaque
jour de nouveaux progrès, n'aura pas de repos jusqu'à ce qu'on
ait imaginé quelque méthode intrapéritonéale qui surpasse
toutes les autres ; en attendant, nos connaissances et notre expérience présentes sont en faveur de la méthode extrapéritonéale.

Traitement consécutif. — Le traitement général consécutif ne
demande pas de description spéciale, puisqu'il est, à tous égards,
le même que celui de l'ovariotomie. Les souffrances sont
d'ordinaire plus intenses ; et la vessie, ayant moins d'espace
pour se dilater, exige un cathétérisme plus fréquent qu'après
l'ovariotomie. Souvent l'évacuation du contenu vésical soulage
la douleur.

L'infirmière doit surveiller avec intelligence le moignon au
point de vue des hémorragies et il faut bien lui montrer
comment on resserre et on fixe la vis. Plus le fil de fer est
serré (au-dessous de l'amputation de la tumeur), plus vite le
moignon se dessèche.

Dès que le pédicule est converti en une masse dure, desséchée, on peut enlever le serre-nœud, mais les broches doivent
être maintenues. Actuellement, j'enlève en général le clamp
du troisième au quatrième jour et je ne le resserre plus après
l'opération. Le pédicule se mortifie d'ordinaire à une certaine
distance en arrière, aussi bien qu'en avant, du fil de fer ; et, si
on enlève les broches avant l'élimination des escarres, tout se
rétracte dans le ventre et donne beaucoup plus de peine pour
nettoyer les lambeaux sphacélés. Si les broches se détachent,
il va de soi qu'on les fixe plus bas dans l'escarre ; on pourra
ainsi réséquer tous les tissus sus-jacents en ne laissant que ce
qu'il faut pour soutenir les broches. Des lotions stimulantes
provoqueront la formation de granulations et hâteront par
conséquent la séparation de l'escarre. Des morceaux de lint
boriqué, bien secs, ou d'autres pansements absorbants seront
disposés autour et changés fréquemment, de manière à absorber
le pus qui pourrait former clapier au dessous.

CHAPITRE V

OPÉRATIONS QU'ON PRATIQUE SUR L'UTÉRUS A L'ÉTAT DE GESTATION ET POUR GROSSESSES ECTOPIQUES

Pour sauvegarder la vie dans les cas où, pour une raison quelconque, l'accouchement ne peut se faire par les voies naturelles, on a conseillé au moins cinq opérations différentes, sans compter nombre de modifications de celles-ci. Ce sont : l'opération césarienne ; l'amputation utéro-ovarienne ou opération de Porro ; la laparo-élytrotomie ; l'extirpation totale de l'utérus, et la symphyséotomie.

Deux de celles-ci, les dernières, peuvent être éliminées de suite. La symphyséotomie, ou section de la symphyse pubienne dans le but d'agrandir la circonférence de la cavité pelvienne, fut proposée en 1768 par Sigault et faite par lui avec succès pendant les neuf années qui suivirent. Toutefois cette opération n'est pas entrée dans la pratique usuelle, la plupart estimant que, dans les cas où, selon toutes probabilités, elle sera couronnée de succès, d'autres modes de délivrance et moins dangereux sont possibles.

Les opérations parallèles : pelviotomie (Galbiati) et pubiotomie (Stoltz), n'ont pas réussi davantage à gagner la confiance des praticiens.

L'extirpation totale de l'utérus à l'état de gestation n'a été pratiquée qu'en cas de cancer coexistant, et alors l'opération a été plutôt l'extirpation d'un organe cancéreux qui s'est trouvé contenir un fœtus, qu'une opération faite dans le but de sauver une vie mise en danger par un obstacle à l'accouchement. Bischoff [1] opéra, en 1879, une malade atteinte de cancer du col,

---

[1] HÉGAR et KALTENBACH, *Gynécologie opératoire*, traduction française de la 2e édit., p. 342.

qui se trouvait à la trente-quatrième semaine de la grossesse.
...La malade succomba onze heures après l'opération, et l'autopsie démontra qu'un uretère avait été pris dans une ligature. En 1881, Spencer Wells enleva, après ouverture du ventre, un utérus cancéreux à six mois de grossesse. L'opérée guérit de l'opération ; mais l'affection ne mit pas longtemps à récidiver. Une observation, dans laquelle l'auteur extirpa par la voie vaginale un utérus cancéreux au second mois de la grossesse, peut à peine rentrer dans cette catégorie. L'opérée guérit et aujourd'hui encore, après deux ans et demi, continue à bien se porter.

Nous nous étendrons longuement sur les trois opérations :

> Opération césarienne ;
> Opération de Porro ;
> Laparo-élytrotomie.

Et, de plus, il sera nécessaire de donner une description particulière du traitement chirurgical des trois états suivants :

> Rupture de l'utérus ;
> Grossesse extra-utérine ;
> Grossesse dans une corne d'un utérus bicorne.

En ce qui concerne l'opération césarienne, l'opération de Porro et la laparo-élytrotomie, la mortalité, les indications opératoires et le pronostic seront traités de concert et, autant que possible, comparativement ; de telle manière que, si possible, on puisse choisir le procédé selon la nature du cas observé.

ANATOMIE CHIRURGICALE DE L'UTÉRUS GRAVIDE

Le travail soigné de Polk [1] sur les rapports anatomiques de l'utérus gravide présente une grande valeur. J'ai pu compléter et confirmer les observations de Polk par deux dissections faites spécialement en vue de la chirurgie opératoire. L'une fut pratiquée sur une malade qui succomba à une chorée aiguë

[1] *New-York Med. Journ.*, 1884.

à neuf mois de grossesse ; l'autre, sur une femme qui mourut d'une fracture de la colonne vertébrale à la suite d'une chute, et chez laquelle le travail était assez avancé pour que l'orifice utérin dilaté atteignît la surface d'une couronne (écu de 6 francs). Ces deux pièces sont maintenant déposées au musée de Bristol Infirmary.

Pendant la grossesse, les rapports du péritoine, des artères utérines et ovariennes, des ligaments de l'utérus et, enfin, des uretères subissent des modifications.

Quand l'utérus sort de l'excavation pelvienne, il entraîne le péritoine avec lui. L'élévation du péritoine pelvien, au voisinage du terme de la grossesse, est si accentuée que le point de réflexion du péritoine pariétal sur l'utérus se fait aux environs du niveau du ligament de Poupart. En même temps, le tissu cellulaire devient lâche, se distend et les adhérences de la séreuse se relâchent fort. Cette élévation du péritoine et la laxité du tissu cellulaire sont si marquées que, si une section abdominale transversale était faite au niveau de l'orifice inguinal interne, en même temps qu'on repousserait l'utérus en arrière, il serait possible de pénétrer dans le petit bassin sans rencontrer de péritoine du tout. Même, s'il venait faire saillie entre les lèvres de la plaie, on pourrait facilement le repousser en haut. Ces modifications dans les rapports de la séreuse rendent possible l'opération de la laparo-élytrotomie.

Les ligaments larges sont entraînés hors du pelvis et deviennent triangulaires de quadrangulaires qu'ils étaient. Le bord interne, qui descend de la corne à l'orifice utérin, est fort allongé : les feuillets en sont écartés et lâchement adhérents, surtout l'antérieur qui passe sur la face antérieure de l'utérus. Le bord supérieur, étendu de la corne utérine au détroit supérieur, est presque perpendiculaire. Le bord inférieur, participant à l'élévation générale, occupe maintenant le niveau du bord supérieur à l'état de vacuité de la matrice, courant droit en travers, du détroit supérieur à l'utérus. Le bord externe n'existe plus. On peut, en fait, admettre que l'utérus se développe en hauteur entre les feuillets des ligaments larges et les entraîne avec la séreuse à sa suite.

Les ligaments ronds, fortement hypertrophiés et allongés, descendent dans les replis antérieurs des ligaments larges en droite ligne, de leur insertion près de la corne utérine à l'anneau inguinal interne. Nulle part ils ne descendent au-dessous du détroit supérieur. On doit les considérer comme la cause déterminante du soulèvement du péritoine de dessus les fosses iliaques.

Les artères sont considérablement développées, — les ovariennes plus en proportion que les utérines. L'artère utérine est redressée et relevée de telle sorte qu'elle est, en partie, détachée du plancher pelvien. Ses rapports avec l'uretère ne sont pas très modifiés. L'artère ovarienne, après avoir atteint la bifurcation de l'iliaque, court en haut et en avant, vers la corne utérine élevée, dans le bord postérieur de la portion supérieure hypertrophiée du ligament large.

Les rapports des uretères sont, pour chacune de ces opérations, excessivement importants. Ils se trouvent, au terme complet, détachés du plancher pelvien et s'élèvent en même temps que le vagin et la vessie. Ils reposent étroitement contre le vagin sur ses parois antéro-latérales et pénètrent les parois vésicales à près de trois quarts de pouce au-dessous du point de réunion du col avec le vagin. Ces rapports ne se modifient pas beaucoup pendant le travail. Lorsque la tête descend

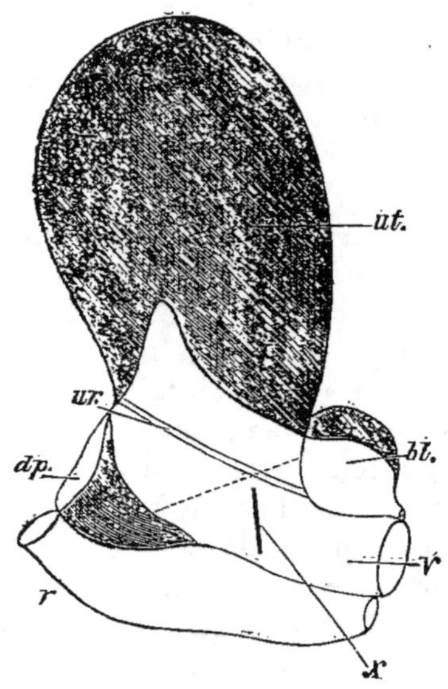

Fig. 51.

Schéma de la dissection d'un utérus à la fin du premier temps du travail. (Musée de Bristol Infirmary.)

ut., utérus ; *v.*, vagin ; *bl.*, vessie ; *r.*, rectum ; *dp.*, cul-de-sac de Douglas ; *ur.*, uretère ; *ligne pointillée* au niveau de l'orifice externe ; *x.*, ligne de l'incision vaginale dans la laparo-élytrotomie. Les surfaces ombrées représentent les zones recouvertes du péritoine.

et comble le canal de la parturition, les uretères s'écartent. Ils reposent alors en contact immédiat avec les parois vaginale et utérine, au milieu du plexus vasculaire. Les rapports de l'uretère et de l'orifice externe à la fin du premier temps du travail — c'est-à-dire à la période la plus importante pour le chirurgien — sont exposés dans le schéma ci-joint, dessiné d'après une dissection faite à cette intention (Fig. 51). Vu de côté comme ici, l'uretère croise la ligne de l'orifice utérin obliquement au voisinage de la jonction de son tiers antérieur avec son tiers moyen. En d'autres termes, au niveau de l'orifice externe, l'espace compris entre l'uretère et le rectum est deux fois aussi grand que celui qui sépare l'uretère de la vessie. On verra bientôt l'importance de ces rapports pour la laparo-élytrotomie. L'uretère abandonne l'utérus en arrière à une distance qui le met à l'abri de tout danger dans l'opération de Porro, à moins qu'on ne serre le pédicule très bas.

OPÉRATION CÉSARIENNE. — HYSTÉROTOMIE PUERPÉRALE

Historique. — L'extraction de l'enfant du ventre d'une mère qui ne peut accoucher est une opération fort ancienne. Cette opération ne fut d'abord faite qu'après la mort de la mère ; mais, plus tard, on recourut à elle alors que la femme était encore en vie. Que nous acceptions ou non l'interprétation donnée à la phrase de Pline (*auspicatius, enecata parente, gignuntur sicut Scipio Africanus prior natus, primusque Cæsarum a cæso matris utero dictus*), il n'y a aucun doute que le nom de Césarienne fut donné de bonne heure à cette opération ; et de nombreux personnages historiques — entre autres, Manilius, Édouard VI d'Angleterre et Sanctus, roi de Navarre — ont reçu le nom de César parce qu'on croyait qu'ils avaient été extraits par incision du sein de leur mère. Suivant Heister [1], les Grecs connaissaient l'opération ayant pour but l'extraction de l'enfant alors que la mère était encore en vie et la nommaient *Hystérotomie*. Il est certain qu'elle était pratiquée chez les Juifs depuis les temps les plus reculés. A une époque plus rapprochée, cette opération fut exécutée de divers côtés ; mais des observations complètes et authentiques manquent. Le premier cas, relaté avec quelque minutie dans les détails, date de 1500 : c'est celui du châtreur de truies, qui opéra sa propre femme, à ce que raconte Gaspard Bauhin dans son appendice au grand ouvrage de Rousset. La femme était en travail depuis quelques jours et avait été visitée par treize sages-femmes et plusieurs lithotomistes. Le châtreur les envoya paître

[1] Systeme of Surgery, 1750, vol. II, p. 27.

et fit l'extraction de l'enfant avec plein succès pour la mère et l'enfant. W. Simmons, chirurgien à Manchester Infirmary, qui publia, en 1799, une monographie excellente sur la matière, pense qu'en réalité ce cas était un fait de grossesse extra-utérine. Ce que c'était, nous ne pouvons le trancher aujourd'hui ; mais l'influence de cet opérateur obscur ne se fit guère sentir jusqu'à la publication, en 1581, du premier travail sérieux publié sur cette opération par Rousset [1]. Cet auteur relate exactement sept cas, discute avec soin tous les détails de l'opération et ainsi cherche à l'asseoir sur une base scientifique. Bauhin, en 1582, traduit cet ouvrage en latin et lui ajoute un appendice. Guillemeau, Marchant (deux chirurgiens parisiens) et d'autres n'ayant eu que des insuccès dans les tentatives qu'ils firent, condamnèrent cette opération sans hésitation ; à ceux-ci Rousset répliqua [2], en 1590, en asseyant l'opération sur des bases plus solides. En 1604, Scipio Mercurius, chirurgien romain, dans son ouvrage sur l'*Art des accouchements*, publié à Venise, conseille l'hystérotomie dans certains cas. Bientôt après lui, Schenkius, Roonhuisen, chirurgien d'Amsterdam ; Sonnius, médecin de Bruges ; Rudbeckins, un Suédois ; Bartholini ; Renaud ; Saviare et d'autres pratiquèrent cette opération ou la traitèrent dans leurs écrits. En 1695, Valère [3] publia un traité sur la matière. Ruleau, chirurgien de Saintes, semble avoir enregistré un succès au commencement du XVIIIe siècle ; et Dionis [4] — qui, pourtant, s'élève fortement contre ce procédé, — par des recherches faites postérieurement à cet égard, s'assura lui-même de l'authenticité de cette opération. Sennertus, Fabricius, Hildanus et Scultetus peuvent être cités comme favorables à ce mode d'intervention ; Paré, cependant, en était ouvertement adversaire.

M. Simon publia à ce sujet, dans le premier volume des mémoires de l'Académie royale de chirurgie, un article important tant historique que scientifique. On trouve à la même source la relation de diverses observations, mais dont les résultats sont fort peu encourageants. D'ailleurs, partout cette opération

---

[1] *Traité nouveau de l'hystérotomotokie ou enfantement césarien, qui est extraction de l'enfant par incision latérale du ventre et matrice de la femme*, etc.

[2] In *Diagolus pro cæsareo partu*, etc. Paris, 1590.

[3] *Dissert. de partu cæsareo*. Viteberga, 1695.

[4] *Traité d'opérations chirurgicales*, trad. anglaise. Londres, 1733.

semble avoir été suivie des mêmes insuccès. A Vienne, nous dit Godson, pas un seul cas heureux ne fut enregistré pendant cent ans, et à la Maternité de Paris il en fut de même. Chiara, de Milan, réunit 62 opérations, avec seulement 3 guérisons. En Angleterre, les statistiques sont presque aussi mauvaises pendant le xviii° et même partie du xix° siècle. Çà et là on enregistre un succès, — pas toujours pourtant entre les mains des maîtres en chirurgie, qu'on trouve, règle générale, opposés à cette opération. Tel est le succès relaté par M. Duncan Stewart [1]. L'opérateur était une sage-femme, — qui semble avoir exercé le rôle de consultant parmi ses collègues ; l'instrument dont elle se servit fut un rasoir. A l'encontre de la plupart des opérateurs, cette dernière fit son incision sur la ligne médiane, sutura la plaie à l'aide d'aiguilles de tailleur enfilées de soie et employa des épingles semblables à celles dont on se sert pour le bec-de-lièvre. L'opérée se remit parfaitement, mais conserva une hernie ventrale.

On a rapporté bon nombre d'exemples d'opérations césariennes faites sur elles-mêmes par les patientes. On cite, comme le plus remarquable, celui de von Guggenberg [2], où la femme réussit à extraire son enfant ; et le chirurgien n'eut rien d'autre à faire que de suturer la plaie. Un autre [3], — où la femme, deux heures après s'être opérée elle-même, fit un kilomètre, déjeuna avec une de ses sœurs, puis se promena pendant quelque temps, projeta au dehors ses intestins et (avec l'aide d'un médecin) guérit — est encore plus remarquable.

L'impulsion imprimée récemment à la chirurgie abdominale, a profité à toutes les opérations qui ont en vue l'extraction du fœtus, et non moins puissamment à la section césarienne. Et, surtout dans ces quelques dernières années, les insuccès relatifs de l'opération de Porro, en Allemagne et ailleurs, ont conduit à fixer l'attention sur certains détails de l'hystérotomie ordinaire ; or l'amélioration de ces détails la met dans une situation de rivalité, sinon de supériorité, par rapport à l'hystérectomie.

---

[1] *Med. Essays and Observations.* Edim., vol. V, p. 361, 1752.
[2] *Lancet*, 1886, T, p. 90.
[3] *Lancet*, 22 mai 1886.

MANUEL OPÉRATOIRE DE L'OPÉRATION CÉSARIENNE

Quand, dans un cas donné, on s'est décidé à pratiquer une hystérotomie puerpérale, plus tôt on la fait, mieux cela est. L'état général de la patiente, déjà peu brillant selon toutes probabilités, se détériore vite ; et les effets des contractions utérines prolongées, en épuisant la vitalité, ne favorisent guère le relèvement de la santé dans l'avenir. Aussi, bien qu'il soit préférable d'opérer après complet nettoyage du vagin, on n'a pas à dépenser dans ces soins un temps qui recule l'intervention. L'opération une fois terminée, on peut d'ailleurs s'occuper de cette purification. Le ventre est rapidement lavé avec une solution phéniquée ou de sublimé et il faut surtout insister sur la région de l'ombilic. Le rasage est une sécurité de plus. Les dispositions générales à prendre sont les mêmes que celles déjà décrites pour les opérations abdominales en général.

Les instruments nécessaires sont peu nombreux et simples Un bistouri, une paire de ciseaux, une douzaine de pinces à forcipressure, avec tout ce qui est indispensable en fait d'aiguilles, de matériel à sutures et à ligatures, et d'éponges, voilà tout ce dont il est besoin. Deux longues éponges plates seront fort utiles. Toujours on doit se précautionner d'un clamp et autres instruments nécessaires à une hystérectomie possible.

Incision pariétale. — L'ouverture abdominale, qu'il était d'usage de pratiquer sur le côté de la ligne médiane, est aujourd'hui toujours faite sur cette dernière et de la même manière que pour l'ovariotomie. Mais l'incision première est plus longue, ne descend pas aussi bas, mais monte plus haut. L'élévation de la vessie empêche de se rapprocher de plus de deux doigts et demi des pubis. De ce dernier point on peut élever une incision de 12 à 13 centimètres. Selon la taille de la patiente, la limite supérieure atteindra l'ombilic ou s'arrêtera à une distance variable au delà. Si on en croit Sänger, une incision convenable, dans la plupart des cas, offre le tiers de sa longueur au-dessus et les deux tiers au-dessous de l'ombilic. Le bistouri peut traverser directement la cicatrice ombilicale ; mais, pour les raisons déjà données, il est mieux qu'il la contourne à gauche.

Si, comme le recommandent quelques chirurgiens, on est dans
l'intention de faire hernier l'utérus hors de la plaie avant de
l'ouvrir, il faut alors que l'incision soit beaucoup plus longue.
Nous reparlerons d'ailleurs de ce procédé. Le but qu'on se
propose dans l'opération que nous allons décrire, c'est d'avoir
un espace suffisant, — d'abord pour l'extraction du fœtus, et en
second lieu pour l'application des sutures de la plaie utérine.

Ouverture de l'utérus, extraction du fœtus. — Quand nous inci-
sons les parois utérines, nous devons avoir l'esprit préoccupé
d'éviter l'hémorragie et de ce qui peut favoriser la réunion
subséquente. Si l'incision porte trop bas, elle menace d'atteindre
les branches des artères utérines. Le point de réflexion du cul-
de-sac antérieur du péritoine est un excellent point de repère.
A ce niveau, la séreuse présente des adhérences solides et est
quelque peu mobile. La limite inférieure de l'incision peut
empiéter sur cette région. En ce qui concerne l'écoulement
sanguin, la limite supérieure n'a aucune importance. On pourrait supposer que le siège du placenta doit avoir une portée
capitale pour le choix de la ligne suivant laquelle doit être
tracée la section utérine; mais, en pratique, il ne paraît pas
qu'il en soit ainsi. Néanmoins, s'il est possible de déterminer
le siège de l'insertion placentaire avant l'incision de l'utérus
(ce qui est toujours difficile, souvent impossible suivant la plupart des auteurs), on pourrait simplifier l'opération en évitant
cette zone. Toutefois, il n'y a nulle nécessité à se donner une
peine inouïe pour l'éviter. L'incision verticale est recommandée.

La ligne d'incision étant arrêtée, on dispose deux longues
éponges plates, une de chaque côté, entre l'utérus et les parois.
Un aide, placé du côté gauche de la patiente, en face du chirurgien, dispose une main profondément sur chaque flanc derrière l'utérus, fait saillir ce dernier en avant entre les lèvres de
l'ouverture abdominale et l'y maintient solidement. Par cet
artifice, et grâce aux éponges plates, on diminue beaucoup les
risques de l'introduction dans l'abdomen de tout liquide. L'utérus est disposé et fixé, de manière que l'incision de ses parois
corresponde à celle du ventre.

Quant au meilleur mode de pratiquer l'incision utérine, de
nombreuses opinions se soutiennent. Quelques-uns conseillent

l'arrachement, d'autres une combinaison de l'arrachement et
de l'incision, d'autres l'incision pure. Certains recommandent
une dissection conduite avec circonspection, en ayant soin de
pincer chaque vaisseau qui donne du sang. Pour prévenir toute
hémorragie, plusieurs chirurgiens ont eu recours à la ligature temporaire jetée autour du col utérin; d'autres, également dignes de confiance, la repoussent. En fait, l'hémorragie
est rarement grave; mais viendrait-elle à donner des inquié-
tudes, qu'on pourrait tasser une éponge dans la plaie pour la
réprimer, pendant qu'on va glisser un tube élastique sur l'utérus jusqu'à son col et qu'on l'y serre. A défaut de serre-nœud
convenable, on n'a qu'à faire un simple nœud, le serrer et,
de plus, le fixer avec une pince à forcipressure pour empêcher
qu'il ne s'échappe. En tout cas, il est préférable de ne pas
recourir à la ligature constrictive, si c'est possible; tout surcroît de traumatisme ajoute au danger.

Je suis pour une incision bien nette. A l'extrémité supérieure
du tracé projeté, là où l'utérus est moins vasculaire, on fait
rapidement au bistouri une ouverture d'un pouce de longueur.
Il n'est pas nécessaire que celle-ci traverse complètement les
parois utérines; mais elle peut d'ailleurs être complétée par
l'introduction du doigt. Si les membranes sont intactes, ce
qu'on considère comme un avantage, il n'est pas besoin de les
inciser de suite; mais pourtant il importe peu que le doigt les
ait rompues. L'incision est dès lors rapidement complétée par
en bas, avec les ciseaux qu'on dirige sur le doigt. Quelques
secondes suffisent pour l'exécution de ce temps. On jette les
ciseaux; et la main, plongeant dans l'ouverture, va saisir la
tête de l'enfant, les doigts en embrassant le cou. Si les pieds sont
à portée, on peut les saisir pour extraire l'enfant; mais, comme
l'ouverture faite à l'utérus peut se resserrer autour du cou qui
vient après, le mieux est de faire l'extraction tête première. Si
cependant, lors d'une extraction par les pieds, la tête était
serrée entre les lèvres de la plaie utérine, il faudrait prolonger
l'incision par en haut pour éviter en bas toute déchirure des
parois de la matrice.

La rétraction utérine se sera exercée pendant tout ce temps
et des flots de liquide amniotique se seront échappés de l'utérus et écoulés sur le macintosh adhérent tout autour de l'ouverture abdominale. L'aide, sur ces entrefaites, prend bien soin

de maintenir la matrice projetée en avant et serrée contre les parois abdominales ; s'il est adroit et attentif, pas la moindre parcelle de liquide ne pénétrera dans le ventre.

Le cordon ombilical est alors sectionné entre deux pinces à forcipressure et l'enfant remis aux mains d'un aide. Puis le chirurgien dirige toute son attention du côté de la séparation du placenta et de l'hémorragie de la plaie utérine.

Si l'utérus se contracte bien, les sinus utérins cessent rapidement de donner du sang et le placenta se détache de lui-même. Je connais au moins un chirurgien qui paraît avoir réussi à augmenter l'intensité des contractions utérines par l'électricité, et cette idée mérite de fixer toute notre attention. Une injection hypodermique d'ergotine convient également à cet instant. Si l'état de l'opérée le permet, il est toujours mieux d'attendre que le placenta se détache spontanément et il est assez facile d'arrêter l'hémorragie des sinus utérins soit par la compression au moyen d'éponges, soit, si c'est nécessaire, par l'application de quelques pinces. Après le délai voulu, si le placenta ne se détache pas, nous devons chercher à en accélérer la séparation par l'excitation digitale ; mais l'utérus refuse-t-il encore de se contracter, alors que l'incision utérine donne lieu à une hémorragie franche, il faut procéder à l'hystérectomie par la méthode de Porro. Tout le secret du succès dans l'hys-térotomie simple repose sur des contractions utérines efficaces ; celles-ci font-elles défaut, le procédé le meilleur auquel on doit alors recourir est l'hystérectomie.

Dans la grande majorité des cas, où l'opération est faite suf-fisamment à temps, l'utérus se contracte, le placenta se détache spontanément, et l'hémorragie des sinus utérins s'arrête d'elle-même ou est insignifiante. Il faut apporter un soin tout particulier à l'extraction complète et parfaite des secondines. Quand l'utérus est vide, ce peut être une sage mesure de pous-ser un drain ou une sonde à travers le col et le vagin et de l'y laisser pour instituer un bon drainage. En tous cas, on se sera assuré de la perméabilité du côté du vagin avant de commen-cer à refermer la plaie de l'utérus. Le nettoyage de la cavité utérine entre peu dans les habitudes ; cette cavité se remplit si vite. Généralement parlant, moins nombreuses sont les diverses manœuvres, mieux cela vaut ; la marche physiologique de l'ac-couchement s'installe d'elle-même, et les interventions inopportunes, fort souvent, signifient traumatismes nuisibles.

Si l'utérus s'est bien contracté et qu'il semble suffisamment petit pour que l'aide puisse facilement l'amener hors de la plaie abdominale, il n'y a pas grande objection à cette manière de faire. Cette manière de faire évite tout écoulement de sang dans la cavité pendant l'extraction du placenta et facilite le passage des sutures. La plupart des chirurgiens redouteraient cependant les risques du traumatisme ainsi surajouté.

Fermeture de la plaie utérine. — Presque tous tombent d'accord que de ce temps, plus que d'aucun autre, dépend le succès de l'opération césarienne. Il n'y a à cela aucun doute. On a cependant rapporté de nombreuses observations de guérisons dans lesquelles l'occlusion n'a même pas été essayée et où on a abandonné aux seules contractions utérines le soin de refermer la plaie. D'un autre côté, il paraîtrait qu'au cas où les contractions utérines feraient défaut, la suture simple ne serait pas toujours suffisante. Une suture soignée, et en plus la présence de contractions utérines, telles sont les conditions qui donnent les meilleurs résultats.

Le problème est compliqué. L'involution naturelle de la matrice entraîne une atrophie des fibres utérines par dégénérescence, atrophie qui s'accompagne d'une sécrétion abondante de liquides. Ce processus est profondément préjudiciable à la réunion, par inflammation adhésive, des plaies du tissu utérin proprement dit. Les contractions utérines survenant après l'accouchement démontrent que la plaie est le siège d'une mobilité continue. C'est là encore un obstacle à la réunion. Et ces tiraillements et les retards dans l'accolement permettent aux liquides intra-utérins de s'échapper par la plaie dans le péritoine, — accident qui expose à tous les dangers.

Les diverses manières de faire la suture utérine sont fort nombreuses. C'est Lebas, en 1769, qui le premier fit adopter la suture. Polin, du Kentucky, en 1852, mit en avant la suture au fil de soie ; et, depuis, celle-ci a toujours été en vogue. On a tour à tour employé le chanvre, le catgut, la soie et d'autres matériaux ; et les sutures ont été disposées d'un grand nombre de manières : — profondes, superficielles, continues, interrompues, séparées et combinées entre elles. Wells, dans un cas suivi de succès, eut recours à la suture continue au fil de soie dont une extrémité fut conduite à travers le vagin, et qu'il retira plus tard par traction. Mais aucun procédé ne donnait de résultats encourageants.

Dans ces dernières années, le mode de suture des parois utérines a fixé particulièrement l'attention de plusieurs chirurgiens allemands, qui en ont obtenu des succès frappants et remarquables. La facilité étonnante qu'ont les surfaces séreuses de s'agglutiner rapidement par des adhérences inflammatoires a pleinement fait ses preuves en chirurgie abdominale. Dans la gastrotomie, l'entérotomie, et l'entérectomie, il a été démontré que l'apposition des surfaces séreuses et leur maintien à l'aide de sutures convenables et nombreuses étaient le point de départ d'une adhérence si intime et si forte qu'elles ne laissaient passer aucun atome de liquides ou de gaz. Le danger dans l'opération césarienne provient de ce que la plaie utérine peut s'entre-bâiller par suite de la contraction des fibres utérines. Lorsque les fibres se contractent, les sutures sautent ; et elles peuvent même se comporter comme de véritables sétons et favoriser, par conséquent, l'échappement des sécrétions utérines. Le principe du nouveau perfectionnement à apporter était de demander au péritoine d'assurer l'occlusion parfaite de la plaie utérine du côté de la cavité abdominale.

Bien qu'on attribue à Van Aubel l'inspiration de cette méthode, et cela dès 1862, Sänger, qui publia ses idées en 1882[1] mérite d'en être considéré comme le principal instigateur. Léopold fut, en réalité, le premier à la mettre en pratique. Beumer, Obermann, Münster, Crédé, et d'autres, suivirent bientôt : et les résultats combinés de ces divers opérateurs, dans le court espace de temps écoulé depuis qu'ils emploient le perfectionnement apporté à l'opération césarienne par la méthode conservatrice de Sänger-Léopold, ont déjà mis ce procédé en tête de tous les autres.

De nombreuses modifications ont été apportées dans les détails. Sänger, tout d'abord, conseilla la résection d'un coin de tissus musculaires sous le péritoine de manière à permettre le repli à l'intérieur d'une grande surface de séreuse. Cette manière de faire, loin d'être jugée nécessaire, fut même parfois considérée comme nuisible. Il est d'ordinaire possible, sans résection

---

[1] *Der Kaiserschnitt*, etc. Leipzig, 1882.

aucune de tissus musculaires, de replier en dedans une largeur
suffisante de surface séreuse. Inutile de récapituler tous les modes
de sutures successivement employés ; je choisis celui qui me
paraît le meilleur.

Une double rangée de sutures est faite, profondes et superficielles (Fig. 52).
Le recouvrement
péritonéal est dé-
taché du tissu mus-
culaire dans un
petit espace, le
long des lèvres de
la plaie : de cette
manière, il devient
possible d'insinuer
entre les lèvres
une plus grande
surface de péri-
toine. Puis les su-
tures profondes
sont passées. On
s'arrange de ma-
nière à ce qu'elles
pénètrent à envi-
ron 12 millimètres
du bord de la plaie,
traversent oblique-

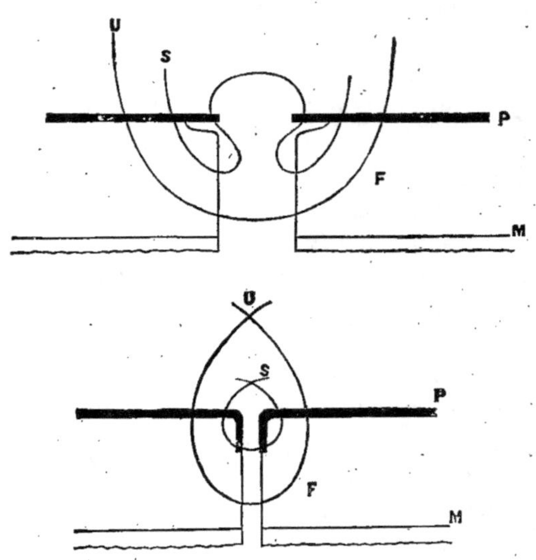

Fig. 52.

Schéma destiné à montrer la disposition des sutures
par rapport à la plaie utérine, après opération césarienne.

P, péritoine ; F, couche muculaire ; M, muqueuse ou caduque ;
U, suture utérine profonde ; S, suture superficielle séreuse.

ment les tissus utérins et ressortent au voisinage de la face profonde de la coupe, mais sans jamais pénétrer dans la cavité utérine. Ces sutures profondes devraient être disposées à environ
18 millimètres les unes des autres et, en convergeant un peu,
dépasser les extrémités de l'incision.

C'est alors qu'on passe aux sutures superficielles à raison de
deux par espace qui sépare les sutures profondes. L'aiguille
traverse d'abord le péritoine et le muscle ; ressort un peu au-
dessus de la lèvre de la plaie ; puis pénètre dans le bord libre du
péritoine du même côté ; et, finalement, suit le même trajet, mais
à rebours, du côté opposé. Le schéma (Fig. 52), modifié d'après
Sänger, démontre le trajet des fils plus clairement que toute
description. Ces sutures sont placées avec le plus grand soin

et dépassent légèrement les extrémités de la plaie utérine.

Les sutures superficielles, serrées les premières, amènent dans une exacte apposition deux lambeaux de péritoine. Puis les sutures profondes, serrées à leur tour, déterminent un renversement encore plus considérable des surfaces séreuses, ferment et renforcent le tout. Enfin, si l'apposition ne semble pas parfaite, on peut surajouter sur le tout une suture simple continue.

Dans les cas où une grossesse serait encore à craindre, on y mettrait obstacle en excisant d'un coup de ciseaux une petite étendue de chaque trompe de Fallope.

Après l'application des sutures, quelques éponges sont portées dans le cul-de-sac de Douglas, et autour de l'utérus, pour pomper tous les liquides qui ont pu y pénétrer. Elles sont ensuite retirées et toute la cavité est nettoyée.

La section abdominale est suturée comme à l'ordinaire.

La question du drainage n'est pas sans importance. Le plus souvent il est inutile; mais quelquefois, en permettant l'évacuation opportune des sécrétions, il peut rendre des services inappréciables. Au pis aller il est inoffensif; aussi, je mettrai toujours un drain. Il n'est pas nécessaire de l'insinuer profondément dans le bassin. Il suffit d'un tube de caoutchouc, coupé obliquement, couché sur la plaie utérine, et fixé par un point de suture dans l'angle inférieur de l'incision faite à la paroi abdominale. Après un ou deux jours, on l'enlève si plus rien ne réclame sa présence.

Si l'opérée se relève du shock opératoire, le principal danger subséquent est la péritonite. On la traite, suivant les règles ordinaires, par les lavements térébenthinés et les purgatifs salins. Mais cette péritonite est presque à coup sûr la conséquence de l'extravasation des sécrétions utérines; et le meilleur traitement à lui opposer réside en un large drainage et en irrigations fréquentes. En même temps, il faut procéder au nettoyage du vagin et de la cavité utérine à l'aide de solutions chaudes antiseptiques. S'il paraît évident que la plaie utérine s'entr'ouvre, on peut réouvrir le ventre et essayer de resuturer la plaie. Si la patiente est de force à la supporter, l'hystérectomie peut même être agitée comme dernière ressource.

Modifications. — Mentionnons quelques-unes des modifications les plus importantes.

Kehrer, de Heidelberg [1], conseille d'ouvrir l'utérus au niveau de l'orifice interne par une incision transversale. Il avance qu'avec ce procédé la plaie s'entr'ouvre moins facilement, qu'on rencontre moins vraisemblablement le placenta sur son chemin, qu'on atteint plus facilement la tête et qu'il est plus facile de suturer à part le péritoine lâchement adhérent à ce niveau aux tissus sous-jacents. Il conseille le drainage tant vaginal qu'abdominal. Cet auteur a perdu trois opérées sur sept, et sa méthode n'a pas trouvé d'imitateurs. Des objections qui sautent aux yeux sont : l'hémorragie à craindre, la plaie intéressant une région riche en gros vaisseaux; la difficulté d'appliquer une ligature temporaire en cas de besoin, et les dangers d'une déchirure circulaire pendant l'extraction de l'enfant.

Cohnstein [1] a conseillé de sortir tout l'utérus à travers l'incision abdominale et de pratiquer l'ouverture sur la face postérieure de la matrice en même temps qu'on comprime l'aorte. Il a recommandé de plus le drainage du cul-de-sac de Douglas et la fermeture complète de l'incision abdominale. Il trouve comme avantages à cette manière de faire les points suivants : c'est en arrière que les tissus utérins présentent la plus grande épaisseur, et cependant c'est à ce niveau qu'ils ont moins de tendance à s'entre-bâiller; de plus, l'ouverture postérieure et le drainage, qui en est une dépendance, sont les meilleures sauvegardes contre la péritonite septique. Ce procédé n'a pas été adopté.

Sänger [3], lui aussi, a conseillé une incision abdominale longue et la sortie de l'utérus avant extirpation du fœtus. Quelques sutures sont passées de suite au niveau de l'extrémité supérieure de l'incision pour prévenir l'expulsion des anses intestinales, tandis qu'une toile de caoutchouc, disposée sous l'utérus sur les parois du ventre, isole la cavité abdominale. Les inconvénients évidents de ce procédé l'emportent probablement sur ses avantages.

---

[1] *Archiv f. Gynäk.*, bd. XIX, heft. 2.
[2] *Centralbl. f. Gynäk.*, bd. V, heft. 12.
[3] *Archiv f. Gynäk.*, bd. XIX, heft. 3, s. 397.

Franck [1] a émis l'idée ingénieuse d'annihiler autant que possible le cul-de-sac vésico-utérin en suturant ensemble les ligaments ronds, et de drainer par l'incision abdominale l'excavation ainsi formée. L'emploi d'un court tube de caoutchouc, de la manière que j'ai dite, assure les mêmes avantages et est bien plus simple.

OPÉRATION DE PORRO. — HYSTÉRECTOMIE PUERPÉRALE

Historique. — L'extirpation de l'utérus, comme conséquence de la section césarienne, fut pour la première fois, après mûre réflexion, projetée et mise à exécution en 1876, par Porro, à la maternité de Pavie. Son opérée était déformée, rachitique et, bien que la fièvre puerpérale régnât alors dans l'établissement, elle se rétablit parfaitement. L'idée en avait été suggérée par les succès de l'hystérectomie pour fibromes et avait pris corps après les résultats d'expériences faites sur des animaux. Depuis, l'opération est connue sous le nom de Porro.

Suivant Godson [2], la possibilité d'enlever l'utérus gravide chez les animaux fut démontrée, en 1768, par Cavallini, de Florence. En 1828, Blundell de Guy's Hospital pratiqua la même opération sur quatre chiennes, eut trois succès et suggéra que l'hystérectomie pourrait être d'une sage pratique après l'incision césarienne, ou lorsqu'une patiente succombe de manière évidente à une rupture utérine. Michaëlis, de Marbourg, en 1809, émit la même idée ; et d'autres travailleurs vinrent apporter les preuves expérimentales de la possibilité du succès de cette opération.

La première observation d'extirpation réelle de l'utérus gravide chez la femme appartient à Horace Storer, de Boston, et date de 1869. Ce chirurgien pratiqua l'hystérectomie pour éviter la mort imminente dont était menacée sa patiente par suite d'une hémorragie incoercible se produisant au cours d'une opération césarienne. L'opérée mourut dans les soixante-huit heures. Après le cas de Porro, ce fut Späth, de Vienne, qui,

---

[1] *Centralbl. f. Gynäk.*, bd. XIX., heft. 3 s. 397.
[2] *Brit. Med. Journ.*, 26 janvier 1884.

en 1877, enregistra le premier succès. Depuis, cette opération a été pratiquée plus de 250 fois, avec un pourcentage de succès, pour la mère, s'élevant entre 40 et 50.

MANUEL OPÉRATOIRE

On peut définir l'opération de Porro une opération césarienne suivie de l'extirpation de l'utérus à sa jonction avec le col, comme aussi des ovaires et des trompes. Elle a été diversement dénommée : — hystéro-oöphorectomie césarienne, hystéro-ovariotomie césarienne, hystérectomie puerpérale ; Porro lui-même la décrit sous le nom d' « amputation utéro-ovarienne, comme complément de l'incision césarienne ». La véritable opération de Porro est, par conséquent, toujours précédée de l'incision césarienne. Ici également le fœtus est supposé viable. Mais on peut pratiquer également l'hystérectomie pour une rupture utérine et pour diverses conditions anormales, préexistantes au terme final de la grossesse ; il est nécessaire de séparer ces dernières indications de la véritable opération de Porro. Godson, dans son remarquable article, divise très justement ces interventions comme il suit :

1° Véritable opération de Porro ;

2° Amputation utéro-ovarienne pratiquée pendant la grossesse, mais avant l'époque de viabilité du fœtus ;

3° Opération, faite dans le but d'extraire par la laparotomie le fœtus de la cavité abdominale, et suivie de l'amputation de l'utérus déchiré et des ovaires.

Les détails opératoires de chacune de ces opérations sont identiques dans leurs grandes lignes. Il sera nécessaire toutefois d'ajouter quelques remarques particulières à propos de l'opération visant une rupture de la matrice.

L'incision pariétale est la même que pour la simple opération césarienne. Si elle présente quelque différence, c'est qu'elle doit être faite plus bas, puisque le moignon d'amputation de l'utérus devra être amené dans sa partie inférieure. La modification, apportée, en 1878, par Müller et qui consiste à faire sortir tout l'utérus de la cavité abdominale avant de l'ouvrir, nécessite une incision fort longue. Les avantages qu'on retirerait de cette manière de faire sont : 1° éloigner tout danger de pénétration de liquides utérins dans le ventre (avantage très réel si, comme dans son cas, on a affaire à un fœtus en putréfaction) ; et 2° rendre facile l'application d'un lien constricteur temporaire pour prévenir toute hémorragie. Ses inconvénients sont si évidents, toutefois, et tels que la modification de Müller n'a guère trouvé de défenseurs.

L'ouverture de la matrice peut se faire par incision ou déchirure, transversale ou longitudinale. Puisque l'utérus doit être enlevé et que la plaie utérine ne devra pas être fermée, le mode d'ouverture ne présente pas une importance aussi grande dans l'opération de Porro que dans la véritable opération césarienne. On peut, dans le choix du siège de l'incision, se laisser guider, dans de certaines limites, par la position du placenta.

Godson plaide en faveur d'une ouverture transversale faite très bas et par arrachement. La plupart des opérateurs, cependant, lui préfèrent une incision verticale, et ce procédé paraît, somme toute, être le meilleur. L'incision peut se faire rapidement avec les ciseaux de la manière conseillée pour l'opération césarienne.

D'autres détails, comme ceux qui concernent la disposition des éponges, l'attraction de l'utérus en avant et l'extraction de l'enfant, sont également identiques. Le cordon est divisé entre deux pinces à forcipressure et l'enfant remis entre les mains d'un aide.

Conduite à tenir à l'égard du placenta. — Le placenta peut être enlevé ou non avant l'amputation de l'utérus. Le seul avantage de son extraction consiste en la diminution de volume de l'utérus, de ce fait ; les inconvénients sont une perte de temps et les risques d'une hémorragie. L'expérience a démontré que cette manœuvre est au moins inutile ; en pratique, on peut donc laisser en place le placenta.

La répression de l'hémorragie utérine peut se réaliser par la constriction temporaire autour du col, obtenue soit à l'aide de la main introduite dans la cavité abdominale, d'un lien élastique ou d'un instrument tel que le serre-nœud à corde de Tait. De grandes pinces en **T**, appliquées sur les lèvres de l'incision utérine, rempliraient complètement et efficacement le même but. Mais, si l'utérus se contracte même modérément, et si l'opération est conduite rapidement comme il convient, l'écoulement de sang par la plaie utérine peut se réduire à fort peu de chose, — au moins, jusqu'à ce que l'utérus ait été amené hors du ventre.

Pendant que l'index de chaque main accroche les extrémités de l'incision, on chasse l'utérus en avant et on arrive ainsi à le sortir. Puis la cavité abdominale est interceptée au moyen de grosses éponges disposées sur l'ouverture.

Amputation de l'utérus. Traitement du pédicule. — Jusqu'ici l'expérience acquise plaide fortement en faveur du traitement extrapéritonéal du pédicule. Si on s'en rapporte aux tables dressées par Godson, sur 15 cas où la méthode intrapéritonéale a été employée on compte 11 morts. Quoique le verdict ainsi prononcé ne puisse être regardé comme définitif, on peut tirer en toute sûreté la conclusion qu'étant donnés les procédés pratiques, actuellement en vogue, la méthode extrapéritonéale donne plus de probabilités de succès que la méthode intrapéritonéale.

On a eu recours à de nombreux procédés pour la constriction du pédicule : serre-nœuds et écraseurs à chaîne de différentes formes; ligature au fil de fer, totale ou par portions; clamps d'acier et ligature élastique. C'est la constriction au moyen du fil de fer qu'on peut resserrér, qui a réuni le plus d'adeptes et donné les meilleurs résultats. Le plus souvent, c'est le serre-nœud de Cintrat dont on a usé; mais l'appareil plus simple et plus petit de Kœberlé tend à le détrôner peu à peu. La récente modification apportée au serre-nœud de Kœberlé par Tait (Fig. 44) en a fait un instrument qui approche presque de la perfection; et je le considère, quant à moi, comme le plus propre à assurer le pédicule dans l'hystérectomie puerpérale.

Le conseil est donné généralement de disposer le fil de fer autour du col au niveau de l'orifice interne. Mais le siège de cet orifice interne varie suivant l'époque du travail et le degré subséquent de la contraction utérine. En général, on se met à l'abri de tout accident en plaçant le fil de fer immédiatement sous la saillie des parois utérines, qui marque le niveau inférieur de la descente du fœtus. Dans les dernières périodes du travail, celle-ci se rapproche très près du niveau de l'orifice externe. Dans les cas qui nécessitent cette opération, il existe quelque obstacle à la descente du fœtus; et, comme l'utérus se contracte, l'orifice remonte nécessairement sur le fœtus. Les uretères peuvent difficilement se trouver en péril. Quand on a fait l'application d'un constricteur temporaire, on dispose le fil de fer au-dessous de lui, à moins qu'il n'occupe une situation trop basse; mais il ne s'élève pas de motifs sérieux contre l'application du fil de fer dans la rainure tracée par le constricteur temporaire ou même au-dessus de ce dernier. Le fil de fer seul est tout à fait suffisant : les ligatures supplémentaires au fil de soie ou autres sont inutiles et ne peuvent que devenir une source d'infection. L'instrument est fixé de manière que le manche forme un angle droit avec la plaie, ou s'incline un peu en haut vers l'ombilic. Dans cette position, on le trouve moins sur son chemin dans le cathétérisme, ou le pansement de la plaie ou du pédicule.

Pour fixer le pédicule dans la plaie et s'opposer à sa rétraction, on le traverse d'une ou de deux broches d'acier au-dessus du point de constriction. Ces aiguilles sont identiques à celles dont on use dans l'hystérectomie pour fibromes, et leurs extrémités sont protégées de la même manière.

Après résection de l'utérus à environ 2 centimètres au-dessus du fil constricteur, le pédicule est soigneusement disposé dans la partie inférieure de l'incision abdominale. Avant ce faire, le cul-de-sac vésico-utérin est nettoyé à l'éponge, le péritoine qui entoure le pédicule et le cul-de-sac de Douglas également. Quelques chirurgiens, dans le but de hâter et de rendre aussi complète que possible la fermeture du péritoine autour du moignon, conseillent de fixer le péritoine pariétal de l'extrémité inférieure de la plaie à l'enveloppe séreuse du pédicule. Si on n'agissait pas de la sorte, cela vaudrait certainement la peine d'attirer le péritoine des parois abdominales sur la surface de section, et de l'y fixer par une suture juste au-dessus du pédicule. De quelque manière qu'on l'observe, on ne devrait jamais négliger la règle précieuse qui veut qu'on oppose péritoine à péritoine.

La suture la plus inférieure de la plaie abdominale est ainsi aménagée qu'elle attire les surfaces sectionnées en contact intime avec le pédicule, mais sans exagération de tension. Les tiraillements déterminent de la suppuration autour du point de suture, circonstance qu'il faut surtout éviter. Les autres sutures sont placées comme d'ordinaire.

Sauf en cas tout à fait exceptionnels, le drainage n'est pas indiqué.

Le pédicule est finalement émondé et pansé. On excise aux ciseaux ce qu'il présente en trop et on lui façonne une surface convexe, même toute ronde. La muqueuse, qui en occupe le centre et présente de grandes dispositions à la putréfaction, est curettée et l'excavation qui en résulte soigneusement lavée. Pour momifier les tissus qui vont se mortifier au-dessus du fil constricteur, on étend sur les surfaces dénudées du perchlorure de fer, soit à l'état solide, soit sous forme de solution concentrée dans la glycérine. On peut cependant s'en abstenir en toute sûreté : la simple ouate absorbante est entièrement suffisante comme siccatif ; de l'acide borique en poudre, projeté sur les surfaces sectionnées, maintient les parties en état d'asepsie. Des morceaux de lint sont, avec soin, tassés autour de la base du pédicule, de manière à ce que les sécrétions ne puissent pénétrer dans la cavité abdominale.

Il est fort commode de diviser le pansement de la plaie en deux portions. La supérieure, qui recouvre la plaie pariétale, est disposée pour obtenir la réunion par première intention, et ne doit pas être touchée pendant une semaine. La partie où siège le pédicule est recouverte de telle manière que la moindre hémorragie soit visible de suite et qu'on puisse atteindre la vis du clamp sans toucher à la portion supérieure du pansement. En outre, le pédicule, en raison de la décomposition qu'il subit, doit être maintenu séparé de la plaie qui guérit et constamment soumis à l'influence d'antiseptiques actifs. A l'aide du Listérisme il arrive parfois que, du commencement à la fin, on entretient une asepsie rigoureuse du pédicule, même alors qu'on n'obtient pas une sécheresse constante ; c'est là un avantage sur lequel il ne faut pas, cependant, toujours compter. Tout autour de la racine du pédicule sont tassés de petits plumasseaux de lint boriqué ou de gaze absorbante, et renouvelés aussi souvent qu'il est nécessaire.

On resserre en général le serre-nœud un peu chaque jour, ou de jour à autre, selon qu'il semble utile. Après une semaine ou deux, celui-ci tombe avec les tissus qui le surmontent.

Il est douteux néanmoins que ce resserrement quotidien du pédicule hâte en réalité l'élimination de l'escarre. Pour les raisons, données au chapitre qui concerne l'hystérectomie pour fibromes, je conseille et pratique l'abstention dans le resserrement du serre-nœud et je l'enlève complètement du troisième au cinquième jour.

Le traitement consécutif ne réclame pas de commentaires particuliers. La péritonite simple ou septique est la cause principale de la mort et explique la moitié des décès. Pour combattre cette complication, l'évacuation de l'intestin est le meilleur traitement. Des lavements térébenthinés et, aussi vite que l'opérée pourra le supporter, un purgatif salin devront être administrés. Les symptômes graves de péritonite doivent être rapidement combattus par le drainage et l'irrigation pratiqués à travers la plaie au-dessus du pédicule. L'alimentation rectale et une stimulation franche sont de rigueur, surtout si des nausées font leur apparition.

LAPARO-ÉLYTROTOMIE

Par cette opération (λαπάρα — flanc; ἔλυτρον — vagin) on entend l'extraction du fœtus par une incision faite aux parois abdominales et au vagin, sans ouvrir le péritoine et sans intéresser l'utérus. Elle est également connue sous les noms de gastro-élytrotomie, ou encore opération de Thomas.

Historique. — Cette opération est tout autant la propriété de Gaillard Thomas de New-York que celle que nous venons de décrire immédiatement est l'opération de Porro. De même que la dernière, la laparo-élytrotomie a été proposée et même exécutée d'une certaine manière, plusieurs années avant que Thomas l'ait remise au jour. D'après Mangiagalli [1], Joerg [2], en 1806, suggéra la possibilité d'atteindre l'utérus par une incision abdomino-vaginale: mais rien ne démontre qu'il pratiqua jamais cette opération. En 1820, Ritgen [3], ayant entendu

---

[1] « Le piu recenti Mod. del Taglio Cesareo. » *Am. Journ. Med. Sc.*, juillet 1884.
[2] *Handbuch der Geburtshülfe*, 1807. Garrigues.
[3] *Heidelberg Klinische Annalen*, vol. I, 1825, p. 226.

parler du mode de ligature de l'iliaque externe sans ouverture du péritoine, imagina la gastro-élytrotomie pour extraire le fœtus hors de l'utérus. Il fit cette opération en 1821 ; mais l'hémorragie fut telle qu'il dut terminer par une opération césarienne ordinaire. L'opérée mourut d'hémorragie vaginale. Baudelocque (1823) paraît avoir imaginé pour le moins dix procédés différents ; il en essaya deux, et les deux d'ailleurs sans succès. Physick (1824) proposa un procédé quelque peu analogue ; il voulait atteindre l'utérus par une incision horizontale au niveau du sommet de la vessie et sous-péritonéale ; mais il ne mit jamais son idée en pratique. Sir Charles Bell (1837) agita la question de l'hystérotomie sous-péritonéale et donna l'idée de déchirer le vagin avec le doigt pour éviter l'hémorragie ; mais il est fort douteux que sa proposition fût originale.

Cette opération doit sa résurrection, et à vrai dire, son existence actuelle à Thomas. Ce chirurgien mit à exécution lui-même, en mars 1870, son procédé, combinaison de ceux de Ritgen et Bell, sur une femme vivante, ou plutôt mourante[1]. La patiente en était à la fin du septième mois et à l'article de la mort du fait d'une pneumonie ; l'opération ne fut entreprise que dans le seul intérêt de l'enfant. Ce cas démontra la possibilité de ce mode d'intervention. Le Dr Skene[2] et d'autres l'adoptèrent et lui assurèrent un certain nombre de succès encourageants.

MANUEL OPÉRATOIRE

Le Dr H.-J. Garrigues, de New-York, a fait une étude spéciale de l'historique et de la technique de cette opération, et décrit minutieusement l'anatomie des parties[3]. C'est à lui et à Harris de Philadelphie, aussi bien qu'à Thomas lui-même, que j'ai surtout emprunté pour la description qui suit :

Préliminaires. — On procède de la manière habituelle au nettoyage du champ opératoire ; toutes les parties sont parfaitement purifiées, les pubis rasés, et le vagin et la vulve

---

[1] *Am. Journ. Obstet.*, mai 1870.
[2] *Am. Journ. Obstet.*, oct. 1887.
[3] *New-York Med. Journ.*, oct. and. nov. 1878.

asepsiés. Le bassin élevé sur un coussin dur, et les cuisses aussi étendues que possible. Si le col n'est pas complètement ouvert, on le dilate à ce moment avec le ballon de Barnes ou, si c'est nécessaire, avec les doigts.

Le vagin communiquant avec la plaie, une asepsie complète est impossible ; aussi peut-on se passer du spray antiseptique.

Aides. — Il est à désirer d'avoir quatre aides. L'opérateur se tient à la droite de la patiente. Un aide est placé à la gauche ; il a pour fonctions de repousser le fond de l'utérus en arrière et vers la gauche, de manière à diriger son extrémité inférieure en avant et vers la droite, et à tendre la peau de l'aine droite. Un second aide se tient du côté droit et à la gauche de l'opérateur ; il maintient entr'ouverte la plaie de l'aine en appuyant les mains sur sa lèvre supérieure, et relève le péritoine et les intestins. Un troisième aide introduit une sonde dans la vessie et la manœuvre dans la direction voulue. Le quatrième aide rend divers services : ou il repousse le vagin vers la plaie, ou il fait fonctionner le thermocautère en cas de besoin.

L'incision pariétale est faite au niveau de la région inguinale droite, qui a le petit avantage sur la gauche d'être un peu plus distante du rectum. Cette incision est légèrement recourbée, à concavité supérieure, et court parallèlement au ligament de Poupart, à environ 25 millimètres au-dessus de ce dernier. Elle commence à 43 millimètres au-dessus et en dehors du pubis et se termine à 25 millimètres au-dessus de l'épine iliaque antérieure et supérieure. L'incision évite ainsi l'artère épigastrique interne et le ligament rond, qu'elle laisse en dedans ; elle divise l'épigastrique externe. Le muscle oblique externe est incisé dans sa portion aponévrotique, sauf juste au-dessus de l'épine iliaque, où l'on rencontre les fibres musculaires. Les fibres de l'oblique interne, parallèles à l'incision, sont simplement écartées ; les fibres du transverse, qui descendent un peu, doivent être également sectionnées. On atteint alors le fascia transversalis, qu'on divise avec soin, après l'avoir saisi entre deux pinces. Puis les doigts, repoussant en haut le péritoine et la graisse sous-péritonéale, travaillent lentement en bas vers le vagin, que dirige sur ces entrefaites en haut et à droite l'aide

préposé à la manœuvre du fond de la matrice. L'artère circon-
flexe se trouve située au-dessous de l'incision et en dehors de
son tracé. L'aide, qui se tient en arrière de l'opérateur, avec la
paume des mains recouverte d'une compresse exprimée après
avoir été trempée dans une solution phéniquée chaude, repousse
facilement et maintient hors du champ opératoire le péritoine
déjà élevé et dont les adhérences sont fort lâches. Le troisième
aide introduit alors une sonde en métal dans la vessie, de
manière à en faire saillir l'extrémité à droite au niveau du
point de réunion du réservoir urinaire avec le vagin, et à fixer
ainsi la proximité de la vessie et de l'uretère.

Ouverture du vagin. — Au terme de la grossesse, dans le cas
de bassin rétréci, la totalité de l'utérus est située au-dessus du
détroit supérieur ; et, pendant le travail, comme la tête ne peut
descendre, le vagin se trouve entraîné par en haut. Au voisinage du point de jonction de l'utérus avec le vagin, il y a plus
grande abondance de vaisseaux ; la prudence veut donc qu'on
fasse l'ouverture aussi bas que possible. De ce que la branche
vaginale de l'artère utérine se trouve située sur le côté du
vagin, tandis que les uretères et la base de la vessie siègent
directement en avant, il s'ensuit que la face antéro-latérale du
vagin devient le siège d'élection de l'ouverture. Ce qu'on a de
plus à craindre dans le voisinage, dans le champ opératoire
pour ainsi dire, ce sont et l'uretère et la base de la vessie. Gros-
sièrement parlant, l'uretère pénètre la vessie à 25 millimètres
au-dessous du niveau de l'orifice externe, du moins dans les
dernières périodes de la grossesse ; et pendant le travail, à
l'état normal, comme le démontrent les dissections que j'ai
faites (Fig. 51), les rapports ne sont guère modifiés. De son
point de pénétration dans la vessie, point dont le cathétérisme
peut déceler la position, l'uretère se dirige vers le vagin obliquement en haut et en arrière. Le point d'élection de l'incision
doit siéger au moins à 4 centimètres au-dessous du niveau de
l'extrémité du cathéter, plus bas si possible, et à un plein
pouce (2 centimètres et demi) du bord latéral de la vessie.
Il est possible de pousser le vagin dans la plaie de différentes manières. Garrigues recommande à cette intention un
instrument mousse en bois, quelque peu semblable à l'obturateur d'un spéculum cylindrique ; et il trace l'incision de façon

à ce qu'elle soit faite sur cet instrument aussi bas que possible, loin de l'utérus, et parallèlement à la sonde intravésicale. Thomas, dans son premier cas, eut recours à une sonde métallique; dans son second cas, il se guida sur le doigt d'un aide introduit dans le vagin ; Skene, sur son propre doigt.

L'avantage de l'obturateur en bois, c'est qu'on peut sectionner les tissus sur lui au thermocautère ; le désavantage, que la division se fait sans l'aide intelligent du toucher. Un procédé qui vaudrait probablement les autres consisterait à refouler la paroi vaginale dans la plaie avec les premier et second doigts de la main droite, pendant que la main gauche pousserait entre eux dans le vagin une pince de Lister. Le chirurgien écarte alors les branches de la pince jusqu'à ce que les deux doigts de la main droite puissent pénétrer entre ses mors ; puis il agrandit l'ouverture par déchirure avec les doigts, soit par l'extérieur, soit par l'intérieur. Il faut surveiller la direction que la déchirure tend à suivre ; et, autant que possible, on la dévie vers le bas et en arrière, loin de la vessie et de l'uretère. Ce n'est d'ailleurs pas à ce temps de l'opération que ces organes courent les plus grands dangers, mais, plus tard, pendant l'extraction de l'enfant.

Extraction de l'enfant. — Le cathéter est retiré et on se prépare à extraire le fœtus. Le doigt, accrochant l'orifice utérin, l'attire vers la plaie. Si la dilatation n'est pas suffisante, on s'efforce de l'agrandir artificiellement avec les doigts. Les membranes sont rompues ; le grand axe de l'utérus, en combinant l'abaissement du fond et l'élévation du col, est amené autant que possible dans celui de l'ouverture faite au flanc ; puis l'enfant est extrait au forceps, ou par la version, comme il paraît plus convenable au moment. On a recours à l'expression pour chasser le placenta.

L'enfant remis entre les mains d'un aide, on concentre toute son attention du côté de la plaie. D'abord toute hémorragie doit être réprimée. Les bords de la déchirure vaginale sont examinés avec grand soin et des ligatures jetées sur tous les points qui donnent. Une grosse éponge, enfoncée jusqu'au fond du vagin, rend le service de refouler les diverses parties dans la plaie. Il est possible avec des pinces en T de Thornton d'arrêter toute hémorragie en nappe ; possible également de retirer de sérieux avantages de la forcipressure temporaire. Parfois on est obligé d'appliquer le cautère actuel au fond du spéculum vaginal. En dernier ressort, on recourt au tamponnement du vagin et de la plaie avec des éponges.

Enfin, il faut s'assurer que la vessie et les uretères n'ont pas été lésés. Si on n'aperçoit pas l'uretère, toutes les probabilités sont en faveur de son intégrité. Une déchirure de la vessie peut facilement passer inaperçue ; le meilleur moyen de la découvrir est l'injection d'un liquide coloré par l'urèthre.

Nettoyage, sutures et pansement. — La plaie est complètement nettoyée au moyen d'irrigations et de l'éponge ; de la poudre d'iodoforme est insufflée dans les parties profondes, et un ou deux drains sont disposés dans la plaie, de manière à dépasser dans le vagin et à la surface de l'abdomen.

La plaie pariétale est fermée comme d'ordinaire. Si on se sert d'un bandage de corps pour comprimer le ventre, le péritoine redescend dans sa situation normale, et les lèvres de la plaie béante s'accolent par le fait. Si cela est nécessaire, on peut recourir aux drains pour pratiquer des lavages.

Le pansement de l'aine sera antiseptique et absorbant. Du côté du vagin, il faut veiller à la propreté la plus scrupuleuse. Le tamponnement vaginal agace l'opérée et cause parfois quelques désordres. Un pansement, qui s'insinue entre les lèvres et recouvre les parties externes, est suffisamment efficace. On sonde la malade lors de chaque pansement, trois ou quatre fois par jour. Les parties externes doivent être nettoyées avec le plus grand soin et enduites d'une pommade antiseptique, la glycérine boriquée par exemple ; puis un pansement nouveau est appliqué et maintenu par un bandage en T. Un gros drain, disposé dans le conduit vaginal, facilite l'écoulement des sécrétions.

PARALLÈLE DES OPÉRATIONS CÉSARIENNE,
DE PORRO ET DE THOMAS

Ce sera un avantage de considérer en bloc certains faits et théories, communs aux diverses opérations qui ont en vue l'extraction du fœtus. Bien qu'à mon sens chacune de ces opérations ait, jusqu'à un certain point, ses indications spéciales, cependant, dans la plupart des cas, le choix du procédé importe peu; je veux dire par là, que le chirurgien serait pleinement autorisé à donner la préférence à l'un quelconque indifféremment.

INDICATIONS OPÉRATOIRES

D'une manière générale, les indications de l'opération césarienne sont les mêmes que pour les opérations de Porro et de Thomas.

L'indication la plus fréquente se trouve dans la déformation du bassin avec raccourcissement de ses diamètres. On a coutume de dire que l'intervention opératoire est justifiée lorsque le raccourcissement est tel qu'il est impossible d'extraire le fœtus *per vias naturales*, avec ou sans embryotomie et de sauver la vie de la mère. Le degré de rétrécissement est généralement fixé à un pouce et demi ou 4 centimètres et au dessous. Mais, quand il existe une difformité considérable, cette limite peut être portée à 2 pouces ou 5 centimètres.

Des tumeurs de diverses natures peuvent aussi bloquer le canal pelvien et rendre l'accouchement impossible. Les néoplasmes de l'ovaire et de l'utérus de toutes espèces — enchondromes et autres tumeurs greffées sur les os du bassin, ou même provenant des organes abdominaux, tels que rein et foie — sont également capables d'obstruer le passage.

Une affection maligne du col, si elle est fort avancée, sera parfois une indication à l'opération. A une période de non-viabilité du fœtus, on pourra pratiquer l'extirpation de tout l'utérus; mais ce procédé rentre dans une autre catégorie.

Le heurt du fœtus en position transversale contre le détroit supérieur peut, dans de certaines conditions, être considéré comme une indication. Suivant Harris[1], l'opération césarienne, faite onze fois pour cette raison, a donné sept guérisons.

STATISTIQUES DE LA MORTALITÉ

Césarienne simple. — Donner une statistique, digne de confiance, des résultats de l'ancienne opération césarienne est de toute impossibilité. La statistique de Mayer, portant sur les résultats de l'Angleterre, de l'Allemagne, de la France, de la Belgique, de l'Italie et de l'Amérique, donne 1605 opérations, avec 54 pour 100 de guérisons. Les enfants sauvés se chiffrent par 50 à 60 pour 100. Le tableau de Radfort, relevant les opérations de la Grande-Bretagne, fournit 131 cas, avec seulement 23 guérisons. En Amérique, Harris note 124 opérations, avec 53 succès; et d'autres auteurs ont donné pour l'Amérique un pourcentage d'environ 42 pour 100. En regard de ces statistiques, il faut placer ces relevés qui font autorité, démontrant que dans certains hôpitaux de Paris, Berlin et Vienne on n'a pas enregistré un seul succès pendant de nombreuses années. Trop promptes ont été les déductions tirées de ces relevés : l'opération n'est pas uniformément fatale, ou fatale dans une proportion approchant de 99 pour 100. C'est toujours à la campagne qu'on a obtenu le plus grand nombre de succès. Mais, d'un autre côté, il est certain que les statistiques générales donnent des résultats trop favorables. Une estimation impartiale donnerait probablement de 75 à 80 pour 100 de morts sur l'ensemble des opérations césariennes faites par la vieille méthode.

Césarienne améliorée. — Les résultats de la nouvelle opération césarienne sont tellement favorables qu'elle doit remplacer l'ancienne. Jusqu'à présent, d'après Harris[2], 153 opérations de Sänger-Léopold ont été faites dans onze contrées différentes, avec une mortalité de 29 pour 100. Crédé rapporte 23 cas avec 4 morts. Vingt opérations, faites à l'Institut de Dresde, ont seulement donné deux morts, et tous les enfants furent sau-

[1] *Internat. Cyc. Surg.*, vol. VI, p. 762.
[2] Communication personnelle.

vés ; six, pratiquées à la clinique de Leipzig, furent toutes suivies de succès. En Allemagne, la mortalité générale, portant sur 75 opérations, est seulement de 14,7 pour 100. En 1886, il fut pratiqué 22 opérations avec 4 morts. En 1887-88, 93 opérations avec une mortalité de 25 pour 100, de telle manière que celle-ci ne s'est pas améliorée dans une proportion aussi grande que pour l'opération de Porro.

Opération de Porro. — La statistique la plus complète de l'opération de Porro-Césarienne a été publiée dans : *American Journal of the medical Sciences*, avril 1885. Elle continue le tableau dressé par Godson et renferme d'autres cas. Leur total s'élève à 164. La méthode de Porro, non modifiée, a été appliquée à 109 d'entre eux avec 46 succès ; la modification de Porro-Müller, 41 fois avec 21 succès. Le procédé de Veit, traitement intrapéritonéal du pédicule, sur 14 opérations, donne 4 succès. Si nous excluons les interventions pratiquées sur des moribondes et que nous ne retenons que celles qu'on peut décrire légitimement comme opérations Porro-Césariennes, nous arrivons à un total de 147 avec 65 succès, — c'est-à-dire à un pourcentage de 44 femmes sauvées. Dans des institutions spéciales et entre les mains de certains opérateurs, les résultats sont meilleurs. Braun a 8 guérisons sur 12 ; Fehling, 1 mort sur 4 ; ce chirurgien estime la mortalité générale de l'opération de Porro-Césarienne à 55,8 pour 100. Les dernières statistiques de Harris [1] relèvent 250 opérations, pour quinze contrées, avec une mortalité de 46 pour 100. En 1885-86-87-88, 79 opérations ont été faites avec une mortalité de 19 pour 100, — amélioration très positive, si elle est exacte. Il est curieux que les résultats de la césarienne améliorée soient meilleurs en Allemagne ; alors que l'opération de Porro réussit surtout en Angleterre. J'incline à croire que cela provient de ce que l'intervention est plus précoce sur le continent que chez nous.

Laparo-élytrotomie. — Autant que je puis le savoir, d'après mes recherches, cette opération n'a été pratiquée que 14 fois et a sauvé 7 mères. Skene, à lui seul, l'a faite 4 fois et a obtenu 3 guérisons. Il n'est guère possible de tirer des conclusions

---

[1] Communication personnelle.

d'un aussi petit nombre de faits. Il est à noter, cependant, que presque toutes les morts sont survenues dans des cas défavorables. D'un autre côté, l'un des succès fut obtenu par le D[r] Mc Kim [1] dans les conditions les plus désastreuses qu'on puisse concevoir.

En tous cas, il faut se rappeler que tout retard apporté à l'opération est un des facteurs les plus puissants des échecs essuyés. Les statistiques le font ressortir d'une manière fort remarquable. L'opération, faite au terme de la grossesse avant tout travail, démontre qu'on ne peut en toute loyauté la comparer à celle qu'on entreprend à la fin d'un travail épuisant, compliqué peut-être de l'application des forceps.

PARTICULARITÉS ET RÉSULTATS PROPRES A CHAQUE OPÉRATION

Si l'on cherche à se faire une idée exacte de la valeur relative de chacune de ces opérations, de nombreux détails doivent entrer en ligne de compte. Parmi ceux-ci, les plus importants à signaler sont : la facilité de l'opération ; la nature des dangers immédiats, tels que : shock, hémorragie, péritonite ; et le caractère des résultats éloignés.

Opération. — Par la nature même des choses, de nombreuses interventions ont été faites à l'improviste par des praticiens, non spécialement entraînés, avec un appareil instrumental imparfait et sans aides exercés. En pareil cas, l'opération césarienne classique est presque certainement préférée. En tous cas, d'ailleurs, on doit appliquer la suture améliorée à la plaie utérine. En d'autres circonstances où se trouvent réunies toutes les meilleures conditions : aides entraînés, instrumentation convenable, et une certaine expérience de la part de l'opérateur, il n'est pas facile de décider, au point de vue du chirurgien, quel est le procédé le plus avantageux.

Tous ceux qui l'ont pratiquée disent de la *laparo-élytrotomie* qu'elle est plus facile que l'opération césarienne, qu'elle ne présente pas de difficultés particulières et ne réclame pas d'instrumentation spéciale. De ce fait, que Skene a pu en terminer une en quinze minutes, et une seconde en dix, il ressort

---

[1] *N.-Y. Med. Journ.*, 10 déc. 1887.

que la technique n'en est ni laborieuse ni difficile. Le plus grand danger auquel elle expose serait la rupture de la vessie, qu'on a observée cinq fois ; mais cette déchirure s'est toujours fermée spontanément. L'écoulement de sang a donné peu de préoccupations. La cellulite pelvienne est à craindre par suite de la contusion des parties ou d'une déchirure étendue au-delà des feuillets fibreux, et il faut s'attendre à une suppuration quelque peu prolongée. Les dangers immédiats n'existent plus lorsque l'hémorragie vaginale a été réprimée. Dans le cas présent on est exposé à trouver la vessie dans une situation anormale ; et, si son siège exact peut être diagnostiqué dès avant l'opération, il faut choisir pour opérer le côté opposé à celui où siège sa masse principale. Il est fort avantageux que l'orifice utérin soit complètement dilaté avant l'opération. En effet, un orifice contracté, dur, devient une contre-indication si l'état de l'opérée est tellement mauvais qu'on ne puisse sans danger accorder quelque temps à la dilatation.

Il peut être vrai que la laparo-élytrotomie soit plus facile que l'opération césarienne ; mais à première vue cela ne paraît guère. L'incision de l'aine semble être d'une exécution redoutable et offrir quelques difficultés ; de même, l'incision de la paroi vaginale paraît délicate, sinon difficile ; de plus, rien d'incertain comme l'ensemble des déchirures que pourra déterminer l'extraction du fœtus, si même elle n'est fort chanceuse. Il est plus que probable que les difficultés sont plus apparentes que réelles ; en tous cas, il est certain que leur vraisemblance a détourné de nombreux opérateurs de ce mode d'intervention.

Dans l'opération césarienne, nulle difficulté réelle. L'hémorragie du fait de la plaie utérine peut causer quelques alarmes momentanées. Une certaine adresse est nécessaire pour s'opposer à toute pénétration de liquides utérins dans le péritoine. La suture de la plaie utérine exige de la patience et de la délicatesse. Comparée à beaucoup d'opérations abdominales la Césarienne primitive est facile et va droit au but. La Césarienne de Sänger demande des soins et quelques précautions, mais c'est à peine si on peut la considérer comme une opération difficile.

L'opération de Porro, en tant que travail chirurgical, est également facile. Les difficultés ont trait surtout au traitement du pédicule. Un chirurgien habile peut, en parfaite sécurité, se dispenser de la constriction temporaire et s'efforcer de pla-

cer de suite le fil de fer du serre-nœud. Ce temps une fois exécuté, les autres sont assez simples. Tout n'est pas fini, cependant, jusqu'à ce que le constricteur ait été enlevé ; et on doit
toujours redouter quelque accident tant qu'il n'est pas détaché.

Au point de vue opératoire, par conséquent, la balance
penche peu en faveur de l'un ou l'autre procédé.

Shock. — L'état de la femme au moment de l'opération est le
principal facteur au point de vue des résultats futurs. L'épuisement à la suite d'un travail prolongé et inutile interdit toute
intervention, qui nécessairement va se prolonger et s'accompagner d'un shock grave. Au point de vue du shock immédiat,
l'opération de Porro vient en premier ; en ce qui concerne l'influence que pourrait avoir sur les résultats la longueur du
temps dépensé à pratiquer l'opération, plus désavantageux est
le procédé de Thomas, avec lequel il peut être nécessaire de
dilater un orifice utérin complètement rigide. Dans les mauvais
cas, voici les faits qui plaident fortement en faveur de l'opération de Thomas ; cette dernière peut être terminée en dix
minutes ; elle n'ouvre pas le péritoine ; l'incision n'attaque que
la peau et des organes de peu d'importance ; l'enfant est extrait
de la matrice par son orifice naturel. C'est le procédé de Porro-
Müller, qui est le plus à craindre au point de vue du collapsus.
L'opération césarienne semblerait tenir une position intermédiaire.

Hémorragie. — L'hémorragie, tant immédiate qu'éloignée,
est le principal accident à craindre dans le cours de l'opération
de Porro. Dans bon nombre de cas, ni le serre-nœud ni la
chaîne d'écraseur n'ont pu enrayer l'écoulement sanguin du
pédicule, et il a fallu recourir à d'autres moyens extraordinaires. Dans la Césarienne ordinaire, il n'est pas rare que l'hémorragie ait été fatale, et l'une des premières hystérectomies
a été précisément pratiquée pour parer à cet accident. Si le
placenta est lésé, le danger redouble. Si l'utérus se contracte
bien, il n'est pas probable que l'hémorragie devienne dangereuse ; sinon, il sera vraisemblablement prudent d'en venir à
une hystérectomie. Avec l'opération de Thomas, pareille complication est bien peu à craindre ; l'inconvénient est que, vient-
elle à se produire, il peut être fort difficile d'en venir à bout.

Il est possible que l'extraction du fœtus agrandisse indéfiniment la déchirure vaginale et que l'hémorragie persiste à l'extrême limite de la déchirure. Mais les vaisseaux lésés sont alors d'un petit volume et des moyens fort simples en ont vite raison.

Péritonite. — La grande proportion des morts, après opération césarienne, du fait d'une inflammation péritonéale, de nature septique en général, était l'un des plus forts arguments apportés par Porro en faveur de l'adoption de l'hystérectomie. Mais ce dernier procédé n'a pas écarté le danger ; en dépit de toutes les précautions, la péritonite tue dans la proportion de 16 pour 100 les opérées par la méthode de Porro. Quant à la laparo-élytrotomie, la péritonite n'a été signalée qu'une fois parmi les causes de mort, et avec des soins convenables elle doit être fort rare.

Éventualité d'une grossesse à l'avenir. — On a beaucoup trop vanté ce fait qu'avec l'opération de Porro toute possibilité d'une grossesse future est écartée. En face d'autres moyens et de plus simples, c'est d'un excès chirurgical ridicule que de vouloir amputer tout l'utérus et les ovaires pour prévenir la possibilité de la conception. Dans l'opération césarienne, y a-t-il rien de plus simple que de réaliser l'idée émise par Blundell, il y a quelques années, c'est-à-dire la résection de deux petits morceaux des trompes ; celle-ci mettrait, à cet égard, l'opéracion césarienne sur le même pied que l'opération de Porro. Le procédé de Thomas n'entrave nullement la possibilité d'une grossesse pour l'avenir.

Il nous faut pourtant nous prononcer finalement quant à la valeur relative de ces diverses interventions. Nous pouvons dire ici que les résultats de l'opération de Porro n'ont pas répondu à l'attente, mais se sont pourtant légèrement améliorés ; que l'opération césarienne modifiée a eu des succès qui ont dépassé les espérances ; et que l'opération de Thomas a conquis une excellente position, qui justifierait de nouvelles tentatives. En outre de ces quelques lignes, qu'il nous soit permis d'indiquer les indications et contre-indications particulières à chacune de ces opérations.

INDICATIONS ET CONTRE-INDICATIONS PARTICULIÈRES

Laparo-élytrotomie. — Garrigues a mentionné les contre-indications suivantes à cette opération :

1° L'impossibilité de la renouveler du même côté ;
2° L'enclavement de la tête dans le bassin ;
3° La présence d'une grosse tumeur dans le vagin ;
4° Une obstruction de la matrice elle-même (ainsi une affection maligne du col);
5° Une atrésie ou rétrécissement vaginal considérable.

Stadfelt de Copenhague y a encore ajouté une autre contre-indication, à savoir : une tumeur dont le point de départ siège sur la paroi vaginale antérieure et repousse le vagin en arrière.

Il faudrait considérer comme une circonstance défavorable la flexion et l'ankylose des cuisses, ou une contorsion telle que les membres inférieurs viendraient obturer le champ opératoire dans l'aine. Les cicatrices de l'aine ou du bassin, résultats de suppurations anciennes ou profondes, sont un inconvénient, mais nullement une contre-indication absolue.

En l'absence des diverses circonstances qui viennent d'être mentionnées, on peut ranger au nombre des indications favorables : un orifice utérin complètement dilaté ou facilement dilatable ; un vagin spacieux, non congestionné, où la tête n'est pas descendue, que des manœuvres antérieures n'ont ni meurtri ni lésé ; une parturiente dans un bon état de santé générale. Un profond épuisement à la suite d'un travail prolongé contre-indique l'opération de Porro et, suivant la plupart des auteurs, plaiderait moins contre la laparo-élytrotomie que contre l'opération césarienne.

Opération de Porro. — L'hystérectomie est indiquée dans le cas de fibromes venant compliquer le travail. Elle est, en outre, particulièrement de circonstance, lorsqu'il est impossible de terminer une opération césarienne ; tel est le cas quand on a affaire : à une hémorragie abondante de la plaie utérine ; à une inertie utérine avec hémorragie au niveau du placenta ; à des difficultés dans la désinsertion du placenta ; à de la tendance à la version de la matrice. Lors d'une atrésie vaginale accusée et incurable, l'opération de Porro doit être préférée parce que les lochies après l'opération césarienne ne s'écouleraient pas librement. La putridité du contenu de la matrice est également une indication à l'opération de Porro.

Celle-ci est contre-indiquée dans les cas d'épuisement grave, où le shock consécutif à l'hystérectomie mettrait la vie de la femme en danger. Dans le cancer de l'utérus, l'opération de Porro devrait, si possible, faire place à une hystérectomie totale; sinon l'opération césarienne serait peut-être préférable.

Opération césarienne. — Dans tous les cas de tumeur occupant le corps de la matrice, l'opération césarienne ne convient pas. A cette exception près. c'est à peine s'il se trouve quelque état nécessitant l'accouchement opératoire pour lequel cette opération ne soit pas praticable. Des trois procédés que nous venons d'étudier, c'est celui qui trouve les applications les plus larges et les principales indications. Mais, au cours de l'opération, certaines circonstances — ainsi : l'inertie utérine, une hémorragie, une adhérence anormale du placenta — peuvent se rencontrer qui imposent à un chirurgien prudent de compléter l'opération suivant la méthode de Porro. D'autres lésions, dont l'intervention amène la découverte — ainsi, par exemple, une maladie des annexes — peuvent donner l'idée de compléter l'intervention par l'hystérectomie. Une plaie utérine, qui ne s'annonce pas comme devant être suturée facilement et d'une manière satisfaisante, devient une contre-indication à la simple opération césarienne.

On trouve, en fait, un grand avantage à l'incision médiane de l'abdomen, parce qu'elle permet au chirurgien de terminer soit par la césarienne améliorée, soit par un Porro, comme il lui paraît plus convenable à l'instant.

OUVERTURE DE L'ABDOMEN POUR RUPTURE UTÉRINE
CŒLIOTOMIE PUERPÉRALE

ANATOMIE PATHOLOGIQUE

On peut observer la rupture de l'utérus gravide à toute époque
de la grossesse après le troisième mois. Parfois elle se produit spontanément ou, du moins, sans cause apparente ; également, après un effort, une chute violente, ou une occupation
fatiguante ; mais le plus souvent la rupture s'observe au terme
complet et au moment du travail. Nous n'avons pas ici à discuter les questions controversées que soulève son étiologie
exacte.

Barnes [1] a donné la classification suivante des diverses variétés de ruptures :

« 1° **Rupture** ou **éclatement** signifie que, l'utérus se contractant sur son contenu résistant, les parois du corps ou du col
éclatent plus ou moins soudainement.

« 2° **La déchirure** ou fente s'observe lorsqu'une solution de
continuité, commençant au niveau de l'orifice, se propage plus
loin.

« 3° **Le broiement** ou écrasement se produit lorsque l'utérus
est soumis à une compression prolongée entre la tête fœtale et
la paroi pelvienne.

« 4° **La perforation** se produit lorsque les tissus, malades ou
longtemps comprimés, viennent à céder ; ou lorsqu'ils sont
perforés par une saillie osseuse ou un instrument.

« 5° **Arrachement.** L'utérus a été arraché avec les mains. »

Dans la *rupture* ou *éclatement* à terme, qu'elle se produise
au moment du travail ou auparavant, nous observons d'ordinaire
que l'œuf entier, membranes et le reste, est lancé en totalité
dans la cavité abdominale. L'orifice peut n'être pas dilaté. La
déchirure est rarement située au niveau du corps ou du fond,

---

[1] *Obst. med. and Surg.*, vol. II, p. 312. Trad. française par Cordes, p. 613, 1886.

mais presque toujours, elle est voisine du col ou siège dans le segment inférieur.

La *déchirure*, dans la grande majorité des cas, s'associe à quelque obstacle au travail. Le liquide amniotique s'est d'ordinaire écoulé et l'utérus est étroitement contracté sur l'enfant. Dans le cas où la déchirure est éloignée du point d'attache au col, elle est transversale. Il est possible d'observer, en de certaines circonstances, la séparation annulaire complète du col. Un autre mode de déchirure se produit lorsque le col ne se dilate pas sur la tête première ; cette dernière est alors longitudinale, et s'agrandit en se propageant par en haut dans les tissus utérins.

Le *broiement* ou *écrasement* s'observe sur les régions de la matrice en contact avec les saillies osseuses, et est surtout sujet à se produire lorsque ces saillies sont trop accentuées. Les perforations faites de cette manière présentent des bords déchiquetés, fort meurtris et peut-être même en lambeaux : leur direction est transversale par rapport à l'axe utérin. La *perforation* en un point de l'utérus affaibli par une altération pathologique, ou aminci et meurtri par compression, est pratiquement la même que celle qui succède à l'écrasement.

La *séparation complète de l'utérus* est la conséquence de la déchirure annulaire du col ou du vagin ; et l'organe en totalité peut se trouver arraché de ses insertions, après accouchement manuel forcé.

SYMPTOMES ET DIAGNOSTIC

Le traitement chirurgical s'impose rarement avant l'apparition des symptômes démontrant l'expulsion du fœtus à travers la déchirure dans la cavité abdominale. Mais, très souvent, il est possible de faire le diagnostic avec une quasi-certitude, dès avant que la catastrophe ne soit complète, plus particulièrement lorsque le fœtus ne s'est échappé qu'en partie de la cavité utérine.

Voici la description que Barnes[1] donne des symptômes de la rupture :

« Douleur subite, avec sensation de déchirure interne, s'ac-

---

[1] *Op. cit.*, p. 342. — Trad. française, p. 638.

compagnant parfois d'un bruit perceptible; collapsus rapide, marqué par la décoloration des téguments, une syncope, la disparition du pouls; vomissements; légère hémorragie externe, et les signes d'une hémorragie interne plus considérable; la cessation des contractions utérines. Si le fœtus est sorti en entier ou en partie de l'utérus, le ventre s'aplatit légèrement; la partie qui se présentait rétrograde; parfois l'intestin descend dans le vagin ou même hors de la vulve; une douleur violente, augmentée par le palper, qui décèle des saillies dures et irrégulières, les parties fœtales. En cas d'épanchement sanguin considérable, les parois du ventre sont tendues et douloureuses; puis apparaissent des douleurs spasmodiques ou des crampes. La face, qui était congestionnée, pâlit subitement; les yeux perdent leur éclat; tout le corps se couvre d'une sueur visqueuse; le tremblement des membres et les syncopes fréquentes indiquent une hémorragie interne profuse. Puis, lorsque la réaction se produit, la malade se plaint de sentir un liquide chaud couler dans les régions des lombes et des aines; elle perçoit quelquefois les mouvements du fœtus après sa pénétration dans l'abdomen; mais ordinairement, celui-ci ne tarde pas à succomber.

« Les symptômes sont, cependant, loin d'être toujours aussi marqués; parfois ils s'accusent à peine au moment où l'accident se produit; le collapsus survient graduellement; et la malade peut même parfois marcher encore quelque temps......

« Mais, tôt ou tard, et presque toujours dans l'espace de deux ou trois heures, le collapsus s'aggrave et la douleur devient intense. »

En pareil cas, nous pouvons conclure que la déchirure s'est faite progressivement.

Fort souvent ces symptômes aigus sont précédés des signes indiquant un obstacle quelconque à l'accouchement. Une perforation peut se produire, alors que les symptômes, qu'accuse la patiente, sont tout simplement ceux de l'épuisement ou de l'agitation, causés par un travail qui s'éternise. Puis l'explosion de la symptomatologie violente, qui vient d'être décrite, annonce que la déchirure vient de se compléter.

Quand le fœtus est passé dans la cavité abdominale, l'introduction de la main dans la cavité utérine et la découverte de la déchirure complètent le diagnostic. On peut même rencontrer

sur son chemin les intestins qui ont pénétré dans la matrice
et jusque dans le vagin.

TRAITEMENT CHIRURGICAL DE LA RUPTURE UTÉRINE

Le traitement, indiqué dans tous les cas indistinctement,
consiste dans l'ouverture du ventre, l'extraction du fœtus et
des membranes, le nettoyage de la cavité abdominale et, finalement, soit la suture de la déchirure, soit l'extirpation de la
matrice.

Il n'est pas toujours très prudent de tenter la suture de la
déchirure. Cette plaie est, selon toutes probabilités, irrégulière, à bords déchiquetés et contus ; elle siège d'ordinaire soit
fort bas, soit en arrière, soit en un point où l'application des
sutures n'est guère facile ; et, enfin, ce qui est encore beaucoup
plus important, les contractions utérines sont probablement
absentes ou fort faibles. Si, fait rare, on a affaire à une plaie
suffisamment nette et rectiligne, siégeant en une région propice, et à un utérus qui se contracte, on est autorisé à tenter la
suture de la déchirure. Mais, hors ce concours de circonstances,
il est bien plus prudent de terminer par une hystérectomie.

L'opération est commencée exactement comme une Césarienne. L'enfant et le placenta sont extraits ; les caillots sanguins enlevés, et la cavité abdominale complètement lavée et
épongée. Pour découvrir la déchirure, il est parfois nécessaire
d'amener l'utérus hors du ventre. On a rapporté des cas de
guérison sans que la déchirure ait été refermée. Mais le pronostic est bien meilleur après suture parfaite de la plaie utérine.
Le mode de suture, conseillé pour la Césarienne ordinaire, est
le meilleur. Si les lèvres de la rupture sont fort contuses ou
déchirées, il vaut mieux faire l'hystérectomie. On peut avec
avantage employer le drainage par le vagin, quand la déchirure siège sur la face postérieure.

Le pourcentage des guérisons après cette intervention a varié
entre 68 (Jolly), 86 (Trask) et, aux États-Unis, 53 (Harris).
Il est certainement plus favorable qu'on ne pouvait s'y attendre
— et peut-être qu'il ne devrait être en réalité. On abandonne
les mauvais cas à leur malheureux sort ; si l'on opérait davantage, on sauverait plus de femmes ; mais les statistiques
seraient plus chargées.

L'hystérectomie puerpérale pour rupture utérine ne diffère
en aucun point important de l'opération pratiquée pour tout
autre motif. L'incision est faite comme d'habitude. Si l'œuf
est intact, on peut essayer de l'enlever en totalité ; mais on n'y
arrive pas souvent. On épargnera beaucoup de temps en retirant au moyen d'une ponction, avant l'extraction de l'œuf,
autant de liquide amniotique qu'il est possible. En tous cas,
tout l'œuf — membranes, fœtus et placenta — est extrait en
entier et autant que possible intact. Il ne faut pas en laisser
derrière soi la moindre parcelle.

Si le fœtus seul est sorti et que le placenta et les membranes restent à l'intérieur de la matrice, on extrait le fœtus,
on coupe le cordon et on le prend dans une pince, ou on le lie.
Puis l'utérus affaissé est amené hors du ventre pour être serré
dans le clamp et enlevé. Si le fœtus n'a fait issue qu'en partie,
on le sort complètement à travers la déchirure ; puis, aussitôt
qu'il a été enlevé, on passe un lien temporaire ou la main
autour de la matrice, aussi bas que possible, de manière à prévenir toute hémorragie.

Dès que l'utérus a été sorti de l'abdomen et qu'on s'est assuré
du siège exact de la rupture, plusieurs grosses éponges sont
entassées à l'intérieur de la cavité abdominale. Avant de disposer le serre-nœud, le doigt est introduit dans la matrice
pour se rendre compte si la totalité des tissus déchirés, à l'intérieur aussi bien qu'à l'extérieur, se trouve bien au-dessus du
point choisi pour l'application de l'anse de fil de fer.

Le pédicule est alors serré, fixé à la plaie et traité exactement comme dans l'opération de Porro.

Puis, on donne toute son attention au lavage de la cavité
abdominale, qu'il faut faire aussi complet et aussi rapide que
possible. Les grosses éponges, imbibées de sang et de liquide
amniotique, sont retirées. La cavité est complètement lavée
avec un liquide aseptique, à une température de 99 degrés F.
(37 degrés C.) au moyen d'un irrigateur à large canule, pendant qu'on agite fortement les intestins avec les doigts dans
l'intérieur du ventre. Quand le liquide revient clair, on va porter des éponges propres dans le pelvis et les excavations lombaires pour absorber tout le liquide qui reste. Il ne faut pas
passer trop de temps à essayer d'assécher parfaitement la
cavité.

Le drainage est ici bien plus souvent nécessaire que lorsqu'il s'agit d'opérations vraies de Porro, en raison de tout ce qui a pu pénétrer dans le ventre avant l'opération. Véritablement, à la suite de cette intervention, l'application d'un drain sera, règle générale, une mesure de grande prudence.

Les autres temps : fermeture de la plaie, traitement du pédicule, et soins à donner à l'opérée, ne diffèrent d'aucune façon de ceux que nous avons décrits au chapitre : Opération de Porro.

TRAITEMENT CHIRURGICAL DE LA GROSSESSE EXTRA-UTÉRINE

Sous ce titre sont étudiés les procédés opératoires auxquels on peut avoir recours dans la grossesse extra-utérine proprement dite, également dans ces cas de grossesse utérine mal placée où l'accouchement spontané ne peut avoir lieu. Le type du dernier état se trouve réalisé alors que l'œuf se développe dans une corne d'un utérus bicorne, et, en se basant sur ses caractères cliniques les plus saillants, on le désigne souvent sous le nom de « faux travail » — *missed labour*, ce nom est, d'ailleurs, applicable, à l'occasion, à toutes les formes de grossesse ectopique.

Historique. — Heister[1], en énumérant les indications de l'ouverture du ventre, place en première ligne « le siège du fœtus dans la trompe, l'ovaire ou la cavité abdominale ». Simon[2], dans son excellent aperçu de l'opération césarienne, parle de la grossesse abdominale comme indication opératoire. Quand on relie l'histoire de ces interventions, il est difficile de conclure à leur véritable nature. Les premières opérations furent probablement pratiquées après l'explosion des signes de rupture d'un sac suppuré et se réduisirent probablement à l'ouverture d'un abcès. Le cas de Christophe Bain, en 1540, ne fut guère autre

---

[1] *Op. cit.*, vol. II, p. 28.
[2] *Mémoires de l'Académie de chirurgie*, Paris, vol. II.

chose. Les cas bien connus de Noierus, en 1591, et de Cyprian, en 1694, étaient presque à coup sûr de même nature. La première laparotomie authentique pour grossesse extra-utérine fut probablement celle de Primerose, en 1594 ; celui-ci opéra avec succès la patiente de Noierus qui était redevenue enceinte. A peu près à la même époque, plusieurs autres succès furent publiés sur le continent. En 1764, M. John Bard, chirurgien de New-York, fit la première opération en Amérique ; il fut suivi par Baynham, Mc Knight, Wishart, Stevens et d'autres (presque tous praticiens de campagne), et nombre considérable de succès furent enregistrés. Ces opérations se multiplièrent aux environs de 1850, commencement de l'ère de l'ovariotomie. A la fin de 1875, le Dr Parry, dans son ouvrage classique sur la *grossesse extra-utérine*, a réuni 62 interventions faites dans le but d'extraire un fœtus développé hors la cavité utérine ; sa statistique donne 30 succès contre 32 échecs, résultats des plus satisfaisants.

Mais, de même que nos connaissances anatomiques et cliniques se sont étendues, également le champ de l'opération s'est élargi. Quand on avait affaire à une rupture du sac dans les premiers mois, on faisait bien peu de chose ou rien jusqu'à ces derniers temps. En 1849, le Dr Harbert, chirurgien américain, fut le premier à proposer l'intervention chirurgicale comme traitement de ce terrible accident ; mais on prêta peu d'attention à sa proposition jusqu'en 1866 et 1867, époque où le Dr Stéphane Rogers, de New-York, publia un article à ce sujet et conseilla l'opération[1].

Il est assez curieux que Moreau[2], qui insiste fortement sur la nécessité d'ouvrir le ventre dans le cas de rupture du sac pendant un faux travail, la rejette en cas de rupture dans les premiers mois. En réalité, ce mode d'intervention ne fit aucun progrès jusqu'à ce que Tait, dans ces dernières années, l'eut repris et, à la suite d'une remarquable série de succès, placé à la tête des plus grandes opérations ayant pour but de sauver la vie. Jusqu'au 26 octobre 1887[3], Tait avait opéré 35 grossesses où la rupture s'était faite dans les premiers mois ; il n'avait eu que 2 morts.

---

[1] *New-York med. Rec.*, 1867, vol. II, p. 22.
[2] *Traité pratique des accouchements*, II, 367 ; Paris, 1841.
[3] *Brit. med. Journ.*, 12 novembre 1887.

ANATOMIE PATHOLOGIQUE

Si l'on voulait connaître l'origine réelle de la grossesse extra-utérine, il faudrait procéder à un examen de ses diverses causes. De celles-ci on ne connaît que fort peu de chose. Qu'il suffise de dire qu'on observe cet état principalement chez les femmes qui ont fait preuve d'une « inaptitude toute particulière à la conception », qui ont été stériles pendant une longue période anormale, et chez les femmes qui présentent quelque malformation utérine, congénitale ou acquise. D'une manière plus précise, on a incriminé le catarrhe de la trompe de Fallope. Si une portion quelconque de la trompe s'est dépouillée de son épithélium cilié, l'ovule ne peut la traverser et s'arrête au niveau des espaces dénudés. C'est là que le spermatozoïde, doué de ses moyens indépendants de locomotion, l'atteint et le pénètre ; et c'est là que l'œuf se développe. Le catarrhe de la trompe, qui l'obstrue en partie, en rétrécit le calibre assez pour s'opposer au passage d'un ovule volumineux, mais non suffisamment pour arrêter un spermatozoïde de si petites dimensions ; des adhérences périphériques, une simple perturbation des fonctions physiologiques de la trompe — spasme, paralysie ou activité irrégulière — ont été incriminées comme causes.

La classification des grossesses ectopiques, si laborieusement édifiée par les premiers auteurs (Dezemeris en reconnaissait jusqu'à dix variétés), se réduit aujourd'hui à une ou deux variétés. Parry en décrit trois espèces — tubaire, ovarienne et abdominale, — qu'il subdivise en huit variétés. La théorie si simple de Tait, acceptée par Gaillard Thomas et autres gynécologistes de valeur, explique toutes les variétés. Cet auteur soutient que toute conception extra-utérine se fait primitivement dans la trompe et que toutes les autres variétés sont une conséquence de la rupture du sac tubaire primordial et de l'issue de l'ovule. La grossesse interstitielle est une simple variété de la tubaire, ayant son siège en ce point où la trompe pénètre l'utérus ; la grossesse ovarienne, une tubaire développée au milieu des franges. Si la rupture se produit au niveau de la face inférieure de la trompe, là où celle-ci est embrassée par les ligaments larges, l'ovule peut se développer dans le tissu cellulaire intra-ligamenteux, et la grossesse est extra-péritonéale. Que la rupture se produise au niveau du bord libre, l'œuf s'échappe dans la cavité abdominale et peut s'y développer. On ne peut, toutefois, rayer la grossesse ovarienne d'un mot. Il est parfaitement concevable qu'un ovule puisse ne pas s'échapper du follicule rompu et que le spermatozoïde aille pénétrer ce follicule et y imprégner l'ovule. Tout en écartant les anciennes observations, nous ne pouvons complètement ignorer les cas soigneusement relatés de Kammerer [1] et de Porter [2]. Lusk, Spiegelberg, Werth et d'autres autorités modernes compétentes admettent comme évidente la possibilité de cette variété. Reeves [3] rapporte une opération heureuse qu'il croit avoir faite pour une grossesse ovarienne vraie ; pourtant l'évidence, telle qu'elle ressort de l'observation de ce fait, ne me paraît pas concluante. La plupart des cas de grossesses dénommées ovariennes sont, sans aucun doute, des exemples de grossesses tubaires, dans lesquelles le sac s'est développé au milieu des franges et a adhéré intimement à l'ovaire ; et il est précisément possible de les expliquer tous de cette manière.

La grossesse interstitielle est tout simplement le développement de l'œuf dans cette portion de la trompe qui traverse la corne utérine, et non dans l'intimité des tissus utérins, comme Breschet, Meyer et autres le supposaient.

La possibilité de la grossesse abdominale primitive ne peut être rejetée, étant donnés les cas d'imprégnation qui s'est faite à travers des orifices utérins anormaux. Tels sont ceux rapportés par Lecluyse [4] et par Kœberlé [5], — l'un par une fistule consécutive à l'opération césarienne, l'autre par l'intermédiaire d'un canal persistant après hystérectomie pour myomes. On a dernièrement élevé quelque doute sur la réalité du cas de Kœberlé. Spiegelberg a fait connaître une observation de Keller, selon laquelle une grossesse abdominale se serait produite deux ans après une hystérectomie presque totale. Comme curiosité pathologique, notons la possibilité d'une grossesse dans un kyste tubo-ovarien. Paltauf [6] a minutieusement décrit un cas de

[1] *New-York med. Journ.*, 1865, p. 141.
[2] *Amer. Journ. of Med. sc.*, janv. 1853.
[3] *Lancet*, 25 octobre 1890.
[4] *Bull. de l'Acad. de méd. Belgique*, 1869.
[5] Rapporté par Keller. *Des grossesses extra-utérines.* Paris, 1872.
[6] *Arch. f. Gynäk.*, 1887, XXX, III ; et *Lond. med. Rec.*, 13 juillet 1887.

ce genre ; et il en rapporte deux autres semblables, bien qu'il doute un peu de leur réalité.

En pratique, nous pouvons admettre la vérité générale, sinon absolue, des propositions suivantes :

1° *Toute grossesse extra-utérine est, dans le principe, tubaire.* Quand elle se produit au niveau où la trompe va pénétrer dans ou traverse les tissus utérins, on peut lui donner le nom d'*interstitielle ;* quand elle se rompt entre les franges du pavillon, on l'appelle *tubo-ovarienne ;* partout ailleurs dans le trajet de la trompe, elle porte tout simplement le nom de *tubaire.*

2° Lorsque la rupture du sac se produit, l'œuf peut s'échapper soit dans la cavité abdominale, soit dans le tissu cellulaire intermédiaire aux feuillets du ligament large. Dans le premier cas, on dit que la grossesse est *intrapéritonéale*, la plus commune et la plus dangereuse ; la seconde est moins grave, naturellement, et son traitement plus facile.

L'état des parties varie suivant la durée, le siège et la marche de la grossesse.

Au début, alors que le sac fœtal non rompu occupe encore la trompe, on a peu d'occasions de pratiquer un examen. Il faut, dans ce cas, nous attendre à trouver la vascularisation de la trompe et de ses annexes augmentée, un oviducte hypertrophié dans son ensemble et peut-être sinueux, avec une tumeur pâteuse, kystique et vasculaire en un point quelconque de son parcours. Dans les cas, dont la description a été donnée, la membrane muqueuse a été trouvée fortement épaissie ; en fait, il semblerait que la caduque normale se soit formée dans la trompe.

Les occasions de pratiquer l'examen dans les premiers temps sont beaucoup plus fréquentes après rupture du sac.

Cette rupture se produirait, semble-t-il, règle générale, au niveau des attaches du placenta, point qui peut être considéré comme la partie la plus faible. En pareil cas, la mort est d'ordinaire la conséquence de l'hémorragie souvent considérable par rapport à l'étendue de la déchirure. On a trouvé jusqu'à 9 litres de sang dans le ventre de femmes ayant succombé à cette rupture ; et un litre à un litre et demi n'est pas une quantité extraordinaire. La masse de sang perdu n'a aucun rapport avec l'étendue de la déchirure du sac.

L'œuf et le placenta peuvent s'échapper en entier par la déchirure ; ou l'œuf et ses membranes, à l'exclusion du placenta qui reste adhérent ; ou encore tout l'œuf demeurer attaché. Il est fréquent de ne pas retrouver l'œuf dans la masse des caillots ; le plus souvent, même si on ne trouve aucune trace du fœtus, on rencontre pourtant, à l'intérieur ou au voisinage du sac tubaire, soit le placenta, soit le cordon, soit une partie des membranes.

La constitution des parois du sac dépend de la situation occupée par l'œuf. Dans le milieu de la trompe, elles sont uniquement constituées par la muqueuse, la musculaire et la séreuse. Le sac occupe-t-il la portion utérine de la trompe, il est enveloppé par le muscle utérin lui-même, d'épaisseur variable suivant la profondeur à laquelle l'œuf est situé. Au niveau du pavillon, il se peut que le sac ne soit recouvert qu'en partie par les couches tubaires et que les villosités choriales s'avancent jusque dans la cavité abdominale. Ici point de vraie caduque, que les villosités choriales pénètrent ; mais la membrane déciduale se forme à l'intérieur de l'utérus absolument comme si la grossesse était normale.

Il semblerait que la grossesse tubaire eût une certaine tendance à se produire des deux côtés sur le même sujet. Ainsi, Tait [1] a rapporté le cas d'une femme ayant succombé à la rupture d'une grossesse tubaire d'un côté, quelque temps après qu'elle avait été opérée avec succès d'une affection similaire du côté opposé. Herman [2], trois ans après enlèvement du sac rupturé d'une grossesse tubaire d'un côté, diagnostiqua et enleva avant rupture une grossesse tubaire de l'autre côté. Veit [3] en rapporte trois exemples tirés de sa pratique personnelle.. Olshausen [4] a extrait avec succès un enfant vivant d'une trompe droite, chez une femme qu'il avait opérée antérieurement pour une grossesse tubaire gauche.

Kussmaul soutient que de nombreux cas, qualifiés de grossesse tubaire, ne sont, en réalité, que des exemples de gestation dans la corne rudimentaire d'un utérus bicorne. Il a réuni treize cas de ce genre, et, dans tous, la mort est survenue entre les quatrième et sixième mois du fait d'une rupture. Parry et

[1] *Brit. med. Journ.*, 1888, I, 1001.
[2] *Brit. med. Journ.*, 1890, II, 722.
[3] *Zeit. f. Geb. u. Gyn.*, XVII, 335.
[4] Extraits de *Prager med. Woch.*, n° 8, 1890, in : *Amer. Journ. med. Sc.*, Aug. 1890.

d'autres estiment que Kussmaul exagère la fréquence de la gestation dans une corne ; et même, en admettant qu'elle soit plus fréquente qu'on ne le croit en général, elle ne se termine pas nécessairement par rupture. Le faux travail est une conséquence plus fréquente des grossesses de cette variété.

Que la rupture du sac ne devienne pas fatale avant le quatrième mois, et souvent la grossesse arrive à terme. Si l'œuf reste dans la trompe, les parois tubaires s'épaississent, et la couche musculaire s'hypertrophie considérablement. Cette enveloppe musculaire est encore beaucoup plus forte si l'œuf se trouve situé en partie entre les parois utérines. Parfois même, une portion de l'œuf pourra faire saillie dans la cavité de la matrice ; ainsi le placenta a été trouvé à l'intérieur de l'utérus, alors que le fœtus se trouvait dans la trompe ; ou encore l'enfant peut reposer à la fois dans la trompe et dans la matrice ; ou encore tout le placenta être inséré en entier dans la trompe, alors que l'enfant occupe la matrice.

Que le placenta, après rupture du kyste et issue du fœtus, conserve ses attaches, et le fœtus entouré de ses membranes peut continuer à se développer dans la cavité abdominale, tandis que le placenta intratubaire fournit à sa nourriture. Il est même possible que les enveloppes fassent défaut et que le fœtus ne soit entouré que d'un kyste adventice, résultat de l'organisation de tissus enflammés. Si le placenta a été expulsé avec le fœtus, on peut le trouver adhérent à n'importe quel organe : épiploon, estomac, gros et petit intestin, paroi abdominale, ou occuper une situation qui combine à l'infini les précédentes.

L'S iliaque, comme on pouvait y compter, se trouve être un des sièges favoris de cette adhérence. D'une manière générale nous devons nous attendre à ce que l'œuf tombe quelquefois dans le cul-de-sac de Douglas, englobant dans un tout l'ensemble des organes qu'il y rencontre. Ainsi fréquemment, la face postérieure de l'utérus est intéressée ; et alors, quand l'œuf se développe, la matrice s'élève et est repoussée en avant ; elle est toujours augmentée de volume, présente généralement le développement qu'on observe au troisième ou au quatrième mois de la grossesse, et peut contenir ou non une caduque.

En ce qui concerne la variété extra-péritonéale, dans laquelle

le fœtus se développe entre les feuillets du ligament large,
l'étude la plus importante en a été faite récemment par Berry
Hart et J.-T. Carter, d'Edimbourg[1], d'après les coupes congelées
de deux spécimens. L'un d'eux était une grossesse de quatre
mois et demi, développée à l'intérieur de la ceinture osseuse
du petit bassin. Quant aux coupes du second, elles avaient été
obtenues sur un cadavre entier, avec grossesse abdominale
avancée. Ce dernier figurait une grossesse tubaire qui, située
entre les feuillets du ligament large, avait atteint un volume
extraordinaire et continué à se développer de la sorte jusqu'à
ce qu'elle ait dépouillé de leur enveloppe séreuse l'utérus, la
vessie et le plancher pelvien, et qu'elle se fût entourée en
grande partie d'une capsule péritonéale, dérivée de ces divers
organes. La tumeur était, en fait, entièrement extra-péritonéale ; les tissus extra-péritonéaux, leurs vaisseaux sanguins, constituaient effectivement la substance du placenta. Ces
auteurs avancent que les variétés suivantes de grossesse extra-
utérine ont été démontrées : *tubaire*, *tubo-ovarienne*, *sous-
péritonéo-pelvienne* et *sous-péritonéo-abdominale*. Les deux
dernières variétés peuvent succéder à la première.

Si la mère survit à la mort de l'enfant à terme, certaines
transformations s'opèrent du côté du fœtus non expulsé, qui
exercent une influence essentielle sur la marche de l'affection.
Tout d'abord il est possible que l'enfant continue à séjourner
dans ses membranes sans éveiller de complications, que le
liquide amniotique se résorbe et que la paroi kystique se resserre autour du fœtus. Certaines transformations atrophiques
ou hétéromorphes se produisent alors. Parfois l'œuf devient
cartilagineux ou s'infiltre de matière calcaire (*en ce cas on a
affaire à un lithopædion*) ; ou encore il subit la transformation adipeuse. Une fois que l'œuf s'est ainsi transformé, il peut
persister un temps indéfini, parfois pendant de longues années.
C'est là le mode de terminaison le plus favorable.

D'un autre côté, on observe quelquefois la décomposition et
la suppuration du contenu. En ce cas, la terminaison est
d'ordinaire celle de tout abcès, — l'ouverture. Celle-ci se fait
rarement dans la cavité péritonéale ; mais d'ordinaire, après

---

[1] *Edin. med. Journ.*, oct. 1887. — J. LAWSON TAIT, *Maladies des femmes.*
Trad. de Betrix, p. 703 ; 1891.

formation d'adhérences, dans l'un ou l'autre des viscères creux contigus, intestin ou vessie, ou encore à travers les parois abdominales.

SYMPTOMES ET DIAGNOSTIC

Selon Parry, le mieux pour étudier les symptômes est la division en trois périodes :

1° La première, qui va jusqu'à l'époque probable de la rupture du sac, — c'est-à-dire jusqu'à la fin du quatrième mois;

2° La seconde, jusqu'à l'époque du faux travail ;

3° La troisième, qui part de la fin du travail et de la mort de l'enfant.

Pendant le premier mois ou les six premières semaines, les symptômes sont, en général, ceux de la grossesse ordinaire, mais plus que d'ordinaire ils sont variables et mal définis. Après cette époque, des signes, souvent urgents et qui ne peuvent guère tromper, éclatent qui font soupçonner à la femme que tout ne se passe pas régulièrement. Une crise soudaine de coliques violentes, dans la région hypogastrique, avec prostration profonde ou même syncope, est généralement le premier signe de signification mauvaise ; celle-ci peut persister quelques heures ou même quelques jours. La douleur disparaît aussi soudainement qu'elle s'est déclarée et la femme recouvre sa santé habituelle. Après quelques jours ou quelques semaines cependant, nouvelle crise semblable et qui se répète par intervalles jusqu'au troisième ou au quatrième mois.

Ces attaques suivent souvent quelque effort violent et sont probablement le fait de contractions dans les parois du sac ou de sa résistance à la surdistension. Il est bizarre que la péritonite ne fasse pas son apparition, ce que prouve la rapidité avec laquelle la santé renaît.

Pendant cette période, il s'échappe fréquemment des caillots de sang noir de provenance utérine. Cet écoulement se renouvelle à intervalles irréguliers, se prolonge pendant un temps variable et disparaît aussi capricieusement qu'il est survenu. Parfois, au milieu de ces liquides, on retrouve quelques lambeaux de caduque.

Le toucher vaginal révèle à cette époque quelque augmentation de l'utérus avec déplacement, d'ordinaire en avant, et une grande sensibilité de tout le département pelvien. L'augmentation de volume n'atteint pas les dimensions prévues pour une grossesse normale de la même durée; mais ce signe est infidèle, étant donné qu'il est assez difficile de statuer sur l'époque de la grossesse extra-utérine. Dans la région la plus sensible, souvent en arrière de l'utérus, attendons-nous à rencontrer la tumeur. Pour pratiquer un examen sérieux, l'anesthésie est en général nécessaire. Une masse arrondie, molle, pâteuse ou fluctuante, d'un volume en rapport avec l'époque présumée de la grossesse, est d'ordinaire tout ce qu'on peut découvrir. A cette époque, impossible de percevoir le ballottement.

Lorsqu'on en est arrivé à la période où la mère commence à sentir les mouvements de l'enfant, les symptômes subissent une transformation marquée. Les attaques de coliques diminuent ou disparaissent. Les métrorrhagies cessent ou sont sans importance. Les mouvements fœtaux sont maintenant appréciables, souvent exagérés, et d'ordinaire ne se font sentir que d'un côté. Le déplacement utérin s'accentue; la matrice s'élève et se fixe. Souvent le palper abdominal en fait reconnaître le fond, dépassant les pubis et dévié d'un côté.

Par le toucher vaginal on apprécie maintenant la tumeur, arrondie, fluctuante, contenant un corps dur en suspension dans le liquide qu'elle renferme. Souvent la paroi kystique est tellement mince que rien n'est plus facile que de discerner les contours du fœtus avec la plus grande exactitude. Le cathétérisme, en fixant la position de la vessie, sera de quelque utilité: inutile de recourir à l'hystéromètre, sauf en cas d'urgence. Fréquemment coexistent des symptômes d'irritation vésicale. L'irritation rectale est plus commune, par suite de l'adhérence fréquente du sac aux parois de cette portion de l'intestin; et la saillie de la tumeur peut mettre obstacle au passage des fèces.

La fin de cette période se signale, au moment du terme, par un faux travail. Les douleurs sont presque identiques à celles si caractéristiques du premier temps de l'accouchement, et peuvent induire en erreur le médecin aussi bien que la patiente. Elles diffèrent pourtant de celles du travail naturel en ce qu'elles n'augmentent pas régulièrement d'intensité, mais procèdent par poussées irrégulières, avec rémissions et intermissions. Finalement elles se dissipent tout à fait, après avoir persisté pendant des heures et même des journées entières.

Concomitamment avec ce travail stérile se fait un écoulement de sang par le vagin. Si la caduque n'a pas été expulsée antérieurement, elle l'est à l'heure actuelle. Quand l'écoulement sanguin cesse, il est continué par un autre dont les caractères rappellent les lochies.

Il semblerait que la matrice fut surtout en cause, comme point de départ de ces douleurs. Les sacs tubaires seuls possèdent des fibres musculaires; mais un travail se produit quand même si la grossesse est abdominale. M. Scott [1], dans une cœliotomie faite pour un cas de ce genre, observa des contractions violentes et régulières de la matrice comme pendant un travail normal. Le faux travail paraît n'avoir guère d'action sur le sac; du moins, il est peu fréquent que celui-ci se rompe ou s'enflamme. Les observations de rupture, avec issue de l'enfant dans le ventre, le rectum ou le vagin sont fort rares.

Une conséquence assez curieuse de ce travail, c'est la mort de l'enfant. Immédiatement avant de mourir, il se débat souvent et pendant quelque temps en soubresauts violents, dont la mère se plaint beaucoup. L'enfant une fois mort, le volume de l'abdomen diminue par suite de la résorption du liquide amniotique. Si l'enfant doit demeurer dans l'état ou s'atrophier, cette diminution persiste et même s'accentue; s'il se putréfie, le sac se remplit et avec cette distension apparaissent tous les signes d'une suppuration interne, souvent de nature aiguë. Des symptômes particuliers se déclarent, en rapport avec l'organe dans lequel l'abcès tend à s'ouvrir. Si dans le rectum, du ténesme avec une sensation de pesanteur et de la diarrhée; si dans la vessie, une certaine irritabilité avec miction fréquente et des signes de catarrhe; si dans le vagin, un sentiment de plénitude, de la douleur, de la chaleur et un écoulement leucorrhéique, indiquent le siège où va se faire l'ouverture. Une fois, au moins, l'ouverture s'est faite dans l'estomac. Parfois l'abcès s'ouvre de deux côtés à la fois, comme, par exemple, dans le rectum et à la paroi abdominale.

Signes de rupture du sac. — Dans la moitié environ des cas, la rupture du sac se produit avant le terme. Celle-ci se signale

----

[1] *Lond. Obstet. Soc. Trans.*, 1873, vol. XIV, 370.

par des symptômes très graves et fort alarmants. A quelques crises prémonitoires de coliques, ayant leur siège dans la partie inférieure du ventre, succède une attaque soudaine de douleurs horribles, qui souvent s'accompagnent de la sensation de quelque chose qui vient de céder ; puis surviennent rapidement prostration et collapsus. Pendant cette période de collapsus abdominal, *abdominal collapse*, les syncopes se succèdent ; et ou la patiente succombe très rapidement ; ou lentement elle se ranime, mais en même temps qu'une péritonite se déclare. Souvent il s'est fait une hémorragie interne considérable ; en ce cas, la péritonite tarde à se déclarer et n'est pas très aiguë.

Inutile de passer en revue les symptômes spéciaux propres à une grossesse occupant un sac herniaire, et à une grossesse double — l'une siégeant à l'intérieur de l'utérus, l'autre au dehors ; ou les deux au dehors ; — chacun de ces états ne fait, en effet, que cumuler les symptômes qui lui sont particuliers.

INDICATIONS OPÉRATOIRES

Il faut considérer la grossesse extra-utérine comme une des affections les plus graves. La mort est la terminaison de près des trois quarts de tous les cas observés ; et cette mort est le fait de la rupture du sac une fois sur deux. Parry écrit: « La guérison est une telle exception, après la rupture, que le médecin n'a pas le droit de mettre dans la balance le fait de sa possibilité lorsqu'il discute le traitement. »

Avec une semblable affection, par conséquent, ni demi-mesures ni essais d'aucun genre ne sont de mise. Dans quelques-unes de ses formes, elle est aussi dangereuse que l'hémorragie artérielle d'un vaisseau de moyen volume ; dans d'autres, on peut la mettre sur le même pied qu'une hernie étranglée ; et, alors qu'elle semble le plus favorable, elle est encore grosse de menaces et, à tous moments, peut être le point de départ de graves dangers.

Les statistiques de Parry, portant sur 500 cas de grossesses extra-utérines, donnent une mortalité de 67,2 pour 100. Pour

336, les causes de la mort ont été mentionnées. Les plus importantes sont :

Rupture du sac................	174
Épuisement	54
Péritonite	24
Grossesse.....................	16
Obstruction intestinale...........	8

Lusk [1] leur a ajouté 103 cas, observés de 1875 à 1886, à l'exclusion des cas de rupture du début. Vingt-neuf fois la grossesse abdominale se termina par une fistule, et neuf de ces femmes succombèrent. Cette terminaison, il ne faut pas l'oublier, est souvent considérée comme un exemple de guérison spontanée, et si, à la haute mortalité réelle qu'elle entraîne, on ajoute l'affaiblissement probable et continu de la santé et du bien-être, il devient évident que l'issue spontanée du fœtus par fistulisation n'est pas une terminaison en laquelle nous devons faire grand fond. Huit fois, la femme succomba avant l'établissement de la fistule à des périodes variant entre huit mois et un an et demi ; 52 fois la laparotomie fut faite à une époque variable après la mort du fœtus ; trente-sept guérisons et quinze morts, tel en fut le résultat. Des cas qui se terminèrent par la mort, il n'y en a que trois — hémorragies incoercibles — dont on puisse incriminer l'opération. Pour les autres, ils étaient presque désespérés au moment de l'intervention ; comme le remarque Lusk, « les ressources de la chirurgie sont rarement couronnées de succès, quand on les met aux prises avec un mourant ».

Harris, de Philadelphie, a fait une enquête sur la mortalité de la laparotomie primitive dans le cas de grossesse extra-utérine. Par opérations primitives, il entend celles qu'on pratique, non seulement lorsque le fœtus est vivant, mais alors qu'il a atteint l'époque de la viabilité, — adoptant ainsi le sens ordinairement accepté du terme « primitif ». Sur un ensemble de 25 cas, 23 femmes et 18 enfants succombèrent : 12 mères du fait de l'hémorragie ; et cette hémorragie peut se déclarer pendant le dégagement du placenta, même après qu'on a attendu quinze

---

[1] *Brit. med Journ.*, 4 déc. 1886.

jours, comme dans le cas de Joseph Price. Il est clair que, si on voulait pratiquer ce genre d'intervention, il faudrait adopter quelques mesures extraordinaires pour la répression de l'hémorragie.

Harris [1] conseille la ligature des vaisseaux qui fournissent au placenta, et l'extraction de ce dernier avec le sac, si possible : si c'est impossible, il recommande de traiter le placenta avec tous les soins de l'antisepsie la plus minutieuse, de manière à éviter sa décomposition.

Avant d'établir les indications de *major operation*, il est nécessaire d'apprécier en quelques lignes la valeur de certains procédés de moindre importance.

Évacuation du liquide amniotique. — Sir James Simpson [2], en 1864, traita un cas par la ponction du sac par la voie vaginale. L'enfant ne fut point tué et la mère succomba dans les trois jours. Braxton Hicks [3], en 1865, réussit à tuer l'enfant de cette manière, mais la mère mourut d'hémorragie. Deux ans plus tard, et sans connaître les observations précédentes, Greenhalgh put relater un succès. Le Dr James, de Philadelphie, eut, en 1867, un succès qui fut presque un échec. Depuis lors, on a rapporté quelques succès et un nombre très considérable d'échecs ; aussi le procédé est-il maintenant généralement abandonné.

Injection de poisons dans le fœtus et les liquides qui l'entourent. — Joulin, en 1863, aurait suggéré ce procédé ; mais Friedrick, en 1864, l'aurait mis le premier en pratique. Il se servit de morphine et cet essai fut couronné de succès : mais on peut douter qu'il ait eu affaire à un cas de grossesse ectopique. Kœberlé enregistra un succès, et d'autres furent publiés. Matthews Duncan a combiné ce procédé avec l'électricité, mais sans succès, en dépit de la plus grande persévérance, de beaucoup d'habileté et de toute la peine qu'il s'est donnée. Au mieux ce procédé est incertain, et il est dangereux.

[1] *Annals of Surgery*, juillet 1887.
[2] *Ed. med. Journ.*, mars 1864, p. 865.
[3] *Lond. Obstet. Soc. Trans.*, 1866, vol. VII, p. 95.
[4] *Lancet*, 23 mars 1867.

Élytrotomie. — Un bon nombre d'observations ont été publiées d'opérations tentées par le vagin. Parry en rapporte 15 cas, avec 6 guérisons. King, de la Géorgie, fut, en 1817, probablement le premier qui enleva par incision vaginale un fœtus extra-utérin. Bandl, en 1874, opéra de la même manière, mais sans succès. Gaillard Thomas employa le galvanocautère pour la division des tissus, et la femme s'en tira à grand'-peine. Herman [1] a rassemblé 33 observations d'opérations pratiquées par le vagin, et de leur examen il tire certaines conclusions qui méritent d'être citées :

I. C'est un procédé dangereux et non scientifique que l'opération par laquelle on tente d'ouvrir par le vagin, soit avec le thermocautère ou autrement, le sac d'une grossesse extrautérine à sa première période, avant production de la rupture. L'ouverture du ventre doit toujours lui être préférée.

II. Aussitôt après rupture, quand l'intervention est faite dans le but d'arrêter l'hémorragie, on a plus de chances de réussite par l'incision abdominale que par la voie vaginale.

III. Quand la rupture s'est faite et qu'il existe une fièvre consécutive à l'épanchement de sang, les indications à l'incision vaginale sont les mêmes que dans l'hématocèle de toute autre cause.

IV. A terme, ou aussitôt après, avant l'établissement de la suppuration, on a pu observer des cas pour lesquels l'accouchement par le vagin a paru préférable à l'ouverture du ventre. Ainsi :

a. Lorsque le fœtus se présente par la tête, le siège ou les pieds et qu'on puisse l'extraire sans modifier sa position.

b. Quand il est tout à fait certain, de par la minceur des tissus qui séparent la présentation du canal vaginal, que le placenta n'est pas implanté sur cette partie du sac ; et qu'on est dans l'incertitude si ce placenta n'est pas implanté sur la paroi abdominale antérieure.

V. Si l'enfant ne peut être extrait par le vagin sans version, l'incision abdominale doit être préférée.

VI. On ne doit faire aucune tentative d'extraction du placenta ; de fréquentes irrigations dans le sac sont obligatoires.

---

[1] *Brit. med. Journ.*, 3 décembre 1887.

Généralement parlant, il est à propos de recourir à l'incision vaginale dans les conditions sus-énumérées, lorsque l'état des parties — sac mince et présentation du fœtus — invite à ce procédé; ou quand existe une disposition naturelle qui engage à faire l'ouverture par le vagin.

Robertson [1], de Oldham, a obtenu un succès par l'incision périnéale, en décollant les parois du vagin de celles du rectum.

Application des courants électriques. — On prétend que Voillemier, le premier, a parlé de la possibilité de l'emploi de l'électricité; Cazeaux, après lui, l'a certainement fait. Bachetti, de Pise, en 1853, fut le premier qui employa effectivement le courant électrique pour tuer l'enfant, et il enregistra un succès. Braxton Hicks, en 1866 [2], Allen, de Philadelphie, et d'autres visèrent au même but par divers modes de décharge. Gaillard Thomas, en particulier, s'est grandement occupé de cette manière d'obtenir la mort de l'œuf et a beaucoup fait pour améliorer et simplifier son application. Il a publié plusieurs succès remarquables.

Le Dr Blackwood, de Philadelphie [4], qui a fait de ce sujet l'objet de toutes ses attentions, conseille fortement le courant faradique, parce qu'il est facile à contrôler et a plus d'action sur le fœtus. Avec la pensée qu'il agit par tétanisation, « *tetanization* », de toute la masse de l'embryon, il donnerait volontiers le maximum de la dose en une séance, et la prolongerait une heure ou plus. Il estime que la galvanopuncture fait perdre le temps. Telle qu'on l'emploie aujourd'hui, on applique d'ordinaire l'électricité au moyen d'un appareil à induction; une électrode est disposée sur la partie la plus saillante de la tumeur dans le vagin, et l'autre du côté opposé sur la paroi. Plusieurs applications sont en général nécessaires.

Brothers [5] a rassemblé 43 cas qui furent traités par l'électricité, dont deux se terminèrent par la mort. Quatre fois il y eut une réaction fort alarmante, mais la santé se rétablit. Deux fois on ne réussit pas à faire périr le fœtus; et dans deux

[1] *Brit. med. Journ.*, 13 février 1886.
[2] *Lond. Obstet. Soc. Trans.*, vol. VII, p. 96.
[3] *Amer. Journ. Obstet.*, mai 1872.
[4] *Phila. med. and surg. Rep.*, 3 sept. 1887.
[5] *Amer. Journ. Obstet.*, mai 1873.

observations, où il fallut lutter contre une suppuration du sac avec septicémie, la femme guérit après issue du fœtus, chaque fois, par le vagin. Trois fois les contractions de la couche musculaire de la trompe auraient expulsé le fœtus par le vagin. Pour quelques-uns de ces cas des observations plus soignées peuvent nous faire croire à leur authenticité ; mais parmi ceux, dont la relation publiée est seulement bonne, on sent naître dans l'esprit des doutes fort sérieux quant à la justesse du diagnostic de plusieurs.

La position qu'occupe aujourd'hui l'électricité dans le traitement de la grossesse extra-utérine est la suivante : elle ne convient qu'aux premiers temps de la grossesse, n'est pas alors très dangereuse et présente à son actif quelques succès encourageants. Mais il faut remarquer : qu'à la première période le diagnostic est incertain ; qu'une décharge électrique peut provoquer la rupture ; et qu'enfin tout danger ne disparaît pas avec la mort du fœtus.

L'électricité ne détruit pas nécessairement la vitalité du placenta. Les expériences de Léopold[1], sur des femelles de lapin pleines, sembleraient démontrer que la présence d'un embryon mort dans la cavité abdominale n'est nullement exempte de dangers ; et les résultats acquis démontrent qu'il en est de même chez la femme.

L'électricité est la meilleure d'entre les petites interventions ; mais elle n'est pas tout à fait innocente, n'est pas toujours suivie de succès ; et, dans ses applications limitées, elle entre en compétition avec la cœliotomie précisément pour les cas où cette dernière donne surtout des résultats primitifs heureux, et également des résultats secondaires absolument parfaits.

En considérant froidement les terminaisons naturelles de cette affection, et les résultats fournis par les petites interventions, on arrive presque à cette conclusion que, à toutes les périodes et en toutes circonstances (hormis les cas exceptionnels où l'élytrotomie est permise), l'ouverture du ventre est le meilleur mode de traitement. Dans les premiers mois et avant rupture du sac, l'incision abdominale doit être un procédé fort simple et qui réussit. Veit, si on en croit Harris[2], a pratiqué

---

[1] *Archiv. für Gyn. and. med. Times and. Gaz.*, 1882, vol. 1, page 41.
[2] *Amer. Journ. med. Sc.*, sept. 1888.

sept opérations de ce genre, toutes couronnées de succès. C'est ce qu'on a appelé l'opération « primitive ». Un chirurgien (Tait) peut même fournir une statistique de 35 opérations, avec seulement deux morts, ces opérations ayant été toutes faites pendant la crise alarmante déterminée par la rupture. Entre le quatrième et le neuvième mois, la femme est moins menacée : à terme, nouvelle période de dangers. Mais, si les risques demeurent stationnaires pour la femme pendant les cinq derniers mois, l'intervention opératoire voit croître ses dangers avec chaque semaine. Le volume du fœtus augmente l'importance de l'intervention : puisque, selon toutes probabilités, une opération sera indispensable à la fin du neuvième mois, qui voudra la reculer jusqu'à cette époque où les dangers seront si considérables ? On ne peut faire honneur d'une mère vivante et d'un enfant vivant après intervention opératoire qu'à six chirurgiens, — Jessop de Leeds, Martin de Berlin, Eastman de Philadelphie [1], Breisky [2], Lawson Tait et Olshausen (deux cas)[3]. Peut-être faudrait-il leur joindre un cas de Braun-Fernwald [4], dans lequel l'enfant mourut de pneumonie. En pratique, la règle veut sagement qu'on sacrifie la vie la moins importante à celle qui l'est davantage ; et que, là où un sacrifice est nécessaire, ce soit l'enfant qui cède le pas à la mère. Il se trouve que l'époque de la grossesse, la moins dangereuse pour la mère, est précisément celle qui l'est davantage pour l'opération. Nous parlons ici de toute la durée de la grossesse dans son ensemble. Mais il existe une grande différence, au point de vue des dangers, entre une opération faite dans le cours du cinquième mois et une autre au neuvième mois. A cette dernière, quand l'enfant est vivant et viable, on a donné le nom d'opération « primitive » ; et de « secondaire », quand l'opération est faite après le terme, lorsque l'enfant est mort. Cette nomenclature induit en erreur.

L'opération primitive se pratique à l'époque la plus mauvaise, en ce qui concerne la vie de la mère. Les résultats, jusqu'ici, ont été de 25 morts pour 31 opérations ; 16 enfants ont été

[1] *Amer. Journ. Obstet.*, oct. 1888.
[2] *Wien. med. Presse*, XLVIII, 1887.
[3] Extraits de *Prager med. Woch.*, n° 8, 1890, et in *Amer. Journ. med. Sc.*, août 1890.
[4] *Archiv f. Gynäk.*, XXXVII, 2.

sauvés : mais leur mortalité, pendant les quelques premiers mois, a été des plus élevées comme on devait d'ailleurs s'y attendre. Six fois seulement la mère et l'enfant ont été sauvés l'une et l'autre [1]. En effet, si l'enfant est viable, ou même si la grossesse a dépassé le sixième mois, il est fort douteux que ce ne soit pas préférable de différer jusqu'après l'époque du faux travail et de n'opérer qu'après la mort de l'enfant et la disparition de la circulation placentaire. Naturellement il faut surveiller chaque cas avec le plus grand soin et saisir promptement toute indication de changer de ligne de conduite.

Je résumerai les indications de l'ouverture abdominale, dans la grossesse extra-utérine, de la manière qui suit.

I. Dans tous les cas, avant l'époque présumée de la rupture tubaire (du 2 3/4 au 3 3/4 mois); en fait, aussitôt que le diagnostic de l'affection est porté, si l'électricité n'a pas réussi à tuer l'œuf.

II. Dans tous les cas de rupture tubaire, aussi rapidement que possible après le diagnostic posé.

III. Jusqu'au quatrième mois, dans tous les cas où le fœtus continue de vivre. Entre le quatrième mois et l'époque du faux travail, il n'est pas sage d'opérer.

IV. Dans tous les cas lorsqu'après le faux travail l'enfant est mort et le liquide amniotique résorbé. S'il survient des signes de suppuration, l'opération s'impose ; si le fœtus reste dans l'état, il n'est pas absolument urgent d'opérer, bien que ce soit sage pour prévenir tout accident ultérieur. On attend jusqu'à résorption du liquide amniotique, parce que celle-ci indique la disparition de la circulation placentaire.

V. Dans tous les cas où la vie de la mère est en danger.

Règle générale : on ne doit pas garder cette opération comme une dernière planche de salut : il faut la ranger au nombre des vrais modes de traitement. Le cours naturel de la grossesse ayant été prévu avec intelligence, le meilleur traitement doit être efficace à toute époque et non pas seulement lorsqu'une catastrophe est survenue. Le cas suivant [2] porte avec lui sa morale : « En octobre 1875, trois accoucheurs émi-

---

[1] HARRIS, *Amer. Journ. med. Sc.*, sept. 1888.
[2] HARRIS, *Internat. Cyclop. Surg.*, vol. VI, p. 784.

nents de Philadelphie se réunirent en consultation chaque jour, pendant seize jours, pour se concerter au sujet d'une femme aux prises avec les douleurs d'un faux travail..... Ne pouvant promettre au mari qu'une opération sauverait probablement la vie de sa femme, ils la différèrent jusqu'au moment où ils pourraient faire cette promesse ; mais, pendant qu'ils tergiversaient de la sorte et alors que la femme semblait aller mieux, elle fut soudain prise de douleurs horribles, bientôt suivies de collapsus, et mourut en trente minutes. »

INTERVENTION CHIRURGICALE

On peut décrire avantageusement cinq variétés à la cœliotomie dirigée contre la grossesse ectopique :

I. Extirpation du sac dans les premiers mois.
II. Opération nécessitée par l'hémorragie consécutive à une rupture de la trompe.
III. Opération, alors que l'enfant est en vie, du quatrième mois à la fin de la grossesse.
IV. Opération pour rupture du sac après faux travail.
V. Opération avec enfant mort ou en décomposition.

Extirpation du sac avant le quatrième mois. — Cette opération — « laparo-cystectomie », comme on l'a dénommée d'une manière assez impropre — est aussi simple que possible. Elle consiste essentiellement en une demi-opération d'extirpation des annexes utérines, — ou même elle est encore de moindre importance puisqu'il ne faut pas nécessairement enlever l'ovaire.

Après ouverture du ventre, deux doigts introduits dans la cavité reconnaissent la situation et les rapports du kyste. La tumeur est amenée à la surface délicatement et sans trop lui faire subir de pressions. On recherche où se trouve le pédicule, en y comprenant ou non l'ovaire, suivant la situation de ce dernier organe : le pédicule est lié et la tumeur réséquée. Le plus souvent le nœud du staffordshire est parfaitement suffisant. Si le pédicule est fort large, on emploie deux nœuds du staffordshire ou une ligature en chaîne. La difficulté du diagnostic dans les premiers stades avant la rupture fait que cette intervention, si simple et si satisfaisante, ne se pratique en réalité que très rarement. On a relaté quelques cas d'une intervention de ce genre, mais il n'avait pas été fait de diagnostic exact. Le Dr Herman, de London Hospital, a récemment publié l'observation d'un cas [1] où il avait porté un diagnostic correct et enlevé une grossesse tubaire avant rupture. Chose curieuse, il avait opéré la même femme, trois ans auparavant, pour une rupture de grossesse tubaire.

Opération nécessitée par une hémorragie consécutive à une rupture de grossesse tubaire. — L'objectif principal est ici d'arrêter l'hémorragie : à cela, nous ajoutons l'enlèvement hors de la cavité abdominale du sang qui s'y est épanché, l'extirpation de l'œuf et également du sac qui le contenait. L'opération se pratique pendant que la femme est exsangue, et peut-être même dans un état de collapsus des plus profonds.

A l'ouverture de l'abdomen, le sang s'échappera probablement et on trouve le pelvis plus ou moins complètement rempli de caillots. Les doigts pénètrent au milieu de ces caillots jusqu'au fond de l'utérus et cheminent le long de chaque ligament contenant entre ses feuillets les trompes de Fallope. On reconnaît la situation qu'occupe le kyste fœtal à une tumeur molle, pâteuse, de volume et de consistance variables, suivant que l'œuf est resté *in situ* ou non. On l'amène au jour et on en recherche la déchirure. Le pédicule est saisi, lié comme il convient ; et tout le sac est réséqué. Réséquer le sac en totalité est à la fois le procédé le meilleur et le plus expéditif, de préférence à toute tentative de répression de l'hémorragie qui provient de la déchirure. Parfois on retrouve le placenta, alors que le fœtus a disparu ; et souvent l'œuf a été expulsé en entier et se trouve englobé au milieu des caillots.

Une femme est apportée presque moribonde à Bristol Royal Infirmary. De vieilles adhérences étendues et l'état presque désespéré de la patiente ne m'autorisent pas à songer à une intervention complète ; je place rapidement des pinces sur le ligament large, vide l'abdomen des caillots et attends pour voir si la femme se ranime. L'hémorragie était arrêtée ; mais la patiente déclina rapidement. Deux grandes pinces courbes

---

[1] *Brit. med. Journ.*, 27 septembre 1890.

de Wells, disposées de manière à circonscrire le siège de l'hémorragie tubaire, arrêtent d'une manière efficace tout suintement sanguin pendant que la femme se ranime; et, en effet, si on les laisse vingt-quatre heures en place, on obtient presque à coup sûr une hémostase durable. Mais il est toujours préférable, si l'état de la femme n'est pas absolument désespéré, d'enlever le sac en totalité. Il est à peine nécessaire d'ajouter que ces opérations doivent être faites avec la plus grande rapidité.

On enlève le sang épanché d'abord avec les doigts ou la main; puis, au moyen d'une irrigation chaude, faite avec un liquide antiseptique; et finalement avec l'éponge. Ces diverses manœuvres peuvent nécessiter la prolongation de l'incision de la paroi. Quand la cavité est bien asséchée, la plaie est refermée comme à l'ordinaire.

Dans beaucoup de cas, l'indication opératoire réside simplement dans une hémorragie pelvienne alarmante, et souvent le diagnostic n'est fait qu'après l'opération : ce qui, d'ailleurs, n'est d'aucune conséquence sous le rapport du traitement. Le premier signe d'une grossesse extra-utérine sera parfois cette hémorragie alarmante, consécutive à la rupture du sac; toute hémorragie intra-péritonéale reconnaît le plus souvent cette cause, et il nous faut agir promptement d'après cette présomption. On ne devrait jamais laisser mourir une femme pendant qu'on s'attarde à attendre l'évolution des signes diagnostiques.

Opération entre le quatrième mois et la fin de la grossesse, alors que l'enfant est encore en vie. — Bien que les détails opératoires soient essentiellement les mêmes, qu'on intervienne à n'importe quel moment, de la fin du quatrième à la fin du neuvième mois, les résultats opératoires, en ce qui concerne la mère, diffèrent considérablement. Abstraction faite du shock opératoire, qui naturellement est plus grave après l'extirpation d'un fœtus plus âgé, c'est-à-dire de volume plus considérable, le principal danger — l'hémorragie — augmente avec l'âge et conséquemment avec le volume du placenta. Comme il a déjà été dit, l'opération *primitive*, dénomination qui s'applique à l'opération visant l'extraction d'un enfant viable, n'est pas à conseiller, à moins que des symptômes graves du côté de la mère n'en fassent une nécessité. Et, règle générale, c'est l'état de la mère, avant la question de viabilité de l'enfant, qui détermine le chirurgien à intervenir. De la diarrhée; du ténesme rectal ou vésical; de l'irritabilité ou de l'inflammation; des attaques répétées de crises douloureuses ; une faiblesse allant croissant, et des symptômes analogues, tels seront les signes qu'on observera d'ordinaire chez les femmes qu'on soumet à l'opération décrite dans ce chapitre.

Les points principaux de cette opération sont : incision du sac (s'il y en a un), extraction du fœtus, nettoyage de la cavité du sac, suture de ses lèvres à l'ouverture abdominale, et abandon du placenta qui se détachera par un processus naturel. Mais il faut s'attendre, dans les détails opératoires, à une foule d'incidents qui exigent de la part du chirurgien beaucoup de savoir-faire, d'habileté et de tact.

Ainsi il est possible de trouver l'intestin adhérent étroitement au sac, dans le point où il semble indiqué d'ouvrir ce dernier. Ou encore, le placenta est situé de telle façon qu'il devient impossible de pénétrer dans le sac par sa face antérieure sans traverser les tissus du gâteau placentaire. Le chirurgien doit faire de son mieux pour déterminer les moindres désordres traumatiques, compatibles avec l'accomplissement scientifique efficace de tous les temps opératoires.

Admettons que, comme dans le cas de Jessop, il n'y ait pas de sac, l'opération se simplifie beaucoup. Le fœtus est extrait, le cordon sectionné et lié, un drain mis en place dont l'extrémité va affleurer les attaches placentaires, et le bout du cordon laissé pendant hors de la plaie. Le traitement consécutif est ce qu'il y a de plus important. Le drain va rendre possible l'aspiration répétée des liquides extravasés et, par conséquent, l'assèchement constant de la cavité abdominale ; et, si cela est nécessaire, on a recours à l'irrigation. C'est ainsi qu'on se débarrasse des débris placentaires ; si le placenta entier ou des morceaux se sphacèlent, il peut être opportun d'agrandir l'ouverture abdominale, pour permettre leur extraction ou faciliter leur élimination. Dans un cas d'Olshausen, le placenta n'était pas encore éliminé au trente-quatrième jour.

S'il semble qu'on puisse tenter le dégagement du placenta sans ajouter beaucoup aux dangers, il est permis de le faire. C'est la ligne de conduite que Martin a suivie avec succès dans un cas. Olshausen également, dans l'un de ses cas heureux, réussit à enlever le sac et le placenta, adhérents au ligament large. Mais le plus souvent, et, en particulier, si on peut isoler le sac et lui fermer tout accès du côté de la cavité abdominale, il n'est pas sage d'agir de la sorte. S'il n'existe pas de sac, l'extirpation du placenta sera rarement possible et encore plus rarement indiquée.

C'est avec les plus grands soins et la plus grande délicatesse qu'il faut détacher une anse intestinale adhérente au sac dans le point choisi pour l'ouverture. Le mieux est, pour ainsi dire, de peler l'intestin avec l'éponge ; si on est obligé de recourir à l'instrument tranchant et qu'il soit difficile de suivre la ligne de soudure des organes, il vaut mieux tailler dans la substance du sac que dans les tissus de l'intestin. En effet, c'est parfois d'une bonne pratique d'inciser la portion adhérente du sac, de la laisser attachée à l'intestin, et de se servir de l'ouverture ainsi faite pour l'extraction du fœtus :

« La règle par excellence, qui prime dans toute opération, est, dit Tait, d'éviter de toucher au placenta. » Le siège exact des attaches placentaires est, d'ordinaire, fort difficile à préciser. Une coloration foncée de la paroi du sac, avec les signes ordinaires d'une riche vascularisation, et, souvent, des adhérences intimes aux organes contigus, marquent la zone du placenta. Il faut tenter tous les efforts légitimes pour s'éloigner de cette surface dangereuse ; mais, si on ne peut l'éviter, il faut l'inciser bravement. Aussi vite qu'il est possible, les lèvres de l'incision sont pincées avec de fortes pinces en T ; et on parvient à arrêter l'hémorragie d'une manière permanente en faisant tout autour de l'ouverture une suture de cordonnier ou en chaîne, qui comprend à la fois sac et placenta. Quand on tire sur ses extrémités, cette suture détermine un froncement de l'ouverture dans la proportion qu'on désire ; enfin, il est bon de suturer les lèvres de l'incision du sac aux lèvres de la plaie abdominale.

Si le sac contient beaucoup de liquide, il y a avantage à extraire celui-ci par ponction ou par aspiration, avant l'incision du kyste, pour avoir beaucoup moins à éponger plus tard. L'incision du sac est faite, de préférence, selon l'axe de l'incision abdominale ; mais, si on y gagne d'éviter le placenta ou des adhérences intestinales en faisant l'incision dans une autre direction, on choisit cette dernière. Après l'extraction du fœtus, le sac s'affaisse et on n'éprouve aucune difficulté à en amener l'ouverture jusqu'à la surface.

Pendant l'extraction du fœtus, on se sert de pinces pour attirer à soi les lèvres de l'ouverture du sac, et, ainsi, faire couler le liquide amniotique sur la paroi abdominale. La cavité est nettoyée et lavée, et le cordon laissé pendant hors de la plaie. Une suture faite avec soin fixe les bords de l'ouverture du kyste fœtal à la peau, au niveau de la partie inférieure de la plaie pariétale, en ne laissant qu'un orifice suffisant pour admettre un drain du plus fort calibre et à son côté le cordon ombilical. Ce serait une sage précaution qu'envelopper le cordon d'un manchon de caoutchouc. Finalement, la plaie abdominale est refermée dans le reste de son étendue, en dehors du point où le sac a été fixé.

On aura épongé et même pratiqué un tamponnement d'éponges chaque fois qu'il aura été nécessaire pour absorber les liquides ou protéger les organes abdominaux.

Supposons le sac entouré par la séreuse — c'est-à-dire admettons que l'œuf se soit développé entre les feuillets du ligament large, — nous pouvons nous attendre en ce cas à trouver tout le péritoine pelvien élevé, épaissi et vascularisé. Au lieu de tissus fibreux minces, traversés par de gros troncs vasculaires, qui se rencontrent sur les sacs adventices, nous avons affaire ici à des tissus épais, vasculaires, cellulaires, abondamment fournis de petits vaisseaux. L'hémorragie viendra, par conséquent, compliquer probablement l'incision ; mais on en viendra à bout de la manière qui a été dite. En pareil cas, il y a plus d'avantage à pratiquer l'extraction par le vagin.

Un large drainage, combiné avec l'irrigation et, s'il y a nécessité, avec l'élargissement de l'ouverture pour permettre aux portions placentaires détachées de s'échapper au dehors constituent les détails du traitement consécutif.

Rarement il est sage de songer à l'extraction complète du sac. Dans les premiers temps de la grossesse abdominale, alors que le sac est petit et que ses connections ne sont ni intimes ni multipliées, il peut être possible de l'énucléer en entier. Mais, en agissant ainsi, on a parfois de la difficulté à arrêter le sang, soit qu'il provienne des profondeurs du bassin, soit qu'il jaillisse d'une multitude de points à la fois au niveau d'adhérences soit à l'intestin, soit à d'autres organes importants.

Opération pour remédier à une rupture pendant le faux travail. — Voici le plan opératoire auquel nous nous arrêtons. Après avoir extrait le fœtus et nettoyé la cavité abdominale du sang qui s'y est épanché et des autres liquides, on examine la déchirure du sac pour reconnaître les points qui saignent. Des pinces à forcipressure les saisissent et sont laissées à demeure. Puis on procède à un examen attentif de l'état des parties. Si la rupture se trouve située en avant, on termine l'opération comme si on avait fait soi-même avec intention la déchirure à ce niveau, c'est-à-dire qu'on en suture les bords à la plaie pariétale. Si la déchirure s'est produite en arrière, ou qu'elle soit située de manière que ses lèvres ne puissent être amenées à la surface, la conduite à tenir peut varier. Il n'est pas prudent de laisser pénétrer dans la cavité abdominale les liquides qui s'écoulent du sac; aussi, autant que cela est possible, on refermera la déchirure et on ouvrira le sac par sa face antérieure, immédiatement sous la plaie pariétale. Inutile de faire cette ouverture aussi large que si on devait extraire le fœtus par ce chemin ; il n'est besoin que d'un espace suffisant pour permettre le passage d'un drain et du cordon ombilical. On peut, à travers cette ouverture, se mettre en devoir de fermer la déchirure soit temporairement à l'aide de pinces à forcipressure en T soit d'une façon permanente à l'aide d'une suture continue. Puis on traite le sac, comme s'il ne s'était pas déchiré. Il sera toujours prudent de disposer un drain dans la cavité abdominale et de l'y laisser un ou deux jours, jusqu'à ce qu'il soit évident que plus rien ne s'échappe par la déchirure.

Opération en cas de fœtus mort ou en putréfaction. — L'opération s'impose ici d'ordinaire après l'époque du faux travail, lorsqu'apparaissent des symptômes qui indiquent que la vie de la mère est en danger. Les divers états qui donnent naissance à ces symptômes sont des plus variés et les détails opératoires le seront également. En fait, il serait impossible de décrire une opération type, au milieu des variétés infinies qu'on observe. Il faut être préparé à presque toutes les éventualités, depuis l'extraction d'un sac gangréné à contenu putride avec résection intestinale possible, jusqu'à la simple ouverture et jusqu'au simple drainage d'un abcès.

Thornton[1] réussit, après de nombreuses difficultés, à extraire tout le sac avec le fœtus qu'il contenait. La paroi kystique était putréfiée et, pendant les manœuvres nécessaires pour libérer de nombreuses adhérences intestinales, elle se déchira et laissa échapper des caillots sanguins, puis un fœtus momifié.

Notta[2] rapporte un cas opéré par Bouilly et où il existait une obstruction intestinale. Le fœtus datait de huit ans et le sac adhérait très intimement de partout. On trouva une anse intestinale étranglée et l'obstacle fut levé. La femme mourut et l'autopsie révéla un second étranglement. Une pièce du musée de Bristol Infirmary montre l'étranglement d'une double anse intestinale par des adhérences du pourtour d'un kyste fœtal.

Dans le cas de Galabin[3], grossesses extra-utérine et intra-utérine combinées, le sac était tellement friable qu'il fut impossible de le suturer à la paroi abdominale ; pour expliquer la mort, il faut probablement incriminer l'utérus qui expulsa prématurément son propre fœtus en se contractant pour la séparation du placenta extra-utérin adhérent à sa surface extérieure, et détermina ainsi une hémorragie.

Breudel[4] opéra avec succès un cas dans lequel existait une constipation absolue datant de quatre semaines. Le fœtus n'était nullement décomposé, le placenta se trouvait presque détaché, et l'opération ne présenta aucune difficulté sérieuse.

Spanton[5] opéra avec succès une femme qui présentait des symptômes de péritonite datant de deux mois. Il trouva dans le sac un fœtus macéré et un liquide purulent infect ; il eut à lutter contre des adhérences intestinales très étendues. La cavité abdominale fut drainée aussi bien que le sac, et chaque jour furent faites des irrigations.

Une des observations les plus remarquables est celle d'une opération pratiquée avec succès par feu le Dr Angus

---

[1] *Obstet. Trans.*, vol. XXIV, 1882, p. 81.
[2] *Progrès méd.*, 1884, p. 377, et *Gazette médicale*, 5 mai 1883.
[3] *Obstet. Trans*, 1882, vol. XXIV, p. 81.
[4] *Centralbl. f. Gyn.*, 13 oct. 1883, p. 64.
[5] *Brit. med. Journ.*, 12 janvier 1884.

Macdonald [1]. La femme, à la fin du sixième mois, fut prise de dysurie et de douleurs dans la partie inférieure de l'abdomen; les trois dernières semaines, des pertes fétides avaient été notées, en même temps qu'un œdème de la jambe gauche. De la fièvre hectique survint, et la femme était au plus bas. Pendant l'opération on découvrit que le kyste s'était ouvert dans le canal intestinal; et le fœtus, nageant dans un liquide trouble, reposait dans un sac dont partie des parois était constituée par les intestins. Les anses demi-gangrénées furent réséquées sur-le-champ, et l'abdomen refermé après complet nettoyage. La femme guérit parfaitement.

En 1887, je dus opérer à Bristol Infirmary une femme, qui portait une grossesse extra-utérine, environ cinq mois après l'époque du faux travail. Le fœtus, inclus dans ses membranes, était complètement libre dans le ventre; mais adhérent de partout aux intestins et aux parois. Les adhérences furent détachées avec la plus grande facilité; aucun vaisseau ne dut être lié et l'opération fut terminée sans difficulté aucune. Les membranes étaient tout à fait intactes, collées étroitement contre les membres et le tronc de l'enfant. La tête tombait en putréfaction. Le placenta adhérait fortement au fond de la vessie et n'était le siège d'aucune altération. Il n'y avait aucune trace de sac fœtal. Le fœtus semblait âgé d'environ six mois. La femme guérit parfaitement, après détachement du cordon ombilical au moyen de torsions journalières.

Il n'existe pas deux cas qui se ressemblent et il est impossible de tracer des règles générales quant au mode de traitement. Litzmann en a rassemblé 33, dont 24 furent observés de 1870 à 1880; sur ce chiffre, il y eut 19 guérisons.

Avant d'ouvrir un sac, dont le contenu peut être en putréfaction, il serait bon d'avoir recours à l'aiguille aspiratrice pour extraire une quantité suffisante de liquide dans le but de relâcher les parois du kyste et de permettre d'amener à la surface à l'aide de pinces le point choisi pour l'ouverture. Toujours on devrait encercler le sac d'éponges tassées à son pourtour, et toujours il faut nettoyer la cavité abdominale à fond. Quand le sac est vidé, on porte les doigts dans toutes les directions autour de lui, pour s'assurer qu'il n'y a pas d'anse étranglée.

---

[1] *Ed. med. Journ.*, février 1884, p. 697.

On ne doit pas toucher au placenta, à moins que celui-ci ne soit libre ou détaché en partie.

Si on a quelque raison de redouter une péritonite générale, ou si un peu de liquide s'est échappé du sac, c'est un devoir de drainer la cavité abdominale aussi bien que le sac. Les irrigations du sac avec des liquides antiseptiques sont très utiles, tant pour aider à la sortie des débris placentaires que pour éviter la septicémie.

Il y a grand avantage en ce cas à trouver la circulation placentaire disparue, parce qu'alors il est possible d'extraire le délivre sans péril de produire quelque hémorragie ou d'ouvrir les sinus maternels à tous les dangers d'infection septique. Malheureusement il n'existe aucun moyen de s'assurer par avance que la circulation placentaire a cessé. L'expérience ne peut servir de guide ; en effet, tandis que Schrœder trouva les vaisseaux oblitérés trois semaines après la mort du fœtus, Depaul, dans un autre cas où la mort de l'enfant remontait à quatre mois, tomba sur un placenta dont la circulation était encore active et perdit sa femme d'hémorragie. L'enfant étant mort, s'il n'y a pas d'urgence, on attendra ; chaque semaine ajoute à la probabilité de l'oblitération des vaisseaux placentaires et, dès les premiers indices de quelques symptômes fâcheux, on opère.

Ces opérations, convenablement conduites, ne sont pas aussi fatales qu'on devrait s'y attendre. Ainsi Gaillard Thomas a sauvé quatre des femmes qu'il a opérées ; Tait n'a perdu qu'une de ses sept opérées ; chaque jour se multiplient les exemples isolés d'opérations des plus difficiles, qui s'annonçaient mal, et ont pourtant été couronnées de succès.

Opération en cas de travail suspendu, « missed labour ». Grossesse dans une corne d'un utérus bicorne. — On n'a rapporté que quelques exemples de cette catégorie et encore un bien plus petit nombre d'opérations. On peut interpréter quelques-uns de ces cas comme étant des exemples de grossesses interstitielles, c'est-à-dire de grossesses se développant dans cette portion de la trompe qui traverse le tissu utérin. D'autres ont pu fort bien être de véritables grossesses extra-utérines, qui se sont ouvert un passage par ulcération dans quelque portion des voies génitales. Mais on doit à des observateurs compétents

un nombre suffisant de cas pour prouver, à n'en pas douter,
qu'une grossesse peut se poursuivre jusqu'à terme dans la
corne d'un utérus bicorne, et qu'alors que le travail se déclare
à terme, il ne peut pas avoir pour résultat l'évacuation du
fœtus. Angus Macdonald a soutenu que tous les exemples de
missed labour étaient probablement des cas de grossesses
développées dans une corne utérine. Que cela soit ou non, il
est certain que les particularités anatomiques et physiologiques d'une grossesse dans une corne d'un utérus bicorne
expliqueraient la plupart des cas de travail suspendu. Si ce
n'est pas un fait prouvé, cela est certainement une hypothèse
logique.

Anatomie pathologique. — Dans les cas de grossesse dans une
corne utérine ayant abouti à un travail suspendu, on a toujours
trouvé soit une absence complète de communication avec la
cavité générale, soit seulement un petit orifice peu susceptible
de se laisser dilater. La grossesse se développe dans une excavation secondaire ou, pour ainsi dire, un diverticule de la cavité
utérine ; l'œuf est complètement entouré par le muscle utérin ;
nulle part il n'y a de tissus analogues à ceux du col, qui se
ramollissent et se dilatent ; et les contractions utérines n'ont
d'autre résultat que de comprimer l'œuf. Les fibres qui circonscrivent l'orifice se contractent autant que celles du fond, et leurs
contractions barrent efficacement le chemin au produit de la
conception. En fait, les forces musculaires ne s'équilibrent pas
dans le canal génital, car le sac est d'ordinaire plus épais dans
sa portion inférieure, c'est-à-dire que c'est tout le contraire de
ce que l'on observe dans la grossesse normale. Dans deux
des cas dont la relation a été publiée, il a été impossible de
découvrir une communication quelconque avec la cavité générale.

Il est facile de comprendre la forme, les attaches et les rapports de la tumeur. Celle-ci n'est pas parfaitement globuleuse,
mais en forme de cône émoussé. Quelque part, du côté opposé
à ses attaches à l'utérus, et élevées comme dans la grossesse
normale, se trouvent les annexes utérines, — ovaire et trompe
de Fallope ; on peut également rencontrer le ligament rond,
élevé et épaissi. On trouve les annexes du côté opposé dans une
position fort basse et reliées à la corne non en cause. La tumeur

n'est pas symétrique, mais empiète du côté d'où elle tire son origine.

Le contenu du sac se compose : du fœtus mort et peut-être macéré, et de liquides de divers caractères, suivant le degré de décomposition.

Diagnostic. — L'ensemble des signes d'une grossesse approchant du terme ; un travail sans résultat, suivi des symptômes de la mort de l'enfant ; une tumeur abdominale à direction oblique, arrondie, égale au toucher et mobile, avec une cavité utérine peu ou nullement augmentée de profondeur, devront faire penser à une grossesse dans une corne utérine, ayant déterminé un travail suspendu. Parfois, à terme, on observe l'évacuation d'une caduque provenant de la corne non imprégnée, et la menstruation peut réapparaître régulièrement à dater de l'époque du travail.

Le toucher révèle un col normal ; un utérus de hauteur normale, étroitement adhérent à la tumeur et repoussé du côté opposé ; et une tumeur présentant les caractères qui viennent d'être décrits. On s'assure de la présence du fœtus par les moyens ordinaires. Dans le cas de Litzmann, la tête fœtale reposait sur le détroit supérieur ; enfin, on peut dilater l'utérus et rechercher une ouverture dans sa cavité. Dans le cas de Litzmann, un liquide s'écoulait d'une façon continue par une très petite ouverture.

Traitement chirurgical. — Dans tous les cas, le seul traitement possible est une opération ; et la meilleure est la cœliotomie, avec enlèvement complet du sac et de son contenu. Je ne connais que cinq opérations ; les opérateurs furent Salin, de Stockholm, Litzmann, Sänger, Wiener et Macdonald. Le dernier a publié une relation particulièrement claire et complète du cas qu'il a observé[1] ; et il a, en même temps, résumé et analysé d'autres observations. L'opération fut pratiquement identique dans tous les cas, et quatre opérées guérirent sur cinq. Le cas de Wiener[2] date de fin 1884 et était inconnu de Macdonald. L'auteur traita le moignon par la méthode intra-périto-

---

[1] *Ed. med. Journ.*, avril 1885.
[2] *Achiv. f. Gynäk.*, bd. XXXVI, heft n° 2.

néale et obtint un succès. Le professeur Schultze d'Iéna [1] a réséqué la moitié d'un utérus bicorne, siège d'une rétention placentaire. L'enfant était né vers le septième mois. La sage-femme avait arraché le cordon dans ses efforts pour extraire le placenta adhérent. La femme guérit.

L'opération est tout ce qu'il y a de plus simple. La tumeur est amenée hors de l'incision, serrée par un serre-nœud au niveau de son collet et retranchée aux ciseaux. Le pédicule est émondé et pansé absolument comme dans l'opération de Porro.

Comme les liquides contenus peuvent être de nature putride, la tumeur sera, si possible, extraite sans être ponctionnée. Mais, si le kyste est fort volumineux, il n'y a aucune objection à recourir à la ponction pour extraire le liquide, à la condition qu'on surveille avec soin le point ponctionné. En tout cas, pour prévenir le soudain affaissement du sac sur la paroi abdominale au moment où on le détache par-dessus le clamp, un second clamp est disposé au-dessus du premier, et le pédicule divisé entre les deux.

[1] *Deutsche med. Woch.,* 4 nov. 1886.

CHAPITRE VI

CHIRURGIE DE L'ESTOMAC

On pratique, à l'heure actuelle, un nombre considérable d'opérations sur les organes digestifs. La plupart sont faites dans le but de remédier à quelque obstacle au cours des aliments ou des matières ; et elles consistent surtout en résections de néoplasmes, suppression d'agents variés d'obstruction ou d'étranglement, établissement de fistules au-dessus d'un rétrécissement qui s'oppose à l'évacuation des matières.

Pour mener à bien ces opérations, le chirurgien doit avoir une entière habitude de nombre de manœuvres techniques tout à fait spéciales, quelques-unes d'une grande délicatesse. Il est également essentiel qu'il possède une connaissance parfaite de la topographie des viscères, non pas seulement anatomique, telle qu'on peut l'acquérir dans les dissections, mais également pratique comme celle que donnent les autopsies. Les doigts, pénétrant par une incision pariétale, explorent la cavité abdominale dans toutes les directions et fournissent des données pratiques et tactiles sur la situation des viscères, aussi bien que sur leur consistance, leur forme, leur profondeur et bien d'autres détails. J'insisterai beaucoup sur l'importance de cette étude *post mortem* des viscères abdominaux, faite à l'aide du toucher. Rien ne peut la remplacer qu'une grande expérience chirurgicale ; et la pratique, acquise de la sorte, sera fort précieuse au lit du malade. Toute opération doit d'abord avoir été pratiquée sur le cadavre.

Selon moi, on ne se rend pas compte en général de toute l'étendue de la cavité abdominale qu'on peut explorer avec un seul doigt introduit par une ouverture d'un pouce de long.

Sur un sujet de taille moyenne, par une incision pratiquée à mi-chemin entre les pubis et l'ombilic, nous pouvons explorer tout le petit bassin, ainsi que la cavité abdominale jusqu'aux reins sur les côtés et jusqu'à la grande courbure de l'estomac au milieu. Avec deux doigts on atteindra encore à une plus grande distance. C'est de cette manière qu'au point de vue chirurgical on étudie le mieux la topographie abdominale. Les données anatomiques nous apprennent où doit se faire l'incision pour aborder un organe dit; mais des doigts exercés, pénétrant par cette incision, reconnaîtront l'organe et l'amèneront à portée de l'opérateur. On ne trouve pas toujours les organes creux dans leur situation anatomique. Souvent, en effet, quand l'occasion se présentera de pratiquer une intervention sur une partie quelconque du tube intestinal, l'affection qui nécessitera l'opération aura été la cause d'un déplacement. C'est une raison de plus pour s'exercer au diagnostic par le toucher.

Les caractères des tissus eux-mêmes sont ici particuliers et uniques, au point de vue chirurgical. C'est un problème de chirurgie pratique, dont la solution est fort difficile, que la manière dont il faut se comporter à l'égard d'une portion quelconque d'un canal creux, mesurant dans les 20 et quelques pieds, à contenu septique, situé dans une cavité close parfaitement aseptique, mais particulièrement susceptible de se laisser influencer par les agents septiques. Et, quand on s'attaque aux parois de ce tube, les tissus, sur lesquels l'opérateur doit travailler, laissent beaucoup à désirer pour les manœuvres chirurgicales.

Dans toute opération, impliquant une solution de continuité de l'appareil digestif, on est obligé à des précautions particulières pour prévenir l'issue de son contenu dans la cavité péritonéale. Les vaisseaux nourriciers parcourent une trame délicate qui facilement se déchire; et la gangrène d'une portion de l'intestin peut résulter d'une blessure du mésentère ou de l'épiploon, voire même, dans certaines circonstances, du péritoine pariétal lui-même. Enfin, lors de l'occlusion d'une plaie, nous avons affaire, d'un côté, à de minces tuniques séreuse et musculaire qu'aiguilles et sutures déchirent facilement; et, d'un autre côté, à une muqueuse sécrétant des liquides peu favorables à la réunion.

Anatomie topographique et chirurgicale de l'estomac. — La situation de l'estomac, telle qu'elle se trouve décrite d'ordinaire dans les ouvrages, n'est pas conforme à celle qu'établissent les recherches récentes de Luschka, Braune, Warner, Lesshaft et autres. Et celles-ci ne sont pas parfaitement d'accord entre elles sur tous les points. L'estomac est un organe mobile, dont la situation varie dans des limites considérables et imparfaitement définies ; ces changements de situation sont d'ailleurs habituellement plus accentués dans les circonstances qui réclament une intervention.

C'est seulement quand l'estomac est vide, que ses faces regardent l'une en avant et l'autre en arrière, que ses bords deviennent l'un supérieur, et l'autre inférieur. Leuf donne à l'estomac une forme *tubulaire*, quand cet organe est tout à fait contracté. Les dimensions extérieures ne seraient pas dès lors plus considérables qu'un jéjunum modérément distendu ; la muqueuse plissée formerait des replis très accusés et la tunique musculaire serait fortement épaissie. Dans cet état de vacuité, on trouve souvent le pylore ouvert, de telle sorte que de l'eau introduite dans l'estomac peut s'écouler de suite dans le duodénum. Quand cet organe se remplit, le bord inférieur non seulement s'abaisse, mais encore tourne en avant autour du grand axe du viscère, de sorte que la face antérieure regarde en haut, et que la postérieure devient dans le même temps inférieure. Parfois cette rotation s'accentue au point que le bord inférieur se trouve directement en avant, et le supérieur en arrière.

Les cinq sixièmes environ de l'estomac sont situés à gauche de la ligne médiane, un sixième au moins à droite. Si l'organe se dilate, son extrémité cardiaque monte sous le diaphragme en agrandissant le volume de la poche, mais sans guère augmenter la saillie à gauche. Le gros de l'organe se trouve directement en arrière de la cinquième et de la sixième côte ; le reste et le pylore occupent l'épigastre. La plupart des observateurs placent le pylore exactement sur la ligne médiane, parfois il empiète un peu sur la droite.

La face antérieure de l'estomac est en rapport avec le diaphragme, la face inférieure du lobe gauche du foie, la face interne des cinquième, sixième, septième, huitième et neuvième côtes gauches et leurs cartilages, enfin avec la paroi abdominale. Cet organe est accessible par sa face antérieure, là où il est en contact intime avec la paroi. Cette surface accessible occupe une zone triangulaire limitée par les côtes, le bord du foie et une ligne presque transversale, qui remonte ou s'abaisse suivant l'état de vacuité ou de plénitude de l'estomac. Est-il modérément distendu, les limites inférieures de l'organe atteignent le niveau de l'extrémité du dixième cartilage costal; vide, l'estomac peut abandonner cette zone triangulaire, et se rétracter entièrement derrière le rebord osseux de la partie supérieure de l'abdomen. Tillaux fait remarquer que l'extrémité du neuvième cartilage costal, attaché au huitième par un court ligament, est saillant et mobile. On le reconnaît à sa saillie et à la sensation de frottement qu'il fournit lorsqu'on le fait glisser sur le cartilage supérieur. Cet auteur considère l'extrémité de la neuvième côte comme un point de repère pour tracer la limite inférieure de l'estomac, et le recommande comme point fixe pour se diriger dans les opérations faites sur cet organe.

Dans de nombreux cas de dilatation stomacale, il est possible de tracer exactement les limites de l'organe au moyen de la percussion ; on a recours à d'autres méthodes encore, qui aident au diagnostic : ainsi la dilatation artificielle de la cavité au moyen de gaz ou de liquides.

Les connexions et les vaisseaux de l'estomac revêtent une grande importance en chirurgie. L'épiploon gastro-splénique a plus rapport à la chirurgie de la rate qu'à celle de l'estomac. Le petit épiploon, étendu de la petite courbure gastrique à la face inférieure du foie, mérite qu'on s'y arrête davantage. Il renferme entre ses feuillets l'artère coronaire stomachique, principale source de l'irrigation sanguine de l'estomac; et l'artère hépatique, qui, parcourant le bord antérieur de l'hiatus de Winslow, donne les rameaux importants : la pylorique, la gastro-duodénale et la gastro-épiploïque droite. Leur importance saute aux yeux, tant comme rameaux nourriciers de l'estomac qu'en raison de leur présence dans la sphère de certaines opérations chirurgicales sur le pylore. La veine porte et le canal hépatique sont situés également dans le petit épiploon.

Le voisinage du pylore d'avec la veine porte, le pancréas, la veine splénique et le col de la vésicule biliaire, doit toujours être présent à l'esprit dans les diverses manœuvres chirurgicales.

Les attaches du grand épiploon à la grande courbure de l'estomac revêtent également une importance chirurgicale. Il faut les diviser dans les résections circulaires d'une partie de l'estomac et dans les opérations qu'on pratique sur la face postérieure du même organe. Le mésocôlon transverse lui-même n'est pas à l'abri de tout danger dans les interventions qui visent le pylore; et, comme il renferme entre ses feuillets les vaisseaux qui fournissent au côlon transverse, une lésion quelconque de ce repli est grosse de dangers pour la vitalité de cette portion de l'intestin. Cependant, ce n'est pas là un accident probable, à moins qu'il n'existe des adhérences, reliant les divers organes les uns aux autres et que le pylore ne soit abaissé. Cinq fois, pour le moins, on a noté de la gangrène du côlon à la suite d'une blessure du mésocôlon.

Les anastomoses vasculaires, encerclant l'estomac, sont tellement larges qu'on ne doit pas compter la gangrène de portions de ses parois au nombre des accidents opératoires possibles. Quand on a le choix, il est aussi bon de faire l'incision parallèlement à la direction des branches principales, — c'est-à-dire perpendiculairement au grand axe; mais cela n'a pas grande importance.

Les opérations qu'on pratique sur l'estomac sont les suivantes :

1° La gastrostomie, ou établissement d'une fistule artificielle pour l'introduction d'aliments ;

2° La gastrotomie, ou incision des parois pour l'extirpation de corps étrangers ou de tumeurs ;

3° La gastrorraphie, ou oblitération d'une fistule, d'un ulcère ou d'une plaie par les moyens chirurgicaux ;

4° La pylorectomie, gastrectomie partielle, ou excision d'une portion de l'estomac pour néoplasmes.

De plus, pour remédier à l'obstruction pylorique, on a eu recours à diverses opérations : telles, la dilatation opératoire du pylore, l'établissement de fistules entre l'estomac et l'intestin, et entre l'intestin et la paroi. Nous les examinerons également dans ce chapitre.

GASTROSTOMIE

La gastrostomie ($\gamma\alpha\sigma\tau\eta\rho$ — estomac, et $\sigma\tau\acute{o}\mu\alpha$ — bouche) est une opération qui a pour but d'établir une fistule à travers les parois abdominale et stomacale dans le but d'alimenter un malade.

Historique. — En 1837, Egebert (ou Egeberg), chirurgien militaire de Norvège, dans une communication à la Société médicale de Christiania, conseilla fortement cette opération dans les cas de sténose de l'œsophage. Il basait son opinion sur les nombreux succès obtenus dans le traitement des plaies stomacales, en même temps que sur la compatibilité d'une fistule gastrique avec une excellente santé. Dans son Mémoire, l'opération était décrite avec un luxe de détails scientifiques tel que, pour être mise au point des descriptions actuelles, il suffit d'y ajouter bien peu de chose. Il conseilla même la suture préliminaire de l'estomac à la paroi abdominale (méthode dite depuis de Kowse), de façon que les adhérences aient isolé la cavité abdominale avant l'ouverture du réservoir gastrique. C'était alors le procédé de choix pour ouvrir les kystes du foie et des autres organes. Le Mémoire d'Egebert ne fut publié qu'en 1841 [1].

Vers cette époque, Blondlot, dans ses recherches sur l'acte de la digestion, réussissait à établir des fistules gastriques chez les animaux inférieurs. Un peu plus tard, Watson, discutant, comme Egebert, les indications de l'opération, s'efforça de la justifier dans le rétrécissement insurmontable de l'œsophage. Tout cela était purement spéculatif : personne n'avait encore tenté l'opération.

C'est à Sédillot, qui, dès 1846, se fit l'ardent défenseur de ce procédé, que revient le mérite d'avoir fait la première « gastrostomie » sur l'homme. C'est le nom qu'il donna à cette opération. Ses écrits révèlent le savoir pratique du chirurgien et de l'anatomiste consommés, et témoignent de l'enthousiasme le plus ardent. L'auteur estime que les indications opératoires sont si légitimes et si propices qu'il s'étonne de ce que personne n'y ait songé avant lui. Selon toute apparence, Sédil-

---

[1] *Norsk Magazin fur Lægevidenskaben.*

lot ignorait l'existence du Mémoire d'Egebert. Il donne une longue énumération des maladies justiciables de la gastrostomie. Outre les sténoses, il cite l'absence congénitale de l'œsophage, les tumeurs de voisinage comprimant ce canal, les tumeurs de ses parois, et même les plaies, ulcères et ramollissement inflammatoire, toutes affections où on ne peut guère espérer qu'enrayer le mal provisoirement. A l'appui de ce procédé, dans un de ses Mémoires, il rapporte ses expériences favorables sur les animaux. Quelques chirurgiens et, dans une occasion, l'opinion unanime de toute la Société étaient cependant contre lui. En 1839, il fit sa première opération sur un homme atteint de rétrécissement cancéreux ; celui-ci mourut en vingt-cinq heures. En 1853, son second opéré mourut le dixième jour. Un troisième cas, suivi également de mort, est cité dans son ouvrage de *Médecine opératoire*. En dépit de ces échecs et d'une opposition violente, Sédillot maintint les avantages de cette opération.

Streubel la rejette dans les cas de rétrécissements cancéreux et l'admet pour les sténoses cicatricielles ; toutefois il n'y eut jamais recours. En 1853 Fenger, après de minutieux préparatifs, opère d'une façon tout à fait originale, et son malade meurt le cinquante-huitième jour. Nélaton, dans son ouvrage de *Pathologie chirurgicale*, conseille d'opérer en deux temps, mais réserve ce mode d'intervention pour les rétrécissements cicatriciels non compliqués de l'œsophage chez de jeunes sujets.

Cette opération continue de végéter. En 1858, Cooper Forster, chirurgien de Guy's Hospital, la fait pour la première fois en Angleterre, mais sans succès ; il recommence en 1859 avec un résultat identique ; puis, on peut encore en citer deux ou trois cas isolés dans les quelques années qui suivent. Les partisans de l'opération, thèse générale, soutenaient qu'elle devait être réservée aux rétrécissements cicatriciels. Günther et Gross, en particulier, personnifiaient cette manière de voir. Bryant et Curling, en 1866, firent l'un et l'autre sans succès la gastrostomie. A vrai dire, à l'exception d'un seul cas heureux dû à Küster de Berlin, on n'eut à enregistrer aucun succès jusqu'en 1874, époque où Sidney Jones, chirurgien de Saint-Thomas's Hospital, pratiqua sa troisième opération.

Depuis lors cette opération eut plus de vogue et ses succès

se multiplièrent. On peut attribuer ces meilleurs résultats en
partie à une intervention moins tardive, mais surtout à une
connaissance plus approfondie de la technique de la chirurgie
abdominale. Quelle influence peut avoir eue sur cette opération la pratique commune de nos jours d'opérer en deux temps,
procédé indiqué dans le principe par Egebert, conseillé par
Nélaton et remis en honneur par Howse, cela est fort difficile
à dire. Zesas [1], qui est l'auteur d'une des monographies les
plus importantes touchant la gastrostomie, n'est pas partisan de
l'opération en deux temps. Pour lui, c'est diminuer les chances
de succès en prolongeant inutilement la faim et affaiblissant le
malade; et l'accroissement du nombre des cas heureux est le
fait des antiseptiques. De quelque manière qu'on l'exécute,
cette opération a sa place marquée, à l'heure actuelle, parmi
les interventions chirurgicales palliatives les plus légitimes.

BUT DE L'OPÉRATION

Le but immédiat de la gastrostomie est l'établissement d'une
fistule entre la cavité stomacale et l'extérieur, à travers les
parois abdominale et stomacale. Le but éloigné et permanent
est l'introduction des aliments dans l'estomac par la fistule. On
trouve indication à cette opération dans toute obstruction insurmontable de la portion de tube digestif sus-jacente à l'estomac,
obstruction mettant obstacle à l'ingestion des aliments : ou
encore dans tout état des voies digestives où l'ingestion des
aliments serait une source de dangers pour la vie. Tout le
mobile de l'intervention est, par conséquent, de prévenir la
mort par inanition. Dans certains cas, la prolongation de la vie
est le seul bénéfice possible, puisqu'une affection maligne
enlève tout espoir de guérison. Dans d'autres, l'opération est
curative.

Affections pour lesquelles la gastrostomie peut être tentée. —
Actuellement ce sont les suivantes :

1° Rétrécissement cancéreux de l'œsophage ;
2° Sténose cicatricielle de l'œsophage ;

[1] « Die Gastrostomie und ihre Resultate. » *Archiv f. Klin. chir.*, 1885,
bd. XXXII, heft. I.

3° Obstruction de l'œsophage par tumeur du voisinage, qui en comprime les parois ;

4° Affections malignes du pharynx et de la bouche ;

5° Destruction ulcéreuse, chimique ou traumatique des parois de l'œsophage ;

6° Obstruction congénitale de l'œsophage.

Le **rétrécissement cancéreux** de l'œsophage est presque toujours de nature épithéliomateuse. Sur les 57 cas réunis par Butlin, il y avait 53 épithéliomas, 2 squirrhes, 1 encéphaloïde et 1 cancer colloïde. Cette affection est plus commune chez l'homme après l'âge moyen de la vie. Il paraîtrait (mais ce point a été fort discuté) que la tumeur est le plus souvent située sur la moitié inférieure du canal. Sur 20 cas on en trouve, en effet, 14 affectant les parties les plus déclives, 4 le milieu et 2 le tiers supérieur. Le professeur Harrisson Allen[1], se basant sur l'analyse d'un grand nombre de cas, conclut qu'il y a deux sièges de prédilection du rétrécissement : sous le cartilage cricoïde et au niveau de la bronche gauche. Morell Mackenzie[2], sur 100 cas, a trouvé l'affection 44 fois localisée dans le tiers supérieur. Pour Butlin[3], celle-ci, rare dans le tiers moyen, occupe avec une égale fréquence les portions soit supérieures, soit inférieures. Le squirrhe d'origine stomacale peut s'étendre à l'œsophage.

Le rétrécissement reconnaît en partie pour cause l'accroissement interstitiel des nodules cancéreux, mais il est plutôt le fait du manque de dilatabilité que d'une véritable sténose du conduit alimentaire. Le néoplasme infiltre les tissus et les fixe dans leur état normal, c'est-à-dire de resserrement, et met ainsi obstacle à la dilatation lors du passage des aliments. Des contractions spasmodiques, liées à l'hypertrophie de la tunique musculaire, augmentent encore les difficultés. L'accroissement de la tumeur est tellement irrégulier que le canal œsophagien se trouve d'ordinaire fort tortueux. Là où il existe une ulcération, celle-ci peut entamer parfois les parois dans leur totalité et déterminer une perforation. Ce mode de terminaison est, en effet, un des plus fréquents ; toutefois l'inanition et l'hémorra-

---

[1] *Agnew's Surgery*, vol. II., p. 1019.

[2] *Dis. of Throat and Nose*, vol. II., p. 88.

[3] *Operat. surg. of malig. Dis.*, p. 207.

gie sont peut-être plus souvent la cause directe de la mort. Assez souvent la mort a été consécutive à une fausse route dans le cathétérisme œsophagien ; l'aorte, la bronche gauche, la plèvre ont été perforées de cette manière.

Le rétrécissement fibreux ou **organique,** encore dit cicatriciel, reconnaît souvent comme cause la déglutition de liquides caustiques ou de boissons trop chaudes. Il peut être la conséquence d'ulcérations de toute nature et particulièrement syphilitiques. Les traumatismes répétés ou les blessures, qu'on observe par exemple chez les avaleurs de sabres, peuvent également produire un rétrécissement, mais de nature fort simple.

La sténose, consécutive à la déglutition de substances caustiques, débute au niveau de la portion cervicale de l'œsophage et s'étend très bas sur les portions sous-jacentes. Rarement elle est annulaire. La muqueuse est remplacée par un tissu de couleur grisâtre ou gris blanchâtre, de nature particulièrement dure et résistante. La couche musculaire est rarement intéressée. Le rétrécissement est-il de nature syphilitique, l'ulcération occupe d'ordinaire le tiers supérieur et présente des caractères identiques à celui de cause traumatique.

Le trajet du rétrécissement est tortueux, mais à un degré moindre que dans l'épithélioma. Avant que le rétrécissement n'ait atteint ses dernières limites, plus la sonde avance, plus elle se trouve serrée. Dans cette forme, de même que dans celle qui précède, il existe souvent une dilatation sacciforme en-deçà du point rétréci.

Les tumeurs situées au **pourtour de l'œsophage** compriment parfois ce conduit de telle façon qu'elles apportent un obstacle presque insurmontable à la déglutition. Ainsi : les tumeurs du cou ou du thorax, anévrysmes de l'aorte ou du tronc innominé et certaines affections du larynx. Sir Astley Cooper cite comme ayant causé une dysphagie extrême les luxations en arrière de l'extrémité sternale de la clavicule ; moi-même j'ai observé un cas de tumeur maligne, à point de départ très probable dans l'articulation sterno-claviculaire dans lequel la déglutition était devenue très pénible. La plupart de ces cas ou d'autres semblables sont, toutefois, d'ordinaire justiciables de modes de traitement autres que la gastrostomie. Les tumeurs des parois œsophagiennes en dehors du cancer sont rares. On a cité des faits de fibrome, sarcome et lipome, soit sessiles, soit pédiculés. Les tumeurs polypoïdes sont les plus communes. Un corps étranger, fixé et entouré par des adhérences inflammatoires, peut être une cause d'obstruction ; mais il est préférable d'avoir recours à d'autres modes de traitement.

Les tumeurs malignes du pharynx ou de la bouche sont rarement un obstacle à la déglutition. M. Whitehead, de Manchester, a fait la gastrostomie pour un cancer repullulant dans la bouche et le pharynx après ablation de la langue ; et parfois l'opération a été pratiquée pour une affection maligne primitive de la bouche et du pharynx.

Une **ulcération de l'œsophage**, qu'un traitement prolongé n'arrive pas à guérir, peut légitimer la gastrostomie, si on la fait dans le but de mettre au repos les diverses parties. Une vaste destruction de la muqueuse, consécutive à la déglutition de substances corrosives, peut faire que cette fonction devienne impossible ou dangereuse pour la vie. Alors si, en dépit de l'alimentation rectale, le malade meurt d'inanition, il peut y avoir indication à la gastrostomie. Dans les ulcérations syphilitiques ou autres, on pourra recourir à cette opération pour des raisons semblables.

L'absence ou l'imperforation congénitale de l'œsophage sont parfois au nombre des indications opératoires. Mais ce fait est si rare et les chances de le découvrir à temps si problématiques, que la gastrostomie ne sera vraisemblablement pratiquée que bien rarement à cette intention.

DIAGNOSTIC DU RÉTRÉCISSEMENT DE L'ŒSOPHAGE

Le principal signe subjectif du rétrécissement de l'œsophage est la dysphagie. D'abord, dans la déglutition d'aliments solides, le patient ressent quelques difficultés qui s'accompagnent de gêne qu'il rapporte à la gorge ou à la poitrine. Il s'aperçoit peu à peu que les petits morceaux seuls traversent aisément l'œsophage. Bientôt, la simple gêne se transforme en une véritable difficulté, et celle-ci en arrive à l'impossibilité pour ce qui regarde les aliments solides. Alors la déglutition des liquides est seule possible ; et bientôt, même avec ceux-ci, les difficultés surgissent également ; ils ne peuvent être avalés qu'en petite quantité, et une grande partie en est rejetée après des efforts prolongés et répétés de déglutition. Souvent apparaissent des nausées allant jusqu'au vomissement. Parfois il existe de fortes douleurs, pouvant s'élever jusqu'à une sorte d'angor, avec palpitations et sensation de suffocation. Tous ces symptômes vont en augmentant jusqu'à l'impossibilité absolue d'ingurgiter un aliment quelconque et bientôt le patient se voit menacé de mort par inanition.

Il accuse souvent une douleur au niveau de la partie malade, douleur qui s'irradie vers l'estomac et la bouche ; cette douleur est encore augmentée par les contractions spasmodiques des parois durant les efforts de la déglutition. La palpation peut la déterminer, et elle est surtout marquée s'il existe un épaississement des tissus voisins.

Dans les intervalles il se produit des régurgitations de mucus, parfois mélangé à du pus ou à du sang. Ces évacuations sont souvent fort désagréables et, dans certains cas plus avancés, la fétidité est tout simplement horrible. Toujours il existe des troubles digestifs concomitants : flatulence, coliques, constipation ou diarrhée.

Abattu par les progrès de la maladie, le malade succombe rapidement et sûrement. Il maigrit, pâlit, devient soucieux ; ses forces l'abandonnent au point que les moindres efforts l'épuisent. Les membres s'œdématient, qu'il se tienne debout ou assis, et il meurt de faim dans un état de prostration physique et de tristesse de l'âme dont le spectacle est un des plus pénibles qu'on puisse imaginer. Les lavements nutritifs, même alors qu'ils sont choisis et administrés avec tout le discernement et le soin possibles, ne peuvent que prolonger l'agonie.

Les signes objectifs sont fournis par l'introduction de bougies et l'auscultation de l'œsophage.

L'impossibilité de passer la sonde est la confirmation définitive d'un rétrécissement ou d'un resserrement du conduit. L'instrument sera flexible et souple, et il faudra l'introduire avec beaucoup de ménagements. On emploie pour cette exploration plusieurs variétés d'appareils appropriés ; aucun ne vaut la bougie flexible à boule, de fabrication française. Selon moi, on ne considère pas toujours le cathétérisme d'un œsophage rétréci avec tout le sérieux qu'il comporte. J'ai vu un malade tomber mort de son fauteuil, pendant qu'un chirurgien distingué lui introduisait la sonde œsophagienne ; on trouva à l'autopsie un anévrysme de l'aorte déchiré. Je connais deux autres cas où la mort fut le résultat d'une perforation de la plèvre, de la part de chirurgiens de valeur. Il faut par conséquent éviter le moindre effort dans cette exploration.

De l'introduction de la sonde on pourra retirer quelques indices sur la nature du rétrécissement. On déduira son siège de la longueur du cathéter, introduit jusqu'à ce qu'il éprouve un obstacle ; cette longueur sera mesurée à partir des arcades dentaires. Le rétrécissement est-il cancéreux, on pourra constater sur les parois de la sonde qu'on retire, la présence de sang, de pus ou même de parcelles de tissus; est-il simplement fibreux, le cathéter ne sera recouvert que de mucus. Dans ce dernier cas la sonde est de plus en plus serrée au fur et à mesure qu'elle traverse le rétrécissement ; dans les affections malignes, l'obstacle est franchi soudain et, une fois traversé, n'élève plus de difficultés croissantes.

Les commémoratifs aideront, en outre, au diagnostic de la nature du rétrécissement. Toujours il faut les fouiller soigneusement. Les interprétations tombent sous le sens et il est inutile d'entrer dans les détails. Les contractions spasmodiques, telles qu'on les observe chez des jeunes filles hystériques, doivent être seulement mentionnées comme une source d'erreurs possible, mais peu probable.

Pour confirmer les renseignements que fournit l'introduction de la sonde œsophagienne, il nous faut recourir à l'auscultation de l'œsophage, méthode préconisée par Hamburger dès 1867 [1]. Morell Mackenzie [2], Clifford Allbutt [3], Zenker [4], et d'autres l'ont employée et la recommandent.

Bien que le préconisateur de cette méthode veuille trop lui demander, on ne peut nier que par l'auscultation rétro-rachidienne il soit possible de découvrir l'existence d'un rétrécissement de l'œsophage et même, dans de certaines limites, d'en

<hr>

[1] *Klinik der Œsophagus-Krankheiten*, 1871.
[2] *Lancet*, 30 mai 1874.
[3] *Brit. med. Journ.*, 2 oct. 1875.
[4] *Ziemssen's Cyclopædia*, vol. VIII, p. 13.

déterminer le niveau. Avant tout il faudra se familiariser avec
le bruit normal de la déglutition chez les sujets bien portants.
Durant les différents temps de la déglutition d'une même
substance, liquide ou solide, toute la longueur de l'œsophage,
depuis la cinquième vertèbre cervicale jusqu'à la neuvième
dorsale, sera explorée au moyen du stéthoscope qui parcourra
le rachis. Quant aux caractères des bruits, il est difficile de les
décrire : on dit qu'ils ressemblent au mot « glou glou » chu-
choté à voix haute.

Y a-t-il un rétrécissement ? On pourra le conclure de l'auscultation, si on note en un point quelconque une absence ou
une diminution des bruits normaux ; si le gargouillement est
prolongé ou les bruits gloussants ; si ceux-ci, cessant en un
point, reparaissent plus haut pendant la régurgitation des
aliments. Avec une certaine habitude le diagnostic d'un rétrécissement par cette méthode sera décisif ; pour le plus grand
nombre, elle ne fera que confirmer ce qu'ont appris les autres
modes d'exploration. La plupart des cliniciens souscrivent, sans
doute, à l'opinion qu'a émise récemment Ogston, à savoir que
la valeur de l'auscultation réside surtout dans ce fait qu'elle
démontre le ralentissement de la descente des aliments déglutis.

L'œsophagoscope n'est pas très pratique ; ses miroirs sont,
en effet, ternis par le mucus que les parois sécrètent abondamment pendant le passage de l'instrument.

MORTALITÉ ET VALEUR

Gross[1] et Zesas[2] ont réuni de remarquables statistiques au
point de vue des résultats de la gastrostomie. Gross a rassemblé 207 opérations : Zesas donne les résultats de 162 et fournit en même temps une courte observation de chacun de ces
cas.

Zesas, qui attribue une grande importance à l'antisepsie,
sépare ces opérations en deux périodes, — l'une antérieure et la
seconde postérieure à l'antisepsie. De ces 162 cas, 31 appartiennent à la première et tous, sauf un, tout à la fin, furent suivis de mort. Depuis l'emploi de l'antisepsie il cite 131 opéra-

[1] *Trans. amer. surg. Association*, vol. II, p. 363.
  Loc. cit.

tions, — 104 pour rétrécissements cancéreux et 27 pour sténoses cicatricielles. Sur les 104 premiers opérés 87 succombèrent, 17 seulement survécurent, — soit une mortalité de 84 pour 100. Quant au second groupe : 16 moururent, 11 guérirent, — soit une mortalité d'environ 60 pour 100. Les principales causes de la mort furent : la cachexie dans 36 cas ; la péritonite dans 20 et la pneumonie dans 10. Les époques auxquelles la mort survint se décomposent comme suit : 17 opérés moururent dans les vingt-quatre heures, 69 avant trente heures, et 19 entre un et douze mois, 1 entre douze et dix-huit mois. La plus longue survie que je connaisse est celle d'un malade opéré pour un cancer de l'œsophage par le Dr James Murphy ; son patient vécut encore quatre cent sept jours ; l'opération avait été pratiquée avant l'obstruction complète du canal [1].

Gross, pour ses 207 cas, n'accuse que 61 morts, soit une mortalité de 29,47 pour 100. Dans son dernier Mémoire il estime que la gastrostomie a prolongé la vie de quatre-vingt-deux jours en moyenne pour chaque cas. L'opération fut faite 167 fois pour cancer, avec 49 morts (soit une mortalité de 29,34 pour 100) ; 37 fois pour rétrécissement cicatriciel avec 11 morts (soit 29,72 pour 100). La péritonite, la pneumonie et le shock furent les causes principales de la mort. Cette statistique accuse des résultats, en apparence beaucoup plus satisfaisants que ceux produits par Zésas. En ce qui concerne les rétrécissements cancéreux, Gross ajoute : « Sur la totalité, 117 succombèrent dans le premier mois, 4 survécurent pendant un temps qu'on ne peut déterminer, les autres au nombre de 46 survécurent plus d'un mois, — la moyenne de la survie étant après la gastrostomie de 33 jours. » Parlant du rétrécissement cicatriciel, cet auteur écrit : « Sur les 37 opérés, 20 moururent dans le courant du premier mois et 17 dépassèrent cette époque, — la moyenne de la survie, après la gastrostomie, ayant été de deux cent quatre-vingt-quinze jours. »

L'examen de ces chiffres, contradictoires en apparence, montrera combien il est difficile de dire quelles morts sont ou ne sont pas le fait de l'opération. Il est de toute impossibilité de fixer une date arbitraire jusqu'où la mort devra être attribuée à l'opération et au-delà de laquelle la maladie devra être

---

[1] *Brit. med. Journ.*, 28 oct. 1888.

incriminée ; et cette seule manière de faire rendrait pourtant les statistiques dignes de confiance. Nous ne pouvons nous baser que sur un chiffre d'opérations encore insuffisant. La mort par péritonite, survenant à la fin d'une semaine chez une jeune malade, passablement bien nourrie, affectée d'une sténose cicatricielle, est chose toute différente de celle qui, reconnaissant la même cause, survient chez une vieille malade parvenue aux dernières périodes de l'épuisement par rétrécissement cancéreux. Impossible d'opposer ces deux genres de mort l'un à l'autre pour les comparer.

Les statistiques semblent prouver bien peu de chose au point de vue des résultats ; elles démontrent seulement que l'opération est systématiquement trop retardée. Pourtant on peut affirmer sans être taxé d'exagération que, selon toutes probabilités, un chirurgien exercé peut à l'heure actuelle pratiquer cette opération avec une mortalité inférieure à 10 pour 100, si les cas sont bien choisis. Envisagée au point de vue pratique, la question se pose ainsi : que vaut-il mieux pour le malade ? — Opéré tôt, 90 pour 100 chances de survie, mort par cachexie évitée à coup sûr, et probablement prolongation considérable de la vie ; intervention chirurgicale retardée, risques opératoires s'élevant jusqu'à et même dépassant 50 pour 100 ; pas d'opération, certitude de la mort par cachexie, si le malade échappe à des accidents presque inévitables.

La réponse est toute différente suivant que l'affection est maligne ou bénigne. Dans le cas de sténose simple, une gastrostomie heureuse sauve la vie et prolonge indéfiniment l'existence d'un sujet bien portant. En ce cas, l'opération est aussi justifiée que toutes celles que sanctionne l'art médical. Quand les autres modes de traitement échouent, la gastrostomie donne les seules chances de survie : alors même qu'elle ne donnerait que 10 pour 100 de succès, elle serait encore aussi justifiée que la ligature des plus gros troncs artériels dans le cas d'hémorragie. Je conçois donc que, dans tout cas de sténose cicatricielle de l'œsophage, aussi vite qu'il appert que les moyens palliatifs cessent d'être efficaces, il nous faille recourir à la gastrostomie. Et, de plus, l'opération ne devra pas être différée au-delà du moment où la santé s'altère visiblement. Si la nécessité de l'intervention s'impose, il ne faut pas, en effet, priver le patient des meilleures chances de succès.

Dans le rétrécissement cancéreux le cas est tout différent. Ici, la gastrostomie est un traitement analogue à la côlotomie pratiquée pour tumeurs malignes du rectum ; elle n'a qu'un but, prolonger la vie et la rendre moins pénible. En théorie, il devrait donner une mortalité moins considérable que la sténose simple. Tandis que, même avec une mortalité élevée, la gastrostomie serait encore justifiée pour les rétrécissements cicatriciels, on ne pourrait la conseiller pour le cancer de l'œsophage si la mortalité était excessive. Il est impossible, avec les statistiques actuelles, de dire ce qui constituerait une proportion excessive de la mortalité.

Il serait certainement absurde de vouloir établir une limite fixe et rigoureuse en-deçà de laquelle la gastrostomie serait justifiable et au-delà de laquelle elle ne le serait plus. Le chirurgien seul est à même de l'apprécier. Quant à moi, j'estime qu'il faut tenir grand compte des désirs du malade, après lui avoir exposé, sans parti pris et sans exagération aucune, les résultats probables de l'intervention. Mon expérience m'apprend qu'il préfère en général ne pas être opéré. Tant qu'il parvient à avaler encore un peu, il croit difficilement que son mal est incurable et il retarde chaque jour l'opération jusqu'à ce qu'il soit trop tard. Quand il lui est impossible d'avaler et qu'il ne peut plus se nourrir qu'à l'aide de lavements, il se voit si près de la fin qu'il ne désire rien tant que la voir un peu retardée. Quelques-uns ont un tel amour de la vie qu'il est fort difficile pour le chirurgien de résister à leurs prières et de ne pas opérer alors que l'avenir est totalement désespéré. On ne saurait tracer ici une règle : le chirurgien fera en sorte de toujours se guider sur sa conscience.

On pourrait songer comme alternative à l'ablation du rétrécissement cancéreux (œsophagectomie). Gross en a réuni 5 cas, auxquels Butlin [1] en a ajouté un sixième : de ces opérés 3 succombèrent aux suites de l'opération, les autres à une récidive rapide. Butlin conclut, à mon sens, avec raison, que pour le moment cette opération n'a pas *locus standi* et que, sauf des circonstances très exceptionnelles, il y a peu à espérer que nous nous trouvions dans les conditions de la pratiquer.

Disons en passant que certains chirurgiens de valeur pré-

---

[1] *Op. cit.*, p. 210.

tendent qu'il ne faut jamais faire la gastrostomie pour cancer de l'œsophage. Pour Gunther et Gallard, l'existence du cancer est une contre-indication absolue. Lagrange [1] estime qu'on ne doit avoir recours à cette opération qu'en certains cas favorables. Il conclut que, quand le cancer en est arrivé au point d'obstruer complètement l'œsophage, les organes voisins sont intéressés, — état dans lequel la propagation est manifestement trop étendue.

Deux choses ont contribué à déprécier cette opération ; elle a été faite trop souvent par des chirurgiens peu expérimentés et elle a été trop différée dans la très grande majorité des cas. La connaissance plus approfondie des conditions opératoires écartera sans aucun doute en partie ces objections ; plus le chirurgien sera exercé à choisir judicieusement ses cas et plus il aura chances de faire preuve d'habileté dans la technique opératoire.

Cette opération a été faite deux fois pour une lésion syphilitique, les deux fois sans succès. Deux fois également, elle a été pratiquée pour une obstruction œsophagienne due à de l'adénopathie péribronchique ; on a enregistré un succès ; le second opéré est mort.

Chez les enfants, dans le cas de sténose cicatricielle, la dilatation est particulièrement difficile et l'opération est indiquée de bonne heure ; en outre, le résultat, immédiat et éloigné, est naturellement meilleur.

MANUEL OPÉRATOIRE

On a recours à certains préparatifs qui varient avec la méthode choisie et l'état du malade. Les détails opératoires en sont simplifiés si l'estomac est dilaté. Le malade peut-il avaler, on pourra lui faire prendre avant l'opération une boisson douce et inoffensive. Sauf dans certains cas de sténose cicatricielle, il n'est pas sage d'avoir recours dans cette opération à l'un des nombreux procédés préconisés pour dilater artificiellement l'estomac, tels que ceux qu'on peut employer dans la gastrotomie. La gastrostomie demande à être faite avec le moins de

[1] *Revue de chirurgie*, 1885, n° 7.

fatigue et le moins de désordres possibles pour le patient et également avec rapidité : la dilatation artificielle, soit avant, soit au cours de l'anesthésie, doit être rejetée pour ces deux raisons. En outre, ses avantages sont douteux. Nous devons souhaiter de disposer les sutures stomacales alors que l'organe subit le moins possible de tiraillements, et nous avons certainement à compter avec eux si nous intervenons sur un estomac dilaté. Que l'estomac soit rempli au moment d'opérer, il se videra très rapidement. Bientôt après, si nous plaçons les sutures alors que l'estomac est vide, nous pourrons voir et juger plus facilement les obstacles que les contractions de l'organe peuvent avoir à surmonter. Le seul temps opératoire dont on verra augmenter les difficultés de ce fait, ce sera celui de la découverte de l'estomac et, si le chirurgien possède cette habitude et cette habileté du toucher abdominal qu'il doit posséder, ce temps n'en sera guère plus difficultueux. Aussi, quant à moi, je me garderais de compliquer de la moindre manière l'état précaire du patient, en essayant de dilater l'estomac.

Il est bon avant l'opération d'administrer un lavement légèrement stimulant avec 30 ou 60 grammes d'eau-de-vie.

Il convient de décrire à la gastrostomie trois temps :

1° Incision de la paroi abdominale ;
2° Suture des parois stomacales ;
3° Ouverture de l'estomac.

Incision de l'abdomen. — Plusieurs incisions ont été mises en avant et adoptées. Sédillot faisait une incision cruciale au-dessous de l'appendice xiphoïde. L'incision de Fenger, préconisée ensuite, conduite parallèlement au rebord costal gauche, tout proche de celui-ci, est actuellement plus généralement usitée. Sydney Jones eut recours à une incision presque verticale suivant une ligne menée du mamelon gauche à l'épine du pubis. Küster incisa sur la ligne blanche, Maury suivant une ligne courbe à convexité répondant à la ligne médiane. Cooper Forster fit une incision verticale coupant le sommet de la ligne semi-lunaire, et quelques chirurgiens anglais l'ont adoptée. Howse conseille une incision verticale à travers et le long du bord externe du grand droit de l'abdomen, — procédé qui a l'avantage d'entourer la fistule de fibres musculaires, dont les contractions tendent à la tenir fermée. Girard[1] a suggéré l'idée d'accroître l'action sphinctérienne du grand droit en isolant deux faisceaux de ses fibres de l'épaisseur du doigt et en les croisant de manière à former une double boutonnière autour de l'ouverture stomacale. Hahn[2] pénètre d'abord dans l'abdomen par une incision parallèle à la dernière côte, puis ouvre l'estomac dans le huitième espace intercostal.

La ligne d'incision actuellement en vogue, me paraît en somme présenter peu d'importance. Elle doit être aussi courte que possible.

Une longue incision diminue inutilement la résistance de la paroi abdominale et facilite la hernie consécutive de l'estomac ; de plus, si on la fait trop près des côtes, leurs mouvements pendant l'acte respiratoire tendent à désunir la plaie et affaiblissent, déchirent ou tiraillent les adhérences péritonéales. A moins de laisser au moins un pouce entre l'incision et le rebord costal, la lèvre supérieure fait hernie et l'inférieure se retourne en dedans. Cette dernière objection ne peut être élevée contre la section verticale. Et de plus, il faut faire l'incision de manière que le bord du lobe gauche du foie ne vienne pas tirailler les sutures qui fixent l'estomac à la paroi abdominale. Du reste, la situation de ce bord varie : on peut le trouver affleurant aussi bien la pointe de l'appendice xiphoïde que l'extrémité du cartilage de la neuvième côte. Nous pouvons, d'ailleurs, nous attendre à le trouver plus bas qu'à l'état normal, puisqu'il s'abaisse en raison du ratatinement dans lequel se trouvent les viscères creux. J'ai opéré un cas où le lobe gauche était très hypertrophié ; et son bord cachait complètement la présence d'un kyste hydatique recroquevillé du lobe droit.

Le lieu d'élection de l'incision doit être choisi le plus haut possible, pour éviter les tiraillements de l'estomac ; toutefois on la fera suffisamment bas pour qu'elle se trouve bien dégagée du bord hépatique et du rebord costal. La palpation et la percussion permettront d'en préciser le siège beaucoup mieux que les points de repère anatomiques. On sent très bien. à travers la paroi abdominale, l'angle formé par le bord du foie et le rebord costal et le lieu d'élection est choisi à 25 millimètres de

---

[1] *Wiener. med. presse*, 1888, n° 28.
[2] *Centralbl. f. chir.*, n° II, 1890.

distance de l'un et de l'autre. C'est en ce point que sera établie la fistule. L'incision devra, de plus, s'étendre également de chaque côté de ce point — c'est-à-dire, de 2 centimètres de l'un et l'autre côté (Fig. 53).

L'incision verticale a de nombreux avantages surtout quand la fistule est installée. Mais l'incision oblique est, somme toute, peut-être préférable, surtout parce qu'elle donne plus de facilité au cours de l'opération. Comme point de repère anatomique, Tillaux recommande l'extrémité de la neuvième côte. Celle-ci est, en effet, séparée légèrement du cartilage fixe de la huitième et on la reconnaît très bien à son frottement contre ce cartilage. On ne peut prendre comme point de repère la ligne semi-lunaire dont les variations sont trop fréquentes. Le bord gauche du foie ne peut-il être déterminé par la palpation ou la percussion — ce qui arrive rarement, — l'extrémité du neuvième cartilage costal est, en ce cas, le meilleur point de repère. Mais j'ai trouvé, d'après de nombreuses observations, que souvent sa situation varie également. Souvent la ligne d'incision se trouvera divisée également en deux parties par la ligne semi-lunaire ; plus souvent, elle siégera tout entière en dehors, et rarement tout entière en dedans de la ligne de Spiegel. Cette incision sera parallèle au rebord costal, à 2 centimètres de ce dernier ou plus si la paroi abdominale est épaisse. Il est inutile de lui donner plus de 4 à 5 centimètres, espace suffisant pour laisser passer deux doigts.

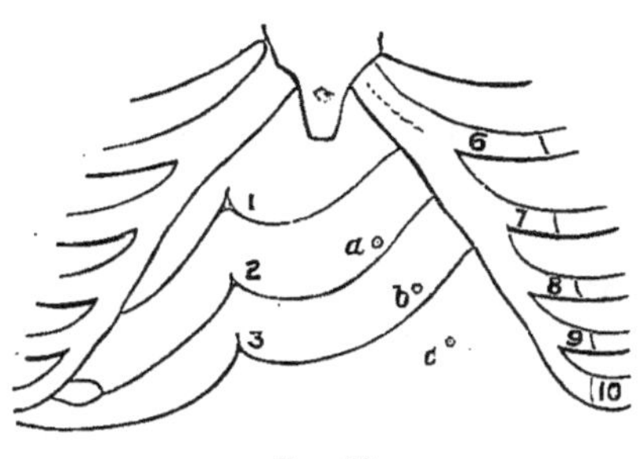

Fig. 53

Schéma destiné à montrer le niveau de la fistule dans la gastrostomie.

L'ouverture est faite en *a*, *b* ou *c*, selon que le bord hépatique correspond à la ligne 1, 2 ou 3.

Quand on a sectionné la peau et l'aponévrose, les muscles sont divisés à petits coups de bistouri, et des pinces à forcipressure appliquées sur les points qui donnent. Le grand oblique, muscle gros et charnu, est sectionné presque perpendiculairement à la direction de ses fibres ; le petit oblique, plus mince, l'est parallèlement à celles-ci ; on peut même les séparer avec le manche de l'instrument. Celles du transverse de l'abdomen sont sectionnées transversalement. Si on rencontre la ligne semi-lunaire de Spiegel, on coupe obliquement les fibres du droit antérieur de l'abdomen. Au point de vue chirurgical il importe peu que les fibres soient coupées en travers ou dans quelque autre direction ; la réunion est également certaine et on n'en éprouve aucun accident. Quand on atteint la graisse sous-péritonéale, on la saisit avec une pince et on l'attire au dehors. Une seconde pince est placée à distance de la première et confiée à un aide ; on incise alors avec précaution le repli péritonéal, ainsi formé, en tenant le bistouri horizontalement.

Le péritoine ayant été divisé sur le doigt sur toute la longueur de l'incision, deux écarteurs en maintiennent écartées les lèvres, de manière à avoir sous les yeux l'organe qui se présente. Si l'estomac est distendu, il peut se présenter au niveau de la plaie et sa surface visible être immédiatement choisie pour y disposer les sutures destinées à le fixer. Les considérations théoriques, démontrant l'avantage de l'ouverture faite à l'estomac, en un certain point, de préférence dans le voisinage du cardia et de la petite courbure, ont une faible importance, comparée aux tiraillements des parois stomacales qu'il faut éviter avant tout. Cependant, le plus souvent, on trouve l'estomac rétracté et caché plus haut sous le diaphragme, alors que le côlon ou l'épiploon se présentent dans la plaie. Il est tout à fait possible de confondre le côlon avec l'estomac ; plus d'une fois le côlon a été ouvert à sa place. Pour découvrir l'estomac, on peut soit l'attirer en bas en abaissant l'épiploon ou le côlon : soit, comme l'a conseillé Segond, procédé hautement recommandé par Farabeuf, suivre la face inférieure du foie comme guide. Les doigts sont enfoncés sous le lobe gauche du foie jusqu'à ce qu'ils rencontrent la colonne vertébrale : on appuie alors sur la gauche, tout contre le diaphragme, jusqu'à ce qu'on soit arrivé sur la petite courbure. L'estomac est, toujours, celui des viscères creux, le plus haut situé. Dès qu'on a reconnu l'organe, deux doigts vont saisir sa paroi antérieure, y forment un pli et l'amènent entre les lèvres de la plaie. La portion qui paraît être la moins sujette aux tiraillements et offrir un point favorable pour l'ouverture de la fistule est ainsi déterminée et l'on passe au second temps de l'opération.

Fixation de l'estomac. — Le mode de fixation de l'estomac à la paroi varie selon qu'on est décidé à ouvrir l'organe de suite ou à attendre quelques jours jusqu'après formation d'adhérences. C'est cette dernière méthode qu'on a l'habitude de suivre dans tous les cas. Que le malade soit suffisamment résistant pour attendre, il n'y a pas de doute que ce soit la meilleure conduite à tenir, mais il n'est nullement certain qu'elle soit toujours la meilleure. Un petit nombre de chirurgiens du continent, de grande valeur, préconisent l'ouverture immédiate de l'estomac. Ils prétendent que, l'estomac se trouvant vide dans la plupart des cas, on exagère beaucoup les dangers d'issue de son contenu ; et que, si les sutures sont convenablement disposées, on court peu de risques de voir des liquides pénétrer dans la cavité abdominale. Zesas et d'autres ont fait ressortir le grand danger qu'il y avait à refuser de la nourriture à un malade à demi-épuisé, auquel on demande précisément un nouvel effort en lui faisant subir une opération chirurgicale grave. L'épuisement est la cause la plus fréquente de la mort ; et c'est par l'ingestion d'aliments dans l'estomac que cet épuisement est le mieux combattu. L'état plus ou moins cachectique du patient est, d'ailleurs, un obstacle à la formation d'adhérences solides. Kocher fait ressortir les dangers des tractions sur un estomac vide, en raison des obstacles qu'elles apportent à la circulation ; ces dangers sont écartés par une alimentation immédiate.

Selon moi, aucune règle ne peut s'appliquer indistinctement à tous les cas : il faudra, pour chaque opéré, décider du mode d'ouverture et partant de suture. Les avantages d'un léger exsudat épanché entre les surfaces séreuses sautent aux yeux ; on ne pourra atteindre ce but qu'en attendant quelques heures. Dans les cas les plus mauvais, on peut toujours attendre dix à vingt heures : et ce temps est presque toujours suffisant à la formation des adhérences. Dans les cas où la déglutition est encore possible, où la faiblesse n'est pas excessive, où la déglutition (ce qui arrive parfois) redevient facile après l'opération, nous pourrons différer aussi longtemps que possible, et n'ouvrir l'estomac que lorsque les forces commenceront à faiblir. Il ne faudrait pas laisser succomber le patient sous prétexte de viser à la perfection du côté de la plaie ; et, d'un autre côté, il est inutile de se hâter à établir la fistule si les forces du malade se maintiennent.

Le procédé à adopter, si nous projetons de différer l'ouverture de l'estomac à une semaine ou environ, sera beaucoup plus simple que si nous désirons pratiquer l'ouverture immédiate. Sédillot, dans son second cas, tenta de déterminer des adhérences entre l'estomac et les parois, et en même temps d'ouvrir ce viscère par la mortification, en fixant une pince sur l'estomac et l'y laissant. Il ne trouva pas ce procédé excellent et proposa de traverser la paroi stomacale avec une broche d'ivoire. Suivant en cela le conseil de Macnamara, Boyce Barrow et d'autres ont adopté cette manière de faire, en se servant des broches employées dans le bec-de-lièvre; et c'est probablement ce qu'il y a de mieux dans le genre. On a encore conseillé et mis en pratique d'autres procédés pour déterminer les adhérences : caustiques, acupuncture et aiguilles disposées en rangées; mais aucun d'eux ne paraît mériter confiance. Howse, dit-on, emploie la pince-clamp à mors environnés de caoutchouc, et ses résultats sont excellents.

Là où l'ouverture de l'estomac doit être différée de quelques jours, il n'y a point nécessité de faire des sutures. La simple juxtaposition des surfaces permettra d'obtenir la formation d'adhérences suffisamment solides. Pour arriver à ce résultat l'emploi de deux solides broches à bec-de-lièvre est de beaucoup le procédé le plus simple et le plus satisfaisant. Les pointes de ces broches seront arrondies, mousses et non tranchantes. On les insinuera avec soin sous les couches séreuse et musculaire de l'estomac, suivant une direction perpendiculaire à la plaie, de manière à ce qu'elles circonscrivent sur la paroi stomacale un espace carré, qui mesure environ 2 centimètres de côté. C'est au centre de ce carré qu'on fera dans la suite l'ouverture du viscère. Les extrémités des broches sont piquées dans des rondelles de caoutchouc, pour les empêcher d'irriter la peau sur laquelle elles reposent. Si la paroi abdominale est épaisse, les broches peuvent s'infléchir en profondeur en leur milieu; en fait, une légère courbure en ce sens sera toujours avantageuse. Si ces broches restent en place, il est possible, après quatre ou cinq jours, d'ouvrir l'estomac, tant est parfaite la juxtaposition qu'elles déterminent. Macnamara a complété ce procédé par le passage d'un bout de fort fil d'argent dans un pli fait à l'estomac, et fixé à la peau de la poitrine.

Si le but est d'ouvrir l'estomac avant trois ou quatre jours, il sera sage de faire quelques sutures. Chavasse, dans un cas heureux, ne fit que quatre sutures. Si l'estomac doit être ouvert entre le troisième et le cinquième jour, c'est un procédé tout aussi bon qu'un autre à adopter, que de disposer deux ou trois sutures en plus des broches. Pour les ouvertures tardives, le nombre des sutures a été exagéré. Dans un cas terminé heureusement, j'ai employé une suture profonde continue au fil d'argent et quatre points de suture superficiels à la soie. Une autre fois, quatre points profonds et quatre superficiels ont donné une juxtaposition parfaite. On a usé avec succès de nombreux procédés similaires. — La plupart, se rapprochant du mien, s'en écartent par le trop grand nombre de sutures.

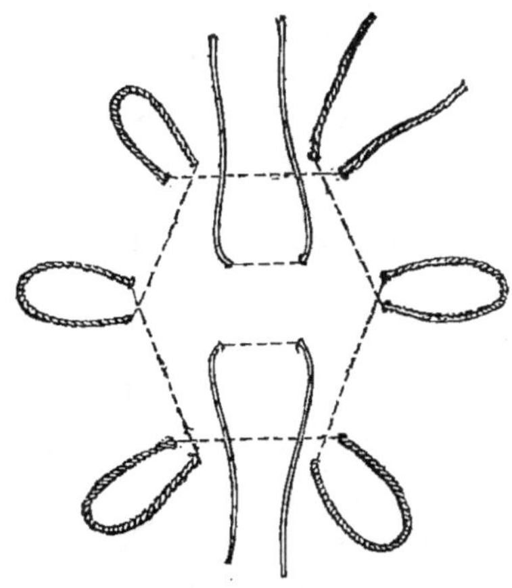

Fig. 54.

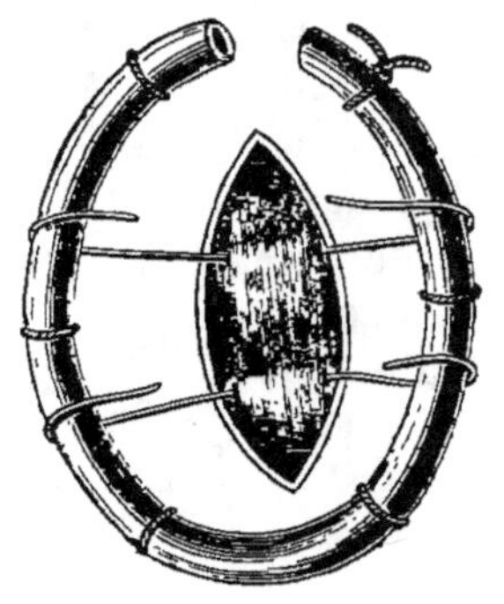

Fig. 55.

Fig. 54 et 55. — Schémas destinés à montrer le mode de fixation de l'estomac aux parois en cas d'ouverture immédiate dans la gastrostomie.

Quand l'estomac doit être ouvert de suite ou après quelques heures, il faut que le mode de suture soit plus soigné. On doit assurer une parfaite juxtaposition tout autour de la plaie, sans faire trop de lésions à l'estomac et sans comprendre une trop large surface de ses parois. De nombreux procédés sont en vogue : le suivant est peut-être tout aussi bon qu'un autre. Dans ce dernier, la paroi stomacale est maintenue en juxtaposition parfaite avec le péritoine pariétal dans une circonférence continue, et non par une suture à points interrompus. D'abord, suivant l'excellent conseil de Bryant, deux anses de fil d'argent sont fixées

au voisinage du point où l'ouverture sera faite. Grâce à
celles-ci, il est facile de manœuvrer l'estomac pendant
l'application des sutures, et elles servent de plus à le fixer
quand l'ouverture est faite. Alors, avec une aiguille ronde
armée d'un fort fil de soie souple d'environ 30 centimètres
de long, on fait une suture continue dessinant
une circonférence d'environ 5 centimètres de
diamètre, en comprenant à la fois les couches
séreuse et musculaire de l'estomac. Tous les
18 millimètres, en traçant cette circonférence,
on fait sortir et rentrer l'aiguille, de manière
que six à huit anses libres, d'environ 4 centimètres de long, soient abandonnées sur la surface séreuse (Fig. 54). Alors aux points correspondants, au moyen d'une aiguille à manche
(Fig. 56), pourvue d'un hameçon au lieu de chas
à son extrémité recourbée, chaque anse l'une
après l'autre est saisie et ramenée à travers la
paroi abdominale. A mesure que chaque anse est
ainsi ramenée avec l'aiguille une sonde en caoutchouc est glissée sous chacune d'elles. Les anses
sont tendues sur le tube de caoutchouc en tirant
modérément sur chaque extrémité du fil. Enfin,
les bouts des fils d'argent sont recourbés sous le
drain et servent à maintenir bien à découvert
dans la plaie qui bâille la surface stomacale
(Fig. 55). Il peut être nécessaire d'ajouter un
point de suture à chaque extrémité de la plaie.

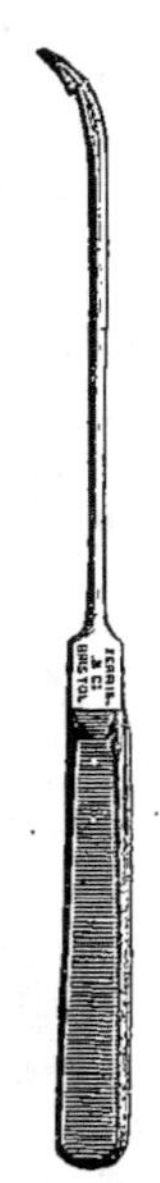

Fig. 56.

Aiguille sans
chas pour passer
les sutures en la
retirant. 1/3 de
grandeur.

On verra que ce procédé de fixation de l'estomac est facile et rapidement exécuté, qu'il assure
une juxtaposition parfaite grâce à la pression élastique du
caoutchouc et qu'il n'attire pas trop l'estomac au dehors,
augmentant ainsi les dangers d'avoir une fistule qui laisse
écouler le contenu goutte à goutte.

Ouverture de l'estomac. — C'est là un temps de l'opération
fort simple, nullement douloureux et ne réclamant pas l'emploi
des anesthésiques. Par conséquent, comme les adhérences se
font très rapidement entre les deux surfaces séreuses — elles
peuvent déjà s'être faites après quatre ou cinq heures, — cette

ouverture peut parfaitement être pratiquée, alors que le patient
est encore sous l'effet de l'anesthésique et quand, de plus, l'estomac est plus à même de tolérer la nourriture.

Il est de la plus haute importance de suivre les sages conseils de Bryant et de faire l'ouverture aussi petite que possible
pour prévenir l'issue du contenu stomacal. Pour la pratiquer
il suffit d'insinuer doucement sous les couches musculaire et
séreuse la fine pointe d'un bistouri courbe et d'inciser les tissus
de dedans en dehors. Puis, par cette petite ouverture, on fait
pénétrer une pince de Lister à travers la muqueuse; les mors
en sont écartés, et entre ceux-ci est conduite jusque dans
l'estomac une sonde française en gomme élastique. Les mors
écartés de la pince de Lister attirent l'estomac au dehors pendant qu'on pousse le cathéter en dedans, et toute l'opération
s'achève facilement sans qu'on ait produit de désordres.

On fait pénétrer lentement par la sonde un aliment liquide
en petite quantité; — ce qu'il y a peut-être de meilleur, c'est du
lait chaud peptonisé, administré à la dose de 180 grammes.
Après le repas, on peut ou enlever ou laisser en place la sonde,
selon ce qui paraît le plus avantageux. Les deux manières de
faire ont leurs avantages et leurs inconvénients. Si on retire la
sonde, la petite ouverture est bouchée complètement par la
membrane muqueuse qui fait office de tampon; mais on peut
éprouver quelque difficulté à la réintroduire ; si on la laisse en
place, cette difficulté est tournée ; mais les liquides sont dans
le cas de filer le long de la sonde. Ces liquides et le suc gastrique acide ont une action irritative sur la plaie et paraissent
dissoudre les adhérences récentes et délicates. Pour recueillir
tout le suc gastrique qui aurait tendance à s'échapper, la plaie
devra être constamment recouverte d'un pansement très absorbant et non irritant, qu'on aura soin de changer fort souvent.

Lorsque l'ouverture n'est faite à l'estomac que quelques
jours après l'opération, ce temps se trouve compliqué par la
présence entre les lèvres de la plaie d'une couche d'exsudat
comblant l'orifice. Si on l'enlève avec une pince, la plaie peut
saigner. En ce cas, il est plus difficile d'apprécier la profondeur à laquelle doit être faite la ponction au bistouri, et des
désordres plus considérables sont à craindre que lors de l'ouverture immédiate. Mais ceux-ci importent peu, vu les adhérences déjà solides. Et, si on a choisi le procédé de fixation par

les broches, l'ouverture est un temps extrêmement facile. L'introduction de la sonde se fait comme il a été dit plus haut ; et celle-ci peut rester à demeure avec une cheville pour l'obturer. Un fil la fixe aux pièces du strapping recouvrant la peau de l'abdomen.

Quand l'ouverture de l'estomac est différée et que le patient ne peut avaler, l'alimentation rectale doit être instituée. C'est là une ressource de grande importance, qui exige des soins attentifs soit dans la préparation, soit dans l'administration des lavements. L'alimentation rectale a été l'objet de nombreuses études dans ces dernières années et on peut recourir à de multiples préparations excellentes. A mon avis, nous ne nous souvenons pas toujours, dans l'alimentation rectale, qu'une certaine quantité de liquide est un élément nécessaire de tout aliment. Aux capsules et aux suppositoires de viande concentrée, maintenant fréquemment en usage, il sera bon d'ajouter une ou deux fois par jour une injection de 500 grammes d'eau tiède. Je me suis trouvé très bien dans ces cas du lavement suivant : un œuf battu dans 300 grammes de lait avec deux à trois cuillerées à café de gelée de viande, peptonisée comme d'ordinaire, et administré chaud toutes les cinq à six heures, avec ou sans cognac. Si on prend soin de passer ce remède très lentement, il sera d'ordinaire gardé sans difficulté aucune. Nécessité est de laver le rectum tous les jours, ou de jour à autre, avec un lavement abondant d'eau tiède. Ce sera même excellent qu'une partie en soit absorbée : le sentiment de la faim est à moitié calmé par les liquides administrés en abondance. Zesas et d'autres, qui ont traité des lavements nutritifs dans ces circonstances, inclinent à leur accorder une minime importance. Malgré l'alimentation rectale donnée sous les meilleures formes qu'on prépare aujourd'hui, le patient perd du terrain régulièrement et à coup sûr. Mais l'opinion que ces lavements sont un soutien, s'ils ne sont pas tout à fait suffisants, est trop généralement acceptée pour être entièrement illusoire. En tous cas, il faut recourir à l'alimentation rectale quand l'alimentation par la bouche est impossible ; mais nous devons nous rappeler que la première ne remplace qu'insuffisamment la seconde, et que l'ouverture stomacale ne doit pas être trop retardée.

La manière d'alimenter le patient par la fistule revêt une certaine importance. Tout d'abord la nourriture doit être peu abondante et de nature à être rapidement absorbée ; elle entraînera ainsi le moins possible de désordres physiques et physiologiques. Du lait peptonisé, du bouillon, ou du bœuf peptonisé sont rapidement absorbés et nourrissants. Les amylacés et les graisses, dont la digestion s'opère surtout dans les intestins, seront administrés alternativement avec les viandes plus stimulantes. On a dit : « souvent et peu ; » mais, comme nous l'avons déjà fait remarquer : il faut que ce ne soit ni trop souvent, ni trop peu. Une alimentation trop fréquente peut irriter à la fois l'estomac et la fistule, et trop peu ne suffirait pas à soutenir les forces du patient. 250 grammes, administrés lentement, de quatre heures en quatre heures, seront d'une bonne moyenne comme quantité et comme fréquence.

Tous les aliments introduits dans l'estomac seront à la température du corps. Quand le patient a échappé aux risques opératoires, on ne donnera la nourriture qu'aux heures ordinaires des repas. C'est également une recommandation qui a été faite que les aliments solides soient parfaitement mâchés avant d'être introduits dans le tube qui les mène à l'estomac. S'il est vrai qu'il existe entre la bouche et l'estomac une sorte de sympathie, en raison de laquelle l'estomac subit certains changements physiologiques préparatoires à la réception de la nourriture, cette recommandation a un autre but que celui de satisfaire le sens gustatif. On cite des cas dans lesquels, à l'aide d'ingénieux artifices, le patient prenait place à table, mâchait ses aliments et les introduisait dans la sonde stomacale sans choquer la susceptibilité de ses voisins. Le malade apprendra vite, en effet, à l'aide de quel appareil il introduit le plus facilement les aliments, et comment, dans les intervalles, la fistule sera le mieux obturée et protégée. La pesanteur est d'ordinaire le procédé choisi pour faire pénétrer les aliments ; et un tampon de linge de toile propre suffira, le plus souvent, pour garantir la plaie d'une manière efficace.

GASTROTOMIE

Nous employons ici le mot gastrotomie (γαστήρ — estomac, et τομή — incision) dans le sens limité d'opération ayant pour but l'incision de l'estomac, celle-ci faite plus particulièrement en

vue de retirer du viscère un corps étranger qui y a pénétré.
On peut avoir à pratiquer la gastrotomie pour d'autres raisons,
comme pour dilater soit le pylore, soit l'œsophage, ou pour
extraire un corps étranger de ce canal ; mais alors c'est une
opération subsidiaire. Aujourd'hui il est habituel de se servir
du mot gastrotomie comme synonyme d'incision abdominale ;
employé dans ce sens, il prête à confusion.

GASTROTOMIE POUR EXTRACTION DE CORPS ÉTRANGERS DE L'ESTOMAC

C'est une opération qui remonte fort loin. On raconte qu'un
certain Crolius a extrait un couteau de l'estomac en 1602 et on
attribue à Guenther une opération identique en 1613. — En
1635, Shoval [1] est assez heureux pour retirer un couteau long
de 15 centimètres et, la même année, Schwaben [2] enregistre un
succès semblable. Si l'on réfléchit aux succès anciens et remarquables de la gastrotomie et à la fréquence non douteuse des
cas où elle s'impose, il est étonnant qu'elle n'ait été pratiquée
que si rarement dans les siècles qui suivent. Des observations
heureuses sont relatées par Hubner en 1720, par Cayroches en
1829, par Bell en 1860, par Labbé en 1874, et par d'autres
encore [3]. Il est peut-être encore beaucoup plus étonnant de
l'avoir vu si rarement pratiquer dans ce siècle de la chirurgie
abdominale. Gross [4] ne compte que vingt cas, dont trois suivis de
mort. Les statistiques plus complètes de Crédé [5], Richardson [6] et
Bernays [7] qui exclut tous les cas douteux ou non authentiques,
les réduisent à 13 ou à 14 au plus. Tous guérirent sauf 2 chez lesquels survinrent des complications particulièrement fâcheuses.
Il est certain, par conséquent, que la gastrotomie n'est pas une
opération dangereuse : soumise aux règles actuelles, elle ne
doit pas donner une mortalité de plus de 8 à 10 pour 100.

Indications de l'opération. — Les causes, nécessitant cette intervention, sont de deux ordres :

[1] *Chirurgie de Chelius*, vol. II, p. 396.
[2] HÉVIN, *Mém. de l'Acad. de chir. de Paris.*
[3] Voir POULET, *Corps étrangers en chirurgie pratique*, vol. I, p. 112.
[4] *Trans. amer. Surg. Assoc.*, vol. II.
[5] *Archiv f. Klin. Chir.*, XXXIII, III.
[6] *Boston Med. and Surg. Journ.*, 16 déc. 1886.
[7] *Phila Med. News*, 1 janv. 1887.

1° La présence d'un corps étranger dans l'estomac de telle nature que nous sachions qu'il ne peut pénétrer dans l'intestin ou y cheminer qu'au prix de grands dangers ;

2° L'existence de symptômes graves et urgents accusés par le patient.

La grande majorité des corps étrangers avalés traversent le pylore et sont rendus avec les garde-robes. Il est de notion vulgaire que tout ce qui traverse le cardia franchira le pylore. Et il en sera ainsi, si on ne considère que le plus petit diamètre du corps étranger; mais, si l'objet avalé est long, comme quand il s'agit de couteaux, cuillers, fourchettes, crayons, barres de plomb, ou, comme dans le cas de Fournier, d'un cercle de tonneau de 37 centimètres de long, nous ne pouvons guère nous attendre à ce qu'ils traversent le pylore, tout le duodénum et les nombreuses circonvolutions de l'intestin grêle. En fait, les corps longs s'échappent rarement hors de l'estomac.

Les agrégations de petits corps étrangers réclament l'extraction autant que ceux d'une seule pièce, longs ou larges. Le mucus peut les agglutiner et en former une masse dont le diamètre excède considérablement l'orifice pylorique. Thornton [1] et Schönborn [2] ont enlevé avec succès de grosses masses de cheveux avalés par leurs malades.

En outre des dangers éloignés qu'entraîne la présence prolongée d'un corps étranger dans l'estomac, l'état subjectif du patient peut être tel qu'il impose l'opération. Les nausées sont constantes; le patient accuse une sensation indéfinissable de gêne et d'anxiété qu'il rapporte au creux de l'estomac ; il se plaint de douleurs atroces, changeant de place avec les diverses attitudes, capables parfois de mener à la folie (dans un cas au moins elles conduisirent au suicide) ; et souvent toutes ces misères combinées transforment la vie en une véritable et longue agonie. D'autres fois, les symptômes affectent un caractère de moindre urgence, mais toujours ils sont plus ou moins pénibles. Il arrive fréquemment que l'ingestion des aliments diminue la douleur; d'autres fois, elle l'aggrave. Le patient éprouve quelquefois du soulagement à prendre certaines attitudes, qu'il ne

1

---

[1] *Lancet*, 9 janv. 1886.
[2] *Langenbech's Archiv.*, 1883, vol. XXIX, p. 609.

quitte plus. Le plus léger mouvement peut exaspérer la douleur ; le malade se traîne lentement et péniblement, sa respiration est superficielle et difficile. Bien vite sa santé s'altère ;
il pâlit, maigrit, se consume ; il est exposé à une syncope ou
même à des attaques de convulsions ; des vomissements se
déclarent, parfois sanguinolents ; enfin, il en arrive aux derniers
degrés de la cachexie, et la mort est la conséquence du
marasme.

Il peut se produire des phénomènes locaux réclamant l'intervention. Ceux-ci existent lorsque le corps étranger a l'air de
vouloir perforer la paroi stomacale, soit immédiatement par
incision, soit graduellement par ulcération ou en déterminant la
formation d'un abcès. Richardson[1] a réuni 11 cas de ce genre,
de 1602 à 1882 ; le corps étranger, dans chacune de ces observations, est sorti soit spontanément, soit après une simple
incision ; et la mort n'est survenue qu'une fois. La perforation
du péritoine, si elle est abandonnée à elle-même, est certainement fatale. Les dangers de la perforation de la paroi abdominale, alors que l'estomac est devenu adhérent, ne sont pas
évidemment aussi graves, mais partout ils sont suffisants pour
réclamer l'intervention. Il faut compter au nombre des accidents possibles la perforation se faisant dans d'autres directions,
— du côté de la rate, du foie, du poumon ou du cœur.

MANUEL OPÉRATOIRE

Pour faciliter l'opération, on a proposé de distendre l'estomac par divers procédés. Felizet de Paris [2] utilisa dans ce but
les vapeurs d'éther à l'occasion de l'extraction d'une cuiller.
Un tube de caoutchouc fut introduit jusque dans l'estomac ;
l'extrémité externe de ce tube était bifurquée ; — l'une des
branches portait un entonnoir, l'autre communiquait avec un
récipient d'éther. L'estomac fut d'abord lavé avec une solution
de bicarbonate de soude, introduite par l'entonnoir. L'incision
fut alors faite au lieu d'élection ; celle-ci achevée, le récipient
d'éther fut déposé dans un vase d'eau chaude, et les vapeurs,
pénétrant par le tube dans l'estomac, le dilatèrent ; et le viscère

---

[1] *Loc. cit.*
[2] *Lancet*, vol. II, 1882.

fit hernie à travers la plaie. L'estomac une fois distendu, Felizet le sutura à la paroi avant d'extraire la cuiller, et laissa s'établir une fistule gastrique. Schönborn [1], dans un cas de gastrotomie, fit usage d'une vessie adaptée à l'extrémité d'une sonde creuse et dilatée à l'aide du soufflet. Jacobi [2] et Fowler [3] ont déterminé la distension de l'organe en y faisant pénétrer les quantités nécessaires d'acide et de bicarbonate de soude. D'autres procédés ont encore été employés ou conseillés.

Que les avantages de la dilatation stomacale compensent ses inconvénients, rien de plus douteux. Les avantages sont : plus grande facilité à trouver l'estomac, et dimensions relativement petites de l'ouverture faite lorsque les parois sont tendues. Les principaux inconvénients sont : gêne du patient en rapport avec le degré de distension, impossibilité d'empêcher l'agent de distension d'entrer en contact avec le péritoine (l'éther même n'est pas innocent) et augmentation des difficultés à trouver le corps étranger dans un réservoir dilaté. Bilroth a eu beaucoup de mal à surmonter cette dernière difficulté dans une gastrotomie qu'il faisait. Il serait bon de laver au préalable l'estomac avec une solution de bicarbonate de soude. Rien n'empêche le patient d'avaler, immédiatement avant l'opération, 250 à 300 grammes d'un liquide inoffensif ; cette quantité sera tout à fait suffisante pour faire saillir l'estomac, et pas trop abondante pour ne pouvoir pas être recueillie sur des éponges au cas où le liquide s'échapperait. Somme toute, il est peut-être préférable d'agir sur un estomac vide, lavé au préalable avec une solution alcaline.

Le siège de l'incision ne revêt pas la même importance que pour la gastrostomie. On peut la faire plus haut ; si on rencontre le foie, il est facile de l'éloigner avec un écarteur. Il n'y a aucun avantage à se rapprocher trop près des côtes ; la souplesse des parois, si utile aux manœuvres et à l'introduction des éponges, est d'autant moindre qu'on se rapproche davantage des cartilages costaux fixés dans leur position. Si, comme il arrive parfois, on perçoit le corps étranger, le mieux est de tracer l'incision pariétale en se guidant sur celui-ci. Et qu'en un point quelconque apparaissent les signes d'une perforation,

[1] *Langenbeck's Archiv*, XXII, p. 500.
[2] *New-York med. Journ.*, 1874, vol. XX, p. 142.
[3] *Ann. Anat. and Surg.*, vol. VI, p. 27. Brooklyn, 1882.

ceux-ci serviront également de points de repère. Labbé conseille une incision parallèle au rebord costal gauche, dont l'extrémité inférieure ne doit pas dépasser le niveau de la pointe du neuvième cartilage. Bell et Neal ont incisé de l'ombilic vers les fausses côtes gauches ; Vidal de Cassis fit son incision sur la ligne médiane ; et on a employé d'autres tracés beaucoup trop nombreux pour qu'on puisse les mentionner.

Si, comme dans le cas de Thornton, le corps étranger est fort large, le mieux est d'inciser sur la ligne médiane. La ligne semi-lunaire est, le plus souvent, trop éloignée en dehors. Le tracé de Labbé est probablement le meilleur pour les cas où le lieu d'élection n'est pas déterminé par la perception du corps étranger. L'incision, commençant au niveau de l'extrémité du neuvième cartilage costal, à environ 3 1/2 ou 4 centimètres en dedans, est conduite en haut parallèlement au rebord costal dans l'espace de 6 à 7 centimètres 1/2. Les muscles sont divisés et le péritoine ouvert de la même manière que pour la gastrostomie.

Aujourd'hui qu'il est surabondamment prouvé qu'on peut suturer la plaie d'un viscère creux de manière à empêcher son contenu de s'échapper, il est inutile de fixer l'estomac aux parois comme le faisaient les Anciens. L'estomac peut être ouvert, suturé et réintégré dans la cavité abdominale avec l'assurance que, si les points de suture ont été convenablement disposés, pas un atome des liquides gastriques ne s'échappera au dehors.

Quand le péritoine a été ouvert, deux doigts vont explorer la paroi antérieure de l'estomac à la recherche du corps étranger. Parfois on éprouve quelques difficultés à le découvrir. Si, comme c'est d'ordinaire le cas, celui-ci est un corps long, on choisit pour faire l'incision à l'estomac le point où une de ses extrémités correspond à la plaie pariétale. Si le corps étranger est terminé en pointe à une de ses extrémités (exemple : une fourchette), on fait porter l'incision sur l'extrémité mousse. Il faut apporter tous ses soins à ce que, manié trop rudement, le corps étranger pointu ne vienne pas perforer la paroi stomacale. L'extrémité mousse siège-t-elle à une distance considérable de l'incision pariétale, la prudence commande d'ouvrir l'estomac sur l'extrémité pointue. Si on a affaire à une collection de cheveux, l'organe est ouvert au point où il proémine davantage. D'ailleurs, pour ce qui est du siège de l'incision, c’est en étudiant chaque cas en particulier qu’on le déterminera.

Une fois le siège de l’incision arrêté, on recouvre tout à l’entour la surface de l’estomac d’éponges douces. Deux anses directrices de fil d’argent ou de soie, cheminant sous les couches musculaire et séreuse, fixent les bords de la ligne d’incision projetée ; l’estomac est doucement attiré à la surface à l’aide de ces anses, confiées à un aide qui maintient ainsi l’organe appliqué contre les éponges. La meilleure ligne d’incision est parallèle à la direction des vaisseaux, — c’est-à-dire perpendiculaire aux courbures, ou suivant le même sens que la ligne de section abdominale. Une ouverture suffisante est faite entre les anses de fil, soit au bistouri, soit avec les ciseaux ; l’index y pénétrant reconnaît le corps étranger et permet au chirurgien de se décider sur le meilleur mode d’extraction. Le doigt parfois amène facilement, lorsqu’il peut l’accrocher, l’extrémité du corps étranger hors de la plaie ; ou bien ce dernier peut être soulevé et fixé entre l’index et une cuiller à lithotomie, ou tout autre instrument analogue ; ou encore, une pince convenable peut en saisir l’extrémité et l’attirer au dehors. Parfois celui-ci est comme scellé au milieu de végétations qui saignent facilement au moindre attouchement ; c’est alors qu’il faut apporter tous ses soins pour éviter la perforation de l’estomac. Pendant les diverses manœuvres, l’aide veille à ce que les éponges soient disposées de manière à absorber toute parcelle de liquides qui pourrait s’échapper.

Après extraction des corps étrangers, si l’estomac renferme beaucoup de mucosités, de pus et de sang, il peut être indiqué de le nettoyer à l’aide de petites éponges ou de porte-éponges. Toutefois, moins il y a de manœuvres intra-stomacales mieux cela est. Avant de commencer à faire les sutures, il est bon d’introduire par la plaie une éponge très douce et de forme appropriée, retenue par un long et solide fil de soie, qui permettra de l’enlever une fois les sutures profondes disposées, mais avant qu’elles soient nouées.

Le meilleur genre de suture pour les plaies stomacales est la suture de Lembert (Fig. 57) ou quelque modification non compliquée de celle-ci. La meilleure aiguille est l’aiguille de couturière de grosseur moyenne ; le fil sera de la fine soie de Chine. La manière la plus facile et la plus rapide de faire les sutures est de les appliquer le long de plis de la paroi stoma-

cale, déterminés par des points de capiton (*quill stitches*) distants d'environ 5 centimètres et disposés de la manière décrite
et figurée plus loin à propos de l'entérorrhaphie. L'aiguille traverse la séreuse et les couches sous-séreuse et sous-musculaire,
en trouant, mais sans couper, les tissus et ne pénètre pas la
muqueuse. Le schéma ci-contre
(Fig. 57) peut être donné comme
une représentation grandeur naturelle du mode de disposition des
sutures et de la distance qui doit
les séparer. Les fils une fois passés,
leurs extrémités sont rassemblées
dans les mors d'une pince à forcipressure, ceux du milieu de la plaie
sont légèrement écartés et l'éponge
peut ainsi être retirée. Puis les fils
sont serrés et noués méthodiquement et avec grand soin, un à un,
en procédant d'une extrémité vers
l'autre. On fait parfois un second
étage de sutures, ne comprenant
que le péritoine, et celles-ci sont
alternées avec les premières. Les
dernières sont d'ordinaire inter-

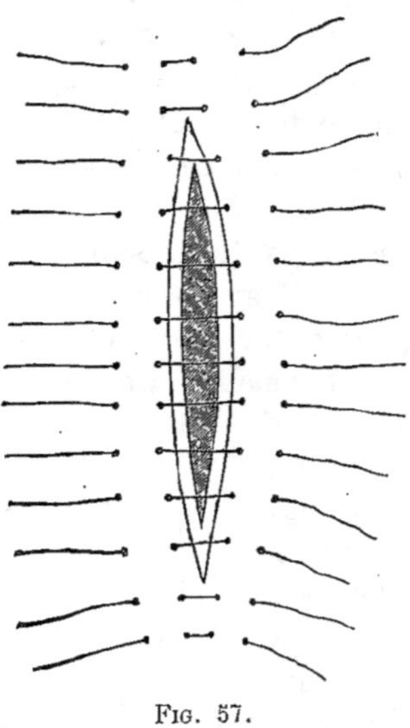

FIG. 57.
Suture de Lembert.

rompues; mais il est possible d'obtenir une parfaite juxtaposition en les faisant continues. La plaie est-elle petite, on peut
employer une double rangée de sutures continues à points
entre-croisés, en ayant soin de nouer ensemble leurs extrémités
libres à chaque bout de la plaie. La suture d'Appolito (voir
Entérectomie) semble également convenir assez bien. La dilatation et la contraction sont plus étendues pour l'estomac que
pour l'intestin. La suture continue empêche que les intervalles
ne bâillent et que le liquide ne s'échappe ainsi pendant la
dilatation de l'estomac ; cet organe vient-il à se contracter, la
suture continue peut, au contraire, se desserrer. A moins que
l'estomac ne soit tout à fait contracté, ce qui est fort différent
de l'état de vacuité, la suture à points interrompus présente
plus de sécurité.

La plaie stomacale une fois fermée soigneusement, les éponges
sont retirées de la cavité abdominale. Une éponge sèche est en

dernier lieu promenée à l'aide d'un porte-éponge dans l'abdomen pour être bien sûr de ne laisser aucune impureté derrière soi. Puis la plaie pariétale est fermée d'après les procédés ordinaires.

Le traitement consécutif consiste à mettre l'estomac au repos absolu pendant trois à quatre jours, et à ne nourrir le patient sur ces entrefaites qu'au moyen de lavements. Les deux ou trois jours qui suivent, on donne à intervalles réguliers de très petites quantités de lait peptonisé étendu d'eau ; puis on y ajoute de la peptone de viande et du bouillon en petite quantité, en ayant soin d'espacer les intervalles de ces petits repas et d'augmenter peu à peu la quantité de nourriture. Après une quinzaine on peut donner les féculents, et après trois semaines le patient reprendra son régime ordinaire, mais avec prudence.

Que les vomissements apparaissent à une époque quelconque, la diète doit être imposée jusqu'à ce qu'ils aient cessé. La désunion des lèvres de la plaie est plus à craindre avec un estomac qui se contracte et se resserre sur un contenu liquide, qu'avec un organe à vide.

Les chances de succès sont nombreuses. Le cas de M. Thornton doit être cité comme un exemple remarquable de guérison, malgré que ce chirurgien ait eu à extraire, le lendemain de l'opération, une éponge oubliée par inadvertance dans la cavité abdominale, et malgré une complication encore en plus de phlegmon de la parotide. Dans ce cas, la plaie stomacale était également très grande; après fermeture, elle mesurait 7 à 8 centimètres. Il n'existe aucune observation d'extraction d'un corps étranger de l'estomac de pareilles dimensions.

GASTROTOMIE POUR EXTRACTION DE CORPS ÉTRANGERS ARRÊTÉS DANS L'ŒSOPHAGE

Qu'un corps étranger s'arrête au voisinage de l'extrémité cardiaque de l'œsophage, alors que tous les efforts tentés pour l'extraire par la bouche sont restés impuissants, on peut recourir à la gastrotomie dans le but de le retirer par l'estomac.

Maurice H. Richardson, de l'Université de Harvard, fit le premier, en 1886, cette opération et enregistra un succès. Il réussit, après introduction de toute la main dans l'estomac, à

extraire un râtelier fixé dans la partie inférieure de l'œsophage. Depuis lors, il se livra à des recherches anatomiques
exactes sur tous les détails opératoires et étudia les indications et la possibilité de cette intervention [1]. Il résulte de ses
recherches sur une série de sujets que la distance moyenne
des incisives au diaphragme est de 35 centimètres. Un corps
étranger, arrêtant la sonde à une distance de 32 à 33 centimètres, se trouve par conséquent au voisinage du cardia et est
susceptible d'être extrait par la gastrotomie. Il est possible
aux doigts de la main gauche d'atteindre jusqu'à 7 ou 8 centimètres au-dessus du cardia.

Richardson conseille une incision oblique, parallèle au
rebord des fausses côtes, de dimensions suffisantes pour permettre l'introduction de la main. Quant à l'incision verticale,
il la considère comme meilleure pour la pénétration d'instruments. L'estomac est amené à la surface, et soigneusement
isolé à l'aide d'éponges. La petite courbure est tendue, de
manière à déterminer un sillon intermédiaire aux faces antérieure et postérieure, conduisant droit au cardia et servant de
guide pour l'introduction des instruments. Le siège de l'incision
à l'estomac est sans importance. Celle-ci sera faite suffisamment
à droite pour permettre aux instruments de se diriger dans
le sillon décrit. Si ces derniers sont conduits le long de cette
rainure et poussés en haut, en ayant le soin de les maintenir
doucement contre la petite courbure redressée, ils tomberont
d'eux-mêmes dans l'œsophage, à chaque coup, avec la plus
grande facilité.

L'aide, qui se tient à la gauche du patient, fixe des deux
mains toute la grande courbure de l'estomac, de manière à
aplatir tout l'organe. « Le chirurgien, debout à la droite de
l'opéré, saisit la petite courbure entre le pouce et l'index de la
main gauche, pour tendre cette petite courbure et frayer ainsi
la voie à l'instrument. Auparavant il est préférable d'introduire la main dans la cavité péritonéale et d'explorer l'orifice
diaphragmatique extérieurement. L'estomac, une fois fixé
comme il a été dit, peut être ouvert en un point quelconque
de sa face antérieure bien tendue, mais en ayant soin de se
garer des vaisseaux. » Le plus souvent, un instrument conve-

---

[1] *Lancet*, 8 octobre 1887.

nable viendra à bout de l'extraction du corps étranger ; sinon il faudra agrandir l'incision de l'estomac et introduire toute la main. Cette incision stomacale est fermée de la manière habituelle, par une suture de Lembert.

W.-T. Bull, de New-York [1], en rapportant une opération du même genre qu'il fit avec succès, joint à l'observation quelques réflexions qui ont leur importance et quelques aperçus nouveaux. Son patient était un enfant de seize ans qui avait avalé un noyau de pêche, qu'on trouva solidement implanté dans l'œsophage à une distance de 33 centimètres des incisives. Après de nombreux efforts infructueux par la voie buccale pour le déloger, Bull fit une incision verticale médiane à la paroi abdominale, et une petite ouverture à l'estomac tout juste suffisante pour permettre au doigt de pénétrer. Ayant introduit des éponges dans la cavité abdominale, de manière à recueillir tout liquide qui aurait pu s'échapper, il disposa quatre anses de fil dans la paroi stomacale, tout autour de l'ouverture faite à cet organe ; puis, invaginant la paroi antérieure de l'estomac sur le doigt qui tamponnait l'ouverture, il le poussa dans la direction de l'extrémité inférieure de l'œsophage. Le noyau de pêche fut senti, mais impossible de le déloger soit avec le doigt, soit avec une pince. Ce chirurgien imagina alors de conduire une fine bougie de bas en haut au-dessus du noyau de pêche jusque dans la bouche, fixa un morceau d'éponge, par un fort fil de soie, à l'extrémité de la bougie et le tira par la bouche. Mais celui-ci passa à côté du corps étranger. Un second morceau d'éponge plus volumineux, attaché de même manière, réussit à ramener le noyau dans la cavité buccale.

Le patient guérit parfaitement. Ici des parois fort minces et fort lâches permirent de pratiquer l'opération sans introduire la main dans le ventre. Le plus souvent, il sera probablement nécessaire de l'y faire pénétrer ; mais il n'y a pas toujours nécessité de faire une large ouverture à l'estomac.

Il est encore trop prématuré de tirer des conclusions de ces opérations. Mais il n'y a pas de doute, cependant, qu'elles nous offrent un moyen thérapeutique de réelle valeur pour toute une catégorie de cas qui, s'ils sont peu fréquents, sont particulièrement difficiles à traiter.

---

[1] *New-York med. Journ.*, 29 octobre 1887.

GASTROTOMIE POUR ABLATION DE TUMEURS CANCÉREUSES DE L'ESTOMAC

Augustus C. Bernays, de Saint-Louis, a récemment [1] introduit dans la pratique une opération remarquable : après incision des parois stomacales, il enlève, au moyen de la curette ou d'autres instruments appropriés, les tumeurs cancéreuses faisant saillie dans la cavité stomacale. Il relate deux cas de ce mode d'intervention, et les résultats de chacun furent tellement favorables et remarquables qu'ils justifient ses conclusions : que cette opération mérite d'être sérieusement mise à l'épreuve par d'autres chirurgiens.

Comme résultat de recherches étendues, il établit que « la moitié des cancers de l'estomac siège au voisinage du pylore, et que les neuf dixièmes ont tendance à se développer vers cet orifice. C'est la muqueuse qui est le siège du début de l'affection ; la couche sous-muqueuse, tissu conjonctif lâche, ne se prend qu'ensuite ; et ce n'est que tout à fait en dernier lieu que la tunique musculaire et la séreuse sont envahies par le néoplasme. » La couche musculaire s'hypertrophie vite, mais elle est la dernière envahie ; « le cancer de l'estomac se propage dans le principe par la couche musculaire vers le pylore ». Se basant sur ces faits et sur l'analogie des résultats obtenus après curettage de cancers semblables d'autres régions, Bernays se décida, dans l'alternative d'autres opérations impossibles ou peu satisfaisantes, à tenter pour certains cas choisis le raclage et le curettage. Il fit d'abord un examen attentif des alentours de l'estomac ; puis, à l'aide de sutures multipliées, il fixa un pli de l'estomac à la plaie pariétale. Seulement alors, il ouvrit l'organe et sutura soigneusement les lèvres de l'ouverture aux lèvres de l'incision pariétale. Après avoir ainsi isolé complètement la cavité stomacale de la cavité péritonéale, il se servit des doigts et de la curette pour arracher et racler toutes les masses cancéreuses. L'hémorragie fut abondante, mais s'arrêta rapidement.

L'estomac restant adhérent à la paroi abdominale, il est donc possible, en cas de récidive, de renouveler l'intervention

---

[1] *Annals of Surgery*, décembre 1887.

sans pratiquer la cœliotomie. — La fistule gastrique sera ou ne sera pas refermée.

Pour de plus amples détails sur le manuel opératoire et sur ses observations, je renvoie le lecteur au Mémoire de Bernays. Si on le compare à des opérations telles que la gastro-entérostomie et la pylorectomie, alors que ces dernières sont impossibles, ce procédé me paraît avoir déjà conquis une position légitime ; et, même quand celles-ci sont faisables, la méthode de Bernays apparaîtra vraisemblablement à beaucoup, comme méritant d'être discutée sérieusement et élevée en parallèle.

GASTRORRAPHIE

Gastrorraphie (γαστήρ — estomac, et ῥαφή — suture) est employé ici dans le sens d'occlusion soit d'une plaie, soit d'une incision faite à l'estomac. Comme synonyme de suture d'une plaie des parois abdominales, tel qu'il était employé jadis, le mot n'est plus en usage.

Historique. — D'après Wölfer[1], c'est un chirurgien Bavarois, qui, en 1521, fit la première gastrorraphie. Autant que je sache, Bilroth[2] est le seul chirurgien en vue qui ait pratiqué cette opération. Il s'agissait d'une fistule gastrique qu'il ne réussit pas à fermer par une autoplastie. Les cas de fistules sont rares : Murchison ne put en réunir que 25 cas pour une période de trois siècles ; aussi les opérations qui visent leur cure seront-elles toujours fort rares.

Indications de l'opération. — Sont parfaitement justiciables de la gastrorraphie les cas de fistules gastriques, dans lesquels le contenu stomacal s'écoule constamment au dehors, où les aliments ingérés par la bouche s'échappent librement et qui ont résisté à tous les autres modes de traitement palliatifs ou curatifs. Ne sont pas, naturellement, du ressort de cette opération les fistules qui résultent du travail ulcératif d'une affection maligne. L'ulcère perforant de l'estomac, cause non trau-

---

[1] *Ueber die... Resectionen des Carcinomatösen Pylorus.* Wien, 1881.
[2] *Wiener med. Wochenschrift*, 1887, n° 38.

matique la plus commune des fistules gastriques, peut traverser les parois par extension directe du travail ulcératif, ou à la suite de l'apparition d'un abcès ; dans le dernier cas, il faut nous attendre à un épaississement inflammatoire plus considérable que dans le premier, et par conséquent à des difficultés opératoires en rapport. Le siège de la fistule est, dans tous les cas, la particularité la plus importante à étudier. Si, comme dans le cas de Saint-Martin, elle siège entre les côtes, l'opération sera compliquée. Si, comme dans l'observation de Maillot, elle est tout à fait voisine de l'appendice xyphoïde, l'opération sera difficile. Mais est-elle tout à fait à distance des os, il est encore nécessaire qu'elle ne présente pas de trop grandes difficultés pour qu'on soit en droit d'espérer un succès.

L'ulcère perforant de l'estomac, en cas de perforation, ne peut échapper à une mort certaine, que grâce à la gastrorraphie. Deux ou trois opérations ont été faites dans ces conditions ; une, au moins, avec succès. Quand, chez un malade ayant présenté nettement jusque-là tous les signes d'un ulcère avéré de l'estomac, surgissent brusquement tous les symptômes d'une perforation, la section abdominale, le lavage du péritoine et la fermeture de l'ouverture stomacale donnent au malade les seules chances de survie. Il n'y aurait que quelques petites chances de succès qu'elles justifieraient encore l'opération.

Les plaies traumatiques de l'estomac par armes à feu, instruments tranchants, ou dues à d'autres causes, sont justiciables ou non de la gastrorraphie, conformément aux principes qui seront posés lorsque nous discuterons toute la question des plaies perforantes des viscères creux.

MANUEL OPÉRATOIRE

Pratiquée pour une *fistule gastrique*, cette opération est précédée d'un lavage consciencieux de l'estomac, avec une solution alcaline. Si la fistule est suffisamment large, plusieurs éponges douces, attachées à de longs fils, sont introduites dans l'estomac ; un aide les attire au dehors et les maintient contre l'ouverture stomacale. Ces éponges s'opposent à toute issue de mucus, fixent l'organe et absorbent tout le sang qui peut s'écouler dans les manœuvres subséquentes. Inutile de les enlever avant que la première rangée de sutures stomacales ait été disposée.

L'incision pariétale, longue d'environ 7 à 8 centimètres, passe sur l'orifice fistuleux et est tracée selon la direction qui paraît le plus convenable. Le péritoine est ouvert à l'une des extrémités de la plaie, de manière à dépasser les adhérences qui fixent l'estomac à la paroi. Le doigt, pénétrant par cette ouverture, va détacher avec soin les adhérences qui entourent l'orifice fistuleux, et, aussi vite que possible, des éponges sont tassées dans la cavité abdominale. Les adhérences à l'autre extrémité de l'incision sont séparées de la même manière avec le doigt et l'ongle. L'estomac une fois libéré, la fistule est amenée à la surface au moyen des fils qui fixent les éponges intrastomacales. Le plus souvent, il sera sage d'aviver avec les ciseaux les bords de cette fistule stomacale ; mais on aura soin de n'enlever que le moins de tissu possible. Les sutures sont disposées comme dans la gastrotomie et les éponges enlevées avant de serrer les fils. Le trajet fistuleux intrapariétal est excisé. La marche ultérieure et le traitement consécutif sont exactement les mêmes que pour la gastrotomie.

Quant à l'opération qui vise l'*ulcère perforant de l'estomac*, notre expérience personnelle est insuffisante pour poser des règles. L'incision oblique, conseillée pour la gastrostomie, répondra probablement à tous les besoins. Il y aurait vraisemblablement profit à l'éloigner davantage des côtes, de 12 millimètres au moins, et à la prolonger plus haut. Si la perforation siège en avant, le contenu stomacal se sera échappé dans la grande cavité péritonéale et l'orifice apparaîtra de suite aux yeux. Par contre, si la perforation s'est faite en arrière, le contenu aura pu ne pas s'épancher au-delà de l'arrière-cavité des épiploons, et pour arriver jusqu'à l'orifice stomacal il faudra déchirer les feuillets antérieurs du grand épiploon.

Aussitôt qu'on est arrivé sur les liquides extravasés, où qu'ils soient, la première chose à faire est d'introduire rapidement des éponges dans la cavité pour absorber ces liquides. Si la solution de continuité de l'estomac apparaît, les temps subséquents de l'opération sont dès lors relativement simples : il suffit d'aviver les bords de l'ulcère et de les suturer. Si on n'aperçoit pas la perforation, les doigts explorent attentivement et systématiquement toute la paroi antérieure de l'organe et l'amènent pour cette recherche au niveau de l'incision abdominale. Après examen approfondi, si on ne découvre pas trace de perforation sur la face antérieure, il faut aller explorer la face postérieure. Pour cela, il est nécessaire de déchirer les feuillets antérieurs du grand épiploon. A cet effet, on choisit un point intermédiaire entre le côlon transverse et la grande courbure de l'estomac, et, avec des pinces, on pratique une ouverture suffisante pour admettre le doigt. Cette ouverture est élargie, agrandie par dilatation lente et forcée avec les doigts; il faut avoir soin de ne déchirer aucun vaisseau. La perforation de la paroi postérieure de l'estomac se reconnaîtra à l'issue du contenu stomacal par cette ouverture, et par conséquent la découverte de son siège n'est qu'une question de temps et de délicatesse du tact. Quant à l'exposer à ciel ouvert, ce sera parfois fort difficile. Si l'ulcère a son siège au voisinage de la grande courbure, on pourra l'amener sous les yeux et à portée des doigts pour les diverses manœuvres. Mais qu'il soit situé haut en arrière, il devient fort difficile de le voir, et encore plus difficile d'y poser des sutures. Je me suis assuré sur le cadavre que, au moyen d'une incision dirigée à propos et suffisamment longue, il est toujours possible d'arriver à mettre sous les yeux, par une ouverture faite au grand épiploon, tous les points de la face postérieure de l'estomac, et que, à l'aide d'éponges et d'écarteurs, on pouvait venir à bout de faire des sutures partout sur les parois stomacales.

Si on éprouvait trop de difficultés à suturer la perforation de la face postérieure, je conseillerais, plutôt que de laisser l'opération inachevée, d'inciser l'estomac sur sa face antérieure, d'amener la perforation dans cette incision, au moyen de l'index la poussant par l'arrière, et de suturer du côté de la muqueuse l'ulcère perforé. En déterminant par pincement un pli de la muqueuse stomacale, et en le fixant à l'aide de quelques sutures, on obtiendrait une juxtaposition parfaite de la séreuse. Puis l'incision faite à l'estomac serait refermée de même que dans la gastrotomie pour corps étrangers.

Toute opération faite pour ulcère perforant de l'estomac devra se terminer par un bon lavage à l'eau chaude aseptique de toute la cavité abdominale.

DILATATION OPÉRATOIRE DES ORIFICES DE L'ESTOMAC

Historique. — Bien que Richter, de Breslau[1], ait donné, le premier, l'idée de cette opération, c'est le professeur Loreta, de Bologne, qui la fit adopter. En septembre 1882, Loreta fit sa première[2], et M. Holmes[3] en donna bientôt une relation aux lecteurs du *British*. A l'heure actuelle, Loreta l'a faite une trentaine de fois. D'autres chirurgiens, italiens surtout, l'ont pratiquée. Mc Burney, de New-York, et Barton, de Philadelphie[4], l'ont faite chacun deux fois ; Trèves, de Londres, une fois. Dans un cas de cancer avancé de l'estomac pour lequel j'avais proposé la gastro-entérostomie, je trouvai un rétrécissement serré du pylore que je dilatai par une ouverture faite à l'estomac : le malade se remit de l'opération et en tira un réel bénéfice. Barton[5] a réuni les observations de 25 cas et a eu de plus connaissance de 18 autres qui n'ont pas été publiés. La mortalité générale semblerait atteindre environ 40 pour 100. Faite à temps par un chirurgien habile, cette opération ne donnerait pas une mortalité de plus de 10 pour 100. Les cas sont trop peu nombreux et les opérations trop récentes pour qu'on puisse formuler quelque conclusion sur les résultats obtenus par ce procédé. Jusqu'ici, ils sont très encourageants.

But de l'opération. — Cette opération n'a pour objectif que les affections n'ayant aucun caractère de malignité : — rétrécissement cicatriciel simple ou fibreux du pylore, du cardia ou de l'extrémité inférieure de l'œsophage. Quand on a affaire à cette classe de rétrécissements, on constate d'ordinaire une hypertrophie considérable du tissu musculaire, et la dilatation de ce sphincter musculaire est un élément important de l'opération. Le professeur Loreta a, à juste titre, comparé son opération à celle qu'on pratique pour surdilater les rétrécissements fibreux du rectum, et on sait que cette dernière est presque toujours suivie de succès. En ce qui concerne la sténose simple

---

[1] *Deutsche Med. Woch.*, 1882, p. 381.
[2] *Mémoire dell' Academia delle scienze instituo di Bologna*, ser. IV, vol. IV.
[3] *Brit. med. Journ.*, 21 févr. 1885.
[4] *Med. and Surg. Rep.*, Phil., 13 avril 1889. — *N.-Y. Med. Rec.*, 25 mai 1889.
[5] *N.-Y. Med. Rec.*, 25 mai 1889.

du pylore, cette opération est destinée à remplacer la pylorectomie ; pour ce qui est des rétrécissements de la partie inférieure de l'œsophage et du cardia, elle prendra la place de la gastrostomie visant le rétrécissement simple.

Le diagnostic revêt une importance capitale. Dans l'obstruction du pylore le patient est fortement amaigri, mais les symptômes se seront éternisés si longtemps qu'on ne pourra songer au cancer. L'estomac est considérablement dilaté, et le diagnostic se resserre par conséquent entre une ectasie « due à une obstruction pylorique ou celle qui est le résultat d'une gastrite idiopathique ». Pour se faire un diagnostic, le professeur Loreta accorde la plus grande valeur à l'examen chimique et microscopique du contenu stomacal. Lorsque nous obtenons des résultats positifs de l'examen des matières soit rejetées par vomissements, soit extraites, nous pouvons conclure à une dilatation stomacale idiopathique ; ces résultats sont-ils négatifs, nous déduisons une ectasie par obstacle mécanique. Dans cette dernière, le contenu stomacal donne une réaction acide, et on ne trouve pas trace d'albumine ou de peptones. Dans les autres formes de dilatation, la réaction est d'ordinaire neutre ou alcaline, rarement acide, et les substances albuminoïdes sont intactes ou peu altérées. Le professeur Loreta[1] donne d'autres indications et des plus complètes pour aider au diagnostic. D'une manière générale, un estomac fortement dilaté ; des vomissements, sans nausées et sans grands efforts, de quantités considérables de liquides ; une constipation opiniâtre sur laquelle les purgatifs n'ont aucun effet, et toute la symptomatologie d'un ulcère de l'estomac feront conclure à une obstruction du pylore.

Le diagnostic, dans la sténose simple de l'extrémité inférieure de l'œsophage et du commencement du cardia, est beaucoup plus facile. Le plus souvent, on notera dans les antécédents la déglutition de caustiques liquides ; en tous cas, on ne trouvera aucun signe de cancer ; mais, par contre, les symptômes ordinaires, subjectifs et objectifs, de sténose œsophagienne. En ce cas, on suppose que les tentatives de dilatation du rétrécissement, faites par la voie buccale, ont échoué, et

[1] Voir *Brit. Med. Journ.*, 1885, I, p. 373.

que l'intervention dite « intubation de l'œsophage » ou n'est
pas possible ou ne donne aucun résultat.

MANUEL OPÉRATOIRE

Pour avoir accès au pylore, Loreta fit d'abord son incision à
la paroi abdominale, longue d'environ 12 centimètres, « à
droite de la ligne médiane, son extrémité supérieure et interne
partant d'environ 4 centimètres au-dessous de l'appendice
xiphoïde, et son extrémité inférieure et externe aboutissant à
3 centimètres du cartilage de la neuvième côte ». Actuellement il fait son incision sur la ligne blanche. Les muscles et
le péritoine sont sectionnés comme d'ordinaire. On va à la
recherche du pylore et on le trouve épaissi, induré et peut-être
adhérent aux organes voisins. Les parois stomacales sont attirées hors de la plaie autant qu'il est nécessaire, puis on saisit
la paroi antérieure de manière à y faire un pli, qu'on incise
d'un coup de ciseaux à égale distance entre les deux courbures,
à environ 2 centimètres 1/2 du pylore, ou plus si nécessaire.
Des pinces à forcipressure sont mises sur tous les points qui
saignent. (Loreta ne dit rien de l'application d'éponges autour
du point où l'on va ouvrir l'estomac, éponges destinées à garantir les anses intestinales et à recueillir le sang et le suc gastrique qui s'écouleraient.) L'index droit, pénétrant par l'ouverture faite à l'estomac, est poussé dans la direction du pylore,
tandis que l'index gauche vient fortifier le premier. Il faudra
souvent déployer beaucoup de force et de patience pour vaincre
la forte constriction de l'orifice rétréci. Dès que le doigt a
franchi l'orifice, il accroche le pylore, l'attire en bas vers l'incision abdominale, et on s'efforce alors de glisser également
l'index gauche à travers le rétrécissement. Même alors, la
résistance qu'éprouvent les doigts ainsi opposés pour obtenir
la dilatation paraît presque insurmontable. Après quelques
minutes les muscles cèdent, et on continue de dilater jusqu'à
ce qu'on éprouve comme la sensation d'une distension poussée
trop loin et d'une déchirure. Les doigts sont maintenus pendant
quelques minutes dans l'orifice ainsi dilaté. Dans le premier
cas de Loreta, les doigts furent écartés de plus de 3 pouces
(7 centimètres 1/2).

La plaie stomacale est alors recousue, l'estomac remis en

place et l'incision abdominale refermée. Le traitement consécutif est le même que dans la gastrotomie.

Quand l'opération vise un rétrécissement du cardia et de la partie inférieure de l'œsophage, l'incision à la paroi est la même, mais du côté opposé. Il semble que l'état de constriction stomacale ajoute, dans ce cas, des difficultés à l'acte opératoire. Après que l'organe a été amené hors de l'incision abdominale aussi loin qu'on le peut sans dangers, on le sectionne longitudinalement entre les deux courbures, le plus près possible du cardia. Le doigt introduit dans l'estomac éprouvera parfois quelques difficultés à trouver l'orifice œsophagien ; s'il en est ainsi, l'index gauche, conduit entre la face inférieure du foie et la petite courbure, aidera à fixer le siège de l'œsophage. Le temps suivant consiste dans l'introduction du dilatateur, guidé sur l'index. Le dilatateur dont se sert Loreta est « un instrument quelque peu semblable à celui que Dupuytren introduisait pour faire la lithotomie ; mais il est plus long, mesure environ 20 centimètres de l'articulation à l'extrémité des branches, et est construit de telle manière que ces dernières ne peuvent s'écarter de plus de 5 centimètres ». Dès que l'instrument a été introduit, les branches sont écartées au maximum ; puis on le pousse et on le retire, ainsi dilaté, dans l'œsophage à plusieurs reprises.

Les temps qui suivent : fermeture des plaies stomacale et pariétale et traitement consécutif, ne demandent plus à être décrits. Un fait curieux, c'est que, à la suite de deux de ces opérations, le quatrième jour se manifestèrent des désordres sérieux du côté de la circulation et de la respiration, avec sécrétion abondante de mucosités dans la trachée et les bronches ; ces phénomènes, les deux fois, persistèrent plus de cinq jours. Loreta incline à penser que cet état était le résultat d'un processus hyperémique exsudatif.

Il est quelque peu surprenant que si peu de chirurgiens aient adopté l'opération de Loreta. La dilatation forcée de l'œsophage par la bouche n'a pas été couronnée de nombreux succès, et c'est ce qui a peut-être détourné les chirurgiens d'imiter le procédé par gastrotomie de Loreta. Mais cette objection ne tient pas en ce qui concerne la dilatation du pylore. Il est un fait certain que bien des fois, où on avait pendant la vie diagnostiqué un cancer du pylore, l'autopsie a démontré que le prétendu cancer n'était pas autre chose qu'une obstruction déterminée surtout par une hypertrophie considérable des tissus musculaires. Dans les cinq dernières années, j'ai rencontré au moins trois cas semblables ; et ces faits m'ont frappé d'autant plus que j'ai dépensé beaucoup de temps à rechercher au microscope le cancer qu'on supposait et que je n'ai rien trouvé d'autre que du tissu musculaire lisse. On doit arriver au diagnostic de ces cas ; et, si on parvient à les diagnostiquer, ils sont susceptibles d'amélioration, sinon de cure persistante, par le procédé de Loreta. La pylorectomie a été faite au moins une fois pour une sténose cicatricielle ; en présence des succès démontrés de la dilatation forcée, l'extirpation du pylore semblerait, en ce cas, une bien grosse opération

PYLORECTOMIE. — GASTRECTOMIE PARTIELLE

Par pylorectomie on entend la résection du pylore et des portions du duodénum et de l'estomac en rapport avec ce qui a pu être envahi par l'affection pour laquelle est pratiquée l'intervention. Il est donc possible que l'opération consiste en une entérectomie partielle aussi bien qu'en une gastrectomie partielle.

Historique. — Selon Blum [1], Merrein, en 1810, conçut le premier l'idée de la résection du pylore. Un peu plus tard, Gunther la pratiqua sur le chien. Gussenbauer et V. Winiwater [2], en 1876, démontrèrent la possibilité de la gastrectomie par des expériences sur les animaux. Kaiser, à l'instigation de Czerny [3], répéta ces expériences avec succès ; et Wehr [4], plus tard, les continua.

Péan [5], en 1879, fit avec succès la première opération sur l'homme. Rydygier fit la seconde, en 1880, également avec succès. Billroth, qui pratiqua sa première résection, le 25 janvier 1881, est le principal promoteur de ce mode d'interven-

[1] *Archiv. gén. de méd.*, vol. CL, 1882, p. 332.
[2] *Langenbeck's Archiv.* bd. XIX, p. 347.
[3] *Beitragen Zur operativen Chirurgie*. Stuttgart, 1878.
[4] *Zeitschr. f. Chir.*, 1882, p. 93.
[5] *Gaz. des hôp.*, n° 60, 1879.

tion ; et, par les mémoires de son assistant Wölfler, c'est lui qui a contribué le plus à la faire admettre dans la pratique [1].

Affections pour lesquelles cette opération est indiquée. — Jusqu'ici la résection a été pratiquée presque exclusivement pour cancer du pylore. On l'a faite cinq fois pour ulcère stomacal siégeant dans la région pylorique, et une fois avec succès pour sténose cicatricielle. Billroth, Czerny et d'autres la conseillent fortement pour les formes non malignes d'obstruction pylorique, ulcéreuses ou cicatricielles, d'origine pathologique ou traumatique, comme après déglutition d'un caustique liquide. Fenwich relate un cas de rétrécissement cicatriciel, consécutif à une blessure, qu'on peut ranger dans cette dernière catégorie.

Pour ce qui est des formes non malignes d'obstruction pylorique, la plupart des chirurgiens préféreront sans doute la dilatation forcée, procédé de Loreta, — au moins comme méthode principale. Et pour l'ulcère, à moins qu'il ne siège dans le pylore, on pourrait regarder comme plus sage de pratiquer une gastrectomie très limitée. Toutefois, s'il est des circonstances où cette opération est justifiable, elle continuera de l'être également pour certains cas de sténose ou d'obstruction de nature bénigne.

Certaines obstructions pyloriques reconnaissent pour cause de fortes adhérences péritonéales venant comprimer le tube digestif par le dehors. Celles-ci sont particulièrement justiciables d'une intervention opératoire, — non pas, cependant, d'une résection du pylore, mais de la dissection des adhérences. Quant à l'obstruction déterminée par la compression d'une tumeur siégeant en dehors de l'estomac, on peut ou non y apporter un remède, selon qu'il est possible ou non d'extraire la tumeur.

Le cancer du pylore reste l'indication principale de la pylorectomie. La majorité des cancers de l'estomac siègent au pylore ou à son voisinage : si on en croit Gussenbauer et V. Winiwater, sur 903 cancers de l'estomac 542 étaient pyloriques. Au point de vue chirurgical, fait important à noter, on ne trouva à l'autopsie aucun exsudat à la surface péritonéale

---

[1] *Ueber die von Herrn. Professor Billroth Ausgefürhten resectionem des carcinomatösen Pylorus.* Vienne, 1881.

dans 223 de ces cas, et 172 fois il n'existait aucune adhérence.
Rokitansky a observé que le cancer du pylore ne se propage
presque jamais au duodénum [1]. Toujours il existe une hypertrophie considérable des tissus musculaires de la région atteinte,
et l'obstruction peut tenir autant à l'impuissance où se trouve
cette masse de se contracter qu'au développement de la tumeur.

On conseille l'anesthésie pour faire le *diagnostic* physique.
Il faut surtout rechercher si la tumeur est mobile, quel est son
volume, quels sont les caractères de sa surface : — celle-ci est-
elle lisse ou bosselée ? Si la tumeur est parfaitement mobile,
nous pouvons en déduire, avec grande probabilité, que les
organes du voisinage ne sont pas envahis. Dans un cas, la
tumeur était entièrement mobile, et les adhérences étaient si
fortes et si multipliées qu'il fallut laisser l'opération inachevée.
D'autre part, l'immobilité de la tumeur ne prouve pas nécessairement la propagation du mal. La mobilité est parfois le
résultat de l'ectasie stomacale ; s'il n'existe pas de dilatation
considérable, le pylore peut très bien n'avoir pas été luxé de sa
situation normale. Si l'estomac est fortement dilaté, et que le
pylore soit fixé dans une position normale, tout porte à croire
à l'envahissement du mal ; si, avec cela, la surface de la tumeur
est bosselée, nous pouvons certainement en déduire que l'affection s'étend fort loin et qu'il ne peut être question d'opération.
La mobilité peut être franche avec des ganglions lymphatiques
envahis ; mais ceux-ci ne peuvent être diagnostiqués que pendant l'opération.

Il faut avoir présents les signes non équivoques de l'obstruction pylorique. La dilatation stomacale sera d'ordinaire le
symptôme le plus important. Si on a quelque doute sur son
existence, il sera prudent d'en vérifier la présence par la
production d'acide carbonique dans l'estomac ; à cet effet, on
fait absorber au patient l'une après l'autre deux solutions qui,
mélangées, dégageront le gaz. Les commémoratifs sont importants. Le cancer se différencie des autres formes d'obstruction
pylorique en déterminant une douleur locale et une diminution
de l'appétit. Si le rétrécissement n'est pas cancéreux, la douleur
n'est pas un signe prédominant, et l'appétit peut être augmenté,
souvent même jusqu'à la voracité. Plus d'un observateur a noté

---

[1] Voir *Billroth's clinical Surgery*, New. Syd. Soc., p. 494.

que, dans le cancer stomacal, on ne trouvait pas dans le suc gastrique d'acide hydrochlorique.

Mortalité et valeur. — Cette opération est fort dangereuse. Mikulicz, de Cracovie [1], en a réuni 32 observations avec seulement 8 guérisons opératoires. A la fin de 1887, on écrit que, sur 18 résections pyloriques pratiquées par Billroth [2], 8 malades avaient survécu plus ou moins longtemps. L'un d'eux, cinq ans. Winslow [3] a disposé en tableaux les observations de 61 cas ; ce sont, je crois, toutes les opérations faites à la date où il écrivait. Sur ce nombre, il y eut 16 survies et 44 morts ; une fois, le résultat est inconnu. Un cas fatal de ma pratique, pour lequel la gastro-entérostomie fut également pratiquée, devrait leur être ajouté. Le collapsus, 27 fois, fut la cause principale de la mort. La péritonite, franche et simple, n'est pas un mode de terminaison fréquent, — fait qui proclame toute l'habileté technique des chirurgiens. Quatre des cas cités par Winslow succombèrent à une gangrène du côlon, et on en a rapporté depuis une cinquième observation [4]. Dans une large proportion, malgré qu'on ne les ait pas toutes signalées, les récidives se sont déclarées quelques mois seulement après l'opération. Jamais, d'après Winslow, la récidive n'a mis plus de trois ans à se manifester. On a relaté 6 cas de rétrécissement non cancéreux opérés, avec trois guérisons. Ici, naturellement, la récidive n'est pas à craindre.

Les statistiques les plus récentes sont à la fois contradictoires et peu encourageantes. Mc Ardle [5] a réuni les observations de 70 opérations, dont 8 pour rétrécissement simple, 62 pour cancer. Sur les premières, on compte 5 guérisons et 3 morts ; sur les secondes, 21 opérés succombèrent aussitôt après l'opération, 14 moururent de péritonite ou de septicémie ; « les 27 autres se rétablirent, et plusieurs d'entre eux étaient encore en parfait état de santé quatre ans après l'opération ». Il est regrettable que, dans ce Mémoire, l'auteur n'ait pas donné de plus amples détails à leur sujet ; c'est ce qui permet, en effet,

[1] *Wiener med. Woch.*, nᵒˢ 23 et 24.
[2] *Obstet. Gaz. Cincin.*, oct. 1887.
[3] *Amer. Journ. of. med. sc.*, avril 1885.
[4] Lauenstein, *Centralbl. für Chirurgie*, 1882, nᵒ 9 ; 28 mars 1885 et 21 fév. 1885. — Egalement Rydygier, *ibid.*, 28 mars 1885.
[5] *Dublin Journ. med. Sc.*, juin 1887.

d'expliquer son étonnante contradiction avec le travail consciencieux de Butlin [1], travail qui semble démontrer que jusqu'ici aucun des malades qui se relevèrent de l'opération ne
peut être donné comme un exemple de guérison réelle de l'affection.

Après de tels résultats, il faut bien admettre que, si on doit
regarder la pylorectomie comme quelque chose de mieux qu'un
pur « exercice opératoire », elle ne doit pourtant être réservée
que pour certains cas choisis avec grand soin. Si le malade
n'est pas tout à fait en bon état, si l'estomac est fortement
dilaté, si la tumeur est volumineuse, immobile et déplacée, on
ne doit pas songer à ce mode d'intervention. Et, même avec
toutes les conditions opposées réunies, il est fort douteux que
ce soit jamais le devoir du chirurgien de le conseiller ; celui-ci
ne doit céder qu'aux prières pressantes du patient et après lui
avoir exposé entièrement et honnêtement les risques auxquels
il s'expose.

MANUEL OPÉRATOIRE

Avant de commencer, il faut laver à fond l'estomac avec la
sonde œsophagienne. En cas de putridité du contenu gastrique, on se servirait à cet usage d'une solution antiseptique,
à la glycérine boriquée par exemple. Le lavage final ne sera pas
fait plus de deux heures avant l'opération et on aura soin de
ramener tout liquide de manière à opérer sur un estomac vide.
C'est une imprudence d'intervenir sur un organe fortement
dilaté, car un estomac dilaté outre mesure sera nécessairement
mal nourri et peu tolérant pour les interventions chirurgicales.
La percussion permet de s'assurer sans hésitation du degré de
dilatation, surtout après administration de Sedlitz powder en
deux paquets différents, — l'un contenant l'acide, et le second
l'alcalin.

Nous décrirons à cette opération plusieurs temps : 1° l'incision
pariétale ; 2° l'isolement du pylore ; 3° sa résection ; 4° la fermeture de la plaie stomacale et l'abouchement du duodénum
dans ce qui reste de cet organe.

---

[1] *Operat. Surg. of malig. Dis.*, p. 221.

Incision de la paroi abdominale. — Divers tracés ont été préconisés pour cette incision. Péan et Rydygier ont eu recours à l'incision verticale : — sur la ligne médiane, le premier ; un peu à droite, le second. D'autres ont incisé plus ou moins obliquement ou presque transversalement. Billroth et Wölfler firent leurs incisions à peu près transversales, et, depuis, la plupart des chirurgiens ont suivi leur exemple. Il est vrai qu'une ouverture faite suivant le grand axe de l'estomac donnerait le jour le plus grand pour les diverses manœuvres ; mais semblable incision entraînerait nécessairement un affaiblissement notable de la paroi abdominale. Dans une opération que je fis, une simple incision verticale médiane d'environ 7 centimètres 1/2 de long, allant de l'ombilic à l'appendice xiphoïde, me donna suffisamment de jour. Dans les cas où le pylore est notablement abaissé dans la cavité abdominale, Wölfler donne le conseil de le relever avant de faire l'incision. Cette manière d'agir donnerait sans aucun doute à l'opérateur tout le bénéfice du relâchement des parties, qui permettent à l'organe de descendre.

Quelle que soit la direction de l'incision première, qu'on la fasse sur le pylore, soit suivant le grand axe de l'estomac, soit sur la ligne médiane, il n'y a aucune nécessité à lui donner plus de 5 centimètres. A travers cette petite ouverture le doigt pénètre et va explorer complètement le pylore ; c'est alors seulement qu'une décision est prise quant à la possibilité de son extraction et à la meilleure direction suivant laquelle il faut prolonger l'incision pour venir facilement à bout de cette extraction. Avant de prolonger l'incision (avec les ciseaux, c'est la manière la plus commode), une éponge est disposée à l'intérieur du ventre pour recueillir tout le sang qui pourrait s'écouler. L'hémorragie est parfois abondante, mais facilement réprimée grâce aux pinces à forcipressure. La longueur de l'incision ne dépassera pas 7 à 13 centimètres. Il n'y a, d'ailleurs, pas grand inconvénient à faire une seconde incision perpendiculaire à la première, si les temps consécutifs de l'opération doivent en être facilités.

Isolement du pylore. — L'estomac est amené entre les lèvres de la plaie et la tumeur soigneusement examinée, afin de déterminer l'étendue des tissus qui doivent être réséqués. C'est le grand épiploon qu'on divise en premier lieu tout contre la grande courbure, et dans une étendue aussi petite que possible, mais en ayant soin pourtant de se tenir entièrement à distance du mal. Chaque portion de cet épiploon est successivement saisie entre deux paires de pinces à forcipressure et sectionnée entre elles. Une ligature est jetée en arrière de chaque pince, qu'on enlève de suite. Selon Morris « un fil à ligature, monté sur une aiguille de Deschamps, peut être passé double à de courts intervalles à travers les portions du grand épiploon à diviser, et la section n'être faite entre les ligatures qu'après qu'elles ont été serrées ». On se comporte de la même manière à l'égard du petit épiploon. Tout ganglion lymphatique hypertrophié est alors enlevé. Si le pylore est abaissé et adhérent, il faut toujours avoir présents à l'esprit les dangers de la blessure du mésocôlon transverse et la possibilité d'une gangrène consécutive du gros intestin. Pour éviter ce péril, Lauenstein a donné l'idée de disséquer le péritoine de la face postérieure du pylore; mais c'est là un procédé bien peu pratique dans les affections malignes.

Lorsque la portion à réséquer a été libérée de ses connections, on dispose au-dessous une ou plusieurs larges éponges, de manière à l'élever entre les lèvres de la plaie. D'autres éponges sont tassées au pourtour, recouvrant et protégeant toute la surface péritonéale mise à découvert, et permettant ainsi d'opérer aussi en dehors du péritoine que possible.

Résection des tissus malades. — Le mieux pour inciser les parois stomacales est de le faire à petits coups de ciseaux. Les vaisseaux, qui donnent, sont liés aussitôt que divisés. La direction de l'incision est commandée par la forme de la tumeur : mais la manière de la terminer dépendra du point où on aura l'intention d'aboucher le duodénum dans l'extrémité réséquée de l'estomac. Si celui-ci est très dilaté, il faudra suivre le conseil de Wölfler qui veut qu'on abouche le duodénum tout près de la grande courbure. En ce cas, on peut suturer de suite la partie supérieure de la section des parois stomacales avant de compléter la résection de la masse cancéreuse. Dans ses dernières opérations, Billroth, voulant diminuer le calibre de l'extrémité stomacale réséquée et l'adapter à la petite ouverture du duodénum, ne sectionne plus la muqueuse à l'extrémité de l'incision, mais n'enlève à ce niveau qu'un lambeau en forme de V uniquement composé des couches péritonéale et musculaire. Les lèvres de cette brèche sont rapprochées au moyen de sutures qui ne comprennent pas la muqueuse, et cette dernière est repoussée en un pli saillant dans la cavité viscérale. Des fils, passés à travers la séreuse avant de compléter la séparation, permettent de s'assurer qu'il n'y a de rotation ni du côté de l'estomac, ni du côté du duodénum, et que ces organes ont conservé leur position naturelle : point très important à vérifier avant leur réunion. Impossible de poser des règles absolues, applicables à chaque cas : les tracés d'incision, le siège de l'abouchement, et le mode de sutures, voilà autant de points que le chirurgien aura à décider par lui-même.

Dès que l'estomac est ouvert, tout son contenu est recueilli sur des éponges. Une éponge appropriée sert également à tamponner provisoirement le duodénum.

Abouchement du duodénum dans l'estomac. — Puisque l'ouverture stomacale est plus large que l'orifice duodénal, deux séries de sutures seront nécessaires : — une première, pour réunir le duodénum à l'estomac ; la seconde, pour fermer l'ouverture stomacale qui reste. Les circonstances décideront, au moment même, ce qu'il est mieux de faire : ou d'abord réunir la brèche stomacale qui est en trop, ou commencer par suturer le duodénum à la portion stomacale qui lui est réservée. Il est probable que, le plus souvent, on se verra dans l'obligation de commencer chaque série de sutures avant d'en terminer aucune.

Un précieux conseil est celui, que donne Wölfler, de placer à l'intérieur autant de sutures qu'il est possible. Les lèvres de l'incision sont renversées de manière à affronter leurs faces péritonéales, et les premières rangées de sutures sont passées et nouées du côté de la muqueuse. Au fur et à mesure que les ouvertures se fermeront, il deviendra de plus en plus difficile de passer ces sutures internes, et, en terminant, la double rangée de sutures devra être appliquée par l'extérieur. Il sera possible de passer un tiers des sutures, ou plus, partie par en dedans, partie par en dehors ; le reste devra être fait entièrement par l'extérieur. De quelque manière qu'on les applique, ces sutures seront autant que possible du type Czerny-Lembert.

Au point où la ligne circulaire des sutures duodénales rencontrera la ligne transversale des sutures stomacales, quelques points supplémentaires seront surajoutés.

Presque la généralité des chirurgiens s'est servie de la suture simple interrompue. Pour placer et nouer une double rangée de ces sutures, dont le nombre doit être multiplié, — il doit s'élever entre quarante et soixante — il faut nécessairement beaucoup de temps. — Aussi ne vois-je aucune objection à l'emploi de la suture continue, interrompue tous les quatre à cinq points, comme le conseille Pollock. Pour ce qui est de la rangée de sutures intérieures, quand elle est appliquée du côté de la muqueuse, la suture continue me paraît être particulièrement bonne. Dans le cas qui m'est personnel, j'ai fait deux rangées de sutures continues. — La première, profonde, dirigée obliquement, ne comprenant que les couches extérieures et faite au fur et à mesure, après chaque coup de ciseaux, de manière à arrêter tout écoulement de sang et à fermer aussitôt l'ouverture ; la seconde, superficielle, appliquée après achèvement de la première. Trois jours après, à l'autopsie, je trouvai le tout parfaitement réuni. En ce cas, l'affection avait gagné quelque peu le duodénum, dont une partie fut réséquée : aussi il eût été impossible de songer à l'abouchement du duodénum dans la portion restante de l'estomac. Une gastro-jéjunostomie fut donc pratiquée au moyen de plaques d'os décalcifiées de Senn ; et, à ce niveau également, je trouvai la réunion parfaite. Une petite perforation s'était produite sur le duodénum extraordinairement mince, que j'avais refermé ; cette perforation, admettant à peine le passage d'une aiguille, avait laissé sourdre au dehors de la bile. Lors des résections pyloriques, qu'on fera à l'avenir, il est fort probable qu'on fermera complètement et l'estomac et le duodénum, et qu'on abouchera le jéjunum dans l'estomac.

La fine soie de Chine est le fil de suture employé de préférence : on s'est également servi de catgut ; mais, avec ce dernier, on peut craindre qu'il ne soit résorbé avant la réunion faite. Les aiguilles, qui ont actuellement fait leurs preuves dans cette opération et les interventions similaires sur l'intestin, sont droites, rondes comme celles des modistes, longues environ de 2 centimètres 1/2. Pour la résection du pylore, on aura prêtes de vingt à trente de ces aiguilles.

Beaucoup de détails ne seront arrêtés qu'au moment même où on opère et nombre de ceux-ci seront réglés sur les habitudes et la manière d'opérer propres au chirurgien. Peu songeraient à s'embarquer dans une telle entreprise sans avoir répété l'opération à plusieurs reprises sur le cadavre, et s'être assuré de l'efficacité de leur mode de suture par l'introduction d'un liquide dans l'estomac. On apprendra plus de la sorte que par la lecture de tous les mémoires possibles.

Après que les sutures ont été achevées d'une manière satisfaisante, les éponges sont retirées, le péritoine nettoyé avec soin au pourtour du champ opératoire, et l'incision pariétale refermée sur une éponge de la manière habituelle.

Traitement consécutif. — Pendant le premier jour, le second ou même plus longtemps si les forces du malade le permettent, toute alimentation par la voie buccale est interdite et les forces ne sont soutenues que par des lavements nutritifs. Les premiers aliments seront soit du lait peptonisé, soit du potage en petites quantités. On a parfois donné de la viande au cinquième jour ; mais, s'il n'y a pas urgence, il est imprudent de courir prématurément, sans nécessité, les risques de quelque désordre du côté de la plaie stomacale.

GASTRO-ENTÉROSTOMIE

Cette opération consiste en l'établissement d'une fistule permanente entre l'estomac et une portion quelconque de l'intestin grêle. Gastro-duodénostomie s'applique, plus particulièrement, à la création d'une fistule entre l'estomac et le duodénum ; gastro-jéjunostomie se dit quand celle-ci est établie entre l'estomac et le jéjunum.

Historique. — Wölfler, de Vienne, est le premier qui exécuta cette opération à la date du 27 septembre 1881. Il avait commencé avec l'intention de faire une pylorectomie pour cancer ; et, trouvant ce mode d'intervention impraticable en raison des adhérences intimes avec le pancréas, il pratiqua la gastro-entérostomie. Le malade vécut quatre mois. Billroth et Lauenstein suivirent et firent chacun une gastro-entérostomie la même année.

Indications de l'opération. — Dans la pensée qui présida à sa conception, la gastro-entérostomie avait pour but de remplacer la pylorectomie là où l'opération était impraticable. Dans plusieurs cas, cependant, elle se posa en rivale du procédé radical. Rydygier et Monastryski pratiquèrent la gastro-entérostomie pour une sténose cicatricielle, et, en ce cas, on peut la considérer comme se substituant à la dilatation forcée.

Généralement parlant, la gastro-entérostomie doit être regardée comme une opération praticable dans toutes les formes d'obstruction pylorique, soit malignes, soit bénignes. Dans les rétrécissements de nature bénigne, on ne doit pas y avoir recours à moins que la dilatation n'ait échoué. Dans les rétrécissements cancéreux, on peut la regarder à la fois comme une opération rivale de la pylorectomie ou comme une opération qu'on peut faire en remplacement. De ce que ce mode d'intervention est moins grave que la pylorectomie et qu'il se trouve applicable à un plus grand nombre de cas, il s'ensuit que le champ en est beaucoup plus vaste. Même alors que la pylorectomie est possible, on peut soutenir que la gastro-entérostomie est l'opération de choix dans le cancer du pylore, parce qu'elle donne plus de chance de guérison opératoire et qu'elle ne diminue guère la survie probable.

Valeur et mortalité. — Les opérations de ce genre ne sont pas encore suffisamment nombreuses, pour nous permettre d'établir des conclusions quant à la valeur du procédé. Jusqu'ici les résultats n'ont pas répondu tout à fait à ce qu'on en attendait. Winslow[1] en a réuni 13 observations avec 9 morts. Huit ont été faites à la clinique de Billroth et ont donné 5 morts. La plus longue survie, obtenue jusqu'aujourd'hui après une gastro-entérostomie faite pour cancer, a été notée chez un opéré de Barker, de King's College, de Londres, qui résista un an et une semaine. Rockwitz[2] a rassemblé 22 observations: avec 2 guérisons absolues dans 2 cas de rétrécissement simple;

---

[1] *Amer. Jour. med. Sc.*, avril 1885.
[2] *Deuslche Zeit. f. Chir.*, 22 juin 1887.

5 survies de un à 7 mois; 4 guérisons opératoires, mais suivies de mort dans les premières semaines; et 11 morts opératoires (50 p. 100). Depuis le Mémoire de Rockwitz, Postempski de Rome[1] a eu un succès; Ransohoff[2] et Bowreman Jessett[3] ont l'un et l'autre également opéré avec succès, en employant des plaques résorbables d'os décalcifié. Mr H. Page[4] a rassemblé 36 opérations (il a négligé ou omis les deux précédentes) avec 20 guérisons. La mortalité de cette statistique, si l'on passe sous silence les premiers cas, est moindre que pour la pylorectomie; mais elle est encore aujourd'hui très considérable. Cinq opérés succombèrent au collapsus. Deux moururent de coudure de l'intestin au niveau de l'abouchement dans l'estomac. Les autres causes, auxquelles il faut rapporter la mort, furent soit une péritonite, soit une hémorragie ou l'épuisement.

Il est juste d'ajouter que la plupart des gastro-entérostomies ont été pratiquées dans des conditions moins favorables que celles où ont été faites les pylorectomies. Sans doute que, pratiquée plus tôt, cette opération eût donné de meilleurs résultats. Mais, puisqu'elle ne promet que des bénéfices moindres que la pylorectomie, sa mortalité doit également être moindre à conditions égales. L'expérience, seule, montrera s'il en est ainsi.

MANUEL OPÉRATOIRE

Le plus souvent, l'incision pariétale a été faite transversalement ou un peu obliquement en suivant le rebord costal droit. Cependant Barker[5], lors du cas heureux signalé plus haut, fit une incision médiane étendue de l'appendice xiphoïde au côté gauche de l'ombilic. Il n'y a nulle nécessité à donner à l'ouverture primitive plus de 5 centimètres; puis, après exploration, on l'agrandira dans la direction qui paraîtra la meilleure. Cette direction importe peu, pourvu qu'elle donne assez de jour pour les diverses manœuvres.

[1] *Sperimentale*, août 1887.
[2] *Polyclinic Phil.*, février 1889.
[3] *Lancet*, 12 juillet 1890.
[4] *Meeting Roy. Med.-chir. Soc.*, 14 mai 1889.
[5] *Brit. Med. Journ.*, 13 février 1886.

Comme préliminaires de l'opération, c'est une sage mesure de vider et laver l'estomac; mais souvent le malade est tellement faible qu'on ne peut agir de la sorte sans préjudice pour l'état général. En ce cas, l'estomac sera vidé et lavé dans le cours de l'opération par l'incision faite en vue de l'anastomose.

Après avoir mis l'estomac bien à découvert, on décide quelle anse de l'intestin on va suturer à la paroi stomacale. On doit surtout attacher de l'importance à la facilité avec laquelle l'anse peut se juxtaposer à l'estomac, et non pas tant rechercher, au point de vue physiologique, à faire l'anastomose sur la partie de l'intestin la plus élevée qu'il est possible. Il sera rarement facile, à moins de tiraillements excessifs, d'amener une partie quelconque du duodénum en contact avec l'estomac; on peut en dire autant des quinze premiers centimètres, ou environ, du jéjunum. A travers une déchirure du grand épiploon, c'est chose plus facile d'arriver à obtenir la juxtaposition d'une des anses les plus élevées de l'intestin. Mais, comme deux morts sont déjà survenues à la suite d'une coudure intestinale, le passage d'une anse à travers une ouverture artificielle de l'épiploon n'est pas à conseiller. On peut également faire basculer en haut tout l'épiploon avec le côlon transverse, et suturer à la face postérieure de l'estomac ainsi mise à découvert soit l'extrémité du duodénum, soit le commencement du jéjunum. Mais ce n'est pas un procédé des plus faciles. Le procédé de Barker, qui consiste à faire contourner à l'intestin le bord de l'épiploon, paraît de tous le meilleur, — du moins quand l'épiploon n'est pas très large.

L'épiploon est repoussé à gauche et les doigts saisissent et amènent à la surface la première partie du jéjunum. On attire également entre les lèvres de la plaie le milieu de la face antérieure de l'estomac, et l'un et l'autre sont soutenus en place à l'aide d'éponges phéniquées chaudes, tassées tout autour. Après avoir doucement repoussé à distance tout le contenu intestinal, deux pinces-clamps élastiques, du modèle employé par Makins pour la résection intestinale, sont disposées sur l'anse à environ 7 à 8 centimètres de distance l'une de l'autre. C'est grâce à celles-ci qu'un aide maintient et manœuvre l'intestin. Barker eut recours, dans le même but, à deux tubes de caoutchouc passés au travers du mésentère. Puis l'intestin et l'estomac sont juxtaposés aux points où on a l'intention de les ouvrir; un pli longitudinal de ce dernier viscère est pincé entre le pouce et l'index en même temps que l'intestin qui est vide. On fait à la paroi antérieure de l'estomac une incision d'environ 3 1/2 à 4 centimètres, et une ouverture correspondante sur la portion juxtaposée de l'intestin. Cette incision peut comprendre toutes les parois des viscères, ou bien, selon l'excellente méthode de Barker, n'intéresser que les couches séreuse et musculaire. De cette dernière manière la plus grande partie des sutures peut être menée à bien avant l'ouverture de l'estomac et de l'intestin. Je cite cet auteur : « Maintenant toujours les parties, comme auparavant, entre le pouce et l'index, je réunis alors les lèvres postérieures des deux plaies à l'aide d'une suture continue, l'aiguille pénétrant et ressortant chaque fois entre les membranes muqueuse et musculaire, et les fils croisant les lèvres incisées des couches musculaire et séreuse. De cette manière les surfaces séreuses furent étroitement accolées d'une extrémité à l'autre avant ouverture de l'un et de l'autre viscère. Cette rangée de sutures (celles-ci sont distantes les unes des autres d'environ 3 millimètres) fut disposée de manière à pénétrer à 4 millimètres au-delà des lèvres de l'incision. Ce fut alors le moment d'ouvrir complètement l'estomac et l'intestin. C'est ce qu'on fit d'un coup de ciseaux donné des deux côtés dans la muqueuse, après avoir disposé de nouvelles éponges pour recueillir tous les liquides prêts à s'échapper. Après un nettoyage attentif, les bords antérieurs des deux ouvertures furent alors réunis par une rangée de sutures interrompues, à la soie fine, faites suivant la méthode de Czerny. Lorsque cette dernière rangée fut complétée, les deux ouvertures étaient fermées, on pouvait en être absolument certain ; mais, comme surcroît de précaution, l'intestin fut basculé en haut et la rangée postérieure fut renforcée par un étage de sutures interrompues, disposées à environ 6 millimètres du premier étage. La rangée antérieure fut ensuite renforcée de même par un étage de sutures continues ne comprenant, comme les premières, que les tuniques séreuse et musculaire. » Cette description, à mon sens, retrace la technique la plus parfaite de l'opération avant l'introduction de disques résorbables destinés à faciliter le rapprochement. Les résultats des expériences de Senn[1] et de certaines opérations

---

[1] *Trans. intern. Med. Congress Copenhague*, vol. I, p. 140.

exécutées sur l'homme ont montré comme fort probable qu'à l'avenir on ne tenterait plus ces opérations qu'à l'aide de plaques de Senn ou de moyens analogues.

Le mode d'emploi de ces disques est pratiquement le même dans tout le trajet du tube gastro-intestinal et peut être exposé ici dans son entier. Nous aurons de nouveau à dire un mot de ce procédé quand nous traiterons de l'obstruction et de la résection intestinales ; nous aurons même à en décrire quelques modifications. Mais son mode d'emploi le plus simple trouve son application dans l'opération dont nous nous occupons.

Après avoir intercepté leur lumière, on fait deux incisions longitudinales traversant les parois des viscères qu'on veut aboucher. La meilleure est une incision longitudinale faite sur la surface convexe de l'intestin, le plus loin possible du mésentère ; sa longueur chez le chien sera de 3 à 5 centimètres, et chez l'homme de 5 à 7 centimètres. L'incision stomacale, s'il s'agit d'une gastro-entérostomie, sera de même longueur ; à travers ces deux incisions on introduit des plaques d'os décalcifiées, percées d'un trou ovale, avec quatre fils dont deux sont attachés aux extrémités de l'ovale, et les deux autres de chaque côté de la perforation. Les fils latéraux perforent toutes les couches de l'intestin (Fig. 58). La soie était ce à quoi on donnait la préférence pour les fils, mais Jessett donne de solides raisons en faveur de l'emploi du catgut à l'acide chromique. Les deux plaques sont rapprochées en serrant les fils et les nœuds restent ensevelis entre les surfaces séreuses. Les disques maintiennent par conséquent fermement en contact et dans une immobilité absolue deux larges surfaces de séreuse, qui s'agglutinent parfaitement et s'unissent par la formation d'un tissu organisé. Les plaques décalcifiées se résorbent et se dissolvent rapidement au milieu des sucs gastrique et intestinal, et la communication est établie. La perforation des plaques prévient tout danger d'obstruction pendant le temps nécessaire à la résorption.

Voici les instructions données pour la préparation des plaques d'os décalcifiées. Ne pas oublier qu'elles concernent les disques employés chez le chien, et que chez l'homme ceux-ci doivent avoir de plus grandes dimensions. « A l'aide d'une scie très fine on sectionne la couche compacte d'un fémur ou d'un tibia de bœuf en plaques ovales de 6 millimètres d'épaisseur, de 3 à

8 centimètres de long, et de 2 1/2 centimètres de large. Les plaques sont alors mises à décalcifier dans une solution d'acide chlorhydrique à 10 pour 100, renouvelée toutes les vingt-quatre heures, jusqu'à ce qu'elles soient devenues suffisamment flexibles et qu'on puisse les plier en tous sens sans les fractu-

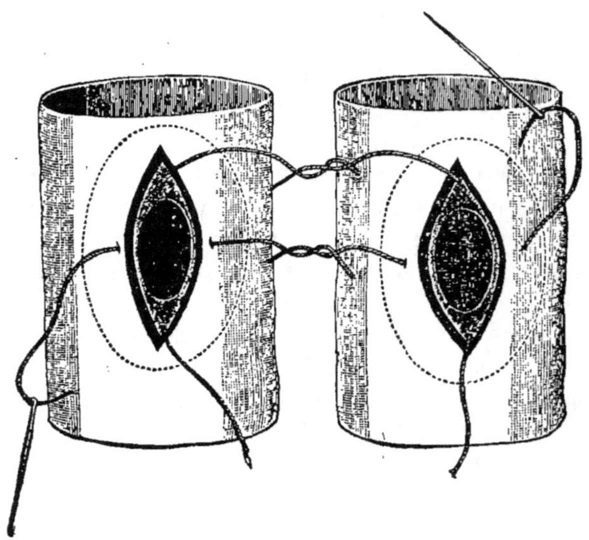

Fig. 58.

Schéma pour montrer la manière de se servir des plaques d'os perforées dans la formation d'une anastomose intestinale. Les lignes pointillées marquent les limites des plaques.

rer. Après décalcification, on les lave sous un courant d'eau pendant trois à six heures, de manière à enlever tout l'acide. Puis ces plaques sont recouvertes de papier buvard et comprimées entre de minces feuilles d'étain jusqu'à parfaite sécheresse. Si, pendant la dessiccation, les disques ne sont pas comprimés entre deux surfaces unies, ils se déjettent. Les plaques sèches sont ensuite percées au foret de plusieurs trous sur une même ligne passant par le centre, et ces orifices élargis et réunis à la lime jusqu'à ce qu'on ait obtenu une ouverture de 15 millimètres de long et de 3 à 4 millimètres de large. On use également à la lime les bords tranchants de la plaque et de son orifice. Avec une vrille très fine, on perfore quatre trous pour les fils à sutures près des bords de la perforation ovale, — un à chacune de ses extrémités et un de chaque côté. Puis les disques sont plongés dans l'alcool absolu pour les conserver. Quand on veut s'en servir, on les lave dans une solution phéniquée à 2 pour 100, puis on les arme de fils à l'aide de deux fines aiguilles à coudre, enfilées chacune d'un fil de soie aseptique de 60 centimètres de long, qu'on noue ensemble. Il s'ensuit que, lorsque la plaque est prête, les deux fils qui correspondent au petit diamètre de l'orifice sont armés chacun d'une aiguille et que les deux autres fils ne sont pas armés. » Les aiguilles serviront à traverser les parois intestinales au niveau des bords du trou des plaques, et celles-ci seront rapprochées et fixées en serrant les fils. Avant de les nouer, on pourrait racler la surface péritonéale, de manière à provoquer un exsudat séreux et à accélérer la formation d'adhérences ; puis, les fils une fois noués, il sera bon d'appliquer quelques sutures de Lembert ou de Dupuytren pour réunir les surfaces séreuses sur les bords des disques. En greffant un morceau d'épiploon ou en fixant l'épiploon non coupé sur la plaie réunie, et cela à l'aide de quelques fines sutures, on se donnera une sécurité de plus contre la perforation, si on avait quelque raison de craindre cet accident.

La cavité abdominale est nettoyée, et l'incision à la paroi refermée comme d'ordinaire. Le traitement consécutif ne diffère en aucune façon de celui des autres opérations pratiquées sur l'estomac. Le Dr G.-T. Beatson, de Glascow[1], a publié une relation instructive sur l'état des parties trouvé à l'autopsie un mois après l'opération. « A l'ouverture de l'abdomen, on trouva une anse de l'intestin grêle adhérent le long de la grande courbure de l'estomac sur une longueur d'environ 13 centimètres à partir du pylore ; mais dans les derniers 4 centimètres, ou à peu de chose près, l'union était tout à fait intime, et l'extérieur de l'intestin se continuait insensiblement avec celui de l'estomac au moyen de fortes adhérences à surface polie....... L'ouverture de communication entre l'estomac et l'intestin était ovale, à bords réguliers, lisses, et admettait à peine l'index. Les plaques d'os s'étaient complètement résorbées, mais les fils de soie qui avaient assuré la juxtaposition étaient absolument intacts. » Cette dernière particularité conduit le Dr Beatson, comme d'autres chirurgiens, à la suite d'expériences semblables,

---

[1] *Lancet,* 11 oct. 1890.

à conseiller pour ces opérations l'emploi de catgut à l'acide chromique, au lieu de fils de soie.

Des objections diverses, élevées contre ces disques osseux, ont engagé de nombreux expérimentateurs, Américains surtout, à essayer d'autres substances. Davis, de Birmingham, Ala..., a préconisé des anneaux de catgut tressé ; Matas, de New-Orléans, un anneau de catgut massif ; et Brokaw, de Saint-Louis, un élégant assemblage de segments de drains souples enfilés bout à bout sur du catgut. Les avantages évidents du catgut quant à sa résorption et à la rapidité de sa préparation m'ont amené à faire quelques simples expériences avec cette substance, aussi bien sous la forme de disques ou d'anneaux comprimés qu'à l'état de simples fils. Mais il a des inconvénients : il gonfle considérablement et peut déterminer de la sorte une gangrène par compression ; il se tord et peut ainsi être la cause de la formation de lacunes entre les deux plaques ou les deux anneaux. Robinson, de Toledo [1], a essayé des plaques de cartilage de jeune bœuf, mais il s'est convaincu qu'elles se résorbaient trop vite ; et, après de nombreuses expériences avec d'autres substances, il trouva que ce qui donnait les meilleurs résultats n'était autre chose que des morceaux de peaux non apprêtées. « La rondelle de peau non apprêtée s'obtient en rasant la peau fraîche d'un bœuf. Puis on la découpe en lambeaux de 2 centimètres 1/2 de large et de 7 centimètres de long. Cette rondelle est percée d'une ouverture losangique (de 12 millimètres sur 18 millimètres) ; on lui ajoute alors quatre à six fils à sutures, armés de quatre à six aiguilles, et la rondelle est ainsi prête pour l'usage. On peut l'employer également sèche ou fraîche. Qu'on rase une peau fraîche et qu'ensuite on la dessèche, celle-ci prendra de la consistance, deviendra ferme, et de la sorte on obtiendra presque toutes les sortes de rondelles nécessaires pour chaque portion du tube digestif. » Si on se fait une réserve de semblables rondelles, on doit les prendre de plus de 25 millimètres de large ; — 50 millimètres sur 75 millimètres serait une bonne dimension ; rien de plus facile que de les rogner au moment de l'opération, si on les trouvait trop larges.

Il est clair que, pour ce qui est de la substance à employer, la perfection n'a pas encore été atteinte ; et de bons chirurgiens

---

[1] *N.-Y. med. Journ.*, 18 oct. 1890.

refusent même de voir dans ce procédé un progrès sur la suture
simple. C'est un fait intéressant à noter qu'en un sens cette
manière de faire est pour ainsi dire un retour vers une pratique
fort ancienne. Du *hollow keck* employé par les vétérinaires
(voir le passage de l'*Anatomie de Cheselden*, relatif à l'entérectomie) à la plaque d'os de Senn, il n'y a pas si loin. Et, si nous
en arrivons à employer comme plaques des tranches de navet
(et quant à moi je soupçonne fort que le keck susmentionné
n'était tout simplement qu'une de ces tranches de navet), nous
revenons complètement à la pratique des vétérinaires du siècle
dernier.

Duodénostomie. — On donne ce nom à l'établissement d'une
fistule duodénale qui permet l'introduction de la nourriture
dans l'intestin. On y a recours comme mode de traitement des
cas de rétrécissement pylorique, dans les mêmes conditions
que celles où on fait la gastro-entérostomie. Cette opération n'a pas été souvent faite. Langenbuch, de Berlin, fit la
première en 1879 ; et Robertson, Southam et quelques autres
l'ont également essayée ces dernières années. On n'a pas eu
une guérison dans les cas qui ont été rapportés. Deux de ces
opérations avaient été faites pour sténose cicatricielle, et ces
deux cas se seraient probablement beaucoup mieux trouvés de
la dilatation forcée.

Pratiquement, cette opération n'est pas si difficile qu'on
pourrait s'y attendre. Chez un sujet sain, c'est à peine s'il
serait possible d'attirer le duodénum entre les lèvres de la
plaie ; mais, chez le malade, les attaches du duodénum sont
relâchées, et l'intestin a été d'ordinaire entraîné par le bas
avec l'estomac dilaté, tellement que c'est sans grandes difficultés qu'on l'amène à la surface. Langenbuch et Southam
opérèrent en deux temps, — retardant l'ouverture de l'intestin
respectivement de sept et de trois jours. Les grandes lignes
de ce procédé sont essentiellement les mêmes que celles de la
gastrostomie pour rétrécissement de l'œsophage ; inutile donc
de nous répéter.

Jéjunostomie. — C'est absolument la même opération que la
duodénostomie, pratiquée dans le même but, avec cette différence qu'elle s'attaque à une partie un peu plus éloignée de

l'intestin, en un point où celui-ci se trouve moins étroitement fixé par ses attaches et, partant, plus facile à amener à la surface. Pearce Gould, Golding-Bird, Ogston et d'autres l'ont exécutée en Angleterre. Le cas de Ogston fut suivi de succès, les autres furent malheureux. On en rencontre de ci, de là quelques observations éparpillées ; mais il y a peu à dire de ce mode d'intervention encore dans l'enfance. Théoriquement, cette opération paraît préférable à la duodénostomie, à ne considérer que la facilité d'exécution ; quant à sa valeur comme moyen d'alimentation, il y a probablement peu de différence entre l'une et l'autre.

Que dans un cas, où la pylorectomie a été décidée, et où on la trouve impraticable, le ventre une fois ouvert, on juge bon néanmoins de donner au patient quelque chance de survie, alors, selon moi, on a le choix entre la gastro-entérostomie et la jéjunostomie. Si le malade est résistant et supporte bien l'opération, on pourra s'arrêter à la gastro-entérostomie ; s'il semble prudent de raccourcir autant que possible l'intervention, on se rabattra sur la jéjunostomie.

Celle-ci n'exige aucune description particulière. Pour trouver le jéjunum, l'épiploon est repoussé de côté ; puis l'intestin est amené à la surface, suturé à la paroi abdominale et ouvert soit sur-le-champ, soit plus tard, comme dans la gastrostomie. La valeur des aliments peptonisés dans le traitement consécutif est à faire ressortir.

La **gastrectomie**, ou extirpation totale de l'estomac, a été tentée par Connor, de Cincinnati [1], en 1883, mais n'a pas été achevée, le malade étant mort sur la table. Ce chirurgien voulait, après résection de l'estomac, réunir le cardia à une anse quelconque de l'intestin grêle. Mais il ne dit rien du comment il aurait pu pourvoir à la vitalité du côlon et donne des arguments fort insuffisants pour démontrer soit la possibilité, soit l'à propos de cette intervention.

La **gastrectomie partielle**, pour le cas où la tumeur maligne se trouve atteindre les parois stomacales loin du pylore ou du cardia, me paraît être une opération plus facile que la pylorec-

<hr>

[1] *Phil. Med. News*, 22 novembre 1884.

tomie et de nature à être suivie de plus de succès. Autant que
je sache, cette opération n'a pas encore été faite jusqu'ici.

L'intubation du pylore, pour sténose, a été pratiquée par
Hahn, de Berlin. Il fit la gastrostomie, puis conduisit un tube à
travers le pylore rétréci jusque dans le duodénum, et l'y abandonna. Son malade vécut trois semaines.

Il est fort probable qu'actuellement on préférerait la dilatation forcée.

CHAPITRE VII

CHIRURGIE DES INTESTINS

ANATOMIE CHIRURGICALE ET TOPOGRAPHIQUE

Il n'existe pas de topographie fixe de l'intestin grêle, sauf à ses extrémités. Trèves[1], comme résultat de l'examen attentif de cent cadavres, arrive à cette conclusion qu'une localisation exacte est tout à fait impossible. Chez l'adulte, dans la grande majorité des cas, voici la disposition qu'on trouve : « L'intestin grêle se distribue d'une manière irrégulière, se recourbant de gauche à droite. La portion qui fait suite au duodénum occupera d'abord le département attenant au côté gauche des régions épigastrique et ombilicale ; les anses remplissent ensuite une partie de l'hypocondre gauche et de la région ombilicale ; puis elles descendent d'ordinaire dans le petit bassin, remontent dans la fosse iliaque gauche et alors occupent successivement les régions hypogastrique, ombilicale inférieure, lombaire droite, et iliaque droite. Avant d'atteindre cette dernière situation, elles descendent habituellement de nouveau dans le petit bassin. »

Il y a un intérêt tout particulier à connaître les anses intestinales qui occupent d'ordinaire le petit bassin. Ce n'est que quelque trois ou quatre ans après la naissance que l'intestin commence à pénétrer dans le pelvis. Suivant Trèves, les portions qu'on trouve habituellement dans le bassin de l'adulte « appartiennent à la fin de l'iléon et à cette partie qui présente le mésentère le plus long, — c'est-à-dire cette portion qui s'étend entre deux points respectivement compris entre $1^m,80$ et $3^m,30$

---

[1] *Anatomie du tube intestinal et du péritoine chez l'homme.* Londres, 1885.

à partir de l'extrémité duodénale. Il n'est pas rare, cependant, de trouver en contact avec le plancher pelvien des anses comprises en réalité entre 3^m,60 et 4^m,20. »

L'examen d'une vingtaine de sujets, fait en vue de fixer la topographie des intestins, m'a convaincu que les variétés en sont trop nombreuses pour qu'elle puisse avoir quelque valeur en chirurgie pratique. La disposition ordinaire, telle qu'elle a été décrite par Trèves, quoique probablement exacte dans la majorité des cas, est cependant passible d'un si grand nombre de variétés individuelles qu'il est impossible d'asseoir sur celle-ci, en toute certitude, des règles concernant la pratique.

Les insertions du mésentère (Fig. 59) revêtent une certaine importance au point de vue chirurgical. Pour localiser une certaine portion de l'intestin et déterminer la direction du duodénum vers le cæcum, il peut être utile de se rappeler que le feuillet droit du mésentère est également son feuillet supérieur, et le feuillet gauche son feuillet inférieur. Le feuillet supérieur se continue avec le feuillet inférieur du mésocôlon transverse, et également avec le péritoine qui enveloppe le côlon ascendant. Le feuillet inférieur se continue sur le côlon descendant, forme le mésentère de l'S iliaque et descend dans le petit bassin. A moins de distension de l'abdomen, la longueur du mésentère est suffisante pour que toute anse intestinale puisse facilement être amenée à travers les lèvres d'une incision faite aux parois du ventre dans le voisinage de l'ombilic. En cas de distension abdominale, il sera parfois impossible d'attirer certaines portions de l'intestin entre les bords d'une incision médiane. Normalement, si on en croit Trèves, l'intestin ne peut descendre au-dessous du niveau des épines du pubis. Chez les femmes d'un certain âge, à parois relâchées, le mésentère est long et permet à l'intestin de plus grands déplacements.

La topographie du gros intestin est mieux définie. Pour ce qui est du cæcum, les recherches de Trèves ont démontré qu'on en avait une très fausse idée[1]. On croit généralement que la

---

[1] Bien qu'il ait été très récemment démontré (Matas, *in New-Orleans Med. and Surg. Journal*, déc. 1887) que, vingt-cinq ans avant le Mémoire de Trèves, Bardeleben et Luschka insistaient sur ce fait que le cæcum est complètement entouré de péritoine, et que plusieurs anatomistes allemands soutenaient la même manière de voir, j'ai préféré laisser ici le texte primitif tel qu'il fut imprimé dans la première édition, ne fût-ce que pour montrer que, en ce qui concerne l'enseignement que nous avons reçu en Angleterre, les recherches de Trèves méritent d'être considérées comme des découvertes.

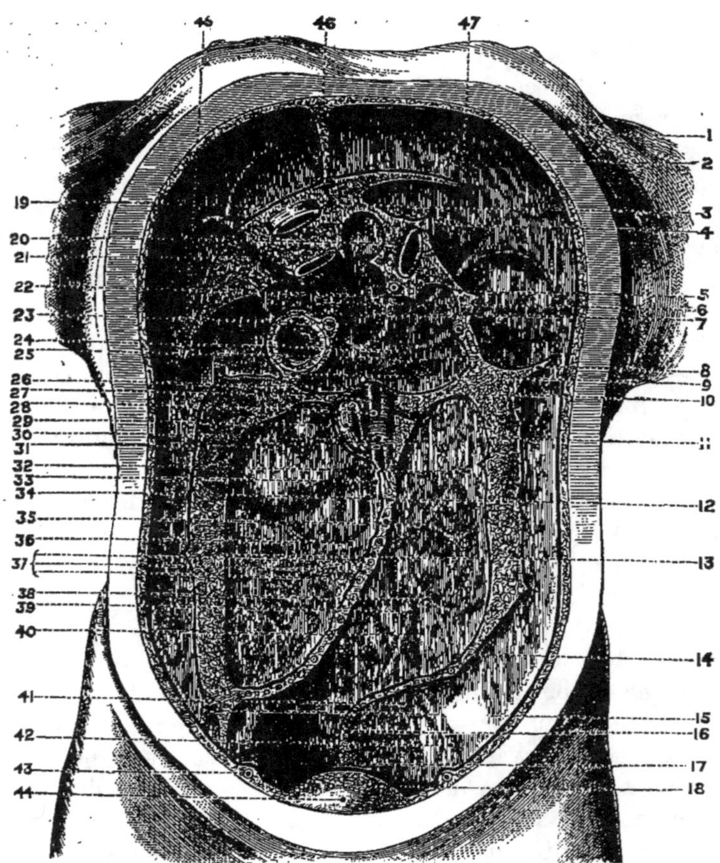

Fig. 59. (Anatomie de Gray, 2° éd.)

Schéma imaginé par le Dr Delépine pour montrer les lignes le long desquellesle péritoine quitte la paroi abdominale pour aller envelopper les viscères.

1. Péritoine. — 2. Couche cellulaire sous-péritonéale. — 3. Extrémité diaphragmatique de l'épiploon gastro-hépatique. — 4. Ligament gastro-diaphragmatique. — 5. Epiploon gastro-splénique. — 6. Hiatus de Winslow. — 7. Duodénum (1re portion). — 8. Ligament costo-colique (pleuro-colique de Phœbus). — 9. Point entre les deux feuillets antérieurs du grand épiploon. — 10. Mésocôlon transverse. — 11. Surface dénudée en rapport avec le côlon descendant. — 12. Les deux feuillets du mésentère. — 13. Surface dénudée en rapport avec le côlon ascendant. — 14. Mésocôlon de l'S iliaque. — 15. Surface dénudée en rapport avec le cæcum. — 16. Mésorectum. — 17. Surface dénudée en rapport avec la 2me portion du rectum. — 18. Ligament falciforme latéral gauche de la vessie. — 19. Veine cave inférieure. — 20. Œsophage. — 21. Artère diaphragmatique inférieure droite. — 22. Artère coronaire. — 23. Artère hépatique. — 24. — Artère splénique. — 25. Pancréas. — 26. Artère pancréatico-duodénale inférieure. — 27. Colique médiane. — 28. Mésentérique supérieure. — 29. Duodénum (3e portion). — 30. Aorte. — 31. Duodénum (2e portion). — 32. Artères rénales droite et gauche. — 33. Mésentérique supérieure. — 34. Aorte. — 35. Colique gauche. — 36. Colique droite. — 37. Vaisseaux de l'intestin. — 38. Artère de l'S iliaque. — 39. Artère hémorroïdale supérieure. — 40. Artère iliaque primitive. — 41. Iliaque interne. — 42. Iliaque externe. — 43. Epigastrique. — 44. Vessie. — 45. Ligament latéral droit hépatique. — 46. Ligament falciforme du foie. — 47. Ligament latéral gauche hépatique.

face postérieure du cæcum n'est pas recouverte de péritoine, et qu'elle est rattachée au fascia iliaca par l'intermédiaire de tissu cellulaire et d'une sorte de mésocæcum. Trèves a trouvé qu'au contraire le cæcum était toujours enveloppé complètement de péritoine et qu'il flottait à l'état de liberté dans la cavité abdominale ; qu'il n'y avait aucune trace de mésocœcum ; et que d'ordinaire cet organe reposait sur le psoas dans une situation telle que son cul-de-sac inférieur débordait le bord interne de ce muscle. Dans la grande majorité des cas, le sommet du cæcum correspondra en un point situé un peu en dedans du milieu du ligament de Poupart. La limite inférieure de la réflexion du péritoine de la face inférieure du cæcum sur la surface postérieure de la cavité abdominale — en d'autres termes, le bord inférieur du mésocôlon ascendant se trouve situé un peu au-dessous du niveau de la crête iliaque.

Les côlons ascendant et descendant ont une direction verticale ; le côlon transverse les relie presque horizontalement. La coudure infra-splénique est plus haut située que l'hépatique, et repose plus profondément dans la cavité abdominale. Et, très souvent, le côlon transverse décrit une courbure descendante. Celle-ci s'abaisse quelquefois considérablement et exceptionnellement atteint le pubis ; mais, en somme, elle s'avance rarement au-dessous du niveau des crêtes iliaques. Cette inflexion est parfois tellement aiguë que la courbure est en forme de **V**.

La disposition des mésocôlons ascendant et descendant revêt une grande importance chirurgicale. On pense généralement que le mésocôlon existe plus communément du côté droit que du côté gauche, et cette disposition est souvent invoquée comme un argument en faveur de la côlotomie lombaire gauche. Trèves a trouvé que l'inverse était la règle : « Sur 100 sujets examinés à cette intention, 52 fois il n'y avait ni mésocôlon ascendant, ni mésocôlon descendant ; 22 fois le mésocôlon descendant existait, et pas trace de repli séreux du côté opposé. Sur 14 sujets on trouva à la fois un mésocôlon ascendant et descendant ; et enfin sur les 12 sujets restants il y avait un mésocôlon ascendant, et pas de mésocôlon à gauche. Il s'ensuit, par conséquent, qu'en pratiquant la côlotomie lombaire on doit s'attendre à l'existence d'un mésocôlon à gauche dans 36 pour 100 des cas opérés, et à droite seulement dans 26 pour 100. »

Il est juste de remarquer qu'au sujet de l'existence ou non des mésocôlons ascendant ou descendant il faut rester quelque peu dans le vague. Un intestin ratatiné pourra présenter un mésocôlon bien marqué alors que distendu il n'en aurait aucun. Le canal intestinal vient-il à se vider, les feuillets péritonéaux s'accolent ensemble en arrière de lui ; vient-il au contraire à se remplir, ces feuillets s'écartent et l'intestin devient sessile. Et on constate que le côlon en se dilatant emprunte davantage de son enveloppe péritonéale en arrière, où le tissu cellulaire est lâche, qu'en avant, où il est beaucoup plus adhérent.

Le mésocôlon gauche s'insère d'ordinaire le long du bord gauche du rein, et monte verticalement. Le mésocôlon droit n'est pas tout à fait vertical, mais « il contourne l'extrémité inférieure du rein de droite à gauche et s'élève alors le long du bord interne de cette glande ». (Trèves.)

Dans les interventions chirurgicales visant les intestins, il est impossible d'ignorer le grand épiploon. Rarement on le rencontre conformé comme l'indiquent les descriptions anatomiques, — étalé comme un tablier par-dessus les anses intestinales. Souvent, on ne le voit même pas ; il est très haut relevé, roulé et replié sur lui-même. D'autres fois, il n'occupe qu'un côté du ventre, le gauche d'ordinaire. Il peut être tordu comme une corde, ou étalé dans une portion et ratatiné dans une autre ; fréquemment, il adhère à l'intestin et aux parois ; parfois il s'est enchevêtré en partie au milieu des intestins. On le trouvera mince et transparent ou même criblé de trous, et ailleurs fort épais et chargé de graisse.

L'anastomose par inosculation des vaisseaux de l'intestin, entre les feuillets péritonéaux, présente d'une part un intérêt chirurgical tout aussi considérable que, d'autre part, leur distribution demi-circulaire dans les parois intestinales. Ainsi, malgré qu'un lambeau de mésentère puisse être détruit jusqu'à une petite distance de l'intestin sans menacer sa vitalité, la plus petite portion de ce canal, privée de son mésentère immédiatement adhérent, pourra se mortifier, et probablement se mortifiera.

Il nous faut dire un mot de l'S iliaque. Trèves a fait connaître que la courbure de cette portion de l'intestin affecte plutôt la forme de l'Ω grec que de la lettre **S**. Cette oméga-

courbure possède un mésentère bien marqué. Elle repose d'ordinaire tout entière dans le pelvis. Distendue, elle s'élève hors
du bassin, atteint parfois jusqu'à l'ombilic, et même, dans les
cas de surdistension jusqu'au foie. Dans ces conditions, il lui
est possible de se tordre sur elle-même en produisant un volvulus. Une description plus exacte ne nous intéresse pas particulièrement ici.

En raison de toutes les opérations qu'on pratique sur l'intestin, particulièrement la résection et les sutures, la structure
anatomique des couches de ce canal et son mode d'insertion sur
le mésentère présentent une importance capitale. L'exposé qui
suit repose sur les recherches laborieuses de William-S. Halsted, de New-York [1]; également sur les notes de M. Anderson

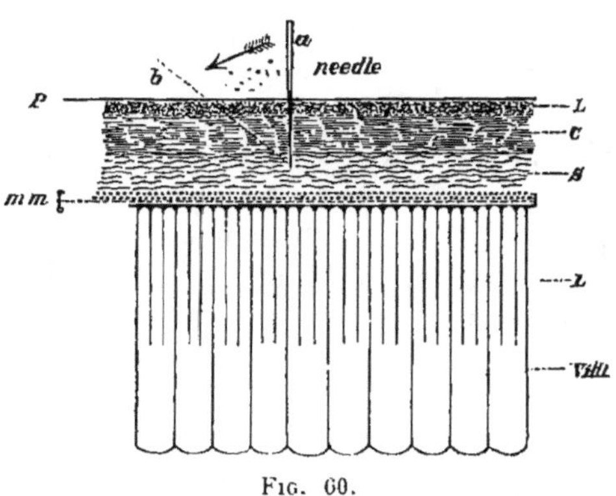

Fig. 60.

Schéma d'une coupe de l'intestin du chien.

P, péritoine; *L*, couche musculaire longitudinale; *C*, couche
musculaire circulaire; *S*, sous-muqueuse; *mm*, musculo-muqueuse; *L*, glandes de Lieberkühn.

de Saint-Thomas's Hospital [2]; et enfin sur mes propres observations. Comme, sur quelques points, il modifie et contrecarre
les idées généralement reçues, il faut lui donner une certaine
ampleur.

Tout d'abord, pour ce qui concerne la structure des couches
internes. La figure 60 est extraite du Mémoire d'Halsted. « C'est
un schéma de l'intestin du chien, et elle a la prétention de
représenter exactement l'épaisseur de chacune de ses couches.
La séreuse est prolongée au-delà de la couche musculaire
externe pour faire ressortir sa minceur. Entre la sous-muqueuse,
et les glandes de Lieberkühn — en d'autres termes, entre
cette couche et la lumière du tube intestinal, — au point de vue
opératoire, on ne trouve rien d'interposé; et, à la lettre, rien

<hr>

1 *Internat. Journ. med. Sc.*, oct. 1887.
2 *Mac Corma'cs abdominal Section*, 1887, p. 25.

sinon les deux couches successives de la musculo-muqueuse
et de la fibro-muqueuse. La totalité des deux tiers de l'épaisseur
de la paroi intestinale est constituée par la muqueuse. Aussi,
quand l'aiguille en a traversé le tiers externe, elle pénètre nécessairement dans les glandes de Lieberkühn et, de la sorte,
dans la lumière de l'intestin. C'est chose facile que d'isoler la
sous-muqueuse. On la dépouille facilement de la couche musculaire externe et il est possible, avec un bistouri, d'enlever
rapidement la muqueuse par raclage. Ainsi préparée, la sous-
muqueuse apparaît comme une membrane fibreuse excessivement résistante. Imperméable à l'air et à l'eau, elle constitue la
« peau » qu'on bourre de chair à saucisse ; et, de plus, c'est
avec cette couche que le « catgut » est fabriqué.

« Une aiguille, qu'on pousse perpendiculairement à travers
les parois intestinales, rencontre une résistance considérable
quand elle atteint la sous-muqueuse, et une résistance encore
plus forte si on essaie de lui faire traverser horizontalement les
mailles de cette tunique. Une fibre délicate de ce réseau est
beaucoup plus forte et plus à même de retenir un point de couture qu'un épais lambeau formé de toute l'épaisseur des couches
musculaire et séreuse. » Des expériences pratiques, faites à ce
point de vue, le confirment complètement. Halsted « a vu de
suite que la sous-muqueuse offre, même à l'extrémité bien
acérée de l'aiguille, une résistance suffisante pour être facilement
appréciable, et qu'il est possible, et avec un peu d'habitude
non difficile, de piquer à chaque coup d'aiguille une parcelle de
sous-muqueuse comme un fil, sans danger de pénétrer dans la
cavité intestinale. »

L'avantage pratique de la résistance de cette sous-muqueuse
sera en outre démontré de la manière suivante : on prend cette
tunique dans deux points de couture, soigneusement disposés
de façon à la pénétrer à quelque distance l'un de l'autre, et on
tire sur les fils. On soulève ainsi sur la face séreuse de l'intestin une sorte de pli, qui trace la ligne suivant laquelle les
sutures devront être placées et, en élevant les tissus vers l'aiguille, facilite singulièrement la pénétration de chaque fil.
C'est ce que j'ai essayé de montrer dans le schéma qui accompagne la description de l'entérorraphie.

Quant à la disposition du mésentère autour du canal intestinal, il ne faut pas oublier qu'il ne l'enveloppe pas complète-

ment, mais laisse une partie de sa circonférence, ayant en moyenne environ 12 à 15 millimètres de large (Anderson), où la tunique musculaire forme la couche la plus externe. L'écartement des feuillets du mésentère se produit à une distance de l'intestin variable entre 16 et 18 millimètres ; et nous avons ainsi un espace triangulaire, comblé par la graisse, les vaisseaux sanguins et lymphatiques, limité par le mésentère sur deux de ses côtés et l'intestin sur le troisième. Les anastomoses artérielles sous forme de boucles, chargées de nourrir les intestins, et siégeant dans cet espace triangulaire, s'approchent du tube digestif d'une distance variant entre 8 et 25 millimètres, plus courte pour la portion inférieure de l'iléon que pour le jéjunum. De ces anses partent les vaisseaux droits qui cheminent directement de chaque côté de l'intervalle pour aller nourrir l'intestin. Il est évident qu'il faudra léser aussi peu que possible ces anses anastomotiques, si l'on veut conserver la vitalité de l'organe ; aussi évitera-t-on, autant que faire se peut, la résection triangulaire du mésentère. Les feuillets du mésentère à leur point d'attache sur l'intestin présentent une grande laxité et sont faciles à rassembler dans une suture en cordons d'aumônière, de sorte qu'ils ne doivent pas embarrasser, même si on les laisse derrière soi ; et, de plus, comme il sera indiqué plus loin, on peut les utiliser pour élargir et consolider la réunion intestinale, là où il a été constaté qu'elle cédait avec le plus de fréquence.

CŒLIOTOMIE POUR OBSTRUCTION INTESTINALE

Le traitement de l'obstruction intestinale par la cœliotomie est, le plus souvent, identique à une herniotomie. Si nous considérons un sac herniaire ordinaire comme un diverticulum artificiel de la cavité abdominale, et si le sac est ouvert pendant l'opération, nous pouvons regarder cette intervention comme une ouverture du ventre. Dans le cas de hernie intestinale nous opérons sans données certaines sur le siège et la nature de l'obstruction ; celle-ci n'est pas visible, très rarement perceptible, et, le plus souvent, il ne nous est possible que de la déduire avec de grandes probabilités de symptômes rationnels.

Historique. — La question de l'intervention chirurgicale dans l'obstruction intestinale est discutée depuis des siècles. Il est douteux que les Grecs ou les Romains aient fait cette opération. Le Clerc, dans son *Histoire de la médecine*, nous apprend que Praxagoras conseilla la laparotomie dans les cas de volvulus [1] ou d'intussusception ; et même l'ouverture de l'intestin pour évacuer les fèces, suivie de la suture de l'anse ouverte et de la fermeture de la paroi abdominale. C'est là certainement un traitement atteignant presque la perfection ; mais il est plus que douteux qu'il ait jamais été mis en pratique. Praxagoras était fort engoué de l'usage des émétiques dans l'obstruction intestinale : ceux-ci donnaient, sans aucun doute, de bons résultats en allégeant les viscères des liquides et des gaz qui les distendaient, absolument comme le fait le traitement de Kussmaul par l'emploi répété de la pompe stomacale. Les insufflations d'air dans le rectum ont été en usage depuis Hippocrate. Dans ces derniers temps, la saignée était, naturellement, mise largement à contribution.

Plus récemment, Bonet, qui rédigea le livre de Barbette, écrivit en note, à propos du volvulus qu'il avait eu connaissance d'une opération pour volvulus faite avec succès. J'ai trouvé le passage suivant cité par M. Hévin, dans un article sur la « Gastrotomie » dans les *Mémoires de l'Académie royale de chirurgie*, vol. IV, 1768 : « La baronne de Santi, de Châtillon-sur-Seine, se mourait d'une passion iliaque. Un jeune chirurgien, qui avait longtemps servi dans l'armée, survint et promit la guérison si la malade voulait bien se soumettre à une opération. Celle-ci fut acceptée. Le chirurgien sortit une grande partie des intestins avant de trouver le point d'enroulement ; il le dégagea, *nodos dissolvit*, et remit le tout en place. L'abdomen fut refermé, la plaie se cicatrisa parfaitement et la malade guérit. » La baronne alloua fort délicatement une pension à son jeune et audacieux chirurgien, mais il ne vécut

---

[1] Jusqu'à une époque relativement récente, on se servait du terme volvulus pour désigner toutes les variétés d'obstruction intestinale. Ce mot est tout simplement l'équivalent latin du mot grec εἰλεός, passion iliaque, caractérisée par des contorsions et l'action de se rouler, encore appelée *miserere mei*. Cette dénomination n'a qu'une signification purement subjective et aucun rapport avec l'anatomie pathologique. Donner au mot « volvulus » une signification anatomique est tout simplement un exemple entre mille des nombreux barbarismes du langage médical moderne.

pas assez longtemps pour en jouir. Hévin estime que c'était peut-être un cas de hernie ; mais il est difficile d'admettre que, pour une herniotomie, le chirurgien aurait eu à défaire des nœuds et à recoudre la paroi abdominale. Aucun doute ne peut être élevé à propos d'un autre cas, relaté par Oesterdykins Schacht, et pour lequel Nuck conseilla l'opération. Dans celui-ci les intestins sortis furent soigneusement recouverts de lait chaud, pendant qu'on en déroulait les anses, et le malade guérit également. La plupart des auteurs des xviie et xviiie siècles condamnèrent l'intervention chirurgicale en ces circonstances ; seuls, Hoffman et Félix Platerus en furent partisans. Van Sweiten a été cité également comme favorable à l'opération de Barbette, et on pourrait leur ajouter d'autres noms encore. Il n'y a pas de doute que, dans les deux derniers siècles, ce procédé n'ait été mis en pratique à plusieurs reprises, mais le plus souvent avec une touchante uniformité comme échecs ; et c'est ce qui aura empêché les opérateurs de publier leurs observations, surtout en présence de la réprobation générale de la part des chirurgiens les plus remarquables. M. Hévin, lui-même, dans l'article cité, ne se montre en aucune manière favorable à cette intervention chirurgicale.

Dans la chirurgie de ce siècle, et jusqu'à ces dernières années, cette opération fut laissée à l'écart. Elle était ou rejetée ou ignorée. Et même aujourd'hui, en dépit des progrès énormes de la chirurgie abdominale et de la certitude croissante d'un diagnostic parfait, on rencontre de nombreux médecins qui ne croient pas se discréditer en se croisant les bras en présence d'un malheureux succombant à un étranglement interne abandonné à lui-même.

CAS JUSTICIABLES DE CETTE OPÉRATION

Un exposé complet de tous ces cas implique la description de toutes les formes d'obstruction intestinale, leur diagnostic différentiel et général. Les limites assignées à ce livre exigent qu'une telle description soit fort courte. D'ailleurs, la nécessité ne s'en fait guère sentir pour le travailleur anglais, qui a à sa disposition l'admirable manuel de Trèves : *Intestinal Obstruction*.

Pour les besoins de la clinique, nous pouvons diviser les

formes d'obstruction intestinale en **aiguë** et **chronique** : la première, qui éclate soudainement avec tout son cortège symptomatique chez un sujet bien portant ; la seconde, qui se caractérise par un début plus ou moins insidieux, ou se déclare chez un sujet ayant déjà présenté les signes d'une affection intestinale. Cette division établie, on peut distinguer les variétés suivantes :

A. — AIGUE

 I. Étranglement sous une bride ou à travers un orifice.
 II. Volvulus.
 III. Invagination.

B. — CHRONIQUE

 IV. Rétrécissement par affection des parois intestinales, soit cicatriciel, soit cancéreux.
 V. Obturation de l'intérieur du canal : néoplasmes, calculs biliaires, entérolithes, fèces et, en général, tous corps étrangers.
 VI. Obstruction par compression extérieure : tumeurs, etc.

I. — **L'étranglement sous une bride ou à travers un orifice** présente une étroite analogie avec la hernie ordinaire, non seulement quant à sa symptomatologie et à son étiologie, mais également pour le traitement. L'intestin est pris dans un orifice rigide, qui en efface la lumière et en étrangle les vaisseaux. C'est presque toujours l'intestin grêle qui est intéressé.

On a décrit diverses variétés de brides.

1° **Brides isolées, reliquats inflammatoires.** — Ces « pseudo-ligaments péritonéaux », comme on les a appelés, sont fréquemment cause d'étranglement. Ces brides varient beaucoup comme longueur, consistance et épaisseur : parfois rondes, elles sont souvent aplaties. Il n'est pas rare de constater l'existence de plusieurs de celles-ci, et on a rapporté des observations où l'étranglement se produisit simultanément sous deux pseudo-ligaments. Leurs points d'insertion varient presque à l'infini. Souvent l'une des extrémités s'attache au mésentère, et l'autre va s'insérer sur une partie quelconque du péritoine. L'étranglement se produit soit que l'intestin aille se glisser sous la bride. auquel cas celle-ci doit être comparativement courte ; soit qu'une anse se trouve prise dans un enroulement ou une boucle de cette cordelette, qui alors doit nécessairement être longue. Parfois l'obstruction est produite par l'adhérence qui entraîne l'intestin et forme ainsi un coude. Les manières, dont se produit la constriction, sont tellement variées qu'il est impossible de les classer.

2° **Les bandelettes ou cordes épiploïques** constituent un autre mode d'étranglement. L'épiploon va adhérer en un point quelconque du péritoine ; tout ou partie de cet épiploon est enroulé ou tordu en une corde qui enserre l'intestin, absolument comme fait un pseudo-ligament péritonéal. Les cordes épiploïques sont d'ordinaire épaisses et vasculaires. On les trouve adhérentes en tous les points que peut atteindre l'épiploon ; donc, en pratique, partout. Mais, le plus souvent, leur origine affecte quelques rapports avec une vieille hernie. Les cordes multiples et les étranglements multiples sont plus fréquents avec les brides épiploïques qu'avec les péritonéales. L'étranglement dans un nœud sera plus vraisemblable avec les premières dont la longueur et la mobilité sont plus considérables qu'avec les secondes.

3° **L'étranglement par un diverticule de Meckel** est analogue au précédent. Il peut se produire soit que le diverticule soit attaché à l'ombilic ou qu'il devienne adhérent en quelque situation nouvelle. Dans le premier cas, le canal peut être oblitéré totalement ou en partie. Le diverticule se comporte alors comme une bride péritonéale ou épiploïque, en étranglant l'intestin qui passe sous lui, ou en formant des nœuds dans lesquels une anse vient se prendre. J'ai opéré un étranglement, qui était produit par l'engagement de plusieurs anses intestinales entre la paroi abdominale et un diverticule de Meckel en partie oblitéré. Le simple tiraillement de cet appendice, en produisant une coudure ou en déterminant une inflammation, peut conduire à l'obstruction intestinale. On n'a pas rencontré d'étranglements associés aux pseudo-diverticules.

4° **L'étranglement par des organes normaux devenus adhérents** se rencontre également. C'est ainsi que l'appendice vermiculaire, la trompe de Fallope, les appendices épiploïques, ou même l'intestin et le mésentère lui-même, peuvent devenir la cause d'étranglements intestinaux. J'ai opéré un cas, où il eût été difficile de dire si l'obstruction reconnaissait pour cause une coudure par tiraillements de vieilles adhérences pariétales, ou la compression d'une portion d'intestin les traversant.

5° L'étranglement peut encore se produire à travers des *fentes* ou des *trous* du mésentère, de l'épiploon ou même d'organes tels que le ligament large de l'utérus ou le ligament suspenseur du foie. On a cité le fait d'anses intestinales allant s'étrangler dans l'hiatus de Winslow. M. Trèves[1] est intervenu pour un cas semblable et n'a pu réduire. On connaît une cinquantaine d'exemples de hernies rétropéritonéales ou mésentériques, dans lesquelles l'intestin est allé s'embarrasser dans la fossette duodéno-jéjunale.

Dans la grande majorité des cas reconnaissant les causes ci-dessus, c'est l'intestin grêle qui est la partie intéressée, et le plus souvent la partie inférieure de l'iléon. La probabilité du siège de l'obstruction augmente presque en projection géométrique du duodénum vers le cæcum. La longueur de la portion étranglée varie depuis le simple pincement d'une partie du calibre jusqu'à l'emprisonnement de plusieurs pieds. La longueur moyenne atteint un peu plus d'un pied (30 centimètres); mais les limites sont tellement élastiques qu'on ne peut, sans s'exposer à se tromper, donner une moyenne.

Le mécanisme de l'obstruction est essentiellement le même que dans la hernie dans un orifice externe. Un simple enchevêtrement, bientôt suivi de congestion et d'obstruction partielle ou totale, donnera l'explication de bien des cas ; d'autres sont complètement étranglés d'emblée, parfois l'intestin était déjà pris et retenu depuis quelque temps, quand l'étranglement se produisit, à la suite d'un enroulement ou d'une torsion subite et définitive. Les récentes expériences de Senn démontrent que, dans la constriction circulaire de l'intestin, la gangrène reconnaît pour cause immédiate l'arrêt de la circulation veineuse, et nullement la cause de l'obstruction.

---

[1] *Lancet*, 13 octobre 1888.

II. — Le **volvulus** est le nom donné à l'occlusion due à une torsion de l'intestin ou à sa rotation autour de son pédicule. Parfois la simple torsion est à incriminer ; ailleurs, deux anses s'entrelacent mutuellement. Le volvulus se rencontre au niveau de l'S iliaque, du cæcum, du côlon ascendant et de l'intestin grêle.

1° Le **volvulus de l'S iliaque** autour de son mésentère est le plus fréquent ; les deux tiers des volvulus sont de cette nature. La forme en Ω de cette portion de l'intestin, la longueur et les attaches lâches de son mésentère et sa tendance à se laisser encombrer et déplacer à la suite des amas de matières fécales, expliquent cette fréquence. L'intestin peut se tordre une, deux, ou même trois fois autour de son axe. Dans une autre catégorie de faits l'S iliaque, à l'instar d'une tumeur pédiculée, s'enchevêtre avec une anse d'intestin grêle et entraîne l'étranglement des deux.

2° Le **volvulus du cæcum**, ou du cæcum et du côlon adjacent, est fort compréhensible. Une simple coudure à angle aigu du cæcum peut barrer le passage ; en pareil cas, cependant, il existe d'ordinaire quelque malformation congénitale. Dans la torsion du cæcum sur lui-même, le côlon y participera d'autant plus facilement que le mésocôlon sera assez long. Comme pour l'S iliaque, l'obstruction peut également ici être le résultat d'un enchevêtrement avec l'intestin grêle. Le volvulus du côlon ascendant est une rareté et se trouve d'ordinaire sous la dépendance d'une anomalie. Le volvulus du cæcum sera subaigu ou chronique. J'ai traité avec un de mes collègues, médecin, un malade chez qui, rien qu'avec une demi-torsion, il existait une énorme dilatation cæcale ; l'intestin distendu occupait la moitié de la cavité abdominale.

3° Le **volvulus de l'intestin grêle** est peu fréquent. Il peut résulter de la simple torsion d'une anse ou de l'entrelacement de deux anses. Un mésentère d'une longueur anormale, comme on en voit à la suite d'une vieille hernie, est une cause prédisposante. La simple torsion accomplit d'ordinaire le cercle complet et se fait le plus souvent de gauche à droite. Le volvulus par enchevêtrement de deux anses est fort rare.

III. — **Intussusception ou invagination** de l'intestin veut dire prolapsus d'une partie d'intestin dans le calibre de la portion adjacente. C'est la cause la plus fréquente d'obstruction intestinale ; elle en comprend à elle seule plus d'un tiers des cas. L'anatomie pathologique de l'intussusception est bien connue et il n'y a pas nécessité à s'y arrêter. Une portion d'intestin se saisit de la portion qui lui fait suite, l'avale comme s'il s'agissait d'un aliment et la fait cheminer à l'intérieur, l'invaginant de plus en plus. Cette portion est dite invaginée, qui a pénétré dans l'autre et se compose d'une double tunique, l'une entrant, l'autre rétrogradant en s'adossant péritoine contre péritoine. La gaîne, ou intestin contenant, est dite portion invaginante. Le collet occupe le niveau du point d'entrée de l'invagination, là où la gaine rejoint la tunique réfléchie. Des variétés rares ont été rencontrées : ici existait une double ou une triple intussusception ; une seconde intussusception était invaginée dans la première, ou une troisième dans les deux précédentes. L'invagination est dite rétrograde quand une intussusception descendante se combine avec une ascendante.

Quand l'invagination est complète, des adhérences s'organisent entre les deux surfaces séreuses adossées des deux tuniques pénétrante et rétrograde, et ces adhérences après quelque temps deviennent si fortes que la réduction n'est plus possible. La seule invagination ne détermine pas nécessairement l'obstruction ; ce n'est que lorsque l'orifice d'entrée de l'intussusception s'infléchit par suite des tiraillements du mésentère, ou lorsque les parois intestinales se boursouflent par congestion ou inflammation, que l'obstruction se produit. La portion invaginée subit, règle générale, des transformations inflammatoires, aboutissant à la symphyse des cylindres intestinaux ; ou bien, la congestion devient tellement intense que les vaisseaux se rompent et qu'un écoulement de sang par le rectum en est la conséquence, ou même que le tout se termine par gangrène. La gangrène, avec élimination des parties sphacélées, s'observe surtout dans les cas d'invagination aiguë, bien qu'elle ne soit pas rare dans la forme chronique. Cette gangrène, selon Senn, résulte de l'obstacle au retour du sang veineux, siégeant au niveau du col du cylindre invaginant.

Il existe une coïncidence remarquable entre l'épithélioma et l'intussusception. Il est plus que probable que la tumeur épithéliomateuse est la cause première de l'invagination. La masse indurée est saisie par l'intestin et devient comme l'amorce d'une intussusception qui continue à augmenter. Cette hypothèse est, d'ailleurs, tout à fait compatible avec ce que nous savons de l'origine de l'épithélioma qui débuterait au niveau des ulcérations de l'invagination chronique.

Je ne puis aborder ici les questions si pleines d'intérêt de l'origine et de la cause de l'intussusception. A mon sens, beaucoup de ces coliques aiguës, consécutives à l'absorption de substances indigestes, sont des invaginations qui se réduisent d'elles-mêmes. La fréquence de l'invagination *post mortem* est beaucoup plus grande qu'on ne le suppose généralement; si on la recherchait avec soin, on en trouverait au moins des exemples une fois sur quatre autopsies.

L'invagination peut se rencontrer sur : 1° l'intestin grêle; 2° le côlon ou le rectum ; 3° la région iléo-cæcale. Sur l'intestin grêle, on l'observe le plus souvent au niveau de la partie inférieure du jéjunum ; puis, par ordre de fréquence, dans la proportion de quatre à un, au niveau de l'iléon. L'étroitesse du calibre de l'intestin grêle empêche que l'invagination ne devienne considérable ; rarement à ce niveau la portion invaginée dépasse 30 centimètres.

L'invagination du gros intestin s'observe sur tous les points de son trajet. Mais elle n'est pas commune à son niveau, et, quand on l'observe, elle est peu considérable, surtout sur le rectum.

Le lieu d'élection de l'invagination est la région iléo-cæcale. On en observe deux variétés à ce niveau : l'iléo-cæcale et l'iléocolique. Dans la première, la valvule iléo-cœcale constitue le sommet de la portion invaginée et remonte dans le côlon, suivie par le cæcum et l'iléon. Dans la dernière, l'iléon, passant à travers la valvule iléo-cæcale, s'invagine dans le côlon. Une variété rare et compliquée, c'est celle où une invagination primitive de l'extrémité de l'iléon ou pénètre à travers la valvule jusque dans le côlon, ou s'invagine dans le côlon en même temps que le cæcum.

IV. Les **altérations des parois de l'intestin** peuvent, en rétrécissant son calibre, devenir une cause d'obstruction. Ces altérations sont ou cicatricielles ou néoplasiques.

1° Le **rétrécissement simple** résulte de la rétraction cicatricielle par organisation des tissus enflammés réparant un vieil ulcère, ou bien est la conséquence d'une perte de substance ou de quelque inflammation chronique. L'ulcération reconnaîtra comme cause la fièvre typhoïde, la dysenterie ou l'entérite catarrhale, l'ulcère duodénal, la syphilis ou la phtisie. La forme typique du rétrécissement, qui tire son origine de l'inflammation chronique, s'observe au niveau d'une anse qui a été engagée dans une vieille hernie. D'ailleurs, une blessure quelconque de l'intestin peut aboutir à une sténose cicatricielle.

2° Le rétrécissement peut être la conséquence du développement de **néoplasmes**, malins ou bénins. Le rétrécissement cancéreux est presque toujours de nature épithéliomateuse de la variété cylindrique ; le squirrhe et le cancer encéphaloïde sont ici presque inconnus. L'épithélioma typique se montre sous forme d'un cordon dur incrusté dans les parois intestinales et en resserrant la lumière comme à la suite d'une ligature serrée. La constriction n'est pas toujours annulaire ; parfois elle résulte de larges surfaces disséminées sur une étendue considérable de la paroi intestinale. Il y a toujours épaississement de la séreuse et de la couche musculaire. Pratiquement, l'épithélioma intestinal est toujours unique et localisé, et les ganglions mésentériques se prennent en dernier lieu. Si l'affection atteint le rectum, ne se trouve pas à portée du doigt explorateur et exige une opération spéciale — la côlotomie, — il s'agit alors d'un cas que nous traiterons à part.

Rarement le sarcome et le lympho-sarcome sont causes d'obstruction.

Les néoplasmes de nature bénigne, tels que : adénomes, tumeurs de nature fibreuse, fibro-myomes, lipomes, angiomes et tumeurs kystiques [1] ont été signalés, mais à titre d'exception, comme pouvant produire l'obstruction.

V. L'**obturation par corps étrangers**, barrant le passage du tube intestinal, a été parfois observée. Dans cette classe doit être rangée l'accumulation de fèces. Des corps étrangers

---

[1] Voir JANICKE et BUCHWALD, *Deutsche med. Woch.*, 1887, XL ; également *Extraits in Lond. med. Rec.*, 15 nov. 1887.

venus du dehors et s'agglutinant, des calculs biliaires, des calculs intestinaux ou entérolithes sont cause également d'obstruction. Quelques polypes ou adénomes pédiculés ont pu également boucher l'intestin par leur saillie dans sa cavité.

En pareil cas les entraves à la circulation et l'étranglement intestinal n'existent pas, et par suite les symptômes ne sont pas, d'emblée, alarmants.

VI. **Les tumeurs, situées en dehors des parois de l'intestin et les comprimant**, forment un groupe à part. Rien de varié comme la façon dont l'obstruction peut se produire. J'ai observé un cas dans lequel des signes alarmants d'étranglement intestinal étaient le fait d'une rétroversion de l'utérus gravide, comprimant probablement des anses enchevêtrées d'intestin grêle. Des tumeurs de toute nature — solides ou kystiques, ou même des abcès intrapéritonéaux — peuvent comprimer l'intestin et obstruer sa lumière. Les tumeurs du foie ou du pancréas étranglent le duodénum ; les tumeurs de l'ovaire, de l'utérus ou des os du bassin, le rectum ; et l'intestin grêle peut se trouver comprimé par une tumeur occupant n'importe quelle situation dans la cavité péritonéale. Naturellement, les portions les moins mobiles de l'intestin sont celles qui sont le plus exposées à subir la compression.

D'ordinaire, ces causes fournissent des exemples d'obstruction intestinale chronique. Cependant le déplacement subit d'une tumeur a pu déterminer une obstruction aiguë caractérisée par des symptômes également aigus.

DIAGNOSTIC DE L'OBSTRUCTION INTESTINALE

En cas d'obstruction aiguë, le début est brusque ; d'emblée les symptômes sont alarmants ; et la fin, après une rapide évolution, est presque uniformément fatale. La guérison spontanée du volvulus est chose inconnue ; très peu d'invaginations guérissent ; et des exemples authentiques de rétablissement après étranglement par brides ou orifices anormaux doivent être plus rares encore que dans la hernie commune, où les chances de guérison sont considérées en pratique comme nulles (*nil*). Dans le cas de cette dernière la santé peut encore se rétablir après gangrène intestinale et formation d'un anus contre nature ; dans l'obstruction interne, la gangrène, c'est la mort certaine. Il existe une variété d'invagination à marche chronique, qu'il ne faut pas ranger au nombre des étranglements aigus.

Les symptômes sont ceux de la hernie étranglée, mais aggravés. Douleur abdominale excessive, collapsus, vomissements, constipation et ballonnement du ventre, tels sont les principaux symptômes. La douleur est toujours intense et souvent horrible, fréquemment intermittente et passible d'exacerbations, — peut-être, comme Trèves l'insinue, en raison de la nature intermittente de l'étranglement. Le caractère de cette douleur varie : parfois ce n'est autre chose qu'une forte colique pure et simple ; ailleurs, une véritable sensation de lien enserrant l'abdomen. On ne peut guère se baser sur le siège de la douleur pour fixer celui de l'obstruction.

Un collapsus, toujours accentué, souvent alarmant, existe dans tous les cas d'obstruction aiguë. Nous pouvons nous attendre à le trouver plus marqué alors que le début est très brusque, et le patient jeune et vigoureux. Un collapsus profond doit faire penser à un étranglement absolu ; mais le degré de son intensité n'est pas proportionnel à la longueur de l'intestin en cause.

Les vomissements sont toujours précoces et accentués. Les intestins irrités se distendent vite sous l'action des sécrétions, liquides ou gaz ; et, par suite de l'augmentation de la tension abdominale et des contractions continues de la tunique musculaire de l'intestin, ces sécrétions se font jour par la seule issue possible, — l'estomac. L'antipéristaltisme, ou l'explication bien connue du Dr Brinton par la production de deux courants, l'un central et l'autre périphérique, peut rendre compte du vomissement. Mais de telles explications ne sont nullement nécessaires pour faire comprendre la régurgitation du contenu intestinal pendant la vie, comme après la mort. La seule distension gazeuse et l'augmentation de la pression abdominale font écouler le contenu intestinal par la bouche après la mort ; et ces causes toutes passives, ajoutées aux contractions intestinales violentes, peuvent agir de même pendant la vie.

Le vomissement s'accompagnera ou non d'efforts. Parfois les liquides sont rejetés à flots sans grands efforts. Le vomissement au début expulse le contenu normal de l'intestin ; puis, un liquide verdâtre, bilieux ; ensuite, des matières noires grumeleuses, — « marc de café » ; et finalement, des matières fécales plus ou moins délayées. Que des matières fécales puissent être rejetées, même si l'étranglement siège bien au-dessus du gros intestin, rien ne donne plus matière à discussion ; mais nous ne nous attendrons pas à avoir des vomissements fécaloïdes si l'étranglement ne siège pas au-dessous du jéjunum. Au début les vomissements peuvent être de nature réflexe ; plus tard, ils consistent surtout en une évacuation mécanique des sécrétions accumulées, et l'existence continue de semblables vomissements soulage grandement le patient.

Une constipation absolue et insurmontable est un signe de grande valeur. Parfois, dans les premières heures du mal, les matières fécales franchissent encore le point étranglé ; mais, quand l'affection est nettement installée, plus rien ne passe, ni fèces ni gaz. Une évacuation de sang par l'anus est un signe qu'on note dans nombre d'invaginations.

Le ballonnement du ventre, par suite de l'accumulation des gaz et des liquides, est également un symptôme prononcé du début. Il augmente avec la durée du mal ; et, dans les cas accentués, les parois, tendues comme la peau d'un tambour, en deviennent blanches et luisantes. En pareil cas, la respiration est gênée mécaniquement. Sauf peut-être dans les flancs, on obtient une sonorité tympanique sur tout l'abdomen.

C'est à peine s'il est besoin d'ajouter qu'en cherchant à poser un diagnostic il faut explorer avec soin le siège habituel de toutes les hernies externes, et pratiquer le toucher rectal.

Le diagnostic différentiel ne présente pas souvent grandes difficultés. Une paralysie intestinale localisée, consécutive à une inflammation des parois du tube digestif, ou de cause réflexe, se caractérisera par des symptômes qui rappellent beaucoup l'obstruction intestinale. La contusion ou l'écrasement d'une anse intestinale, une inflammation consécutive à la réduction d'une hernie étranglée sont dans la pratique des variétés d'obstruction. La descente d'un testicule, qui s'étrangle ou s'enflamme, est bien connue pour donner lieu à des symptômes en tout semblables à ceux de l'obstruction. Je me souviens avoir été appelé à soigner un vieillard, âgé de soixante-seize ans, qui présentait tous les symptômes alarmants d'un étranglement ;

ceux-ci étaient le résultat de l'inflammation d'un testicule en ectopie dans le canal inguinal, et j'ai rencontré deux autres cas analogues dans ma pratique hospitalière.

On pourrait confondre une péritonite aiguë avec une obstruction intestinale ; en fait, la confusion a été faite un grand nombre de fois. Que la péritonite soit le fait d'une perforation, les symptômes peuvent être des plus trompeurs. Mais quelques heures suffiront à éclaircir le diagnostic. La température n'est d'aucun secours ; dans les péritonites les plus graves, celle-ci peut être normale, ou même au-dessous de la normale. La nature du début, le caractère des vomissements et des douleurs, et, avant tout, la palpation du ventre, seront également d'excellents guides pour nous. Une colique de plomb, s'accompagnant, comme cela arrive si souvent, d'une constipation invincible, également une colique rénale ou hépatique avec douleurs, collapsus et vomissements, peuvent aussi devenir matière à confusion.

Le **diagnostic de la variété d'obstruction** peut donner lieu à des difficultés considérables. Il est presque toujours possible de dire si on est en présence d'une obstruction aiguë ou chronique : les difficultés surgissent dans le diagnostic des variétés individuelles.

Les **symptômes d'une obstruction aiguë** sont les suivants : le patient, d'ordinaire en pleine santé, est pris subitement d'une douleur abdominale aiguë, atroce, affectant le caractère de coliques et sujette aux exacerbations. Il est prostré de suite, frappé d'un véritable shock, et son facies indique qu'il a conscience d'être gravement atteint. Les vomissements suivent rapidement la première attaque du mal et se continuent à des intervalles courts et irréguliers. La constipation est absolue et le ballonnement du ventre va augmentant avec la durée de l'affection.

Il faut noter que parfois des symptômes aigus se déclarent avec des causes chroniques ; la contre-partie est également vraie, mais dans une proportion plus restreinte.

On arrive souvent à faire exactement le diagnostic de la *variété d'obstruction aiguë.*

Étranglement par bride. — Le patient est d'ordinaire un jeune homme, qui présente généralement un passé péritonéal. Dans quelques cas, il avoue une précédente attaque d'obstruction, partielle et ébauchée. Le mal l'aura saisi soudain, sans aucun signe prémonitoire, au milieu de ses occupations habituelles. La douleur, intense dès le début, est continue, sujette à des exacerbations et d'ordinaire localisée au pourtour de l'ombilic. Il n'y a pas de douleur à la pression. Les vomissements se déclarent rapidement, sont fréquents et abondants. Dans plus de la moitié des cas, ils deviennent fécaloïdes environ le quatrième ou cinquième jour. Dès le premier, la constipation est absolue. Pas d'entérorragie. Une prostration extrême, ou même un collapsus profond, peuvent exister dès le début; d'ordinaire ils sont le plus marqués au commencement et s'atténuent par la suite. Le météorisme abdominal n'est pas un symptôme saillant du début. La palpation ne décèle de tumeur nulle part.

Pareils cas aboutissent à la mort au cinquième ou sixième jour environ.

Le volvulus de l'intestin grêle présente des symptômes très analogues aux précédents. Le *volvulus du côlon*, siégeant presque toujours au niveau de l'S iliaque, se caractérise par des signes plus distinctifs. Il se rencontre d'ordinaire dans le sexe fort, chez des individus ayant dépassé la quarantaine et sujets depuis quelque temps à la constipation. La douleur est un symptôme du début, mais elle n'est pas aussi accentuée que dans l'étranglement par brides, et souvent elle disparaît. Parfois le patient la rapporte à l'hypogastre ou au dos. La douleur à la pression augmente avec la durée de l'affection. Les vomissements surviennent tard, ou pas du tout, et ne sont jamais alarmants. 50 fois sur 100 seulement, ils deviennent fécaloïdes. La prostration n'est jamais extrême. La constipation existe dès le premier jour.

Un symptôme caractéristique, c'est l'accumulation rapide et énorme de gaz, qui vite produisent un météorisme abdominal considérable.

La mort arrive en moyenne après six jours environ.

L'invagination aiguë est, en général, une maladie de l'enfance. La douleur est ici un symptôme proéminent; elle progresse par

accès, atteint une grande intensité, puis se calme. Le vomissement est un signe des plus variables : parfois, il se déclare dès
le début, est abondant et répété ; ailleurs, il survient tard et
n'est jamais bien violent ; quelques-uns ne vomissent pas du
tout. Le signe le plus caractéristique consiste dans l'évacuation
de sang par le rectum, avec accompagnement de diarrhée et
de ténesme. Le palper abdominal permet souvent de limiter
une tumeur bien nette ; et, dans l'invagination intéressant le
gros intestin, le doigt par le toucher rectal peut parfois en
atteindre le sommet. Il n'y a pas d'ordinaire de météorisme
abdominal ; parfois même le ventre est rétracté.

La mort peut ici arriver dans les vingt-quatre heures ; ou
seulement après plusieurs jours ; ou encore, ces invaginations
deviendront chroniques et dureront des semaines.

Inutile d'entrer dans le détail des **symptômes de l'obstruction
chronique**. Ce sont tout simplement ceux de l'obstruction aiguë,
mais mitigés et se prolongeant pendant une période plus longue.

Le rétrécissement de l'intestin grêle peut être pris comme type
de toute une classe de cas dont les symptômes sont en général
les suivants : ici, nous notons d'ordinaire tout un passé de
malaises intestinaux, suivis à longue distance de crises d'obstruction, augmentant graduellement de gravité jusqu'à l'attaque finale qui met en danger la vie du patient. La douleur
procède par paroxysmes et dans les intervalles disparaît complètement : souvent la nourriture la réveille. Les vomissements
ne constituent pas un symptôme alarmant ; ils tardent à se
déclarer, ne sont ni répétés, ni abondants et rarement fécaloïdes. La constipation ne sera pas absolue, ou alternera avec
de la diarrhée. Avant la crise finale, le patient aura maigri et
perdu ses forces. Au lieu de météorisme, on note des accès de
flatulence, plus ou moins gênants, mais ne causant jamais,
sauf à la fin, la moindre dyspnée.

Ici l'affection dure un mois et même plus. Le plus souvent,
cependant, des symptômes plus ou moins aigus viennent se
greffer sur cet étranglement chronique, et abrègent d'autant la
durée de la vie.

Rarement il est possible, à moins de percevoir une tumeur
limitée, de diagnostiquer une sténose simple d'un rétrécisse-

ment cancéreux. Toutefois, les antécédents peuvent être, à ce
point de vue, de quelque utilité. Tout ce qui amène une oblitération graduelle de l'intestin, tumeurs intra ou extra-intestinales,
rétraction d'adhérences, et foule d'états semblables, offriront
une symptomatologie analogue.

Le **rétrécissement du gros intestin** présente le plus grand rapport avec le rétrécissement de l'intestin grêle. Ici les mêmes
indécisions du début, les mêmes paroxysmes, les mêmes rémissions. Les vomissements sont moins fréquents dans la sténose
du gros intestin. Le météorisme, au contraire, est toujours un
symptôme bien marqué et souvent fort pénible ; de même on
note fréquemment du ténesme avec évacuation de sang, de
glaires ou de pus.

En raison du cancer du rectum, le rétrécissement néoplasique est peut-être ce qu'il y a de mieux connu parmi les
causes d'obstruction intestinale.

Les **accumulations de matières fécales** présentent quelques
caractères particuliers qui leur sont propres. On les observe
surtout chez des femmes qui ont dépassé le printemps de la vie,
et plus particulièrement chez les aliénées. Les symptômes sont
tout simplement ceux d'une constipation, devenant de plus en
plus opiniâtre. Il existe d'ordinaire au palper, et même à la
vue, une tumeur offrant les caractères du bol fécal ; avec cela,
on a un météorisme général tenant aux gaz ou aux fèces, ou
aux uns et aux autres simultanément. Les vomissements n'apparaissent que tardivement et mettent longtemps avant de
devenir fécaloïdes. Les antécédents renseignent sur d'autres
attaques du même genre.

Voilà à peu près, et en résumé, tout le diagnostic différentiel
auquel nous pouvons prétendre avec nos connaissances actuelles.
Au point de vue des symptômes, il nous faut admettre pour
chaque cas des variations individuelles très étendues. Entre une
cause progressive et celle qui est instantanée, — entre l'étranglement et la simple obstruction, entre l'obstruction de l'intestin grêle et celle du gros intestin — les différences, suffisamment accentuées en théorie, deviennent en pratique fort
difficiles à trancher. Cependant, grâce à une analyse attentive
des symptômes concrets que présente chaque cas, il sera presque

toujours possible de se faire une opinion passablement exacte sur la nature vraie de l'obstruction, et de se tracer, soit aussitôt, soit après quelques heures d'attente, une ligne de conduite ayant de la consistance et nettement définie.

INDICATIONS DE L'INTERVENTION

Les indications de l'intervention, dans un cas quelconque donné, dépendent, en premier lieu, des chances qu'a le patient de guérir sans opération ; et, en second lieu, du degré de probabilité de la réussite de cette opération.

En cas d'obstruction aiguë, il n'y a pratiquement qu'un mode de terminaison, — la mort. Jusqu'à ce jour, on ne connaît, sous l'influence d'un traitement purement médical, aucun cas de guérison de volvulus, que celui-ci ait son siège dans le gros intestin ou l'intestin grêle. Dans les nombreuses variétés d'étranglements par bride, la guérison spontanée n'est pas davantage à espérer. Pour ce qui est de l'invagination, où nous sommes habitués d'attendre une terminaison favorable sans opération, il me semble que Trèves a établi clairement les inconvénients de l'expectation. Que l'on considère le siège de la cause, ou les lésions pathologiques réelles, pratiquement il n'y a aucun espoir de guérison. Et certainement la mort sera la terminaison obligée 95 fois sur 100.

Ici, par conséquent, l'indication est suffisamment nette — aussi nette que l'indication de lier une carotide qui donne du sang : — il faut opérer. Comme moyen de parer aux dangers de mort, l'indication est mieux définie que dans la hernie externe ; en effet, pour cette dernière, on a dans la gangrène une chance de guérison. Faite dans le but d'augmenter les chances de guérison, l'opération n'a pas une indication aussi absolue, car, nécessairement, les herniotomies externes devront toujours guérir dans une proportion plus élevée que les obstructions intestinales. Soit l'expectation, soit le taxis, ou les purgatifs — dont les effets désastreux sont presque identiques — augmentent les dangers dans la même proportion. Il n'y a qu'un seul traitement possible : — dégager l'intestin étranglé de la bride qui l'étrangle.

Au point de vue de l'anatomie pathologique, le traitement est assez facile à déterminer ; ce n'est pas aussi facile si on se place au point de vue diagnostique. Nous sommes trop rarement sûrs du diagnostic pour être toujours dogmatiques quant au traitement. Toutefois, si nous doutons de bien faire en opérant, nous pouvons être certains qu'il y a beaucoup de chances de mal faire en administrant un médicament. Il n'y a pas encore eu un seul cas d'étranglement interne vrai, où les purgatifs n'aient pas été nuisibles; et pourtant pas un sur dix n'échappe aux purgatifs. Les émétiques font bien; la saignée même ne fait pas de mal; mais certainement un purgatif est funeste. Je ne dis rien du massage de l'abdomen sous l'anesthésie. Les succès enregistrés ne se rapportent certainement pas à des cas d'obstruction aiguë. Mais le massage précoce doit être ici, lui aussi, moins funeste que les purgatifs.

A l'instant, ou en moins de quelques heures, il nous faut poser un diagnostic bien tranché. Si nous sommes convaincus d'avoir affaire à une obstruction aiguë, l'opération sera donc faite de suite; si nous avons la conviction qu'il ne s'agit pas d'obstruction aiguë, un autre traitement également bien défini doit être institué. Dès le commencement, on doit arrêter une méthode de traitement bien nette et lui rester fidèle jusqu'au bout. Qu'on s'arrête ou au traitement médical, ou au traitement chirurgical, mais jamais à cette fatale transaction, — à l'opération si le traitement médical échoue.

Les indications opératoires, dans les cas chroniques et subaigus, ne sont nullement fixes et définies. Généralement parlant, lorsque, dans un cas chronique, nous observons qu'en dépit d'une diète et d'un traitement sérieux les crises d'obstruction se répètent et s'accentuent de plus en plus, et si, finalement, survient une crise positivement insurmontable qui rapidement met le patient aux portes du tombeau, alors l'opération est indiquée. Mais, de plus, il faut se former une idée quant à la nature de l'opération à effectuer et quant aux résultats définitifs probables de celle-ci. C'est ainsi que, dans le cas de péritonite cancéreuse ayant déterminé une obstruction intestinale, l'incertitude quant à la masse d'intestin intéressée et la certitude d'une mort rapide en dépit de l'intervention légitimeraient à peine une opération. Les étranglements par accumulation de matières fécales guérissent parfois, alors que le malade est en apparence *in extremis*, avec une obstruction qui persiste peut-être depuis des semaines; et, en ce cas, l'opération se trouve rarement indiquée. Dans l'invagination chronique, la question de l'intervention est fort difficile à déterminer. Il est vrai que des cas de ce genre peuvent persister pendant des semaines sans qu'il se soit formé d'adhérences solides rendant la réduction impossible ; mais cette chance ne doit nullement être escomptée. En cas d'impossibilité de réduction et de résection de l'intestin intéressé, nous avons encore la ressource, insuffisante il est vrai, ou de faire un anus contre nature au-dessus de l'intussusception, — ou d'établir une anastomose avec une autre partie de l'intestin située au-dessous de cette même intussusception.

Dans de nombreux cas de rétrécissement, la question de la résection intestinale sera posée : nous agiterons cette question plus loin. Quant aux corps étrangers de l'intestin, le traitement se réglera soit sur la violence des symptômes caractéristiques de l'obstruction, soit sur l'ulcération et l'inflammation, soit enfin sur l'inefficacité avérée des autres modes de traitement.

On a discuté le point suivant : Est-il sage de pratiquer la cœliotomie pour obstruction intestinale, alors que la péritonite a fait son apparition ? Une telle discussion est toute théorique, bonne à élever du haut de la chaire, — un raisonnement en dehors des faits. La péritonite existe dans tous les cas d'obstruction intestinale vraie : elle peut être localisée ou généralisée, et également séreuse, plastique ou purulente. C'est là une compagne nécessaire de l'affection. Dans une forme grave d'obstruction intestinale, je doute que le diagnostic distinct de péritonite soit même possible. En tout cas, son existence ne peut être une contre-indication à l'opération. Bien au contraire, si d'autres circonstances ne l'interdisent pas, je regarderais la péritonite comme une indication positive. Il serait tout aussi absurde de conclure contre une herniotomie parce que le sac herniaire serait rempli d'exsudat, que de rejeter la laparotomie pour obstruction parce que le péritoine contiendrait des produits d'inflammation.

Mortalité et valeur. — La mortalité de la laparotomie pour obstruction intestinale est élevée et atteint probablement 70 pour 100. Mais, même dans ces conditions, elle est encore justifiable ; en effet, on doit ranger presque tout malade guéri

au nombre de ceux qui ont échappé à une mort presque certaine ;
et les morts opératoires elles-mêmes n'ont fait que précipiter la
terminaison naturelle de l'affection. Nul doute pour nous que les
retards apportés à l'opération ne soient la principale cause de
sa mortalité. Nous connaissons les beaux succès de la herniotomie précoce : et sûrement, en présence des récents exploits
de la chirurgie abdominale, comparée à la herniotomie la laparotomie précoce pour étranglement intestinal ne doit lui être
inférieure comme succès que dans de légères proportions.

Si elle était faite avant l'apparition du météorisme, l'inflammation de l'intestin ou l'épuisement des forces du malade, je
n'hésite pas à affirmer que la laparotomie pour obstruction
intestinale ne donnerait pas, entre des mains compétentes, une
mortalité de plus de 50 pour 100.

MANUEL OPÉRATOIRE

L'exposé de l'opération renferme tout ce qui est commun à
tous les cas d'obstruction et ce qui est spécial à chacune des
variétés. Quelques-uns des procédés particuliers sont relativement triviaux ; nous les décrirons dans l'exposé général ; d'autres
revêtent une grande importance et feront l'objet de considérations isolées.

Ces malades, en général, supportent mal l'anesthésie. Le chirurgien est appelé d'ordinaire fort tard, alors que le patient a
le cœur très affaibli et l'estomac et les intestins noyés de liquides.
Rien de dangereux comme les vomissements, qu'on peut parfaitement voir survenir dans le cours de l'anesthésie : j'ai
perdu, de ce fait, un malade sur la table d'opération. On se
pose souvent la question : Ne vaudrait-il pas mieux vider au
préalable l'estomac au moyen de la pompe stomacale ? La
simple administration d'un anesthésique est souvent suivie des
symptômes les plus alarmants : en quelques minutes, bien que
l'opération ne soit ni importante ni prolongée, l'état général
du malade peut se transformer : de fort peu grave qu'il était, il
devient positivement alarmant. Ce fait est si fortement gravé en
mon esprit que, dans un mauvais cas, avec météorisme énorme
j'opérerais toujours sans le secours de l'anesthésie générale ; je
ferais une incision fort petite, après une injection locale de

cocaïne ; je me contenterais d'une courte exploration, et, si je ne trouvais pas la cause de l'obstacle, j'établirais un anus contre nature. L'opération peut d'ailleurs être achevée par la suite alors que le patient est hors de danger. L'entérotomie avec anesthésie locale est une chose des plus simples ; c'est, au contraire, toujours une intervention des plus sérieuses qu'une laparotomie exploratrice sous le chloroforme, chez un malade épuisé, dont les intestins sont distendus et par les gaz et par les liquides.

Au cours de cette opération, nous devons avoir toujours présent à l'esprit que le but principal de la chirurgie n'est pas seulement de parfaire une intervention d'après les données scientifiques et techniques, mais surtout de sauver la vie du patient. Une opération faite pour obstruction intestinale est certainement incomplète, tant que l'obstacle n'a pas été levé ; mais, si la cause ne peut être détruite qu'après une intervention prolongée et difficile, continuée aux dépens de la vie du malade, je maintiens qu'il est mieux de temporiser, de sauver d'abord la vie du patient par l'entérotomie, et de ne lever l'étranglement que lorsque celui-ci est en état de le supporter. Dans un cas *très* mauvais, je commencerais par tirer mon malade du péril qui le menace à l'instant, et je ferais, à cette intention, l'entérotomie sans le secours de l'anesthésie générale : et, aussitôt que mon malade serait capable de le supporter, je rechercherais la cause de l'étranglement et compléterais l'opération.

L'incision. — Comme nous sommes rarement sûrs du siège, qu'occupe l'obstruction, nous devons adopter un tracé d'incision à même de nous donner le plus de jour et les plus grandes facilités tant pour l'exploration que pour l'opération elle-même. Cette incision sera médiane, occupera environ le milieu de l'espace compris entre l'ombilic et les pubis, si le ventre est très dilaté ; on se rapprochera de l'ombilic, si le météorisme est peu exagéré. Ce tracé est adopté simplement en raison des facilités qu'il donne pour l'exploration ; je ne vois aucune raison anatomique puissante qui s'élève contre le choix d'un autre tracé.

On fait une incision suffisante pour laisser passer deux doigts. Quand on arrive sur la graisse sous-péritonéale, celle-ci fait aussitôt hernie entre les lèvres de la plaie, repoussée qu'elle est par les anses intestinales distendues. Le procédé de Tait, ouverture du péritoine en l'attirant au dehors à l'aide de deux

pinces à forcipressure et en incisant le pli péritonéal ainsi
formé, est sans contredit le meilleur. Si la séreuse est mince, je
préfère la pincer entre le pouce et l'index, la faire glisser entre
les doigts pour m'assurer qu'une anse intestinale n'y est pas
incluse, et faire au bistouri une petite incision au sommet du
pli déterminé de la sorte. L'ouverture est élargie aux ciseaux,
par en haut et par en bas, jusqu'à ce qu'elle corresponde à la
plaie extérieure, — c'est-à-dire qu'elle atteigne 5 centimètres.
Toute hémorragie aura été réprimée de la manière habituelle.
Plus tard, si c'est nécessaire, l'incision sera prolongée.

Recherche et levée de l'obstacle. — La méthode d'ordinaire
recommandée est la suivante. La main pénètre à travers la
plaie (à cet effet l'incision doit être plus longue que celle que
nous avons conseillée) et va d'abord à la recherche du cæcum.
Si on trouve celui-ci considérablement distendu, il faut nous
attendre à trouver la cause plus bas en un point quelconque du
côlon. La main suit le trajet des côlons ascendant, transverse
et descendant, jusqu'à l'S iliaque, à la recherche de l'obstacle
sur tout ce parcours. Si cet obstacle ne se trouve pas sur le
côlon, nous devons tâcher de le découvrir sur le trajet de l'intestin grêle ; et, dans ce but, on nous dit d'aller chercher et de
suivre par en haut la portion d'intestin affaissée au-dessous de
l'obstacle. On explore en dernier lieu les régions ombilicale et
du promontoire.

Au point de vue de l'anatomie pathologique, ce sont certainement là d'excellents conseils ; et on les mettrait assez facilement en pratique, si les intestins n'étaient pas distendus, et
que les parois abdominales ne fussent ni dures ni tendues.
Pour explorer toute la longueur du côlon sous une paroi rigide
et au milieu d'anses dilatées à l'extrême, il faudrait introduire
le bras à moitié jusqu'au coude — surtout, comme c'est souvent
le cas, si le côlon transverse était repoussé en haut jusque
sous le diaphragme. Et suivre chaque anse intestinale avec la
main en remontant le long de l'intestin grêle n'est guère plus
facile ; si, d'ailleurs, la manœuvre est possible, elle est bien
pénible et extrêmement difficile. La découverte d'une anse
affaissée serait des plus utiles ; mais on découvre une portion
flasque, aussi souvent qu'on n'en trouve pas trace ; l'intestin est
tout simplement moins distendu en un point qu'en un autre.

Le dévidage du tube digestif démasquerait certainement l'obstacle, mais il mettrait probablement en danger les jours du patient.

Pour moi, le meilleur moyen d'atteindre le siège de l'étranglement est d'explorer avec grand soin les anses qui se présentent entre les lèvres de la plaie. Il y a de grandes probabilités, où que siège l'obstacle, pour que les anses les plus dilatées viennent se présenter les premières à la surface; et, de plus, comme la plus grande masse intestinale se trouve comprise dans une zone de 7 à 8 centimètres autour de l'ombilic, il y a de grandes chances pour que les anses les plus dilatées se présentent aux regards. Très doucement on les écartera d'un côté, puis de l'autre, aussi bien par en haut que par le bas. On saisit entre les doigts l'anse la plus dilatée, qui sera également la plus congestionnée, ou l'une des voisines, et on la suit du côté où la distension et la congestion vont croissant, quelle que soit la direction dans laquelle celles-ci conduisent. On aboutira ainsi certainement à l'étranglement. Toute la manœuvre ne doit se faire qu'avec deux doigts. Si, après découverte de l'obstacle et de sa nature, il semble nécessaire d'agrandir l'incision pour arriver à le lever, rien de plus facile alors que de la prolonger dans la direction qui paraîtra la plus convenable.

Ce procédé n'est-il suivi d'aucun résultat (il m'a toujours réussi, à quelques exceptions près, dans les quarante étranglements environ que j'ai opérés), je recommanderais alors l'exploration après introduction de la main. Ce procédé échoue-t-il à son tour, je conseillerais de sortir la portion d'intestin la plus dilatée sous une large éponge imbibée d'une solution antiseptique chaude. Une extrémité de l'anse sortira moins facilement que l'autre, une extrémité également paraîtra de plus en plus congestionnée au fur et à mesure de sa sortie; ces caractères seront des points de repère infaillibles pour la découverte du siège de l'étranglement. Quand la surface de l'intestin commence à déceler les traces d'adhérences, ou qu'on atteint une anse évidemment congestionnée, le doigt glissant le long de cette anse intestinale va à la découverte de la cause de ces désordres.

Cette sortie des anses intestinales a un autre but que de fournir plus d'espace soit pour la découverte, soit pour le traitement de la cause d'étranglement. On n'y aura recours, en effet, que dans le cas de ballonnement intestinal énorme ; et, à mon avis, cet énorme ballonnement requiert un prompt remède, d'une manière quasi aussi urgente qu'un étranglement vrai. Et on ne peut arriver à bout de lui que par la ponction ou l'incision après sortie de l'intestin.

L'issue, de parti pris, des anses intestinales hors de la cavité abdominale a été condamnée très généralement et avec beaucoup de vigueur. Cet arrêt, toutefois, a été rendu en chirurgie abdominale plutôt par les chirurgiens de la précédente génération que par ceux de l'actuelle. En présence de tout ce qu'on peut faire aujourd'hui et avec succès, il est oisif de prétendre que la sortie de l'intestin, convenablement conduite, soit une source sérieuse de dangers. Les anses intestinales sont bien moins susceptibles d'être meurtries sous une douce éponge ou une serviette-éponge, qui les recouvre légèrement, que dans l'intérieur du ventre, exposées aux poussées en tous sens d'une main rude sous une pression souvent considérable. Depuis que j'ai écrit les lignes ci-dessus pour les éditions précédentes, je suis bien aise d'être à même de citer à l'appui de mes vues personnelles un bon nombre de succès enregistrés par d'autres chirurgiens. La principale objection, faite à la sortie de l'intestin, est la difficulté imaginaire de le rentrer. Si, dans un cas donné, il est à propos de le rentrer, il n'est pas très difficile d'y arriver. Un aide accroche les deux extrémités de l'incision avec un doigt de chaque main et attire la paroi en avant ; le chirurgien déploie les deux mains sur l'éponge qui recouvre l'intestin, et par une pression douce et continue force le contenu intestinal à filer dans le ventre. Quand elles sont vides et flasques, les anses sorties rentrent avec une facilité merveilleuse.

Mais il n'est pas toujours bon de rentrer un intestin distendu dans l'abdomen. J'estime, au contraire, qu'une intervention visant une obstruction intestinale n'a pas été bien conduite, si le patient quitte la table d'opération avec un ventre considérablement ballonné. Les effets du météorisme sont doublement désastreux, — et sur l'état général et sur les intestins eux-mêmes. Que la dyspnée, les palpitations et tout ce qu'on pourrait dénommer le shock abdominal soient les conséquences d'une énorme pression intra-abdominale, rien de plus commun. Que la paralysie puisse résulter, et résulte en effet, de surdistension d'un viscère tel que l'intestin, dont les contractions dépendent d'un muscle inorganique intrapariétal, cela est également bien connu. Mais on ne sait pas suffisamment, en général, que la seule présence d'une quantité trop considérable de liquides ou de gaz dans le tube digestif est par elle-même une cause efficace d'obstruction. Quand l'intestin, retenu par le mésentère, emprisonné par les limites de la cavité abdominale, est tout à fait distendu, il ne décrit pas de courbures bien développées, mais des coudures aiguës; au niveau de ces dernières, la paroi intestinale correspondant au mésentère empiète sur la lumière du canal, de manière à dessiner des valvules qui barrent le passage au contenu. Même alors qu'ils ont été extraits de la cavité abdominale avec le mésentère leur adhérant encore, artificiellement distendus et laissés sur la table d'amphithéâtre, les intestins ne se vident pas d'eux-mêmes. Les résultats décourageants de la simple ponction trouvent leur explication dans cette expérience : l'intestin s'affaisse jusqu'à la seconde ou troisième courbure, mais pas plus loin. Ces idées, qui sont le fruit d'observations que j'ai faites dans le cours d'opérations ou d'expériences cadavériques, ont été récemment confirmées fortuitement par certaines expériences de Senn sur les intestins insufflés. Leur exactitude et leur importance ne peuvent, à mon avis, être révoquées en doute.

En outre, les bénéfices effectifs, retirés de l'opération de Nélaton (entérotomie) et du traitement de Kusmaul (vomissement artificiel), apportent une nouvelle confirmation à cette hypothèse. On a rapporté plusieurs cas de guérison à la suite de l'entérotomie, qui n'est après tout qu'un drainage du contenu intestinal. Et, de même, on a déjà apporté[1] un nombre considérable de guérisons à l'actif du drainage fait à travers l'œsophage (procédé de Kusmaul). Rien d'évident dans toute obstruction intestinale comme le soulagement qu'apporte le vomissement. Il ne peut y avoir aucun doute que, comme l'écrit Senn, « un énorme ballonnement stomacal constitue un facteur important dans la production ou l'aggravation d'une obstruction intestinale; il détermine, en effet, une compression qui par elle-même peut également rendre l'intestin imperméable, ou

---

[1] Voir, en particulier, Rhen. *Centralbl. f. Chir.*, 23 juillet 1887.

aggrave l'état créé par une perméabilité seulement partielle, en amenant des coudures brusques le long des anses intestinales distendues ». Foule d'opérateurs, ayant l'habitude de la chirurgie abdominale, se sont trouvés à même d'observer les périls du météorisme et ont apprécié les avantages de l'évacuation des liquides intestinaux.

Dans toute laparotomie pour obstruction intestinale s'accompagnant de météorisme, je considère par conséquent l'évacuation du contenu intestinal comme un temps important de l'intervention

Pour ouvrir l'intestin, le mieux est de faire au bistouri une incision perpendiculaire à son axe sur la face opposée au mésentère. Un trocart, assez large pour permettre un écoulement suffisamment rapide, ferait une plaie déchiquetée, contuse, qui serait moins apte à la suture et se cicatriserait probablement moins bien qu'une simple incision. L'intestin, convenablement protégé, est attiré de 10 à 15 centimètres hors des lèvres de la plaie et soutenu par les deux mains au-dessus d'un bassin, tandis qu'un aide malaxe doucement les côtés du ventre pour faire cheminer les liquides le long de l'intestin jusqu'à l'ouverture. L'usage d'une aiguille *ad hoc* ou d'une canule reliée à un tube de caoutchouc rend cette opération plus propre, plus commode, et peut-être moins dangereuse. Le premier jet de gaz mélangé de liquides se précipite au dehors avec force et il s'ensuit aussitôt un notable affaissement du ventre; toutefois, des pressions mécaniques sont utiles pour achever de vider l'intestin. Naturellement, l'anse où siégeait l'étranglement aura été examinée avec grand soin dans le but de se rendre compte des dangers qui pourraient exister de la perforer dans les manipulations. Mais cette opération, qui n'a, en somme, pour but que de diminuer la tension intra-intestinale, ne doit pas être regardée comme une menace pour la continuité des parois du tube digestif. Quand l'intestin a été suffisamment vidé, l'ouverture est refermée avec grand soin par une suture continue au catgut ou à la soie, ne comprenant, comme d'habitude, que la séreuse et les tuniques musculaire et sous-musculaire. Dans les opérations, où j'ai fait usage de ce procédé, j'ai employé une double suture continue, rebroussant simplement chemin avec le même fil dans la direction opposée. Tout épanchement intrapéritonéal doit être abstergé avec grand soin;

puis on termine de la même manière que pour toute autre ouverture du ventre.

L'évacuation et le drainage des liquides intestinaux demande un peu de temps, et, comme d'autre part une anesthésie prolongée est grosse de périls, je conseille de cesser le chloroforme pendant ce travail. Les temps douloureux de l'opération, — l'incision des parois, les manipulations du ventre et l'introduction des aiguilles — sont exécutés pendant que le patient est sous l'influence de l'anesthésique : ces temps ne demandent que quelques minutes ; puis on laisse l'opéré revenir à lui pendant que le chirurgien se met en devoir de passer aux temps moins douloureux, qu'il veuille faire la simple évacuation ou l'entérostomie. Il faudra au moins une demi-heure, probablement une heure ou même plus, pour arriver à vider complètement l'intestin. Le chirurgien s'assied sur une chaise sur le côté du lit ou de la table, tout en veillant à l'opération et l'activant. La portion d'intestin sortie hors de la plaie abdominale est recouverte de plusieurs doubles de serviettes-éponges, ne laissant à découvert que le point où l'aiguille à ponction a été enfoncée. Les liquides et les gaz s'échappent par saccades brusques en grandes quantités, qu'un long tuyau de caoutchouc dirige dans un bassin disposé à cet effet. Quand le ventre est affaissé, l'ouverture intestinale est refermée, l'intestin lavé et rentré, et les sutures de la paroi, déjà mises en place, sont nouées. Si on s'est décidé à maintenir ouverte l'ouverture faite à l'intestin, celui-ci est alors fixé dans la plaie de la manière que nous dirons en traitant de l'Entérotomie.

Réduction de l'obstacle. — Le procédé chirurgical de la levée de l'étranglement varie avec sa cause. Dans la plupart des obstructions pour lesquelles on pratique la cœliotomie, supprimer la cause, ce sera sectionner une bride, élargir un orifice et libérer une anse, détordre un volvulus ou désinvaginer une intussusception. Dans tous ces cas, il peut être sage, comme il a déjà été dit, d'inciser l'intestin et de le vider de son contenu. Mais de plus, parfois, il peut être nécessaire de réséquer un bout d'intestin gangrené ou malade, — entérectomie. Ailleurs il sera prudent de laisser une fistule intestinale, — entérostomie ou entérotomie. Ces dernières opérations et d'autres procédés spéciaux, qu'on combine avec elles, seront étudiés à part.

Voyons maintenant la manière particulière dont on se comportera à l'égard des diverses formes d'étranglements.

Dans le volvulus. — Démêler un volvulus de l'intestin grêle, surtout s'il résulte de l'entrelacement de deux anses, sera souvent matière à grandes difficultés. Le volvulus de l'S iliaque est encore plus difficile à débrouiller. Lors d'une autopsie, que j'ai pratiquée pour un volvulus du cæcum, je ne pus, avec une incision étendue de l'appendice xiphoïde au pubis, réussir à défaire la torsion. M. Trèves a eu, sur le vivant, la même aventure avec un volvulus de l'S iliaque et éprouvé beaucoup de difficultés à l'autopsie pour redresser l'intestin. Dans une autre opération, je suis arrivé à réduire un volvulus du cæcum et, au moyen de l'entérotomie, à sauver la vie de mon malade. Dans un second cas que j'ai opéré à Bristol Infirmary, je trouvai un volvulus de l'intestin grêle, mais ne pus le réduire avant d'avoir sorti toutes les anses hors de la cavité abdominale. L'intestin était tordu deux fois sur lui-même ; et, à peine détordu, il s'affaissa aussitôt pendant qu'il se vidait de son contenu par le bout inférieur. Au bout d'une semaine, de nouveaux symptômes de volvulus firent leur apparition ; je fis l'entérotomie sans chloroforme, et fixai l'intestin aux pièces du pansement entourant la plaie. Le malade actuellement porte une sonde à demeure dans l'ouverture ; celle-ci, reliée par un tube de caoutchouc à une bouteille qu'il garde dans la poche, laisse passer les gaz. Au bout d'un an ou environ, après rétraction de l'intestin dilaté, le malade se passera probablement de sa sonde qui cessera peu à peu de devenir nécessaire [1]. Le rapide ballonnement de l'intestin dans le volvulus, la précocité d'une péritonite intercurrente et les complications, qui fréquemment surgissent, suffisent à expliquer les difficultés de la réduction.

Abandonné à lui-même, le volvulus ne laisse aucun espoir et il faut tenter un vigoureux effort pour assurer le succès de l'opération. Aussitôt que s'impose à l'évidence l'impossibilité de venir à bout de la torsion, l'intestin distendu, tiré hors de la plaie, doit être ouvert au niveau du point culminant de l'anse et vidé de son contenu. Puis, il faut à nouveau tenter la

---

[1] Ce temps est échu (1891), je suis informé de l'arrivée de mon malade, mais je ne l'ai pas encore vu.

réduction. Si elle réussit, on suture la plaie intestinale et on referme le ventre. Sinon, on établit un anus contre nature au niveau de la première anse convenable au-dessus du volvulus. On a parlé de réséquer l'intestin intéressé, mais c'est à peine si on peut songer à cela, à moins que le volvulus ne soit petit, auquel cas la réduction aura moins chance d'échouer.

Dans l'étranglement par brides et à travers des orifices. — La levée de l'agent constricteur appartenant à cette classe n'est pas d'ordinaire chose bien difficile. Une adhérence péritonéale sera facilement sectionnée entre deux ligatures convenablement disposées. Celles-ci doivent être serrées aussi près que possible des points d'attache de la bride, qui, à l'avenir, pourrait devenir le point de départ de nouveaux dangers, si on la laissait d'une certaine longueur. Le même traitement doit être appliqué aux cordes épiploïques : on doit les lier tout proche de leur point d'origine et les couper court. Si, comme il arrive parfois, l'adhérence est fort épaisse, on peut la lier, par transfixion, en deux parties ; rarement, il y aura nécessité de lier chaque vaisseau à part. Parfois, c'est une seconde bride qui cause l'obstruction. Un bon nombre de cas ont été rapportés où un étranglement passé inaperçu avait été la raison déterminante de la mort.

Que nous ayons affaire à un diverticule de Meckel, nous devons nous assurer si nous sommes en présence d'intestin, ou de l'organe rudimentaire encore perméable qui va à l'ombilic, ou d'une bride inflammatoire. Une bride est traitée comme le sont les autres brides. Quand nous avons affaire à un tube perméable, nous pouvons, en nous guidant sur son volume, nous contenter de la section simple aussi bas que possible, ou bien nous avons à fermer un orifice au niveau de son adhérence à l'intestin : et, en ce dernier cas, nous nous comportons avec tout le soin que nous apporterions pour toute autre ouverture intestinale. Bien qu'il y ait un danger éloigné à laisser un diverticule, il peut y en avoir un bien plus grand et immédiat à enlever un appendice d'un certain volume, et sa résection entraîne la création d'un orifice de volume considérable. Aussi doit-on, pour le sectionner, choisir un point où on le trouve diminué de volume de façon sensible. La meilleure manière de fermer la plaie serait probablement de repousser en dedans

la muqueuse et de lier par dessus la couche fibreuse. Si l'ouverture semble être trop large pour être traitée de la sorte, on la
fermera par une suture de Lembert ou quelque autre procédé
plus propice. Dans une opération, où je rencontrai un diverticule perméable d'environ l'épaisseur d'une plume de corbeau,
je me contentai de la simple ligature et d'une désinfection soigneuse de la muqueuse.

Si l'appendice était l'agent constricteur, nous essayerions,
par la dissection des adhérences, de libérer l'intestin étranglé.
Si c'était impossible, nous inciserions l'appendice et ferions le
possible pour le fermer par une suture jetée sur la séreuse
après avoir rentré les tuniques internes à l'intérieur. Il ne faut
pas oublier que le mésentère (c'est ainsi qu'on l'appelle) de
l'appendice renferme parfois un vaisseau assez considérable.

La trompe de Fallope adhérente, en tant qu'agent d'étranglement, sera traitée comme une simple bride et sectionnée
en toute sûreté comme cette dernière; bien que, en certains
cas, il soit mieux de tenter et de limiter la division aux néo-
tissus inflammatoires.

Toujours, dans toutes les circonstances précédentes, il faudra examiner avec grand soin l'intestin avant de refermer le
ventre. S'il est très distendu, on l'incisera et on le videra jusqu'à une certaine distance du point étranglé ; s'il est gangréné
ou sur le point de se perforer, on réséquera la portion intéressée, de la manière que nous dirons.

Dans l'intussusception. — Quand on aura porté le diagnostic
d'intussusception, il aura fallu tout essayer : insufflation, irrigations et tous les moyens analogues, avant d'en arriver à l'ouverture du ventre. Il semble, en effet, d'après les recherches de
Trèves, qu'une guérison spontanée à la suite de l'élimination
d'une invagination gangrenée soit une terminaison fort rare ;
et une guérison, consécutive à un traitement quelconque non
opératoire, paraîtrait également bien moins fréquente qu'on ne
le suppose généralement. Faite hâtivement, la laparotomie pour
intussusception, n'impliquant rien de plus que la réduction de
la portion invaginée, doit être une des opérations abdominales
réussissant le mieux : retardée jusqu'après formation des adhérences et invagination d'une grande portion d'intestin, la cœliotomie peut parfaitement échouer dans la réduction de l'invagi-

nation. Sur 51 opérations rassemblées par Braun, les tentatives de réduction furent suivies de succès 26 fois et échouèrent 25 fois ; et, sur les 26 premières, il y eut 16 morts consécutives. Il ne faudrait pas différer l'intervention au-delà du second jour. Aux autopsies, on s'assurera que l'intestin cède d'ordinaire, plutôt que de laisser échapper la portion invaginée. J'ai échoué dans la réduction opératoire d'une très grosse invagination datant de trois jours, chez un enfant d'un an.

Pour la réduction, il faut saisir la portion pénétrante aussi près que possible du collet, et fixer l'intestin pénétré juste au-delà du sommet de la portion invaginée ; les tractions s'accompagnent de légères frictions et massage. Saisir l'extrémité de la portion invaginante au niveau du collet, ce serait repousser celle-ci à l'intérieur d'elle-même, et comprimer la portion invaginée, par conséquent augmenter les difficultés de la réduction. L'anse réduite doit être examinée avec le plus grand soin, pour s'assurer qu'il n'existe à son niveau ni déchirure, ni gangrène.

S'il y a impossibilité de réduire l'invagination, il reste trois partis à prendre : 1° la résection de tout le boudin, suivi de la suture bout à bout des intestins divisés ; 2° la résection et l'établissement d'un anus contre nature ; 3° l'établissement d'un anus contre nature sans résection. Un quatrième a été conseillé : ce serait d'établir une anastomose entre deux portions d'intestin, siégeant l'une au-dessus et l'autre au-dessous de l'invagination. Le premier procédé ne peut être suivi que lorsque l'intussusception est relativement petite, n'intéressant pas plus de 3 à 4 pieds (90 à 120 centimètres) d'intestin ; le second, préférable en général au premier, voit également ses applications limitées ; on peut avoir recours au troisième, comme à une dernière planche de salut, alors que ne sont plus possibles ni résection ni réduction. Le quatrième, qui laisse de côté l'invagination et consiste dans l'anastomose de deux anses intestinales, l'une au-dessus et l'autre au-dessous de l'obstacle, sera grandement facilité par l'emploi des plaques d'os décalcifiées de Senn ou de quelque autre artifice analogue. Chez un enfant que j'opérai et qui présentait une invagination de toute une moitié de l'intestin grêle dans le côlon, à tel point qu'on pouvait la constater par l'anus, il ne pouvait, naturellement, être question de résection. Je fis un anus artificiel au-dessus de l'invagination et fixai l'intestin avec des pinces à forcipressure pour mettre obstacle à la hernie d'une plus grande portion du canal digestif entre les lèvres de la plaie. C'eût été peut-être mieux de diviser complètement l'intestin, tout contre le bout inférieur, et d'abandonner ce dernier à son sort avec son invagination, tandis que j'aurais amené le bout supérieur dans la plaie pour en former un anus contre nature. Une telle manière de faire ne serait, naturellement, à conseiller qu'en cas d'invagination siégeant fort bas. Le pronostic, après semblable intervention, doit toujours être très réservé : tout plaide en faveur de l'opération précoce.

Le professeur Braun, d'Iéna [1], a classé 63 opérations faites pour invagination. La désinvagination fut tentée 51 fois : avec 11 guérisons et 40 morts, chez 30 enfants et 21 adultes. — 10 entérectomies furent toutes suivies de mort. Après échec de la désinvagination, la résection fut pratiquée 12 fois sans un seul succès ; l'entérotomie 9 fois, également sans succès. Rosenthal [2] a enregistré depuis lors un succès dans une entérectomie faite pour une invagination chronique chez une femme âgée de trente-cinq ans; et Braun et Brans, chacun un également.

Toutefois, c'est encore la désinvagination qui semble donner le plus de chances de guérison radicale; mais il faut la tenter de très bonne heure.

L'invagination rectale peut être traitée localement sans qu'il soit besoin d'ouvrir le ventre. Barker [3] a réussi dans une résection d'adénome épithéliomateux invaginé du rectum ; il avait fait le rapprochement et la suture des parois intestinales sectionnées. Verneuil et Hulenkamp [4] ont antérieurement fait la même opération.

En cas de corps étrangers. — Une fois le ventre ouvert, il est parfois possible de faire cheminer les corps étrangers dans l'intestin, de telle sorte qu'il devient inutile d'ouvrir le tube digestif. Si on ne peut y arriver, il faut ouvrir l'intestin et extraire l'objet. Dans le cas où l'anse, qui l'enveloppe, paraît n'être que légèrement congestionnée, on peut l'ouvrir immédiatement à

[1] *Archiv f. Chir.*, Bd. XXXIII, Hft. 2.
[2] *Berl. Klin. Woch*, 13 octobre 1890.
[3] *Lancet*, 14 mai 1878.
[4] *Intern. Journ. med. Sc.*, octobre 1887, p. 529.

ce niveau et extraire le corps étranger avec la plus grande facilité. Si l'anse est enflammée, comme ce sera d'ordinaire le cas, il sera sage de n'ouvrir l'intestin qu'un peu au-dessus du siège de l'obstruction dans une portion dilatée et saine. L'ouverture devra être de dimensions suffisantes pour permettre l'extraction du corps étranger sans aucune déchirure. De préférence, on incisera suivant l'axe de l'intestin, le long de son bord libre. Si le corps étranger ne peut être facilement poussé jusqu'à l'ouverture, on abaissera celle-ci jusqu'à lui. Parfois on a avantage à pétrir et comprimer le corps étranger avant d'en tenter l'extraction. On permet ou on ne permet pas, selon qu'on le juge préférable, l'expulsion du contenu intestinal avant d'avoir extrait la cause de l'obstruction. Pendant les diverses manœuvres, on prendra grand soin de prévenir tout écoulement de matières fécales dans le ventre. Au cas où l'intestin serait sérieusement enflammé ou ulcéré, ou menacerait de se gangréner, il faudrait agiter la question de la résection.

ENTÉROTOMIE

On donne le nom d'entérotomie à l'opération qui consiste, après incision préalable du ventre, à ouvrir l'intestin pour permettre l'évacuation de son contenu. La meilleure dénomination serait évidemment entérostomie, mais l'usage a consacré l'emploi du premier.

L'entérotomie, pratiquée pour la première fois par Nélaton sur un malade de Trousseau, et souvent appelée opération de Nélaton, est à juste titre regardée comme une intervention peu désirable, qu'on est obligé de faire en place d'autres et de meilleures. Nélaton la préconisa comme mode de traitement des obstructions intestinales datant de six à huit jours, s'accompagnant de distension abdominale énorme et de vomissements fécaloïdes. D'autres chirurgiens l'ont faite également suivant les indications de Nélaton, et avec des résultats satisfaisants, — autant, du moins, qu'on ne considère que les résultats immédiats. Puisqu'elle ne s'attaque pas à la cause du mal et n'est, en conséquence, qu'un palliatif, on ne doit jamais la faire sauf dans le cas où d'autres interventions, et plus radicales, sont inutiles. On ne doit également jamais la pratiquer à moins d'être absolument certain du siège de l'obstruction, soit sur les dernières portions de l'intestin grêle, soit sur le parcours du gros intestin en un point inaccessible à la colotomie.

L'opération est fort simple. L'incision est faite dans la région iliaque ou inguinale droite, parallèlement à et un peu au-dessus du ligament de Poupart, entre l'épine iliaque antéro-supérieure et l'artère épigastrique. Inutile de la faire longue : 4 à 5 ou 7 centimètres, suivant l'épaisseur des parois, c'est tout ce qu'il faut. On attire dans la plaie l'anse distendue la plus voisine, c'est d'ordinaire quelque portion de la fin de l'iléon, et on l'y fixe par quelques points de suture. S'il n'y a pas urgence, il n'est pas nécessaire d'ouvrir l'intestin de suite, mais on attend deux à trois jours jusqu'à formation d'adhérences. Il ne faut pas oublier, en cas d'écoulement de matières fécales, que celles-ci peuvent pénétrer dans le péritoine ; et puisqu'un délai apporté à l'ouverture, ne fût-il que de quelques heures, peut assurer la formation d'un exsudat plastique suffisant pour l'occlusion complète de la cavité abdominale, autant que cela est possible il est toujours avantageux de différer cette ouverture. Si on se décide à ne pas ouvrir l'intestin de suite, on se contentera de le fixer au moyen de deux aiguilles à bec-de-lièvre, ou de deux fils de soie ou d'argent. Quelques-uns prétendent qu'en abandonnant simplement l'intestin dans la plaie on a la certitude que des adhérences se formeront très vite, même si on ne fait aucune suture. Si, au contraire. on prend le parti d'ouvrir l'intestin sur l'heure, il faut, avant de pratiquer l'ouverture, s'assurer d'une coaptation très exacte entre les lèvres de la plaie et les parois intestinales. Nous avons dans ce cas des mouvements abdominaux plus étendus que dans la colotomie et une ouverture de la séreuse péritonéale, en sorte qu'il faut craindre beaucoup l'infection par les matières fécales. Deux fils d'argent, suffisamment gros pour ne pas couper, sont d'ordinaire le meilleur moyen de maintenir en place l'intestin ; mais il faut appliquer en plus deux ou quatre fils de soie. Peu importe comme la juxtaposition est obtenue, pourvu qu'elle soit exacte et solide. Deux fois, j'ai parfait l'union par l'application d'une suture comprenant la peau, le péritoine et les couches externes de l'intestin. Deux autres fois, l'intestin fut simplement fixé dans la plaie au moyen de fils de soie attachés au strapping disposé sur les parois.

En quelques jours, la plaie abdominale sera probablement guérie et la fistule stercorale établie. Plus tard, selon la nature de l'affection, nous verrons si nous devons essayer la cure de cet anus artificiel. En cas de cancer inopérable, qui est l'indication principale de l'entérotomie, il ne faut pas songer à une opération ultérieure. Quand on aura pratiqué l'entérotomie pour une accumulation de matières fécales, la question se posera de fermer la fistule aussi vite que disparaîtra la tendance à cette accumulation. Dans quelques cas où l'entérotomie n'est faite que pour remédier à des symptômes d'urgence excessive, alors que le diagnostic est inexact ou un traitement plus radical impossible, l'apaisement des désordres aigus du tube digestif et de nouveaux renseignements sur la nature de l'affection peuvent donner, par la suite, l'idée de fermer la fistule. Toutefois, le plus souvent, il persiste un anus artificiel, qui prolonge la vie, apporte un soulagement au patient, mais ne guérit pas son mal. Le Dr Malins [1] a, par deux fois, pratiqué une laparo-entérotomie pour obstruction causée par des adhérences pelviennes qu'il ne put complètement détruire; et, chaque fois, le malade guérit, avec une fistule stercorale.

Quand on a fait l'incision primitive sur la ligne médiane, et qu'après exploration, on ne peut trouver la cause de l'obstacle ou en venir à bout, alors l'entérotomie doit être faite à ce niveau. En fait, ce sera comme dernière ressource, après échec des autres modes de traitement, qu'on aura surtout l'occasion de pratiquer l'entérotomie sur la ligne médiane. En ce cas, on fera une suture continue, très soignée, comprenant la peau, et on ouvrira de suite l'intestin. Si les parois ne sont pas trop épaisses, on pourra attirer au dehors le péritoine pariétal et le fixer aux lèvres de la plaie. Dans une entérotomie heureuse que j'ai faite, j'ai eu l'idée de fixer dans l'ouverture intestinale un drain qui maintenait une juxtaposition parfaite des surfaces de réunion et contribuait à empêcher toute souillure par les matières fécales.

Comme traitement de mauvais cas d'obstruction intestinale de longue durée, j'ai conseillé fortement l'entérotomie sous anes-

---

[1] *Brit. med. journ.*, février 1883, p. 381.

thésie locale au moyen d'injections sous-cutanées de cocaïne faites au niveau de l'incision. Ainsi comprise ce n'est qu'une opération temporaire ou préliminaire, ayant pour but de parer à la mort, alors que le malade ne peut endurer l'intervention radicale que nécessiterait la levée de l'obstacle, et de permettre au patient de recouvrer suffisamment de forces pour pouvoir subir une opération plus importante. Comme le but principal de toute opération chirurgicale est de sauver la vie du malade, on doit subordonner toutes les autres considérations à la première. Très souvent une opération prolongée ou scientifiquement complète, pratiquée sous chloroforme, serait la mort presque assurée; en ce cas, une intervention, qui ne demande pas plus de cinq minutes entre des mains habiles et n'exige pas l'emploi des anesthésiques, peut sauver la vie du patient.

COLOTOMIE

Par colotomie on entend l'établissement d'une fistule sur le trajet du côlon, ascendant ou descendant, au moyen d'une ouverture pratiquée sur cette portion du gros intestin qui, non recouverte de séreuse, est en contact direct avec la paroi abdominale.

Historique. — Ce fut Littre[1] qui, le premier, en 1710, proposa la colotomie. Son procédé consistait dans l'ouverture de l'S iliaque par une incision traversant la paroi abdominale au niveau de la région inguinale gauche. L'auteur avait en vue l'imperforation de l'anus chez l'enfant. Il n'est pas probable que Littre ait jamais pratiqué cette opération; et son idée était tombée dans l'oubli, lorsque Pillore, de Rouen, en 1776, intervint, mais suivant un procédé tout différent. Il ouvrit le cæcum par une incision faite à la paroi dans la région inguinale droite. Vingt ans plus tard, Callisen préconisa une opération qui permettait l'ouverture du côlon sans pénétrer dans la cavité péritonéale. Il songea, par une incision verticale tracée dans la région lombaire gauche, à mettre à découvert l'intestin en ce point où le péritoine ne le recouvre pas. Cet auteur

---

[1] *Mém. Ac. sc. Paris*, vol. X, p. 36.

n'essaya point cette opération sur le cadavre, et il ne la tenta pas davantage sur le vivant. Fine, de Genève, en 1797, ouvrit le côlon transverse en pénétrant par une incision faite dans la région ombilicale. Amussat, soignant le fameux Broussais d'un cancer du rectum, fut amené à réfléchir beaucoup à la manière dont il devait se conduire et fit l'opération véritablement rétropéritonéale. Il intervint du côté droit par une incision transversale. Dans les deux années qui suivirent, il pratiqua six de ces opérations avec cinq succès. En 1842, Ashmead, de Philadelphie[1], ignorant qu'elle avait été mise en avant par Callisen, pratiqua une colotomie lombaire par une incision verticale faite à gauche.

L'opération, telle qu'elle est faite actuellement, est une combinaison des procédés de Callisen et d'Amussat. Elle tient du procédé de Callisen le siège à gauche ; et de celui d'Amussat, l'incision transversale ou oblique. L'incision oblique, que Bryant[2] le premier a conseillée, est celle qui est maintenant adoptée par la plupart des chirurgiens.

INDICATIONS OPÉRATOIRES

On peut pratiquer la colotomie pour tout obstacle au passage des fèces par le côlon, ou dans toute circonstance où il est sage de mettre l'intestin au repos. L'obstruction peut être le résultat de causes diverses, telles que : cancer du rectum, de l'S iliaque ou de toute autre partie du côlon ; tumeur du péritoine ou d'un organe abdominal quelconque venant comprimer l'intestin ; volvulus de l'S iliaque, ou du cæcum et du côlon ascendant ; accumulation de matières fécales et collections de corps étrangers non justiciables d'autres procédés. Elle serait encore de mise pour des ulcérations intestinales rebelles, quelle que fût leur cause, quand nous avons quelque raison de croire que l'irritation due à la présence des matières fécales et les contractions des parois intestinales contribuent à entretenir la maladie ; elle serait également indiquée dans le cas de dilatation extrême avec atonie du côlon, donnant naissance à de fréquentes attaques d'obstruction.

[1] *Trans. Coll. Phys. Phila.*, vol. I, p. 99, 1842.
[2] *Trans. Med. — Chir. Soc.*, vol. XXXV, p. 99.

On examinera cette opération sous trois points. de vue :
1° comme moyen curatif ; 2° comme moyen de détourner pendant quelque temps la mort suspendue sur la tête du malade ;
3° comme moyen destiné, en l'absence d'un péril menaçant
immédiatement la vie, à augmenter le bien-être et à prolonger
l'existence.

Comme *moyen curatif*, la colotomie peut être pratiquée pour
l'ulcération rectale, simple ou spécifique, lorsque tous les autres
traitements ont échoué ; dans la surdistension, avec atonie, du
côlon ; dans le volvulus de l'S iliaque, et dans la fistule recto-
vésicale.

L'ulcération rectale peut être entretenue ou même aggravée
par l'irritation due au passage des matières et par les contractions spasmodiques d'un intestin hyperesthésié. Si l'on fait un
anus contre nature au-dessus de l'ulcération, l'intestin est ainsi
mis au repos et les matières n'arrivent plus au contact de la
muqueuse. Le plus souvent, il suffira de faire la colotomie à
gauche ; mais, si nous craignons que l'ulcération ne s'étende
plus haut que l'S iliaque, il vaudra mieux faire l'opération à
droite.

Pour les surdistensions du côlon avec atonie des parois,
quand, en dépit de purgations énergiques et de lavements répétés, il y a accumulation de fèces et que souvent apparaissent
des signes d'obstruction, alors la colotomie droite se trouve
indiquée. Qu'on donne issue aux matières à l'origine du côlon,
l'intestin est maintenu à l'état de vacuité et peut ainsi se contracter et recouvrer sa tonicité. De tube flasque qu'il était, n'ayant
plus aucune puissance contractile spontanée et se laissant distendre presque à l'infini, après quelques semaines de repos et
d'absence de surdistension, il retrouvera toute sa contractilité.

Quand il s'agit d'un volvulus de l'S iliaque, Bryant conseille
la colotomie comme traitement. Il y a beaucoup à dire en faveur
de la colotomie dirigée contre cette affection. Comparée à la
laparotomie, théoriquement elle est loin d'être aussi parfaite ;
mais nous avons déjà vu qu'en pratique la laparotomie pour
volvulus n'est pas suivie de succès sous tous rapports et que
probablement elle se terminera par l'établissement d'un anus
contre nature. Tous les avantages qui résultent de l'opération
rétropéritonéale plaident en faveur de la colotomie : moindre
gravité probable de l'opération elle-même ; écartement du

péril de laisser les matières fécales faire irruption dans le ventre, péril qui, avec les énormes collections qu'on rencontre d'ordinaire alors, doit être des plus considérables ; enfin, plus grande facilité pour opérer. Mais une ligne de conduite ne doit être arrêtée qu'en se basant sur les considérations particulières à chaque cas.

Dans les fistules recto-vésicales qui durent depuis un certain temps la colotomie donne les seules chances de guérison quand celle-ci est impossible par la résection. Si les matières sortent par l'orifice fait au côlon, elles ne parcourent pas plus longtemps la fistule, le rectum s'affaisse et la fistule se ferme spontanément. La présence d'une cystite grave, la fréquence de crises de rétention d'urine, l'état du malade, et diverses autres circonstances viendront, selon les cas, soit encourager, soit restreindre l'opportunité de cette opération.

Comme *moyen de parer à une mort imminente*, la colotomie est faite dans tous les cas d'obstruction du côlon, quelle qu'en soit la nature. Le cancer du rectum, telle est la cause la plus fréquente de cette obstruction. Il faut que dans toutes l'état du malade justifie l'intervention. Si la fin du patient se trouve, de manière évidente, si proche que la levée de l'obstacle ne puisse prolonger la vie de plus d'une semaine ou deux, il est plus sage de laisser à la nature le soin d'accomplir son œuvre. L'alternative entre une mort due à l'étranglement lui-même et une mort par cachexie, qu'on ne fera que retarder au prix de toutes les impressions morales et physiques d'une sérieuse opération, n'est après tout que le choix entre deux maux qui se valent presque. Mais, quand l'obstruction n'en est encore qu'à ses débuts, alors que le malade n'est guère affaibli et que le résultat heureux de l'opération promet non seulement de détourner la mort par obstruction, mais même de prolonger la vie et une vie plus confortable, en ce cas l'opération se trouve clairement indiquée.

Les indications, que fournissent d'autres formes d'obstruction déterminées par des tumeurs non opérables — que celles-ci occupent les parois de l'intestin lui-même, ou les envahissent, ou les compriment simplement par le dehors, — ces indications, dis-je, sont en tous points semblables à celles fournies par le cancer du rectum.

Nous avons déjà dit qu'il ne faut jamais faire une opération qui ne vise pas la guérison de l'affection et mette le patient dans

un état qui « doit évidemment en faire un objet de dégoût
pour lui-même et d'aversion pour son entourage ». Les résultats inévitables de l'opération en question ne sont pas nécessairement répugnants ; et, faite convenablement, elle n'entraîne
que quelques petits désagréments. J'ai opéré une dame pour
un cancer du rectum, et celle-ci, pendant des mois, put non
seulement dîner à table, mais encore assister à des dîners
(Dinner parties). Et, même le résultat fût-il répugnant et les
souffrance du malade telles qu'il préférât la mort, notre devoir
serait encore, d'accord en cela avec les règles de haute morale,
de faire tout ce qui serait en notre pouvoir pour l'encourager et
l'aider à vivre.

Comme *moyen palliatif dans les affections malignes* qui ne
donnent pas lieu à des symptômes d'obstruction, et où on ne
la fait que dans le but de combattre l'irritation produite par le
passage des fèces, ou d'éloigner de la tumeur elle-même cette
source d'aggravation, la colotomie est plus sujette à discussion.
Rien de plus incertain que la marche ultérieure des affections
contre lesquelles cette opération a été dirigée dans de semblables conditions. C'est ainsi que j'ai opéré un malade qui ne
présentait aucun signe d'obstruction et à qui on avait fait
espérer, selon toutes probabilités, et une prolongation de la vie
et un sort moins pénible : il mourut subitement d'une hémorragie de la tumeur. Chez un autre malade de faible constitution et porteur d'une énorme tumeur j'obtins une prolongation
de vie de plus d'un an et mon malade mourut de propagation
du néoplasme au péritoine. On a, par contre, cité des observations où des améliorations positives se sont produites et ont
persisté pendant quelque temps, sans qu'on fût intervenu le
moins du monde.

Les statistiques ne nous sont d'aucun secours pour nous
former une opinion sur la durée de la vie dans ces conditions,
après ou sans opération. Pour moi il est fort douteux que les
chirurgiens se fassent une règle de suivre le conseil hardi de
Bryant: opérer aussitôt qu'on a diagnostiqué une affection
maligne. Et il serait possible d'apporter de nombreux arguments à l'appui de leur pratique ; — en tous cas, on ne peut la
blâmer sans réserve. C'est d'ailleurs au patient de décider ; et,
d'après mon expérience, sa décision ira d'ordinaire contre l'o-
pération.

Vis-à-vis de l'*imperforation de l'anus*, la colotomie occupe
une position toute particulière. Son but est ici d'écarter la
mort, mais on peut ou non la considérer comme traitement
curatif de l'affection. Souvent elle n'est que le premier temps
du traitement curatif. Chez tout enfant qui naît avec un anus
imperforé, on essaie d'abord une opération locale ; celle-ci
vient-elle à échouer, on a recours à la colotomie, quelle que
soit la méthode employée, afin d'écarter la mort ; et plus tard
on pourra tenter de faire déverser l'intestin par l'anus.

Mortalité. Valeur. Choix de la méthode. — Les statistiques les
plus complètes et les plus soigneusement élaborées, qu'on ait
publiées jusqu'aujourd'hui à propos de la colotomie, sont celles
qu'a réunies le Dr W.-R. Batt[1]. Il relate 351 opérations ;
avec 215 (62 0/0) guérisons et 132 (38 0/0) morts. Le résultat est
inconnu pour quatre. La mortalité des diverses méthodes a été :

	Opérations	Guérisons	Morts	Inconnues
1° Méthode d'Amussat.	244	165 (68 °/₀)	77 (31,6 °/₀)	2
2° — de Littre..	82	38 (47 °/₀)	43 (53,1 °/₀)	1
3° — de Callisen	10	2	7	1
4° Incision sur la ligne blanche..........	4	4	—	—

Ces résultats concordent d'une manière remarquable avec
ceux qu'on trouve dans une autre statistique importante, celle
de Van Erckelens[2]. Cet auteur a rassemblé 262 colotomies avec
151 guérisons et 109 morts.

	Opérations	Guérisons	Morts
Méthode d'Amussat...	165	102 (62 °/₀)	63 (38 °/₀)
— de Littre....	84	45 (53 °/₀)	39 (46,4 °/₀)

Si ces statistiques sont dignes de confiance, elles sembleraient
démontrer une amélioration dans la mortalité de presque
10 pour 100 dans les cinq années qui ont précédé 1884.

Le Mémoire du Dr Batt renferme nombre de faits intéressants et de grande importance que je ne puis relater ici. La

---

[1] *Amer. Journ. of. Med. Sc.*, oct. 1884.
[2] *Langenbeck's Archiv.*, 1879, p. 41.

mortalité de toutes les opérations, faites pour affections malignes, a atteint un peu plus de 30 pour 100. La méthode d'Amussat a donné une mortalité d'à peine 25 pour 100; et celle de Littre, de 45 pour 100. S'il est exact de raisonner d'après les résultats donnés par ces opérations qui datent déjà, elles nous donnent 20 pour 100 de plus de probabilité de réussite en faveur de la colotomie rétropéritonéale. Sur les 52 opérés pour imperforation de l'anus, plus de la moitié sont morts ; et les deux méthodes se sont partagé les guérisons à peu près également. Des 20 opérations faites pour fistule, toutes guérirent, sauf deux. Sur les 40 opérés pour obstruction, il y eut moitié de morts ; les meilleurs résultats furent donnés par la méthode d'Amussat. Sur les 72 opérés pour rétrécissements, 43 pour 100 succombèrent; et les meilleurs résultats furent également fournis par la méthode d'Amussat.

Quant aux opérés qui se rétablirent à la suite de l'intervention pratiquée pour une affection maligne, 12 moururent dans les six mois ; 15 entre le sixième et le douzième mois ; 10 entre la première et la deuxième année ; 8 entre la deuxième et la troisième année, et un seul après quatre ans et demi.

On voit par ces chiffres qu'en toute circonstance, favorable ou autre, la colotomie n'est pas une opération très meurtrière. Les seules statistiques ne peuvent, cependant, donner une idée exacte de la mortalité. De nombreuses opérations sont pratiquées *in extremis ;* et, dans ces conditions, elles figurent comme échecs, alors même que le patient survit encore une semaine ou deux dans un bien-être relatif. C'est surcharger injustement la mortalité que de ranger ces cas à côté d'autres pour lesquels l'opération est pratiquée quand le patient se trouve encore dans d'excellentes conditions. Les conditions dans lesquelles se fait cette opération sont tellement variables et même dissemblables que la comparaison des chiffres revêt une importance bien minime, sauf comme moyen de comparaison des divers procédés.

Les chiffres font nettement pencher la balance en faveur de la méthode d'Amussat, — ou plutôt en faveur de la modification moderne qui porte son nom. La méthode d'Amussat, telle qu'elle est comprise à l'heure actuelle, est une colotomie rétropéritonéale, faite au moyen d'une incision oblique menée entre les côtes et la crête iliaque. C'est un procédé mixte, combiné de ceux d'Amussat, de Callisen et de Bryant. Quand on a le choix, c'est cette méthode qu'il faut préférer, comme offrant le plus de chances de succès.

Dans le cas d'imperforation de l'anus, la méthode en faveur est celle de Littre, qui consiste à diviser la paroi abdominale gauche au niveau de la région inguinale et à pénétrer ainsi dans la cavité péritonéale. En même temps que l'anus imperforé coexistent fréquemment d'autres malformations qui rendraient impossible la colotomie par la voie rétropéritonéale. Il est vrai de dire que, pour se donner toutes les chances de succès dans cette colotomie, l'incision médiane serait encore probablement la meilleure voie. Il est ainsi possible d'attirer jusqu'à la ligne médiane une anse dilatée, que celle-ci repose dans le flanc gauche ou dans le flanc droit ; si le côlon descendant existe, on l'ouvre ; s'il n'existe pas, c'est le côlon ascendant qu'on va ouvrir ; et si, comme il arrive parfois, un rectum distendu occupe la ligne médiane, les avantages de l'incision médiane sautent aux yeux. Souvent, grâce à la percussion et à la palpation, nous arriverons à être fixés sur la situation de l'intestin.

Puisque les dénominations affectées aux divers procédés, consistant à les appeler du nom de chacun des chirurgiens qui les a mis en avant, ont déjà perdu leur signification et amené de nombreuses confusions, il serait mieux de donner à la méthode rétropéritonéale le nom de colotomie lombaire ; et celui de cœlio-colotomie aux divers procédés dans lesquels on pénètre dans la cavité abdominale.

PROCÉDÉ DE LA COLOTOMIE LOMBAIRE

Par colotomie lombaire on entend une ouverture faite au côlon, ascendant ou descendant, de l'un ou de l'autre côté du corps, au niveau de cet espace où le côlon n'est pas recouvert par la séreuse et où il est relié à la paroi abdominale par du tissu cellulaire. L'ouverture est pratiquée au fond d'une incision faite dans la région lombaire, — c'est-à-dire dans cet espace limité en haut par la dernière côte, en bas par la crête iliaque, en avant par la ligne verticale qui relie le milieu de la crête iliaque à la dernière côte, en arrière par le groupe des muscles lombaires. Divisant cet espace verticalement se trouve le bord du carré des lombes et du fascia transversalis. Au fond repose le côlon, se superposant au rein dans sa partie supérieure, en contact direct avec la paroi abdominale dans sa partie inférieure, et rattaché à celle-ci par du tissu cellulaire lâche. (Voir Fig. 61, 8 et 18.) L'étendue de la surface de contact varie avec le degré de distension de l'intestin. Quand le côlon se dilate, il glisse sous le péritoine, l'écartant sur les côtés, de telle sorte que la surface de contact s'élargit considérablement. L'intestin

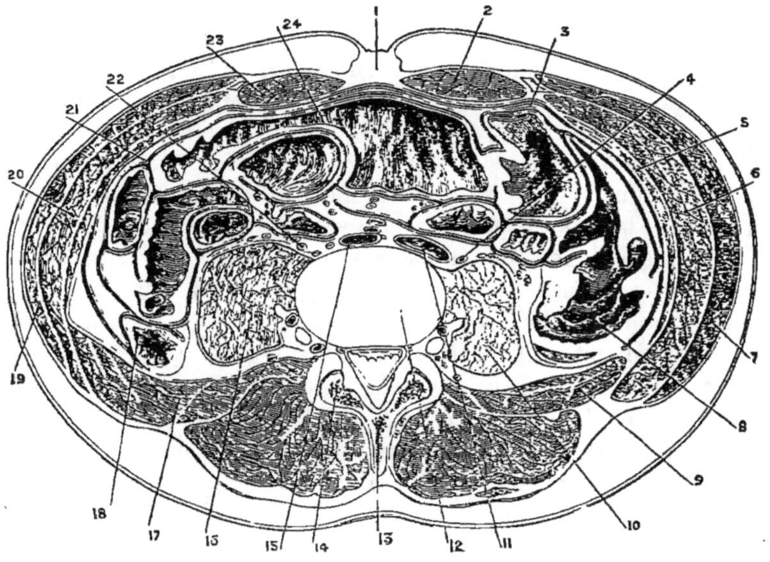

Fig. 61 (d'après Braune).

Coupe transversale, au niveau de l'ombilic, destinée à montrer les parties intéressées dans la colotomie.

1. Ombilic. — 2. Muscle droit. — 3. Grand épiploon. — 4. Uretère. — 5. Muscle transverse. — 6. Oblique interne. — 7. Oblique externe. — 8. Côlon ascendant. — 9. Carré des lombes. — 10. Psoas. — 11. Veine cave inférieure. — 12. Cartilage séparant les 3e et 4e vertèbres lombaires. — 13. Apophyse épineuse de la 4e lombaire. — 14. Lames de la 3e vertèbre lombaire. — 15. Aorte descendante. — 16. Psoas. — 17. Carré des lombes. — 18. Côlon descendant. — 19. Oblique externe. — 20. Oblique interne. — 21. Epiploon. — 22. Uretère. — 23. Rectum. — 24. Côlon transverse.

vient-il au contraire à se contracter, le péritoine le suit plus ou moins complètement dans ce retrait, et cela en rapport avec la longueur du mésentère. Il est toujours possible de séparer les feuillets péritonéaux affaissés, même alors que l'intestin est vide, et, de la sorte, d'atteindre le côlon sans pénétrer dans le péritoine. Il faut noter que, d'après les recherches de Trèves, il y a plus de probabilités de trouver un mésentère à gauche qu'à droite.

Le meilleur point de repère quant au siège du côlon est celui indiqué par Allingham, d'après le résultat de nombreuses dissections. On trouvera le gros intestin exactement sous un point marqué à la peau à environ 12 millimètres en arrière du milieu de la crête iliaque, mesurée d'une épine iliaque antéro-supérieure à l'épine postéro-supérieure. On a conseillé de marquer à l'encre la peau en ce point. Mais, en réalité, les muscles une fois divisés, c'est l'index qui devient le meilleur guide.

L'incision oblique de Bryant est la meilleure. Son plus grand avantage est de donner pour une même longueur un champ plus vaste que les autres incisions. En outre, elle possède encore comme avantage sur les autres procédés de nécessiter la division d'un plus petit nombre de nerfs et de vaisseaux ; enfin, elle facilite la réunion parce qu'elle suit un interstice naturel ; et prévient le prolapsus de l'intestin parce qu'elle est presque perpendiculaire à l'axe de celui-ci. Chez les malades maigres, et particulièrement chez la femme, dont les crêtes iliaques sont plus proéminentes que celles de l'homme, il y a tendance au recroquevillement de la lèvre supérieure de la plaie et à la projection au dehors de la lèvre inférieure. On obviera à cet inconvénient en affrontant soigneusement les parties et en ne commençant pas le tracé de l'incision trop près de l'os iliaque.

Le patient est couché sur le côté, ou presque en demi-pronation ; un oreiller dur et rond est disposé sous le flanc opposé de manière à écarter la dernière côte de l'os iliaque autant que possible, et à mettre en saillie le champ opératoire. Le centre de l'incision occupera le point indiqué, — un peu en arrière du milieu de la crête iliaque ; sa longueur variera avec l'état de maigreur ou d'obésité de l'opéré. 10 à 12 centimètres, telle est la longueur qu'on conseille d'ordinaire ; mais c'est trop. Sur un sujet maigre, 5 centimètres sont également suffisants ; et, sur une malade très grasse, j'ai obtenu avec 75 millimètres un champ opératoire bien assez étendu. Le plus commode est que le centre de l'incision se trouve un peu en arrière du point marqué comme siège probable de l'intestin. L'incision commence à environ 25 millimètres en avant et au-dessous de ce point et se dirige obliquement en haut et en arrière vers l'angle formé par la colonne vertébrale et la dernière côte, dans une étendue variable pour chaque cas. Les divers tissus sont successivement divisés au bistouri ou avec les ciseaux, en même temps que des pinces sont disposées sur les points qui donnent. Les couches incisées après la peau et le fascia superficialis sont : quelques fibres du grand dorsal, les faisceaux postérieurs de l'oblique externe, l'oblique interne et l'aponévrose lombaire. Le bord antérieur du carré des lombes est alors mis à nu et divisé ou non, selon qu'on le juge convenable. Les faisceaux du transverse sont souvent séparables sans qu'il soit besoin de les diviser. Après incision de l'aponévrose du transverse, la graisse sous-jacente au côlon vient faire saillie dans la plaie. Chacune de ces couches est successivement divisée dans toute l'étendue de l'incision cutanée.

La graisse sous-péritonéale est, en général, fort abondante. Souvent on la trouve nettement stratifiée, à couches bien séparées par des feuillets aponévrotiques. J'ai vu plus d'une fois prendre ces feuillets pour l'intestin et agir en conséquence à leur égard. En effet, dans le doute, quand on est incertain si on a affaire à l'intestin ou à un repli aponévrotique, il faut se conduire comme si on avait affaire à l'intestin. L'erreur est ainsi sans conséquence. Les lobules graisseux sont écartés avec les doigts, et on a recours le moins possible aux instruments coupants. Si la graisse est très abondante, on peut la réséquer pour se donner du jour.

On a donné divers moyens de s'assurer si on avait affaire à l'intestin : tels son immobilité et la présence de bandelettes sur son parcours ; ce seraient là d'utiles points de repère si le péritoine était ouvert. Pour s'assurer qu'on a bien affaire à l'intestin, on introduit dans la plaie, pour en écarter les bords, l'index et le pouce ou les deux premiers doigts. Pour peu que l'intestin soit distendu, il viendra de lui-même bomber à l'extérieur et on le saisira sans hésitation. S'il est affaissé, on va à sa recherche plus profondément dans la plaie, en maintenant bien en arrière et écartant fortement les tissus sous-jacents. Si les deux doigts parviennent à repousser le péritoine, on peut aller saisir le côlon entre ses feuillets. L'existence de matières fécales dures à l'intérieur de l'intestin, voilà un point de repère infaillible. Le chirurgien doit s'être familiarisé, à la salle d'autopsie, avec la sensation que donne le côlon lorsqu'on le pince entre les doigts au fond d'une incision lombaire ; et il faut plus se fier aux sensations ainsi acquises qu'à tout autre point de repère ou à toute autre association de signes.

Ce n'est que rarement [1], par suite d'une anomalie congénitale, qu'on n'a pas trouvé de côlon. Ailleurs, on a ouvert l'intestin grêle aux lieu et place du côlon. Nous savons par Ball [2], de Dublin, qu'un des chirurgiens, encore en vie, ayant le plus l'expérience de la colotomie, a reconnu en toute simplicité avoir ouvert le duodénum du côté droit, alors qu'il avait cru pénétrer dans le côlon.

Si, pendant les diverses manœuvres, on a déchiré le péritoine, on le ferme de suite. On y arrive en saisissant avec une pince les bords de la déchirure, en les amenant entre les lèvres de la plaie, et en jetant autour un fil à ligature. Le résultat, ainsi obtenu, est une occlusion parfaite avec juxtaposition de surfaces séreuses. J'ai vu, une fois, appliquer ce procédé avec plein succès. Si la déchirure péritonéale est large, il est possible que les intestins fassent hernie dans la plaie. Après les avoir réduits, on se trouvera parfois bien de l'introduction des doigts dans la cavité abdominale pour aller à la recherche du côlon et l'amener entre les lèvres de la plaie. Puis on fixera une pince sur ses parois pour le retrouver, et on procédera à la fermeture de la déchirure péritonéale. Après quoi, on continuera l'opération comme si de rien n'était.

Au cas, où des matières distendraient l'intestin, il ne faudrait l'ouvrir qu'après avoir suturé les extrémités et les parties profondes de la plaie.

Il y a toujours quelque danger de voir se former des clapiers ; aussi doit-on s'assurer d'une juxtaposition parfaite tant des parties profondes que des superficielles. Pour ce faire, rien de mieux qu'une suture continue, perdue, au catgut, disposée de la profondeur vers la surface ; mais des sutures profondes, à points séparés, au fil d'argent, réussissent également bien. Un drain est disposé profondément à chaque extrémité de la plaie. Pour la protéger contre le contact des matières, la plaie doit être recouverte de lint trempé d'un antiseptique quelconque, et à cet usage rien ne vaut la glycérine boriquée.

---

[1] Voir LOCKWOOD. *St-Bart's Hosp. Rep.*, vol. XIX.
[2] *The Rectum and Anus.* Lond., 1887, p. 357.

Éprouve-t-on de grandes difficultés à se saisir d'un côlon ratatiné, on a recours à l'insufflateur de Lund (Fig. 62) pour le distendre soit avec de l'air, soit avec des liquides. Quelques-uns conseillent de ne jamais commencer l'opération sinon après dilatation artificielle du côlon. Si on a affaire à une obstruction complète du rectum, cette manière de faire devient évidemment impossible ; et, en tout cas, il n'est pas besoin d'y avoir recours à moins que la nécessité ne l'impose.

Ou l'intestin est ouvert de suite et fixé aux lèvres de la plaie ; ou bien, s'il n'y a pas urgence, il n'est que fixé et l'ouverture différée pendant quelques jours jusqu'à réunion de la plaie et adhérence de l'intestin dans sa nouvelle situation. Le retard apporté à l'ouverture du côlon diminue dans de larges proportions les dangers d'infection de la plaie et permet l'emploi d'un pansement antiseptique. D'un autre côté, en cas d'obstruction il faut ouvrir l'intestin d'emblée, et

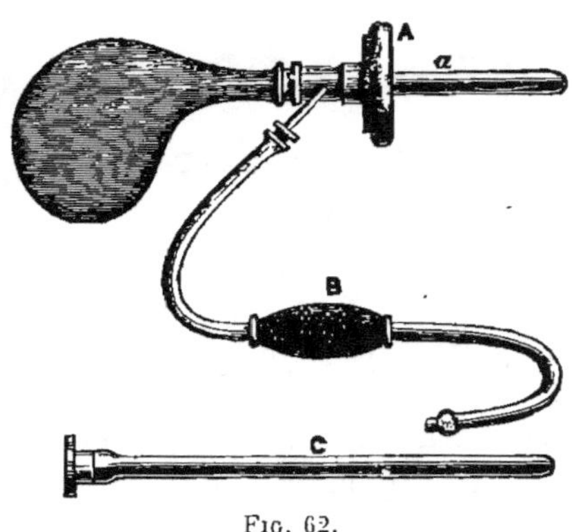

Fig. 62.
Insufflateur de Lund.

A. Anneau en caoutchouc creux pressant les tissus autour de l'anus ; a. Canule ; C. Grande canule ; B. Poire à insufflation attenante à l'instrument.

protéger la plaie du mieux possible au moyen de pommade boriquée, d'huile phéniquée ou de glycérine boriquée. L'expérience de Davies-Colley sur l'opération *en deux temps* a démontré que des symptômes d'étranglement pouvaient être la conséquence de la constriction d'une anse intestinale dans la plaie. Pour parer à cet inconvénient, il a imaginé un clamp qui maintient l'intestin entre deux montants d'ivoire, mais ne l'étrangle pas.

Pour fixer l'intestin dans la plaie, si on diffère son ouverture, aucun procédé ne vaut celui de Howse : ce chirurgien a fait construire deux pinces destinées à saisir de minces replis de la couche musculaire du côlon avec tout juste la force suffisante pour le maintenir sans le mortifier. On les dispose à environ 12 millimètres l'une de l'autre et perpendiculairement à la

ligne d'incision. Ces pinces retombent à plat sur la peau et sont
maintenues en place par de larges bandes d'emplâtre adhésif.
Au bout d'une semaine, ou moins, il est possible d'inciser l'intestin entre les mors des pinces. Si l'on fixait l'intestin par des
sutures, celles-ci seraient dans le cas de déterminer de petites
fistules, laissant passer les matières fécales.

Quand l'intestin doit être ouvert de suite, il faut le suturer
aux lèvres de la plaie. Pour l'accrocher et l'attirer hors de cette
plaie, Lund a imaginé des aiguilles à manche, dont les pointes
sont coudées à angle droit
sur la tige et recourbées
(Fig. 63). Les aiguilles
courbes ordinaires font
parfaitement l'affaire. Au
moyen de deux fils de
forte soie, enfilés d'une
aiguille à chaque extré-

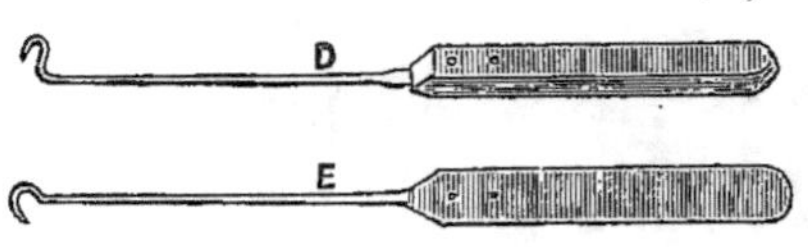

Fig. 63.
Crochets de Lund pour saisir l'intestin
dans la colotomie.

mité, on va traverser les tuniques intestinales aux quatre
coins d'un espace mesurant 25 millimètres carrés. Confian
ces fils aux deux mains d'un aide chargé par leur intermédiaire
d'attirer l'intestin au dehors, le chirurgien lui fait une très
petite ouverture au bistouri boutonné. Au moyen d'un crochet
mousse introduit par cette ouverture, il attire au dehors les
fils situés à l'intérieur du tube digestif, les coupe en leur milieu,
et de la sorte il peut faire quatre points de suture de soutien.
Avec l'aiguille, qui leur est annexée, le chirurgien fait traverser la peau à chacun des fils, qui est ensuite noué. Au pourtour
de l'ouverture intestinale, il existe ainsi quatre sutures, — deux
de chaque côté de la plaie. Pour plus de sécurité, on fait deux
autres points de suture, un à chacune des extrémités de l'incision pariétale, accrochant les angles de l'ouverture intestinale.
Je préfère la soie au fil d'argent pour les sutures, tout simplement parce que, au cours des nettoyages répétés et consécutifs
de la plaie, les extrémités des fils d'argent se prendront soit
dans l'ouate, soit dans les éponges, et ainsi entraveront les
manœuvres.

Le plus souvent les matières fécales s'écoulent de suite à
flot; mais parfois, cet écoulement ne se produit pas pendant
quelques heures ou même quelques jours. Si les matières fécales
sont dures ou forment de véritables blocs, leur issue peut deve-

nir impossible ou déterminer de violentes douleurs. En ce cas,
on apprécie les avantages de la pince de Lund [1] (Fig. 64).

L'écoulement est-il fréquent ou abondant, des pansements
répétés deviennent nécessaires. On obtient un excellent pansement de gros tampons de substance antiseptique absorbante et
désodorante, maintenus en position par un carré de mackintosh,
à chacun des angles duquel se trouve fixé par une épingle de
sûreté un bout de strapping. Un bandage de corps est tout ce
qu'il y a de plus incommode et inefficace comme mode de fixation du pansement. Les bouts d'emplâtre adhésifs attachés à
chaque coin du carré de
mackintosh seront suffi-
sants dans la majorité des
cas ; sinon d'autres mor-
ceaux pourront être sura-
joutés et épinglés le long
des bords.

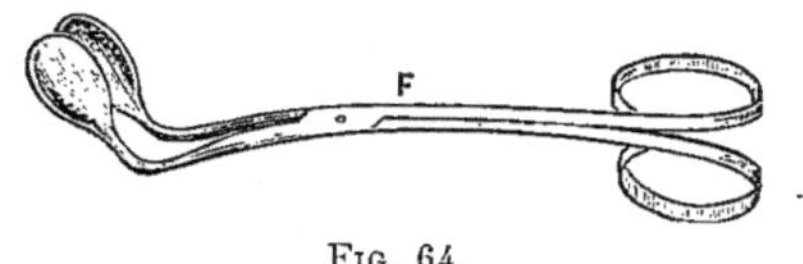

FIG. 64.

Pince de Lund pour extraire, dans la colotomie,
les matières fécales durcies.

La manière de coucher
l'opéré ne présente guère d'importance. On lui procurera un
sensible bien-être en changeant un peu sa position lors de
chaque pansement.

On peut être sûr de toujours hâter la réunion primitive si on
a soin que la plaie soit convenablement tenue : rien d'évident,
en effet, comme les inconvénients de la suppuration d'une
plaie en contact continu avec des gaz et des matières fécales.

Après guérison parfaite de la plaie et établissement d'un
anus contre nature, on se trouve dans la nécessité d'appliquer
un appareil d'une forme ou d'une autre pour recueillir toutes les
matières qui s'écoulent. On a fabriqué, dans ce but, des tampons
d'ivoire ou de caoutchouc rattachés à une ceinture abdominale.
Je me suis servi d'une poire de caoutchouc adaptée à un pes-
saire-anneau en fil de cuivre entouré d'une cuvette en cuivre et
fixé par des rubans passés autour du corps. Après avoir essayé
la plupart des appareils qui ont été préconisés, j'en suis arrivé
à tirer la conclusion que rien n'est plus efficace et plus commode qu'un simple morceau de toile blanche convenablement
plié et maintenu en place par un bandage de toile bien fait. Souvent les malades imaginent d'eux-mêmes d'ingénieux appareils.

[1] *Lancet*, vol. I, 1886.

Parfois on a à noter des désordres du fait de matières qui s'amassent dans la portion d'intestin sous-jacente. Bryant a observé les signes d'une obstruction intestinale de cet ordre, en dépit de l'ouverture faite à l'intestin. Pour barrer le segment inférieur du tube intestinal aux matières fécales, divers moyens ont été mis en avant et en pratique. Pour augmenter l'acuité de la coudure de l'intestin, on a disposé des sutures de manière à en comprendre la plus grande partie du calibre, ou même (bien que cela entraîne la pénétration dans le péritoine) toute la circonférence. M. P. Jones [1] a réussi à empêcher le passage des matières fécales dans le bout inférieur en rentrant et suturant la muqueuse de la portion en prolapsus.

Le procédé le plus radical de ce genre est celui de Madelung [2]. Cet auteur conseille de sectionner complètement l'intestin, de fermer le bout inférieur, de le rentrer, et de suturer le bout supérieur à la plaie pour établir un anus artificiel. De cette manière, plus d'irritation produite par les fèces sur le cancer rectal, et moins de probabilité de prolapsus intestinal par la plaie. Ce procédé de Madelung expose à une complication qui n'a pas été signalée, c'est-à-dire à l'accumulation de sécrétions cancéreuses au-dessus du rétrécissement; or, celles-ci, ne pouvant s'écouler par en bas, entraîneraient certainement une cellulite pelvienne. Dans une colotomie que j'ai faite, j'ai vu tout écoulement par l'anus se supprimer brusquement, alors que je l'ai vu apparaître à l'orifice artificiel. Rien que cela me détournerait du procédé de Madelung, même si les avantages à en retirer étaient plus considérables que ceux qu'il proclame. Ball, de Dublin, a fermé le segment inférieur de l'intestin divisé après cœlio-colotomie, l'a rentré à l'intérieur de l'abdomen et a obtenu un succès.

CŒLIO-COLOTOMIE

Dans la cœlio-colotomie on ouvre le côlon à travers une incision faite aux parois, d'ordinaire dans la région inguinale. Si cette incision est faite à gauche, c'est l'opération primitive de

[1] *Brit. med. Journ.*, 1886, I, p. 782.
[2] *Centralbl. für Chir.*, n° 23, 1884.

Littre. Toutefois on peut la pratiquer des deux côtés : — à gauche, quand on veut ouvrir l'S iliaque ; à droite, quand on désire inciser le cæcum ou le côlon ascendant. L'incision médiane a également été utilisée dans le même but : et, en ce cas, le terme de « colotomie inguinale », généralement usité, n'est plus le mot propre. De récentes expériences mettent dans l'obligation d'examiner à nouveau la situation qu'occupe la colotomie extra-péritonéale par rapport à la colotomie intra-péritonéale. La cœlio-colotomie gagne tous les jours du terrain d'un pas ferme et sûr, et d'ailleurs à raison. Verneuil, Ball [1], Allingham (fils) [2] et Harrisson Cripps [3] sont à ranger parmi les plus remarquables partisans de cette opération et lui ont tous apporté diverses modifications et améliorations importantes.

Au nombre des principaux avantages de la cœlio-colotomie, il faut mentionner le suivant : la recherche du gros intestin est ici des plus faciles, et c'est à peine s'il serait possible de le confondre avec une autre portion du tube digestif. Ce mode d'intervention permet en plus une exploration complète et un diagnostic exact : de la sorte, non seulement l'opération radicale par excision est possible, mais on a l'absolue certitude de pratiquer l'ouverture au-dessus du rétrécissement. L'opération est, de plus, vraiment moins importante ; il n'est besoin que d'une courte incision à la paroi ; plus rapide, elle entraîne un shock moins violent pour le patient. Enfin le siège de la plaie donne à ce dernier la possibilité de la panser et de la surveiller. Le seul inconvénient, aujourd'hui vraiment de peu d'importance, consiste dans la nécessité où on se trouve d'ouvrir le péritoine. D'ailleurs, comme Ball le fait justement remarquer, rien n'est plus fréquent comme l'ouverture du péritoine quand on opère par la voie lombaire.

Dans le début, pour pratiquer cette opération, on faisait une incision parallèle au ligament de Poupart, à 25 millimètres environ au-dessus de celui-ci, commençant au niveau de la crête iliaque et s'étendant en dedans de 5 à 8 centimètres. Mais d'autres tracés peuvent être utilisés pour cette incision pariétale. Luke et Adams ont eu recours à une incision verticale un peu en dehors de l'artère épigastrique, et la plupart des

---

[1] *The Rectum And Anus*, London, 1887, p. 362.
[2] *Brit. med. Journ.*, 22 oct. 1887.
[3] *Brit. med. Journ.*, 6 avril 1889.

autres chirurgiens font leur incision suivant une direction qu'ils affectionnent en propre. Comme l'expérience n'a pas encore établi jusque maintenant quel est le meilleur procédé à suivre, il sera bon de décrire en particulier les opérations de Verneuil, Ball, Allingham et Cripps. Le professeur Verneuil, qui depuis quelque temps s'est fait le défenseur de la colotomie inguinale, lui a fait subir d'importantes modifications. Obvier au désavantage de l'absence d'éperon au-dessous de l'anus contre nature, éperon qui mettrait obstacle au passage des fèces dans le bout inférieur, et, en second lieu, se précautionner contre le rétrécissement de l'orifice : tels sont les buts principaux qu'il vise par son procédé. L'incision, de 5 centimètres de long, commence à environ 5 centimètres en dedans de l'épine iliaque et se dirige en haut vers l'ombilic. Il saisit les lèvres de l'ouverture abdominale avec six pinces hémostatiques, de manière à entr'ouvrir la plaie et à éviter de décoller le péritoine. Il attire au dehors une anse intestinale tout juste ce qu'il faut pour obtenir une hernie de la grosseur d'un œuf de pigeon ; puis il traverse cette anse de deux aiguilles à acupuncture, qui, s'appuyant sur la paroi, maintiennent en place l'intestin. Quinze sutures métalliques environ sont disposées pour fixer l'anse à la paroi, puis on résèque la portion d'intestin qui fait saillie. Le thermocautère a raison des points qui saignent. La paroi intestinale bombe dans l'orifice intestinal assez grand et obture le bout inférieur ; la grandeur de cet orifice est une garantie contre la sténose ; la direction longitudinale de l'orifice cutané et son petit volume relatif préviennent le prolapsus.

Nous citons les termes mêmes dans lesquels Ball décrit son procédé : « Je fis une incision de 10 centimètres le long de la ligne semi-lunaire gauche. Les raisons de ce tracé sont les suivantes : il découvre franchement l'S iliaque ; il laisse les muscles intacts, sans les diviser ; la paroi est plus mince ici que partout ailleurs ; et il n'existe à ce niveau aucun vaisseau important qu'on puisse blesser. L'artère épigastrique profonde se trouve tout à fait à l'abri d'une blessure, si on a soin de ne pas prolonger la limite inférieure de l'incision au-dessous d'une ligne tirée de l'ombilic au milieu du ligament de Poupart. — Après avoir déterminé la limite supérieure du cancer, des frictions prudentes vidèrent l'intestin par en haut et une anse fut amenée en dehors ; j'appliquai en ce moment une pince-clamp à branches étroites sur l'intestin de manière à m'opposer à la descente de la moindre parcelle de matières fécales, et une autre semblable fut disposée sur l'extrémité inférieure de l'anse. Dans le cas particulier, je me suis bien trouvé des pinces à phimosis de Ricord, dont les mors avaient été protégés par des tubes de caoutchouc, et que je maintins fermées au moyen de bagues élastiques de parapluie. (J'ai fait construire depuis un clamp dont l'avantage est d'avoir des branches qui se meuvent tout à fait parallèlement l'une sur l'autre. Une vis permet de n'appliquer que la constriction exactement nécessaire pour maintenir la prise de l'anse intestinale, et à l'aide d'une courbure sous deux angles on obtient que les branches restent facilement à demeure dans la cavité péritonéale). Après application des pinces-clamps, je passai un certain nombre de fils, qui, transperçant d'un côté la paroi abdominale en comprenant le péritoine, traversaient ensuite l'intestin par-devant le clamp (*in front of the clamp*), puis enfin le péritoine et la paroi abdominale du côté opposé. Onze fils furent ainsi passés, cinq perforant chacune des deux portions de l'intestin, et un traversant le mésocôlon. J'ouvris alors l'anse intestinale entre deux éponges aseptiques et nettoyai attentivement l'intérieur du mucus et des fèces qui le souillaient. Les anses des fils furent accrochées, amenées hors du calibre intestinal, coupées, et le bout central lié de chaque côté ; le fil, qui traversait le mésocôlon, fut également lié ; les fils qui pénétraient les angles de la plaie abdominale et les bords extérieurs de l'intestin restèrent seuls sans être serrés. J'appliquai ensuite un certain nombre de sutures superficielles, de manière à juxtaposer de façon presque parfaite la muqueuse à la peau dans tout le pourtour, sauf aux angles où se trouvaient les manches des clamps. C'est alors que je retirai les clamps un à un et que je nouai les fils restants au niveau des deux angles, fermant ainsi l'orifice de communication avec la cavité péritonéale, à l'instant même où l'intestin était libéré du clamp. L'unique suture qui traverse le mésocôlon a, je pense, pour usage d'assurer une plus large juxtaposition de péritoine avec la plaie abdominale ; et le second clamp, appliqué sur la seconde extrémité de l'intestin, bien qu'il ne soit pas absolument indispensable comme le premier, facilite singulièrement l'opération. »

Dans son procédé, Allingham maintient l'intestin en saillie au

moyen d'un fil qui passe en arrière du canal digestif, traverse le
mésentère et est ensuite fixé aux lèvres de la plaie. Il fait à la
paroi une incision de 5 centimètres de long, à environ 25 millimètres en dedans de l'épine iliaque antéro-supérieure : incision
parallèle au ligament de Poupart. Il suture de suite à la peau
les lèvres de la séreuse qu'il vient d'inciser. Puis les doigts vont
à la recherche de l'S iliaque et la ramènent à la surface. Ils en
saisissent alors une portion avec assez bien de mésentère, et
« une aiguille enfilée d'un fil de soie phéniqué est passée à travers ce méso, rasant l'intestin de chaque côté, puis à travers la
paroi abdominale également de chaque côté, plus près de
l'angle inférieur que de l'angle supérieur de la plaie ; enfin les fils
sont noués et fortement serrés ». L'intestin n'est, en fait, retenu
que par ce fil de soie. La portion en saillie est dès lors suturée
avec soin à tout le pourtour de l'orifice pariétal. Un pansement
antiseptique est appliqué et laissé en place plusieurs jours.

Après deux ou trois jours, le pansement est levé ; on trouve
toute la portion intestinale à nu recouverte d'exsudat, et on procède à son ouverture. Pour ouvrir le côlon, l'auteur se sert
de ciseaux, « incisant l'intestin de haut en bas dans une étendue
d'environ 4 centimètres ; par cette incision, on peut apercevoir
deux orifices que sépare un éperon bien formé, l'orifice supérieur plus large, l'inférieur plus étroit, » en raison du fil de
soutien qu'on a disposé plus près de l'extrémité inférieure que
de l'extrémité supérieure de la plaie. On peut alors réséquer
tout ce que les tuniques intestinales présentent de trop relativement aux lèvres de la plaie. Ces opérations sur le tube digestif sont tout à fait indolores et ne réclament nullement l'usage
des anesthésiques.

Le procédé d'Allingham compte sans conteste au nombre des
meilleurs. Et ce chirurgien l'appuie de six beaux succès. Je conseillerais de ne pas lier tout contre les lèvres de la plaie le fil
de soutien passé sous le tube digestif, mais de le conduire
dans l'épaisseur de la paroi sous la peau dans l'espace de 5 à
7 centimètres, et d'en fixer les extrémités à l'aide de boutons.
Les dangers d'infection du péritoine le long des sutures seraient
par le fait ainsi écartés. Cet auteur ne conseille plus ce procédé quand on est obligé d'ouvrir l'intestin immédiatement.
Pour ce qui est de la simple ouverture de l'intestin, ce chirurgien restreint selon moi sans nécessité l'application de sa

méthode ; mais, pourtant, il nous faudrait certainement appuyer ses restrictions dans les cas où l'intestin est fortement distendu par les fèces, et où par conséquent il y aurait à la fois difficultés et dangers pour passer le fil sous lui. Ce procédé paraît également convenir parfaitement à l'entérotomie. Le principal défaut de la méthode d'Allingham semble être la tendance au prolapsus, parfois considérable. Pour obvier à cette tendance, Allingham conseille de réséquer tout l'intestin en trop, son mésentère compris, après qu'on a attiré hors de la plaie tout ce qu'on a pu : on a réséqué de la sorte jusque près de 20 centimètres d'intestin. C'est là une manière de faire qui doit paraître quelque peu rigoureuse et portera certainement préjudice à l'accueil favorable qui semblait réservé à ce procédé [1].

Nous pourrons également, pour l'opération faite par Harisson Cripps, citer les propres paroles de cet auteur : « Dans la soirée qui précède l'opération, le malade prend un bain chaud, le ventre est entièrement lavé au savon et à l'eau, puis recouvert d'un léger pansement antiseptique. C'est là un détail très important ; en effet, puisque cette opération s'adresse d'ordinaire au cancer du rectum, la plaie est dans le cas de se contaminer au contact d'écoulements fétides. Je fais mon incision plus élevée que la plupart des auteurs. Les branches de l'artère épigastrique sont évitées de la sorte, et, en conséquence, il y a moins à pincer dans la plaie que lorsque son niveau est moins élevé. Pour me guider, je trace une ligne imaginaire de l'épine iliaque antéro-supérieure à l'ombilic ; l'incision, longue de 8 centimètres, croise cette ligne à angle droit, à une distance de 4 centimètres de l'épine iliaque antéro-supérieure. Le milieu de l'incision correspond à la ligne imaginaire . . . . . Pendant qu'on incise, on tire la peau légèrement en dedans, de manière que l'orifice soit comme recouvert d'une valvule. Dès qu'on atteint le péritoine, on le soulève avec une pince fine et on lui fait une ouverture suffisante pour admettre le doigt. Ce doigt va protéger les anses intestinales, pendant qu'on divise le péritoine avec les ciseaux à peu près dans la même étendue que l'incision cutanée. Le côlon peut apparaître d'emblée, facilement reconnaissable à ses bandes longitudinales, à ses appendices épiploïques et à sa surface régulièrement bossuée. . . . . .

[1] Voir *Brit. med. Journ.*, 27 avril 1889.

Parfois il s'accuse par des masses durcies, scybales, encombrant son calibre ; ou encore, le doigt pénétrant dans le pelvis le suit dans son trajet ascendant et le cherche au niveau où il croise le détroit supérieur.

« Le côlon une fois trouvé, on en amène une anse dans la plaie. Pour éviter le prolapsus probable au cas où les circonvolutions lâches de l'S iliaque se trouveraient immédiatement au-dessus de l'orifice, j'amène doucement autant d'intestin qu'il veut bien en venir, le collant contre l'angle inférieur de la plaie au fur et à mesure que je l'abaisse et que je le fais sortir. Quand j'aurai défilé de la sorte dans les doigts un bout d'intestin variant de 25 millimètres à 10 centimètres au plus, plus rien ne viendra. Je traverse la bandelette musculaire longitudinale, située à l'opposite de l'attache mésentérique, de deux ligatures provisoires faites avec un fort fil de soie. Ces ligatures provisoires, dont je laisse les bouts fort longs, servent à maintenir l'intestin pendant qu'on va le suturer à la peau et, en outre, deviennent fort utiles pour se reconnaître quand l'intestin est finalement ouvert. Elles doivent être distantes l'une de l'autre d'environ 5 centimètres.

« L'intestin est alors rentré provisoirement dans la cavité abdominale. Avec une fine pince on va saisir le péritoine pariétal et on le suture à la peau de l'un et l'autre côté de l'incision, sans comprendre dans la suture les couches musculaires de la paroi abdominale. Quatre sutures d'un fin fil de soie suffisent : deux de chaque côté, séparées l'une de l'autre par un intervalle de 4 centimètres.

« L'intestin est amené de nouveau, et fixé à la peau et au péritoine pariétal de chaque lèvre de la plaie par sept ou huit fils très fins ; le dernier, situé au niveau de chaque angle, traverse d'un côté à l'autre. L'anse est suturée de telle sorte que les deux tiers extérieurs de sa circonférence soient situés en dehors des sutures. En renversant l'intestin légèrement, il est possible d'apercevoir nettement la bandelette longitudinale inférieure ; et c'est mieux pour la partie inférieure de passer les sutures à travers cette bandelette, puisqu'elle constitue une portion plus solide du tube digestif. Quant à la bandelette longitudinale supérieure, qu'on a déjà comprise dans les ligatures provisoires, on l'aperçoit sur l'axe de la plaie. L'intestin étant alors abaissé, on applique les sutures supérieures au voisinage de son insertion mésentérique. C'est au moyen d'aiguilles petites, recourbées en partie, qu'on passe le fil de soie très fin ; l'aiguille pénètre la peau à 3 millimètres du bord de la plaie, traverse ensuite le péritoine pariétal, et, en dernier lieu, une certaine épaisseur de la couche musculaire intestinale, en ayant grand soin d'éviter la perforation de la muqueuse. Il est plus commode de placer tous les fils avant d'en lier aucun. »

La plaie est nettoyée à fond, et l'intestin soit ouvert de suite s'il y a urgence, soit recouvert d'un pansement et ouvert seulement après quelques jours. Il est nécessaire d'appliquer solidement sur cette plaie soit un bandage, soit un strapping pour éviter toute hernie en cas d'efforts de vomissements.

L'intestin est ouvert, sans le secours de l'anesthésie, dans toute l'étendue, qui sépare les ligatures provisoires ; et les lambeaux en trop sont réséqués au ras de la peau.

On arrive d'ordinaire à établir ainsi un anus contre nature des plus satisfaisants ; parfois l'orifice se resserre trop, ne formant plus qu'une fistule qui livre à peine issue au contenu intestinal : pour s'opposer à ce resserrement, Cripps emploie un dilatateur à ressort spécial. Le prolapsus de l'intestin ne paraît pas être une complication fréquente après usage de ce procédé ; et, quand il se produit, on en vient, dit-on, facilement à bout à l'aide d'une compresse maintenue par un bandage.

Méthode de Maydl modifiée par Reclus. — De toutes les manières de pratiquer la colotomie, celle-ci est sans aucun doute la plus simple ; et, très souvent, elle sera, selon moi, la meilleure. On peut la décrire en une phrase : on incise la paroi, on amène le côlon dans la plaie, on traverse d'une tige inflexible le mésocôlon au ras de l'intestin, et celui-ci n'est ouvert qu'après un ou deux jours.

L'opération primitive de Maydl, de Vienne, est décrite de la manière suivante dans le Mémoire de Reclus[1] : « Rien de particulier à noter dans la ligne d'incision au-dessus de l'arcade de Fallope, l'ouverture de la cavité abdominale, la prise de l'anse intestinale et sa hernie au dehors ; l'anse cependant

____
[1] *Bull. de Société de Chirurgie*, févr. 1890.

doit être assez largement attirée pour que le mésentère apparaisse. C'est alors que commencent les manœuvres spéciales : on perce le mésentère au ras de l'intestin et l'on fait passer par le trou une tige rigide, bien aseptique : bougie exploratrice neuve, plume d'oie, tige de caoutchouc enveloppée de gaze iodoformée ; l'anse intestinale est ainsi fixée au dehors et ne peut rentrer dans l'abdomen, entraînée par une traction du mésentère ou par un mouvement du diaphragme. Maydl suture alors les deux bouts de l'anse intestinale par une double série de points, l'une en avant, l'autre en arrière ; puis il abandonne l'intestin dans la plaie après l'avoir entouré et protégé par des chiffonnés de gaze à l'iodoforme.

Au bout de quatre, cinq ou six jours, Maydl pratique, au thermocautère, une incision transversale dans un tiers de la circonférence de l'intestin, et cet orifice permet l'issue des gaz, dont l'émission suffit pour soulager le patient. Au bout de quatorze jours il rase tout ce qui reste de l'intestin au-dessus de la tige perforant le mésentère, tige qui joue le double rôle de soutien et de point de repère. On peut alors suturer à la peau les bords de l'intestin. »

Reclus abrège l'opération en supprimant les sutures dont Maydl complique à tort, selon lui, son procédé. « Comme nous n'avons plus recours au chloroforme, dit le chirurgien français, et que la cocaïne pourvoit amplement à l'analgésie, nous pouvons en cinq, six ou sept minutes au plus inciser la paroi abdominale, saisir l'S iliaque et attirer une anse au dehors, traverser le mésentère au ras de l'intestin par une bougie très aseptique, et le premier temps de l'opération est alors terminé ; aux quatrième et cinquième jours, l'anse intestinale est débridée, puis excisée au dixième. »

Un cas, présenté, en juillet 1890, par M. F. Marsh de Birmingham, me convainquit de la valeur de ce procédé. Six semaines plus tard, j'eus l'occasion de le mettre très rigoureusement à l'épreuve sur un malade de mon collègue, le D* Shingleton Smith, et nous fûmes ravis de la facilité de l'opération et de la supériorité du résultat définitif. J'ai pratiqué depuis deux autres opérations semblables, et je n'ai aucune raison d'abandonner ce procédé.

Le tracé d'élection pour l'incision pariétale variera avec le volume et la forme du ventre, et le siège vérifié du rétrécissement. Il sera vertical, et se trouvera situé en un point quelconque entre l'ombilic et l'épine iliaque antéro-supérieure gauche. Si le malade est maigre, l'incision n'aura pas plus de 5 centimètres ; s'il est puissant, 7 à 8 centimètres seront suffisants pour l'incision cutanée ; si c'est nécessaire, on élargira la plaie dans sa profondeur, pour éviter la compression de l'intestin dans le point où il sort de l'abdomen.

Le côlon est saisi et amené entre les lèvres de la plaie avec deux doigts de la main gauche. Une pince de Lister, poussée à travers le mésentère au ras de l'intestin et à aussi grande distance que possible des vaisseaux visibles, fera par l'écartement de ses branches une ouverture suffisante pour la tige support.

La tige (je me suis servi d'une broche pour pédicule de corps fibreux, autour de laquelle j'avais enroulé très serré un morceau de lint boriqué) est glissée à travers l'ouverture ainsi faite et ses extrémités sont abandonnées sur les parois. Cette tige est disposée en travers de la plaie aussi bas que possible, de manière à élargir l'ouverture du nouvel anus. M. Marsh a préparé des tiges de verre spéciales pour cette opération; je m'en suis servi une fois, avec succès.

Les sutures sont absolument inutiles, à moins qu'on n'ait fait l'incision trop large. L'anse bouche hermétiquement l'orifice pariétal, et une portion plus considérable d'intestin ne peut s'échapper tant que, bien entendu, il est impossible au côlon de rentrer dans le ventre. En vingt-quatre heures, sous un simple pansement avec protective ou gutta-percha appliqué sur l'intestin, celui-ci adhère déjà solidement, par l'intermédiaire d'exsudats, à la plaie pariétale. Si le côlon est très distendu par des gaz, on pourra enfoncer obliquement à travers ses parois une aiguille aspiratrice et la laisser en place une demi-heure ou environ. Le contenu montre-t-il quelque tendance à filtrer par le point ponctionné, on comprend ce point dans un fil qui traverse les couches séreuse et fibreuse. Au troisième jour, d'un coup de ciseaux on ouvre l'intestin suivant une direction verticale: l'écoulement de sang, de peu d'importance en tous cas, s'arrêtera vite, du moins c'est probable ; d'ailleurs, une pince à forcipressure, appliquée quelques instants sur les points qui donnent, en vient à bout facilement. Le thermocautère est mauvais, si on se place au point de vue du malade, et développe une réaction inflammatoire inutile dans les tissus de voisinage. La paroi intestinale en trop se rétractera et peut-être ne réclamera-t-elle pas d'élaguage ultérieur. Si on le juge convenable, un bistouri courbe est passé dans l'ouverture faite par la tige de support, tranche l'intestin d'arrière en avant et l'incise complètement; cette manière de faire est, d'ailleurs, plutôt élégante que véritablement nécessaire. On peut laisser la tige en place pendant une quinzaine ou même plus longtemps; elle n'embarrasse nullement et sa présence donne une sécurité en plus jusqu'à la parfaite confirmation de la guérison.

L'expérience seule démontrera quels sont les cas auxquels ce procédé est surtout applicable. On ne suppose pas qu'il convienne là où existe une obstruction. Chez chacun de mes trois opérés il y avait obstruction; et, chez l'un, elle durait depuis près de quinze jours. Tandis que ses inconvénients, quand il s'adresse à une énorme accumulation de fèces, lui sont communs avec tous les procédés de cœlio-colotomie, le dernier présente des avantages qui lui sont particuliers, tant sous le rapport de la rapidité de l'acte opératoire qu'en ce qui concerne la parfaite fixation de l'intestin.

Quand il n'y a pas d'obstruction, et quand l'obstruction siège bas dans l'S iliaque ou le rectum, alors c'est un procédé idéal. Si l'obstruction occupe une portion d'intestin telle qu'il faille opérer du côté droit, on peut craindre que le cæcum ne fournisse pas une fixité suffisante pour dispenser de sutures — ce qui n'est qu'une très mince objection; — ou encore, comme c'est parfois le cas, l'intestin est tellement distendu qu'on n'arrive pas facilement à le soulever au-dessus de la tige. Dans ces dernières circonstances, il vaudrait probablement mieux préférer la colotomie lombaire à la cœlio-colotomie.

Mon expérience personnelle quant à l'entérotomie et à la colotomie après ouverture du ventre me donnent à penser qu'il conviendrait d'apporter certaines modifications aux opérations décrites. Je n'ai jamais bien discerné pour ma part ce qu'on est convenu d'appeler les avantages de l'incision inguinale; et, à moins de contre-indications, je préférerais inciser sur la ligne blanche et y établir l'anus artificiel. Sauf quand le cæcum ou le côlon ascendant sont en cause, la longueur de l'intestin et du mésentère est toujours pratiquement suffisante pour qu'on puisse leur faire atteindre facilement la ligne médiane : l'expérience chirurgicale semblerait démontrer qu'en ce qui concerne la voie inguinale on a toujours une longueur trop considérable de mésentère et d'intestin. Allingham, en effet, affirme que c'est là la principale et l'unique cause du prolapsus. De plus, en attirant l'intestin sur la ligne médiane, on détermine une coudure plus aiguë de l'anse ainsi amenée qu'en l'abaissant vers une incision faite à l'aine ; et cette coudure aiguë est une des manières les plus efficaces de provoquer la formation d'un éperon. Dans la colotomie lombaire, il existe, règle générale, une coudure et une traction plus prononcées que dans la colotomie inguinale ; et c'est là, probablement, la raison du moins de tendance au prolapsus.

Je ne considère pas comme des plus opportuns de suturer le péritoine pariétal à la peau, mais je préfère laisser l'intestin libre entre les lèvres de l'incision. Bien que la réunion du péritoine à la peau assure la juxtaposition de surfaces séreuses et un accolement rapide de l'intestin au péritoine, elle ne garantit pas des adhérences solides et permanentes. Après une semaine, ou approximativement, la graisse sous-péritonéale glisse facilement sur l'incision pariétale, et avec elle l'anse adhérente retourne en arrière, comme cela a été vu et noté souvent dans ce procédé. Le péritoine adhère très rapidement, d'une manière suffisante, aux lèvres cruentées de l'incision ; ses adhérences se font sur une surface plus large, en même temps qu'elles deviennent plus solides et plus fermes. Les muscles, qui entourent l'intestin, l'étreignent, et il n'y a pas ici à craindre l'interposition d'une couche sous-séreuse favorisant le glissement et l'échappement de l'anse hors de l'orifice qui l'enserre. Il n'est pas probable que l'insertion directe de l'intestin sur une large surface musculaire, adipeuse ou aponévrotique, favorise autant le prolapsus que les adhérences indirectes et relativement peu serrées qu'on obtient par l'intermédiaire du tissu cellulaire lâche sous-péritonéal.

Donc, à mon avis, l'expérience démontrera qu'en règle générale la meilleure incision pour colotomie péritonéale est une section médiane faite au-dessous de l'ombilic ; en second lieu, l'efficacité plus grande, pour assurer des adhérences solides, de l'insertion directe de l'intestin sur la surface cruentée de l'incision ; enfin qu'il faut apprécier fort, en beaucoup de cas, l'usage de l'anse de fil de soutien telle que l'emploie Allingham ou de la broche comme dans le procédé de Reclus. Actuellement un chirurgien expérimenté, faisant cette opération, puiserait des modifications dans l'un ou l'autre procédé, ou au contraire leur retrancherait ceci ou cela.

Nous ne sommes pas encore maintenant en état de décider en dernier ressort quelle est la meilleure méthode de faire la colotomie. En fait, il serait imprudent d'astreindre le chirurgien à un procédé quelconque, quand souvent surgissent des circonstances où les avantages du choix tombent sous le sens. Le procédé d'élection est, quant à moi, celui de Reclus. Il est de beaucoup le plus simple, tout à fait efficace, fournit un éperon parfait et procure un anus entouré de faisceaux musculaires. Là où il n'est pas applicable, il est bien difficile de savoir quel autre procédé de cœlio-colotomie pourrait lutter avec lui ; et, en ce cas, la colotomie lombaire serait à préférer. Au point où en est cette question, il faut que tous les bons procédés soient également familiers au chirurgien, que celui-ci balance attentivement les avantages de telle ou telle méthode appliquée au cas qui lui est soumis, de manière que le malade profite de l'expérience de l'opérateur.

RÉSECTION INTESTINALE

ENTÉRECTOMIE, COLECTOMIE, CÆCECTOMIE

On donne le nom d'entérectomie à l'extirpation d'une portion d'intestin grêle ; la même opération, s'attaquant au gros intestin, porte le nom de colectomie. La cæcectomie, ou excision du cæcum, implique d'ordinaire l'extirpation de partie de l'iléon aussi bien que partie du côlon ascendant. Ces opérations peuvent être envisagées de concert.

Historique. — Il paraîtrait que ce n'est nullement un nouveau mode d'intervention. Si l'on en croit le Dr E.-F. Ill[1], Ramdohr, en 1727, réséqua avec succès 60 centimètres d'intestin gangrené dans un sac herniaire. Le même auteur nous dit

---

[1] *New-York med. Rec.*, 22 septembre 1883.

que jusqu'en 1836 cette opération a été faite au moins 10 fois par des chirurgiens, français, anglais ou allemands. Sur ce chiffre il y eut 5 guérisons, 2 anus contre nature et 3 morts. Mais ces interventions sont plutôt à ranger au nombre d'extirpations timides de tissus gangrenés que parmi les résections intestinales faites de propos délibéré. Tel est le cas dans lequel M. Cookesley [1], chirurgien de crédit, enleva, en 1731, 15 centimètres d'intestin gangrené dans un cas de hernie étranglée ; son malade guérit complètement [2].

Ce fut Littre qui, le premier, en 1710, conseilla la résection d'une portion malade du côlon ; mais la première opération ne fut faite qu'en 1833. Si on en croit Marshall [3], Reybard de Lyon, qui revendiqua pour lui la priorité de la colectomie, présenta son Mémoire en 1844 à l'Académie française de médecine ; mais on repoussa la publication de son travail dans les *Mémoires* de ce corps savant, en raison du manque de précision de l'observation. Il semble, toutefois, presque certain que ce chirurgien réséqua une tumeur de l'S iliaque en même temps qu'une certaine portion de l'intestin ; qu'il sutura et réintégra l'intestin sectionné ; et qu'enfin le malade survécut une dizaine de mois, rendant ses matières fécales par l'anus. On prête la

---

[1] *Med. Essays and Observations.* Edimbourg, 1752, p. 357.

[2] L'observation suivante, fort intéressante, est extraite de l'*Anatomie de Cheselden*, p. 151. Lond., 1730 :

« Thomas Brayn de Yeaton, vétérinaire de la commune de Baschurch, comté de Salop, fit serment que, environ dix ou douze ans auparavant, un fermier ou cultivateur, habitant près du village appelé Maesbrooks, et très près de la rivière Verney, dans ledit comté de Salop, l'avait fait venir pour lui demander son avis sur un de ses bœufs qui était alors malade et ne faisait plus ses besoins : plusieurs vétérinaires et des meilleurs l'avaient purgé avant l'arrivée de l'observateur. Celui-ci, voyant le bœuf dans l'état où il se trouvait, convint avec le propriétaire que, s'il tentait la guérison de son bœuf, il le récompenserait comme il pourrait, en cas de réussite ; ce à quoi consentit le propriétaire ; et là-dessus notre vétérinaire ouvrit le flanc du bœuf et attira une grande partie du canal intestinal recherchant, ce qu'il trouva d'ailleurs, s'il n'existait pas une obstruction complète sur le trajet de l'intestin ; ce dernier, au niveau du siège de l'obstruction, était gangrené sur un parcours d'environ 70 centimètres ; aussi le vétérinaire réséqua entièrement tout ce qui était mortifié, puis rapprocha les extrémités des intestins non malades restant après cette résection, les rapprocha l'une de l'autre sur une tige creuse longue d'environ 75 millimètres à 10 centimètres, et les sutura ensemble sur la dite tige, abandonnant par conséquent cette dernière dans la lumière de l'intestin ; puis il recousut l'incision cutanée faite au flanc de l'animal. L'observateur ajoute qu'une heure à peine après l'opération le bœuf fit ses besoins ; et le morceau de tige, sur lequel, comme nous l'avons dit, les extrémités intestinales avaient été recousues et qu'on avait abandonné à l'intérieur de l'intestin, fut expulsé avec la bouse. Le bœuf guérit par conséquent et vécut encore plusieurs années en faisant le service de son propriétaire. »

[3] *Lancet*, 13 mai 1882.

seconde opération à Gussenbauer, de Liège, année 1877. Dans ce cas, celui-ci aurait fait une incision primitive médiane, et une supplémentaire transversale : son malade mourut en quinze heures. En 1879, il tenta de nouveau l'opération, mais il termina par une colotomie lombaire. En 1878, Baum, de Dantzig, fit une incision verticale, puis une incision transversale supplémentaire dans le but de pratiquer une entérectomie, et réséqua une tumeur du côlon ascendant avec quelques pouces d'intestin au dessus et au dessous. Des matières fécales sortirent par la plaie et l'opéré succomba le septième jour. En 1879, Martin, de Hambourg, enregistra un brillant succès après une intervention des plus difficiles, au cours de laquelle il enleva une grosse tumeur avec une portion de l'S iliaque et des ganglions. En 1880, Czerny n'eut qu'un succès partiel après une intervention fort laborieuse, et son malade succomba, après sept mois, à une récidive. En 1881, Bryant termina une colotomie lombaire par la résection de l'intestin malade ; et, en 1882, Marshall enleva sans succès par la voie lombaire une tumeur dépendante du côlon ascendant, alors qu'il avait échoué par l'incision médiane. Depuis lors, nombre d'observations du même genre ont été publiées.

Whitehead, de Manchester [1], a réséqué le cæcum par une incision faite le long du bord du muscle grand droit. L'iléon fut fixé dans la partie inférieure de la plaie et le côlon dans sa partie supérieure ; il en résultait donc un anus contre nature. L'opéré mourut.

Toutefois la résection intestinale ne prit position au nombre des opérations admises qu'en 1875, époque où Langenbeck la ressuscita, suivi bientôt, en 1877, par Küster. Depuis lors, ce mode d'intervention a fait rapidement de grands pas dans l'opinion médicale, et on le considère aujourd'hui comme l'une des plus heureuses parmi les opérations héroïques.

Conditions dans lesquelles la résection intestinale est possible. — Indications et contre-indications. — C'est d'ordinaire dans l'une ou l'autre des trois affections : gangrène, rétrécissement, anus contre nature, que se pose la question de la résection.

La gangrène s'accompagne habituellement d'obstruction à un

---

[1] *Brit. med. Journ.*, 24 janv. 1885.

degré quelconque. En ce cas, la résection devient le plus souvent la terminaison obligée d'une opération faite simplement dans le but de lever un obstacle. On peut avoir à la pratiquer au niveau de tout siège habituel de hernies, ou par une incision faite au ventre.

Mc Cosh [1] a réuni et classé 115 observations de résection d'intestin étranglé gangrené, dans lesquelles on fit la suture immédiate. Il y eut moitié de guérisons. La résection, sans rapprochement des extrémités, suivie simplement de la fixation des deux bouts de l'intestin dans la plaie, de manière à établir un anus contre nature, telle sera souvent la meilleure conduite à tenir. Faiblesse extrême du malade, d'où impossibilité de supporter une longue opération, manque d'une ligne de démarcation bien tranchée, voilà les raisons principales qui militeront en faveur de l'anus contre nature. D'un autre côté, on préférera la résection avec entérorraphie si l'état du malade est tout à fait satisfaisant et si l'anse gangrenée occupe un siège tellement élevé sur l'intestin grêle qu'avec un anus contre nature l'opéré succomberait vite à la faim.

En cas de rétrécissement, ou simple ou cancéreux, la résection est pratiquement le seul espoir de guérison. L'établissement d'un anus contre nature au-dessus du point rétréci n'est qu'une mesure palliative dirigée contre les dangers de mort par obstruction. C'est presque toujours uniformément dans le gros intestin qu'on voit siéger le cancer. Sur 35 cas de résection pour cancer intestinal, rassemblés par Weir [2], tous sauf un intéressaient le gros intestin. Butlin [3], après avoir passé au crible les faits de Weir, en élimine deux dans lesquels l'opération fut incomplète. Aux 33 qui restent il en ajoute 4 ; sur ce total de 37 cas, on voit le cancer occuper 32 fois le gros intestin, 3 fois l'intestin grêle, et 2 fois le siège est douteux. Les parties affectées du gros intestin furent le cæcum, 7 ; le côlon ascendant, 4 ; le côlon transverse, 3 ; le côlon descendant, 7 ; l'S iliaque, 9 ; le « côlon », 2 fois. La sténose simple intéresse de préférence l'intestin grêle.

Il arrive parfois, en cas d'obstruction intestinale causée par

<hr>

[1] *N.-Y. med. Journ.*, 16 mars 1889.
[2] *New-York med. Journ.*, 13 février 1886.
[3] *Oper. Surg. of malig. Dis.*, p. 231.

des adhérences péritonéales, qu'il soit impossible de débrouiller les anses. En ce cas, on a le choix entre l'entérotomie, qui n'est qu'un palliatif, et la résection, qui vise la cure radicale. Pour prendre une décision, on se basera sur l'état du malade et la longueur de l'intestin intéressé. Kœberlé [1], dans une circonstance analogue, n'hésita pas à réséquer plus de 1^m,80 d'intestin grêle, enchevêtré au milieu d'adhérences.

La résection peut encore trouver son indication en cas de fistule intestinale où tous les autres modes de traitement moins radicaux ont échoué, et où le malade perd du terrain d'une manière continue.

Pour les petites invaginations irréductibles, la résection peut devenir également la meilleure méthode de traitement. Ici l'établissement d'un anus contre nature, s'il écarte tout danger d'obstruction, laisse sans y toucher les lésions presque aussi dangereuses de l'invagination. La résection éloigne tout péril de l'une et de l'autre sorte.

Il est encore possible de voir se poser la question de la résection de portions d'intestin en cas d'ulcères perforants causés par des brides ou la présence de corps étrangers, ou en certaines formes de plaies multiples et déchiquetées qu'il serait impossible de suturer de manière parfaite.

Cette opération présente des contre-indications conformes aux règles ordinaires de la chirurgie. Quand les forces du malade sont tellement anéanties qu'une opération prolongée serait dans le cas d'entraîner la mort, il ne peut être question de ce mode d'intervention. Dans une affection maligne, Schede considère des symptômes d'obstruction comme une contre-indication à la résection. J'inclinerais plutôt à dire que l'obstruction contre-indique la suture intestinale, ou, d'une manière plus générale, toute opération fort prolongée. L'extirpation complète de toutes les parties lésées et la fixation dans la plaie des deux bouts de l'intestin ne demandent guère plus de temps que la simple ouverture d'une anse intestinale. Malheureusement, beaucoup trop de ces cas se compliquent de symptômes d'obstruction. Toujours il faudra procéder à un examen attentif des parties pour être tout à fait sûr que tout le mal a été enlevé.

---

[1] *Mém de la Soc. de chir. de Paris*, 1881, p. 99.

Mortalité et valeur. — C'est à Reichel [1], que nous devons les statistiques les plus complètes touchant l'entérectomie. Sur 127 observations de résection intestinale suivie d'entérorraphie on compte 58 morts, 58 guérisons et 5 survies avec fistule stercorale. Ill a réuni 47 cas avec 25 morts. La cause habituelle de la mort est une péritonite, que détermine quelque défectuosité dans le manuel opératoire; plus de la moitié des morts sont imputables à cette cause. C'est quand l'opération vise l'anus contre nature qu'on obtient les meilleurs résultats. Si nous consultons les relevés soigneusement élaborés de Makins [2], remplis de nombreux faits précieux que l'espace m'empêche de rappeler ici, ils nous apprennent que, sur 39 résections faites pour anus contre nature, on a noté 15 morts, 3 échecs, et la guérison — 21 — dans tous les autres cas. La statistique de Weir, portant sur 33 résections complètes de cancer intestinal, donne une mortalité de 51,5 pour 100. M. Kendal Franks [3] a réuni 51 observations de colectomie pour cancer, avec une mortalité de 40,8 pour 100.

Il semblerait n'y avoir aucun doute, au moins lorsqu'il s'agit d'obstruction, que les meilleurs résultats suivent l'établissement d'un anus artificiel. C'est, en effet, ce qui arrive comme il fallait s'y attendre. Mais je doute fort que la double mortalité, conséquence d'une double opération, soit beaucoup inférieure à la simple mortalité qui suit une opération unique. Si la guérison de l'anus contre nature s'obtenait par des moyens autres que la résection, qu'on pratique d'ordinaire par les procédés que nous allons décrire, la mortalité s'élèverait certainement beaucoup moins.

MANUEL OPÉRATOIRE

On donne un nom particulier à cette opération suivant qu'elle intéresse telle ou telle partie du tube digestif. C'est ainsi que Colectomie signifie extirpation d'une portion du côlon ; Cæcectomie comprend d'ordinaire non seulement la résection du cæcum, mais également de parties de l'iléon et du côlon; Entérectomie, terme le plus usité, s'applique habituellement

[1] *Deutsche Zeitschrift für Chirurgie*, 1883, p. 230.
[2] *Saint-Thomas's Hosp. Rep.*, vol. XIII, 1884, p. 81.
[3] *Brit med. Journ.*, 2 mars 1889.

indistinctement à un département quelconque de l'intestin, mais il conviendra de limiter sa signification à la résection de l'intestin grêle.

Dans ses grandes lignes l'opération est la même, quel que soit le segment d'intestin intéressé, où que siège l'ouverture, et quelle que soit l'affection en cause. Nous entrerons dans des détails particuliers là où il deviendra nécessaire de s'écarter de la méthode habituelle.

Nous décrirons trois temps à cette opération : 1º isolement de l'intestin ; 2º résection ; 3º suture des extrémités sectionnées, entérorraphie.

Isolement de la portion à réséquer. — Toujours il est nécessaire de procéder à un examen complet et attentif des parties malades avant de poursuivre leur extirpation.

A-t-on affaire à un intestin grangrené, engagé dans une hernie, il faut exercer de légères tractions afin d'amener sous le regard les parties saines, et d'acquérir la certitude que ces dernières peuvent être suffisamment attirées au dehors pour permettre la résection et la suture. Au cas où de simples tractions seraient insuffisantes en raison ou du petit diamètre de l'orifice, ou du fait d'adhérences, ou de l'énorme distension des anses intra-abdominales, alors on se trouverait dans l'obligation de ne pas s'en tenir à la simple herniotomie et de l'agrandir par une incision abdominale.

Lorsque la portion grangrénée de l'intestin occupe la cavité abdominale, il nous faut l'examiner avec un soin méticuleux, nous assurer que le tube digestif au-delà du segment gangrené est libre et suffisamment mobile pour pouvoir être amené à la surface. J'ai rencontré une anse gangrenée sous une bride péritonéale, tellement adhérente au voisinage du pancréas que la résection ne fut pas possible.

En cas d'affection maligne, non seulement on notera avec soin les limites supérieure et inférieure du mal, mais de plus on explorera avec grand soin les feuillets mésentériques adjacents pour s'assurer que les ganglions sont en bon état. Il est possible d'extirper un ou deux ganglions dans la zone mésentérique correspondante à l'intestin affecté, et, dans ces conditions, ce n'est nullement une contre-indication opératoire ; mais, si l'infection ganglionnaire a dépassé ce département, on doit renoncer à l'opération. Pour moi, des adhérences aux anses voisines contre-indiquent également l'intervention.

Quand on a affaire à un anus contre nature, le mode d'isolement de l'intestin est tant soit peu particulier; et, joint à d'autres particularités, il nécessitera une description spéciale.

Après qu'on a arrêté les limites de la portion d'intestin qu'on veut réséquer, on procède à un isolement aussi parfait que possible de ce segment intestinal de la cavité générale péritonéale. Tout autour de l'ouverture faite à la paroi abdominale sont entassées des éponges douces, de volume et de forme convenables, destinées autant à empêcher de découvrir inutilement l'intestin qu'à écarter tout corps étranger qui pourrait s'échapper du canal qu'on va sectionner.

Résection de l'intestin malade. — J'ai déjà insisté sur l'importance qu'il y a de ne jamais refermer le ventre sur un intestin météorisé. S'il s'agit d'une obstruction, il y aura naturellement accumulation du contenu intestinal au-dessus du point obturé; et, de même, dans nombreux cas d'affections malignes, il existe également une accumulation de matières fécales, bien qu'il n'y ait pas d'obstruction au sens propre du mot. Dans l'un et l'autre cas, je m'attacherai à vider aussi complètement que possible le bout supérieur, considérant cette manœuvre comme devant faire partie intégrante du procédé de résection.

Cela peut être fait assez facilement dans le cas de gangrène intestinale. On dispose deux pinces-clamps de Makins (Fig. 65), une de chaque côté du point où va porter la résection, à la limite extrême du mal. Puis l'intestin est divisé dans leur intervalle, et, avant de rien faire d'autre, on nettoie avec grand soin la portion inférieure de l'anse sectionnée. Puis tout le segment gangrené est rapidement détaché aux ciseaux de ses attaches mésentériques dans toute la longueur projetée, en ayant soin de mettre des pinces sur tous les points qui saignent. Le canal

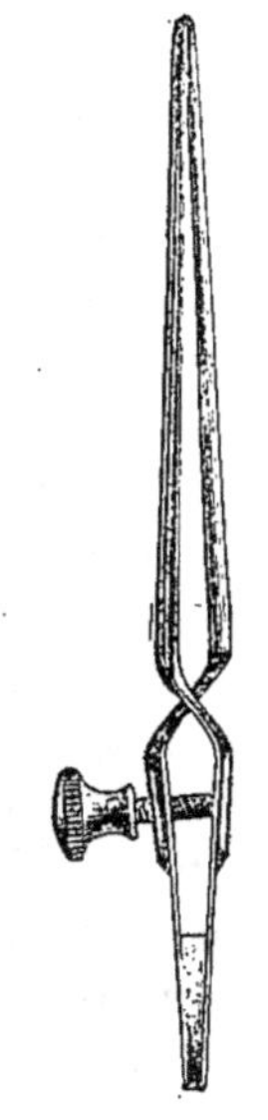

Fig. 65.

Clamp de Makins pour résection intestinale.

gangrené, qu'on vient ainsi de libérer, va servir de tube
conducteur pour diriger les matières fécales, aussi loin que
possible, de la plaie abdominale dans un vase disposé à cet
effet. Des frictions abdominales activeront l'issue des liquides.
Quand l'écoulement s'arrête, on place une pince-clamp sur la
limite où doit porter l'incision supérieure, et on enlève aux
ciseaux l'anse gangrenée.

Si on a affaire à un rétrécissement, on ne pourra recourir au
canal, réséqué en partie, pour porter les fèces au dehors de
l'incision abdominale. Néanmoins, en cas de météorisme
extrême, je m'efforcerais d'y arriver par l'orifice du bout supérieur. Cette manœuvre ne fera courir aucun danger, si on a eu
soin de bien garnir tout le pourtour de linges antiseptiques.

Dans la description que nous venons de donner, nous disons
de fermer l'intestin au-dessus et au-dessous des limites de l'anse
à réséquer avec des pinces-clamps. Il existe plusieurs sortes de
pinces-clamps pour l'intestin, et les plus connues sont celles de
Trèves [1] et de Bishop [2]. Le Dr Abbe, de New-York, a imaginé une
excellente pince-clamp à branches recouvertes de flanelle,
ayant moins de tendance à laisser échapper l'intestin que le
caoutchouc, et dont la compression est maintenue par un lien
élastique. On a objecté à ces instruments qu'ils sont embarras-
sants, entravent les diverses manœuvres et la suture, et que leur
compression inflexible est capable de blesser les parois intestinales. Nombre de chirurgiens se contentent de recourir à la
pression douce des doigts d'un aide exercé ; et certainement, si
on a un aide à qui se fier, rien ne vaut cette manière de faire.
Ce qui approche le plus du procédé des doigts, c'est la simple
pince-clamp élastique qu'a préconisée et employée Makins [3]
(Fig. 65) et qu'on trouvera tout à fait efficace. Elle est construite sur le principe des pinces à forcipressure élastiques de
Dieffenback, avec une vis en plus, possède des branches suffisamment longues pour pouvoir comprimer tout le calibre intestinal et peut être appliquée sans qu'on soit obligé de perforer
le mésentère. Les branches en sont recouvertes de tubes de
caoutchouc, afin de réduire au minimum les risques de toute
blessure des parois intestinales. On emploie quatre pinces-

<hr>

[1] *Med. chir. Trans.*, vol. LXVI, p. 53.
[2] *Brit. med. Journ.*, 3 novembre 1883.
[3] *S.-Thomas's Hosp. Rep.*, 1884, p. 81.

clamps et on les dispose comme suit : une de chaque côté des deux limites de la résection. Puis l'intestin est sectionné aux ciseaux entre chaque paire de pinces. Deux clamps suffiront d'ordinaire ; et même, comme nous en avons déjà fait la remarque, l'opération peut être pratiquée sans le secours d'aucune pince-clamp.

L'intestin est réséqué, soit avec un lambeau triangulaire du mésentère, soit le long de ses attaches mésentériques. L'extirpation d'un lambeau de mésentère en forme de coin, et le rapprochement par la suture de ses deux bords donnent à l'opération un fini chirurgical qui, selon moi, offre une valeur plus apparente que réelle. Laisser le plus de mésentère possible entraîne la section d'un plus petit nombre de vaisseaux et, par conséquent, diminue les risques d'une gangrène consécutive. Une suture continue le ramasse sous la ligne de réunion intestinale ; et, si on ajoute quelques points superficiels qui soudent la masse ainsi obtenue aux parois intestinales, on augmente l'étendue et on ajoute à la sécurité de la juxtaposition. Il faut donner tous ses soins à ne laisser aucune portion d'intestin dépouillée d'attaches mésentériques. Dans leurs expériences sur les animaux, Rydygier et Madelung ont démontré que les bouts d'intestin, dépassant les attaches du mésentère, étaient exposés à la gangrène. Zesas [1], poursuivant ces expériences et en élargissant le cadre, a trouvé que la gangrène est toujours la conséquence obligée de l'incision du mésentère au ras d'un intestin non sectionné, mais que semblable résultat n'est pas à craindre si la séparation a été faite à une certaine distance.

Quand l'intestin est fort congestionné, la section des vaisseaux donnera probablement lieu à une hémorragie assez violente. L'emploi de ciseaux mousses diminuera son importance. Il ne faut recourir à la forcipressure qu'avec discrétion; on ne doit pas broyer les parois intestinales ; il ne faut que saisir le point précis qui saigne. Pour cet usage, rien ne vaut la pince pointue de Tait.

Si on a enlevé un coin de mésentère, il faut combler la brèche par une suture très soigneuse. Une bonne méthode consiste en une suture continue dont les points se superposent en

---

[1] *Archiv. F. Klin. chir.*, 1886, Bd. XXXIII, Heft. 2.

partie ou se débordent, et sont appliqués sur les bords sectionnés, tandis que les surfaces péritonéales sont maintenues accolées avec les doigts. Une seconde rangée de points d'une suture
continue, en sens inverse, donnera plus de sécurité. Le catgut
sera bien suffisant. Trèves insiste tout particulièrement sur la
nécessité de suturer avec un soin méticuleux la brèche mésentérique, de manière à prévenir toute occlusion par coudure
au niveau de la ligne de réunion. Dans le même but, et également
ment pour diminuer les risques de gangrène au niveau du bord
libre de l'intestin, Mac Cormac recommande une incision
oblique du canal digestif, aux dépens du bord libre.

Entérorraphie. — Il nous faut maintenant nous occuper de la
suture des extrémités intestinales divisées — de l'entérorraphie, comme on l'appelle. C'est un temps de l'intervention
dont la délicatesse et les difficultés n'ont d'égales que l'importance. Du soin qu'on apporte à faire une suture parfaite
dépend, plus que de tout autre détail, le succès de l'opération.

Il existe une variété pour ainsi dire infinie de modes de suture.
Bishop, dans son important Mémoire sur l'entérorraphie [1], n'en
a pas réuni moins de trente-trois méthodes distinctes. Quelques-unes sont tout simplement fantastiques ; beaucoup ne
sont plus en usage ; un assez grand nombre a été mis en
avant sous le couvert de grands noms, et une demi-douzaine au
moins ont été appliquées avec succès.

La méthode qui réussira le mieux devra se trouver en har-
monie avec le processus pathologique de la réunion. Bien que
ce soit une erreur de dénier à la couche musculaire toute propriété exsudative, il n'est pas douteux que la séreuse sécrète de
la substance adhésive en bien plus grande abondance et bien
plus rapidement. Au point de vue de la réunion, nous pouvons
ignorer la muqueuse ; mais, en tant qu'obturateur passif qui,
lorsque ses lèvres se juxtaposent, s'oppose à toute issue des
sécrétions intestinales, elle peut rendre de grands services. Juxtaposition des surfaces séreuses, aussi parfaite que possible, en
comprenant la couche musculaire non pas seulement pour
renforcer la base de réunion, mais encore pour s'opposer à la

[1] *Med. Chronicle*, sept. 1885.

rétraction consécutive à la division, voilà quelles seront les premières conditions du succès. Si nous entrons davantage dans le détail, les qualités essentielles d'une bonne suture intestinale sont :

1° Qu'elle assure et maintienne une occlusion parfaite de la plaie dans toute son étendue. La plus petite imperfection dans la juxtaposition permettant au contenu intestinal de filtrer au dehors, il faut absolument que chaque point de suture soit fait dans la perfection ;

2° Que le fil ne soit pas irritant et qu'il persiste pendant un espace de temps connu et suffisant, au milieu des tissus vivants. Les fils non absolument purs et de substance irritante seront cause de suppuration quand on les serrera par trop fort. Certaines espèces de catgut préparé, bien qu'elles soient suffisamment durables, ne sont ni très flexibles, ni très lisses ; du catgut non préparé est par contre dans le cas de se laisser résorber trop vite. On considère le fil de soie de Chine comme réunissant de toutes manières les qualités du meilleur fil à suture pour les plaies intestinales ;

3° Qu'aucun fil, traversant la séreuse, ne doit pénétrer la muqueuse. Ce serait en effet passer un séton, lequel serait nécessairement suivi d'une fistule faisant communiquer l'intérieur de l'intestin avec la cavité péritonéale. Un fil intéressant la muqueuse devrait toujours être noué en dedans du tube digestif ; qu'il vienne à suppurer, le pus se fait jour dans la lumière de l'intestin et y est inoffensif ;

4° Que la suture intestinale puisse être rapidement exécutée.

Plusieurs variétés de sutures remplissent ces conditions, et nous allons nous occuper des plus utiles. Elles sont ou continues, ou interrompues, ou mixtes, — c'est-à-dire en partie continues et en partie interrompues.

La suture continue a ses partisans, et beaucoup d'arguments plaident en sa faveur. Elle fournit une juxtaposition parfaite, est exécutée rapidement et s'oppose à la distension de l'intestin et, par conséquent, à ce que celui-ci s'entre-bâille entre les différents points. On a objecté à la suture continue qu'elle ne tient ferme qu'aussi longtemps que chaque point demeure en place, et que, au cas où elle serait rejetée à l'intérieur de l'intestin, elle formerait ainsi un long fil conducteur des subs-

tances septiques jusque dans les trous qu'elle traverse encore.
La seconde objection ne tient pas, si la suture a été disposée
par l'extérieur en ayant
soin de ne comprendre
que la séreuse et la
couche musculaire;
quant à la première,
elle n'a aucune im-
portance si la suture
a été faite convenable-
ment.

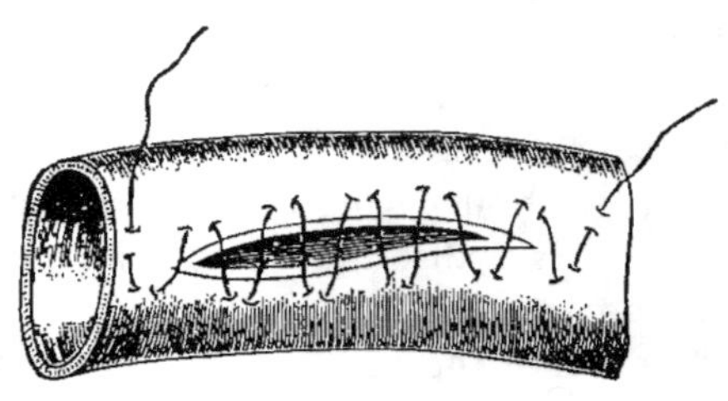

Fig. 66.
Suture intestinale continue de Dupuytren.

Les meilleurs modes
de suture continue sont,
à mon avis, ceux de Dupuytren (Fig. 66) et d'Appolito (Fig. 67),

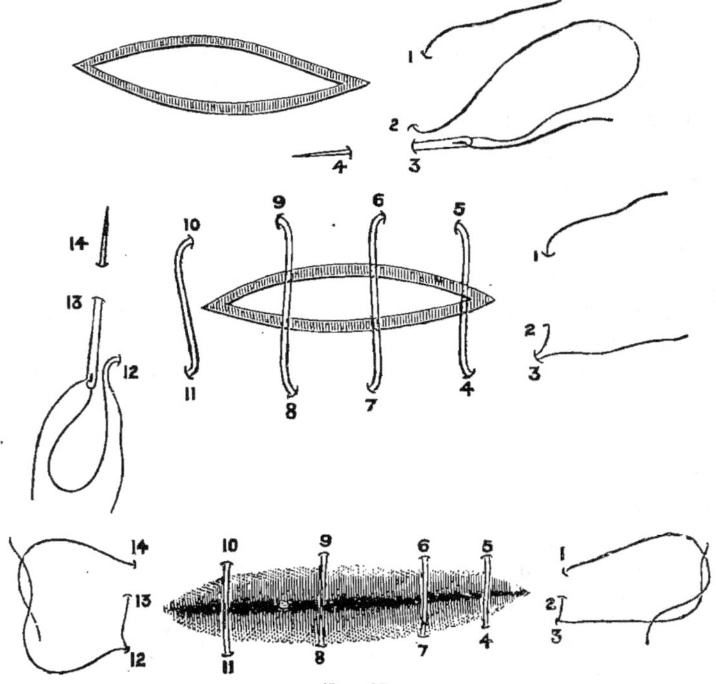

Fig. 67.
Suture intestinale d'Appolito, modifiée.

le dernier modifié comme je l'ai conseillé. Le procédé de Dupuytren donne une juxtaposition parfaite des surfaces séreuses,

et est celui dont l'exécution est la plus facile et la plus rapide.

La suture d'Appolito, modifiée comme le montre le schéma ci-dessus, pour échapper à la nécessité de laisser sur l'intestin un corps auquel s'attacherait l'extrémité du fil, n'exige qu'un peu de pratique pour être appliquée avec autant de rapidité, et elle fournit une réunion parfaite.

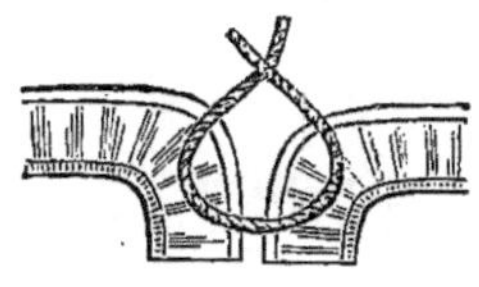

Fig. 68.
Suture intestinale de Lembert.

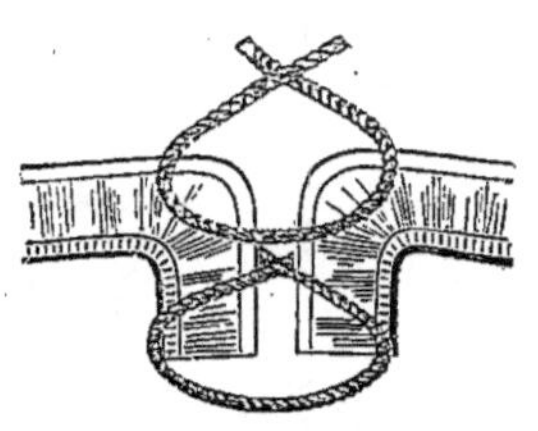

Fig. 69.
Suture intestinale de Czerny.

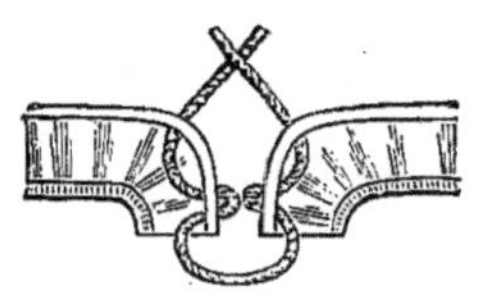

Fig. 70.
Suture intestinale de
Gussenbauer.

Il y a pourtant à faire une sérieuse objection à la suture continue : pendant les contractions intestinales, elle se relâcherait et permettrait ainsi à la plaie de bâiller. Aussi la suture continue doit-elle être rejetée comme moyen unique de réunion des deux bouts d'un intestin sectionné dans sa totalité ; mais, en tant que suture supplémentaire, appliquée sur des régions particulièrement dangereuses, pour donner plus de solidité et de sécurité, elle acquiert une grande valeur. Ses principales qualités sont : la rapidité de son exécution et l'obstacle qu'elle apporte et à la distension de l'intestin suturé et à toute espèce de bâillement entre les points de la suture interrompue.

Parmi les *sutures interrompues*, les meilleures qu'on connaisse sont celles de Lembert (Fig. 57 et 68), de Czerny (Fig. 69) et de Gussenbauer (Fig. 70).

Dans le procédé de Lembert, tous les points sont disposés extérieurement à l'intestin : c'est ce procédé, toujours en faveur, que je crois encore le meilleur. La suture de Czerny renforce celle de Lembert d'une seconde rangée supplémentaire de fils qui, traversant toute l'épaisseur des parois de l'intestin, sont liés à l'intérieur de celui-ci.

Dans le procédé de Gussenbauer on combine celui de Czerny et celui de Lembert en une seule suture, mais on ne traverse pas, comme dans le premier, la membrane muqueuse.

Bishop (Fig. 71) a préconisé et employé avec succès, chez les animaux inférieurs, un mode de suture des plus ingénieux

et des plus satisfaisants. C'est une sorte de suture interrompue
à point de cordonnier, dans laquelle le fil pénètre par la sur-

face muqueuse, et où chaque
anse de fil est alternativement
liée tantôt de l'un, tantôt de
l'autre côté de la ligne de réunion. Ce n'est ni une méthode
rapide, ni un procédé d'application très facile ; et, de plus, il
est passible d'autres objections,
comme par exemple : que les
sutures reposent toutes sur la
surface muqueuse et que, nécessairement, elles rétréciront le
calibre intestinal par la série de
leurs constrictions transversales.
Pour moi, comme suture subsidiaire à appliquer sur des parties
faibles, le procédé de Bishop a
une réelle valeur ; mais en tant
que suture complète à appliquer
sur tout le pourtour intestinal,
d'autres pourront certainement
lui rendre des points.

Il faut mentionner de manière
spéciale la suture-capiton, *quilt-
suture*, de Halsted [1] (Fig. 72).

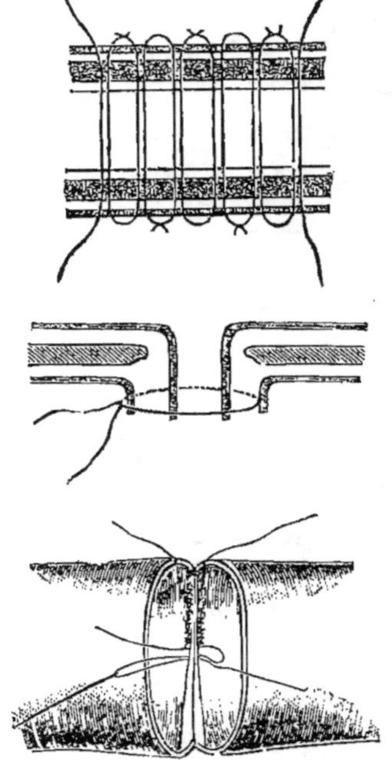

FIG. 71.
Suture intestinale de Bishop.

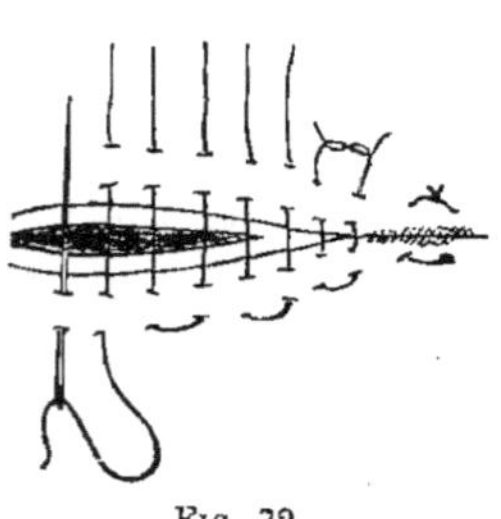

FIG. 72.
Suture-capiton de Halsted.

Dans ses nombreuses expériences,
ce chirurgien a trouvé que ce procédé
l'emportait sur tous les autres. Ce
mode de suture prend un point d'appui
très solide sur les tissus et chacun
des points peut, de la sorte, essuyer
de grands efforts sans que déchirure
s'ensuive : pour ce motif, je conseillerais son emploi en tendant bien les
surfaces, aux lieu et place de la suture
de Lembert, même pour les cas où on n'en userait pas d'un bout

---

[1] *Internat. Journ. of med. Sc.*, oct. 1887.

à l'autre de la suture. La « facile suture-capiton », *plain quilt-suture*, ne donne pas cette profonde juxtaposition qu'on obtient avec les « demi-points à nœuds profondément enfouis », *buried-knot halfstitches*. Bien qu'il ne soit pas encore démontré que ce mode de suture soit aussi bon que celui de Lembert pour les opérations pratiquées sur l'homme, cependant il n'y a pas à douter qu'il nous fournisse une suture très solide et très facile à appliquer, dont on peut faire usage pour consolider d'autres sutures.

On peut procéder à la suture soit après application de l'un ou l'autre des clamps susmentionnés sur les extrémités intestinales ; soit lorsque les doigts seuls les maintiennent, après introduction préalable de petites éponges dans les ouvertures des deux bouts pour prévenir l'issue du contenu intestinal ; soit enfin après avoir attiré les extrémités de l'intestin sur un cylindre sur lequel on a étalé ses parois.

On a préconisé et employé une grande variété de ces cylindres : trachée d'animaux, cylindre de suif, de beurre de cacao, de pâte, de colle de poisson ou de toute autre substance liquéfiable, cylindre d'os décalcifié et creusé d'un canal, rouleau de carton huilé et d'autres substances composées. Ce qu'on a encore incontestablement imaginé de mieux dans ce but, c'est le sac de caoutchouc mou en forme de saucisse qu'a préconisé Trèves. Ce sac est insinué, alors qu'il est vide, dans les extrémités ouvertes des deux bouts de l'intestin, puis insufflé ; quand on en est arrivé à peu près aux derniers points de suture, on laisse l'air s'échapper et on retire le sac ratatiné et vide. La plupart des chirurgiens, toutefois, et Trèves lui-même, dans le nombre, considèrent comme inutiles tous ces artifices et placent leurs fils sans avoir recours à l'introduction d'un corps étranger quelconque.

Tout en m'efforçant de rendre pleine justice à chacun des bons procédés de suture intestinale, je me permettrai de décrire en détail une méthode qui, pour les cas ordinaires de résection, est, à mon avis, la meilleure. Cette méthode sera des plus faciles à saisir si on se reporte à la figure ci-contre, dessinée grandeur naturelle (Fig. 73). C'est la suture de Lembert qui est en cause.

L'intestin malade a été réséqué et le mésentère sectionné au ras de l'intestin de la manière qui paraît la plus avantageuse,

mais pas en coin. Deux pinces-clamps de Makins, dont les
branches ont été protégées par des tubes de caoutchouc, sont
appliquées à une distance d'environ 18 millimètres des bords

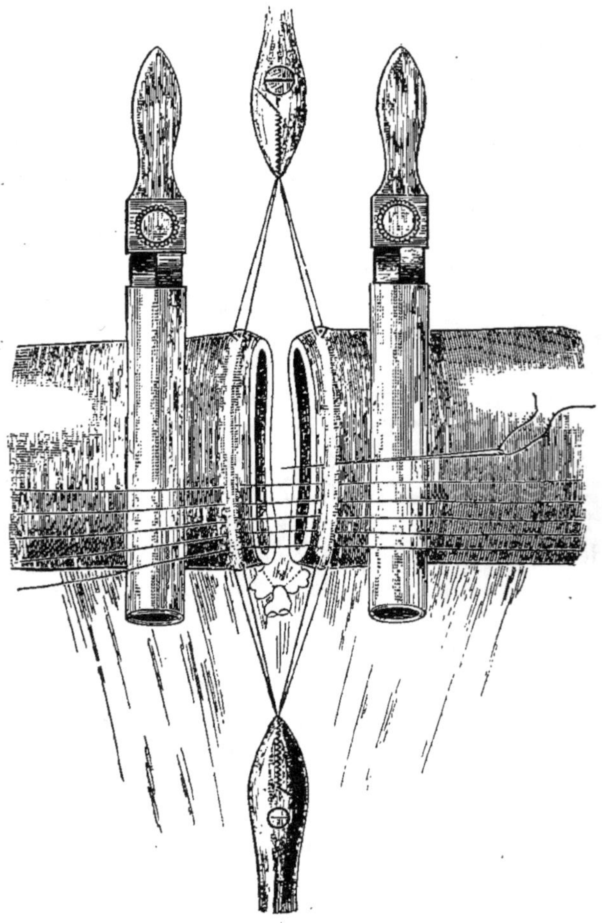

Figure destinée à expliquer un mode de suture intestinale.
(Pour la description, voir le texte.)

sectionnés de l'intestin. Une suture en cordon de bourse a été
disposée le long du bord incisé du mésentère, de manière à

rassembler et réunir la brèche, faite au mésentère, aux bords adhérents de l'intestin, tout en laissant flotter de petits lambeaux de séreuse péritonéale qu'il sera possible de greffer par la suite sur la base de la ligne de réunion au cas où cela semblerait avantageux. Quatre points de sutures-capiton, *quilt-sutures*, ont été insérés sur les deux côtés opposés de la tranche intestinale, sur la ligne précise suivant laquelle on va passer les sutures de Lembert; les deux fils de chaque côté sont pincés ensemble entre les mors d'une pince à forcipressure, et un aide exerce sur elles des tractions douces et continues. Ces dernières déterminent un pli nettement défini le long de la tranche intestinale ; c'est dans ce repli que sont passées les sutures. L'insertion de ces points de capiton donne la certitude de passer les sutures à des intervalles égaux, et détermine de plus la saillie d'un repli qui rend le passage des fils plus facile et assure leur disposition en une ligne droite. Toute la manœuvre opératoire s'exécute pendant que les parties reposent sur une serviette-éponge chaude disposée sur la paroi abdominale, et après que plusieurs éponges ont été tassées dans la cavité pour y maintenir les intestins. L'aide, d'une main, tient une pince et saisit les clamps par leurs manches ; de l'autre, il maintient l'autre pince.

On a préparé environ une douzaine d'aiguilles ordinaires de modiste, enfilées d'un fin fil de soie choisi à cet effet. Chaque aiguille porte un fil suffisant pour trois sutures, — c'est-à-dire long en tout de 45 centimètres. Avec ce fil de 45 centimètres, il est possible d'appliquer trois points successivement, comme dans la suture continue; les anses sont coupées et on reprend une autre aiguille enfilée. Si l'aiguille n'est pas trop affilée, le passage des fils s'exécutera avec une grande facilité pratique et une précision quasi physiologique. On vérifie à chaque point les déclarations d'Halsted visant la résistance de la solide couche fibreuse. Il est à peine possible de les ignorer. L'aiguille traverse sans hésitation les couches séreuse et musculaire, puis elle se trouve arrêtée; un rapide changement de direction, de la verticale à l'horizontale, ramasse quelques fibres de la couche fibreuse résistante, puis l'aiguille ressort et est repassée de la même manière de l'autre côté.

Tous les fils sont ainsi successivement disposés d'un côté de l'intestin dans l'intervalle des points de capiton. On les rassemble et on les confie à la main d'un aide, comme pour la suture de la plaie pariétale après ouverture abdominale, puis on les noue en procédant d'une extrémité vers l'autre. Enfin, les points de capiton sont également noués, en rassemblant les quatre fils dans un ou deux nœuds. On se comporte de même pour le côté opposé, et l'opération, du moins en ce qui concerne l'intestin, est terminée. Finalement, on revoit avec soin les feuillets du mésentère. qu'on a ramassés dans une ligature; et, s'il y a surabondance de tissus, on les rabat sur la ligne de réunion intestinale, et on les y fixe par quelques points convenablement disposés. Ceci ajoute à la solidité et à la sûreté en un point où l'expérience a montré qu'il en était particulièrement besoin.

Il faut faire grand cas du procédé de Senn, emploi de la greffe et de la transplantation de l'épiploon; et, en tant que greffe en particulier, j'y aurais à coup sûr recours partout où cela serait possible dans tous les cas de résection. En effet, chaque fois qu'on aura à refermer une déchirure d'un viscère creux quel qu'il soit, on ajoutera encore à la sûreté en fixant l'épiploon par quelques points sur la suture de la plaie. J'ai agi de la sorte après ouverture de l'estomac pratiquée pour dilatation du pylore.

Les pinces-clamps sont enlevées; on permet ainsi, et on excite même le passage du contenu intestinal du bout supérieur dans l'inférieur; la suture est de la sorte scrupuleusement mise à l'épreuve et vérifiée. Partout où elle paraît trop faible, on la fortifie par un second étage d'une suture continue de Dupuytren. Finalement l'intestin est lavé à grande eau, et on se comporte à son égard de l'une ou l'autre des trois manières qui suivent :

1° Il est réintégré dans la cavité abdominale et le ventre est refermé comme à l'ordinaire ;

2° L'intestin, soigneusement garanti, est laissé au dehors pendant quelques heures pour permettre à l'inflammation adhésive de sceller les lignes de réunion. Les sutures pariétales ont été passées, mais on ne les lie pas avant d'avoir réintégré l'intestin. C'est Schede qui a suggéré cette manière de faire; mais on court de tels risques de voir l'anse herniée se distendre ou être suivie de la sortie d'autres portions de l'intestin, que cette ligne de conduite n'a pas été généralement acceptée. Plus récemment Briggs, de Saint-Louis[1], a mis en avant un mode de suture intestinale extra-abdominale; cet auteur, outre qu'il recouvre la ligne de réunion intestinale d'une mince membrane animale, emploie un anneau ou un cadre porteur de quatre aiguilles et destiné à supporter l'intestin hernié. Les risques de gangrène au niveau de la ligne d'accolement, toujours considérables dans le cas de résection, doivent encore se trouver augmentés par les coudes et la compression, résultats de l'abandon de l'anse herniée hors de la plaie pariétale. Lorsqu'il paraît nécessaire de terminer rapidement une opération, et si les sutures ne donnent pas toute satisfaction, on fixe l'anse quelques heures en dehors au moyen d'une forte broche qui, traversant le mésentère, repose par ses extrémités sur les parois; il est alors facile d'empêcher l'adhérence de se faire avec les lèvres de l'incision par l'interposition soit de protective, soit d'une feuille de gutta-percha;

3° L'anse suturée est réintégrée dans l'abdomen et fixée au péritoine pariétal par un ou deux points de suture. On laisse la paroi abdominale ouverte au niveau de ces points de fixation, tandis qu'on la referme soit au dessus, soit au dessous. Bon nombre de guérisons ont été obtenues par ce procédé, les matières fécales s'étant frayé un chemin à travers la plaie pariétale refermée : et quelques opérés sont morts, selon toute apparence, parce que le contenu intestinal n'avait pas trouvé d'issue libre pour sortir au dehors. Il ne peut être élevé d'objection sérieuse contre cette manière de faire; et c'est celle qu'il faut suivre, quand on a le moindre doute sur la perfection des sutures.

Toutefois, en l'absence de graves raisons y mettant obstacle, la plupart des chirurgiens préfèrent réintégrer complètement l'intestin dans la cavité abdominale et refermer le ventre.

Quand on ne veut pas suturer les extrémités intestinales sectionnées, soit en raison de la grande faiblesse du patient qui interdit toute prolongation de l'acte opératoire, soit en raison de difficultés pratiques, en ce cas on établit un anus contre nature. On y arrive en amenant les deux bouts de l'intestin en un point convenable dans l'aire de l'incision abdominale et en les suturant aux lèvres de la plaie et l'un à l'autre après les

---

[1] *Saint-Louis med. and Surg. Journ.*, juillet 1890.

avoir mis en contact. Le plus grand soin doit présider à l'application des sutures qui vont fermer les ouvertures abdominales ; et, après qu'on les a refermées, il faut les recouvrir généralement de quelque pommade antiseptique.

Pour ce qui est de la résection du gros intestin, quelques points doivent particulièrement fixer notre attention. Il est rarement possible d'enlever avec pleine satisfaction, par une incision faite sur la ligne médiane, un tronçon du côlon ascendant ou descendant. Dans plusieurs des cas, où l'incision médiane avait été choisie, il a fallu faire une incision transversale supplémentaire. Comme le siège de l'incision abdominale importe peu, on doit toujours la faire sur la tumeur. A un point de vue diagnostique, alors que la tumeur n'est pas perceptible à travers les parois, on est autorisé à tracer une petite incision sur la ligne médiane, au-dessous de l'ombilic, pour y faire pénétrer l'index. Le siège de la tumeur une fois reconnu, on incise pour pratiquer la résection dans l'endroit le plus propice, et on referme l'incision exploratrice. L'incision de la colotomie lombaire ne convient pas pour la résection du côlon. Elle est trop profonde et resserrée ; la plaie présente de grandes dimensions et, par ce chemin, il est loin d'être facile de délimiter l'étendue du mal.

On retirera un bénéfice évident du procédé de Senn en de nombreuses circonstances. Dans la cæcectomie, en particulier, le rapprochement au moyen de ses plaques d'os semble tout indiqué. Par une simple suture séro-séreuse on referme les extrémités sectionnées de l'iléon et du côlon ascendant, et on rapproche leurs parois en un point propice quelconque au-dessus des extrémités ainsi refermées. On peut de même, sur toute portion de l'intestin grêle, refermer ainsi les extrémités divisées et pratiquer une anastomose latérale. Sur le gros intestin, après résection d'un cylindre, il peut être impossible sans tractions malencontreuses de recourir à l'anastomose latérale. Il faut alors recourir à une suture simple avec ou sans l'aide de bagues. Dans un cas, où j'avais réséqué une portion du côlon descendant pour un épithélioma, ne pouvant arriver à superposer les deux bouts de l'intestin pour les accoler, je les abouchai sur des anneaux de Brokaw, segments de drains enfilés bout à bout sur du catgut, et j'en employai une paire que l'auteur avait eu la bonté de m'adresser. Après dix jours, il me fallut réouvrir l'intestin pour des symptômes d'obstruction intestinale et je trouvai les parties admirablement guéries ; mais les anneaux, encore en place, n'étaient en aucune façon altérés. Nul doute que l'absorption dans le gros intestin soit moindre que dans l'intestin grêle ; et vraiment il est à se demander si on devrait faire usage dans le gros intestin des substances résorbables conseillées pour l'entérorraphie.

Sachs[1] a modifié le procédé de Senn en se servant d'un morceau d'os, qu'il taille comme un bouton de manchette et creuse au centre d'un canal. Ces disques en forme de boutons de manchettes sont introduits dans une incision faite aux deux parois des deux anses à rapprocher, et à l'aide de quelques points de suture on maintient les parties solidement accolées. Dawbarn[2] emploie des plaques de rapprochement, faites de pomme de terre fraîche ; sa technique est celle de Senn quelque peu modifiée, et cet auteur a obtenu, dans ses expériences, d'excellents résultats.

L'emploi de l'un ou de l'autre des nombreux anneaux, actuellement en vogue, peut singulièrement faciliter l'abouchement direct des deux extrémités l'une dans l'autre. C'est là un retour vers la pratique bien connue des « quatre maîtres », moines qui exerçaient la chirurgie à Paris au xiiie siècle. La substance favorite dont ils se servaient pour leurs anneaux était la trachée d'animaux ; et, pour moi, c'est encore la meilleure substance. Senn emploie un anneau de caoutchouc garni de fils de catgut et on fait usage, d'ailleurs, d'un grand nombre d'autres substances.

Le vieux procédé de Ramdohr par invagination a été réédité comme une nouveauté et modifié de diverses manières, avec ou sans anneaux ou disques. Partout des expérimentateurs s'occupent de parcourir les sentiers déjà battus et s'efforcent d'en tracer de nouveaux dans cette direction ; et, d'ici à quelques années, il nous sera sans doute possible d'indiquer un bon procédé qui mérite d'être conseillé pour tous les cas.

Le traitement consécutif ne réclame pas de commentaires particuliers. Les contractions intestinales sont réprimées grâce

---

[1] *Centralbl. f. Chir.*, n° 39, 1890.
[2] *N.-Y. med. Rec.*, 27 juin 1891.

à l'administration d'opiacés. L'opéré est soutenu avec des aliments, ayant subi la digestion artificielle, introduits dans l'estomac et la partie supérieure de l'intestin pour y être absorbés et ne point y laisser de résidu. Si le siège de l'opération est haut situé sur l'intestin, l'alimentation rectale peut être instituée. Quant au reste, le traitement est le même que pour toute ouverture du ventre.

ÉTABLISSEMENT D'UNE ANASTOMOSE INTESTINALE
ILÉO-COLOSTOMIE, COLO-COLOSTOMIE

Il faut considérer comme une extension ou des dérivés de l'opération de Wölfler, gastro-entérostomie, des procédés analogues ayant pour but l'établissement de fistules entre diverses portions de l'intestin. L'indication est toujours la même : une obstruction dont on ne peut lever l'obstacle, et le but : maintenir la perméabilité du canal intestinal sans tenir compte de la portion obstruée. Billroth et V. Hacker [1] ont fait l'entéro-colostomie pour cancer. Lange [2], de New-York, a soudé l'iléon à l'S iliaque pour une invagination irréductible chez un enfant. Meyer [3], chirurgien de l'hôpital Allemand de New-York, dans un cas de cancer de la coudure hépatique du côlon, a anastomosé les côlons ascendant et transverse. Les cas de V. Hacker et Meyer furent suivis de succès ; le dernier est le plus remarquable. Abbe [4], de New-York, dans une opération des plus heureuses, dirigée contre une obstruction complète causée par un rétrécissement, pratiqua la colo-colostomie en employant les plaques d'os décalcifiées de Senn. Il est probable qu'à l'avenir on se servira toujours, pour l'établissement d'une anastomose intestinale, de disques ou plaques résorbables destinées à maintenir le rapprochement des surfaces. La difficulté de trouver des plaques d'os suffisamment larges pour être employées sur l'homme ; la peine que nécessite leur préparation et leur tendance soit à se déjeter, soit à se ployer, sont, dans la pensée d'Abbe, de sérieux obstacles à leur emploi ; aussi con-

[1] Wien. Klin. Woch., n° 17, 1888.
[2] N.-Y. med. Rec., 24 novembre 1888.
[3] N.-Y. med. Rec., 24 novembre 1888.
[4] N.-Y. med. Rec., 23 mars 1889.

seille-t-il de leur substituer des rondelles faites de plusieurs fils d'épais catgut recouverts d'un fil de même substance enroulé en spirale. Ces dernières ne maintiendraient pas la juxtaposition des parties sur une aussi large surface, mais leur préparation serait certainement facile. J'ai éprouvé avec les plaques d'os les mêmes difficultés qu'avait rencontrées Abbe. J'incline à penser qu'on manierait ces plaques bien plus facilement et qu'elles seraient tout aussi efficaces si on ne les desséchait pas du tout, mais si au contraire on les déposait, aussitôt après décalcification, directement dans l'acide phénique où on les maintiendrait jusqu'au moment de s'en servir.

Le grattage à l'aiguille des surfaces séreuses avant leur rapprochement a semblé favoriser une soudure rapide.

TRAITEMENT CHIRURGICAL DE L'ANUS CONTRE NATURE
ET DES FISTULES STERCORALES

Le traitement de l'anus contre nature, conséquence possible de quelqu'une des opérations précédentes, exige une étude à part. Dans les cas où l'établissement de l'anus contre nature a eu pour objet la prolongation de la vie, tout ce qu'on peut faire est d'entourer de soins hygiéniques cette ouverture. Ailleurs, l'établissement du faux anus n'est que le premier pas vers la guérison radicale; et la cure de cette fistule doit être tentée au moment propice. Ailleurs encore, un anus contre nature, ou plutôt une fistule stercorale, est le résultat de sutures qui ont cédé après une entérorraphie, et, en ce cas, une opération s'impose pour la cure de ce contre-temps.

L'anus contre nature peut être défini une ouverture faite à l'intestin, établissant une communication, à travers les parois du ventre, entre le canal intestinal et l'extérieur. Autour de cette ouverture l'intestin adhère au péritoine pariétal sur une étendue variable et par des tissus d'épaisseur et de densité variables également, suivant le degré d'inflammation primitive et la durée de l'affection. L'orifice pariétal, au point où le canal intestinal adhère, est de profondeur et de calibre variables, suivant l'épaisseur des parois et le niveau où l'anse a adhéré. Ses bords sont froncés et déprimés, et la peau tout

autour est rouge et excoriée. Parfois il existe deux de ces orifices, reposant côte à côte. Des conditions de la plus grande
importance pratique sont : l'étendue de la perte de substance
intestinale et le degré de coudure des deux bouts l'un sur
l'autre. Dans le cas où un anus artificiel a été établi après
résection intestinale pour gangrène ou affection quelconque,
deux tubes intestinaux reposent côte à côte, séparés l'un de l'autre par leurs deux parois adhérentes ensemble. Le bout qui donne passage aux fèces est dilaté ; le bout inférieur est affaissé, ratatiné et vide. Entre ces deux canons de fusil accolés avec destruction d'une anse, et une simple légère courbure avec un trou sur le côté du canal intestinal, existent une foule de degrés intermédiaires. Les schémas ci-contre (Fig. 74) donnent une idée de ces variétés. Le plus souvent, la continuité entre les portions de l'intestin situées en aval et en amont de la fistule est interceptée par un éperon ou cloi-

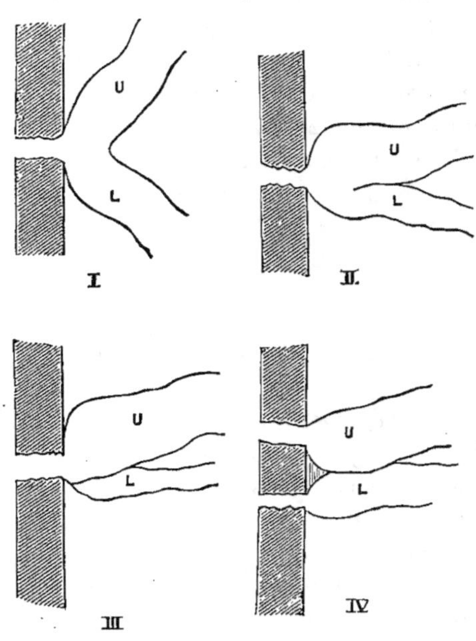

Fig. 74.

Schémas destinés à montrer les variétés
d'anus contre nature.

u. Bout supérieur. — L. Bout inférieur. — I. Fistule
stercorale, sans éperon. — II. Fistule stercorale, avec éperon.
— III. Anus contre nature avec éperon, qui intercepte complètement toute communication entre les bouts supérieur et
inférieur. — IV. Double fistule stercorale.

son (*éperon* de Dupuytren), résultat de la saillie à l'intérieur
des parois intestinales repliées sur elles-mêmes. Cet éperon
présente des dimensions qui varient depuis une simple surélévation, un simple rebord (Fig. 74, II), jusqu'à une barrière
complète mettant obstacle au passage des fèces (*fig.* 74, III).
De plus, il grandit avec la durée de l'affection ; il est, en effet,
entraîné en bas par le bol fécal, qui le repousse sur le bord

inférieur affaissé. Le bout supérieur lui-même, en raison de son fonctionnement continu, se dilate et se vascularise ; tandis que le bout inférieur peut se ratatiner jusqu'à revenir au calibre du temps de la vie fœtale. Il s'ensuit que toute intervention devrait être précoce. La présence de l'éperon est la principale différence pratique qui sépare l'anus contre nature, donnant passage à tout le contenu intestinal et ne laissant rien passer dans le bout inférieur, de la fistule stercorale, simple orifice taillé dans la paroi du canal, coudé sur lui-même, ne livrant passage qu'à une partie de son contenu. Dans la cure de l'anus contre-nature, cet éperon est le grand obstacle : si la fistule stercorale ne se guérit pas d'elle-même, la suture ou même la résection intestinale deviennent nécessaires.

Il est possible que dans la fistule stercorale les **indications opératoires** soient bien autrement puissantes que le simple désir de mettre fin à une infirmité ennuyeuse et repoussante. Si l'orifice siège sur une portion élevée de l'intestin, on aura à redouter l'amaigrissement comme conséquence de l'issue du chyle, et même la mort par inanition. La gravité de la symptomatologie, que crée la sortie des aliments, varie avec le siège de l'orifice ; mais, règle générale, il semble qu'on doive redouter la cachexie avec une ouverture occupant un point quelconque du jéjunum ou la portion supérieure de l'iléon. Outre ce danger, le porteur d'un anus contre nature se trouve exposé à un prolapsus intestinal à travers cet anus, ou même à une hernie ordinaire.

Pour aider au **diagnostic** du siège de l'orifice sur l'intestin, on recourra avec avantage au procédé de Senn qui consiste, en une insufflation de gaz hydrogène. Si le gaz fuit rapidement et que l'oreille ne perçoive pas de gargouillements dans la région cæcale, la fistule occupe probablement le gros intestin. Au contraire, le gaz ne s'échappe-t-il qu'après un certain espace de temps et donne-t-il lieu à des gargouillements au moment où il franchit la valvule iléo-cæcale, l'ouverture siège probablement sur l'intestin grêle.

Traitement. — Le mode de traitement qu'il faut adopter de suite dépend de la nature du cas soumis à l'observation ; et

les méthodes les plus simples, qui promettent une chance de
guérison, doivent être mises en jeu avant de s'adresser à
d'autres plus graves. — Il est possible de classer les procédés,
mis en avant jusqu'à nos jours, de la manière suivante :

1° Occlusion plastique, par compression exercée ou par opération autoplastique exécutée sur l'orifice stercoral ;

2° Réduction, division ou résection de l'éperon, pour restaurer le calibre du canal ;

3° Résection de l'anse intestinale, siège de la fistule, et suture
des deux bouts.

1° Le mode de traitement, qui consiste dans l'occlusion de l'orifice stercoral, ne s'emploie que dans les cas où il n'y a pas
d'éperon, ou bien où celui-ci a été détruit et où il existe une
libre communication entre les deux bouts supérieur et inférieur
de l'intestin. Il convient surtout aux fistules stercorales.

La compression, exercée à l'aide d'un bandage élastique
(bandage herniaire) ou d'un strapping attaché vigoureusement
au-dessus de la fistule, et disposés de manière à juxtaposer et
à maintenir juxtaposées les granulations qui entourent l'orifice,
a parfois réussi à provoquer la guérison. Même efficacité possible par l'emploi du cautère actuel ou de quelque caustique.
On a réussi également en affrontant les lèvres, après avivement,
au moyen d'aiguilles à bec-de-lièvre ou de fils d'argent. Si tous
ces moyens échouent, il faut essayer de refermer la fistule par
une opération autoplastique. La nature de l'orifice à reboucher
fixera sur le genre d'opération autoplastique à tenter ; mais, à
mon avis, le plus souvent, le meilleur procédé consistera à
tailler deux lambeaux, — dont l'un sera appliqué par sa face
cutanée sur la fistule, tandis que le second recouvrira le premier par sa face cruentée. En même temps des sutures au catgut s'efforceront d'accoler dans la mesure du possible les parois
de la fistule au-dessous des lambeaux, de manière à prévenir
toute filtration de matières stercorales jusqu'aux parties qu'on
veut voir se réunir ; et, de même, le lambeau profond sera
suturé, également par des sutures au catgut, tout autour de
l'orifice fistuleux.

2° **La destruction de cet éperon obstructif**, déterminé par le repli sur elle-même de la face mésentérique de l'intestin, et le libre passage ainsi ouvert au contenu intestinal ont parfois suffi pour que l'orifice se rebouchât spontanément. Ce résultat peut s'obtenir de diverses manières.

Le plus simple, et peut-être le procédé le meilleur, consiste dans l'introduction dans les deux orifices d'un fragment de tube épais de caoutchouc : celui-ci repousse l'éperon en arrière par sa tendance continue au redressement. Un fil lui est attaché, pend dehors par l'orifice fistuleux et empêche qu'il ne s'éloigne hors de portée. Mitchell Banks est redevable à ce procédé de plusieurs succès fort satisfaisants. Il est évidemment supérieur aux plus vieilles méthodes basées sur l'emploi de tentes de charpie ou de moyens analogues. On s'est également servi d'un tube d'argent ; mais il est possible que l'introduction en soit fort difficile, et même expose à quelques dangers de perforation. Pour en faciliter l'introduction et diminuer l'irritation que déterminent les extrémités coupées à arêtes vives, il suffit d'inciser obliquement les deux bouts du tube de caoutchouc. Le procédé du tube de caoutchouc est d'une simplicité remarquable, entièrement inoffensif et, s'il est mis à contribution suffisamment tôt, on est autorisé à faire grand fond sur sa réussite.

La division lente de l'éperon au moyen d'un lien élastique a été conseillée et mise en pratique par plusieurs chirurgiens. La base de l'éperon est traversée d'une ligature élastique, disposée de manière à se frayer un chemin au travers de sa substance. Comme il nous est impossible d'avoir la certitude de l'adhérence des surfaces séreuses au niveau de la base de l'éperon, il s'ensuit que le fil peut pénétrer dans la cavité abdominale et déterminer une péritonite. Dupuytren, s'étant servi des ciseaux pour parachever l'effet d'une ligature élastique, perdit sa malade et abandonna ce procédé. Il n'est pas en réalité à conseiller.

Destruction par l'entérotome. — Depuis l'introduction de cet instrument par Dupuytren et les succès remarquables qui en ont couronné l'emploi, le procédé de destruction de l'éperon par écrasement lent a joui d'une grande faveur. L'instrument bien connu de Dupuytren a subi des modifications et des améliorations de la part de Blasius, Delpech, Reybard, Gross et autres. Il est à parier que le meilleur de tous ces instruments est l'entérotome de Gross, qui non seulement divise, mais emporte l'éperon. Comme construction, c'est tout simplement une grande pince à torsion, dont les pointes ont été transformées en deux plaques circulaires qui s'affrontent. Ces dernières sont destinées à saisir l'éperon et laissées en place jusqu'à ce que la compression des mors s'ouvre un passage, en emportant la portion la plus considérable de cet obstacle. Comme l'escarrification des parties broyées s'étend au loin, une inflammation protectrice se déclare dans les tissus de voisinage. Pourtant, dans quelques cas exceptionnels, l'entérotome a déterminé une perforation, et la mort en a été la conséquence. C'est ce qui doit nous faire redoubler d'attention pour bien nous assurer à l'avance que nous avons affaire à un éperon dont les lames accolées adhèrent suffisamment. Les résultats du procédé de Dupuytren sont très satisfaisants. Herman [1] a rassemblé les observations de 84 cas, avec une mortalité ne s'élevant qu'à 8,5 pour 100, une guérison radicale dans 50 cas, et une amélioration considérable dans 26. La mortalité est si faible, et les résultats (s'ils sont vrais, ce qui laisse quelques doutes) tellement remarquables, que ce mode de traitement devrait toujours être adopté partout où il est applicable, avant de recourir aux autres procédés plus chanceux.

Après l'emploi de l'un quelconque des procédés que nous venons de passer en revue, il est possible qu'il devienne nécessaire de refermer l'orifice stercoral à l'aide d'une opération autoplastique.

3° **Résection et suture intestinale**. — C'est là un procédé, offrant certaines gravités et difficultés, dont il ne faut envisager l'emploi qu'après échec des autres méthodes et lorsque le patient perd du terrain par suite de son infirmité. Il peut trouver son indication dans la multiplicité des fistules stercorales, avec multiplicité d'orifices intestinaux, dont on ne pourrait assurer la fermeture par les modes ordinaires de traitement. Avec une large perte de substance sur l'un des côtés d'une anse intestinale, sans coudure et sans éperon, une résec-

[1] *London med. Rec.*, 1883, p. 187.

tion peut être la seule intervention qui, dès le début, offre quelque chance de guérison. De plus, avec un prolapsus étendu de la muqueuse, dont il est impossible de se rendre maître, et qui détermine soit l'ulcération, soit l'inflammation de l'intestin, une résection peut également se trouver indiquée.

M. G.-H. Makins [1] a fait un relevé soigneux et complet de toutes les observations publiées d'entérectomie dirigée contre un anus contre nature. Sur 39 opérés dans ces conditions, 15 (38,4 pour 100) succombèrent aux suites de l'opération. Parmi ces derniers, 9 moururent de péritonite septique, — dont 5 par pénétration des matières fécales, 3 fois au niveau des attaches du mésentère. Sur les 24 qui se rétablirent, 3 gardèrent un anus contre nature. Ces résultats sont suffisamment encourageants et justifient, et au delà, le procédé dans les cas que nous avons indiqués plus haut.

Le procédé qu'a si soigneusement tracé et si habilement exécuté Makins me paraît réaliser, dans les limites du possible, les meilleurs progrès de la chirurgie et la description qui suit repose sur la relation qu'il a publiée de son cas :

Des précautions doivent être prises pour que l'opération se fasse avec un intestin vide et une plaie non infectée. Pendant les quarante-huit heures environ qui précèdent l'intervention, il faut prendre soin de nourrir son patient à l'aide de lavements nutritifs et de supprimer toute alimentation par la bouche. Immédiatement avant l'opération, avoir soin de laver l'intestin à l'eau chaude jusqu'à ce que le liquide revienne clair. Et, si cela était possible, ce serait encore bien mieux de faire le lavage du bout inférieur aussi bien que du bout supérieur. La fistule et ses alentours sont recouverts, pendant trente-six heures environ avant l'opération, de compresses phéniquées; la solution est aussi concentrée que possible, mais, sans pour cela, qu'elle irrite la peau — 1 pour 30 est d'ordinaire le titre de la solution qui convient. Quand le malade est anesthésié, on procède au lavage à la brosse de toute la peau qui entoure la fistule, d'abord à la térébenthine, puis avec une solution phéniquée à 1 pour 20. Toutes les granulations sont raclées ou frottées ferme, et leur point d'implantation complètement asepsié. C'est alors qu'on dirige le

<hr>

[1] *St.-Thos. Hosp. Rep.*, vol. XIII, 1884, p. 181.

spray sur le champ opératoire; mais, à l'heure actuelle, la plupart des chirurgiens s'en dispensent et l'opération est commencée avec l'espoir qu'elle sera entièrement aseptique.

On fait à la paroi abdominale une incision, de préférence verticale, dépassant d'environ 4 centimètres chaque côté de la fistule, — plus ou moins suivant les circonstances. La cavité une fois ouverte, on examine avec grand soin l'état des deux bouts de l'intestin, — leurs rapports, la multiplicité et la nature des adhérences, etc. Puis les extrémités sont disséquées avec grande attention, détachées, libérées de leurs adhérences et attirées hors de la plaie. Après que le ventre a été ouvert, il est possible de prévenir toute pénétration du contenu intestinal dans le péritoine soit à l'aide d'une éponge qu'on dispose à cette intention dans l'orifice intestinal, soit avec deux pinces-clamps, une de chaque côté de cette plaie, soit, mieux encore, en pinçant l'intestin auprès de la plaie avec une pince de Nélaton ou une autre pince appropriée, qu'on laisse en place. Quand on a fait sortir l'intestin, assez pour rendre facile l'application des sutures après résection d'un bout, il faut refermer autant que possible la cavité abdominale avec des éponges tassées. Il serait quelquefois difficile de faire pénétrer une grosse éponge; mais on arrive au même but grâce à plusieurs morceaux d'éponge douce, ou à plusieurs petites éponges attachées ensemble. Une fois qu'on a suffisamment bouché l'ouverture, les pinces-clamps sont mises en place — une de chaque côté des deux incisions — et l'intestin, y compris la fistule, est excisé aux ciseaux au-delà du niveau des vieilles adhérences. Après avoir réuni le mésentère par une double rangée de points d'une suture continue si on en a excisé un lambeau triangulaire, ou par une suture en bourse si aucune portion mésentérique n'a été retranchée, on procède à la suture des extrémités divisées. Quand les deux bouts de l'intestin présentent une différence de calibre notable, ce qui est fréquemment le cas, on éprouvera quelque difficulté à les juxtaposer. Les doigts arrivent par de douces manœuvres à dilater un peu l'ouverture la plus petite, et cela peut suffire; mais il arrive parfois qu'on soit obligé d'inciser obliquement l'orifice le plus petit depuis ses attaches mésentériques, de manière à agrandir ainsi la circonférence qui doit être suturée. Il faut apporter autant de soins à faire ici une suture parfaitement exacte que pour l'entérectomie ordinaire, déjà décrite plus haut.

Si, une fois la suture intestinale faite, on s'aperçoit de l'impossibilité d'affronter les lèvres de l'orifice fistuleux, il est sage en de certaines circonstances de recourir à une opération autoplastique pour refermer la plaie abdominale. Quant au pansement, inutile de rien ajouter à ce que nous avons déjà dit.

CHAPITRE VIII

CHIRURGIE DES REINS

———

Toute la chirurgie rénale peut se ranger sous trois têtes de chapitre : l'incision, l'extirpation et la fixation. L'incision est faite soit pour évacuer des collections kystiques et purulentes, soit pour extraire des calculs : on a donné à la première le nom de *néphrotomie* (νεφρός — rein, et τομή — incision) ; et la seconde est connue sous le nom de *néphrolithotomie* (νεφρός, λίθος — pierre, et τομή). L'extirpation du rein peut être pratiquée pour chacune des affections qui justifient la néphrotomie et, en particulier, pour des néoplasmes solides. Ce dernier mode d'intervention a reçu le nom de *néphrectomie*. Quant à la fixation opératoire d'un rein mobile, la *néphrorraphie* est son nom (νεφρός, ῥαφή — suture). Cependant, comme la suture n'est pas un point essentiel de l'opération faite dans le but de fixer un rein mobile, d'autres termes, *néphropexie* par exemple (πήγνυμι — je fixe), seraient peut-être plus exacts. Le mot *néphrorraphie*, dans son vrai sens, devrait s'appliquer à la suture réunissant toute plaie faite aux reins.

ANATOMIE CHIRURGICALE DES REINS

Le rein normal présente environ une longueur de 10 centimètres, une largeur de 6 centimètres et une épaisseur de 3 à 4 centimètres. Le rein droit est un peu plus court et plus large que le gauche.

Les reins reposent profondément dans les régions lombaires,

plongés dans une capsule de tissu adipeux. L'un et l'autre reins
sont couchés sur une portion du diaphragme, l'aponévrose transverse et le muscle psoas. Par rapport à la verticale, le siège du

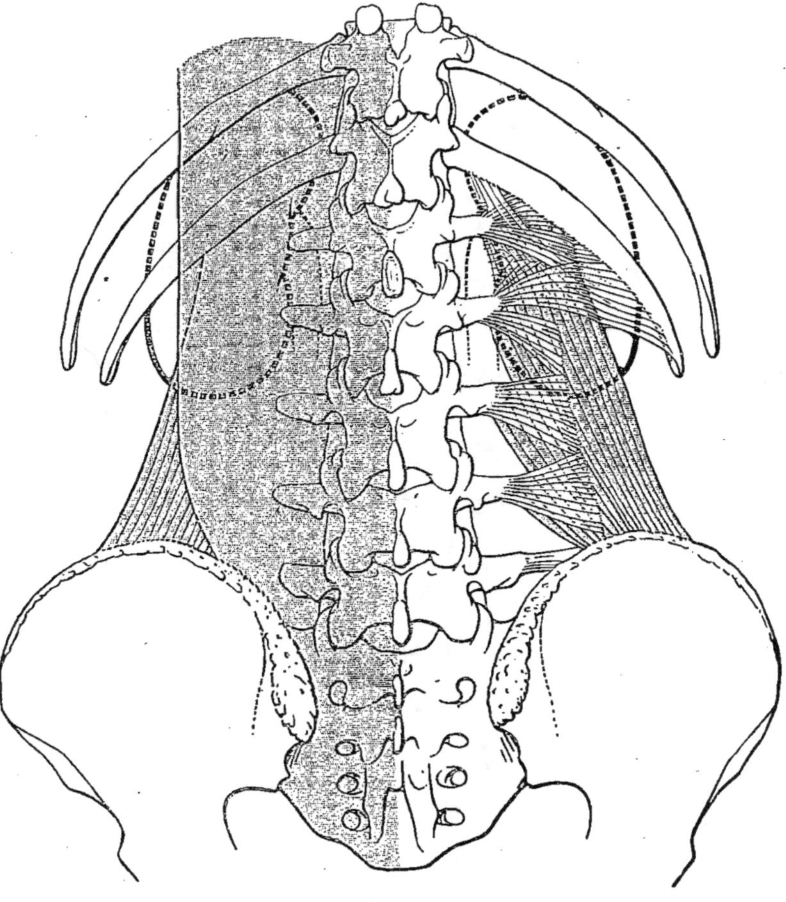

Fig. 75.

Rapport des reins avec les muscles des régions lombaires (12ᵉ côte longue).
Dessin de L.-H. Farabeuf (Th. RÉCAMIER).

rein est passible de quelques variations soit à l'état de santé,
soit à l'état de maladie. Morris [1] écrit que « l'extrémité supérieure du rein correspond à l'espace compris entre la onzième

____

[1] *Surg. Dis. of Kidneys*, p. 2.

et la douzième côte, et l'extrémité inférieure presque au niveau du milieu de la troisième épine lombaire ». Cette appréciation doit être exacte : elle concorde certainement avec les nom-

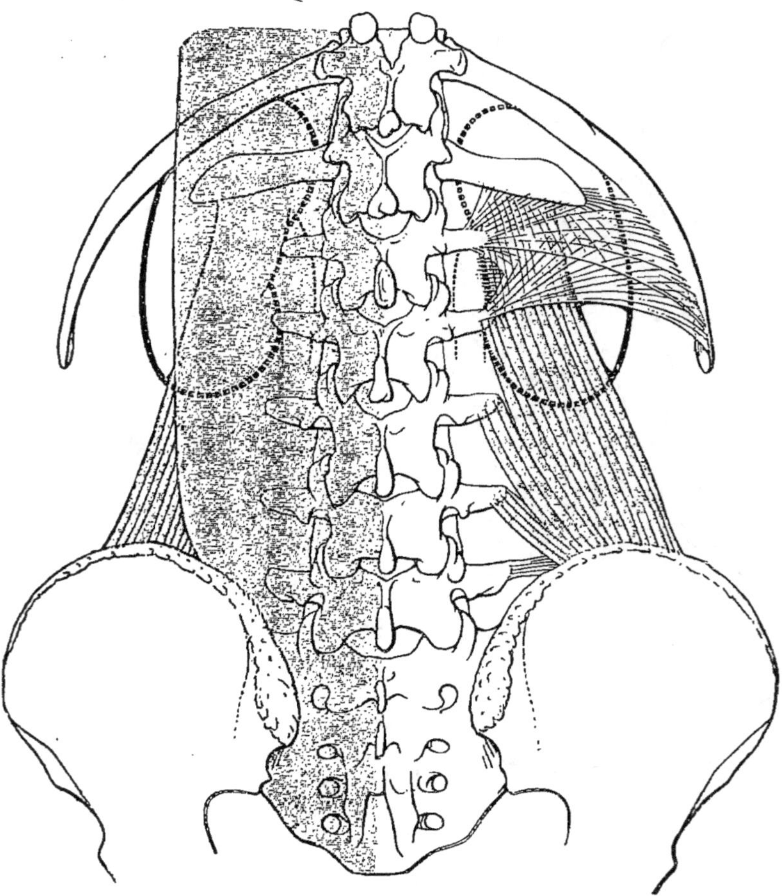

breuses observations attentives que j'ai recueillies. Braune attribue au rein la même situation, il dit seulement que le gauche est un peu plus élevé. Les observations de Luschka concordent également, ou placent le rein encore plus haut d'un

demi-pouce (0^m,012.). Dans les traités d'anatomie, on trouve
le rein placé trop bas d'environ une demi-vertèbre. Le niveau
du hile, point qui nous concerne surtout, correspond à la première vertèbre lombaire, c'est-à-dire qu'il se trouve précisément dégagé des côtes en arrière et recouvert par les côtes flottantes en avant.

Le grand axe du rein n'est pas absolument vertical, ni ses
faces tout à fait antérieure et postérieure. On nous compren-
dra plus facilement si nous nous exprimons comme suit : si les
axes verticaux se trouvaient prolongés par en haut, ils se
rencontreraient au voisinage de la face antérieure du corps,
mais un peu en arrière, sous un angle d'environ 40 degrés ; tandis que, si les axes transverses étaient prolongés en avant, ils
se rencontreraient au niveau de la colonne vertébrale, sous un
angle d'environ 60 degrés. L'extrémité supérieure se trouve
située plus profondément et plus près de la colonne vertébrale
que l'inférieure. On peut dire avec vérité que la face connue
sous le nom d'antérieure serait tout aussi justement dénommée externe.

Le rein droit, au niveau de la portion supérieure de sa face
antérieure, se trouve en contact avec la face inférieure du foie.
Ce fait peut donner l'explication de sa situation légèrement
moins élevée et de sa tendance plus accentuée aux déplacements.
En contact direct avec sa face antérieure, sans interposition de
péritoine, reposent le duodénum et le coude formé par les
côlons ascendant et descendant. L'extrémité supérieure du rein
gauche atteint la grosse tubérosité de l'estomac ; les deux tiers
supérieurs de son bord externe sont en rapport avec la rate ;
en avant et en dedans, repose le pancréas ; et, croisant sa face
antérieure, mais vers le bas, se trouve la portion initiale du
côlon descendant. La situation du côlon par rapport au rein est
aussi importante au point de vue diagnostique qu'opératoire.
Quand le rein s'hypertrophie, le côlon, qui lui est relié sous un
même feuillet péritonéal, est amené en avant de lui. Les
tumeurs rénales, qui nécessairement s'accroissent par en bas,
se logent sous le côlon et le repoussent en avant. Du côté droit,
on observe en général que le côlon monte verticalement sur
le rein hypertrophié, tandis que, du côté gauche, les côlons
transverse et descendant le traversent obliquement en une
ligne courbe dirigée en bas et en dehors. Sous le feuillet

péritonéal qui relie en arrière le côlon au mésentère, courent les vaisseaux qui fournissent au côlon ; et toute blessure sérieuse de ces vaisseaux, telle qu'on en peut observer lorsqu'on dépouille une tumeur rénale du péritoine qui la recouvre, est grosse de danger pour la vitalité de cette portion du gros intestin. Le péritoine, qui du côlon passe sur la tumeur pour aller rejoindre la paroi abdominale, peut être divisé sans crainte de blesser les sources vasculaires de l'intestin.

Les organes du hile (Fig. 77) du rein — l'artère, la veine et l'uretère — revêtent une importance toute particulière, puisqu'ils constituent le pédicule, en cas d'ablation de l'organe. La direction des vaisseaux, qui proviennent -soit de l'aorte, soit de la veine cave, est au point de vue pratique transversale. L'artère du côté droit monte légèrement vers le rein correspondant, son point d'origine

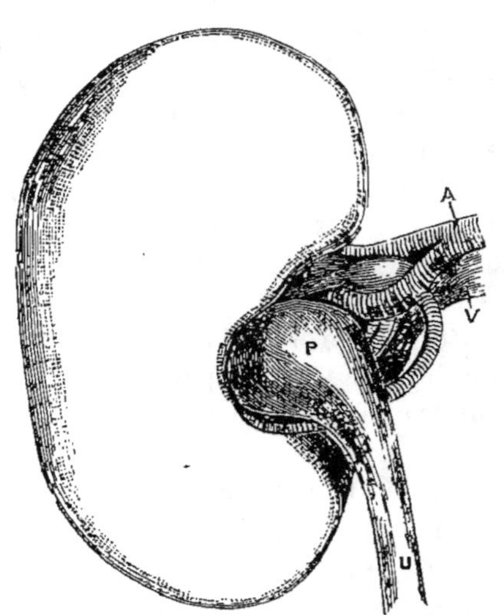

Fig. 77 (d'après Weisse).
Organes du hile du rein gauche, vus par derrière.
A. Artère ; V. Veine ; P. Bassinet ; U. Uretère.

à l'aorte étant situé un peu plus bas qu'à gauche ; elle est également plus longue que la gauche, ce qui est en rapport avec la situation de l'aorte sur le côté gauche de la ligne médiane. L'artère du côté droit passe en arrière de la veine cave. Au point précis, où elle pénètre dans le hile, entre la veine que l'on dit être située en avant et l'uretère qui se trouve derrière, l'artère se divise en quatre ou cinq branches qui vont se distribuer aux tissus rénaux. Ces rameaux artériels peuvent occuper toutes les positions soit en avant, soit en arrière, soit sur le côté des veines qui leur correspondent. De petites artérioles proviennent du corps surrénal, de l'uretère, de l'atmosphère celluleuse. Les veines rénales sont beaucoup plus volumineuses que les artères et les recouvrent.

La veine gauche est plus longue que la droite puisqu'elle doit croiser l'aorte pour se jeter dans la veine cave. C'est dans cette veine rénale que viennent se déverser la veine spermatique gauche et les veines diaphragmatiques inférieures gauches (Fig. 78) : ces deux ordres de vaisseaux se trouvent entièrement à l'abri de toute blessure, quand on s'occupe de traiter le pédicule rénal. Au niveau du hile, les veines se ramifient en un nombre de branches égal à celui des artères, et la subdivision de la veine s'étend plus loin du côté de la ligne médiane. A l'autopsie, sur environ vingt sujets examinés à ce point de vue,

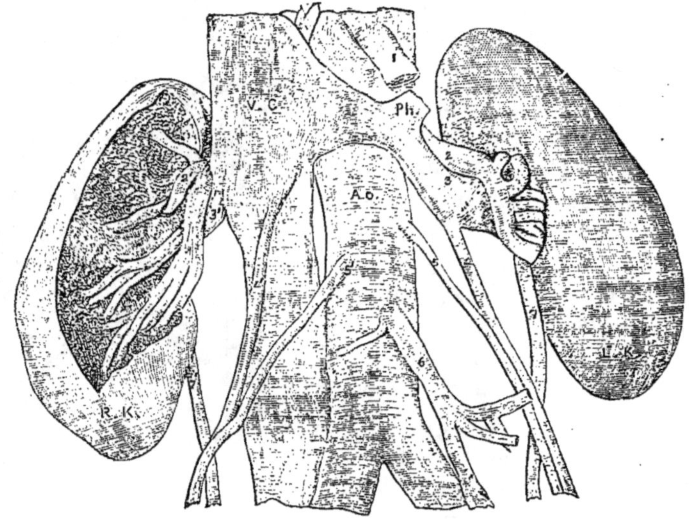

Fig. 78.

Photogravure d'une dissection faite dans le but de montrer les rapports des divers organes dans les opérations faites sur les reins.

R. K. Rein droit. — L. K. Rein gauche. — Ao. Aorte. — V. C. Veine cave. — Ph. Veine phrénique inférieure gauche. — 2 et 2'. Artères rénales droite et gauche. — 3 et 3'. Veines rénales droite et gauche. — 4 et 4'. Veines spermatiques droite et gauche. — 5 et 5'. Artères spermatiques droite et gauche. — I et 6. Vaisseaux mésentériques. — 7 et 7'. Uretères droit et gauche.

j'ai été surpris de la fréquence avec laquelle j'ai rencontré la veine rénale représentée par deux troncs, ou plus parfois, entourant l'artère. Les variétés artérielles ne sont nullement rares. Ce défaut d'uniformité dans la vascularisation rénale plaide contre la possibilité de la ligature à part de l'artère et de la veine. Soit qu'on dissèque ou qu'on incise le bassinet, il est fort facile de blesser la veine. Bien que le rein soit un organe très vasculaire, cependant, comme ses vaisseaux cheminent en droite ligne vers le bord convexe sans s'anastomoser en aucune manière, il s'ensuit qu'une incision peut être conduite de la périphérie vers le hile sans déterminer d'hémorragie dangereuse. Le dessin ci-contre (Fig. 78) est une reproduction exacte par la photographie d'une dissection faite dans le but de montrer les rapports réciproques des organes en cause dans les opérations faites sur les reins. On notera que, des deux côtés, les veines rénales plongent derrière les artères et pénètrent le hile entre celles-ci et les uretères. Ce n'est pas ainsi que les traités d'anatomie présentent les rapports réciproques ; mais, comme sur quatre sujets que j'ai soigneusement examinés à ce point de vue, et sur un nombre beaucoup plus considérable dont j'ai fait une autopsie sommaire, j'ai toujours trouvé qu'il en était ainsi — c'est-à-dire toujours les artères en avant et les veines en arrière, — il faut bien que les connexions telles qu'elles sont figurées ici soient communes. La division des artères rénales, tout de suite au voisinage de l'aorte du côté droit, et au moment de pénétrer dans le hile à gauche, est une disposition commune.

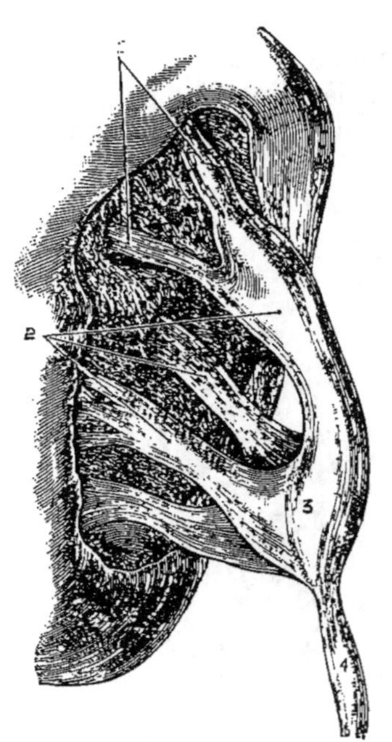

FIG. 79 (HEITZMANN).

Bassinet et calices du rein préparés par résection du tissu rénal.

1. Calices minores. — 2. Calices majores. — 3. Bassinet. — 4. Uretère.

Au niveau de l'extrémité inférieure du rein, l'uretère commence à s'épanouir en un sac en forme d'entonnoir, connu sous le nom de bassinet. Dans le hile le bassinet émet deux ou trois troncs courts, lesquels à leur tour se subdivisent et forment les calices ou infundibula qui s'ouvrent sur les papilles et les embrassent. Jordan Lloyd[1] a observé que beau-

[1] *Birm. med. Rev.*, décembre 1886.

coup de tubes primaires mesurent plus d'un pouce (25 millimètres) de long et ne sont pas plus larges qu'une sonde n° 10,
tandis que les tubes secondaires sont aussi fins qu'une aiguille

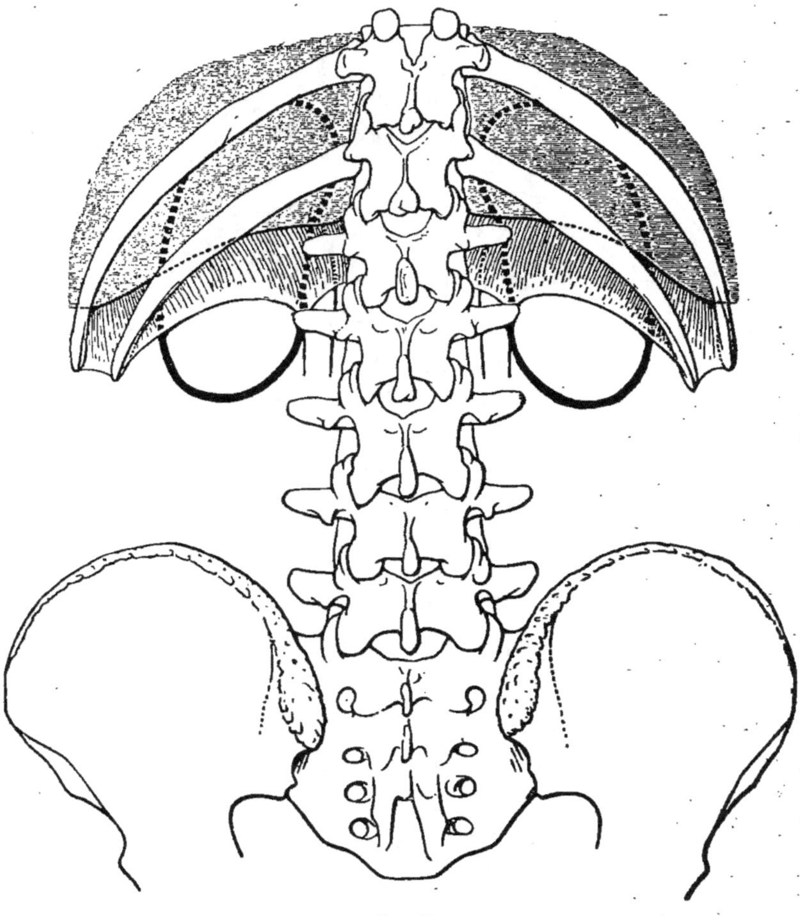

Fig. 80.

Rapport du diaphragme et de la plèvre avec les reins (12ᵉ côte longue).
Dessin de L.-H. Farabeuf (Th. Récamier).

à tricoter. En pareil cas, il est de toute évidence que le doigt,
après pénétration dans une portion quelconque du bassinet, ne
pourrait procéder à un examen complet des calices; et, d'un
autre côté, il faut ajouter qu'un calcul enchatonné dans l'un des

tubes primaires ne saurait être extrait par une ouverture faite
à un tube secondaire incisé près des tissus rénaux. La figure
ci-dessous (Fig. 79), qui se rapproche plus de la nature que

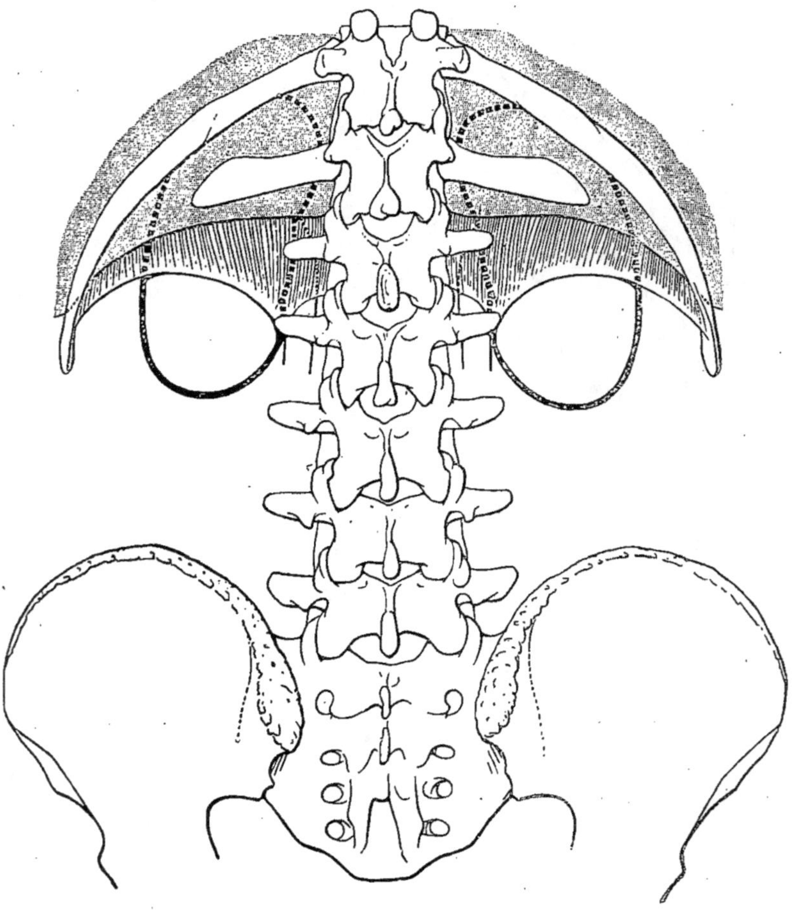

Fig. 81.
Rapports du diaphragme et de la plèvre avec les reins (12e côte courte).
Dessin de L.-H. Farabeuf (Th. Récamier).

toutes celles que j'ai vues, démontre clairement la vérité de
la divergence d'opinion de M. Lloyd.

Le bassinet se dirige à partir du hile en bas et en dedans, et
se rétrécit graduellement pour former l'uretère. L'uretère, dit-

on, commence au niveau de l'extrémité inférieure du rein et chemine en bas et en dedans, en arrière du péritoine jusqu'à ce qu'il pénètre dans la base de la vessie. De haut en bas, il se trouve en rapport avec le muscle psoas et le nerf génito-crural ; au niveau du détroit supérieur, il croise à droite les vaisseaux iliaques externes et à gauche les vaisseaux iliaques primitifs ; puis il pénètre dans le repli formant le faux liga-ment postérieur de la vessie jusqu'à sa terminaison. Dans tout son parcours, l'uretère est très lâchement uni au tissu cellulaire qui l'environne. Le rein est maintenu en position par son épaisse atmosphère de graisse, connue sous le nom de capsule adipeuse. Le tissu graisseux varie beaucoup comme quantité chez les divers individus ; mais toujours, il présente une épaisseur considérable. Plongé dans ce lit élastique, le rein jouit d'une certaine liberté de mouvement ; après incision de

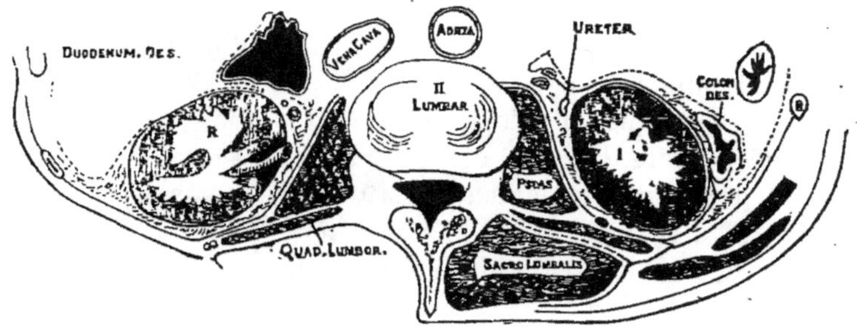

FIG. 82 (LANGE).

Coupe horizontale du corps entre la seconde et la troisième vertèbres lombaires (surface de la coupe supérieure vue par le dessous, donc le côté droit se trouve à gauche) montrant les connexions des reins avec le péritoine (figuré par une ligne pointillée) et les muscles.

la capsule adipeuse et mise à découvert du rein, on voit cet organe être le siège de mouvements réguliers en rapport avec le rythme respiratoire. Quand la graisse s'est résorbée en partie, ou qu'elle a diminué de densité, des déplacements anatomiques deviennent possibles.

Dans les opérations faites sur les reins, les limites inférieures de la plèvre (Fig. 81 et 82) et ses rapports avec la douzième côte sont des plus importants. Dumreicher, de Vienne, dans une opération pratiquée sur un rein hypertrophié, eut la malchance d'ouvrir la plèvre. Holl, de Vienne, et Dange, de New-York, ont fait une étude à part de ce point particulier ; et de leur travail il ressort que la dernière côte est souvent tellement courte qu'on n'y prend pas garde, et pourtant la plèvre descend aussi bas que si la douzième côte avait une longueur normale (Fig. 82). Le liseré inférieur de la plèvre passe horizontalement entre la limite inférieure de la douzième vertèbre dorsale et le bord inférieur de la onzième côte, quel que soit l'état de la douzième. Il est donc particulièrement nécessaire de marquer les limites supérieures de l'incision plutôt en comptant les côtes avant l'opération qu'en s'assurant, pendant le cours de l'intervention, de la présence de la douzième côte par la sensation osseuse qu'elle fournit.

NÉPRHORRAPHIE

Par cette opération on entend la fixation d'un rein mobile. Elle n'est nullement nécessaire pour la réduction d'un rein en situation anormale et l'opération n'implique pas de toute nécessité, comme il a déjà été dit, l'application de sutures. Pour un rein tout simplement en situation anormale, soit congénitale, soit acquise, nous n'avons ici rien à faire : l'existence de semblable anomalie souvent ne se découvre qu'à l'autopsie. C'est dans le cas où il n'y a pas seulement rein déplacé, mais défaut de fixation, et où cette mobilité entraîne des symptômes pénibles que peut se trouver indiquée l'opération que nous allons décrire.

Anatomie pathologique du rein mobile et du rein flottant. — On décrit deux formes de reins déplacés et non fixés, — le rein mobile et le rein flottant. Dans le rein mobile, les mouvements sont entièrement sous-péritonéaux ; ils s'exécutent dans un espace créé artificiellement dans le tissu cellulaire qui relie le péritoine aux muscles sous-jacents. Dans le rein flottant, les mouvements sont intra-abdominaux, c'est-à-dire que le rein se trouve enveloppé de péritoine et possède un méso-rein. Le premier est acquis, le second congénital.

Rein mobile. — Il n'est pas rare d'observer une certaine mobilité du rein, permettant un déplacement de 2 centimètres 1/2 à 4 centimètres, surtout chez les femmes dont les parois abdominales sont devenues flasques après un grand nombre de grossesses. En ce cas, la mobilité des reins concorde avec le défaut de stabilité dans la position des autres organes abdominaux et n'a aucune importance. A un degré plus accentué, il est possible que la mobilité s'allie à certaines modifications dans les tissus immédiatement en rapport avec les reins, et dans quelques circonstances à des modifications dans la structure de l'organe lui-même.

Le rein se meut, en arrière du péritoine, dans une loge trop vaste pour lui, et qui, d'après Newmann, peut se former de diverses manières. Le tissu adipeux qui enveloppe étroitement l'organe peut se relâcher tout autour de lui et le rein se mouvoir dans tout l'espace virtuel ainsi créé. Or, les tissus graisseux qui enveloppent immédiatement le rein ne subissent aucune modification, mais le rein avec sa capsule adipeuse se meut dans un espace, résultat de l'écartement en avant du péritoine loin du muscle qui se trouve en arrière. Ou encore la mobilité est double et se produit à la fois à l'intérieur de la capsule et en arrière du péritoine. En tous cas, on observera probablement une diminution notable du tissu adipeux périnéphrétique. Très souvent on a noté un allongement des vaisseaux du rein.

Le degré de mobilité varie depuis 2 à 5 centimètres jusqu'à une distance énorme, qui n'a d'autres limites que celles que lui apporte la double insertion des vaisseaux et de l'uretère.

Le rein mobile est, en général, parfaitement sain ; mais parfois aussi on trouve, accompagnant cette mobilité, des lésions qu'on ne peut guère considérer autrement que comme une association de cause à effet. Ainsi Dickinson [1] a observé une pyélite associée à un rein mobile ; et Fritz [2] relate une coïncidence de même nature, à la fois dans sa pratique personnelle et dans celle de Urag. Landau [3] a ponctionné à plusieurs reprises une hydronéphrose affectant un rein mobile ; finalement, celle-ci subit la transformation purulente et fut ouverte et drainée avec succès. Hickinbotham a eu un cas de mort du fait d'une myélite

---

[1] *Affections rénales et urinaires*, vol. III, 1883.
[2] *Arch. gén. de méd.*, 1859, vol. II.
[3] *Die Wanderniere der Frauen*, Berlin, 1881.

compliquant un rein déplacé. Kehrer trouve quelque rapport entre l'obstruction de l'uretère d'un rein mobile, par la torsion ou la coudure, et l'hydronéphrose. Dans la même catégorie, comme cause probable d'hydronéphrose, Dickinson range les calculs ou la gravelle : de plus, il se demande si la dilatation temporaire du bassinet produite par un calcul qui vient l'obstruer ne peut pas, par suite de l'augmentation de volume, faire que le rein, après disparition de la tuméfaction, se trouve fort au large dans sa loge et par suite se mobilise. En pareil cas peut se déclarer une périnéphrite ; parfois, cette dernière est tellement accentuée qu'elle détermine des adhérences avec les organes voisins, et particulièrement avec le foie.

On a observé des tumeurs kystiques et malignes du rein se compliquant de mobilité de l'organe. Plusieurs observateurs ont noté la menstruation comme cause possible d'augmentation temporaire du volume du rein. Sawyer, en particulier, appela l'attention sur ce point ; Newman a vu les symptômes d'un rein mobile s'aggraver pendant la période menstruelle et il croyait avoir également trouvé à ce moment une augmentation de volume de l'organe.

Cette affection se rencontre d'ordinaire chez l'adulte, dans la période moyenne de la vie, et est extrêmement rare dans l'enfance et la vieillesse. Sur 290 cas, réunis par Newman, 81 pour 100 furent observés entre vingt et cinquante ans. Le rein mobile est six ou sept fois plus fréquent chez la femme que chez l'homme, si on s'en rapporte aux recherches de Newman, Roberts, Ebstein et Dickinson. Le rein droit est en cause quatre fois plus souvent que le gauche ; rarement, les deux organes sont à la fois le siège de mobilité anormale.

Du fait que le rein mobile affecte plus souvent les femmes qui ont eu des enfants, on a déduit que la grossesse en est la cause. Il serait probablement plus exact de dire que le relâchement des parois abdominales, qu'il soit la conséquence ou non de la grossesse, favorise le déplacement. La résorption du tissu adipeux périrénal est une autre cause : tel un cas, très explicite, que mit en relief une autopsie pratiquée, il y a quatre ans, à Bristol Infirmary. Ici, l'émaciation reconnaissait pour cause un cancer de l'estomac. Dickinson rapporte plusieurs observations dans lesquelles soit un accident, soit un effort violent, paraissait avoir provoqué la mobilité.

Généralement parlant, il y a de grandes probabilités pour que le rein mobile soit la conséquence de l'association de diverses circonstances. La combinaison la plus efficace est la suivante : femme âgée, habituée à de rudes travaux manuels, ayant eu plusieurs enfants à intervalles rapprochés, et qui maigrit. Le rein une fois déboîté de sa loge, la répétition des mouvements ou les secousses en augmentent la mobilité. L'influence des secousses est accumulative ; chaque centimètre gagné ajoute à la facilité avec laquelle un autre centimètre est gagné, et cela jusqu'à ce que l'organe ait atteint aux limites possibles de sa mobilité, c'est-à-dire jusqu'à ce qu'il tiraille ses propres vaisseaux et l'uretère.

Rein flottant. — Le rein flottant a été ainsi défini par Jenner [1] un rein « possédant un mésentère, repli péritonéal qui rattache l'organe à la colonne vertébrale d'une manière fort lâche ». Il est, à vrai dire, probable que cette définition est trop précise. Les recherches récentes, pratiquées sous les auspices de la Pathological Society de Londres, paraissent démontrer que l'une des deux variétés de déplacement peut se convertir en l'autre, ou plutôt qu'un rein mobile peut tellement tirailler son recouvrement péritonéal qu'il en arrive à presque déterminer la formation d'un méso-rein. Pour le chirurgien, ainsi que Morris le met parfaitement en relief, la principale considération est de savoir si le rein a ou non un méso-néphron, c'est-à-dire s'il est possible ou non de l'aborder par une opération extra-péritonéale en suivant la voie lombaire.

Le rein flottant est fort rare. Il est toujours congénital et coïncide souvent avec d'autres dispositions anormales dans la distribution du péritoine. Deux fois au moins, dans les observations publiées, on a découvert une malformation du gros intestin. Les vaisseaux du rein ont été trouvés allongés. Egalement, dans plus d'un cas de rein flottant vrai, on a noté une laxité générale du péritoine.

Symptômes. — Les symptômes subjectifs du rein mobile vont depuis le simple malaise jusqu'à une douleur intense. Ils ont une grande tendance à varier avec le degré de mobilité. Ainsi

---

[1] *Brit. med. Journ.*, 1869, vol. I, p. 43.

une mobilité peu accentuée ne s'accusera par quelque gêne qu'après un effort ou un exercice violent ; une mobilité étendue laisse rarement le patient sans souffrances et souvent s'accompagne de douleurs angoissantes positives.

Les symptômes les plus ordinaires sont : une souffrance sourde, douloureuse, ou des tiraillements dans la région lombaire, se propageant vers le bas de l'abdomen, du côté et le long de la cuisse. Les exercices de toute nature, et en particulier les longues marches ou promenades en voiture, augmentent ces douleurs ; la constipation les aggrave ; et souvent également, la période menstruelle. Parfois surviennent des crises douloureuses, ressemblant assez aux coliques néphrétiques. Pendant ces crises on observe quelquefois des signes d'obstruction de l'artère rénale ou de l'uretère, tels : suppression des urines avec mal de tête, vomissements, langue sale et d'autres symptômes urémiques. Une hydronéphrose passagère peut reconnaître pour cause une torsion de l'uretère. Très souvent, il existe des troubles considérables gastriques et intestinaux, qui s'accusent par de la dyspepsie, de la flatulence, des coliques, des nausées, de l'anorexie et de la diarrhée. Dans un petit nombre de cas, on a observé une attaque transitoire d'ictère ; également, de la fréquence de la miction, ou même du ténesme. Le repos au lit apporte un véritable soulagement à tous ces symptômes. Il est possible que de la pyélite s'accuse par la présence de pus dans les urines. Ont encore été notés de l'œdème d'un membre inférieur [1] et de l'ictère par compression du canal cholédoque [2]. Tous ces symptômes, qui font penser à une strangulation rénale, s'accompagnent d'une augmentation de volume de la tumeur mobile.

Les signes objectifs sont les suivants : tumeur occupant le haut de l'abdomen, présentant la forme, le volume et la consistance d'un rein normal, qui, pendant l'exploration, échappe aux doigts qui le circonscrivent, d'ordinaire dans la direction du siège qu'il devrait occuper normalement dans la région lombaire. Souvent le patient attirera de lui-même l'attention sur cette tumeur et ses changements de position. Si on compare les deux régions lombaires, il sera possible de s'assurer d'une

---

[1] Giraud, *Journ. hebd. du progrès des sc. méd.*, 1836, vol. IV, p. 445.
[2] *Brith. med. Journ.*, 29 janvier 1876.

absence de résistance à la main qui empaume la région du côté où la tumeur mobile a tendance à s'échapper. Comme les parois abdominales sont d'ordinaire relâchées, ce signe peut être bien marqué: le relâchement peut même se trouver si accentué qu'il devient possible aux doigts d'empoigner la tumeur en son entier, de la replacer dans la région rénale, de l'y palper et de comparer le côté affecté avec le côté opposé. Après semblable réduction, le rein montre une tendance des plus nettes à s'échapper de la situation qu'il occupe dans la région rénale; et rien n'est plus facile que de favoriser cette tendance en faisant retourner le patient sur le côté opposé ou en le priant de se tenir debout. Rien de caractéristique comme l'étendue de la mobilité de la tumeur. Il est possible de mouvoir le rein mobile, presque dans tous les sens, dans une étendue variable de l'ombilic au côté de l'abdomen transversalement, des côtes à la crête iliaque verticalement. Mais il est impossible soit de lui faire dépasser la ligne médiane, soit de le descendre jusque dans le bassin. On a noté également les battements de l'artère rénale sur son bord concave; mais c'est là un signe peu fréquent.

La percussion fournit peu de renseignements. Comme les intestins recouvrent la tumeur, la sonorité est normale ou très peu voilée. Comparée au côté opposé, la région lombaire donne à la percussion un son plus clair.

Pendant l'examen physique, des symptômes subjectifs de grande valeur surgissent. Telle, une sensation particulière nauséeuse et douloureuse, analogue à celle que produit la compression du testicule chez l'homme, ou de l'ovaire chez la femme.

Diagnostic. — Il est possible de confondre un rein mobile avec une tumeur de l'épiploon, de l'ovaire, du parovarium, de la vésicule biliaire et du pylore. Également un amas de matières fécales dans le côlon a donné lieu à méprise. J'ai enlevé un hydrosalpinx que des amis et moi-même avions regardé d'abord comme un rein mobile. J'ai connaissance d'un néoplasme du pancréas qu'on a pris pour un rein déplacé et mobile. Il est probable qu'il suffit de mentionner le fait que ces néoplasmes et d'autres analogues peuvent être confondus avec un rein mobile.

Il est impossible d'établir avec certitude le diagnostic entre un rein mobile et un rein flottant. Une mobilité excessive fera songer à un rein flottant ; mais il y a autant de probabilités que ce soit un rein mobile, doué d'une mobilité étendue. Bien que ce diagnostic ait une importance capitale, au point de vue pratique, il n'a pas encore été possible de différencier cliniquement le premier du second.

Indications opératoires. — Beaucoup de reins mobiles n'exigent pas d'autre traitement qu'une ceinture abdominable convenable. D'autres, en dépit d'une ceinture bien faite et d'autres palliatifs, déterminent de graves désordres ou menacent sérieusement la santé. Dans une troisième classe, la vie est positivement en danger. Cette dernière classe comprend ces cas où il existe, en même temps que la mobilité, quelque état inflammatoire ou quelque dégénérescence, tels que ceux que nous avons déjà mentionnés.

L'indication opératoire est établie par la gravité du cas. L'opération de choix est la néphrorraphie. La statistique récente la plus complète est l'œuvre de Keen [1]. 134 opérations ont donné 4 morts. Je puis y ajouter quatre faits personnels sans une mort. Keen fait remarquer qu'il faut attribuer au moins 3 de ces morts à des fautes opératoires qu'on eût pu éviter ; la mortalité, au plus mal, n'est, cependant, que de 2 ou 3 pour 100. Cette opération ne peut être regardée comme absolument sans danger. Il ne faut donc y songer qu'après avoir essayé consciencieusement de tous les moyens palliatifs connus et sur le désir du malade.

La néphrectomie a été pratiquée au moins 30 fois pour rein mobile (Newman). Sur ce chiffre, il y eut 21 guérisons et 9 morts. Pour un simple rein mobile, ce mode d'intervention est à rejeter ; c'est tout à fait une exagération chirurgicale. Mais tous les reins mobiles enlevés n'étaient pas sains ; 10 au moins étaient malades. Deux étaient des reins kystiques; 2 contenaient des calculs ; ces 4 guérirent. Quant aux autres — 1 renfermant du pus et une matière caséeuse, 1 sarcomateux, 1 encéphaloïde, 1 graisseux, — tous succombèrent. Sur les 20 extirpations de reins normaux, on compte 4 morts, — mortalité de 20 pour 100. Il est à peine nécessaire d'ajouter que, sauf quelques

[1] *Annals of Surgery*, août 1890.

gros dangers pour la vie, tels que ceux qui découleraient de l'étranglement ou d'une suppuration diffuse, rien n'excuserait de s'exposer à un risque aussi grave.

Dans le cas de rein flottant, si la néphrorraphie est impossible, il est inutile de rejeter aussi au loin la néphrectomie. Cependant, en ce cas, ce ne serait que l'échec d'un essai de fixation tentée avec patience et habileté qui justifierait l'adoption du procédé plus radical.

OPÉRATION

La première opération publiée a été pratiquée par le Dr E. Hahn, de Berlin [1], en avril 1881, et c'est lui qui lui donna le nom qui lui est resté. Il mit à découvert la capsule rénale par une incision lombaire, étendue de la crête iliaque à la dernière côte, le long du bord du muscle sacro-lombaire. Le tissu adipeux périnéphrétique fut attiré dans la plaie et suturé au muscle et à l'aponévrose par une demi-douzaine de catguts. S'étant aperçu qu'après cette opération le rein avait lâché, il conseilla un procédé plus complet : c'était de faire pénétrer les fils à travers la capsule propre incisée et de les fixer dans les tissus superficiels.

On a décrit à ce mode opératoire de nombreuses variétés, qui presque toutes ont été couronnées de succès. Le passage des sutures à travers la capsule adipeuse seule, à travers les capsules adipeuse et fibreuse à la fois, et à travers la capsule fibreuse seule ; l'occlusion simple de la plaie, après drainage ordinaire ; le drainage au moyen d'un gros drain laissé en contact avec le bord convexe (Newman), de manière à provoquer un énorme développement de tissus de granulations ; le tassement dans la plaie de gaze ou de lint (Morris) ; l'incision et la dissection de la partie postérieure de la capsule afin de mettre la surface rénale dénudée au contact des parties voisines (Lloyd) et la faire se couvrir de granulations ; toutes ces diverses manières de faire ont été prônées et ont enregistré des succès.

Dans un cas d'erreur de diagnostic, où, après ouverture du ventre, je tombai sur un rein mobile, je réussis à le fixer en

---

[1] *Centralbl. für Chir.*, 23 juillet 1881.

raclant largement sa capsule avec une aiguille en même temps
qu'une main introduite dans l'abdomen le maintenait contre la
région lombaire. Bien que tout manuel opératoire puisse être
couronné de succès, nul doute que le meilleur mode de fixation
soit obtenu par la voie extrapéritonéale au moyen d'une incision traversant les muscles lombaires.

Le mieux est de faire une incision oblique, telle que l'a conseillée Bryant, pour la côlotomie lombaire. Plus exactement
on dira qu'elle doit être parallèle à l'incision de la côlotomie,
mais à 25 millimètres au moins en arrière de cette dernière,
et s'élever à la même hauteur sous les côtes. Puisque nous
aurons souvent à faire allusion à cette incision lombo-rénale et
qu'on la fait ici dans les conditions qui se rapprochent le plus
près de l'état normal, nous allons la décrire de suite en détail.

Le patient est couché sur le côté, reposant sur un oreiller
dur et arrondi, de manière à développer jusqu'à ses limites
extrêmes l'espace costo-iliaque du côté à opérer. La douzième
côte est reconnue tant par le palper que par le numérotage. Le
sommet de l'incision part d'au moins 12 millimètres au-dessous de la dernière côte, tout contre le bord externe des muscles
redresseurs de la colonne vertébrale. Elle se continue en bas
et en avant vers la crête iliaque, dans la direction que l'œil
croira la plus convenable, étant donnée la conformation du
corps de l'opéré. La longueur ne doit pas être inférieure à trois
pouces (75 millimètres). Comme l'étendue et la forme de l'espace
ilio-costal présentent de grandes variétés individuelles, il est
impossible d'établir un tracé fixe et défini pour le parcours de
l'incision. Son point de départ seul peut être fixé.

Après incision de la peau et de la graisse sous-cutanée, on
tombe sur l'aponévrose. Un petit nombre de rameaux cutanés,
branches des artères soit lombaires, soit intercostales, sont
incisés et réclament peut-être l'application de pinces à forcipressure. Après incision de l'aponévrose dans toute l'étendue de
la plaie cutanée, le bord externe du grand dorsal et le bord
postérieur de l'oblique externe sont mis à nu. Quand on en est
arrivé à ce moment de l'opération, pour moi le mieux est de
mettre de côté le bistouri et de l'achever avec les ciseaux
courbes. Le grand dorsal est incisé en haut, l'oblique externe
en bas; l'oblique interne et le muscle transverse sont alors
découverts. Il n'est nullement nécessaire d'inciser le bord du

muscle *erector spinæ*, auquel s'attache l'aponévrose lombaire. Le muscle oblique interne et l'aponévrose du transverse sont coupés haut et bas avec les ciseaux. A ce moment, on est exposé à couper des rameaux des artères lombaires qu'on est obligé de saisir avec des pinces à forcipressure. Le bord externe du carré des lombes est alors mis à nu. La largeur de ce muscle, et, conséquemment, l'étendue dans laquelle il empiète sur le champ opératoire sont des plus variables. S'il est impossible d'arriver à le rétracter, un coup de ciseaux en divise les fibres qui gênent. Finalement, le feuillet profond de l'aponévrose lombaire, souvent épais et bien marqué, est incisé d'une extrémité à l'autre de la plaie. Cette dernière incision met à découvert la graisse périnéphrétique, qui probablement viendra bomber dans la plaie.

De larges écarteurs, confiés à un aide, auront grandement aidé à cette dissection. Puis, maintenant, ils sont disposés de manière à maintenir l'ensemble de tous les tissus jusqu'à la capsule adipeuse, et l'ouverture est élargie jusqu'à ses plus grandes dimensions. Un second aide repousse en haut et en bas le ventre pendulum et concentre tous ses efforts à amener le rein vers l'incision lombaire.

Deux doigts vont explorer le pourtour du rein et sa capsule, et cherchent à reconnaître la nature exacte de l'état des parties qui s'associe à la mobilité. S'il est évident que la capsule adipeuse adhère étroitement à la capsule fibreuse, inutile d'ouvrir la première. Mais, si le rein a quelque espace pour se mouvoir à l'intérieur de sa capsule adipeuse, il faut ouvrir largement celle-ci le long du bord convexe, et le doigt, pénétrant par cette ouverture, va se promener sur les faces du rein de manière à y déterminer une inflammation plastique. Chaque fois qu'il y aura doute sur la nature exacte de la mobilité — et ce doute existera le plus souvent, — le bord libre du rein sera mis à nu par incision de la capsule adipeuse. Une irritation aseptique, telle que celle produite par l'exploration digitale, non seulement n'est pas nuisible, mais elle est même positivement avantageuse, en ce sens qu'elle éveille une inflammation qui peut se terminer par des adhérences. Autant pour aider à la guérison qu'au diagnostic, la plupart des chirurgiens mettent à nu le bord convexe du rein par l'incision de la capsule adipeuse.

La fixation du rein s'obtient au moyen de fils de soie ou de catgut conservés dans l'acide chromique, ou mieux encore de crins de Florence qui traversent à la fois sa capsule fibreuse et les lèvres de l'incision. L'aiguille de Hagedorn sera excellente pour le passage de ces fils, mais on en émoussera la pointe coupante afin de ramener au minimum les risques d'une hémorragie. Les fils les plus élevés seront disposés les premiers et, si les côtes descendent bas et recouvrent le lit du rein, il sera sage de passer tous les fils dans la substance de l'organe avant de leur faire traverser les tissus de la paroi. De deux à quatre sutures suffisent. Une irritation locale, avec drainage, s'obtient au moyen d'un gros drain de caoutchouc disposé le long du bord convexe et replié sur lui-même aux extrémités de la plaie ; les deux extrémités en sont maintenues au dehors à travers l'incision. Le drain ne doit pas être enlevé avant que la suppuration ne soit installée de manière évidente.

Newman a observé, dans un cas qu'il a opéré avec succès, que les catguts se sont résorbés bien plus promptement dans leur parcours à travers la substance rénale que partout ailleurs.

Des points superficiels ne comprenant que la capsule fibreuse seraient absolument efficaces, et les chances de résorption prématurée beaucoup moindres. Morris, dans ses récentes opérations, a traversé la substance rénale de plusieurs fils et les a fixés au niveau de la plaie lombaire.

Il est probable que des adhérences générales tout autour du rein, ou l'inflammation condensatrice de sa capsule adipeuse, assureraient de façon bien plus certaine la persistance de la guérison que les adhérences temporaires et locales qui résultent des sutures. Les sutures maintiennent la coaptation plutôt que l'union : elles maintiennent les tissus en contact jusqu'à ce qu'ils adhèrent; elles provoquent et n'assurent les adhérences que dans une très petite proportion. A seule fin d'obtenir une fixation persistante, j'attacherais beaucoup d'importance à l'irritation provoquée dans les tissus adipeux périnéphrétiques, au moyen soit des doigts, soit d'un instrument mousse.

L'occlusion de la plaie et le traitement consécutif ne réclament pas de description spéciale.

NÉPHRO-LITHOTOMIE

Par néphro-lithotomie on entend l'extirpation chirurgicale
d'un calcul siégeant dans le parenchyme, les calices ou le bassinet du rein. Impossible d'en donner une meilleure définition
que celle de M. Hévin [1], énoncée il y a plus d'un siècle : « La
néphrotomie, ou plutôt, suivant Schurrigius, la néphro-lithotomie, est l'opération par laquelle on extrait une ou plusieurs
pierres au moyen d'une incision qu'on fait à la région lombaire
et qui pénètre jusque dans la cavité du bassinet du rein. »

Historique. — Jusqu'à une date très rapprochée, toutes les opérations pratiquées sur le rein visaient un calcul : la néphrotomie était, en pratique, synonyme de néphro-lithotomie. Mais,
dans la plupart des opérations anciennes, sinon dans toutes,
l'incision pour calcul rénal était autant l'évacuation d'un abcès
que l'extraction d'un corps étranger. Hippocrate lui-même
recommande l'incision pour l'extirpation d'un calcul rénal,
« si les parties viennent à se tuméfier et à se surélever, »
c'est-à-dire, si un abcès vient à poindre. Ni Celse ni Galien ne
font allusion à cette opération ; ce qui nous porte à conclure
qu'elle n'était guère en bonne posture vis-à-vis des Anciens.
Certains auteurs l'ont mentionnée casuellement. Turner, dans
son *Art of Surgery*, publié à Londres en 1727, cite divers
auteurs pour montrer que certains chirurgiens des premiers
temps connaissaient parfaitement la néphrotomie lombaire.
Avicenne [2] dit : « Quelques-uns essayent d'extraire les calculs
du rein par une incision du flanc (*iléa*), mais cette manière de
faire expose à de grands dangers. » Cardan [3], déplorant le
nombre d'opérations oubliées qui étaient en vogue à l'époque
d'Hippocrate, mentionne, au milieu d'autres, l'extraction de
pierres contenues dans le parenchyme rénal. Il cite Albertus
comme ayant traité une femme, longtemps malade d'une affection rénale, à laquelle il avait retiré huit calculs par la voie lom-

[1] *Mém. Acad. Roy.*, etc., tom. III, p. 238, Paris, 1757.
[2] *Canon.*, lib. III.
[3] *De Varietat.*, lib. VIII, cap. XLIV.

baire. Gaspard Bauhin rapporte l'observation d'une jeune fille qui était affectée d'une induration et d'une tuméfaction de la région lombaire, et à laquelle un chirurgien retira deux calculs après incision.

Tous ces cas concernaient probablement l'évacuation d'abcès, déterminés par un calcul ; et certainement aucun d'entre eux n'était un exemple d'intervention pratiquée sur un organe relativement sain. Le premier cas, dans lequel il est à supposer qu'une opération ait été pratiquée pour l'extraction d'un calcul d'un rein non suppuré, est relaté par Mezerai, dans son *Abrégé chronologique de l'histoire de France*. Les docteurs, raconte l'historien, ayant appris qu'un certain archer de Meudon ou Bagnolet, depuis longtemps affecté de calcul rénal, avait été condamné à mort pour ses crimes, prièrent les magistrats de le leur abandonner, afin d'expérimenter sur lui et de voir s'il était possible d'extraire son calcul sans le tuer. L'expérience réussit et on raconte que cet homme vécut encore plusieurs années en excellente santé. Ceci se passait aux environs de 1680. Paré, Sabatier et d'autres refusent de croire à cette opération ; et il nous est difficile d'y ajouter foi entière. Cependant, rien que ce simple récit démontre qu'elle était dans l'air et considérée comme possible. L'incrédulité ou la désapprobation de Paré, il faut le faire remarquer, n'est nullement une réfutation ou une condamnation : tout grand chirurgien qu'il fût, il refusa de croire ou désapprouva plus d'une opération à la fois possible et bonne.

Le second fut le cas bien connu de M. Hobson, consul anglais de Venise, relaté dans les *Philosophical Transactions* pour 1696 par le Dr Bernard, à qui M. Hobson rapporta son fait personnel dix ans après l'opération. On a refusé également de croire à la réalité de ce cas ; mais, selon moi, il n'est pas raisonnable de douter que cette opération ait été pratiquée, quoiqu'il soit parfaitement possible qu'il y ait eu en même temps suppuration. L'observation, relatée par le malade lui-même, étranger à la médecine, est trop circonstanciée pour être purement fictive. Le savant et consciencieux M. Hévin [1] écrit qu'il vit et examina la fistule siégeant dans le flanc de M. Hobson et qu'il est convaincu de la réalité de l'opération. Dans le Mémoire d'Hévin

---

[1] *Mém. Acad. royale*, etc., tome III, p. 238, 1757.

est donné un exposé complet de la vie et du travail des Marchetti de Milan, dont l'un pratiqua cette opération. J'ai d'ailleurs donné mon opinion touchant la réalité de cette intervention, et Downes a écrit un article excellent dans le même but.

Il est impossible d'accorder la même créance au cas relaté par Joachim Camérarius [1] : un chirurgien, cédant aux prières urgentes d'un noble à l'agonie, aurait extrait avec succès un calcul qui bouchait un des uretères. Schurrigius [2], discutant le cas d'un certain général de Birckholtz, revoit complètement toute la question de la néphro-lithotomie. Dans ce cas, il n'intervint pas, pensant à une obstruction calculeuse des uretères, trop bas située pour se trouver à portée.

Les résultats cliniques de ces divers cas et d'autres sont convenablement résumés par M. Lafitte, dans le second volume des *Memoirs of the Royal Academy of Surgery*. Il conclut que la néphro-lithotomie ne doit pas être comptée au nombre des procédés chirurgicaux légitimes, à moins de formation d'un abcès. Rousselet et Riolan auraient extrait un calcul qu'ils avaient pu sentir. Presque tous les écrivains postérieurs admettent l'indication de l'extraction des calculs, à la condition qu'un abcès se soit formé ; et il y a également presque unanimité pour rejeter l'opération en l'absence de suppuration. Dans le premier volume des *Medical Essays and Observations*, publié à Edimbourg en 1752 (p. 186), M. John Douglas raconte comment il tenta, à l'autopsie, de voir s'il était possible d'extraire un calcul qui avait été diagnostiqué pendant la vie. Il s'assura que c'était impossible. L'incision était profonde de 8 à 9 centimètres, et, à cette profondeur, il trouva qu'il n'était pas possible d'atteindre la substance rénale. Ce Mémoire prête un véritable poids à l'opinion que la chirurgie, dans quelques-uns de ses départements, n'a fait que rétrograder pendant plus d'un siècle ; et que, dans les cinquante dernières années, nous n'avons guère fait autre chose que ramasser le fil qui avait été perdu depuis l'incendie de la bibliothèque d'Alexandrie.

Il ne peut s'élever de doute sur ce que doit la chirurgie à M. Henry Morris, de Middlesex Hospital, à propos de l'opération

---

[1] SCHENCK, *Observ. med.*, lib. III.
[2] *Litholog. Hist. med.*, cap. XIII.

moderne de la néphro-lithotomie. Ce chirurgien fit sa première
opération en 1880. Depuis, il a été pratiqué quelques centaines de
néphro-lithotomies ; mais le mode opératoire actuel est encore
celui de Morris.

CALCULS RÉNAUX

Anatomie pathologique. — Les calculs rénaux s'observent surtout avant l'âge de quinze ans et après cinquante. Si on en croit
M. Thomas Taylor, cité par Morris, chaque âge aurait sa
variété propre de calcul : « Le noyau du calcul rénal de l'enfance est formé d'urate d'ammoniaque ; celui de l'adulte est
constitué par de l'acide urique ; tandis que le centre du calcul
qui se produit après la quarantième année serait composé
d'oxalate de chaux. » Quelle que soit sa composition, et en
quelque lieu qu'il naisse, le calcul, généralement, acquiert une
importance pathologique et clinique quand il siège dans un
calice, dans le bassinet ou à l'extrémité supérieure de l'uretère. Un seul ou les deux reins sont affectés et on trouve un
ou plusieurs calculs. L'ensemble des désordres observés varie
avec le volume de la pierre, l'inégalité ou l'état lisse de sa
surface et la situation qu'elle occupe. Un calcul très inégal,
comme l'est une pierre d'oxalate de chaux, peut séjourner des
années dans un calice sans causer le moindre désordre ;
tandis qu'un petit calcul arrondi et lisse, qui ne s'est pas
échappé hors de la substance sécrétante de l'organe, peut
éveiller de l'inflammation ou de la suppuration. Une petite
pierre du bassinet, s'ajustant exactement à l'orifice de l'uretère,
en mettant obstacle au cours de l'urine, déterminera les plus
graves désordres.

Trois formes de néphro-lithiases sont à distinguer au point
de vue de l'anatomie pathologique. La première consiste dans
un calcul petit, avec parenchyme rénal sain. Le second type
est représenté par un énorme calcul, peut-être ramifié, revêtu
d'une couche de phosphate, siégeant dans une poche abcédée
dont les parois sont formées par les calices épaissis et suppu-
rant. Le troisième type se trouve dans un petit calcul mobile,
obstruant l'orifice de l'uretère, et point de départ d'hydro et de
pyonéphrose avec destruction du tissu rénal. Chaque type possède sa physionomie clinique spéciale et réclame une inter-

vention opératoire différente. Rigoureusement parlant, ces types sont les différentes périodes ou les développements accidentels de la même affection; mais ils sont suffisamment bien marqués pour mériter d'être séparés.

1° Le gravier, qui s'est formé dans l'intérieur des tubes urinifères, ou s'échappera avec le flot urinaire sans déterminer aucun symptôme, ou bien, après avoir augmenté de volume, éprouvera quelque difficulté à traverser l'uretère et s'accusera par des symptômes de colique néphrétique; ou encore il restera incrusté dans le parenchyme rénal, ou emprisonné dans un calice. A ce niveau, il reste un temps infini, déterminant des symptômes qui indiquent plutôt une irritation qu'une inflammation vraie, ou une dégénérescence pathologique. Physiquement, il peut être cause d'hémorragie et amener des crises de congestion ou d'inflammation rénale, qui se calment spontanément; physiologiquement, il engendre un long cortège de symptômes, qu'il faut surtout rapporter à l'influence des connections nerveuses.

2° Dans les calices ou le bassinet, le calcul fait naître un catarrhe ou une inflammation de la membrane muqueuse, avec sécrétion purulente qui passe dans la vessie avec l'urine. Puisque le calcul augmente, les calices se dilatent, tandis que leurs parois s'épaississent; l'accroissement se fait là où la pression est moindre, et, par conséquent, la pierre en arrive à représenter le moule des calices dilatés qu'elle occupe. L'urine s'écoule entre le calcul et le sac qui l'enveloppe; ici, il n'y a pas d'obstruction urinaire; et le parenchyme rénal se désorganise sous l'influence de l'inflammation suppurative continue, entretenue par le corps étranger. De cette façon un calcul rénal peut atteindre des dimensions énormes sans déterminer de symptômes marqués. Au musée de Bristol Infirmary est déposé un énorme calcul, moule parfait des calices et de leurs divisions d'un rein augmenté de volume jusqu'à atteindre quatre fois ses dimensions normales: celui-ci fut trouvé par hasard à l'autopsie d'un malade ayant succombé à une affection pulmonaire sans avoir présenté aucun symptôme de calcul. Parfois, le calcul roule çà et là, de tous côtés, dans l'intérieur d'un sac abcédé qu'il a déterminé par sa présence, et augmente de volume dans les calices et le bassinet de la même manière qu'une pierre vésicale. L'inflammation suppurative se propage par la continuité des tissus à la substance rénale, et finalement arrivera à la détruire entièrement. L'aboutissant éloigné de ce processus est la formation d'un abcès périnéphrétique, qui s'ouvre à travers la région lombaire en donnant lieu à une fistule urinaire.

3° Quand un calcul relativement petit, roulant dans le bassinet, cherche à s'engager dans l'orifice de l'uretère, se comportant à l'instar d'une soupape à boulet, il met obstacle au cours de l'urine, et, en plus de la pyélite calculeuse, il se développe une dégénérescence atrophique du rein qui le transforme à la longue en une sorte de sac à diverticules multiples ne contenant plus que très peu de parenchyme rénal sain. Au degré le plus avancé de l'affection, on ne trouve plus que des cavités multiples remplies d'une urine brune putride avec de nombreux graviers: et, au fond du bassinet, ou bouchant l'orifice de l'uretère, on rencontre un calcul, source probable de tout le mal. Ici, le parenchyme rénal ne se trouve pas détruit par les progrès de proche en proche de l'inflammation suppurative, mais par compression et distension du fait de l'obstacle au cours de l'urine[1].

Plusieurs variétés de calculs se forment dans le rein. Le plus commun est celui d'acide urique ; puis, par ordre de fréquence, vient l'oxalate de chaux ; d'autres sont constitués par du phosphate de chaux, du carbonate de chaux, du phosphate tribasique, de l'urate d'ammoniaque, de la cystine et de la xanthine. Parfois, un caillot de sang ou un coagulum fibreux en forme le noyau. De l'indigo a été trouvé également dans le centre d'un calcul rénal ; quant à l'*uro-stéalith* (ουρον — urine, στεχρ — graisse, λιθος — pierre), ou *soap-stone*, il est fort rare.

Symptômes et diagnostic. — Les deux reins sont également prédisposés aux calculs; dans environ un cinquième des cas, des calculs existent en même temps des deux côtés. L'affection calculeuse est plus fréquente chez l'homme que chez la femme et s'observe d'ordinaire avant l'âge moyen.

Les premiers signes d'un calcul intrarénal seront, selon toute apparence, la douleur et l'hémorragie. Parfois les symptômes

---

[1] Jordan Lloyd (*Practitioner*, sept. 1887) a consacré son expérience et ses soins personnels à provoquer la formation de ces types différents, surtout au point de vue clinique et pratique. Je renvoie le lecteur à son Mémoire.

seront légers et fugaces ; souvent ils seront excessivement graves et persistants, tellement qu'ils rendront la vie quasi insupportable. D'autres symptômes, qui se combinent avec la douleur et les hémorragies, sont les suivants : troubles gastriques, rétraction du testicule, irritabilité vésicale, pus dans l'urine, et, parfois, suppression de l'urine.

La douleur siège d'ordinaire dans la région lombaire du côté du rein malade : bien qu'elle puisse retentir sur les deux côtés, avec un rein absolument sain. Elle est sourde, donne la sensation d'un poids ou d'un arrachement, se propage par en bas sous forme d'élancements le long du trajet de l'uretère, et certains la rapportent au testicule ou même à l'extrémité de la verge. Parfois elle se propage à la cuisse, et on la rapporte surtout à la jambe, à la plante du pied ou même au genou En dehors de cette douleur réelle, il est assez curieux de rencontrer dans l'esprit de quelques malades un quelque chose qui leur dit qu'ils portent une pierre dans le rein. Souvent la pression sur le rein affecté s'accuse par une certaine sensibilité. La douleur est intermittente et portée d'ordinaire à son paroxysme après des mouvements actifs ou saccadés. L'attitude a sur elle une véritable influence. Ainsi un malade, qui souffre assis, pourra se trouver soulagé par la marche ou la position couchée ; une douleur intense lorsque le patient repose sur un côté disparaîtra parfois rien qu'en se mettant sur l'autre côté, et d'autres positions variées, que l'expérience apprend à connaître, apportent un véritable soulagement.

Les symptômes rapportés au testicule du côté malade, lorsqu'ils existent, sont caractéristiques et d'une réelle importance. Des sensations particulières, variant depuis la simple sensibilité jusqu'à la douleur vraie de caractère névralgique ; un léger degré de gonflement et la rétraction de l'organe à l'intérieur du scrotum sont les signes qui accompagnent le plus communément le calcul. Chez la femme, ces sensations douloureuses sont rapportées à la grande lèvre ou à l'orifice de l'urèthre.

Divers symptômes, tirés de la vessie et de l'urine, sont également communs. L'irritation vésicale est un signe habituel de calcul rénal. En fait, c'est là un signe tellement ordinaire que les malades attentivement observés sont habituellement sondés dans le but de rechercher un calcul vésical avant que le diagnostic de calcul rénal n'ait été porté. Il existe de fréquentes envies d'uriner et les mictions sont également fréquentes. Des hématuries périodiques, pas très profuses, s'associent souvent au calcul. Parfois on n'en observe aucune pendant toute la maladie. D'autres fois, elles ne se présentent qu'après un exercice violent ; si elles se produisent à d'autres moments, tout choc les aggrave presque certainement. Nécessairement le sang se mélange à l'urine, mais on note que le mélange est moins intime que dans les autres affections rénales et plus que dans les maladies vésicales et prostatiques. Parfois, on y découvre des moules de l'uretère et quelquefois de petits caillots arrondis. Il est fréquent également de trouver dans l'urine du pus, résultat de la pyélite développée sous l'influence du calcul. La gravité des hémorragies permettra de tirer des conclusions d'une certaine probabilité quant à la nature du calcul, à ses inégalités ou à l'état lisse de sa surface.

Les symptômes réflexes du côté de l'estomac ne sont pas rares. Ce peuvent être des nausées, des vomissements, des crises irrégulières d'indigestion, s'accompagnant de flatulence et de coliques.

Un signe de présomption de calcul rénal se trouve dans une attaque antérieure de colique néphrétique, provoquée par le passage d'un calcul le long de l'uretère. Si le rein a déjà fabriqué un calcul, il peut en fabriquer un second. Une telle crise, éprouvée une seule fois, reste dans le souvenir toute la vie. Les douleurs aiguës dans les lombes se propageant le long de l'uretère jusque dans le testicule ; les nausées écœurantes et les vomissements sans effet ; le ténesme vésical permanent, et le paroxysme final au moment où le calcul franchit le canal rétréci avant de pénétrer dans la vessie, forment un ensemble de souffrances aussi intenses, peut-être, qu'il est possible à une maladie de les provoquer. Si un patient a eu à subir une attaque de colique rénale, il est sûr qu'il en aura le souvenir.

Le palper a permis réellement de reconnaître un calcul logé dans le rein, et le froissement de plusieurs pierres l'une contre l'autre communique parfois à la main une sensation de frottement. Mais ce sont là des signes sur lesquels il ne faut pas compter pour établir le diagnostic. Une violente pression ou une compression brutale, en éveillant une exacerbation de la douleur, analogue à une piqûre ou à un coup de poignard, fournira des renseignements importants.

Bennett May[1], comme conclusion de sa vaste expérience clinique attentivement étudiée, groupe les cas de calculs rénaux sous trois classes :

1° La douleur est le seul symptôme prédominant, — c'est-à-dire que rien ne vient aider au diagnostic du côté de l'urine ou de l'examen physique du malade, bien qu'il existe de véritables symptômes constitutionnels ;

2° Il existe ou du pus, ou du sang, ou les deux à la fois dans l'urine ;

3° En plus de quelqu'un des symptômes ci-dessus, on note une tuméfaction lombaire ou une tumeur dans la région rénale.

Cette division, cela saute aux yeux, est, sous quelques rapports, presque analogue à la division élevée au point de vue anatomo-pathologique. Chez la femme, si on en croit ce chirurgien, l'hématurie expose plus aux erreurs, comme symptôme de calcul rénal, que chez l'homme, particularité qui peut dépendre du fait, mis en évidence par Lloyd, à savoir que chez la femme les divisions primaires et secondaires des calices sont plus longues et plus étroites et, par conséquent, plus dans le cas d'encercler étroitement le calcul.

Un élément de confusion réside dans le fait, mis en relief par Thornton et confirmé par d'autres, qu'un calcul d'un côté peut donner lieu à des symptômes du côté opposé. Godlee[2] a publié l'observation d'un cas fort intéressant dans lequel, après extraction d'un calcul siégeant dans le rein droit, des coliques violentes se déclarèrent à gauche, suivies du rejet de plusieurs petits fragments de calcul.

Le diagnostic différentiel doit être fait avec les tumeurs malignes et villeuses de la vessie, le purpura et l'hémophilie, et les affections malignes ou inflammatoires du parenchyme rénal. En plus des symptômes sur lesquels nous avons insisté, les hémorragies profuses du début, avec abondance de caillots et mélange imparfait de sang et d'urine, nous seront fort utiles. Quant au reste, nous viendront également en aide : l'existence d'une cachexie caractéristique, et, dans le cas de tumeur, la présence d'une tuméfaction dans la région rénale. L'hématurie se reconnaîtra à ses symptômes caractéristiques, confirmés par l'examen microscopique de l'urine. L'affection la plus

---

[1] *Brit. Med. Rev.*, janvier 1887.
[2] *Practitioner*, octobre 1887.

facile à confondre avec un calcul rénal est, au début, la maladie tuberculeuse du rein. La présence de douleurs dans le calcul, et l'absence d'hématurie dans l'affection tuberculeuse, tels sont les principaux signes à mettre en saillie au point de vue diagnostique. J'ai à deux reprises (la seconde fois avec l'aide de mon collègue le Dr Shingleton Smith) porté le diagnostic de rein tuberculeux en m'appuyant sur la découverte dans l'urine de bacilles de la tuberculose.

Il faut tenter un diagnostic aussi précis que possible de l'état réel, actuel, des parties au point de vue anatomo-pathologique.

On peut soupçonner l'existence d'un gros calcul avec rein normal, lorsque les symptômes se réduisent presque, ou complètement, à l'hématurie et à la douleur.

Le petit calcul enfermé dans un sac abcédé se reconnaît à la présence de pus dans les urines, à une tumeur ou à une augmentation de la résistance dans les lombes, et à de la douleur à la pression.

Mettent sur la voie d'une hydronéphrose, avec un petit calcul obturant l'uretère : des crises répétées de douleurs lombaires, une urine alcaline ou putride contenant un peu de pus, et une tuméfaction de la région lombaire, non des plus indurées et des plus douloureuses à la pression.

Indications opératoires. — Dickinson nous dit que, sur trois individus porteurs d'un calcul rénal, un seul en meurt, tandis que les deux autres succombent à quelque autre affection. Le seul fait de la présence d'un calcul rénal n'est donc pas une indication opératoire. Il nous faut tout d'abord attendre et voir si le calcul ne s'échappera pas par l'uretère ; et, en second lieu, ne nous décider que s'il détermine dans le rein des désordres qui mettent la vie en danger, ou si les symptômes subjectifs revêtent un caractère d'urgence tel qu'ils mettent le patient dans l'impossibilité de gagner sa vie ou que la santé se détériore. Dans chaque cas, on aura eu soin d'essayer complètement et loyalement le traitement palliatif basé sur le repos, l'administration des alcalins et un régime rigoureux. Morris donne le sage conseil, dans le cas où de l'anurie se déclare, après que divers symptômes ont démontré la présence de calculs dans les deux reins, d'explorer d'abord le rein qui a été pris en dernier.

Une raison de plus pour être fort circonspect avant d'intervenir, c'est que, pour le moins, 25 fois une opération exploratrice a été pratiquée sans qu'on ait pu découvrir de calcul. Ce n'est, naturellement, pas un reproche à élever contre l'opération en elle-même ; au contraire, puisque tous les opérés ont guéri, cela plaide en sa faveur. Ceci concerne surtout les opérations entreprises avec un rein relativement sain.

Avec un rein malade, il y a indication à opérer de suite, pourvu qu'on se soit assuré du parfait état de l'autre rein. Dans un cas semblable, l'opération peut être un peu plus qu'une simple néphrotomie, avec drainage d'un abcès. S'il existe une suppuration accentuée, la question de la néphrectomie se posera et il faudra, pour prendre une décision, se baser sur les mêmes principes qui nous porteraient à intervenir de la sorte là où il n'est pas question de calcul. Dans de nombreux cas de néphrite suppurée ont été découverts des calculs qui peuvent avoir quelque légère relation avec l'origine de l'affection. Barker fait remarquer que, dans une affection calculeuse avancée, la néphro-lithotomie et la néphrectomie sont à peu près aussi dangereuses l'une que l'autre, puisque d'ordinaire le malade est d'un âge avancé et fort affaibli. La néphro-lithotomie, quand le rein n'est pas malade, est une opération presqu'à l'abri de tout danger : jusqu'à présent, sa mortalité ne s'élève pas au-delà de 10 pour 100. Sur un ensemble de 21 opérations relevées par Gross, on compte deux morts, — mortalité de 9,52 pour 100. Newman a rassemblé 42 opérations pratiquées sur reins non malades sans une seule mort. Il trouve que Brodeur (il est possible qu'il en soit de même de Gross) a compris dans sa statistique des cas compliqués de suppuration rénale. Là où cette suppuration existait, 60 opérations furent suivies de 26 morts, — mortalité de 43,3 pour 100.

OPÉRATION

Les instruments nécessaires, outre les bistouris, ciseaux et pinces, sont : deux grands écarteurs larges ; une fine aiguille conique, longue de 7 à 8 centimètres, montée sur manche, destinée à l'exploration du rein ; des sondes spéciales, des stylets, des curettes ou des pinces pour la recherche et l'extraction du calcul. L'instrumentation de Lücas me paraît convenir admirablement à cette opération. Une sonde vésicale ordinaire, à bec court et de petit volume, comme celle des enfants, sera nécessaire si l'on veut explorer le rein de la manière que recommande Jordan Lloyd.

La meilleure incision est l'incision oblique lombaire, conseillée pour la néphrorraphie ; c'est celle que Morris recommande ; Howse a employé une incision verticale, agrandie par une incision transversale ; et d'autres chirurgiens lui ont fait subir encore diverses modifications. Le bistouri pénètre, en suivant le bord de la masse commune, à 12 millimètres au plus du bord inférieur de la douzième côte et se dirige en bas et en avant vers la crête iliaque dans l'étendue de 8 à 10 centimètres suivant la largeur de l'espace costo-iliaque. Si, en dépit de l'agrandissement artificiel de l'espace costo-iliaque obtenu par le moyen de l'oreiller disposé sous les reins du côté opposé, le champ opératoire est très limité, on recourbe l'incision en avant, après l'avoir fait descendre davantage qu'à l'ordinaire. Il est encore possible de se donner du jour par la section transversale des fibres du carré des lombes. Avec la division de l'aponévrose lombaire profonde et la mise à découvert de la graisse périrénale, ce premier temps de l'opération est achevé. Toutes les pinces à forcipressure sont enlevées après ligature des vaisseaux les plus considérables, et les lèvres de la plaie sont aussi écartées que possible à l'aide des écarteurs confiés à un aide.

La capsule adipeuse est déchirée et ouverte à l'aide de la pince, jusqu'à ce que la surface du rein ait été découverte. Morris écrit que, lorsqu'on approche de la surface postérieure de l'organe, il est possible de noter quelques différences dans les caractères de la graisse ; qu'au voisinage du rein, sa texture est délicate et sa coloration primevère tendre. Si l'inflammation rénale est ancienne, le tissu de voisinage sera ferme et consistant, à l'encontre de l'état normal.

Le doigt pénètre à travers l'ouverture ainsi pratiquée dans le tissu adipeux et va explorer systématiquement la surface de l'organe. Pendant cette exploration, un aide repousse l'abdomen et chasse autant que possible le rein dans la plaie. Il est facile d'explorer la surface antérieure de l'organe pendant qu'il repose sur le psoas et en le maintenant contre ce plan résistant. Pour explorer la face postérieure, le rein est repoussé en avant et appuyé contre une large spatule ou les doigts de l'autre main. La propòsition, émise par Lange, d'examiner le bassinet en faisant basculer tout l'organe en avant mérite sérieuse attention (Fig. 83). Il est certainement plus facile d'explorer le rein entre les doigts lorsque celui-ci est chassé complètement hors de son lit que lorsqu'il repose fort loin en arrière dans sa situation normale.

Chaque portion du rein est successivement explorée et pressée entre les doigts, qui notent tout point induré. Que le calcul soit petit, et recouvert de parenchyme rénal augmenté de consistance par suite d'une irritation prolongée, il est souvent impossible à déceler au palper. Dans un cas de Morris, le rein enlevé et

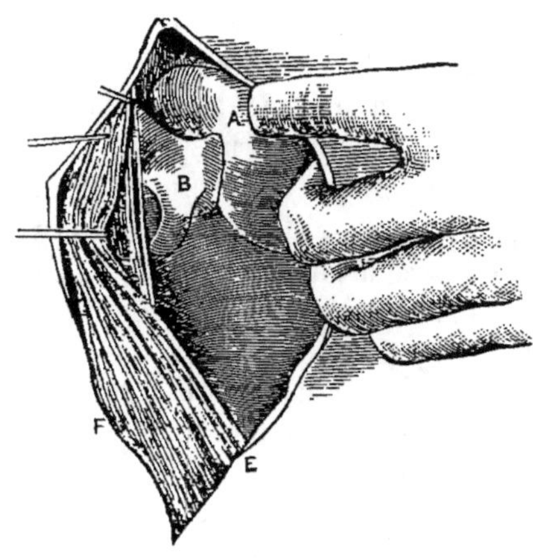

FIG. 83 (LANGE).

Bassinet et uretère mis à découvert en arrière après résection du tissu graisseux périnéphrétique.

A, rein ; B, bassinet du rein ; E, F, carré des lombes.

disposé sur une table, le doigt ne put découvrir par le palper un calcul enfoui dans un calice. On ne saurait douter de ce fait ; l'examen le plus attentif avec le doigt échoue parfois dans la découverte d'un calcul qui existe pourtant.

Trouve-t-on une surface dure ou un peu surélevée, on y pousse l'aiguille et on rencontre le calcul.

N'arrive-t-on pas à sentir le calcul, il faut alors recourir au procédé conseillé par Jordan Lloyd[1]. Se basant sur le résultat de ses recherches anatomiques (voir plus haut) et son expérience pratique, il le considère comme infiniment plus digne de confiance et tout à fait aussi facile à mettre à exécution que le procédé ordinaire de l'aiguille. « Ce procédé est analogue à celui de la recherche d'un calcul dans la vessie et n'en diffère que dans un point particulier : on n'a accès dans l'intérieur du rein que par une ouverture artificielle. Quand le rein est mis à

[1] Loc. cit.

nu au fond de la plaie lombaire, je ponctionne son extrémité inférieure avec un ténotome à lame longue, en me dirigeant en haut et en dedans vers les calices les plus déclives. Si le chirurgien est attentif et que son bistouri soit bien affilé, il appréciera facilement à la résistance anormale que rencontre l'instrument piquant le moment où il pénètre (heurte) une cavité....... Par cette ouverture, j'introduis une sonde vésicale d'enfant et j'explore systématiquement tout l'intérieur du bassinet. Cette sonde doit être construite sur un modèle spécial : elle présente un bec dont la longueur ne dépasse pas 8 millimètres, une tige d'environ 18 centimètres et le calibre d'un cathéter n° 3 de la filière anglaise. On l'introduit d'emblée jusqu'à l'extrémité de la cavité rénale, à une distance de près de 10 centimètres, et l'exploration est conduite systématiquement, de haut en bas, en tournant le bec dans toutes les directions, de manière à bien explorer calices primaires et secondaires à mesure que l'instrument est retiré. » L'auteur a vu réussir ce procédé, alors que l'aiguille et le palper n'avaient donné aucun résultat.

Ce procédé vient-il à échouer, on pratique une exploration systématique à l'aide de l'aiguille exploratrice. Celle-ci est un fin stylet à pointe acérée, montée sur manche de bois. Elle est tellement fine qu'elle ne fait qu'une plaie minime ; et, n'ayant qu'une longueur de 6 à 7 centimètres, il lui est impossible, alors qu'on la pousse à travers la substance corticale, d'aller blesser les gros vaisseaux du rein. Les ponctions exploratrices sont faites et conduites systématiquement d'une extrémité à l'autre du bord convexe. Pendant qu'on procède à cette exploration avec l'aiguille tenue d'une main, les doigts de l'autre main fixent et maintiennent le rein dans la plaie. Chaque ponction doit se diriger vers le hile, de manière à atteindre le niveau des calices. L'aiguille vient-elle à heurter un calcul, on pousse un bistouri à lame étroite le long de celle-ci jusqu'à ce qu'il rencontre à son tour le calcul ; puis une incision verticale est faite dans le tissu rénal, qui permet d'extraire la pierre.

Supposons qu'une exploration complète avec l'aiguille n'ait donné aucun résultat quant à la présence d'un calcul, l'opération ne doit pas pour cela être abandonnée. Le rein peut être ouvert sans hésitation le long de son bord convexe, dans une étendue suffisante pour permettre le toucher digital des calices. Comme Morris en fait la remarque, « les plaies du rein sont reconnues comme guérissant facilement ; les dangers d'une telle incision n'approchent pas de ceux d'une néphrectomie, et l'état ultérieur du rein, quel qu'il soit, est encore préférable à la conservation d'un seul de ces organes. » Au lieu du doigt, on peut recourir à une sonde telle que celles de Lloyd, de Lucas ou de Bruce Clarke[1]. Le dernier chirurgien s'est livré à une série d'expériences attentives sur le cadavre, dans le but de démontrer à quelle profondeur il était possible d'atteindre les divers recoins de l'organe par l'exploration à l'aide d'une sonde flexible. Il s'assura qu'avec une bougie ordinaire à boule de porcelaine on arrivait à explorer presque toutes les parties du bassinet et des calices.

Admettons qu'on ait perçu le choc d'un calcul dans le bassinet, la question suivante va se poser : Ne serait-il pas mieux de l'extraire directement par incision ou déchirure du bassinet, plutôt que par incision du parenchyme rénal? Le bassinet serait ouvert par derrière si possible, et l'instrument employé ne devrait pas être affilé. L'ouverture du bassinet expose aux fistules urinaires ; aussi, toutes les fois que cela est possible et à propos, l'extraction doit être faite par une incision traversant la substance rénale.

La première incision, qui va jusqu'au calcul, est faite suffisamment large pour admettre l'index. On essaie de soulever le calcul avec la pulpe du doigt, on peut même s'aider dans cette manœuvre d'une petite curette. Si l'ouverture n'est pas suffisante, elle est agrandie par déchirure et dilatation. Il suffit du doigt, en guise de tampon, pour arrêter l'hémorragie, qui d'ailleurs est rarement sérieuse. Il est toujours sage d'extraire le calcul entier, si cela est possible sans blessure du parenchyme de l'organe ; sinon, il faut le fragmenter. Bennett May a réussi à enlever en entier d'un rein, mais légèrement hypertrophié, une pierre pesant 30 grammes ; et on a fait l'extirpation d'au moins un calcul offrant encore un poids plus considérable.

L'extraction d'un gravier obstruant l'orifice de l'uretère présente parfois de grosses difficultés et met à l'épreuve toutes les ressources tant manuelles qu'intellectuelles du chirurgien. J'ai assisté à une de ces opérations, où les efforts les plus habiles

---

[1] *Surgery of the Kidney*, London, 1886.

et les plus persévérants d'un de nos plus brillants opérateurs ne sont venus à bout de l'extraction d'un calcul qu'après des tentatives répétées une heure durant.

Avec un rein suppuré, si le calcul se trouve logé dans l'intérieur d'un abcès, il est possible que l'opération soit très facile. D'un autre côté, par exemple si on a affaire à un gros calcul ramifié, il peut être impossible de l'enlever avant de l'avoir fragmenté. Il faut se comporter différemment suivant les indications propres à chaque cas ; un chirurgien, fécond en ressources, décidera de suite de la meilleure ligne de conduite à suivre pour l'extirpation du calcul, qui lui est soumis.

Un drain est disposé à la partie inférieure de la plaie de la paroi, derrière le rein : la plaie elle-même est refermée de la manière habituelle par des sutures profondes et superficielles. Le premier ou les deux premiers jours, l'urine s'échappe presque dans sa totalité par le drain ; toutefois, cet écoulement diminue rapidement ; et, après quelques jours ou quelques semaines, il se tarit tout à fait. Pour prévenir le contact de l'urine avec la plaie, il faut essayer de la conduire dans un réservoir *ad hoc*. On y arrivera facilement au moyen d'un tube de caoutchouc ordinaire, non perforé, auquel on ne pratique d'ouvertures que le long de la portion incluse dans les tissus, et dont on dirige la portion externe non perforée jusque dans un réservoir en caoutchouc disposé à une certaine distance de l'opéré. La plaie est recouverte, comme à l'ordinaire, d'un pansement absorbant ; elle guérit, en général, avec grande rapidité.

Des complications particulières, consécutives à la néphrolithotomie, nous savons bien peu de chose ; car, jusqu'aujourd'hui, elle n'a donné lieu à aucun accident. Si l'hémorragie est inquiétante, on prend la substance rénale dans une suture au catgut pour exercer une certaine compression sur le point qui donne. Un phlegmon, un abcès rénal, une fistule rénale sont des accidents mentionnés comme possibles par Morris. Dans le cas de pyélite calculeuse avancée, les dangers sont pratiquement les mêmes que pour la néphrotomie ou la néphrectomie dans les mêmes conditions. La question d'opportunité de l'ouverture du ventre, combinée à l'incision lombaire, n'est guère différente pour la maladie calculeuse et pour les affections non calculeuses, et ce n'est pas le cas de l'envisager ici de manière particulière.

L'extraction de calculs de l'uretère est, à l'heure actuelle, classée au nombre des opérations chirurgicales admises. S'attaquant aux parties les plus déclives de l'uretère, elle participe plutôt d'une opération sur la vessie que d'une intervention sur le ventre. Vise-t-elle les portions moyenne et supérieure de l'uretère, la voie opératoire sera ou lombaire ou abdominale ; et, une fois au moins[1], on a eu recours à un procédé mixte à la fois lombaire et abdominal.

L'incision lombaire a été le plus souvent suffisante, parce que le calcul siège d'ordinaire à une petite distance seulement du bassinet. Nous ne voyons ici rien de spécial, dans cette opération, qui réclame une description particulière : les temps en sont essentiellement les mêmes que pour l'extraction d'un calcul du bassinet.

PONCTION DU REIN ET NÉPHROTOMIE

Par néphrotomie on entend l'incision du rein, faite dans le but d'évacuer une collection kystique ou purulente. La ponction du rein n'est qu'une néphrotomie, faite sans dissection et non suivie de drainage ; quant à la néphrotomie, elle est d'ordinaire précédée d'une dissection soignée de la région lombaire, et presque toujours suivie de drainage.

Ponction, néphrotomie et néphrectomie se superposent. Une quelconque de ces opérations peut se trouver indiquée pour la même affection ; et, en effet, on peut les pratiquer toutes à propos et successivement pour la cure de cette même affection. Ainsi, dans un cas d'hydronéphrose, après échec de la ponction, on peut essayer de la néphrotomie avec drainage ; que celle-ci échoue également, on a la néphrectomie comme dernière ressource. En sens inverse, la néphrectomie, en tant que procédé primitif, présente une application bien plus limitée. Elle n'est admissible, là où la ponction et l'incision ne le sont pas, que dans le cas de néoplasmes ; dans toute autre affection, et particulièrement dans les kystes et les abcès, elle arrivera

---

[1] Rufus B. Hall, *N.-Y. Med. Rec.*, 18 octobre 1890.

fort à propos après échec de l'opération moins radicale de la néphrotomie.

Il existe incontestablement des cas où, pour la même affection, — le rein tuberculeux, par exemple — la néphrotomie et la néphrectomie peuvent être faites indifféremment. Mais chaque opération se trouvera indiquée pour une phase et des conditions de l'affection tout à fait différentes. Il est, par conséquent, impossible de classer les indications de chaque opération sous les têtes de chapitre des affections pathologiques pour lesquelles l'opération peut être pratiquée. Nous remplirons bien mieux le but de notre étude et en même temps nous mettrons plus en relief la meilleure pratique reconnue, si, sous chaque opération, nous examinons simplement les affections qui la réclament directement et spécialement. Pour quelques-unes d'entre elles, la ponction est le mode d'intervention auquel on doit recourir en premier lieu ; si celle-ci échoue, la néphrotomie sera faite en second lieu ; si cette dernière échoue encore, la néphrectomie pourra se trouver indiquée. Ailleurs, le premier procédé à employer se trouve être la néphrotomie ; en cas d'échec, il est possible qu'une néphrectomie soit l'intervention réclamée. La néphrotomie sera parfois également considérée comme temps préparatoire de la néphrectomie. Dans une troisième classe, la néphrectomie doit être faite d'emblée.

On adoptera la classification suivante, fort commode au point de vue pratique :

I. **Ponction rénale**, indiquée dans les :

1° Kystes simples ;
2° Hydronéphrose ;
3° Kystes hydatiques.

II. **Néphrotomie**, indiquée dans les :

1° Cas où la ponction a été suivie d'échec ;
2° Pyonéphrose ;
3° Néphrite suppurée et pyélo-néphrite ;
4° Rein tuberculeux ;
5° Suppression d'urine d'origine calculeuse.

III. **Néphrectomie,** indiquée dans les :

     1° Cas où la néphrotomie a échoué, ou serait évidemment inutile;
     2° Certains néoplasmes du rein ;
     3° Fistules urétérales et rénales;
     4° Plaies graves du rein;
     5° Affections ou dégénérescences du rein mobile.

PONCTION DU REIN

AFFECTIONS POUR LESQUELLES LA PONCTION SERA FAITE

On pourra recourir à la ponction dans toutes les formes de tuméfaction kystique du rein; mais elle ne se trouve primitivement indiquée comme mesure curative que dans les kystes simple et hydatique, et dans l'hydronéphrose.

Kyste simple du rein. — Nous n'avons pas à nous occuper ici de ces petits kystes, si fréquemment trouvés dans le rein granuleux, ni de cette rare transformation de tout le parenchyme en kystes multiples, qu'on observe congénitalement ou chez l'adulte. Les premiers n'atteignent jamais à des dimensions qui intéressent le chirurgien ; la dernière, dégénérescence kystique totale, est bilatérale et, par conséquent, n'est pas justiciable du traitement chirurgical.

Le kyste séreux simple se présente sous forme de tumeur globuleuse, à parois minces, de dimensions variables, faisant saillie à la surface de l'organe. Son contenu n'est nullement urineux, mais un liquide pâle, couleur paille, de densité peu élevée, et renferme de l'albumine en abondance.

Parfois la cavité du kyste communique par un orifice avec celle des calices ; le plus souvent, elle est fermée de toutes parts. Le liquide renferme fréquemment de la cholestérine et parfois du sang. Rarement, le contenu est épais ou offre la consistance de la gelée.

Ces kystes n'entraînent de désordres que lorsqu'ils atteignent des dimensions considérables. Ils ont pour résultat d'altérer, d'étaler et d'atrophier la substance propre du rein, aussi bien que d'entraver son fonctionnement normal par la saillie qu'ils déterminent.

Leurs symptômes sont tout simplement ceux des tumeurs kystiques, à développement lent, occupant les lombes. Il n'existe pas de signes particuliers, utiles au diagnostic. Pas de symptômes urinaires ; pas de douleur, de fièvre ou d'apparence de maladie. Le diagnostic n'est porté que par exclusion des autres formes de développement kystique.

Les **kystes paranéphrétiques** sont de rares productions d'origine douteuse, se développant dans les tissus entourant immédiatement le rein, et entrant parfois en connexion avec lui. Ils peuvent être congénitaux. Cliniquement, on ne peut les distinguer des kystes simples ; pratiquement, ce diagnostic est sans importance puisque le traitement est le même.

Kystes hydatiques du rein. — Ces kystes se rencontrent six fois moins fréquemment dans le rein que dans le foie. Dans la grande majorité des cas, c'est le rein gauche qui est affecté ; ce n'est que très rarement que les deux organes sont malades en même temps.

Le kyste débute en général dans le parenchyme rénal ; mais parfois, il se développe au milieu du tissu cellulaire, qui entoure soit la capsule propre, soit le bassinet. La substance rénale se réduit et s'atrophie sous l'action de la pression. Comparés aux kystes hydatiques des autres organes, ceux du rein n'atteignent pas de très grandes dimensions ; ce fait est probablement la conséquence de leur tendance à déverser partie de leur contenu dans le canal urétérique. Sur 63 observations de kystes hydatiques du rein rassemblées par Roberts, on a noté 52 fois le passage de vésicules dans l'urine. Un kyste hydatique rénal, de la contenance de 2 litres, doit être considéré comme un kyste volumineux. Il peut se rompre dans les organes d'alentour, tels l'intestin et le poumon ; subir toutes les modifications inflammatoires, atrophiques ou de dégénérescence qu'on observe dans les hydatides des autres organes. Des hydronéphroses ont reconnu pour cause l'emboîtement d'une vésicule dans l'uretère.

Les symptômes des kystes hydatiques du rein sont : le passage de vésicules dans l'urine, annoncé par des crises de coliques néphrétiques, et la présence d'une tumeur abdominale, siégeant dans la région rénale. Quelquefois, on note l'expulsion d'hydatides et pas de tumeur ; il est plus rare de rencontrer une tumeur, sans émission d'hydatides. Dans 18 seulement des 63 cas réunis par Roberts, il existait une tumeur appréciable. La fluctuation n'est pas toujours perceptible ; et le frémissement hydatique est aussi difficile à constater ici que dans le foie ou d'autres organes. Les vésicules qu'on trouve sont les unes entières, les autres rompues ; parfois on ne note rien autre chose dans l'urine que des crochets et des débris de membranes. Un écoulement de sang ou de pus a été noté après l'expulsion d'hydatides : c'est ce qui arrive surtout après des attaques de coliques néphrétiques. L'obstruction de l'urèthre a été cause de rétention d'urine ; et, comme nous l'avons déjà dit, l'obstruction de l'uretère a déterminé de l'hydronéphrose. Dans la vessie, les vésicules donneront lieu à des symptômes d'irritation, de ténesme ou d'inflammation ; emboîtées dans l'uretère, elles engendreront tout le cortège des symptômes que nous avons déjà exposés, comme caractéristiques de la colique néphrétique, déterminée par le passage d'un calcul.

Hydronéphrose. — L'hydronéphrose est une distension du rein causée par du liquide et résulte d'un obstacle apporté au cours de l'urine. L'obstacle peut siéger en un point quelconque des voies urinaires, — urèthre, vessie, uretère ou bassinet. Elle est congénitale ou acquise. Suivant Morris, un tiers environ des cas reconnaissent une origine congénitale ; mais pour quelques-uns cette cause ne produit son effet complet, en déterminant une hydronéphrose, qu'à un âge avancé. Il ne faut pas confondre *néphrose congénitale* avec *hydronéphrose ayant une cause congénitale.*

Les causes congénitales de l'hydronéphrose sont nombreuses et variées. C'est ainsi que pour l'uretère on a accusé à la fois les torsions, les nœuds, les replis sur lui-même ou coudures, la sténose et l'oblitération complète. L'uretère, à son point de jonction soit avec le bassinet, soit avec la vessie, offre peut-être quelque défectuosité et entrave le cours de l'urine. On a rangé également au nombre des causes de l'hydronéphrose la compression de l'uretère par des artères anomales.

Parmi les causes acquises, la plus importante au point de vue chirurgical est l'emboîtement d'un calcul dans l'uretère ou le bassinet. Dans une étude soignée de l'étiologie de 142 exemples d'hydronéphrose marquée, tirée des observations recueillies à l'amphithéâtre d'autopsie de Middlesex Hospital, Morris relève que 116 cas reconnurent pour cause un cancer des organes du bassin : utérus, vagin, vessie ou rectum ; 2, un cancer des ovaires ; et le reste, 24, à peu près dans des proportions égales, une cystite, un calcul vésical, une hypertrophie de la prostate, un kyste de l'ovaire, un rétrécissement de l'uretère, un cancer des organes abdominaux : 1 fois il existait un néoplasme villeux de la vessie ; dans 4 cas la cause est inconnue. Roberts pour 32 hydronéphroses trouve les causes suivantes : — l'emboîtement d'un calcul pour 11, et probablement pour 3 autres ; une sténose cicatricielle de l'uretère pour 5 ; la compression de l'uretère par des tumeurs pelviennes, pour 6 ; et enfin une compression par brides péritonéales, reliquats d'inflammation, pour 3. La rétroflexion de l'utérus a été incriminée ; et Morris et James ont expliqué par quel mécanisme une fréquence excessive de la miction arrive à produire une hydronéphrose. C'est à Newman [1] qu'on est redevable des recherches les mieux mûries sur l'étiologie de l'hydronéphrose acquise. Sur un total de 665 cas, l'hydronéphrose fut le résultat : 184 fois de tumeurs d'organes pelviens comprimant les uretères ; 234 fois de rétrécissements de l'urèthre et d'hypertrophie de la prostate ; 32 fois de tumeurs ou abcès d'organes pelviens, ayant déterminé une torsion des uretères ; 68 fois de calculs rénaux ; 17 fois de déplacements du rein ; 10 fois de tumeurs de la vessie, et 12 fois de bandelettes ou d'adhérences.

L'hydronéphrose se rencontre à peu près avec une égale fréquence dans les deux reins ; dans un tiers des cas, elle est bilatérale. On l'observe à tous les âges et dans les deux sexes avec une égale fréquence. De l'analyse de 69 observations d'hydro et de pyonéphroses, Dickinson tire les conclusions suivantes : la mort, du fait de l'une ou l'autre de ces affections si étroitement alliées, « est surtout fréquente dans les dix premières années de la vie, comme résultat de lésions congéni-

[1] *Surg. Dis. of Kidney*, 1888, p. 144.

tales ; en tant que lésion acquise, reconnaissant surtout comme cause un calcul, l'hydronéphrose aboutit à une issue fatale avec une fréquence croissante jusqu'à cinquante ans, et elle dépasse rarement ce terme. »

Quant aux lésions réelles produites, elles affectent le rein en entier ou se cantonnent dans un département; autrement dit, la distension intéresse tout le bassinet, ou seulement quelques-uns des calices. Une observation a été publiée d'un cas où une tumeur de volume considérable était le résultat de la distension d'un calice. Le processus de cette distension est facile à concevoir. Le bassinet se transforme tout d'abord en un sac globuleux ; puis, les calices se dilatent à leur tour ; et finalement, les portions médullaire et corticale s'étirent et s'amincissent. Dans les cas extrêmes, le parenchyme peut se trouver réduit à un mince feuillet sous-jacent à la capsule ; ou même toute trace de tissu rénal est disparue, et du rein il ne reste plus qu'un kyste, à mince paroi fibreuse, subdivisé à l'intérieur en kystes secondaires ou saccules par des cloisons complètes ou incomplètes. Mais le plus souvent, il persiste encore quelques vestiges de parenchyme, conservant quelque chose de la forme de l'organe. Comme volume, le sac varie depuis celui du rein normal, ou un volume inférieur, jusqu'à des dimensions telles qu'il remplit tout l'abdomen. Mais, cependant, ce n'est que rarement que l'hydronéphrose acquiert un volume tel qu'elle détermine une tuméfaction abdominale appréciable.

Le liquide contenu n'est jamais de l'urine pure ; souvent, il ne contient ni urée ni acide urique. C'est d'ordinaire un liquide simple, clair, aqueux, de densité faible, contenant un peu de chlorure de sodium et peut-être de l'albumine. Parfois le liquide est brunâtre, lorsqu'il est mélangé à du sang ; rarement il est épais ou colloïde ; et, quelquefois, trouble, putride et ammoniacal.

On a fait remarquer que l'obstacle dans la plupart des cas types d'hydronéphrose n'est ni complet ni continu. Un obstacle complet au cours de l'urine entraîne l'atrophie plutôt que la distension du rein ; un rétrécissement variable comme étroitesse prédispose à la distension. Un calcul du bassinet ou de l'uretère, mobile à l'occasion, déterminant tantôt une obstruction partielle et tantôt une obstruction totale, et s'éclipsant parfois tout à fait du passage des urines, telle est la cause idéale de l'hydronéphrose, qui devient justiciable du traitement chirurgical.

Les symptômes de l'hydronéphrose, en l'absence d'une tumeur, font en général tout à fait défaut; dans les cas les plus mauvais, on peut observer des symptômes de suppression urinaire. Quand la maladie attaque les deux reins, de l'urémie apparaîtra tôt ou tard. Le diagnostic n'est possible, ou plutôt probable, que lorsqu'il existe une tumeur. Celle-ci est arrondie, souvent lobulée, d'ordinaire fluctuante et repose principalement dans la région lombaire. Si la tumeur est très volumineuse, elle peut occuper et distendre tout l'abdomen, aussi bien d'un côté que de l'autre; en pareil cas, il faudra rechercher dans les antécédents, si antérieurement elle n'a occupé qu'un seul côté, ou si elle n'a pas fait son apparition dans un espace costo-iliaque. Dans tous les cas, la constatation de ses variations de volume a une réelle valeur, — presque pathognomonique en fait. Morris a relaté 11 cas, dans lesquels la tumeur était complètement intermittente, c'est-à-dire : dans lesquels la tumeur faisait saillie à un moment donné et était impossible à reconnaître à d'autres. Beaucoup accusent une diminution momentanée sans disparition réelle. Si, avec la diminution ou l'évanouissement de la tumeur, coïncide une augmentation dans l'émission d'une urine de densité faible, nous diagnostiquerons avec certitude une hydronéphrose.

Quant aux symptômes subjectifs, rien de plus variable. Souvent la douleur est nulle; quelquefois elle est fort accusée, allant même jusqu'à l'angoisse. Le degré de tension et la présence d'un calcul ne seraient pas sans influence quant à la production de la douleur.

Le diagnostic de l'hydronéphrose est souvent difficile, parfois impossible. On peut la confondre avec une tumeur kystique quelconque de l'abdomen. Si nous envisageons les développements kystiques du rein, il est surtout facile de la confondre avec un kyste simple ou hydatique, et avec une pyonéphrose. Dans les hydatides, ce sont les antécédents qui aident le plus au diagnostic. Dans la pyonéphrose, il faut s'attendre à une élévation de la température et à la présence constante ou accidentelle de pus dans les urines. Les hydatides du foie ou de la rate induiront parfois en erreur. Mais, quand la tumeur est volumineuse, c'est avec un kyste de l'ovaire qu'on la confond le plus souvent ; quinze observations pour le moins ont été rapportées, dans lesquelles une hydronéphrose ou un kyste simple du rein avaient été pris pour une tumeur ovarienne, et le ventre ouvert à la suite d'une erreur de diagnostic (Morris).

MANUEL OPÉRATOIRE DE LA PONCTION DU REIN

Cette opération sera faite, avec de sérieuses chances de guérison, pour l'une quelconque des affections mentionnées ci-dessus, à savoir : kyste simple ou hydatique, et hydronéphrose. Dans le cas de kyste simple, la ponction peut être répétée à plusieurs reprises si le kyste vient à se remplir. Il est possible que la ponction soit suivie de succès dans un kyste hydatique, et elle serait à essayer ; mais il est probable qu'il faudra en venir à l'incision avec drainage. S'il ne s'échappe pas de vésicules par le canal de l'urèthre, Morris estime que le seul traitement indiqué est la néphrotomie. La première chose à faire dans toute hydronéphrose réclamant un traitement doit être la ponction. Le massage et la compression par les mains ont amené la disparition des tumeurs hydronéphrotiques ; mais ce n'est que dans un petit nombre de cas que ces manœuvres seront entièrement innocentes, et, dans la grande majorité, de par la nature de l'obstacle, elles n'auront aucun résultat. Une simple ponction est rarement curative de l'hydronéphrose ; fréquemment, il a fallu la répéter un grand nombre de fois. Mais, après échec de trois ou quatre ponctions, la plupart des chirurgiens se décideraient à l'incision et au drainage. Les ponctions répétées exposent à la suppuration.

C'est l'aiguille aspiratrice, qui est le meilleur instrument pour pratiquer la ponction du rein. L'aiguille doit être d'assez gros calibre pour qu'elle ait moins de chances de se laisser obstruer par des débris quelconques. Il faut s'assurer de l'asepsie complète de la peau et de l'aiguille, et ponctionner avec une aiguille remplie de liquide aseptique, afin de prévenir toute introduction d'air dans le kyste. On doit se garer d'une bulle d'air qui, se détachant de la pointe de l'aiguille, monte dans le liquide du kyste, comme aussi d'écailles épidermiques sales, entraînées du point ponctionné. Des exemples nombreux sont là pour démontrer que cette opération si simple donne la preuve trop fréquente que l'aiguille en pénétrant puise des germes au milieu d'un vrai bouillon de culture.

Le point qu'il faut choisir pour faire la ponction varie avec le volume de la tumeur, sa nature et le côté affecté. Toujours la ponction doit être extrapéritonéale ; aussi ne faut-il pas que l'aiguille pénètre trop avant. Morris donne le conseil, « s'il existe quelque point de la tumeur qui soit aminci, ramolli, proéminent ou fluctuant, d'y piquer le trocart. Souvent le lieu d'élection se trouve à distance égale de l'ombilic et de l'épine iliaque antéro-supérieure, ou à 12 millimètres au dessous et 4 centimètres au dehors de l'ombilic. » Le danger, si la ponction est faite trop près de la ligne médiane, est de blesser le côlon.

Si la tumeur n'est pas volumineuse, ou si un endroit favorable ne se révèle pas de lui-même, il faut, pour faire choix du point à ponctionner, se régler sur les notions anatomiques. Comme fruit de son expérimentation, Morris assigne comme lieu d'élection de la pénétration du trocart dans la ponction du rein gauche « juste la partie antérieure au dernier espace intercostal ». Du côté droit, la ponction faite à ce niveau traverserait, selon toutes probabilités, le foie ; aussi choisit-on plus bas un point occupant le milieu entre la dernière côte et la crête iliaque, et à 5 ou 7 centimètres en arrière de l'épine iliaque antéro-supérieure. « Ce point correspond au niveau de la partie antérieure des corps des vertèbres lombaires ; et une aiguille, qu'on y fait pénétrer en la dirigeant horizontalement en dedans, se trouve tout à fait en avant du rein normal ; et ou bien elle traverse, ou bien elle passe en avant du côlon ascendant, quand ce dernier occupe sa situation normale. Cependant, on peut conjecturer en toute sûreté que, dans toute hydronéphrose du côté droit réclamant la ponction, si le trocart pénètre au point que je propose et se dirige quelque peu en avant, le péritoine et le côlon se trouveront suffisamment en avant pour échapper à l'instrument ; le foie se trouvera sûrement à l'abri plus haut, et le rein plus en arrière ; et le bassinet distendu sera ponctionné au niveau de sa surface antérieure et inférieure. » (Morris.)

Aussitôt que l'aiguille a pénétré la peau, on la met en communication avec la bouteille où le vide a été fait ; puis on la pousse avec précaution en avant, jusqu'à ce que du liquide s'écoule, mais on ne va pas plus loin. De cette manière, on évite dans une certaine mesure de blesser les vaisseaux de l'organe. Plus d'une fois, la mort a suivi la pénétration du contenu kystique dans la cavité péritonéale. Une blessure du bord du foie sera souvent inoffensive. Nous avons déjà mentionné le danger qu'il y avait de léser la plèvre.

NÉPHROTOMIE

AFFECTIONS POUR LESQUELLES LA NÉPHROTOMIE SERA PRATIQUÉE

Pyonéphrose. — La pyonéphrose n'est qu'une hydronéphrose avec inflammation suppurative de la membrane interne du kyste. Entre un simple catarrhe avec chute de l'épithélium endothélial prolifératif et la production de granulations avec sécrétion abondante de pus il est possible de trouver tous les intermédiaires. On rencontre souvent du mucus, du sang et de l'urine dans le liquide purulent; parfois même, celui-ci est tout à fait putride. En certains cas, des phosphates s'y trouvent en quantité suffisante pour former avec le pus une sorte de pâte.

La pyonéphrose sera la première conséquence d'un calcul, ou succédera à une hydronéphrose, soit qu'elle ait évolué spontanément, soit qu'elle soit le résultat d'une intervention chirurgicale, c'est-à-dire de la ponction. Elle tirera également son origine de toutes les affections déjà mentionnées comme causes d'hydronéphrose, et en particulier du calcul rénal. La pyélite calculeuse suppurée a déjà été décrite au chapitre de la néphro-lithotomie, et il n'y a aucune nécessité à s'y appesantir de nouveau.

Les symptômes sont ceux de l'hydronéphrose avec en plus la suppuration. Il faut s'attendre à une élévation de température avec ou sans frissons, à de la fièvre hectique, à de l'inappétence, et peut-être à tous les signes de l'urémie ou de la septicémie. Il est possible que la tumeur soit accessible à la vue et au palper; mais rarement, elle atteint les dimensions énormes observées dans l'hydronéphrose. La matité, si la tumeur est volumineuse, sera interrompue aux environs de la ligne médiane par le côlon qui passe en avant d'elle. Elle sera le siège ou non de fluctuation. Le palper lui découvrira souvent une surface lobulée. Il faut s'attendre à ce qu'elle soit le point de départ de douleur, d'œdème cutané ou de rougeur, et de tous les autres signes locaux de la suppuration.

L'examen de l'urine y révèlera la présence de pus, et l'évaluation de la quantité émise démontrera qu'elle a diminué. L'intermittence de la tumeur a été notée. Parfois, il s'est déclaré de la cystite comme conséquence de la contamination de la vessie par l'urine purulente ou putride.

Maladies suppurées du rein. — Il existe diverses formes d'affections suppurées du rein.

Nous les décrirons au nombre de trois :

1° Abcès rénal simple circonscrit ;
2° Néphrite générale suppurée, pyélite et pyélo-néphrite;
3° Rein tuberculeux.

Cette classification n'est parfaite ni au point de vue clinique ni au point de vue anatomo-pathologique; toutefois, c'est celle qu'on suit en général, et nous l'adopterons ici avec fruit.

1° Abcès rénal. — L'abcès rénal type reconnaît comme cause une blessure produite soit par un trauma, un calcul ou tout autre corps étranger ; il peut succéder à une suppuration périnéphrétique ; et on l'a observé à la suite de l'administration de cantharides ou de térébenthine. Un abcès unique est quelquefois le résultat de la fusion d'un grand nombre de plus petits ; et souvent le même organe est le siège de plusieurs abcès.

L'abcès rénal se limite en général à un seul rein. Il trouve issue du côté du bassinet et se déverse de la sorte dans la vessie et à travers l'urèthre ; ou encore, il bombe au travers de la capsule propre dans le tissu cellulaire environnant et détermine un abcès périnéphrétique, ou encore, les deux éventualités se produisent. Il est fréquent de découvrir des abcès multiples dans le parenchyme rénal. Très souvent, tout l'organe se trouve transformé en un seul abcès, limité soit par le bassinet, soit par la capsule, et subdivisé en partie par des cloisons.

Dans les cas aigus, la symptomatologie débute souvent par des frissons répétés et une élévation considérable de la température. L'abcès chronique ne se signale, au contraire, que par peu ou même pas de fièvre à toutes les périodes de la maladie. De la douleur existe en général dans la région rénale. Du pus trouble les urines ; s'il est en quantité considérable et s'accompagne d'accroissement dans le volume de la tumeur, l'existence d'un abcès rénal est presque une certitude. La sensation de résistance accrue qu'éprouvent les doigts qui explorent la région lombaire, de l'œdème et de la rougeur de la peau, et l'éveil d'une douleur locale par la pression, font songer à un abcès rénal. Cette affection s'accompagne toujours d'une grande prostration, d'un amaigrissement rapide et d'une perte absolue de l'appétit.

2° **Néphrite suppurée.** — On décrit en général la néphrite suppurée comme une affection secondaire à quelque maladie des voies urinaires inférieures. Limitée au bassinet, elle est connue sous le nom de pyélite ; n'intéressant que le rein, elle prend le nom de néphrite ; englobant tout l'organe, elle devient la pyélo-néphrite. Dans son développement type, elle est encore mieux connue sous le nom de « rein chirurgical », c'est-à-dire qu'elle a son point de départ dans quelque affection de l'urèthre ou de la vessie pour laquelle un traitement chirurgical a été ou pourrait être institué. En fait, l'affection reconnaît pour cause bien plus souvent l'abstention de tout traitement chirurgical qu'une application à outrance ou à faux de ce dernier.

La nature de l'affection nous montre qu'en général les deux reins sont pris ; et ce fait suffit, par lui-même, pour proscrire une intervention locale de quelque importance. La néphrite suppurée est, dans la grande majorité des cas, une maladie rapidement fatale ; et le traitement chirurgical n'offre que peu ou pas d'espoir de guérison.

3° **Rein tuberculeux.** — Le rein tuberculeux — ou pyélo-néphrite tuberculeuse, comme on l'appelle encore quelquefois — est une inflammation du rein, qui s'accompagne de la production d'une substance caséeuse caractéristique. C'est une maladie constitutionnelle. Sur un ensemble de 95 cas, réunis par Dickinson, de mort du fait d'une tuberculose rénale, 11 seulement ne présentaient aucune trace de la même affection soit dans l'autre rein, soit dans un autre organe. Comme dans tous ces cas la mort reconnaissait pour cause un rein tuberculeux, il est probable que la proportion d'un autre foyer intercurrent y est plus élevée que lorsque le patient est soumis au début à l'observation. Toutefois, au point de vue opératoire, la fréquence non douteuse de tuberculoses d'autres organes chez les sujets atteints de tuberculose rénale doit commander la prudence.

L'aspect du rein tuberculeux type est caractéristique et ne trompe pas. L'organe est hypertrophié en totalité, — jusqu'à acquérir parfois trois, quatre ou même six fois son volume normal. A la coupe, on voit des agrégats de la matière caséeuse bien connue combler ou suivre plus ou moins exactement les contours des lobules individuels. Ces masses caséeuses sont en partie séparées les unes des autres par des cloisons incomplètes, représentant les divisions interlobulaires et renfermant des débris du parenchyme primitif. Sur ces cloisons, sur la surface interne de la capsule et du bassinet, après qu'on a enlevé la matière purulente, on observe la saillie de granulations œdémateuses. Parfois, les abcès sont volumineux, tandis que les cloisons qui les séparent sont minces et courtes ; en pareil cas, de la pyélite se surajoute à la néphrite. Ailleurs, les abcès sont petits, et les cloisons très épaisses. L'inflammation se propage du bassinet à l'uretère, dont les parois s'épaississent également et dont la surface s'ulcère. Cet épaississement et ces ulcérations souvent gagnent la vessie et sont une des complications caractéristiques du rein tuberculeux soumis au traitement chirurgical.

Les symptômes de la tuberculose rénale sont souvent obscurs ou trompeurs. Parfois, il n'existe aucun signe local, seulement des symptômes généraux vagues d'un état maladif et peut-être quelques légers désordres du côté de la fonction urinaire. En général, il existe dans les régions lombaires une douleur sourde, continue, déchirante. Mais souvent elle s'exaspère, procède par paroxysmes, comme dans la colique néphrétique, et résulte alors, selon toutes probabilités, de l'obstruction de l'uretère par des débris. La présence de pus dans l'urine est un signe habituel de la tuberculose rénale : son passage dans la vessie provoquera de l'irritation, ou même fera soupçonner un calcul. Fréquemment, du sang se trouve également mélangé au pus dans l'urine, particulièrement dans les premières phases de l'affection. L'examen microscopique souvent amène la découverte de détritus granuleux et de fragments de matière caséeuse, soluble par l'addition d'acide acétique. J'ai soigné deux cas de reins tuberculeux dans lesquels l'examen des urines décela la présence de bacilles de la tuberculose ; d'autres ont fait semblables constatations. Localement on trouve, en général, dans la région occupée par le rein, une tuméfaction dure et sensible. On donne comme caractéristiques des élévations de température, se produisant à intervalles irréguliers, persistant pendant un espace de temps fort court, et s'accompagnant souvent de frissons et de sueurs. Le malade perd rapidement ses forces et maigrit : la peau se sèche et devient rugueuse ; il survient de la diarrhée et des nausées ; et la mort est la conséquence de l'épuisement.

Un rein tuberculeux pourrait être confondu avec un cancer rénal, une pyo-néphrite, une pyélite calculeuse et même avec certaines affections de la vessie ou de la prostate. La présence de sang dans l'urine et la dureté du néoplasme dans le rein tuberculeux sont les points qui mettent dans l'obligation de le diagnostiquer d'avec le cancer. L'abondance de pus dans l'urine, avec les détritus granuleux et peut-être la présence de bacilles, l'élévation de la température sont les principaux signes sur lesquels on fera foi pour étayer ce diagnostic. Quant aux autres formes de l'inflammation suppurative, les antécédents et les caractères de la fièvre hectique seront les éléments différentiels les plus importants.

Abcès périnéphrétique. — L'abcès périnéphrétique est, le plus souvent, la conséquence d'une suppuration du rein lui-même. Il se présente également comme une affection primitive idiopathique, entièrement indépendante de l'état du rein, ou encore succède à une infiltration d'urine ou à une fistule urinaire. Affection primitive, l'abcès périnéphrétique est, en général, le résultat d'un trauma quelconque. Parfois, il revêt en quelque sorte l'aspect d'un abcès métastatique à la suite d'une opération pratiquée sur un autre organe, ou d'une inflammation survenue dans un segment éloigné des voies urinaires ou des organes génitaux, et très souvent il existe des relations évidentes et continues entre l'inflammation suppurative d'organes distants et l'abcès périnéphrétique. La néphro-lithotomie des anciens n'était, en réalité, que l'évacuation d'abcès périnéphrétiques, renfermant un calcul qui s'était frayé un chemin par ulcération du parenchyme rénal.

Rarement, l'abcès périnéphrétique se rompt dans le péritoine. Il forme plutôt des clapiers dans diverses directions le long des aponévroses d'enveloppe des muscles contigus et finalement arrive sous la peau en un point quelconque de la région lombaire : il n'est pas rare que le pus fuse sous la gaine du psoas et atteigne la région inguinale à la manière d'un psoïtis suppuré. Il est assez curieux de voir très fréquemment le pus traverser le diaphragme, pénétrer le poumon et être rejeté par expectoration. J'ai extrait un calcul vésical, pesant plus de 280 grammes, chez un homme porteur d'une fistule entre les septième et huitième côtes ; cette fistule conduisait en bas dans le foyer d'un abcès périnéphrétique et en haut dans un trajet pulmonaire ; ce dernier livrait passage à de grandes quantités de pus que le malade évacuait par la bouche. On a cité des cas d'abcès périnéphrétiques qui s'étaient ouverts dans le côlon, le duodénum et même la vessie.

Les symptômes de l'abcès périnéphrétique sont, tout d'abord, ceux des inflammations suppuratives profondes, avec en plus tout le cortège ordinaire de ses symptômes propres concomitants tant locaux que généraux, dont le point de départ se trouve dans les tissus qui enveloppent le rein. On a noté, en outre, des signes particuliers. Telle : une boiterie du côté malade, avec flexion de la cuisse qu'il est impossible d'étendre, tout cela occasionné par la gêne des mouvements du psoas ; tel encore un œdème du pied et de la cheville. Le Dr John Roberts, de Philadelphie [1], après une étude approfondie de l'affection, trace les règles suivantes pour localiser un abcès périnéphrétique : dans toute la région antérieure nous pouvons nous attendre à observer de la douleur, de la sensibilité, une tuméfaction, un œdème ou une saillie en avant ou sur le côté du ventre. Dans toute la région postérieure, attendons-nous à avoir de la douleur, de la sensibilité, une tuméfaction, un œdème ou une saillie dans la région lombaire. S'il se propage par en haut, il est probable que l'abcès périnéphrétique provoquera des frottements pleuré-

----

[1] *Trans. Amer. Surg. Ass.*, II, 1885, p. 518.

tiques, un épanchement pleural, un empyème, une expectoration purulente et de la dyspnée; s'il siège à droite, il faut nous attendre à rencontrer un œdème des deux jambes, de l'ictère, des selles graisseuses, des vomissements persistants, un amaigrissement rapide et de l'ascite. Si, sur la ligne médiane, les urines peuvent renfermer de l'albumine et des cylindres, on note en même temps une douleur ou une anesthésie suprapubienne, scrotale ou vulvaire ; de l'anurie ; de l'urémie ; de la pyurie ; de l'œdème du scrotum. Si, vers les parties déclives, il nous dit de nous attendre, lors d'un abcès périnéphrétique à une flexion de la cuisse, avec douleur ou anesthésie en avant, en dehors ou en dedans ; à de la douleur dans le genou ; à de la douleur ou à une anesthésie scrotale ou vulvaire, sans albuminurie; à un œdème unilatéral de la jambe ; à un abcès venant pointer au voisinage du ligament de Poupart; avec constipation quand il s'agit du côté gauche, et compression du réservoir du chyle, si à droite.

Anurie d'origine calculeuse. — Il est possible de considérer l'anurie d'origine calculeuse, comme posant l'indication de la néphrotomie. En 1880, Weir se fit l'avocat de cette opération dans le cas d'anurie d'origine calculeuse. Bennett May [1] plaide fortement en faveur de la même ligne de conduite. Bardenheuer[2], si on en croit Weir, extirpa de l'uretère un calcul du volume d'un haricot et quatre autres du bassinet. Morris, dans un Mémoire fort séduisant sur la possibilité de l'extirpation d'un calcul empêtré dans l'uretère, se montre partisan de ce procédé. Il ne faudrait laisser succomber aucun malade à une anurie calculeuse sans avoir tenté sérieusement la découverte du point où siège le calcul formant obstacle. S'il occupe un point situé fort bas sur le parcours de l'uretère, il sera probablement possible d'extraire le calcul de la manière qu'a indiquée Morris. S'il est haut situé, la néphro-lithotomie ou peut-être la pyélo-néphrotomie seront les opérations de choix dans le but de l'extraire. S'il est impossible de découvrir où il siège, en ce cas la pyélotomie et l'établissement d'une fistule urinaire permettront au moins de sauver la vie du malade. Un exemple remarquable de la valeur

---

[1] *Brit. Med. Journ.*, 8 mars 1884.
[2] *Amer. Jour. med. Sc.*, octobre 1884.

de la néphrotomie dans le cas d'anurie totale est fourni par un malade de Clément Lucas ; chez celui-ci, un rein avait été réséqué quatre mois auparavant, et il fut extirpé dans la suite un gros calcul du rein laissé en place.

Indications opératoires. — La néphrotomie est indiquée dans tous les cas de tuméfactions kystiques, pour lesquelles la ponction a échoué. D'une façon plus précise, elle est réclamée par ces kystes simples qu'on a ponctionnés cinq ou six fois sans avoir réussi à les guérir. Selon Newman, la néphrotomie, en tant qu'opération primitive, a été pratiquée vingt et une fois sans résultat néfaste, soit pour hydronéphrose, soit pour maladies kystiques. Sur ce nombre, sept furent suivies d'une fistule persistante de la région lombaire. Dans les kystes hydatiques, si une ponction ne tue pas le parasite ou n'arrête pas la tumeur dans sa croissance, il devient à propos de faire la néphrotomie. De même, dans l'hydronéphrose, la néphrotomie est indiquée si le kyste se remplit tout à fait après deux ou trois ponctions, ou s'il paraît y avoir quelque menace de rupture. Toujours, la suppuration du kyste nécessite l'incision suivie de drainage.

Chaque fois qu'on a affaire à une suppuration du rein ou des tissus qui l'enveloppent, l'incision, suivie de l'évacuation du pus et du drainage de la cavité abcédée, se trouve indiquée. En pareil cas, il n'y aurait contre-indication que si : 1° il existait un tel état d'épuisement qu'il ferait rejeter toute intervention chirurgicale sérieuse ; 2° si le rein de l'autre côté était pris également. En cas d'abcès, chaque fois qu'une opération est possible, c'est à la néphrotomie qu'il faut songer en premier lieu. Son objet primitif est : l'évacuation du pus ; ses buts seconds sont : le diagnostic de l'état réel des choses, la détermination des chances de guérison à la suite de la néphrotomie, et, finalement, la préparation du rein et du malade à l'opération plus radicale de la néphrectomie, lorsque l'incision ne peut faire espérer la guérison. Une néphrectomie, faite d'emblée pour lésions suppuratives du rein, a moins de probabilités de succès qu'une néphrectomie pratiquée après une néphrotomie combinée avec le drainage. Le malade récupère des forces après évacuation de l'abcès, et le rein diminue de volume ; d'un autre côté, la vascularisation de l'organe et la densité de ses adhérences diminuent également après le drainage.

Rarement, ce mode d'intervention est admissible pour la néphrite suppurée, ou pyélo-néphrite, — dans le rein *uro-septic* ou chirurgical. Le rein tuberculeux réclame l'extirpation au moins aussi souvent que l'incision, — du moins, alors que les abcès sont petits et multipliés.

Avant de pratiquer une néphrotomie, il est prudent, bien que ce ne soit pas absolument indispensable, de s'assurer de l'état de l'autre rein. Mais la justification de l'intervention résidera dans l'urgence de la maladie. Que le rein du côté opposé soit tout à fait sain ou non, un abcès rénal ou péri-rénal, qui met en danger la vie du malade, doit être évacué si l'état général autorise l'évacuation.

MANUEL OPÉRATOIRE DE LA NÉPHROTOMIE

L'incision est la même que celle que nous avons déjà décrite à propos de la néphro-lithotomie, et les couches successivement incisées sont identiques. Cette incision convient parfaitement aux lésions suppurées, s'il n'existe pas une tuméfaction trop forte et une tendance nette du contenu à se frayer un passage vers la peau. Si l'hypertrophie rénale est considérable, l'incision est faite plus loin en avant ; et la rougeur, le gonflement, ou d'autres signes de tendance à pointer doivent guider dans le choix du tracé le meilleur pour l'incision à faire. Dans le cas d'hypertrophies kystiques non suppurées, l'incision lombaire habituelle est la meilleure. A dire vrai, il est plus facile d'inciser plus loin en avant lorsque la tuméfaction est considérable, et, en agissant ainsi, on court très peu de risques de pénétrer dans le péritoine. Mais, en considérant les résultats qu'on cherche à obtenir — le drainage de la cavité et le ratatinement du kyste, — les avantages qu'il y a à avoir le rein ou ce qui en reste bien fixés en arrière au niveau de l'incision qu'on pratique, et à avoir une ouverture qui en dépende destinée au drainage, pèsent fort en faveur de l'incision lombaire ordinaire.

Que l'opération soit faite pour hydatides, kystes simples ou une hydronéphrose, on ne rencontre aucune particularité dans l'incision successive des tissus. La couche du tissu adipeux périnéphrétique est moins abondante que d'ordinaire ; elle a été ou étalée sur la tumeur ou atrophiée par compression. Dans le cas d'hydatides, on notera des adhérences aux tissus du voi-

sinage. Une partie de la paroi du kyste est dépouillée de la
graisse, qui le recouvre, dans une étendue suffisante pour permettre de l'amener à la surface et de l'y fixer après ouverture.
Une excellente manière de faire pour ouvrir le kyste est la suivante : une pince de Lister est ou implantée directement dans
la paroi du kyste, ou introduite par une petite incision pratiquée
à l'aide d'un ténotome, puis l'écartement des branches de la
pince suffit pour agrandir l'ouverture. Pendant que le contenu
liquide s'écoule, la paroi du kyste est attirée en dehors au
moyen de pinces fixées aux lèvres de l'ouverture. Souvent il
sera impossible d'amener la paroi du sac au niveau de la peau ;
et, en ce cas, il faut essayer de suturer à la paroi, aussi près que
possible de la surface, les lèvres de l'ouverture faite au kyste,
ou encore celle-ci est abandonnée à elle-même après introduction d'un drain. En tout cas, il faut aider à l'évacuation du
contenu de la poche par des pressions exercées sur la surface
du ventre.

Lors d'une intervention pour lésions suppurées, nous trouverons que la peau, les muscles, les aponévroses, que traverse l'incision, sont le siège d'œdème et d'une vascularisation anormale.
La capsule adipeuse sera indurée, dense et fermement adhérente ; souvent elle sera le siège de nombreux petits abcès. La
capsule propre du rein est découverte sur une petite étendue
et, à ce niveau, le chirurgien plante l'aiguille la plus grosse d'un
aspirateur. Si celle-ci rencontre le liquide purulent, on s'efforce
de l'évacuer d'emblée aussi complètement que possible ; si non,
l'aiguille est poussée avec prudence dans toutes les directions
les plus vraisemblables jusqu'à ce qu'elle tombe sur le pus. Le
long de l'aiguille aspiratrice comme guide, on introduit le bistouri ou une pince dilatatrice, afin d'élargir l'ouverture suffisamment pour permettre l'accès d'un doigt. Celui-ci déblaie l'intérieur des grumeaux qui ne peuvent trouver issue à travers
l'aiguille tubulée ; puis il explore la cavité dans tous ses
détails. S'il découvre d'autres ouvertures ayant accès dans
d'autres abcès, il les dilate à leur tour, si cela est nécessaire, et
évacue le contenu de ces cavités secondaires ; est-ce impraticable, des incisions sont faites dans le bord convexe de l'organe qui y mènent directement. Dans chaque abcès est introduit un drain qui en atteint le fond. Finalement, et par
l'intermédiaire de ces drains, toutes les cavités abcédées sont

entièrement lavées par des irrigations antiseptiques. Les liquides, que renferment les abcès du rein, sont souvent très septiques, et il sera nécessaire d'y pratiquer des irrigations fréquentes avec des solutions antiseptiques.

Pendant l'exploration d'un rein tuberculeux, il ne faudrait pas détruire ou inciser les cloisons intermédiaires aux divers abcès ; elles sont, en effet, souvent très vasculaires. Le doigt pénétrera, autant que possible, jusque dans le bassinet, pour s'assurer que l'extrémité supérieure de l'uretère est perméable.

Dans le cas d'abcès périnéphrétiques, après évacuation du pus, il faut examiner avec grand soin toute la surface du rein pour s'assurer qu'il n'existe pas en même temps d'abcès du parenchyme. Naturellement, si on venait à en rencontrer quelqu'un, il faudrait l'ouvrir et le drainer.

Après désinfection et lavages attentifs, la plaie est suturée autour du ou des drains, de la manière habituelle. Le meilleur drain consiste dans un épais tube de caoutchouc qu'on a eu soin de ne percer de trous que dans l'étendue où il traverse le parenchyme rénal. Un point de suture fixe ce drain à la peau. Par dessus, un pansement d'ouate absorbante est maintenu sur la plaie au moyen d'un bandage de corps.

La marche ultérieure dépendra de la nature de l'affection. S'il s'agit d'un kyste hydatique, il est probable que la cavité se fermera spontanément après suppuration. Dans le cas de kyste simple, on peut espérer la guérison primitive sans suppuration. Après une hydronéphrose, il restera le plus souvent une fistule, qu'on ne réussira pas à guérir sans nouvelle intervention. L'usage d'un urinal, tel que celui mis en avant par Morris, assurera au patient tout le confortable compatible avec cette infirmité. On peut essayer d'une opération autoplastique pour la guérison de cette fistule ; mais on échoue d'ordinaire. Il faut alors songer à la néphrectomie.

La néphrotomie pour abcès est fréquemment curative, — plus fréquemment, peut-être, que les observations publiées ne pourraient le faire supposer. Même, si elle ne procure pas la guérison, elle est inoffensive et bien plutôt utile. Car le malade, si on songe à une néphrectomie ultérieure, a surmonté les dangers immédiats d'une maladie aiguë et a refait des forces ; et, pendant que le rein s'atrophie, ses vaisseaux deviennent plus petits, son parenchyme moins friable, et les tissus environnants plus tolérants pour l'intervention chirurgicale.

NÉPHRECTOMIE

La néphrectomie est le nom donné à l'extirpation chirurgicale du rein.

Historique. — Si on en croit Heineke[1], Zambeccarius fut le premier qui ait songé à la néphrectomie, et cet auteur essaya de démontrer la possibilité de la pratiquer par des expériences sur des chiens. S. Blancard réussit à extirper le rein d'un chien; et plusieurs chirurgiens, qui virent cette opération, la considérèrent comme faisable chez l'homme. Rayer la rejeta pour les inflammations rénales (comme la néphrite calculeuse), prétextant qu'en ce cas l'organe adhère si intimement au péritoine qu'on ne saurait le luxer de sa situation sans léser la séreuse. Blundell a pratiqué expérimentalement la néphrectomie sur des animaux.

Des néphrectomies ont été faites à plusieurs reprises sans le vouloir, avant l'époque où on a pratiqué cette opération de propos délibéré, en tant qu'intervention bien réglée. En 1860, Walcott de Milwaukee[2] enleva un cancer du rein, croyant avoir affaire à un kyste hépatique. Peaslee et un ou deux autres chirurgiens ont extirpé des kystes rénaux croyant à une tumeur ovarienne. L'opéré de Walcott survécut quinze jours; les autres succombèrent plus rapidement. La première opération bien réglée fut pratiquée par Simon de Heidelberg, en avril 1869. Avant de la faire sur l'homme, il l'expérimenta sur des animaux. Son opération fut nécessitée par une fistule incurable de l'uretère, et son opérée — une femme — guérit parfaitement. Depuis 1869, cette opération a été exécutée pour le moins 350 fois, et avec une mortalité en décroissance constante.

Affections pour lesquelles la néphrectomie a été faite. — Celles-ci peuvent être classées comme suit :

[1] *Von Pitha and Billroth's Surgery.*
[2] *Phila. Med. and Surg. Report,* 1861, p. 126.

1° Toute cette série d'affections qui réclament la néphrotomie, lorsque cette dernière n'a pas de probabilités de succès,
ou que déjà elle a été essayée et a échoué;

2° Néoplasmes du rein ;

3° Fistules urétérales et rénales ;

4° Blessures graves du rein, compliquées d'hémorragie, d'infiltration d'urine ou de suppuration gangréneuse;

5° Maladies ou dégénérescences s'attaquant à un rein mobile.

1° Dans la classe des échecs consécutifs à la néphrotomie,
nous rangerons tous les cas où une fistule rénale persiste. Cet
accident peut être la conséquence de l'incision, faite pour quelque
collection kystique ou purulente, un simple kyste hydatique,
une hydronéphrose ou une pyonéphrose, et une suppuration
rénale quelle qu'en soit la nature. L'affection primitive peut avoir
guéri; la fistule est une complication accidentelle, qu'on doit
élever au rang de maladie distincte et qu'il faut regarder comme
une indication spéciale de l'opération.

Ce sont les affections suppurées du rein qui fournissent la
classe de beaucoup la plus importante des échecs consécutifs
à la néphrotomie, et réclamant la néphrectomie. La multiplicité des abcès rendra parfois impossibles l'ouverture et le drainage de chacun : un gros abcès aura été ouvert et on n'aura
pas pris garde à plusieurs petits ; les cavités abcédées ont peu
de tendance à s'affaisser et les forces du malade déclinent sous
l'influence d'une suppuration qui se prolonge indéfiniment ;
cela et d'autres considérations font songer à une intervention
plus radicale. Comme nous l'avons déjà dit, en quelques occasions, la néphrotomie est faite de propos délibéré comme mesure
temporaire, destinée à améliorer l'état tant local que général,
avant qu'on s'aventure à pratiquer la néphrectomie. Bruce
Clarke, Lucas et d'autres ont particulièrement insisté sur la
valeur de cette ligne de conduite.

Au nombre des affections ordinairement justiciables de la
néphrotomie, quelques-unes se rencontreront où ce mode d'intervention se montrerait de toute évidence inutile et où la
néphrectomie donnerait la seule chance de guérison. Il est
probable que le rein tuberculeux fournirait le plus grand nombre
des exemples de cette catégorie. L'organe est souvent criblé

d'abcès qu'on ne peut évacuer ou drainer sans s'exposer à une hémorragie ou sans endommager sérieusement le parenchyme rénal. En ce cas, une néphrotomie complète consisterait en une véritable fragmentation du rein et deviendrait une intervention beaucoup plus grave qu'une néphrectomie. Toute suppuration étendue, non localisée en un point, exige une néphrectomie. La néphrite calculeuse est à mettre dans cette catégorie. Une suppuration très étendue a été la conséquence de traumatismes du rein. Von Bruns a eu, dans ces circonstances, l'occasion d'extirper l'organe.

2° Les néoplasmes du rein seront une autre indication de la néphrectomie. Les diverses variétés de néoplasmes du rein ont été classées par Paul [1] comme suit :

I. **D'origine congénitale :**

1° Sarcome :
- A cellules rondes ;
- Fibro-sarcome ;
- Myo-sarcome strié (rabdo-myome) ;
- Adéno-sarcome.

2° Tumeurs dermoïdes.

II. **Rencontrées chez l'adulte :**

1° Kystes ;
2° Tumeurs caverneuses ;
3° Sarcomes ;

4° Adénomes :
- kystiques ;
- tubulés.

5° Carcinomes :
- du bassinet, semblables à ceux de la vessie ;
- du parenchyme : kystiques ; tubulés.

Beaucoup d'autres classifications ont été proposées, notamment celle tout à fait complète de Newman ; mais la classification ci-dessus, édifiée suivant une méthode particulièrement favorable à l'étude, doit être acceptée comme exacte.

Nous nous sommes déjà occupés des tumeurs kystiques du

---

[1] *Brit. med. Journ.*, 12 janvier 1884.

rein aux chapitres concernant la ponction et la néphrotomie. Il nous reste à considérer les tumeurs solides ; et celles-ci, comme nous le montre la classification, seront le plus souvent de nature maligne. Les sarcomes, aussi bien ceux d'origine congénitale que ceux qu'on rencontre chez l'adulte, forment le groupe de beaucoup le plus important ; puis vient ensuite par son importance et sa fréquence le carcinome. Dans le travail le plus important sur les affections malignes primitives des reins, Minges[1] trouve que 63 cas se décomposent comme suit : 30 sarcomes, 30 carcinomes (21 encéphaloïdes — il est probable que la plupart d'entre eux étaient de vrais sarcomes), 1 adénome et une tumeur fibro-kystique. Il est évident, d'ailleurs, que les différents auteurs ont suivi différentes classifications dans le compte rendu des cas soumis à leur observation, et qu'il est impossible de tirer des conclusions exactes de la nomenclature adoptée. Billroth a extirpé une tumeur papillomateuse. Adénome, tel est, dans un cas, le nom donné à la tumeur qui a nécessité la néphrectomie. Nous pouvons, de plus, éviter de prendre en considération diverses variétés de tumeurs de moindre importance ; nous remplirons complètement le but ici en ne faisant entrer en ligne de compte que les affections malignes primitives, ainsi le sarcome et le carcinome. Les affections malignes secondaires n'intéressent pas le chirurgien.

Les tumeurs malignes du rein montrent une curieuse prédilection pour l'enfance et la vieillesse, elles sont moins communes à l'âge moyen de la vie. Congénitalement parlant, le sarcome est la forme d'affection maligne d'ordinaire en cause : le carcinome, encore qu'il ne soit pas inconnu, est, comme l'établit Ebstein, très rare dans la première enfance et l'adolescence ; plus commun dans la vieillesse. Les irritations traumatiques, ainsi celles que détermine la présence d'un calcul, sont maintenant admises comme causes déterminantes du cancer rénal. L'affection s'attaque avec une égale fréquence aux deux reins ; très rarement, les deux organes sont pris en même temps.

La tumeur atteint fréquemment d'énormes dimensions, et cela est particulièrement vrai pour les néoplasmes de l'enfance. Roberts en cite un exemple recueilli sur un enfant de six ans :

[1] *Journ. Amer. Med. As.*, 6 juin 1885 et suivants.

la tumeur pesait 31 livres. Dans son développement, le néoplasme s'étend jusque dans le bassin, obstrue fréquemment l'uretère, et parfois descend sur lui jusqu'à une distance considérable. Les veines rénales sont tôt intéressées, et, par leur intermédiaire, le cancer se propagera jusque dans la veine cave inférieure, créant ainsi un foyer d'où peut être lancé un infarctus jusque dans le poumon ou le foie. Il est vraiment curieux de voir la fréquence avec laquelle les ganglions rétropéritonéaux échappent à l'infection. Ebstein nous dit qu'on trouve des foyers secondaires dans plus de moitié des sujets qui ont succombé à l'affection. La propagation locale dans les tissus péri-rénaux n'est pas très commune; et l'invasion des organes de voisinage — vertèbres, côtes, intestin, estomac, — bien qu'elle ait été observée, est même plus rare. J'ai rencontré un cas de cancer primitif du rein, dans lequel l'épiploon seul était envahi par une propagation locale du mal. Bien qu'une affection maligne des voies urinaires inférieures, testicule, prostate ou vessie, aille souvent infecter le rein, l'observation inverse est inconnue en pratique.

Symptômes. — Roberts écrit : « Les symptômes distinctifs du cancer rénal sont : une tumeur dans le ventre, des hématuries. Chaque fois qu'un cancer rénal a causé la mort, on avait pu constater la présence d'un de ces symptômes ou des deux à la fois. » Si cette proposition n'est point rigoureusement exacte, il est certain qu'elle approche très près de la vérité. Minges n'a noté l'absence d'une tumeur que trois fois sur 103 cas, et encore, deux fois sur ces trois, la tumeur n'a pas été reconnue parce qu'elle n'a pas été recherchée avec assez de soin. La tumeur existe toujours chez l'enfant et souvent elle atteint un volume énorme. L'hématurie s'observe dans la moitié environ des cas, et dans une proportion beaucoup plus grande qu'après une blessure de l'organe. Elle est en général irrégulière, intermittente et s'observe en quantité variable à toutes les périodes de l'affection. Parfois le sang s'écoule en abondance, détermine la formation de caillots le long de l'uretère et dans la vessie, et, partant, soit de coliques rénales, soit du ténesme vésical. L'urine, dans l'intervalle des hémorragies, est d'ordinaire normale, bien qu'on y découvre quelquefois des globules de pus et des cylindres.

La douleur, en tant que symptôme d'une affection maligne des reins, s'observe dans la plupart, sinon dans tous les cas. Elle siège surtout dans les lombes et le ventre, mais s'irradie au loin dans toutes les directions vers le dos et les épaules, et soit en avant, soit en arrière des cuisses.

Les signes physiques sont en résumé les suivants : une tumeur solide, siégeant dans la région lombaire ; s'accroissant en avant et ne faisant nullement saillie en arrière ; arrondie et lisse, là où elle est accessible au palper ; immobile malgré les pressions et ne s'abaissant pas pendant l'inspiration ; mate à la percussion depuis la colonne vertébrale jusqu'en avant, sauf peut-être le long d'une ligne verticale en avant, là où le gros intestin la croise. Un signe caractéristique des tumeurs rénales est le suivant : aussitôt que le creux lombaire a été comblé, tout le développement ultérieur se fait en avant. Ces tumeurs se diagnostiqueront des hypertrophies hépatiques et spléniques à ce fait qu'elles sont arrondies sur tout le pourtour accessible à l'exploration digitale. Nulle part, elles ne présentent d'encoche ou de bord tranchant. L'immobilité a été donnée comme une caractéristique des tumeurs rénales ; celles-ci communiquent une sensation particulière de résistance à la main qui essaie de les mouvoir dans une direction quelconque. Il y a, toutefois, des exceptions à cette règle. On ne constate aucune sonorité dans le flanc. Le gros intestin, en croisant la partie antérieure de la tumeur, fournit, par sa présence, une signe diagnostique de grande valeur. Le côlon ascendant passe d'ordinaire en avant et en dedans du néoplasme ; le côlon descendant passe en avant et un peu en dehors. Si le côlon est distendu, on le reconnaît à la sonorité qu'il donne à la percussion ; s'il est vide, il est perçu par les doigts qui le font rouler sous eux.

Il est possible de confondre les néoplasmes du rein avec les hypertrophies du foie à droite, les tuméfactions de la rate à gauche, et également avec un amas de matières fécales ou une tumeur de l'ovaire. Les tumeurs hépatiques ne présentent pas d'intestin en avant d'elles, et souvent il est possible de percevoir le bord du foie. Entre l'extrémité supérieure du néoplasme rénal et le bord des côtes, il reste, en général, un espace dans lequel les doigts peuvent s'insinuer. Une rate hypertrophiée ne présente pas d'intestin en avant d'elle ; elle possède un bord net, échancré dans quelques cas. Nous ne ferons que signaler les accumulations de matières fécales comme une source possible d'erreur. Il est plus facile de confondre les tumeurs kystiques du rein qu'une production solide avec une tumeur de l'ovaire.

3° Les fistules urinaires, siégeant au niveau de l'uretère ou du rein, seront parfois une indication de néphrectomie. L'opération de Simon, comme nous l'avons déjà fait remarquer, visait une fistule de l'uretère. Le plus souvent, la fistule de l'uretère est la conséquence d'un traumatisme opératoire. Elle peut également être le résultat d'une gangrène consécutive à un travail laborieux. La néphrectomie a été faite huit fois au moins pour fistule urinaire.

Une fistule urinaire succède encore à une plaie ou à une affection du rein. Dans la grande majorité des cas, elle va, dans ces conditions, s'ouvrir à la région lombaire. Mais on a observé pourtant de rares exemples de fistules mettant le rein en communication avec divers départements de l'intestin, l'estomac ou le poumon. Une fistule rénale, déversant son contenu dans la cavité péritonéale, est rapidement mortelle, si on n'y obvie pas aussitôt.

Le diagnostic de cette infirmité ne réclame aucune description.

4° Toute blessure grave du rein, entraînant la rupture de l'organe et une hémorragie incoercible, indique la néphrectomie comme la seule chance de salut. Le danger ne se trouve pas tant dans l'abondance de l'hémorragie que dans la présence de caillots dans la vessie et dans l'impossibilité d'uriner qui en découle. Rawdon [1], de Liverpool, fit une néphrectomie dans un cas de ce genre et eût réussi à sauver la vie de son malade, si une décomposition des caillots sanguins à l'intérieur de la vessie n'était venue déterminer une cystite et une néphrite suppurée, et cela, en dépit d'une cystotomie faite quatre jours après la néphrectomie.

Cette opération peut encore se trouver indiquée dans les infiltrations d'urine avec suppuration et désorganisation des tissus. Mais, le plus souvent, on n'aura recours à cette intervention plus radicale qu'après avoir essayé d'une incision lombaire avec drainage. West, Bennett May, Barker, Weir et d'autres ont publié des observations de ce genre.

[1] *Lancet*, 26 mai 1883.

5° Mention a déjà été faite des affections et dégénérescences, qu'on rencontre parfois s'attaquant à un rein mobile. Ici l'indication opératoire se basera d'ordinaire sur la douleur et la tuméfaction liées à la mobilité ; et, le plus souvent, l'idée d'enlever le rein ne viendra à l'esprit qu'après mise à découvert et exploration de l'organe.

Mortalité et valeur de la néphrectomie. — Différentes statistiques, concernant la néphrectomie, ont été rassemblées par Harris, Billroth, Gross, Weir, Baum, Minges et autres. Harris[1], en 1882, donna comme mortalité générale 45 pour 100 ; Billroth[2], en 1884, 47 pour 100 ; Weir[3], sur un ensemble de 152 cas, 50 pour 100 ; et Gross[4], en 1885, sur 233 cas, 44,6 pour 100. Les dernières statistiques — de Baum[5], portant sur 72 cas en plus, allant jusqu'en février 1884 et donnant une mortalité de plus de 50 pour 100 ; et celles de Minges[6], relevant 60 opérations en cas d'affection maligne, avec 46 morts — témoignent de bien peu d'amélioration dans la mortalité. La statistique la plus récente et la plus complète est celle de Newman[7]. La néphrectomie a été faite 46 fois pour hydronéphrose et maladie kystique, avec 18 morts ; 54 fois pour lésions suppurées sans calcul, avec 18 morts ; 61 fois pour lésions suppurées associées à des calculs, avec 22 morts ; 33 fois pour affection tuberculeuse, avec 12 morts ; et 74 fois pour tumeurs de tous genres, avec 24 morts. Ce qui donne un total de 268 opérations, avec 94 morts. Dans le relevé de Newman sont également comprises 30 néphrectomies pour reins mobiles, avec 9 morts, et 27 pour lésions traumatiques, avec 8 morts. La mortalité totale est donc de 35,2 pour 100. Les statistiques particulières de certains opérateurs habiles sont plus favorables, mais pas d'une manière sensible. Dans les conditions les plus avantageuses, il faut s'attendre, pour l'ensemble des néphrectomies, à une mortalité générale primitive quelque peu inférieure à 40 pour 100.

---

[1] *Amer. Jour. md. Sc.*, juillet 1882.
[2] *Vien. med. Woch.*, 1884, n°ˢ 23, 24, 25.
[3] *New-York med. Journ.*, 27 décembre 1884.
[4] *Amer. Jour. med. Sc.*, juillet 1885.
[5] *Phila. med. Times*, 21 février 1885.
[6] *Jour. amer. med. Ass.*, 6 et 13 juin 1889.
[7] *Surg. Diseases of Kidney*, 1888.

Dans le cas d'affection maligne, il y a récidive, suivant Martin de Berlin, dans une proportion de 40 pour 100. Gross estime que la récidive se montre dans un tiers de l'ensemble des cas opérés et que la moyenne de la survie est de deux ans : sur 13 enfants opérés, 4 seulement guérirent ; et tous succombèrent plus tard. On a depuis rapporté trois ou quatre cas de guérison permanente observée chez des enfants opérés de néphrectomie pour sarcome, de telle sorte que le pronostic n'est pas aussi désespéré que Gross a bien voulu le dire.

Les résultats sont différents suivant la nature de la maladie pour laquelle l'opération a été faite. Les moins satisfaisants concernent les affections malignes, — presque 70 pour 100 de morts. Pour reins tuberculeux, la mortalité est d'environ 36 pour 100. En ce cas, il a été démontré que la néphrotomie, faite antérieurement, n'a pas d'avantages. S'agit-il de lésions suppurées, Gross a trouvé que la néphrectomie, non précédée de néphrotomie, donne une mortalité de près de 40 pour 100, tandis que la mortalité consécutive à la néphrotomie est inférieure à 30 pour 100. Les résultats auxquels sont arrivés Bolz et Weir ne diffèrent guère.

Indications et contre-indications. — Etant donnés les résultats que nous venons d'exprimer, rien d'étonnant si la néphrectomie a été jusqu'à un certain point l'objet de quelque défaveur. Nul doute que la mortalité n'ait été augmentée par le fait du mauvais choix des cas opérés et des retards apportés à l'intervention. Mais, même dans les meilleures conditions, il faut bien admettre que la mortalité de la néphrectomie sera toujours fort élevée. Pourtant, en sa faveur, et même alors que sa mortalité, comme il vient d'être dit, est vraiment effrayante, il est possible d'arguer que, s'attaquant à une affection certainement fatale, elle donne en cas de réussite la vie sauve, tandis qu'un échec ne fait simplement qu'accélérer la mort.

Pour sarcome et cancer, les indications opératoires seraient probablement les suivantes : dans tous les cas où l'on a reconnu que l'affection existe depuis plusieurs mois, que la tumeur est volumineuse, et particulièrement qu'elle adhère intimement dans la région lombaire, il n'y a pas lieu d'opérer. Chez l'enfant, à moins que la tumeur ne soit petite, que l'enfant soit en bon état de santé et âgé au moins de quatre ou cinq ans, on ne doit pas songer non plus à opérer. En un mot, quand il s'agit d'affection maligne, la néphrectomie n'est justifiée que dans un petit nombre de cas parfaitement choisis. Il est juste d'ajouter que, en ce qui concerne l'enfant, Gross repousse tout à fait l'intervention.

Dans l'hydronéphrose, comme dans toute maladie kystique, on ne doit pas entreprendre l'extirpation avant d'avoir essayé l'incision et échoué dans cette tentative. Billroth estime qu'il ne faut jamais faire la néphrectomie pour hydronéphrose. Dans un 1/3 des cas, l'extirpation a été pratiquée par suite d'erreur de diagnostic et de confusion avec un kyste de l'ovaire ; naturellement, la mortalité est beaucoup plus élevée qu'après une simple incision. Si une fistule persiste, on y remédiera et on la traitera avec plus de chance de succès par une néphrectomie.

Dans les affections suppurées, la question de l'extirpation, mise en parallèle avec l'incision, doit s'appuyer : 1° sur l'état du malade ; 2° sur l'état de l'organe. Une règle, dont il ne faudrait jamais se départir, est la suivante : ne jamais enlever un rein suppuré avant d'avoir au préalable procédé à un examen attentif de son parenchyme par une incision exploratrice. Aussi ne faudrait-il jamais avoir recours à l'intervention la plus radicale en cas de faiblesse extrême du patient. La mortalité de la néphrotomie est moins élevée que celle de la néphrectomie, mais pas dans les proportions qu'on pourrait croire : le pourcentage des guérisons en faveur de la première n'est que de 25 pour 100. Néanmoins, c'est une circonstance décisive, chaque fois que la néphrotomie donne des probabilités de guérison. Mais certains cas n'ont aucune chance de guérir après néphrotomie : pour ceux-ci, on peut même se demander si l'intervention traumatique ne leur sera pas positivement nuisible ; et il peut paraître que le malade, sur la table d'opération, se trouve dans des conditions aussi favorables qu'il est jamais probable de lui voir présenter au point de vue d'une intervention. Ces cas ressortissent surtout à la tuberculose ; et, en fait, la mortalité après néphrotomie pour rein tuberculeux est tout aussi considérable qu'après néphrectomie. Dans tous les cas où la néphrotomie présente une chance sérieuse de guérison ou même d'amélioration, c'est à elle qu'il faut s'adresser ; si la néphrotomie est hors de propos et que le malade soit en état de supporter la néphrectomie, c'est cette dernière qu'il faut choisir.

Pour les blessures du rein et leurs accidents consécutifs, la néphrectomie a été faite par Brandt, Marvand, Cartwright, Rawdon et Bruns, — cinq fois, avec deux morts. Si la mort semble imminente du fait d'une hémorragie et qu'après incision exploratrice il paraisse impossible de réprimer cet accident, il faut alors recourir à la néphrectomie. Keetley[1], dans un cas où l'extrémité inférieure d'un rein avait été écrasée par une roue de wagon, réussit à enlever les parties broyées et séparées, et à arrêter le sang par la compression. Un autre cas, également suivi de succès, de néphrectomie partielle pour blessure est relaté par Herczel, comme ayant été observé à la clinique de Czerny[2]. Des caillots, siégeant dans l'uretère, ont pu causer de l'anurie ; dans la vessie, ils mettront obstacle à l'émission des urines ou éveilleront de la cystite : en ce cas également, s'il est impossible de réprimer l'hémorragie et que la vie soit en danger, la néphrectomie se trouve indiquée. Là où la suppuration et l'infiltration d'urine succèdent à une rupture du rein, l'incision ou l'extirpation s'impose suivant la gravité des lésions et de l'état du malade.

Une fistule urinaire, soit rénale, soit urétérale, si elle est cause de graves inconvénients et empêche le malade de se livrer à ses occupations nécessaires, deviendra une indication à la néphrectomie. Simon, Archer, Bœckel et d'autres sont intervenus pour des fistules urétérales consécutives à une plaie accidentelle dans le cours de l'hystérectomie. Le plus grand nombre des opérations a été fait pour une fistule rénale consécutive à une néphrotomie, et c'est dans ce cas particulier que les résultats ont été le plus favorables.

Manière de s'assurer de l'état de l'autre rein. — Avant de procéder à l'extirpation d'un rein, il est bon de s'assurer aussi soigneusement que possible si l'autre rein est en bon état, ou, en fait, s'il existe. Bien qu'on ait calculé que le rein n'est unique qu'une fois sur 4,000, il est arrivé malheureusement à un chirurgien d'enlever un rein dans ces conditions. Il s'agit du

---

[1] *Brit. med. Journ.*, 19 juillet 1890.
[2] *Abstr. in Annales of Surgery*, novembre 1890.

cas remarquable de Polk [1], qui enleva un rein déplacé, reposant à gauche au-dessus du ligament de Poupart; et ce chirurgien s'aperçut, à l'autopsie, onze jours plus tard, que le rein extirpé était unique. Quand on songe à une néphrectomie pour affection suppurée du rein, on ne saurait jamais évaluer trop haut l'importance de la constatation de la capacité fonctionnelle de l'organe. Il n'est donc pas surprenant qu'on ait mis en avant de nombreux stratagèmes pour arriver à ce but ; et il est peut-être non moins surprenant, si on considère les difficultés inhérentes à la manière de procéder, qu'aucun d'eux n'ait donné pleine et entière satisfaction.

Tuchmann [2] imagina un compresseur de l'uretère, quelque peu semblable à un lithotriteur, et l'essaya en 1880. Hégar [3] proposa la ligature temporaire d'un uretère, faite par la voie vaginale.

Simon [4], en 1875, pratiqua le cathétérisme direct des uretères par l'urèthre dilaté de la femme ; mais, après beaucoup d'efforts, ce chirurgien n'atteignit qu'un demi-résultat. En 1876, Grünfeld [5] eut recours au procédé de Simon en s'aidant de l'endoscope.

Pawlik, de Vienne [6], réclame pour lui la priorité du cathétérisme des uretères chez la femme sans dilatation préalable de l'urèthre. Se guidant sur certains replis de la paroi vaginale, il a réussi à faire pénétrer des sondes creuses dans les uretères de 150 femmes mortes et de 50 vivantes. Son procédé n'a pas été généralement adopté, en Angleterre du moins.

Silbermann [7] a songé à comprimer l'uretère à l'aide de petits sacs de caoutchouc, remplis de mercure et introduits par le canal d'une grosse sonde en métal. Newman, de Glasgow, chez une de ses propres malades et chez une autre du Dr M. Gall Anderson, eut recours au procédé de Silberman et réussit. Mais Newman perfectionna lui-même cette méthode : il s'aida de l'éclairage d'une lampe électrique introduite dans la vessie, pour faire pénétrer le cathéter dans l'uretère.

[1] *New-York med. Journ.*, 17 février 1883.
[2] *Wien. med. Woch.*, 1874, n° 20.
[3] *Operat. Gynäk.*, 1874, p. 456.
[4] « *Ueber die Methoden die Weibliche Urinblase,* » etc., *Samml. Klin. Vortr.*, n° 38.
[5] *Wien. med. Presse*, 1876, n°ᵈ 27, 28.
[6] Voir sa lettre dans *Glasg. med. Journ.*, juillet 1885.
[7] *Berlin. Klin. Woch.*, n° 34, 1883.

Sands conseille l'introduction d'une main dans le rectum, et la compression de l'uretère par les doigts.

Glück[1] met en avant un procédé encore beaucoup plus sérieux, c'est-à-dire la compression de l'uretère par des pinces introduites à travers une incision lombaire. Le rein du côté opposé est regardé comme non malade, si on retrouve dans l'urine de l'iodure de sodium ou du ferro-cyanure de potassium, administrés au patient. Mais un rein, même avec des lésions avancées, peut déjouer cette épreuve.

Polk[2] a imaginé un clamp compresseur de l'uretère, une de ses branches étant disposée dans la vessie et l'autre dans le rectum. Après lavage de la vessie, l'urine sécrétée par l'autre rein sera recueillie dans un état de pureté absolue et examinée.

Le levier rectal de Davy a été également mis à contribution pour comprimer l'uretère au point où il croise le détroit supérieur, mais n'a donné que des résultats assez peu sûrs. On ne peut y avoir recours pour le côté droit que si le mésorectum est bien développé.

L'ingénieux appareil imaginé par Fenwick[3] pour pratiquer l'aspiration de l'uretère chez l'homme promet d'avoir une certaine valeur; mais c'est à peine si on a fait plus que l'essayer.

Dans un cas où j'enlevai des productions papillomateuses de la vessie d'une femme, je fus frappé de la facilité avec laquelle j'arrivai à découvrir et à atteindre les orifices des uretères. Pour pénétrer dans la vessie de la femme, actuellement j'incise toujours la portion externe de l'urèthre, et je dilate sa portion interne et le col de la vessie. Les facilités, ainsi apportées à l'exploration de la vessie, sont beaucoup plus considérables qu'on ne pourrait le supposer : je me suis assuré que, de cette manière, on éprouvait peu de difficultés à trouver les orifices des uretères et à en pratiquer le cathétérisme. Ce procédé est d'exécution assez facile sur le cadavre. Trois ou quatre points de suture au catgut donnent une réunion primitive; et il ne reste

---

[1] *Centralb. f. Chir.*, 10 décembre 1881.
[2] *New-York med. Journ.*, 17 février 1883.
[3] *Lancet*, 18 septembre 1886.
[4] Pour plus amples renseignements sur les procédés d'exploration des uretères de la femme, voir M. D. Schultz, *Nouv. Archiv. d'obstétr. et de gynéc.*, II, 5, p. 205.

point d'incontinence. Il est probable que, chez l'homme, le procédé qu'on trouvera le plus avantageux sera une modification quelconque de celui de Polk.

Il faut nous baser surtout sur les caractères de l'urine dans sa totalité, et sur l'état du malade. La quantité d'urine, les proportions de ses matières solides et spécialement de l'urée, et la présence d'albumine, mais dans une proportion que peut expliquer la quantité du pus contenu, telles seront nos principales données. Naturellement, tous signes d'urémie feront rejeter l'opération.

L'ouverture du ventre présente une réelle valeur comme moyen de s'assurer de l'état de l'autre rein ; mais, si on la met réellement au point, la voie abdominale doit plutôt succéder à la néphrectomie lombaire et lui apporter une facilité de plus, et ne doit pas être considérée comme un simple procédé de diagnostic.

MANUEL OPÉRATOIRE

Le rein peut être enlevé par deux voies :

1° Par incision lombaire, — néphrectomie lombaire ;

2° Par incision des parois du ventre, — néphrectomie abdominale, — cœlio-néphrectomie.

Néphrectomie lombaire. — Divers tracés ont été conseillés pour l'incision. Morris « recommande une incision transversale ou légèrement oblique, faite un peu plus près de la dernière côte que dans la colotomie ; de celle-ci partirait une seconde incision, abaissée verticalement, et commençant à environ 25 millimètres de l'extrémité postérieure de l'incision transversale. » Les avantages particuliers de l'incision verticale consistent dans une facilité beaucoup plus considérable pour le passage des ligatures autour du pédicule. Weir [1] eut recours à une incision lombaire verticale, distante de 75 millimètres de l'épine dorsale, commençant juste au-dessous de la douzième côte et étendue jusqu'à la crête iliaque ; et à une seconde incision transversale, de longueur variable en rapport avec les besoins, et partant de l'extrémité de l'incision

---

[1] *New-York med. Journ.*, 27 décembre 1884.

verticale pour courir parallèlement au bord des côtes. L'incision première de Simon fut faite verticalement ; mais, chez son opéré, le rein n'était pas augmenté de volume. Lucas [1] conseille une incision oblique, comme pour la côlotomie, mais avec une incision verticale supplémentaire menée le long du bord externe du carré des lombes et étendue de la dernière côte à la crête iliaque. Klineberger a eu recours à une incision curviligne, à convexité tournée en haut et en dehors. Thornton [2], dans la discussion du cas du Dr Walter, où la néphrectomie fut faite pour une tumeur kystique d'un rein flottant, regarda comme l'opération de l'avenir celle où on pratiquerait l'incision plus loin en dehors que dans le procédé de Langenbuch, le long de la ligne demi-circulaire ; celle-ci ne pénétrerait pas jusqu'à la cavité péritonéale, mais repousserait la séreuse en dedans avec le côlon. D'autres tracés ont encore été proposés pour l'incision.

L'état de l'organe à enlever fixera souvent sur le tracé de l'incision. Un rein de dimensions normales, ou très peu augmenté de volume et non adhérent, s'enlèvera par une simple incision oblique, étendue des côtes à la crête iliaque. Son extrémité supérieure sera distante d'au moins 25 millimètres de la dernière côte ; son extrémité inférieure arrivera jusqu'au contact de la crête iliaque ; si l'espace costo-iliaque est fort peu étendu, la ligne d'incision se recourbera un peu en avant.

Si le rein présente un volume assez considérable, ou si des adhérences l'immobilisent, il est nécessaire de se donner plus d'espace, à la fois pour pouvoir extraire l'organe et arriver à pratiquer les manœuvres indispensables à son énucléation. En tous cas, l'opération sera commencée par une incision oblique. Par la voie qu'elle crée, il est possible de s'assurer de l'état du rein, et, en cas de suppuration, de prendre une décision quant à l'opportunité qu'il y aurait à tenter la néphrotomie ; tandis que, si le rein doit être enlevé, on jugera beaucoup mieux de la meilleure manière dont on agrandira l'incision, après constatation de l'espace que fournit l'incision oblique. Une incision transversale quelconque, partant de l'extrémité inférieure de l'incision oblique et dirigée vers la ligne médiane aussi loin

[1] *Brit. med. Journ.*, II, 1883, p. 611.
[2] *Brit. med. Journ.*, II, 1883, p. 615.

qu'il paraît utile, tel sera, en général, le tracé qu'on regardera comme le meilleur. Cette incision sera pratiquée au moyen de ciseaux qui sectionnent toute la paroi d'un seul coup et se guident sur l'index qui pénètre en avant dans le tissu cellulaire et maintient le péritoine à distance. L'incision sera ainsi prolongée en avant jusqu'à la distance voulue, en faisant le possible pour éloigner avec grand soin le péritoine de la surface du rein et le repousser en dedans.

Le tracé n'a pas une importance capitale. Toute incision, pourvu qu'elle donne un vaste champ opératoire et n'entraîne pas l'ouverture de la séreuse, peut être adoptée. L'incision que je viens de décrire est celle que j'ai trouvée la plus commode.

Une fois l'incision faite, et l'hémorragie arrêtée, on procède à la séparation de l'organe des tissus qui l'entourent. Si aucune inflammation n'a précédé, rien ne sera plus facile ; l'index d'une main, ne quittant pas la capsule, arrive promptement à énucléer le rein de sa capsule adipeuse. Mais, en cas d'inflammations anciennes, les tissus cellulo-graisseux seront devenus plus denses et très adhérents, et l'énucléation offrira de grandes difficultés. Parfois même, elle est tout simplement impossible, si on n'a pas recours à un instrument coupant. Ce sont les ciseaux qui rempliront le mieux le but. Il est possible d'essayer d'énucléer le rein de sa capsule et de laisser cette dernière en place ; mais, ici encore, on éprouvera de réelles difficultés, s'il s'est fait de la suppuration sur quelques points. On appréciera chaque cas d'après ses caractères particuliers. Il ne faut pas oublier qu'il y a une limite aux efforts à exercer pour libérer les adhérences qui enveloppent le rein ; les manœuvres chirurgicales ne doivent jamais dégénérer en force brutale. On aurait recours aux ciseaux pour diviser de très solides adhérences, et cela après avoir disposé, si nécessaire, des pinces sur les points qui saignent. Là où la néphrotomie a précédé, on trouve, en général, que l'énucléation sous-capsulaire est plus facile que l'énucléation sus-capsulaire du milieu du tissu cellulo-adipeux. En cas de suppuration ancienne et d'hypertrophie énorme, la veine cave et l'aorte pourront adhérer étroitement à la capsule. J'ai observé récemment un cas de ce genre à l'amphithéâtre d'autopsie de Bristol Infirmary ; il était absolument impossible, sur ce cadavre, de séparer par la dissection les

parois vasculaires et la capsule rénale. Dans un autre cas, pour
des raisons analogues, il eût été impossible d'extirper l'organe
par un procédé quelconque ayant quelque prétention chirurgicale. En pareil cas, l'extirpation complète est de toute impossibilité, et il faut façonner à une certaine distance de la ligne
médiane un pédicule artificiel, comprenant quelque peu de
parenchyme rénal. Il est probable que ces restes du parenchyme
ou s'atrophieront ou se gangréneront; et on aura évité de la
sorte tout danger de blesser la veine cave ou l'aorte.

Le rein une fois libéré, le temps suivant comprend le traitement du pédicule. Celui-ci exige une grande attention et beaucoup de délicatesse. Quelques chirurgiens conseillent de lier à
part l'artère et la veine. Souvent ce serait chose impossible; et
jamais ce n'est nécessaire. En effet, les parois de la veine ou
des veines font office d'une sorte de coussin ouaté et ajoutent
à la sûreté de la ligature en empêchant les fils de glisser et en
distribuant la pression sur la ou sur les artères. En fait, les
seuls cas de mort, imputés à une hémorragie secondaire, sont
au nombre de deux, et, chaque fois, les vaisseaux avaient été
liés isolément. Les vaisseaux seront donc liés en bloc; l'uretère,
séparément.

Le rein est, d'abord, soulevé hors de son lit avec la plus grande
sollicitude et confié à un aide, qui le maintient solidement des
deux mains, sans exercer aucune traction sur le pédicule. Les
doigts de la main gauche (ou de la main droite, si c'est plus commode) entourent le pédicule et isolent autant que possible l'uretère et les vaisseaux par cardage du tissu cellulaire qui les sépare. Les battements de l'artère sont un guide de la plus haute
importance. Une aiguille de Deschamps, tenue de l'autre main,
passe un épais fil de soie autour des vaisseaux, puis ce fil est
lié. Une fois la ligature serrée, il faut éviter toute traction du
pédicule. L'uretère, ayant été aussi isolé qu'il a été possible,
est saisi dans une pince à forcipressure, après quoi on se comporte à son égard comme il paraît mieux dans la suite. Le rein
est alors séparé franchement, à une distance respectable du
point de la ligature, à petits coups répétés de ciseaux; et, pendant qu'on agit ainsi, il faut éviter de tirailler le pédicule. Il
est possible que l'artère soit coupée par une ligature très serrée
qui comprend d'autres tissus; et ce vaisseau, en se rétractant
ensuite, peut donner lieu à une hémorragie. S'il est impos-

sible d'amener complètement le pédicule au jour, on dispose
en ce cas une forte pince-clamp en dehors de la ligature, et on
fait la section entre cette pince et l'organe. Ou bien encore, on
peut avoir recours, dans le même but, à un serre-nœud temporaire à corde ou à fil de fer. Il faut absolument prendre toutes
les précautions possibles contre une hémorragie éventuelle.

D'un coup de ciseaux, on sépare l'uretère du bassinet ; si
celui-ci est très hypertrophié et sa muqueuse ulcérée, il faudrait adopter la ligne de conduite de Thornton et fixer son
extrémité sectionnée dans la plaie pariétale. S'il est entièrement
sain, il suffit d'en faire la ligature et de l'abandonner dans la
plaie.

Dans certains cas de reins largement suppurés, il sera impossible de confectionner un pédicule composé des vaisseaux
seuls, à une distance sûre de l'aorte ou de la veine cave. En ce
cas, la meilleure manière de faire est d'entourer la base de
l'organe de l'anse temporaire d'un serre-nœud, et de sectionner
les tissus malades tout contre celle-ci. Le serre-nœud temporaire à corde de Tait remplit parfaitement le but. En cas de
forte hypertrophie du rein, après application du serre-nœud, il est
possible d'enlever l'organe par fragments, pour la plus grande
facilité de l'opération. De cette façon, on évitera les difficultés
de l'extraction d'un rein énorme à travers une plaie lombaire,
et, chose encore beaucoup plus importante, les risques que
ferait courir tout tiraillement des vaisseaux. Une fois l'organe
enlevé par tranches de la sorte jusqu'au niveau de la compression temporaire, on traite le pédicule, après mûre réflexion,
par la ligature, la forcipressure ou le cautère, comme il
paraît préférable au moment.

Il ne semblerait pas y avoir plus de danger à disposer la ligature tout contre l'aorte ou la veine cave. Mais la plupart des
chirurgiens s'efforceraient de s'éloigner le plus loin possible de
ces vaisseaux, non pas seulement pour éviter de blesser leurs
parois, mais encore pour échapper aux dangers de l'extension
d'un thrombus jusque dans l'intérieur de leur calibre.

Le pédicule et l'excavation de la plaie sont examinés une
dernière fois. Tout caillot est enlevé, tout point qui donne saisi
dans une pince, et le péritoine soigneusement exploré pour
s'assurer qu'il n'offre pas de déchirure. S'il existe la moindre
fente à la séreuse, elle est de suite fermée par une suture

continue au catgut, faite par le dehors, en ayant bien soin que les surfaces péritonéales se correspondent. Si le côlon a été mis à nu par sa face rétropéritonéale, il faut également l'examiner pour s'assurer qu'il ne présente pas la moindre blessure.

Un gros drain de caoutchouc est disposé au fond de la plaie, et celle-ci rapprochée au moyen de sutures profondes et superficielles. Le péritoine, repoussé en arrière par la presse intra-abdominale, comble vite toute l'excavation considérable qui résulte de la néphrectomie. La réunion par première intention est la règle, et le rétablissement, sitôt que les dangers du début ont été surmontés, est d'ordinaire très rapide.

Néphrectomie abdominale. — L'incision se fera ou de la manière habituelle, sur la ligne blanche ; ou, d'après le procédé de Langenbuch, le long de la ligne semi-lunaire du côté du rein à enlever. Le procédé de Langenbuch est, à l'heure actuelle, le plus universellement adopté.

Il est nécessaire que l'incision ait une longueur suffisante pour admettre toute la main — 10 centimètres au moins, — même si le rein est de volume normal ; si l'organe est hypertrophié, la longueur de l'incision sera proportionnée. Son milieu correspondra au niveau de l'ombilic. Aussitôt que la cavité abdominale a été ouverte, on y introduit une grosse éponge, à la fois pour maintenir à distance les anses intestinales et absorber tout le sang qui s'épanche. Avant de procéder à l'extirpation du rein, on s'assure, aussi soigneusement qu'il est possible, de l'état de l'autre organe par le toucher manuel pratiqué avec une main introduite par l'ouverture abdominale.

Le rein est mis à nu par le cardage du péritoine, pratiqué au niveau où la séreuse constitue le feuillet externe du mésocôlon. Le feuillet interne — celui qui se trouve situé entre le côlon et la ligne médiane — contient les vaisseaux qui fournissent à l'intestin, et l'incision de ce feuillet pourrait déterminer, et, en fait, a déterminé une gangrène de l'intestin. Deux ou trois doigts pénètrent par cette ouverture, l'agrandissent par le cardage et l'étirage et séparent la face antérieure du rein de la capsule adipeuse. Aussitôt qu'une voie a été ouverte jusqu'aux vaisseaux rénaux, on les met à découvert, ou du moins on les amène plus à portée des yeux, en accrochant les lèvres du péritoine avec un écarteur, qui, confié aux mains d'un aide, tient en même temps la plaie pariétale entre-bâillée. L'index isole avec grand soin les vaisseaux. On se sert d'une aiguille mousse à anévrysme pour passer le fil autour de ces vaisseaux, puis celui-ci est lié. Une pince, qu'on laisse attachée, va saisir l'uretère. L'organe est alors complètement libéré de ses attaches, les vaisseaux divisés à distance suffisante de la ligature, l'uretère sectionné, et toute la masse soulevée hors de la plaie. Si on a quelque doute sur la valeur de la ligature, une longue pince à forcipressure saisit l'extrémité du pédicule, pendant qu'on applique une seconde ligature derrière la première. Dans la plupart des cas, on a eu recours à une double ligature.

On se comporte à l'égard de l'uretère, comme dans la néphrectomie lombaire. S'il est entièrement sain, il est lié, lavé et rentré ; s'il est malade, revêtu de granulations épaisses et rempli de pus infectieux, on en fixe l'extrémité sectionnée dans la plaie, comme il a été proposé et fait par Thornton ; ou encore on le fait sortir par une ouverture ménagée dans la région lombaire, comme l'a conseillé Morris. Dans un cas, tel qu'une pyélite tuberculeuse, où l'affection souvent s'étend en descendant le long de l'uretère, ce traitement extra-péritonéal du canal urinaire diminue les chances de le voir devenir le point de départ d'un nouvel abcès et permet de le désinfecter par des irrigations. On a cependant accusé le procédé de Thornton d'exposer à une obstruction intestinale ultérieure en tendant une bandelette entre la vessie et les lombes.

Finalement, on procède au lavage de la cavité et on examine tous les points qui donnent du sang. Les lèvres de la déchirure péritonéale retombent naturellement en s'accolant, et aucun point de suture n'est nécessaire. S'il s'était échappé un peu de pus ou d'urine pendant les diverses manœuvres, il faudrait disposer un drain au fond de la plaie ; sinon, le drainage est inutile. On referme la plaie pariétale comme d'ordinaire.

Choix du procédé. — Doit-on dans un cas donné employer la voie lombaire ou la voie abdominale ? Cela dépend d'une foule de circonstances. En premier lieu, il y a les préférences du chirurgien. Que des hommes de l'expérience de Tait et de Thornton, et aussi heureux opérateurs, préfèrent la voie abdominale, c'est certainement un très fort argument en faveur de ce procédé. Mais la force de cet argument, en ce qui a rapport à la généralité des chirurgiens, se trouve considérablement affaiblie par le fait que ceux-là, qui donnent la préférence à la voie abdominale, sont précisément ceux qui jouissent d'une grande expérience dans la pratique de l'ouverture de l'abdomen pour d'autres affections. Pour la généralité des chirurgiens, l'opération par la voie lombaire se recommande d'elle-même comme étant d'exécution plus facile.

Ensuite vient la question du pronostic. La mortalité générale, consécutive à l'opération par la voie lombaire, est beaucoup moins considérable que par la voie abdominale. Sur 233 cas relevés par Gross [1], 111 opérations par la voie lombaire ont donné une mortalité de 36,93 pour 100; et 120 par la voie abdominale, 50,83 pour 100. Newman donne 50,5 pour 100 pour la mortalité après néphrectomie lombaire et 47,1 pour 100 après néphrectomie abdominale. Toutefois, on peut avec raison alléguer contre les conclusions tirées de ces statistiques, qu'on a naturellement choisi la voie lombaire pour les cas les plus simples et la voie abdominale pour les plus difficiles. Il n'existe pas de chiffres pour démontrer quelle mortalité eussent donnée la voie abdominale ou la voie lombaire, chacune pour des cas non choisis. Il est même possible que la voie abdominale eût précisément donné de meilleurs résultats dans ces cas, où on a adopté la voie lombaire. En effet, entre les mains de quelques opérateurs, avec des cas qui certainement étaient loin d'être fort simples, les résultats de la néphrectomie abdominale dépassent de beaucoup la moyenne fournie par la néphrectomie lombaire.

Nous ne pouvons ignorer ces faits et comparer la valeur des néphrectomies lombaires en général avec celle des néphrectomies abdominales en général, rien que par des chiffres. Tout ce qu'on peut dire, c'est que, jusqu'ici, la supériorité de l'un des procédés sur l'autre n'a pas encore été démontrée; et le choix de la méthode opératoire est laissé absolument à la discrétion du chirurgien dans chacun des cas particuliers.

En considérant les détails mécaniques des opérations elles-mêmes, nous trouvons que certains cas ressortissent davan-

---

[1] *Amer. Jour. med. Sc.*, juillet 1885.

tage à un procédé, et quelques-uns à l'autre méthode. Généralement parlant, il est possible avant l'opération de faire un choix raisonné du procédé à employer ; pourtant, parfois, cela est impossible.

Par la voie lombaire, on a moins d'espace pour l'extirpation du rein ; le temps important de la ligature s'exécute à une certaine profondeur, et souvent sans y voir ; et on n'a pas les mêmes facilités pour arrêter l'hémorragie des tissus dont on vient d'énucléer le rein. D'un autre côté, la voie lombaire permet une opération extrapéritonéale ; elle donne plus de facilités pour la libération des fortes adhérences situées en arrière du rein ; et, dans les cas où il est peu prudent de procéder à l'extirpation, comme lorsqu'il s'agit d'un abcès ou d'une tumeur infectant les tissus environnants, elle expose le patient à moins de dangers. En cas d'abcès, elle a, de plus, l'avantage de permettre un traitement par l'incision et le drainage, sans risques sérieux de péritonite.

Le procédé de Langenbuch est, d'une manière, une méthode chirurgicale parfaite, en ce sens qu'il remplit son but en ne faisant que le délabrement minimum des tissus environnants. La ligne demi-circulaire donne l'avantage d'éviter de grosses masses musculaires ; et, comme on déchire le péritoine en avant du côlon, on ne met nullement en danger la vitalité de l'intestin. Ce procédé fournit un vaste espace pour l'extraction du rein. En dernier lieu, il donne l'avantage énorme de permettre tous renseignements sur l'état de l'un et l'autre rein. Ses inconvénients, en outre de l'ouverture de la cavité péritonéale, sont surtout la difficulté de détacher les adhérences en arrière d'un rein hypertrophié, et les dangers de la rupture d'un kyste purulent dans la séreuse.

Ayant présents à l'esprit les avantages et les inconvénients particuliers à chaque procédé, il nous est possible de spécifier en gros les cas qui conviennent à chacun d'eux.

Par la voie lombaire, nous enlèverons tous les petits reins. Ceci comprend les fistules urétérales ordinaires et les plaies du rein dans lesquelles il existe de l'infiltration d'urine ou une désorganisation avec suppuration des tissus. La même voie doit être choisie pour les petits néoplasmes rénaux, surtout s'ils sont mobiles. Cette voie est également la meilleure pour toute tuméfaction de l'organe, mais à contenu liquide, — kyste hydatique, hydronéphrose, abcès dans lesquels l'incision suivie de drainage n'a pas donné la guérison. Dans le cas de néphrite calculeuse, ayant déterminé une désorganisation complète du parenchyme rénal, la voie lombaire sera également la meilleure.

L'incision abdominale convient surtout pour de grosses tumeurs non adhérentes, solides, et pour ces reins mobiles qui, devenus le siège de quelque affection, ne paraissent pas du ressort de la néphrorraphie. Sur certains sujets fort gras, la voie abdominale sera plus facile que la voie lombaire, en ce sens que la première permet un accès plus aisé. Une maigreur accentuée facilite beaucoup les deux opérations, la néphrectomie lombaire plus, peut-être, que la néphrectomie abdominale.

Il nous faut dire un mot du procédé conseillé par Thornton, mais à l'heure actuelle abandonné par lui, et que Morris a appelé *néphrectomie latérale rétropéritonéale*. Dans ce procédé, on trace l'incision plus loin en dehors de la ligne demi-circulaire, — assez loin en dehors, en fait, pour permettre de découvrir le rein, en écartant de côté le péritoine sans l'ouvrir, comme d'ailleurs cela se fait pour la ligature de l'artère iliaque externe. Les avantages de l'incision faite suivant la ligne demi-circulaire sont peut-être plus hypothétiques que réels : il est à peu près aussi aisé d'ouvrir le ventre par incision des muscles que par section des aponévroses ; l'hémorragie est facile à réprimer, et la réunion se fait tout aussi bien. S'il y a quelque avantage à opérer plus loin en dehors, la division d'un muscle ne doit pas nous arrêter. En cas d'hypertrophie considérable du rein, et c'est alors seulement qu'on devrait choisir ce procédé, on écarte le péritoine en dedans, et il est assez facile de le repousser sans pénétrer dans la cavité séreuse. Je doute, toutefois, que par l'incision latérale il soit aussi aisé de bien traiter le pédicule que dans l'opération de Langenbuch.

CHAPITRE IX

CHIRURGIE DU FOIE ET DE LA VÉSICULE BILIAIRE

ANATOMIE CHIRURGICALE DU FOIE

La chirurgie du foie a trait surtout aux affections qui entraînent une hypertrophie de l'organe ; aussi convient-il que nous connaissions parfaitement les limites de l'espace occupé par le foie normal. Les limites de la matité à la percussion, et relative et absolue, sont suffisamment bien connues ; mais, comme l'organe est recouvert en arrière par le poumon et qu'au niveau de ses parties minces il repose, en contact intime, sur des viscères à contenu gazeux et situés au dessous, il est possible que les limites ainsi obtenues ne soient pas absolument exactes au point de vue anatomique.

Du côté droit, une ligne transversale passant par le point de jonction de la cinquième côte et de son cartilage rasera le sommet du lobe droit en son point culminant. En réalité, le niveau le plus élevé du foie arrive presque au bord inférieur de la quatrième côte. Du côté gauche, une ligne transversale traversant le point de jonction de la sixième côte et de son cartilage affleurera les limites supérieure et externe du lobe gauche. A la partie inférieure, le bord de l'organe est précisément recouvert par les côtes latéralement ; sur la ligne médiane, ce bord se dégage sous le cartilage de la dixième côte à droite, tandis qu'à gauche il croise obliquement le point de jonction de la cinquième côte avec son cartilage.

Il s'ensuit qu'un espace triangulaire de la surface du foie ne se trouve recouvert par rien autre chose que la paroi abdominale ; et, d'ordinaire, les dimensions de cette surface sont accrues, données que beaucoup de procédés chirurgicaux utilisent. Il est souvent possible de reconnaître par le palper le bord libre, tranchant, avec son échancrure un peu à droite de la ligne médiane, indiquant l'attache du ligament large (ligament falciforme). De l'échancrure à l'ombilic s'étend le double feuillet péritonéal, connu sous le nom de ligament longitudinal ou suspenseur. Ses attaches pariétales se font le long du bord interne du grand droit du côté droit ; son bord libre renferme la corde fibreuse, dite ligament rond, dernier vestige de la veine ombilicale oblitérée. Au niveau de l'échancrure, le ligament rond passe en arrière du foie le long de la fissure longitudinale. Il ne faut pas oublier que la veine ombilicale n'est pas toujours complètement oblitérée et que, blessée, elle peut donner lieu à une hémorragie. Ce détail doit être présent à l'esprit de l'opérateur qui trace de longues incisions dans la région.

L'étendue dans laquelle le poumon et la plèvre recouvrent le foie varie beaucoup à l'état de santé. Quand le foie s'hypertrophie, il s'élève par en haut, empiétant dans l'espace réservé au poumon ; mais, malgré que l'élévation du niveau de la surface supérieure de l'organe s'accuse à la percussion et soit d'ailleurs réelle, et bien que le poumon soit repoussé par en haut en avant du foie, cependant la plèvre diaphragmatique conserve toujours sa situation. Une ponction, faite au-dessus du siège normal des limites inférieures de la plèvre ou des insertions du diaphragme, si elle ne transperce pas le poumon, traversera la plèvre et, en l'absence d'adhérences, pénétrera dans la cavité de la séreuse. Le niveau de la plèvre, sur la ligne axillaire du côté droit, affleure le bord inférieur de la neuvième côte ; et si, de ce côté, les variétés sont aussi fréquentes que celles qu'on rencontre du côté gauche, il ne faudra pas que nous soyons surpris de trouver la plèvre descendre encore plus bas.

Le foie se meut dans une certaine étendue. Obéissant aux mouvements du diaphragme, il descend pendant l'inspiration et remonte pendant l'expiration. Si on se trouve dans le cas de suturer une plaie du foie à la paroi, on parera, jusqu'à une certaine mesure, aux inconvénients de ces mouvements continus en disposant les sutures à une distance aussi grande que possible des bords des côtes. Des déplacements sans importance se produisent en cas de changement de position de l'individu,

ou suivant que le ventre est comprimé ou relâché. On observe
un déplacement pathologique réel dans cet état rare, connu
sous le nom de foie mobile ou flottant. Bien qu'on ait eu la
preuve que la plupart des cas décrits comme tels n'avaient été
que des erreurs de diagnostic, quelques-uns, une douzaine peut-
être, ont été affirmés soit par l'autopsie, soit par un ensemble
de signes physiques incontestables[1]. Dans la grande majorité
des cas, cet état se trouvait associé à un abdomen pendulum.
Dans aucun cas, il n'a été besoin de faire autre chose que de
conseiller le port d'une ceinture abdominale.

La structure du foie est telle que nous nous attendrions à le
trouver intolérant à toute espèce d'intervention chirurgicale.
Mais l'expérience nous prouve le contraire. Sa capsule est très
intimement adhérente et si mince, qu'il lui est impossible de
fournir un fort point d'appui aux sutures. Le parenchyme est très
friable et très vasculaire; mais l'écoulement sanguin est fort
paresseux et facilement réprimé par une compression telle que
celle qu'on obtient à l'aide d'éponges ou d'une rangée de sutures.

La vésicule biliaire (Fig. 84), reposant sous la face inférieure
du foie dans une excavation superficielle, creusée entre le lobe
carré et le lobe droit, échappe normalement au palper. Són
fond descend un peu plus bas que le bord du foie et repose
dans une dépression superficielle, dont l'échancrure est parfois
accessible au palper sous le bord interne du neuvième cartilage
costal. Dans cette situation, elle se trouve située un peu à
droite du bord externe du muscle grand droit du côté droit, et
est accessible par une incision croisant l'extrémité supérieure
de la ligne demi-circulaire droite.

La vésicule présente environ 10 centimètres en longueur,
25 millimètres en largeur, et une capacité normale d'un peu
plus de 30 grammes. Elle n'est fixée contre la face inférieure du
foie que par le péritoine qui passe sous elle. Parfois, les feuillets de la séreuse se rencontrent et s'accolent au-dessus de la
face supérieure de la vésicule, entre elle et le foie, et forment
là une sorte de mésentère. Une fois, en pratiquant la cholécystotomie sur le cadavre, j'ai rencontré un double feuillet périto-

---

[1] Consulter Thierfielder, *Ziemssen's Cycl.*, vol. IV, p. 48. Landau, *Der Wan-
derleber und der Hängerbauch der Frauen*, Berlin, 1885. Larionoff, Rubinovitch,
Dmitrieff and Botkin : *Abstract. in Lond. med. Rec.*, 15 août 1885, par Dr Idelson,
qui renvoie encore à d'autres auteurs.

néal étendu de la face libre de la vésicule au bord interne de l'hiatus de Winslow. Une autre fois, il y a quelques mois, je trouvai encore un exemple de cette anomalie, mais moins bien dessiné que le précédent, et cela encore sur la table d'autopsie ; et je soupçonne que ce ne sont pas là des faits exceptionnels. Cette anomalie n'entravera pas nécessairement et sérieusement les divers procédés opératoires ; mais, si on ne la connaît pas, elle peut prêter à confusion.

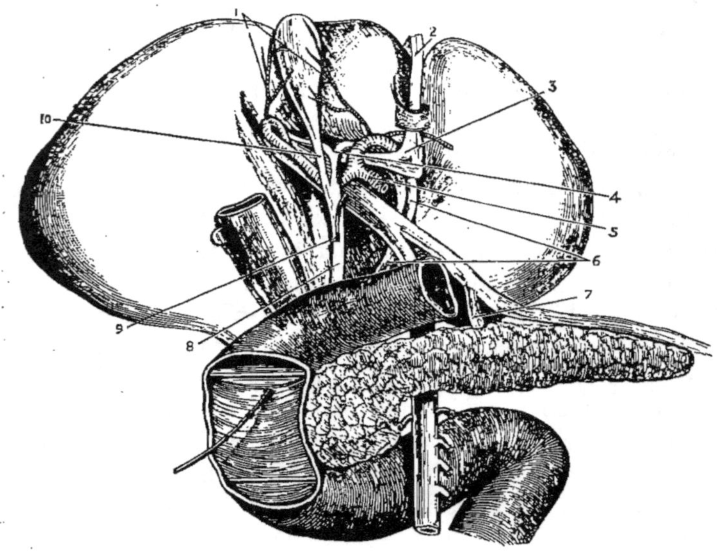

Fig. 84 (Weisse)

Face inférieure du foie ; duodénum et pancréas.

1. Artères cystiques, nourricières de la vésicule. — 2. Veine ombilicale oblitérée. — 3. Branche oblitérée de la veine porte. — 4. Canal hépatique. — 5. Artère hépatique. — 6. Canal veineux oblitéré. — 7. Veine mésentérique inférieure se jetant dans la veine splénique. — 8. Canal commun cholédoque. — 9. Sonde pénétrant dans le canal commun et ressortant par son orifice duodénal. — 10. Canal cystique. — La veine cave inférieure est croisée par les lignes 8 et 9. La veine mésentérique supérieure croise la portion transversale du duodénum et passe sous le pancréas pour former la veine porte par sa réunion avec la veine splénique.

Le canal cystique, long environ de 25 millimètres, quitte le col de la vésicule à angle très obtus, chemine un peu vers la gauche dans l'épiploon gastro-hépatique, où il se trouve accompagné de son artère, et se jette dans le canal hépatique à angle droit. Ceux-ci, par leur réunion, forment le canal commun cholédoque ; et ce dernier, après un parcours d'environ 7 à 8 centimètres dans l'épaisseur du bord droit du petit épiploon, traverse obliquement avec le canal pancréatique la paroi interne de la portion descendante du duodénum. Il est facile d'explorer le canal cystique par une incision abdominale ; et possible de trouver un canal commun dilaté ou obstrué, du moins dans la première portion de son parcours. Dans toute intervention qu'on pratiquera sur ces conduits, il faudra avoir présentes à l'esprit leurs connexions étroites avec la veine porte et l'artère hépatique.

La couche fibreuse de la vésicule, quoique mince, présente une grande force et une grande résistance, et ne se laisse pas facilement dilater. Les fibres musculaires ont une direction surtout longitudinale et constituent une autre couche également mince. La muqueuse est partout sillonnée de plis, disposés de telle façon qu'ils produisent des dépressions polygonales, et surtout élevés au voisinage du centre de la cavité. Au niveau du col, un large repli surplombe l'entrée du canal cystique et joue le rôle d'une sorte de valvule. Quand la vésicule est surdistendue, ces replis s'effacent d'ordinaire. Dans le canal cystique, la muqueuse forme une demi-douzaine ou une douzaine de replis disposés de telle manière qu'ils constituent une sorte de spirale interrompue. Ces replis ajoutent aux difficultés qu'éprouvent les calculs dans leur progression. Toute distension du canal amène une distension des espaces intervalvulaires et produit une sorte d'apparence de tire-bouchon.

Les rapports de la vésicule avec les diverses portions de l'intestin n'ont aucune importance, sinon en vue de l'établissement d'une fistule entre les deux organes. Nous entrerons plus loin dans la discussion de ce point particulier.

CHIRURGIE DU FOIE

Les interventions chirurgicales qui s'attaquaient au foie visaient soit un abcès, soit un kyste hydatique. De nature diverse, ces opérations avaient toutes pour but l'évacuation de la collection liquide enkystée. Bien que la plupart de ces interventions comportent une plaie du tissu hépatique, le nom d' « hépatotomie » n'est donné qu'aux opérations dans lesquelles le foie est directement incisé à travers une ouverture faite à la paroi abdominale. Le même nom doit s'appliquer encore aux opérations qui s'attaquent au foie à travers une incision de la cage thoracique. L' « hépatectomie » partielle doit également prendre aujourd'hui place dans la chirurgie hépatique depuis que Langenbuch [1] a enlevé (du reste sans succès) une masse pédiculée de parenchyme hépatique, qui provoquait des douleurs violentes chez son malade, et comprimait le pylore et les organes voisins. Wagner [2], Lauenstein, Tillmans et autres ont pratiqué des opérations analogues, mais avec des résultats qui sont loin d'être encourageants.

Il sera plus à propos d'étudier ces diverses opérations sous l'en-tête des affections contre lesquelles elles sont dirigées.

ABCÈS DU FOIE

Caractères anatomiques. — Le fait, qui intéresse surtout le chirurgien, c'est que les abcès du foie sont parfois multiples. Dans la majorité des cas, pourtant, l'abcès est unique, surtout quand l'affection dure déjà depuis un certain temps. Quand ils sont multiples, ils ont toujours une tendance à se fondre les uns dans les autres, tellement que, si on vient à en ouvrir un, en faisant ainsi disparaître la pression exercée par les parois de la collection sur les parties voisines, on est presque certain d'en voir un second se rompre dans la cavité du premier. Le plus souvent, l'abcès siège au sein de tissus normaux, entouré d'une capsule non enflammée, de sorte que, pour arriver jusqu'à la collection purulente, le bistouri doit se frayer un chemin quelquefois assez long à travers un parenchyme absolument sain. Si on laisse la rupture de l'abcès se faire spontanément, celle-ci est presque toujours mortelle.

En effet, ces abcès s'ouvrent rarement à la peau : parfois, le pus fait irruption dans le péricarde ou le péritoine, et la mort est alors la règle. L'abcès peut encore s'ouvrir dans la plèvre, et alors la terminaison est d'ordinaire funeste.

L'issue la plus favorable est encore l'ouverture dans l'intestin ou le poumon ; mais, même dans ces cas, le pronostic reste

---

[1] *Berlin. Klin. Woch*, 1883, III.
[2] *Centralbl. fur Chir.*, 1890, n° 25.

grave. Dans tous les cas, où l'évacuation franche du pus s'est faite en un point non dangereux, on constate une tendance remarquable de la cavité abcédée à se fermer et à se cicatriser, pendant que le foie reprend très rapidement son fonctionnement normal.

Diagnostic. — Le diagnostic d'abcès du foie est quelquefois très difficile ou même impossible. Néanmoins, dans la majorité des cas, et surtout avec la ressource de la ponction exploratrice, on peut arriver à un diagnostic presque certain. Tout d'abord, nous pouvons avoir affaire à des individus qui ont habité les pays chauds, ou peut-être ont souffert de la malaria ou de la dysenterie. Il est possible de noter des frissons dans les antécédents. Parfois l'apparition de l'abcès semble en rapport avec une opération sur le rectum. Le teint est plombé, caractéristique ; l'expression anxieuse, tourmentée, inquiète ; le pouls rapide et la température élevée. La langue saburrale est couverte d'un enduit blanchâtre, tandis que du côté de l'estomac on note de l'irritabilité et des vomissements. La région hépatique est sensible, douloureuse ; le foie augmente de volume, quelquefois d'une manière considérable. Dans certains cas, qui ne sont pas fréquents, on peut même trouver de la fluctuation. La présence de l'ictère va plutôt contre l'idée d'un abcès. Quand celui-ci s'ouvre dans le poumon, l'expectoration, couleur chocolat, est tout à fait pathognomonique ; d'ailleurs, avant l'ouverture, la ponction exploratrice permet de constater un liquide de même couleur.

L'abcès du foie, facile à confondre avec un empyème localisé à la base de la plèvre droite, a été pris pour une pleurésie ou une pneumonie. J'ai vu un gros abcès du foie pour lequel le diagnostic d'abcès du rein avait été porté, et l'erreur inverse est précisément possible. La surface inégale, bosselée du foie cancéreux permettra de le distinguer du foie suppuré ; et si, en l'absence de nodosités, on perçoit une tumeur, il nous faut prendre en considération la fièvre qui accompagne les suppurations hépatiques. Dans les kystes hydatiques, la fièvre fait également défaut, les troubles constitutionnels sont insignifiants et la douleur, quand elle existe, fort peu accusée. Le frémissement hydatique se constate si rarement que ce symptôme perd toute valeur clinique.

TRAITEMENT CHIRURGICAL

Pour les abcès du foie comme pour tout autre abcès, on peut dire d'une façon générale qu'il n'existe pas d'autre traitement que le traitement chirurgical. Il est vrai, ici comme ailleurs, que l'abcès peut se résorber spontanément; mais le fait est si rare qu'il n'est vraiment pas prudent de compter sur cette issue. Aussi ne faut-il pas différer par trop l'ouverture impossible à éviter. Si nous attendons que l'abcès vienne poindre dans un endroit convenable, nous nous attarderons trop longtemps et il sera parfaitement possible que le pus se fasse jour dans une direction dangereuse. Pour les mêmes raisons, nous ne devons pas attendre la formation problématique d'adhérences avec la paroi abdominale. Tout d'abord, ces adhérences se formeront-elles jamais? Ensuite, quand même elles se formeraient, il est douteux que nous arrivions à les diagnostiquer. Il ne reste donc qu'un parti à prendre : évacuer la collection de pus, aussitôt que le diagnostic d'abcès a été porté.

L'intervention chirurgicale permettant d'arriver à ce but comprend :

1° L'aspiration ;

2° La ponction avec le trocart et canule à demeure ;

3° L'ouverture par les caustiques ou le thermocautère ;

4° L'incision directe de l'abcès à travers la paroi abdominale ;

5° L'incision *en deux temps* après provocation d'adhérences entre le foie et la paroi abdominale ;

6° Incision et drainage à travers une ouverture faite au ventre, — hépatotomie.

1° La ponction **aspiratrice**, quand il s'agit d'abcès du foie, doit être considérée plutôt comme une tentative ou mesure exploratrice, que comme une intervention thérapeutique définitive. Aujourd'hui encore, on y a recours plus souvent, peut-être, que ne le feraient supposer les publications médicales. Il est certain que, comme moyen de diagnostic et pour procurer au malade un soulagement passager, l'évacuation d'une certaine quantité de pus à l'aide de la ponction aspiratrice présente une valeur réelle et expose à peu de dangers. Dans le cas d'hépatotomie de Ransohoff[1], le foie fut incisé après une ponction aspiratrice faite sans aucun bénéfice. Cette ponction pourra nous indiquer le siège de la collection purulente, l'existence d'un ou de plusieurs abcès ; mais on ne doit guère lui demander d'être curative. Dans quelques cas heureux, rares d'ailleurs, des ponctions répétées ont été suivies de guérison, et l'aspiration a donné d'assez bons résultats entre les mains de Ball, Maclean, Hammond et autres[2].

L'aspirateur dont on se sert doit être complètement nettoyé avec une solution antiseptique ; l'aiguille est introduite pleine d'une solution phéniquée au vingtième. On veille à bien laver la peau à l'endroit où l'on se propose de faire la ponction ; car, si l'aiguille entraînait avec elle dans la cavité de l'abcès quelque squame épidermique sale, il pourrait en résulter une infection septique. Il ne faut pas contrarier les oscillations de l'aiguille, qui traduisent les oscillations du foie (quand ce dernier suit les mouvements respiratoires), sinon l'aiguille pourrait déchirer le parenchyme du foie et le pus faire irruption dans le péritoine.

2° La ponction avec le trocart. — avec drainage par la canule laissée à demeure — n'est pas un procédé de date récente. Ce fut en 1842 que Murray[3] s'en fit l'avocat ; et, depuis cette époque, son usage s'est presque généralisé, et beaucoup le considèrent comme la meilleure ligne de conduite. L'instrument usité est un trocart ordinaire de dimensions moyennes ; cependant de Castro[4] a eu recours à un trocart creux avec trous correspondants aux trous analogues pratiqués sur la canule. Le trocart est laissé *in situ* deux ou trois jours et, quand les adhérences sont formées, il est remplacé par un tube à drainage quelconque. On veillera à un nettoyage du trocart aussi sévère que pour l'aiguille aspiratrice. Avant de pousser le trocart, on l'enduira d'un corps antiseptique quelconque tel que : vaseline térébenthinée, pommade à l'eucalyptus ou à l'acide salicylique. Le listérisme dans toute sa rigueur est considéré par certains auteurs comme une garantie de plus d'asepsie par-

---

[1] *N.-Y. med. Record*, 1882, n° 22, p. 258.
[2] *Ann. of Surgery*, Manch., 1887.
[3] *London Med. Gazette*, n° 38, p. 566.
[4] *Des abcès du foie des pays chauds et de leur traitement chirurgical*. Paris, 1870.

faite ; si l'on n'emploie pas le spray, l'ouate au sel Alembroth, combinée à des lavages fréquents des parties voisines de la plaie, constitue un pansement tout aussi bon qu'un autre.

Une indication à l'emploi du trocart, c'est la tendance qu'a l'abcès à s'ouvrir, tendance que signalent un œdème ou quelque rougeur et le ramollissement de la peau. Cependant cette intervention n'est pas dépourvue de tout danger. Dans certains cas, comme celui de Knowsley Thornton par exemple, où le grand épiploon parcouru de veines dilatées adhérait à la surface du foie, cette ponction peut provoquer une hémorragie sérieuse. Si l'on se sert de trocarts très fins, on risque fort peu de provoquer une inflammation du parenchyme hépatique. En effet, Trousseau enfonçait plusieurs aiguilles dans le but de déterminer sans danger une inflammation adhésive entre la surface du foie et la paroi abdominale, et ne faisait l'incision que postérieurement. Mais il ne faut pas oublier qu'après tout, dans la ponction avec le trocart, l'instrument pénètre dans la cavité abdominale ; que, poussé à l'aveugle, il peut blesser sérieusement un viscère abdominal autre que le foie, et qu'enfin, avec lui, l'issue du pus dans le péritoine est possible.

3° **Les caustiques et le thermocautère,** appliqués sur la paroi abdominale au niveau de la tumeur, permettent également d'ouvrir l'abcès. Ces deux procédés, lents et douloureux, ne peuvent guère entrer en parallèle avec d'autres méthodes aussi efficaces et ayant de plus l'avantage d'être moins douloureuses et plus rapides. C'est Récamier [1] qui vanta l'application de la potasse caustique sur la paroi abdominale en cas d'abcès du foie. Du reste, l'ouverture progressive par l'action escarrotique des agents chimiques ou thermiques est bien plus employée pour les kystes hydatiques que pour les abcès du foie.

4° **L'incision directe** de l'abcès à travers la paroi abdominale ou thoracique ne serait indiquée qu'autant qu'on noterait les signes d'une tendance à l'ouverture spontanée. La rougeur, la tuméfaction et le ramollissement de la peau, en un point quelconque au niveau d'une tumeur du foie probablement suppurée, nous permettent de penser que le pus est en train de se frayer

---

[1] VELPEAU, *Méd. opérat.*, 2ᵉ édit., IV, p. 19.

un passage vers la surface. Dans ces cas, il existe des adhérences entre le foie et le péritoine sus-jacent, et l'ouverture peut être faite en toute sécurité. Il est à peine utile de dire qu'il ne faut pas attendre que l'abcès pointe au dehors, ni même favoriser cette tendance. Car, en somme, si on considère l'étendue des diverses surfaces, on n'a guère plus de chances de voir le pus traverser les parois abdominale et thoracique que de le voir faire irruption à travers le diaphragme ou dans le péritoine. Et, avant l'apparition des signes permettant d'espérer l'ouverture de l'abcès au dehors, le malade en sera arrivé à un état des plus alarmants.

Après l'incision faite avec toutes les précautions antiseptiques, on drainera largement. Si l'écoulement purulent persiste à être de bonne nature, les seringuages et les irrigations de la cavité sont inutiles ; mais, au cas où le pus serait infectieux ou le deviendrait, il faudrait alors instituer des lavages antiseptiques fréquents.

5° L'incision en deux temps, — d'après la méthode de Graves[1] qui n'incisait que jusqu'au péritoine ; ou d'après celle de Bégin[2] (1830), qui traversait cette séreuse — est un procédé qui compte de nombreux partisans. L'opération en deux temps est la méthode favorite de Volkmann et elle porte aujourd'hui le nom de cet auteur. En réalité, ce n'est qu'une vieille application du principe moderne de la création d'adhérences entre les parois et un viscère abdominal creux qu'on se propose d'ouvrir, chaque fois qu'on risque de laisser échapper le contenu de ce viscère et que l'ouverture n'est pas urgente. Mais, quand il s'agit des abcès du foie, il y a urgence ; et, par conséquent, cette intervention double ne trouve pas souvent ici son indication.

Dans le procédé de Graves on tasse au fond de l'incision à la paroi une bandelette de lint ou d'autre substance, afin de provoquer une inflammation simple du péritoine pariétal que des adhérences relient ainsi au foie en quelques jours. Le procédé de Bégin comporte quelques incertitudes, puisqu'il a été démontré que le foie n'arrive pas toujours jusqu'à l'incision pariétale et ne se trouve pas toujours en contact avec elle. Aussi, dans ces

[1] *Dublin Hosp. Rep.*, mai 1827.
[2] *Journ. hebd.*, 1830, I, p. 417.

conditions, la formation d'adhérences n'est nullement certaine. Dans le procédé par lequel on n'ouvre pas le péritoine, on court toujours la chance que le grand épiploon ou une anse intestinale se trouvent directement sous la plaie et soient blessés au moment où on incise le foie. Les mêmes objections peuvent être en partie apportées contre la suture de la capsule hépatique à la paroi abdominale, suture que conseille Barwell[1].

6° L'hépatotomie — nom sous lequel on désigne l'incision directe du parenchyme hépatique après ouverture du ventre — est l'opération qui se recommande pour ainsi dire d'elle-même dans les abcès du foie. La laparotomie écarte tous risques de blesser soit le grand épiploon, soit l'intestin; on a ainsi sous les yeux et il est possible de maîtriser l'hémorragie du foie; en cas de danger de pénétration du pus dans la cavité péritonéale, on peut y parer; et, si le contenu de l'abcès venait à souiller le péritoine, on pourrait toujours le nettoyer; enfin, et ce n'est pas la considération la moins importante, il est parfois possible de constater l'existence d'un second abcès et de l'ouvrir séance tenante, comme cela s'est présenté dans un cas récent (Thornton).

A Tait, de Birmingham, revient surtout le mérite d'avoir introduit et régularisé l'opération de l'hépatotomie. Au moment de l'apparition de son livre, il avait fait dix hépatotomies, neuf fois pour kystes hydatiques et une fois pour abcès. Toutes avaient été suivies de succès. Thornton a publié deux observations : l'une, faite pour un kyste hydatique suppuré chez un malade absolument perdu, profondément infecté après cinq ponctions, fut un échec; le second malade, qui avait un kyste hydatique, guérit. Il arrive souvent qu'après diverses manœuvres chirurgicales les kystes hydatiques du foie suppurent; et il faut, dès lors, les considérer comme des abcès et les traiter comme tels. Bryant a opéré au moins 12 cas de ce genre par l'incision directe, et tous ses malades ont guéri; et d'autres chirurgiens ont à leur actif des cas identiques. Lorsque ces kystes suppurent, on est presque certain de trouver des adhérences solides entre le foie et la paroi abdominale; et, si après dissection soi-

<hr>

[1] *Lancet*, 29 janvier 1887.

gneuse poursuivie jusqu'aux parois kystiques, on trouve des adhérences avec la paroi, l'opération se réduit à une simple incision, car la présence des adhérences rend inutiles les sutures. Mais toujours, à moins d'avoir la certitude du contraire, nous devons nous comporter comme s'il n'existait pas d'adhérences.

Ransohoff[1], en cas d'abcès, a incisé toutes les couches au thermocautère.

En Australie, où les kystes hydatiques sont bien plus fréquents qu'en Angleterre, la tendance s'accentue tous les jours de traiter tous les kystes hydatiques de l'abdomen par l'incision directe après laparotomie.

L'incision sera faite au point culminant de la tumeur, et, sauf contre-indication, elle sera longitudinale. Une bonne incision, longue de 10 centimètres (Tait) à 12,5 centimètres (Thornton) est nécessaire pour permettre toutes les manœuvres intra-péritonéales indiquées. Si, après laparotomie, l'examen décèle en un point quelconque des adhérences reliant le foie à la paroi abdominale, on ouvre la collection à travers ces adhérences, quand bien même celles-ci ne correspondraient pas à l'incision abdominale. Il est possible, pour cette ouverture, de recourir au trocart et de la rendre permanente, en y introduisant un drain.

En l'absence d'adhérences, le foie est incisé directement. Le parenchyme hépatique reconnu à son aspect caractéristique, on dispose autour du point où va porter l'incision plusieurs éponges plates et douces, destinées à absorber tout liquide qui pourrait jaillir. Ensuite, si l'on tient à s'assurer davantage du diagnostic, ou si l'on veut obtenir un relâchement des parois de l'abcès et avoir plus de facilité pour les soulever après l'incision, on peut faire une ponction avec la plus large aiguille de l'aspirateur et retirer partie du contenu. On introduit alors un bistouri le long de l'aiguille, pendant qu'on le guide avec l'index. Tandis qu'un aide s'efforce, par une large pression, de maintenir une juxtaposition exacte entre les parois et le parenchyme hépatique, l'index vise au même but en accrochant la paroi de l'abcès.

Quand tout est parfaitement disposé, le bistouri est conduit

---

[1] *N.-Y. med. Record*, 1882, n° 22, p. 258.

le long de l'index, et l'abcès largement ouvert. Puis, on saisit
rapidement les lèvres de l'incision à l'aide de deux ou d'un plus
grand nombre de pinces à forcipressure, et ces pinces servent
à maintenir les lèvres renversées contre la plaie de la paroi. Des
pinces hémostatiques viennent à bout de l'hémorragie, ou le
même résultat est obtenu par une suture continue avec un fil
de soie ou de catgut, mais pas trop fin. Il est fort probable que
l'abcès se videra de lui-même assez facilement; sinon, on
prend un gros tube en caoutchouc conservé dans une solution
phéniquée, et, en pinçant une de ses extrémités, on va le porter
au fond de la cavité. Le drain agit alors à la façon d'un siphon
et pompe au dehors tout le liquide. Je me suis servi avec avantage de ce procédé pour l'évacuation du liquide ascitique ou de
kystes de l'ovaire maintenus ouverts, et, pour moi, cela ne fait
aucun doute que dans le cas particulier il remplirait parfaitement le but.

L'abcès une fois vidé, le doigt en explore méthodiquement
les parois à la recherche des signes qui indiqueraient la présence d'un second abcès; et celui-ci serait ouvert aussitôt, en y
faisant pénétrer le doigt, soit avec la pince de Lister, soit avec
le trocart, selon ce qu'on juge être mieux. Après évacuation
complète de son contenu, on nettoiera les parois de l'abcès avec
une douce éponge montée sur une longue pince. Des manœuvres
un peu rudes pourraient facilement, dans le cas particulier,
provoquer une hémorragie, soit en écrasant les granulations
notoirement friables de l'abcès, soit en détachant du parenchyme la membrane pyogène, là où elle existe. Pendant ces
diverses manœuvres, un aide continue à maintenir doucement,
avec fermeté et constance, le foie en contact avec la paroi abdominale. On place alors une éponge dans l'ouverture faite au
foie, on enlève celles qui ont été disposées au début de l'opération; et on procède à la toilette du péritoine pour le nettoyer
de tout ce qui aurait pu le souiller ou dans le but de retirer
le liquide ascitique. En cas de fétidité du pus, les parois de
l'abcès sont touchées avec un antiseptique. Thornton se sert à
cet usage de la teinture d'iode.

Après évacuation de tout le pus et nettoyage parfait du
péritoine, on suture l'incision hépatique dans toute sa longueur
aux lèvres de la plaie abdominale, et on y introduit un gros
drain, soit en verre, soit en caoutchouc, soit en celluloïde. En cas

de suppuration très abondante, il faut enlever le pus au moyen d'injections faites une ou deux fois par jour dans la cavité, de manière à rendre toute absorption inoffensive. Plus tard, quand la cavité commence à se rétracter et que ses parois s'épaississent, on fait des injections moins fréquentes, et même on les supprime. Il est toujours nécessaire de panser la plaie avec d'épaisses couches de substances absorbantes antiseptiques.

Thornton [1] a traité avec succès un abcès du foie par l'incision et le drainage à travers la cavité pleurale. Le malade avait déjà eu, quinze mois auparavant, un abcès du lobe gauche, guéri par la ponction aspiratrice. Deux mois après, il fut repris d'un abcès du lobe droit, qu'on ne parvint pas à guérir par le même traitement. Thornton se décida alors au drainage en se guidant sur le trajet de l'aiguille aspiratrice. Il réséqua à cet effet un lambeau de peau en forme de losange, disséqua soigneusement les plèvres viscérale et pariétale le long de petites incisions, et les sutura l'une à l'autre par une suture continue de manière à isoler complètement la cavité pleurale du trajet du drainage. La voie fut faite au drain par une incision le long du trocart. La guérison fut obtenue sans complications. Hunsner èt Schede ont procédé de la même façon après résection costale préalable, et on rencontre dans la littérature médicale un petit nombre d'observations analogues.

KYSTES HYDATIQUES DU FOIE

Caractères anatomiques. — Le kyste hydatique du foie est ordinairement solitaire. Quand il siège au voisinage de la surface de la glande, il constitue une tumeur fluctuante, arrondie, qui distend l'abdomen au niveau de la région hépatique ; dans les cas où il se trouve situé profondément, la tuméfaction est plus diffuse. Le parenchyme hépatique est aminci et s'étale à sa surface. En l'absence de suppuration, la douleur est insignifiante ou nulle, et les troubles généraux, quand ils existent, très peu accusés. L'accroissement de la tumeur est extrêmement lent et le kyste reste quelquefois dix ou même douze ans sans provoquer le moindre symptôme fâcheux. Très souvent l'hydatide meurt et se ratatine, laissant à sa suite une

____
[1] *Brit. med. Journ.*, 1886, II, p. 901.

masse dure, crétifiée, incluse à l'intérieur de la paroi kystique. Si
la tumeur va croissant, il n'y a pas de volume qu'elle ne puisse
atteindre. Dans le cas, où le kyste se développe à quelque distance de la périphérie du foie, le parenchyme s'étale conformément à sa surface et tous les symptômes peuvent se réduire
à ceux d'une hypertrophie du foie. Quand le kyste arrive au voisinage d'une quelconque des faces du viscère, il lui est possible
de déterminer des phénomènes de compression du côté d'un
des organes voisins, ou même de s'y ouvrir. Situé à la face
supérieure du foie, le kyste refoule le diaphragme, empiète
sur le poumon, provoque de la dyspnée et parfois arrive à
remplir presque toute la cavité droite de la cage thoracique.
S'il s'accroît par en bas, le kyste peut apporter un obstacle à
l'écoulement de la bile et déterminer de l'ictère par compression des canaux biliaires. S'il comprime la veine cave ou la
veine porte, il peut également produire les signes d'une obstruction veineuse. La rupture, quelle que soit la direction dans
laquelle elle se fait, constitue toujours un danger immédiat et
peut finalement causer la mort par infection du fait des parasites. La rupture dans la veine cave est toujours mortelle ; il
en est de même, quand celle-ci se fait dans le péritoine ; et la
mort survient alors d'ordinaire immédiatement, ou, ce qui est
plus fréquent encore, après quelques jours. La suppuration
est rare, à moins d'une intervention chirurgicale quelconque.

Le kyste hydatique multiloculaire, bien plus rare, s'accompagne souvent d'ictère, et il est curieux de noter sa coïncidence fréquente avec une tumeur de la rate.

Diagnostic. — Quand, chez un sujet relativement jeune, on
trouve une tumeur fluctuante du foie, qui s'est développée lentement sans provoquer ni douleurs, ni fièvre, ni cachexie, il est
probable qu'on a affaire à un kyste hydatique. Fait assez curieux,
les affections qui peuvent peut-être simuler le plus facilement
la symptomatologie des kystes hydatiques du foie sont : l'hydronéphrose chronique et les kystes de l'ovaire. D'autres maladies du foie, le cancer et les abcès par exemple, sont moins
susceptibles de confusion avec le kyste hydatique que les
affections sus-mentionnées. Ainsi un clinicien aussi expérimenté que l'était Thornton est intervenu dans un kyste hydatique du foie, croyant avoir affaire à un kyste de l'ovaire, et il

ne reconnut son erreur que lorsqu'il était déjà très avancé dans le cours de l'opération. Un kyste hydatique peut fournir une fluctuation franche, occuper presque tout l'abdomen et donner à la percussion de la sonorité dans les flancs, tout comme un kyste de l'ovaire ; si, au toucher, on ne trouve pas la tumeur en connexion avec l'utérus, on peut attribuer ce fait à la longueur du pédicule, et, si la matité du kyste se continue avec celle du foie, il est facile de l'expliquer par les adhérences qui unissent la tumeur à cet organe. Le diagnostic différentiel avec l'hydronéphrose du rein droit présentera des difficultés encore plus considérables. On s'est attaqué à beaucoup d'hydronéphroses, croyant qu'il s'agissait de kystes de l'ovaire ; et, si les kystes hydatiques du foie étaient plus fréquents, l'hydronéphrose aurait été aussi souvent confondue avec ces derniers. Lorsque le kyste occupe la face supérieure du foie, le diagnostic différentiel avec la pleurésie est des plus ardus. Comme l'a indiqué Traube, la douleur au niveau de l'omoplate droite constitue parfois le seul signe d'affection hépatique, qui permette d'arriver au diagnostic. Par conséquent, dans les cas de ce genre il faudra rechercher avec soin la fièvre et les autres symptômes classiques des épanchements pleurétiques. Une ponction exploratrice pourra, presque à coup sûr, mais pourtant pas tout à fait avec certitude, établir le diagnostic. Le liquide du kyste hydatique n'est pas albumineux, contient une forte proportion de chlorure de sodium et présente un poids spécifique d'ordinaire inférieur à 1,015. Aucun autre liquide de l'économie ne possède ces caractères. La présence dans le liquide de crochets ou de lambeaux de membranes stratifiées doit être considérée comme pathognomonique. En cas d'inflammation de la poche, il est possible de trouver de l'albumine dans le liquide qu'elle contient et il en résulte de nouvelles difficultés pour le diagnostic. Si la suppuration est tout à fait évidente, il faut opérer sans retard et se contenter de faire le diagnostic après évacuation du liquide.

TRAITEMENT CHIRURGICAL

Encore qu'il n'y ait aucune urgence à traiter un kyste hydatique stationnaire ou à développement excessivement lent, il ne faut pas oublier cependant que l'individu, qui porte des hydatides vivantes dans son foie, est en état de péril constant et croissant. Les risques qu'on court de voir le kyste suppurer ou se rompre, et la diminution des chances de guérison, quand l'opération porte sur une tumeur volumineuse, doivent faire préférer une intervention hâtive.

Le traitement des kystes hydatiques est entièrement du ressort chirurgical et se réduit soit à la destruction du parasite *in situ*, soit à l'évacuation du contenu.

Comme moyen de destruction du parasite, nous avons à notre disposition : l'électrolyse, la ponction simple, la ponction suivie de l'évacuation d'une petite quantité de liquide, la ponction suivie de l'injection d'une solution quelconque.

Comme l'électrolyse [1] n'a guère donné de meilleurs résultats que la ponction simple, il est probable que son action se réduit à celle d'une simple piqûre d'aiguille. D'un autre côté, l'acupuncture a donné moins de succès que l'évacuation de quelques grammes de liquide par l'aspirateur. Il a été observé que, par ce procédé, on faisait en quelque sorte mourir le parasite, qui alors se recroqueville et devient inoffensif. Tout d'abord, cette intervention paraît comparativement sans dangers ; cependant Bryant a eu un cas de mort par ponction d'une veine porte anomalement située, avec pénétration probable du liquide kystique dans la circulation générale. Il existe, par contre, quelques dangers d'épanchement du liquide hydatique dans le péritoine par l'orifice de ponction, et la suppuration a été notée nombre de fois à la suite de ce mode d'intervention.

Davies Thomas, d'Adeaide [2], a réuni 411 cas de kystes hydatiques du foie traités par la ponction ; sur ce nombre, il y a eu 108 guérisons, 73 morts, 68 améliorations ; pour les autres, on a dû avoir ultérieurement recours à une opération plus radicale. La mortalité serait donc de 19 pour 100, trop élevée pour un procédé qui donne des résultats si incertains. L'injection d'une solution, la teinture d'iode par exemple, a donné d'assez bons résultats.

L'intervention doit être réglée suivant chaque cas en particulier ; mais, règle générale, avec une tumeur à marche lente, il me paraîtrait que la première chose à faire serait l'aspiration

---

[1] Pour le mode d'application de l'électrolyse, voir le travail de FAGGE et DENHAM *in Med. Chir. Trans.*, vol. XLIV.

[2] *Intercolonial med. Cong. of Austral.*, 1889, p. 356.

de quelques grammes de liquide, tout en épiant soigneusement ce qui va se passer. Si le kyste se remplit à nouveau et se met à augmenter de volume, et surtout si l'on voit apparaître des signes de suppuration, l'ouverture et l'évacuation du kyste s'imposent. Dans ce but, nous avons à notre disposition divers procédés anciens, où on n'opère qu'après avoir provoqué la formation d'adhérences entre le foie et les parois, et les procédés, plus modernes et plus parfaits, tels que l'hépatotomie directe après ouverture de l'abdomen.

Pour provoquer des adhérences, Simon [1] recommandait et pratiquait les ponctions multiples de la tumeur à travers la paroi abdominale, et n'incisait le kyste, pour évacuer son contenu, qu'après formation des adhérences, quelques jours ensuite. La première ponction, faite dans un but diagnostique, était pratiquée avec une aiguille creuse et retirait une petite quantité de liquide pour examen. Cette méthode a à son actif d'assez nombreux succès et un certain nombre d'échecs. Volkmann a attiré l'attention sur les dangers qui peuvent résulter de l'issue des échinocoques par l'orifice de la ponction et de l'infection consécutive du péritoine, et Hüter a publié un cas de ce genre qui s'était terminé par la mort.

Quelques-uns sont partisans de l'ouverture par l'application de la pâte de Vienne, de la potasse caustique ou du caustique actuel. Au Congrès de la Société de chirurgie allemande de 1877, Bardeleben a communiqué une statistique personnelle de près de 40 cas traités par les caustiques, sans un insuccès. Ce chirurgien applique la pâte de Vienne sur une étendue de deux travers de doigts ; dans l'espace de six à neuf jours, le caustique perfore la paroi abdominale en provoquant la formation d'adhérences à mesure qu'il s'avance en profondeur, et rien n'est plus facile ensuite que d'ouvrir le kyste. L'orifice se bouche ultérieurement, toujours sans la moindre complication. Davies Thomas [2] donne une mortalité d'environ 34 pour 100 pour une série de 84 cas traités de la sorte.

Pour provoquer des adhérences, Ranke recommande une incision traversant le péritoine et la résection des deux lambeaux semi-lunaires de cette séreuse, un de chaque côté de

[1] *Die Echinococcencysten der Nieren und der Perirenalen Burdegeirebes.* Stuttgart, 1877.
[2] *Loc. cit.*, p. 358.

l'incision, de façon à maintenir la plaie béante. Au bout d'une semaine environ, quand les adhérences sont devenues solides, on incise, sans anesthésie, le parenchyme hépatique insensible, et on évacue le contenu du kyste. Ranke signale quatre cas traités avec succès par ce procédé, à la clinique de Volkmann et à la sienne; d'autres succès ont encore été relatés.

Il est évident que, comme garantie contre le passage possible des échinocoques dans la cavité péritonéale, l'emploi des caustiques présente une réelle valeur. Mais ce procédé est trop lent et trop douloureux pour être apprécié des chirurgiens anglais. On a, avec raison, argué, contre les ponctions multiples, de l'incertitude des résultats : parfois, elles déterminent un grand nombre de fines adhérences, insuffisantes pour le but à atteindre, ou même, il ne s'en forme pas du tout. L'objection, qui peut être élevée contre ces deux procédés, c'est qu'on travaille plus ou moins à l'aveugle et qu'on se trouve privé des renseignements précieux que fournirait l'incision abdominale. Le seul reproche qu'on puisse adresser au procédé par lequel on laisse des adhérences s'établir entre le péritoine incisé et le foie, c'est que dans ce cas le retard, sans avoir contre lui les mêmes raisons sérieuses que dans les autres procédés, fait perdre un temps précieux et peut même être cause d'inflammation du kyste.

L'hépatotomie, c'est-à-dire l'incision et l'évacuation du kyste succédant immédiatement à une cœliotomie, est une opération relativement récente dans le traitement des kystes hydatiques du foie. D'après Davies Thomas, Lindemann est le premier qui ait fait cette opération, en 1871, mais sans aucune préméditation. On porte à l'actif de Sänger et de Landau des opérations faites dans les mêmes conditions que celle de Lindemann. Lawson-Tait, en 1873, est le premier qui ait fait cette opération de propos délibéré pour un kyste hydatique du foie. Jusqu'en septembre 1882, il avait déjà pratiqué cette opération neuf fois, toujours avec succès, et bon nombre d'autres succès ont été publiés de temps à autre. Avec un chirurgien habile qui saura empêcher la pénétration du liquide dans le péritoine, arrêter rapidement le sang en cas d'hémorragie et bien suturer les lèvres de l'incision hépatique à celles de la plaie abdominale, l'opération en question n'entraîne pas de bien grands risques.

Les temps de l'opération sont essentiellement les mêmes que dans l'hépatotomie faite pour abcès. Souvent la tension est considérable à l'intérieur du kyste, de sorte qu'à l'ouverture de la collection le liquide peut être projeté avec force. Tout le contenu du kyste doit être évacué avec douceur, mais d'une façon complète (Tait s'est servi à cet effet d'une cuiller à sauce); puis on réunit par une suture continue ou autre les parois du kyste aux lèvres de la plaie abdominale et on draine. Gardner d'Adelaide[1], auquel sa grande expérience et ses succès nombreux permettent de parler avec autorité, enlève complètement tous les kystes situés à l'intérieur de l'enveloppe externe et s'aide, pour faire sortir l'hydatide mère, de tractions exercées avec une pince appropriée. Dans un cas, Thornton[2], confiant dans ses précautions antiseptiques ne draina pas et n'eut pas à le regretter. D'ordinaire, cependant, la possibilité d'hémorragie, ou de suppuration, ou d'infiltration à travers la plaie hépatique milite sérieusement en faveur du drainage.

Quand le kyste est entièrement vidé, l'index va en explorer les parois pour reconnaître s'il n'existe pas d'autre kyste ou même d'abcès, comme c'était le cas dans l'observation de Pauly. Avant de fermer la plaie, on apporte les soins les plus minutieux à la toilette du péritoine, et, pendant cette opération, une éponge bouche l'ouverture faite au foie. On prend exactement les mêmes précautions que dans l'hépatotomie pour abcès, pour assurer la juxtaposition du foie à la paroi abdominale.

La *mortalité* dans l'hépatotomie directe n'est pas élevée. Pilcher[3] a publié une statistique de 64 opérations — faites 12 fois en deux temps, et 53 fois (la contradiction des chiffres ne s'explique pas) en un seul temps. Sur ce nombre, on relève 8 morts, dont 4 seulement doivent être attribuées à l'opération, ce qui donne une mortalité de 7 pour 100 environ. Gardner a perdu un seul malade sur ses 20 opérés. Davies Thomas a réuni 68 hépatotomies directes pour kystes hydatiques avec 7 morts, dont 3 indépendantes de l'opération. Ses statistiques de la mortalité, fournie par les diverses opérations radicales, méritent d'être citées. Les caustiques donneraient une mortalité (déduction faite des fractions) de 33 pour 100; la canule à demeure, de

---

[1] *Internat. med. Cong. of Australia*, 1889, p. 348.
[2] *Med. Times and. Gaz.*, janvier 1883, p. 89.
[3] *Annals of Surgery*, March, 1887.

26 pour 100 ; la méthode de Simon, de 48 pour 100 ; la méthode de Volkman, de 19 pour 100 ; l'hépatotomie, de 10 pour 100.

CHIRURGIE DE LA VÉSICULE BILIAIRE

Les opérations pratiquées sur la vésicule biliaire visent les états morbides résultant de la présence de calculs dans la vésicule ou de l'obstruction des voies biliaires. De toutes, la plus importante est celle qui est connue sous le nom de cholécystotomie, la cholécystectomie n'étant pratiquée que par un petit nombre de chirurgiens ; et, à côté d'interventions moins importantes telles que la ponction aspiratrice, servant aussi parfois à constater la présence de calculs, nous possédons encore d'autres procédés particuliers désignés plus spécialement sous les noms de : cholé-lithotritie, cholé-lithotomie, cholé-duodénostomie et cholé-entérostomie.

Historique. — D'après Thudichum, Jean Fabrice retira, en 1618, des calculs de la vésicule biliaire d'un malade. Fabrice de Hilden [1] fait allusion à cette opération, mais il n'est pas certain qu'elle n'ait pas été faite sur le cadavre ; le seul témoignage de la vie du sujet repose sur cette phrase quelque peu équivoque : *Delineatio horum lapidum ad vivum facta.*

C'est à Petit [2] qu'appartient sans conteste le mérite d'avoir institué la chirurgie de la vésicule biliaire. En 1733, il soumit son projet à la discussion et son travail le plus important parut dix ans plus tard. Les idées de Petit étaient fort en avance sur celles de l'époque. Une grande pénétration préside à ses discussions du diagnostic des tumeurs de la vésicule biliaire et des conséquences de la rétention de la bile. En outre de la simple incision pour hypertrophie de la vésicule biliaire adhérente, il conseille encore deux autres opérations : « L'une se fera dans le cas où la rétention de la bile est portée à l'extrême, et le malade en danger de mort : celle-ci est *la ponction ;* l'autre opération..., c'est la *lithotomie,* je veux dire l'extraction des pierres

---

[1] *Observ. chirurg.*
[2] *Mém. de l'Acad. roy. de chir.*, I., p. 163. Paris, 1743.

hors de la vésicule du fiel. » La description qu'il a donnée de la ponction et de la lithotomie peut passer pour un modèle du genre, même dans la littérature chirurgicale avancée de nos jours. On peut affirmer que, jusqu'à ces dix dernières années, la chirurgie de la vésicule biliaire n'avait pas fait un seul pas en avant depuis Petit ; au contraire, elle était, à peu de chose près, tombée dans l'oubli.

Les chirurgiens Anglais, à l'exception de l'habile Samuel Sharp, ignoraient ou condamnaient les travaux de Petit. Sur le continent, Morand (1757), Haller (vers 1760), Herlin, Blochs et autres ont cherché à propager les idées de Petit, soit par des expériences, soit par des observations cliniques. Bromfield, en 1773, publie un travail contre cette opération. Vers la fin du xviiie siècle, Morgagni, Chopart, Desault et Walter, ont fait œuvre précieuse en variant les méthodes opératoires, mais ont à peine amélioré les résultats. En 1798, Richter invente un lithotriteur et montre comment on peut enlever les fragments par le lavage. C'est encore lui qui conseille. dans certains cas, l'opération *en deux temps*, telle qu'elle a été décrite à l'occasion des kystes hydatiques du foie.

Au xixe. siècle, on fait peu de progrès. Delpech, en 1816, s'élève plutôt contre l'opération ; et Good, en 1825, la considère comme ayant une valeur très contestable. En 1828, Sébastian décrit un procédé qui a pour but de provoquer la formation d'adhérences entre la vésicule biliaire et le péritoine, avant l'incision de la tumeur, — procédé que modifie Graves, de Dublin. En 1847, Dufresne recommande l'ouverture par les caustiques ; peu de temps après, Récamier préconise l'emploi du trocart ; et d'autres modifications encore sont mises en avant.

En 1859, paraît un Mémoire très savant de Thudichum qui rappelle l'œuvre de Petit. Il recommande l'ouverture du ventre et la suture de la vésicule non ouverte aux lèvres de la plaie abdominale. L'ouverture de la vésicule elle-même n'est faite que quelques jours plus tard.

En 1866, Luton préconise la ponction exploratice, en insistant sur son côté inoffensif ; et, en sa présence, Thomas découvre par ce moyen un calcul sur un malade de l'Hôtel-Dieu de Reims. Ce procédé a été ressuscité ces temps derniers.

L'opération moderne de la cholécystotomie a été faite pour

la première fois en 1867, par le Dr Bobbs, d'Indianopolis [1]. Il incisa la vésicule biliaire et, après avoir retiré une cinquantaine de petits calculs, ferma l'incision par une suture. Son malade guérit. Marion Sims [2] vient ensuite avec une opération qui, bien qu'elle ne fut pas couronnée de succès, n'en exerça pas moins une influence considérable sur les progrès de la chirurgie de la vésicule biliaire. C'est lui qui créa le nom de cholécystotomie (χολή — bile, κύστις — vessie, τομή — incision). A l'heure actuelle, tant pour la technique que pour les résultats, c'est Tait qui occupe le premier rang avec une série de quelques vingt cas, tous heureux.

En 1882, Langenbuch introduit la cholécystectomie ou ablation de la vésicule biliaire. Cette opération est accueillie avec faveur par Thiriar, Courvoisier et autres, mais ne fournit pas de succès remarquables.

AFFECTIONS POUR LESQUELLES L'OPÉRATION PEUT ÊTRE PRATIQUÉE

Les affections, qui peuvent nécessiter cette opération, seront classées avec avantage sous les chefs suivants [3] :

1° Cholélithiase ;
2° Hydropisie et empyème de la vésicule biliaire ;
3° Obstruction du canal cholédoque ;
4° Plaies et perforations de la vésicule biliaire.

Cholélithiase. — La grande majorité des opérations qui s'attaquent à la vésicule biliaire, visent les états consécutifs à la présence de calculs biliaires. Sans parler de l'influence débilitante qu'exercent sur l'organisme des attaques répétées de coliques hépatiques, ces calculs sont à redouter rien que par leur présence qui expose à quelques dangers la vie du patient. Une simple colique hépatique a pu avoir une issue fatale.

On a vu les calculs provoquer l'inflammation, la suppuration et même la gangrène des parois de la vésicule. Ils peuvent

---

[1] *Trans. Indiana State med. Soc.*, 1868, p. 68.
[2] *Brit. med. Journ.*, 1878, 1, 811.
[3] Voir Roth, « Zur Chirurgie der Gallenwege, » *Langenbeck's Arch.* Bd. XXXI, Heft. I.

s'enclaver dans le canal cystique ou passer dans le canal hépatique (bien que les calculs de ce dernier canal proviennent d'habitude directement du foie), ou provoquer une obstruction du canal cholédoque. La pression rétrograde détermine une dilatation du canal cystique et de l'ictère, si le canal hépatique ou cholédoque sont obstrués. Les calculs, qui s'échappent dans l'intestin, deviennent parfois cause d'obstruction. Quelquefois, après ulcération et perforation de la vésicule, ils tombent dans le péritoine et donnent lieu à une péritonite mortelle, ou encore, après formation d'adhérences, pénètrent dans un autre organe creux, ou traversent la peau, donnant naissance dans les deux cas à une fistule biliaire. Les fistules externes sont heureusement les plus fréquentes ; et, par ordre de fréquence, viennent ensuite les fistules faisant communiquer la vésicule avec l'estomac ou l'intestin. Dans certains cas, la fistule porte sur plusieurs portions de l'intestin, sur le côlon et le duodénum par exemple. Quelquefois, on a vu le calcul perforer la vessie, ulcérer les artères, l'artère pylorique par exemple. Le diaphragme peut être également perforé, et des calculs biliaires ont été trouvés dans les voies respiratoires. Certains auteurs admettent que ces calculs sont une cause prédisposante du cancer du foie. Ce qui est certain, c'est que les deux affections coexistent souvent.

Dans l'obstruction du canal cystique, les modifications ne sont que locales. Si l'obstacle porte sur le canal cholédoque, elles sont à la fois locales et générales ; il existe alors une dilatation des voies biliaires du foie lui-même aussi bien que de la vésicule, et le tout s'accompagne d'ictère par obstruction. La bile, accumulée en arrière de l'obstacle, subit des modifications identiques, soit dans les canaux biliaires, soit dans la vésicule. Elle se transforme d'abord en un liquide aqueux de couleur brun jaunâtre, mélangé au mucus sécrété par les parois des canalicules. Si l'obstruction persiste pendant plusieurs semaines ou quelques mois, la bile est remplacée par un liquide parfaitement clair contenant des flocons de mucus et très peu ou pas du tout d'éléments propres de la bile [1], fait

---

[1] On a dit que ce liquide renfermait parfois des microbes. Mon ami M. G. M. Smith, professeur de physiologie à l'École de médecine de Bristol, a examiné une certaine quantité de ce liquide, que j'ai retiré dans un cas de cholécystotomie, et n'y a pas trouvé de microorganismes.

d'autant plus remarquable que tous les tissus peuvent en être saturés. Dans le cas d'oblitération du canal cholédoque, on voit alors survenir de la cholémie générale. Dans l'obstruction du canal cystique, la vésicule une fois dilatée, l'état peut rester stationnaire ou devenir plus grave. L'augmentation de la tension peut provoquer l'inflammation, la suppuration ou même l'ulcération suivie de perforation.

En dehors de l'obstruction, la présence des calculs peut ne donner lieu à aucun symptôme, ou être le point de départ d'un état inflammatoire à tous les degrés, depuis le simple catarrhe jusqu'à la suppuration et la mortification. Nous trouvons parfois avec un catarrhe une légère cellulite des couches externes, aboutissant à l'hypertrophie et à la rétraction des parois. Mais cette cellulite affecte quelquefois une forme aiguë, qui détermine alors une augmentation considérable des dimensions de la vésicule par hypertrophie de ses parois. C'est probablement d'un cas de ce genre qu'il s'agissait dans les observations de Musser et Keen, où l'opération n'a pu être faite d'une façon complète.

Tait dit avoir trouvé, dans la majorité des cas, soit un petit nombre de gros calculs, soit un grand nombre de petits. L'examen des collections de calculs biliaires, déposés dans les musées, fait, en effet, ressortir cette particularité.

Hydropisie et empyème de la vésicule biliaire. — Dans la majorité des cas, ces états sont la conséquence de l'obstruction des canaux biliaires. Si, le plus souvent, cette obstruction est produite par un calcul, il existe des cas où l'obstacle à l'écoulement de la bile est constitué par un amas de parasites, tels que la douve, les échinocoques, les vers intestinaux. Les modifications pathologiques consécutives à l'inflammation locale et au catarrhe obstructif sont également rangées au nombre des causes possibles d'obstruction. Enfin, la cause peut être externe : telle la compression par une tumeur développée dans un organe voisin.

Il n'existe, en pratique, aucune limite au degré de distension que peut atteindre une vésicule hydropique. Ses parois sont presque toujours amincies. Par contre, dans l'empyème, la distension n'est jamais très considérable, et, si elle dépasse certaines limites, on peut voir survenir une perforation. Dans l'empyème également, les parois sont fort hypertrophiées par place ; ailleurs, elles sont amincies du fait soit de la distension, soit d'une ulcération. Les modifications, que subit la bile par suite de sa rétention, et qui aboutissent à l'hydropisie, ont été déjà décrites ; le passage à la suppuration est facile à comprendre.

L'obstruction du canal cholédoque peut reconnaître comme cause l'enclavement d'un corps étranger tel que : calculs biliaires, vers, hydatides ; un rétrécissement du canal en un point quelconque de son trajet ; ou enfin une compression du fait d'exsudats inflammatoires ou d'un néoplasme développé dans un organe voisin. Au nombre de ces derniers, il faut ranger les tumeurs du pancréas, du duodénum, de l'estomac et du rein. La vésicule distendue peut atteindre des dimensions considérables et son contenu subir les modifications déjà signalées.

L'ictère, suivi de cholémie profonde, avec tout son cortège symptomatique bien connu, est la règle dans ces cas. Quelques-uns durent plus de six mois avant l'apparition des symptômes de cholémie, et la mort survient ordinairement au bout d'une année. Murchison a rapporté un cas d'obstruction complète, datant de six ans.

Plaies et perforations de la vésicule biliaire. — Les plaies de la vésicule biliaire sont produites par des instruments piquants ou tranchants ; ses perforations sont le résultat d'un processus ulcératif dû à la présence, dans sa cavité, d'un corps étranger ou d'une déchirure par le fait d'une distension poussée à l'extrême. La rupture d'un empyème est toujours mortelle ; l'issue spontanée d'un corps étranger et du contenu de la vésicule est également mortelle à bref délai ; il existe pourtant des cas où la survie a été de plusieurs semaines. Dans ces cas, il se produit une péritonite localisée, qui emprisonne pour quelque temps le liquide dans une cavité suppurée. Un simple épanchement de bile a été également considéré comme fatalement mortel. Mais les expériences de Schüppel, Boström et autres ont montré que de grandes quantités de bile peuvent être résorbées par le péritoine sans donner lieu à grands accidents ; et il existe un certain nombre d'observations de plaies de la vésicule, qui démontrent qu'il peut en être de même chez l'homme. Paroisse cite un cas où une balle est restée deux ans dans une vésicule biliaire.

Sabatier a observé un individu qui a vécu sept ans après avoir reçu un coup d'épée dans la vésicule ; à son autopsie, on trouva une grande quantité de bile épanchée dans l'abdomen. Mais, malgré ces cas et bien d'autres, on considère comme presque toujours mortelles les plaies de la vésicule, suivies d'issue de bile. Parfois, avant que la mort ne survienne, il se fait une énorme accumulation de bile dans le ventre. Thiersch a retiré avec succès 47 pintes d'un liquide, qui lui parut être de la bile pure, de la cavité abdominale d'un enfant atteint de rupture traumatique de la vésicule.

Diagnostic. — Dans sa forme la plus simple, la lithiase biliaire se diagnostique facilement aux accès répétés de coliques hépatiques s'accompagnant ou non d'hypertrophie de la vésicule, sans que l'ictère soit ici absolument toujours nécessaire. Les symptômes de la colique hépatique sont bien connus. Des crises de douleur à l'épigastre et dans l'hypochondre droit, avec irradiations dans le dos et les épaules, souvent précédées de frissons, s'accompagnant fréquemment de vomissements et donnant toujours lieu à des perturbations constitutionnelles profondes, feront penser à la migration de calculs biliaires. Les paroxysmes, augmentant d'intensité, peuvent s'évanouir brusquement après quelques heures ; ils durent rarement plus d'un ou de deux jours. Pendant l'accès, le foie est ordinairement augmenté de volume ; et, quelquefois, on parvient à découvrir une vésicule biliaire distendue ; s'il existe de l'ictère, il est naturel d'en conclure à l'obstruction du canal hépatique ou du canal cholédoque.

En cas d'occlusion permanente d'un des canaux biliaires, il s'ensuit une dilatation permanente de la vésicule. Les caractères physiques de l'hypertrophie de cette vésicule sont très importants à connaître. Toujours la tumeur a son point de départ dans l'hypochondre droit et, lorsqu'elle attire l'attention pour la première fois, elle a déjà ordinairement les dimensions du poing. Mais on a observé tous les degrés d'hypertrophie, et même on a vu des vésicules qui remplissaient la cavité abdominale. Kocher a opéré avec succès une malade chez laquelle la vésicule distendue avait été prise pour un kyste de l'ovaire ; Tait a commis semblable méprise. La direction, que suit d'ordinaire la vésicule dans son hypertrophie, peut être figurée par une ligne oblique réunissant le point, qu'elle occupe normalement, à l'ombilic. M. J.-W. Taylor [1] a tout particulièrement insisté sur ce point, qu'il considérait comme très important au point de vue diagnostique. La percussion de la tumeur donne partout de la matité, sauf parfois au point de jonction de la vésicule avec le foie, où l'on trouve de la sonorité. On a dit que la vésicule dilatée affectait une configuration ou cordiforme, ou piriforme, ou globuleuse. Suivant le degré de tension et l'épaississement des parois, la tumeur sera dure et résistante, ou molle et semi-fluctuante. Il n'est pourtant pas facile de s'assurer de sa consistance, car elle a la plus grande tendance à fuir en arrière, quand on essaie de la saisir. La tumeur n'est-elle pas très volumineuse, elle suit les mouvements d'ascension et de descente du foie pendant l'expiration et l'inspiration forcées.

Les affections, qu'il est le plus facile de confondre avec une vésicule hypertrophiée, sont: les tumeurs et les kystes du rein droit, ou un rein flottant. Certaines tumeurs solides du rein peuvent être prises pour la vésicule biliaire dilatée ; mais l'erreur la plus souvent commise est de confondre la vésicule avec une tumeur kystique du rein, et surtout avec une hydronéphrose. C'est alors qu'il faut scruter avec le plus grand soin les symptômes qui résultent des désordres fonctionnels de la sécrétion urinaire. Le diagnostic différentiel d'avec le rein flottant se basera plus particulièrement sur la forme, la consistance et le degré de mobilité de la tumeur, tous caractères différents dans l'un et l'autre cas. Un signe de grande importance est la présence d'une anse intestinale qui, recouvrant le rein mobile, s'accuse par de la sonorité. Les kystes hydatiques ou autres du péritoine peuvent également prêter à confusion. Chez un malade, mort récemment à Bristol Infirmary d'un anévrysme de l'artère pylorique, on avait posé, deux mois auparavant, le diagnostic d'hypertrophie de la vésicule biliaire. On ne doit recourir ni à l'acupuncture ni à la ponction aspiratrice pour éclairer le diagnostic.

De l'ictère en tant qu'élément de diagnostic il n'y a rien autre chose à dire, sinon que sa présence sous une forme grave

----

[1] *Brit. med. Journ.*, 31 janvier et 11 avril 1885.

et persistante indique une obstruction des canaux hépatiques ou cholédoques. *A priori*, on pourrait croire que l'obstruction du canal chodéloque doit infailliblement provoquer la dilatation de la vésicule, qu'on doit par contre trouver affaissée dans l'obstruction du canal hépatique : les faits cliniques ne sont nullement d'accord avec ces deux hypothèses. Nous ne pouvons entrer ici dans les détails de la symptomatologie de l'ictère par obstruction. La présence de leucine et de tyrosine dans l'urine et une diminution de la proportion d'urée peuvent aider au diagnostic.

Le diagnostic de lésions traumatiques de la vésicule biliaire ne se fera que par simple déduction, à moins qu'il ne s'écoule de la bile par la plaie de la paroi. Un shock abdominal, avec point douloureux dans l'hypochondre droit et la notion que le traumatisme a porté dans cette région, le tout suivi de ballonnement et, peut-être, d'ictère, fait penser à une rupture du foie ou de la vésicule, ou des deux à la fois. Cette lésion est rarement isolée. La perforation de la vésicule par un calcul ou la rupture d'un empyème ne pourront être diagnostiquées qu'en reconstituant l'histoire de la maladie.

Indications de l'opération. — L'opération doit être faite sur-le-champ dans tous les cas de plaie ou de perforation de la vésicule, car seule elle donne quelque chance de sauver le malade.

L'opération est encore indiquée dans tous les cas d'empyème. La ponction aspiratrice n'est qu'un mode de traitement provisoire, et est loin d'être à l'abri d'accidents.

L'opération est également indiquée dans toute hydropisie de la vésicule. La ponction aspiratrice peut ne pas être dangereuse et permet souvent de constater la présence des calculs. Il est évident qu'elle est incapable de débarrasser la vésicule des calculs qu'elle renferme, et, d'une façon générale, le malade n'en retire aucun bénéfice.

Dans la lithiase biliaire, les indications, quant à l'intervention, doivent se déduire des effets qui résultent de l'affection. Ce qui est grave dans la cholélithiase, c'est la répétition des crises de coliques hépatiques épuisant les forces du malade, c'est l'ictère précurseur de la cholémie grave, c'est la suppuration de la vésicule. L'indication se précise encore davantage quand on constate une dilatation de la vésicule.

Il est impossible d'établir une règle générale quant à la valeur des indications que soulèvent les coliques hépatiques. Après des mois et des années d'accès douloureux des plus intenses, mais intermittents, beaucoup de malades se rétablissent et restent guéris. D'un autre côté, si les attaques se répètent constamment, elles rendent l'existence insupportable et empêchent le patient de mener une vie active et de gagner son pain. Le moment vient alors où patient et chirurgien trouvent tous deux qu'il est à propos d'intervenir. Dans ce cas, le chirurgien doit prendre en sérieuse considération les désirs de son malade.

Dans le cas d'ictère persistant par obstruction, l'opération présente à la fois des indications et des contre-indications. La cholémie, non seulement parce qu'elle affaiblit et déprime le malade, mais encore parce qu'elle prédispose aux hémorragies, est certainement une condition peu favorable. Dans la série des 35 cholécystotomies de Musser et Keen[1], il n'existait d'ictère que chez 7 malades ; et, sur ces 7, 5 succombèrent, — soit la moitié de la mortalité totale. Que l'ictère soit pour beaucoup dans cette excessive mortalité, il ne peut y avoir aucun doute : le fait pousse aux interventions précoces avant que le malade ne soit épuisé par la cholémie.

Il faut se hâter d'opérer quand apparaissent des signes de suppuration, et chaque jour de retard grossit les dangers.

Dans l'obstruction des canaux hépatique et cholédoque, la cholécystotomie, en rétablissant le cours de la bile, préviendra la mort par cholémie. L'absence d'écoulement de la bile dans l'intestin n'est pas incompatible avec la vie. Tait, de son côté, a montré comment on peut écraser un calcul enclavé dans le canal cholédoque, de sorte qu'aujourd'hui la guérison est possible même pour ces malades.

Quand il s'agit de l'obstruction du canal cystique, non seulement l'opération fait, dans la majorité des cas, disparaître la douleur et écarte les dangers de suppuration de la vésicule, mais encore, selon toutes probabilités, elle déterminera la cure radicale.

Les statistiques sont encore trop peu étendues pour permettre

---

[1] *Amer. Journ. med. Sc.*, octobre 1884.

d'établir le taux de la mortalité, et celle-ci est peu élevée entre les mains de certains chirurgiens.

Ainsi, Tait a publié une statistique personnelle de 41 cas avec seulement deux morts. Si l'opération est pratiquée avant l'apparition de la cholémie, la mortalité ne dépassera guère plus de 6 pour 100. Les 35 observations de Musser et Keen [1] ont donné 10 morts. Si aux 78 cas, réunis par Depage [2], j'ajoute mes quatre cas personnels, nous arrivons à un total de 82 cas. Sur ce nombre, la cavité péritonéale fut refermée immédiatement six fois ; ces six cas donnèrent 3 morts rapides par péritonite, une récidive et deux guérisons. Dans 76 cas, y compris les miens, la vésicule biliaire fut suturée aux lèvres de la plaie abdominale ; le résultat fut 11 morts : 5 d'hémorragie et de collapsus ; quant aux autres, ils succombèrent aux causes ou accidents ordinaires observés en pareils cas. Le collapsus avec hémorragie semblerait être la cause de mort la plus fréquente et se produirait surtout chez les cholémiques. C'est pourquoi la présence de l'ictère, chez un individu qu'on songe à opérer, doit être considérée comme une contre-indication. Au nombre des mauvais résultats, qu'on doit regarder au point de vue pratique comme des échecs, il faut citer le nombre considérable, environ un tiers des cas, de fistules biliaires persistantes pendant des mois et des années.

Le cathétérisme de la vésicule calculeuse, à l'aide d'une sonde introduite par une canule creuse poussée dans le réservoir biliaire, a été proposée par Petit [3] en 1773, mais ce procédé n'entra dans la pratique qu'en 1876, quand Bartholow l'eut employé avec plein succès chez un malade. En 1878, Brown [4] établit la présence de calculs par ce procédé. On peut arriver au même résultat en remplaçant la sonde par une fine aiguille aspiratrice. Whittaker, de Cincinnati, de concert avec Rausohoff, a eu recours à ce procédé en 1884 [5]. Harley [6] qui ne connaissait pas le cas de Whittaker, a pratiqué le cathétérisme de la vési-

---

[1] *Amer. Journ. med. Sc.*, octobre 1884.
[2] *Lancet*, 12 janv. 1889, et *Journ. de Méd. de Bruxelles*, n° 24, 1888.
[3] *Maladies chir.*, I, 282.
[4] *Brit. med. Journ.*, 1878, II, 916.
[5] *N.-Y. med. Rec.*, I, 1882, p. 568, et II, 1882, p. 258.
[6] *Med. Times and Gaz.*, 17 mai 1884.

cule calculeuse en 1884. Dans les deux cas, le cathétérisme a permis de constater la présence de calculs.

Ce procédé n'est pas à l'abri de dangers. Dans le cas de Harley, de l'entérite et de la péritonite, survenues peu après le cathétérisme, ont emporté le malade. Dans le premier cas de Keen, l'emploi de la seringue hypodermique détermina une hémorragie notable et une péritonite localisée des plus intenses. A moins de raisons graves, peu de médecins se soucieraient de mettre en danger la vie de leur malade pour le plaisir de faire un diagnostic.

Il n'y a nécessité urgente que lorsqu'une très grave opération est à même de sauver la vie d'un malade en état de péril imminent et qu'une catastrophe peut être le résultat d'une erreur de diagnostic. Et, si nous envisageons le caractère aveugle, la marche à tâtons de ce procédé, et le voisinage intime d'organes importants et de vaisseaux, nous sommes obligés d'avouer que les risques auxquels il expose ne sont guère moins graves que les conséquences d'un épanchement de bile ou de pus. Musser et Keen, tout en critiquant le procédé quelque peu grossier de Harley et en faisant ressortir que le résultat désastreux qu'il a obtenu personnellement infirme ses propres conclusions, à savoir que cette opération est à la fois « facile et inoffensive », acceptent pourtant favorablement la ponction exploratrice en raison des renseignements qu'elle peut fournir.

Personnellement, je la rejette complètement. En cas de vésicule biliaire considérablement dilatée, à parois fort épaisses et en contact immédiat avec la paroi abdominale, la ponction peut être inoffensive ; mais il nous arrive très rarement d'avoir la certitude de la présence de toutes ces conditions. La constatation positive d'un calcul dans la vésicule est un fait clinique de la plus grande importance ; mais l'insuccès dans les recherches ne prouve nullement, et bien des cas en sont la preuve, que la vésicule soit vide. Et, d'ailleurs, ce n'est pas la présence des calculs qui justifie l'opération. Un ou plusieurs calculs peuvent séjourner dans la vésicule sans amener la moindre perturbation ; et nous n'avons pas le droit d'y toucher tant qu'ils ne deviennent pas le point de départ de complications ou de dangers sérieux.

Je suis fortement d'avis que, dans les cas où une intervention chirurgicale quelconque paraît nécessaire, l'opération doit commencer par l'incision abdominale, puis se continuer par l'exploration digitale et se terminer enfin par la cholécystotomie après qu'on s'est assuré que l'intervention doit être plus qu'exploratrice. Par conséquent, quand dans un cas d'empyème on trouve la vésicule adhérente à la paroi abdominale, l'incision simple est tout ce qui est indiqué, pourvu que cette incision nous permette de retirer les calculs.

LA CHOLÉCYSTOTOMIE

La cholécystotomie est le nom qu'on donne à l'incision faite à la vésicule biliaire après ouverture de l'abdomen. Cette opération peut être suivie d'extraction de calculs biliaires, — cholélithotomie ; ou de broiement de calculs trop enclavés pour pouvoir être enlevés, — cholélithotritie. Dans d'autres cas, elle consiste tout simplement dans l'évacuation du contenu soit kystique, soit purulent de la vésicule, qu'on fait suivre d'ordinaire du drainage.

Le mieux est de faire l'incision à la paroi, verticale, sur la partie culminante de la tumeur, quand il en existe une ; et au niveau du fond de la vésicule, quand on ne trouve pas de tumeur. Le meilleur point de repère est l'extrémité du cartilage de la dixième côte ; le fond de la vésicule lui est directement sous-jacent. Musser et Keen conseillent une incision parallèle aux côtes ; et divers autres tracés ont encore été préconisés. Mais le meilleur est probablement l'incision verticale, faite sur le fond de la vésicule ; c'est d'ailleurs celle qu'adopte Tait, chirurgien dont l'expérience et le grand nombre de succès font loi en la matière.

La peau et les muscles sont divisés comme à l'ordinaire. Le péritoine, pincé entre deux pinces, est ouvert à petits coups sur le pli qu'elles soulèvent. L'index de la main droite est alors introduit à travers l'incision et va explorer la vésicule. Si celle-ci est très distendue, surtout si « elle remplit l'abdomen », cette exploration devient impossible (et inutile) avant l'évacuation du contenu. Si la vésicule est petite, on s'assure facilement à l'aide du toucher de la présence de calculs. Mais parfois, paraît-il, on éprouve de grandes difficultés à trouver le réservoir biliaire.

L'ouverture est faite à la vésicule différemment, suivant que celle-ci est affaissée, d'un volume modéré, ou énormément distendue. Si la tumeur est considérable, on peut en évacuer le contenu sur-le-champ au moyen d'un trocart ordinaire à kystes. Pendant que le liquide s'écoule, le kyste est progressivement amené à la surface, et, si c'est possible, un peu sorti de la plaie abdominale, — à l'aide d'une pince fixée sur le côté du trocart. Mais il faut veiller à ce que la pince saisisse délicatement les parois de la vésicule ; puisque celle-ci doit être abandonnée dans le ventre, il est nécessaire d'apporter tous ses soins à lui éviter toute cause de mortification. Si l'on dispose de petites pinces sur la ligne d'incision, au-dessus et au-dessous du trocart, on diminue par là les chances de voir leurs blessures devenir dangereuses : les surfaces meurtries se trouvent, en effet, sur la zone qu'on va suturer à la paroi abdominale. Cette précaution est surtout nécessaire dans le cas d'énorme dilatation de la vésicule avec amincissement extrême des parois, comme c'est le cas ordinaire. Toujours il est indiqué de disposer autour de l'orifice de ponction des éponges plates destinées à absorber tout liquide qui pourrait s'échapper.

Si la paroi de la vésicule est tendue à l'extrême, du fait de la bile ou de la présence du pus, il est toujours préférable de recourir à une ponction aspiratrice pour évacuer le liquide avant de pratiquer une large ouverture. Une aiguille excellente, qu'on peut sur-le-champ transformer en sonde mousse, est celle imaginée par Hodder (Fig. 85). L'aiguille est enfoncée dans la tumeur aussi bas que possible ; car, à mesure que le liquide s'écoule, les parois du kyste se rétractent et font remonter l'orifice de ponction. On essuie avec grand soin tout le liquide qui s'échappe sur le côté de l'aiguille. Après évacuation du contenu, on dispose deux petites pinces à forcipressure, une de chaque côté

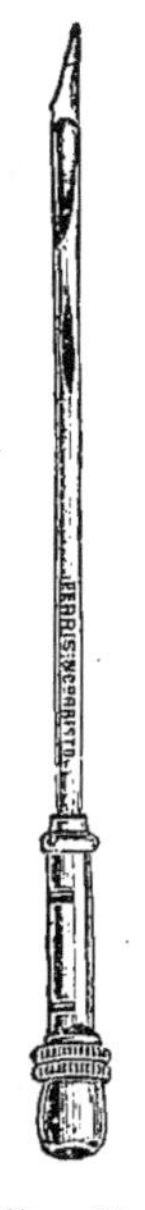

FIG. 85.
Aiguille aspiratrice et protectrice de Hodder. 1/2 grandeur.

de l'orifice de ponction ; la paroi du kyste est amenée au dehors et incisée verticalement avec des ciseaux, suffisamment pour permettre l'introduction de l'index. Avant de faire cette incision, il est sage de disposer une éponge sous la vésicule.

Si le réservoir biliaire est affaissé ou moyennement dilaté, l'incision peut être faite d'emblée. Un pince à griffes va en saisir le fond et l'amène doucement au dehors. Sous la vésicule est disposée une éponge plate, qui maintient l'intestin et absorbe tout ce qui pourrait s'échapper de liquide. Une seconde pince est fixée à côté de la première, et le pli qu'elles déterminent est coupé aux ciseaux dans une étendue suffisante pour l'introduction de l'index. On assure de suite l'hémostase des quelques points qui saignent. Les pinces, fixées aux bords de la plaie abdominale, sont confiées aux mains d'un aide qui a pour devoir de maintenir et d'amener avec douceur et fermeté l'ouverture faite à la vésicule contre les lèvres de la plaie abdominale, et, pendant que cet aide met également tous ses soins à essuyer tout le liquide qui s'échappe, l'opérateur explore à l'aide du doigt ou d'instruments la surface interne de la vésicule.

Le doigt, ainsi introduit, reconnaît les calculs, précise leur volume et se rend compte du meilleur procédé à employer pour les extraire. Pour cette extraction, Tait a recours à des cuillers spéciales et à des pinces, qui sont vraiment très commodes. Les petits calculs sont enlevés avec la cuiller ; les gros, soigneusement extraits avec la pince. Tout cela ne présente guère de difficultés. Mais, si la pierre est enclavée dans le col de la vésicule, et surtout si elle est située plus bas encore en quelque point du canal cystique, on peut se heurter à des difficultés considérables. Il ne faut pas oublier que les parois de la vésicule et ses canaux sont minces, friables et tout à fait inextensibles ; qu'elles peuvent facilement se laisser déchirer et que, si pareil accident survenait, il en résulterait une perforation du péritoine, presque à coup sûr mortelle. La cholécystectomie reste alors l'unique ressource. Par conséquent, la plus grande douceur présidera à toutes les manœuvres visant des calculs enclavés. Les pinces spéciales de Tait (Fig. 86 et 87) sont dans ces cas d'un grand secours. Si on a quelques difficultés à déloger le calcul, il faut le broyer *in situ* en petits fragments. Pendant le broiement, l'index (le droit, si le chirurgien est ambidextre) est introduit dans le ventre, jusque sur le calcul, pour guider l'instrument, protéger les parties et, quand la pierre est suffisamment diminuée de volume, pour essayer de la déloger ou de la pousser entre les mors de la pince. Pendant toutes ces manœuvres, il est possible de voir la muqueuse saigner quelque peu.

Pour prévenir toute pénétration de liquide dans la cavité abdominale et le rejeter au dehors, Musser et Keen ont inventé une cuiller de forme particulière qu'un aide maintient sous la vésicule. Une simple éponge est pourtant tout aussi efficace.

Si une pince ne peut aller saisir le calcul dans le canal où il est enclavé, ou si les doigts ne parviennent pas facilement à le repousser, soit en avant, soit en arrière, on peut avoir recours à l'ingénieux procédé de Tait [1], qui consiste à écraser la pierre avec une pince bien garnie, appliquée sur la paroi même du canal. Plusieurs écrivains ont émis l'idée, séduisante au premier abord, d'essayer de repousser le calcul à l'aide d'une sonde; mais ce procédé n'a guère réussi et, si la pierre est volumineuse, il n'est pas probable qu'il réussisse. Thornton [2],

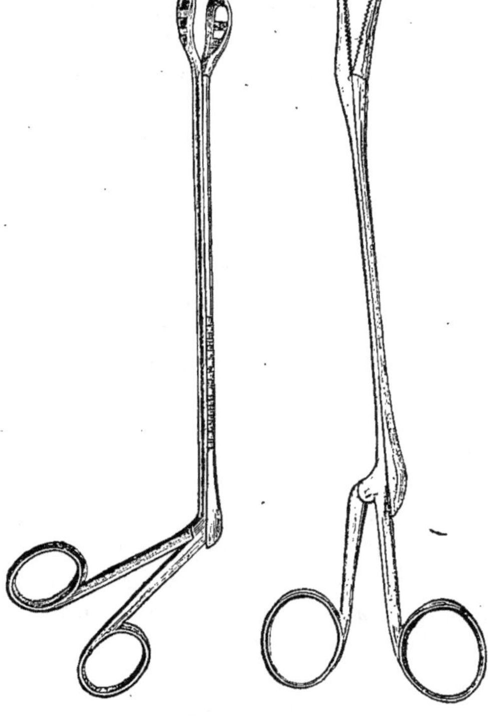

Fig. 86 et 87.

Pinces cholélithotomes de Tait. 1/3 de grandeur naturelle.

---

[1] *Brit. med. Journ.*, 12 juillet 1884.
[2] *Brit. med. Journ.*, 26 novembre 1887.

après dilatation du canal cystique, est parvenu, dans deux cas, à extraire un calcul enclavé dans le canal cholédoque et point de départ d'un ictère par obstruction. J.-W. Taylor [1], de Birmingham, ayant affaire à un calcul fixé dans le canal cystique, a réussi à le déloger à l'aide d'injections fréquentes d'eau chaude dirigées dans la vésicule par l'ouverture fistuleuse, résultat d'une cholécystotomie.

Le temps suivant de l'opération consiste dans la suture de l'ouverture faite à la vésicule aux lèvres de la plaie pariétale. L'éponge introduite dans le ventre est enlevée, et la surface de la vésicule lavée très soigneusement. Pendant que l'aide maintient ferme l'ouverture faite à la vésicule dans la position dans laquelle elle doit être fixée, le chirurgien passe les sutures. Le meilleur mode de suture est celui qu'a adopté Tait, — la suture continue comprenant la peau, le péritoine pariétal et la paroi de la vésicule. On se sert de deux aiguilles, enfilées de soie de Chine tressée de moyen volume. L'aiguille, enfoncée vis-à-vis d'une extrémité de l'incision faite à la vésicule, comprend successivement la peau, le péritoine pariétal et la vésicule; puis on continue de même par des points séparés jusqu'à l'autre extrémité. Une suture identique est faite de l'autre côté. Les extrémités des fils de chaque suture continue sont maintenant saisies — deux dans une main, deux dans l'autre — et tirées solidement jusqu'à assurer la fermeture exacte de la plaie. On peut alors lier ensemble les extrémités libres des fils, celles du dessus avec celles du dessous. Si l'on croit nécessaire de placer des sutures supplémentaires pour la plaie abdominale, il vaut mieux le faire avant la suture de la vésicule; mais les fils supplémentaires ne sont noués qu'en dernier.

On introduit dans la vésicule un drain de caoutchouc dont l'extrémité libre dépasse la plaie abdominale. Le caoutchouc est ici préférable à toute substance rigide en raison des mouvements respiratoires. Un fil, qui traverse la peau, fixe ce drain dans sa position. Si celui-ci remplit exactement l'orifice, on peut ajouter au fini de l'opération en entourant son extrémité d'une toile en caoutchouc, comme pour le drainage après ovariotomie; ou même, en conduisant son extrémité libre jusqu'à telle distance de la plaie et en l'introduisant dans une bou-

[1] *Brit. med. Journ.*, 21 janvier 1888.

teille placée sur le côté du malade ; il m'a été possible, par ce dernier artifice, de recueillir toute la bile qui s'écoulait sans que la moindre parcelle vînt au contact de la plaie.

On applique un pansement absorbant ordinaire, qu'on change aussi souvent que cela paraît nécessaire. Vers la fin de la semaine, on enlève les sutures. Le tube à drainage peut être laissé plus longtemps, si l'écoulement est abondant ou si la cavité est assez considérable et n'a pas grandement diminué. Il reste alors une fistule biliaire, qui se fermera probablement en quelques semaines, à condition que les canaux biliaires soient perméables. S'il persiste une oblitération du canal cholédoque, toute la bile s'écoule par la fistule, et toute tentative pour la fermer échoue infailliblement. C'est alors que, s'il est impossible de pratiquer l'écrasement du calcul enclavé dans le canal, d'après le procédé audacieux de Tait, on peut suivre la conduite de Winiwarter [1] et établir une fistule entre la vésicule et l'intestin. (Voir *Entérocholécystotomie*.)

Ecartons en quelques mots le procédé dans lequel on rentre dans le ventre la vésicule après suture complète de l'ouverture. Bobbs a réussi dans son cas, bien qu'il n'ait mis qu'un seul point de suture. Gross, dont l'intervention fut la conséquence d'une néphrectomie, excisa un lambeau de la vésicule avec le calcul et ferma la plaie par des sutures. Quand son malade succomba aux suites de l'opération principale, on trouva la plaie de la vésicule complètement fermée. Ces cas démontrent que la suture intra-abdominale de la vésicule peut réussir. Mais elle peut également échouer, comme le prouvent plus d'un cas. D'ailleurs, la suture primitive de réservoirs analogues, ainsi que l'épreuve faite pour d'autres départements de la chirurgie abdominale le prouve, n'est pas aussi sûre que la fermeture secondaire après drainage. Et, quand il s'agit de la vésicule biliaire, on court encore des risques tout particuliers ; tout d'abord, nous ne pouvons jamais avoir la certitude ni de la perméabilité des canaux hépatiques du côté du duodénum, ni de l'extraction de tous les calculs. Le moindre gravier oublié peut devenir le point de départ de complications à venir. Il existe encore une autre considération d'une réelle valeur : si la vésicule est adhérente à la paroi abdominale, la simple incision de

---

[1] *Prag. medic. Wochensch.*, 1882, n° 21.

l'ancienne cicatrice suffit pour permettre d'extraire sûrement et facilement les calculs qui ont pu se former secondairement dans la vésicule.

ENTÉRO-CHOLÉCYSTOTOMIE

Cette opération est faite dans le but d'établir une fistule entre la vésicule biliaire et l'intestin. Elle n'est indiquée que dans les cas de fistule biliaire incurable, c'est-à-dire dans les cas où il existe une oblitération du canal cholédoque que rien ne peut vaincre. Lors de sa première opération, dont il a déjà été question, Winiwarter établit avec succès une communication entre la vésicule biliaire et le côlon. Dans ces conditions, la sécrétion biliaire ne remplissait plus aucune action au point de vue physiologique. Le Dr Gaston[1], d'Atlanta (Géorgie), a montré, dans une série d'expériences instructives faites sur le chien, comment on peut établir une fistule entre la vésicule biliaire et le duodénum et conserver ainsi à l'organisme toute la valeur de la fonction biliaire. Gaston désigna cette opération sous le nom de duodéno-cholécystotomie. Quelques critiques et appréciations erronées de la méthode de Gaston se firent jour dans divers journaux; il leur répondit victorieusement[2]. Un article de grande valeur, tant au point de vue expérimental que littéraire, est dû à Francesco Colzi[3], de Florence. L'opération de Winiwarter était la côlo-cholécystotomie; celle de Gaston est une duodéno-cholécystotomie, qui, au point de vue théorique, doit être considérée comme la meilleure quand son exécution est facile. L'établissement d'une fistule, allant aboutir à la portion supérieure du jéjunum, est à peine inférieur à un abouchement avec le duodénum ; et une communication avec toute autre partie du jéjunum, ou même avec l'iléon, doit être considérée comme supérieure à un abouchement avec le côlon. Le choix du procédé doit se baser à la fois sur les considérations chirurgicales et physiologiques. L'opération peut donc être décrite à propos sous le nom d'entéro-cholécystotomie.

Jusqu'à présent, cette opération est à peine sortie de la

---

[1] *Atlanta med. and Surg. Journ.*, septembre et octobre 1882.
[2] *Med. and Surgic. Repor. Philad.*, 12 septembre 1885.
[3] *Lo Sperimentale*, fasc. IV, V, 1886.

période expérimentale. Winiwarter, peu satisfait de sa première opération, conseille le procédé suivant : une portion quelconque de l'intestin grêle, aussi voisine que possible du duodénum (le duodénum n'est pas d'ordinaire assez mobile), est suturée à la vésicule à l'aide de fils qui ne traversent pas la muqueuse. Les surfaces accolées sont amenées à la plaie abdominale, en ayant soin de laisser pendre au dehors les fils non coupés. Après cinq ou six jours, des adhérences relient la vésicule à l'intestin : on établit alors la fistule en incisant le centre des parties adhérentes et on suture les bords de l'orifice dans lequel est disposé un tampon afin de l'empêcher de se refermer. Mayo Robson [1] a obtenu un succès remarquable par ce procédé.

Si j'avais affaire à une fistule biliaire, j'essayerais de la méthode suivante : 1° incision de la paroi abdominale au-dessus et au-dessous de la fistule ; 2° suture d'une des premières anses de l'intestin à la face inférieure de la vésicule, aussi près que possible de son fond et sur une étendue suffisante. Les sutures ne comprendraient que les couches séreuse et musculaire, et s'étendraient des bords de la fistule à un pouce de distance ; 3° au bout d'une semaine environ, incision qui perfore les surfaces juxtaposées et adhérentes. Rien de facile comme d'exécuter cette incision par la fistule abdominale et sans anesthésie. Une petite sonde assez ferme, soit en caoutchouc, soit en os décalcifié, est disposée dans cet orifice et laissée à demeure quelques jours jusqu'à formation d'une fistule ; 4° fermeture de la fistule pariétale, aussitôt après établissement définitif de la fistule entre la vésicule biliaire et l'intestin. En cas d'échec de la simple compression mécanique, on pourrait avoir recours à une opération autoplastique. Une opération ainsi conduite, bien qu'un peu lente, a l'avantage de ne pas être dangereuse. Toute l'opération se fait pour ainsi dire à la surface, presque sous les yeux ; et elle poursuit et met à profit un processus tout naturel d'inflammation adhésive et de fistulisation.

LA CHOLÉCYSTECTOMIE

ou ablation de la vésicule biliaire a été proposée par Langenbuch, qui l'a pratiquée 12 fois. Thiriar [2], Courvoisier et

---

[1] *Med. Chir. Trans.*, 1889.
[2] *Revue de chir.*, mars 1886.

Tillmans [1] ont suivi la même méthode. Dans les 22 cas réunis par Depage, il n'y a eu que 2 morts attribuables directement à l'opération. Jusqu'à présent, la mortalité de la cholécystectomie (inférieure à 10 pour 100) est inférieure à celle fournie par la cholécystotomie (qui atteint 15 pour 100). Il ne faudrait pas tenir compte d'une mort par tumeur cérébrale, qui a enlevé l'opéré de Thiriar.

L'idée mère de cette opération est de faire disparaître, avec la vésicule biliaire, tous les dangers qui peuvent être la conséquence de la présence des calculs dans sa cavité. Il est un fait, c'est qu'une santé parfaite coïncide, parfois, avec l'absence, l'atrophie ou l'oblitération de la vésicule biliaire. Certains animaux ne possèdent pas de vésicule biliaire, et chez d'autres on a pu l'extirper sans porter atteinte à leur santé.

Sur les 12 opérés de Langenbuch, deux ont succombé, dont un à l'ulcération du canal biliaire, déterminée par un calcul qui avait échappé. Langenbuch lui-même considère l'obstruction du canal cholédoque comme une contre-indication, et son propre cas, terminé par la mort, est un commentaire quelque peu cruel de son opération. L'objection sérieuse qu'on peut faire à ce procédé, c'est qu'on ne peut jamais avoir l'absolue certitude qu'on n'a pas laissé de graviers. Dans bon nombre de cholécystotomies, on a vu sortir par la fistule des calculs, alors qu'on croyait les avoir tous enlevés. Ce n'est pas tant la mort que sa cause immédiate qui s'élève contre ce procédé. Non seulement la cholécystectomie ne fait pas disparaître tous les repères de calculs biliaires; mais, au cas où il s'en trouverait d'enclavés dans les canaux, elle ajoute grandement aux dangers en leur fermant toute issue. Vouloir créer une place à la cholécystectomie en contestant les avantages de la cholécystotomie est peu sérieux, et on a, certainement, le droit d'apporter contre l'exécution de l'opération la plus grave les résultats satisfaisants du mode d'intervention le moins sérieux.

Les indications de la cholécystectomie, formulées par Langenbuch, sont l'hydropisie de la vésicule, la cholélithiase, l'empyème. Ces indications sont vraisemblablement trop étendues. Je pourrais les limiter aux deux suivantes : 1° la vésicule, qui contient un ou plusieurs calculs, est tellement rétractée

---

[1] *Beilage zum Centralb. f. Chir.*, 1887, XXV, p. 76.

qu'il est impossible d'en suturer le fond à la paroi abdominale, à moins d'en déchirer les parois ; 2° il existe une perforation consécutive à l'ulcération et à l'empyème, et les tissus sont tellement amincis ou enflammés qu'ils sont incapables de retenir les fils de suture.

L'opération en elle-même n'est pas difficile. On commence par détacher du foie le fond de la vésicule, et ce décollement est continué jusqu'au canal cystique qu'on coupe entre deux ligatures. Il ne reste plus qu'à enlever la vésicule. Une suture, traversant les couches externes, assure l'occlusion parfaite de l'extrémité du canal cystique. L'incision dépassera de 3,5 centimètres en longueur celle qu'on trace pour la cholécystotomie ; si cette incision ne donnait pas assez de jour, on pourrait suivre la manière de faire de Courvoisier et diviser transversalement les muscles un peu au-dessous des côtes. Si la vésicule adhère intimement au foie, il faut s'attendre à une hémorragie sérieuse qu'on parviendra pourtant à arrêter à l'aide de pinces hémostatiques et, au besoin, par quelques ligatures. Pendant toute l'opération, un écarteur éloigne le bord du foie par en haut, et le champ opératoire est isolé avec des éponges.

S'il est impossible d'extirper la vésicule en totalité ou en partie, on a proposé la ligature du canal cystique. Mais il est difficile de s'expliquer en quoi cette opération peut être supérieure, au point de vue de ses effets, à l'obstruction du canal cystique par un processus pathologique. Puisque la vésicule biliaire ne se comporte pas comme un simple réservoir pour la bile, mais qu'elle sécrète en plus un mucus contenant probablement un ferment, la simple ligature du canal ne paraît pas devoir fournir grand bénéfice. Zelewicz[1] a fait avec succès, dans un cas, la ligature du canal cystique après la cholécystotomie.

L'incision large et bilatérale de la vésicule, suivie de suture et de réintégration de l'organe dans la cavité abdominale, a été recommandée par Küster, de Berlin, et exécutée par lui et Tillmanns, de Leipzig. Dans la suppuration de la vésicule biliaire, la résection de parties surabondantes de tissus peut offrir quelque avantage, et il est possible qu'il en soit de même dans une distension kystique considérable ; mais il est difficile de s'expliquer comment la simple incision, suivie de suture, diminuerait les chances de la guérison.

[1] *Centralb. f. Chir.*, n° 13, 1888.

CHAPITRE X

CHIRURGIE DE LA RATE

Les opérations qui se pratiquent sur la rate sont : la spléno-tomie ou incision de l'organe, et la splénectomie ou ablation de celui-ci. Il est arrivé de voir le mot splénotomie employé par extension pour désigner l'extirpation de la rate ; le terme de splénectomie n'est usité que depuis peu, avec sa signification propre. La splénotomie, ou incision de la rate, sera toujours une opération rare : aussi, et également parce que celle-ci ne pré-sente pas de points particuliers qu'on doive décrire, ce qui va suivre sera en réalité consacré exclusivement à la splénectomie, c'est-à-dire à l'extirpation de la rate.

Anatomie chirurgicale. — La rate, située dans l'hypocondre gauche entre le cardia et la face inférieure du diaphragme, et comme moulée dans l'espace qu'elle y occupe, présente une face stomacale concave et une face diaphragmatique convexe. Sur la face interne concave, plus près du bord postérieur que de l'antérieur, se trouve le sillon vertical du hile percé d'orifices qui livrent passage aux vaisseaux et aux nerfs. Le péritoine, qui enveloppe la rate, se réfléchit sur le hile pour entourer les vais-seaux spléniques, les nerfs et les vasa brevia ; on le désigne en ce point sous le nom d'épiploon gastro-splénique. Au point de vue chirurgical, c'est le pédicule de la rate (Fig. 88). De l'ex-trémité supérieure au diaphragme est étendu un autre repli péritonéal, composé également de deux feuillets, qui porte le nom de ligament suspenseur de la rate. On a coutume de dire que la face externe de la rate, celle qui est accolée au diaphragme, est en contact avec les neuvième, dixième et onzième côtes. La face interne est, par sa partie antérieure, en rapport avec le cardia et, par son segment postérieur, avec le pilier gauche du diaphragme et la capsule surrénale gauche ; plus bas, elle confine à la queue du pancréas. Les connexions avec l'estomac varient très facilement, et cela en rapport avec les mouvements de ce dernier organe. Étudions maintenant la circonférence de la rate : son extrémité supérieure, où s'insère le ligament suspenseur, est mousse et arrondie ; l'extrémité inférieure est tranchante et repose normalement sur le coude formé par la jonction des côlons transverse et descendant. Le bord postérieur, large et arrondi, est en rapport avec le rein gauche par l'intermédiaire de tissu cellulaire lâche. Les dimensions moyennes de la rate de l'adulte sont : 12 à 13 centimètres pour la longueur, 7 à 10 centimètres pour la largeur et 2 centimètres 1/2 à 4 centimètres pour l'épaisseur ; son poids est d'environ 217 grammes.

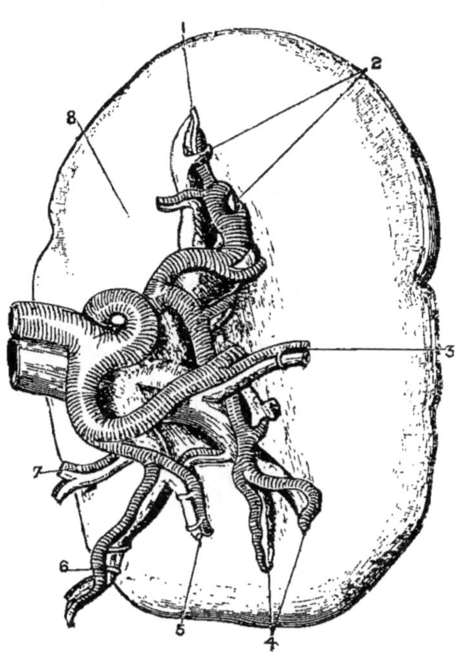

FIG. 88 (WEISSE)
montrant les vaisseaux du hile de la rate.

1. Vaisseaux pénétrant dans la rate au niveau de l'extrémité supérieure, et 4 de l'extrémité inférieure du hile. — 3, 5, 7. Branches gastriques. — Vasa brevia. — 6. Gastro-épiploïque gauche. — Bord antérieur à droite, bord supérieur au dessus. Les artères recouvrent les veines.

Il est important de bien connaître l'épiploon gastro-splénique avec les organes qu'il renferme, veines et artères qui entrent dans la composition du pédicule dans la splénectomie. L'artère splénique, branche la plus volumineuse du tronc cœliaque, poursuit un trajet tortueux de l'aorte vers la rate en cheminant derrière le bord supérieur du pancréas. Dans son parcours, elle donne de petites branches au pancréas et fournit près de sa terminaison la gastro-épiploïque gauche ; finalement, elle se résout, au voisinage du hile, en un certain nombre de branches dont la plupart le pénètrent ; quelques-unes — les vasa brevia — rebrousseront chemin vers l'estomac. Les vasa brevia, au nombre de cinq à sept, naissent en partie du tronc, en partie des branches de l'artère splénique. Si la ligature est faite tout près de la rate, ces vaisseaux peuvent échapper à la constriction. Les branches terminales de la splénique, au nombre de cinq, six ou même davantage, affectent une longueur et un calibre des plus variés. Si les branches sont courtes et pénètrent dans la rate sur une surface étendue, il est impossible de les comprendre dans une seule ou même deux ligatures.

La veine splénique est un vaisseau considérable qui ramène le sang non pas seulement de la rate et du pancréas, mais encore du duodénum, d'une grande partie de l'estomac et de l'épiploon, du côlon descendant et d'une partie du rectum. Les branches spléniques correspondent à celles de l'artère ; la veine elle-même est située derrière le pancréas, en-dessous de l'artère.

De la graisse ou du tissu cellulaire en petite quantité enveloppe les vaisseaux spléniques au niveau du hile. Comme on est d'ordinaire peu sûr de comprendre tous les vaisseaux spléniques dans une seule ligature, il vaut mieux ne pas hésiter à les isoler et à les lier séparément.

Historique de la splénectomie. — L'usage de l'ablation de la rate remonte probablement fort loin. On poursuivait par cette opération un but assez vague, étant donné qu'on lui accordait de faciliter la respiration de l'individu (comme chez les coureurs du Texas) ou d'améliorer le caractère. Dionis, dans sa seconde leçon d'opérations chirurgicales (1733), parle d'une classe ou d'une catégorie de chirurgiens qui, aux environs de 1700, acquirent de la notoriété par leurs opérations d'ablation de la rate. On donnait à cette opération le nom de « dératation » (*unmilting*). Dionis ne ménage pas ces chirurgiens. « Ils considèrent cet organe comme inutile et nuisible, parce qu'ils ne connaissent (peut-être) pas ses usages ; et, poursuivant leur idée, ils prescrivent de faire dans l'hypocondre gauche une incision par laquelle ils amènent la rate qu'ils résèquent hardiment après en avoir lié les vaisseaux. Comme ils avaient pratiqué cette opération sur quelques chiens, qui n'en moururent pas sur le coup, ces chirurgiens en déduisirent et proclamèrent les avantages énormes de ce mode d'intervention pour l'humanité... Il est inutile d'insister plus longtemps sur ces opérations cruelles, qui, écloses dans quelques cerveaux mal équilibrés, sont disparues avec ceux qui les avaient imaginées. »

La splénectomie pour hernie de la rate à travers une plaie de la paroi abdominale a été pratiquée il y a plus de 200 ans. Une opération de ce genre a été faite, en 1678, par Matthias[1]; plusieurs autres ont été également publiées [2].

On a fait nombre d'expériences sur les effets de l'ablation de la rate chez les animaux. A une époque relativement récente, Blundell a pratiqué cette opération pour le moins sept fois sur des lapins ; deux guérirent définitivement, deux temporairement. Toute cette question a, du reste, été étudiée expérimentalement, avec le secours de toutes les conquêtes modernes, par un grand nombre de physiologistes et de chirurgiens, parmi lesquels il faut citer plus particulièrement Tizzoni, Mosler[3], Zesas[4] et Winogradoff[5]. Ces expériences ont montré que la rate n'était pas indispensable à la vie de l'animal, et qu'après ablation de ce viscère les fonctions en étaient remplies par d'autres organes lymphatiques, vicariants, qui augmentent de volume, et également par la moelle des os.

D'après Collier[6], la première splénectomie faite pour maladie de la rate a été pratiquée par Zaccarelli en 1549 et suivie de succès. La seconde opération appartient à Ferrerius, en 1711 ; cette dernière n'a consisté, à ce qu'il semble, que dans l'ablation d'une rate rudimentaire à travers un abcès qui avait tendance à s'ouvrir ; le malade a guéri également. Ces deux opérations ont été désapprouvées. Quittenbaum, en 1826, et Küchler, en 1855, ont enlevé chacun une rate hypertrophiée;

---

[1] Voir Simon, *Die Extirpation der Milz am Menschen.*, Giessen, 1857.
[2] Voir Morris, *Internat. Syst. of Surg.*, vol. V: « Traumatismes et affections de l'abdomen. »
[3] *Deutsch. med. Woch.*, 1884, n° 22.
[4] *Langenbek's Arch.*, Bd. XXVIII, p. 815.
[5] *Rev. de chir.*, 1885, p. 318, d'après le *Vratch.*, 1883, n° 6, ch. VII.
[6] *Lancet*, 1882, I, p. 219.

les deux opérés succombèrent en quelques heures à l'hémorragie. Spencer Wells pratiqua, en 1865, la splénectomie pour
une hypertrophie simple de la rate; son opéré vécut six jours
et mourut ou de thrombose ou de septicémie, peut-être de ces
deux complications. En 1869, Péan enleva avec succès une
rate kystique hypertrophiée; ce fut le premier succès de notre
époque, et c'est de lui, en somme, que date l'introduction de la
splénectomie dans la chirurgie moderne.

Indications de la splénectomie. — Presque tous les chirurgiens
tombent d'accord pour considérer comme non justifiée la splénectomie visant une rate leucocythémique. Par conséquent,
bien que cette opération ait été pratiquée quelques 18 fois pour
l'hypertrophie leucocythémique de la rate, celle-ci doit être
éliminée du nombre des indications de la splénectomie. La splénectomie reste donc indiquée dans les conditions suivantes :

1° Traumatisme ou hernie de la rate ;
2° Certains cas de rate flottante ;
3° Hypertrophie simple avec ou sans cirrhose;
4° Sarcome ou lympho-sarcome au début;
5° Kystes ;
6° Kystes hydatiques.

Dans les abcès, de même que dans les kystes simples ou
hydatiques, on commencera par la splénotomie ou incision de
la rate avec suture de la plaie aux lèvres de l'incision abdominale et drainage consécutif. Le traitement est calqué exactement sur celui des affections analogues du foie ou du rein.
Il est donc inutile d'entrer dans plus de détails. En cas d'échec
de la splénotomie, la splénectomie peut trouver son indication. Les abcès de la rate provoquent de bonne heure la formation d'adhérences à la paroi abdominale, de sorte que leur
traitement se réduit à l'incision suivie de drainage. Dans un
cas d'abcès de ce genre, j'ai observé l'élimination, comme
d'une escarre, d'une portion de parenchyme splénique aussi
grosse qu'une orange.
Quant aux blessures de la rate, on ne peut que les présumer
en se basant sur le siège de la plaie et l'existence d'une
hémorragie abdominale. Plus tard, une péritonite, une splénite,

un abcès peuvent survenir et déterminer des symptômes qui nécessitent une laparotomie ; et cette dernière permet de diagnostiquer avec certitude la nature de la lésion. Dans un cas de ce genre, c'est l'état du patient qui indique si on doit intervenir, car, par elles-mêmes, les plaies de la rate ne sont pas toujours mortelles. La hernie de la rate à travers une plaie de la paroi abdominale se diagnostique facilement. Parfois, il est possible de réintégrer l'organe dans le ventre ; ailleurs, il suffit de réséquer simplement sa portion herniée.

D'après Engel [1], la rate flottante se lie souvent à la grossesse, de sorte que son étiologie serait analogue à celle qu'indique Landau pour le rein mobile. Cet état n'est pas sans danger pour la vie.

Les cas publiés démontrent la tendance de la rate mobile à tomber dans la fosse iliaque gauche ; son hypertrophie habituelle ; la possibilité pour son pédicule de subir une torsion suivie d'obturation des vaisseaux ; enfin, sa tendance à contracter des adhérences dans sa situation anormale, à y subir des modifications de dégénérescence, ou même la gangrène. Les tractions exercées sur l'estomac par l'épiploon gastro-splénique sont également à même de provoquer de graves symptômes.

L'hypertrophie simple, avec ou sans cirrhose, a été invoquée au moins dans 14 cas, comme prétexte à l'ablation. D'après les observations, il est difficile d'apprécier le rôle de la malaria dans la production des hypertrophies pour lesquelles on a pratiqué ce mode d'intervention. Le diagnostic porté était tout simplement celui de l'hypertrophie déjà décrite ; cependant, dans la plupart des cas, l'opération a été faite avec l'espoir que l'affection était tout autre.

Billroth [2] a pratiqué avec succès l'ablation de la rate pour lympho-sarcome. La tumeur existait depuis sept ans, et il n'y avait pas de leucémie. Au début, il serait impossible de faire le diagnostic différentiel entre une tumeur maligne et l'hypertrophie simple de la rate. Quand l'affection est tellement avancée qu'elle a donné lieu à la formation d'adhérences avec les organes voisins, l'opération n'est plus justifiable. Et, en effet, d'après ce qu'on sait sur la manière dont se comportent les

<hr>

[1] *Centralb. f. Gynäkol.*, 1886, V.
[2] *Lancet*, 7 juin 1884.

tumeurs malignes de la rate, nous ne devons conclure à l'indication de l'opération que dans des circonstances tout à fait exceptionnelles.

Si l'on considère la rareté des kystes spléniques, on ne peut s'empêcher de trouver quelque peu étonnant que la splénectomie ait été pratiquée trois fois pour cette affection. Tous les opérés ont guéri. La première opération de Thornton — qui est, en même temps, le premier succès obtenu en Angleterre — fut faite pour un kyste de la rate. Il est impossible de diagnostiquer avec certitude cette affection d'un kyste rénal. Avant d'en venir à l'ablation, on peut essayer de la ponction ou de l'incision suivie de drainage. Mais, comme la maladie kystique s'associe d'ordinaire à l'hypertrophie du parenchyme splénique, il est probable que la cysto-genèse n'est qu'une manifestation d'une affection plus générale. Dans aucun cas, le diagnostic ne fut fait avant l'ouverture de la cavité abdominale.

Pour kystes hydatiques la ponction a été faite avec succès par Wilde [1] et probablement par d'autres. Kœberlé a extirpé la rate pour un kyste hydatique, compliqué d'écoulement fétide. Le diagnostic sera toujours incertain.

Valeur et mortalité. Indications et contre-indications. — Les statistiques réunies par Collier portent sur 29 splénectomies, dont 13 pour affections de la rate non compliquées de leucocythémie ; celles-ci ont donné 8 guérisons ; 16 splénectomies pour hypertrophie leucocythémique se sont toutes terminées par la mort. Jusqu'à présent la splénectomie pour rate leucocythémique n'aurait donné qu'un seul succès, chez l'opéré de Franzolini [2], de Turin, et encore ce cas est-il douteux. Ashurst [3] a réuni 43 splénectomies pour affections de la rate avec 31 morts, et 21 pour traumatisme ou hernie, toutes terminées par la guérison. Nussbaum, par contre, sur 26 opérations pratiquées à la suite d'un traumatisme, n'a relevé que 16 guérisons. Gilson [4], dans sa revue remarquable sur l'ensemble de la question, cite 18 opérations pour traumatisme, toutes terminées par la guérison ; et 37 pour affections de la rate, dont 29 morts et 8 guérisons.

[1] *Deutsche Arch.*, VIII, 116.
[2] *Wien. med. Woch.*, 1883, n° 20.
[3] *Internat. Encyc. Surg.*, vol. V, p. 1103.
[4] *Revue de chir.*, 10 avril 1885.

Podrez de Kharkhoff évalue la mortalité totale à 73 pour 100. Mollière[1] a rassemblé 28 cas de cœlio-splénectomie pour affections de la rate et 11 splénectomies nécessitées par un trauma. Les résultats fournis par ces opérations concordent avec ceux que nous venons de noter plus haut. Wright[2], de Manchester, a réuni et classé 62 splénectomies. Sur ce nombre 22 furent pratiquées pour leucémie, — toutes furent suivies de mort ; 23 pour hypertrophie simple, — avec 15 morts ; 7 pour malaria, — avec 5 guérisons ; et 3 pour maladie kystique, — avec autant de guérisons. Asch[3] a rassemblé 90 cas de splénectomie, — avec 51 guérisons (dont 14 pour rate flottante). La statistique la plus récente, s'arrêtant en avril 1890, a été recueillie par le D⟨r⟩ M. Howard Fussell, de l'Université de Pensylvanie. Elle porte sur un total de 105 splénectomies avec 57 guérisons et 48 morts. Sur ce chiffre, l'opération a été faite 28 fois pour hypertrophie simple avec 19 morts ; 24 fois pour leucocythémie avec 23 morts ; 26 fois pour accidents avec 1 mort ; 16 fois pour rate flottante avec 1 mort ; 5 fois pour kystes de la rate avec 1 mort ; et les autres opérations ont été faites pour rupture, suppuration, anémie pernicieuse, et sarcome.

L'analyse de ces chiffres, au point de vue des causes qui ont déterminé l'intervention opératoire, montre que la résection de la rate pour hernie ou traumatisme est une opération qui, à la fois, se justifie et réussit, et que, même en supposant que l'ablation de ce viscère ait fait espérer la guérison dans la leucocythémie, on doit la rejeter en ce cas en raison de ses conséquences presque uniformément fatales. L'expérience a montré que, dans la leucocythémie, il existe une tendance très marquée aux hémorragies après n'importe quelle intervention, et cette tendance suffit pour condamner une opération telle que la splénectomie où l'hémorragie constitue le danger principal. En outre, on n'a pas de raisons suffisantes pour conclure que l'ablation de la rate exercera quelque influence favorable sur la maladie générale. La splénectomie dans la leucocythémie est, comme l'a dit Bryant, « une insanité au point de vue physiologique et une témérité au point de vue chirurgical, » et doit par conséquent être abandonnée. Dans le cas de Franzolini — le seul qui ait

---

[1] *Dict. encycl. des Sc. méd.*, 1883, art. « Splénotomie ».
[2] *Med. Chron.*, décembre 1888.
[3] *Abstr. in Internat. Journ. med. Sc.*, novembre 1888.

été publié comme ayant été suivi de succès, — la rate n'était pas très volumineuse (1^k,916) ; et les derniers renseignements sur le malade, assurant de la composition normale du sang, n'allaient pas au-delà de quatre mois après l'opération.

Dans les affections non compliquées de leucocythémie, l'opération est au moins justifiable. Vise-t-elle une rate flottante, elle est couronnée de succès dans la grande majorité des cas ; dans les kystes spléniques elle donne encore des guérisons nombreuses ; tandis que, dans le lympho-sarcome, l'hypertrophie simple, l'hypertrophie avec cirrhose, les kystes hydatiques et les abcès, le nombre des échecs balance celui des succès.

La situation actuelle de la splénectomie peut, par conséquent, être déterminée de la façon suivante :

Les opérations qui s'attaquent à une rate leucocythémique ne sont pas justifiables ; les opérations pour lésions traumatiques sont justifiables et sans danger. Quand on a affaire à une rate flottante, l'ablation de l'organe ne doit être envisagée qu'après essai et échec d'autres interventions moins graves, telles que la fixation mécanique ou opératoire. Faite pour kystes, l'ablation de la rate a grande chance d'être couronnée de succès ; mais on doit auparavant essayer la ponction ou l'incision suivie de drainage. Au début d'une affection maligne, la splénectomie est justifiable. Dans les cas rares d'hypertrophie primitive, l'opération est permise quand l'affection menace la vie ou provoque des troubles sérieux.

DESCRIPTION DE L'OPÉRATION

Dans la plupart des cas, l'incision a été faite sur la ligne médiane. Mais il n'y a pas de doute que ce tracé ait été plutôt la conséquence d'un diagnostic erroné, et, en aucune façon, le résultat d'un choix arrêté. Une incision latérale, le long du bord externe du droit gauche, serait probablement ce qu'il y aurait de mieux en tous cas, du moins chaque fois que l'hypertrophie de la rate n'est pas par trop considérable. Küchler et Wells ont pénétré jusqu'à l'organe suivant la ligne semi-lunaire ; Bryant, un peu plus en dehors. En cas de hernie, la plaie sera ou ne sera pas agrandie, suivant l'occasion.

La tumeur une fois bien à découvert sous le regard, on procède à la séparation et à la ligature de toutes les adhérences. Il faut l'amener doucement, l'extrémité inférieure en premier. Si le tissu n'en est pas très friable, il y a avantage à se servir de la vrille de Tait pour myomes. Des éponges sont tassées dans la cavité péritonéale ; et, pour prévenir les tractions sur le pédicule, un aide déprimera les parois abdominales autant qu'il le pourra. La tumeur ne doit être maniée qu'avec la plus grande douceur et il faut apporter tous ses soins à éviter la blessure des vaisseaux du pédicule et même toute traction exercée sur eux ; il a été, en effet, souvent observé que ces tractions déterminaient des symptômes alarmants de shock.

On peut dire, en toute vérité, que l'échec et le succès de cette opération dépendent de la façon dont est traité le pédicule. La mort par hémorragie, après quelques heures seulement, a été souvent notée, et cela après des ligatures en apparence parfaites, faites par les chirurgiens les plus habiles. Une petite artère s'échappe hors de la ligature (comme dans le second cas de Thornton); ou bien, le nœud glisse sur le vaisseau au moment où on le serre ; ou encore, l'hémorragie survient au moment où l'opéré commence à se relever du shock. Il est donc évident que notre technique chirurgicale laisse encore à désirer à ce point de vue.

Morris [1] conseille, avant l'excision de la tumeur, de placer un clamp sur le pédicule et de le lier ensuite, en deux ou plusieurs portions, avec un fort fil de soie ou une corde à fouet. Chez celui de ses opérés qui a guéri, Thornton a d'abord assuré le pédicule par deux ligatures en chaîne, puis a jeté autour une troisième ligature totale. Dans son second cas, qui s'est terminé par la mort, le même chirurgien a fait, par double transfixion, trois ligatures en chaîne et a noué d'abord le fil externe, puis l'interne, enfin le moyen. Il avait eu recours également à la forcipressure temporaire, et l'opéré a toutefois succombé à une hémorragie, quelques heures à peine après l'opération. Thornton se reproche trop (à mon avis) d'avoir noué le fil moyen en dernier lieu. Billroth a pu lier séparément la veine et l'artère ; mais, dans ce cas, il a dû passer le fil plus au-delà de la rate que ce n'est possible d'habitude, hypothèse d'autant plus vraisemblable qu'il a enlevé avec la tumeur une partie de pancréas.

---

[1] *Internat. Encycl. Surg.*, vol. V, p. 1104.

Franzolini a pu également jeter une ligature sur l'artère de la grosseur d'un index, et une autre sur la veine qui avait le volume du pouce ; dans un cas, il a noté expressément la brièveté du pédicule. L'épiploon gastro-splénique fut également lié en deux portions, et le ligament suspenseur assuré par une seule ligature. Simmons, d'Amérique, a lié le pédicule et l'épiploon gastro-splénique séparément et par portions : son opéré succomba à l'hémorragie en deux heures et demie. Langley Browne [1] ne tomba pas sur un pédicule, à proprement parler, — mais sur quatre artères volumineuses : chacune fut divisée séparément entre deux ligatures ; il n'y eut pas d'hémorragie, mais son malade mourut du shock en cinq heures.

Il est impossible de tracer des règles absolues, quant à la *conduite à tenir à l'égard* du pédicule ; mais on peut, en revanche, indiquer sûrement quelques principes qui devront guider le chirurgien. Chaque vaisseau divisé, artère ou veine, devra être soigneusement lié et autant que possible séparément. Les fils ne seront noués que pendant que le pédicule est en état de relâchement : on évite ainsi la tendance qu'ont les petits vaisseaux à se rétracter après qu'ils ont été étirés outre mesure. Les veines doivent être liées avec le même soin que les artères, à cause des branches volumineuses qui, près de la ligature, communiquent avec la veine splénique. Dans le cas où les branches de l'artère splénique s'écartent considérablement avant de pénétrer dans le hile, où elles sont nombreuses et s'entrelacent avec les veines de façon à rendre leur isolement difficile, où enfin le pédicule est assez long, on aura avantage à disposer temporairement un large clamp avant d'exciser la tumeur. Dans certains cas, on se trouvera bien d'appliquer des pinces à forcipressure par paires — une, puis une seconde — sur chaque portion du pédicule renfermant des vaisseaux, et de ne couper qu'entre celles-ci, de façon à sectionner ainsi successivement tout le pédicule. Puis, on va chercher chaque pince, l'une après l'autre, et le ou les vaisseaux qu'elles étreignent sont prudemment liés à une distance suffisante de la pince. Quand tous les vaisseaux ont été ainsi liés séparément, on peut encore jeter sur leur ensemble une ligature totale qu'on serre modérément de façon à diminuer le choc de la pulsation artérielle sur les

______

[1] *Lancet*, II, 1877, p. 310.

ligatures périphériques. Finalement, les fils sont coupés court et le pédicule rentré dans la cavité abdominale. Si l'on croit nécessaire d'éponger, on évite de toucher au pédicule en l'écartant au moyen d'une pince à griffes qui en fixe l'extrémité.

L'épiploon gastro-splénique et le ligament diaphragmatique sont traités de même, par des ligatures séparées ; ici, toutefois, les mêmes précautions minutieuses ne sont pas indispensables. On se comporte à l'égard des adhérences comme toujours.

Le grand danger de cette opération, c'est l'hémorragie à laquelle expose le pédicule. Sur 29 cas réunis par Collier, 14 succombèrent sur-le-champ à une hémorragie, et 7 à d'autres complications, telles que la thrombose (1 cas), la péritonite (2 cas), le shock (3 cas). Le shock est souvent très alarmant, et se manifeste même parfois dans le cours de l'opération, surtout quand des tractions ont été exercées sur le pédicule.

CHAPITRE XI

CHIRURGIE DU PANCRÉAS

La chirurgie du pancréas n'a pas jusqu'à présent dépassé de beaucoup la période d'essai ou expérimentale. Les travaux consciencieux du Dr N. Senn[1], de Milwaukee, résument presque tout ce que nous savons du traitement opératoire des affections du pancréas et marquent le point de départ des recherches ultérieures. Treiberg de Nickolaiev et Lardy, de la clinique de Kocher de Berne[2], ont récemment complété nos connaissances à ce point de vue, soit en publiant quelques observations, soit en passant en revue la littérature y afférant. Treiberg a également fait des expériences, conduites avec grand soin, dans le but de rechercher quels effets sérieux produit sur l'économie, si toutefois il s'en produit, la disparition du suc pancréatique.

Anatomie chirurgicale du pancréas. — Le pancréas est situé profondément dans la cavité abdominale, à la hauteur de la première vertèbre lombaire. La tête est comprise dans la concavité du duodénum, et la queue va toucher la rate. On peut l'atteindre et l'amener sous les yeux en divisant l'épiploon gastro-colique et en séparant l'estomac et le côlon. Au fond du sac épiploïque ainsi ouvert, on aperçoit le pancréas couché sur les gros vaisseaux de l'abdomen. La face antérieure de la glande est en contact avec l'estomac, dont elle est séparée par les feuillets de la « bourse épiploïque », *omental bursa*. Sa

---

[1] *The Surgery of the Pancreas.* Phila., 1886. « The surgic. Treatment of Cysts of he Pancreas. » *Amer. Jour. med. Sc.*, juillet 1885.

[2] *Annals of Surgery*, nov. 1888.

face postérieure est couchée sur la veine cave, l'aorte, les vaisseaux mésentériques supérieurs entourés quelquefois de parenchyme pancréatique, et les piliers du diaphragme. Par son extrémité droite, le pancréas est en rapport avec la veine porte; ses deux extrémités sont, de plus, entourées de nombreux vaisseaux et glandes lymphatiques, plongés dans du tissu cellulaire. La face inférieure repose, à une de ses extrémités sur le point de jonction du jéjunum et du duodénum, et à l'autre sur le côlon. La partie moyenne de cette face inférieure est pourvue d'un revêtement péritonéal spécial provenant du feuillet inférieur du mésocôlon. Au niveau du bord supérieur et derrière sa face postérieure, se trouvent l'artère et la veine spléniques.

Juste au-dessus du pancréas est situé le tronc cœliaque. Derrière la tête passe le canal cholédoque étroitement appliqué contre elle et quelquefois même cheminant dans l'épaisseur du parenchyme. Le canal pancréatique s'unit au canal cholédoque dans la paroi même de l'intestin, au niveau de la jonction de la seconde avec la troisième portion du duodénum, en un point compris entre 7,5 et 10 centimètres au-dessous de l'orifice pylorique de l'estomac.

Le pancréas est irrigué par les branches pancréatico-duodénales des artères hépatique et mésentérique supérieure.

Indication des opérations qu'on pratique sur le pancréas. — Billroth[1] a enlevé avec succès un pancréas atteint de cancer, mais l'observation est encore trop récente pour qu'on puisse affirmer que le malade est radicalement guéri. Dans le cas de tumeur maligne primitive du pancréas, l'ablation de la glande n'est cependant que très rarement justifiable. Quand le diagnostic objectif de la tumeur devient possible, le néoplasme a d'ordinaire envahi les organes et tissus voisins dans une telle proportion que son ablation devient impossible ou très dangereuse. Nous avons déjà fait mention du cas dans lequel Billroth réséqua une partie de la queue du pancréas avec une tumeur de la rate. S'il était nécessaire d'enlever la tête du pancréas, il faudrait laisser intact le canal pancréatique, — ce qui n'est guère possible.

---

[1] *Wien. med. Woch.*, 3 avril 1884.

On rapporte que Laborderic [1] a excisé avec succès une portion du pancréas qui faisait hernie à travers une plaie de la paroi abdominale. Cette opération, toutefois, a été contestée.

D'autres indications de l'intervention ont été formulées par Senn, comme il suit :

« L'excision partielle de la portion splénique du pancréas est indiquée dans les abcès circonscrits et les tumeurs malignes, chaque fois que les produits pathologiques peuvent être complètement enlevés sans danger de compromettre la digestion pancréatique ou de léser dés organes importants, contigus, intra-abdominaux.

« La ligature du pancréas, au point ou aux points de section, doit précéder l'extirpation, comme mesure prophylactique contre l'hémorragie et l'issue du suc pancréatique dans la cavité péritonéale.

« L'établissement d'une fistule pancréatique externe, après ouverture du ventre, est indiqué dans les kystes, les abcès, la gangrène et l'hémorragie pancréatiques, de cause locale.

« L'ouverture du ventre et le drainage par les lombes sont indiqués dans les abcès ou la gangrène du pancréas, quand l'établissement d'une fistule abdominale antérieure est jugé impraticable.

« Le drainage complet est indiqué dans les abcès et la gangrène du pancréas avec infiltration diffuse du pus dans l'espace rétropéritonéal.

« L'extraction, par taxis ou incision, des calculs pancréatiques, enclavés dans l'extrémité duodénale du canal de Wirsung, doit être pratiquée chaque fois que le canal cholédoque est comprimé ou oblitéré par le calcul, et où la vie est menacée par cholémie. »

Jusqu'à présent, on a laissé aux chirurgiens de l'avenir le soin de remplir ces indications. Jusqu'ici, l'intervention chirurgicale, systématique et faite de propos délibéré, se réduit à fort peu de chose en dehors du traitement des kystes du pancréas.

L'origine des kystes du pancréas n'est pas complètement élucidée. Règle générale, ils se développent au niveau de la queue, très rarement dans la tête de la glande. En pratique, ils sont constamment la conséquence d'une rétention du suc pan-

----

[1] *Gaz. des hôpitaux,* 1856, n° 2.

créatique, mais l'obstruction du canal n'est, suivant Senn, ni le seul ni le plus important facteur étiologique. Pour lui, la cause principale « serait un arrêt d'absorption du suc pancréatique dû soit à la transformation de ce suc par le mélange de produits pathologiques à la substance susceptible d'être absorbée, soit à la perte du pouvoir d'absorption par les vaisseaux préposés à cette tâche ». Les causes d'obstruction sont : un calcul, l'oblitération d'une partie du canal par la rétraction cicatricielle ; enfin le déplacement du pancréas, dû à des causes diverses, avec coudure du canal.

Les dimensions des kystes présentent de grandes variations. Chez ceux qui prennent un accroissement rapide, les parois sont minces ; par contre, elles sont épaisses, cartilagineuses ou calcifiées quand la tumeur croît lentement. La surface interne est lisse ou présente les signes d'une dégénérescence analogue à celle qui se produit à la face interne des artères à la dernière période de l'endartérite. Quand l'obstruction siège à l'extrémité du canal, celui-ci et ses branches peuvent être dilatés et présenter l'aspect de veines variqueuses. Ailleurs, le kyste est sphérique. Le parenchyme est détruit par la compression ou l'inflammation chronique. On ne trouve de suc pancréatique normal que dans les kystes de petit volume et de formation récente ; plus tard, dans les kystes volumineux ou anciens, il se trouve mélangé à divers produits accidentels. Parfois il se mélange à du pus et à du sang.

Le diagnostic n'est possible que lorsque le kyste est volumineux, et encore ce n'est que bien rarement qu'on arrivera à la certitude. Les kystes du pancréas n'ont été observés que chez les adultes. Il faut s'attendre à trouver dans les antécédents une affection douloureuse ou inflammatoire siégeant dans la région du pancréas. Le patient accuse parfois des douleurs à l'épigastre, revêtant la forme de coliques et souvent d'une grande violence. Ce symptôme, dénommé neuralgie cœliaque, est considéré comme caractéristique des kystes du pancréas. Ceux-ci s'accroissent souvent avec grande rapidité. Des selles graisseuses indiquent plutôt l'existence de quelque lésion sérieuse concomitante que celle d'un simple kyste. La digestion est souvent difficile, et l'émaciation, fréquente, atteint parfois un degré remarquable. La présence des fibres musculaires non digérées dans les selles du malade doit faire songer à quelque chose de défectueux dans la sécrétion du suc pancréatique. On observe parfois une coloration jaune pâle particulière ou terreuse de la peau, considérée même comme pathognomonique. D'autres fois, le diabète sucré accompagne l'affection du pancréas.

Le kyste fait son apparition au niveau qu'occupe normalement le pancréas ; la direction suivant laquelle il va s'accroître dépend de la portion de l'organe dans laquelle il s'est primitivement développé. C'est ainsi qu'on a observé sa portion la plus saillante au-dessous du lobe droit du foie, dans la région épigastrique ou dans l'hypocondre gauche. L'estomac est toujours repoussé en avant, et plus tard à droite ; le côlon transverse en bas, et la rate à gauche. Chez un malade, qu'il a opéré, Kocher a pu diagnostiquer un kyste du pancréas après avoir insufflé l'estomac et l'intestin, et déterminé ainsi la position de la tumeur derrière l'estomac et le côlon. Celle-ci se trouve en contact intime avec le diaphragme ; elle peut donc s'élever et s'abaisser, suivant en tout les mouvements de la respiration. Quelquefois, le kyste transmettra les pulsations de l'aorte abdominale sur laquelle il repose. La fluctuation n'est pas toujours perceptible avec des kystes à parois épaisses ou tendues. On peut avoir recours à la ponction exploratrice dans le cas où il est absolument indispensable d'avoir un diagnostic précis. Dans une observation de kyste du pancréas rapportée par W.-T. Bull [1], de New-York, le liquide retiré au moyen d'une seringue de Pravaz était brun foncé, trouble, sans odeur, alcalin et d'un poids spécifique de 1010. Il renfermait une forte proportion de chlorures, des traces d'urée, mais pas de bile, et se coagulait par l'ébullition. A l'examen microscopique, on trouva des cellules dégénérées, des globules de graisse, une substance granuleuse et des cristaux d'hématine. Soumis pendant quinze minutes, avec un peu de riz cuit, à la température de 100 degrés F., il donnait un grain (0 gr. 05) de glycose pour un drachme (4 gr. 36) de liquide. Le liquide émulsionnait encore l'huile. Les matières fécales du malade renfermaient de la graisse à l'état libre, et les urines du sucre dans la proportion de 10 grains pour une once de liquide (0 gr. 50 pour 31 gr. 25).

---

[1] *New-York med. Journ.*, 1ᵉʳ octobre 1887.

Les kystes du pancréas sont faciles à confondre avec les kystes de l'ovaire, l'hydronéphrose, la péritonite enkystée et les kystes hydatiques d'organes voisins. Trois fois pour le moins, un kyste du pancréas fut pris pour un kyste de l'ovaire par de vrais chirurgiens, et cela après des examens complets et répétés. Sur les trente opérations environ dont on a publié la relation, le diagnostic exact n'a été fait que dix fois, à savoir : dans les cas de Gussenbauer, Senn, Subutoic, Bull, Kocher, Küster[1], Parkes[2], Trèves[3], Filipott[4] et Riegner[5], et chacune de ces opérations fut couronnée de succès.

MANUEL OPÉRATOIRE

La ponction, simple ou aspiratrice, offre, comme traitement des kystes du pancréas, bien peu de chances de succès ; il est presque certain que le liquide se reproduira. D'un autre côté, ce mode d'intervention expose à l'issue du liquide kystique et à la blessure des vaisseaux épiploïques.

L'extirpation a été tentée à plusieurs reprises. Une opération de Bozeman[6] réussit pleinement aussi bien comme ablation de la tumeur que comme guérison radicale du malade ; dans un autre cas opéré par Rokitansky[7], il fut impossible d'enlever complètement la tumeur, et le malade mourut de péritonite septique. Les deux fois, l'opération avait été commencée avec le diagnostic de kyste de l'ovaire. Bozeman rectifia son diagnostic dans le cours de l'opération, tandis que Rokitansky ne reconnut son erreur qu'à l'autopsie de son opérée. Quatre autres cas sont cités par Trèves, tous suivis de mort. L'extirpation ne se recommande donc pas comme opération de choix. Si la tumeur avait son point d'attache au voisinage de la queue du pancréas et possédait un pédicule bien net, on pourrait faire l'ablation de la tumeur avec quelques risques de plus ; mais, en présence du succès donné par l'incision et le drainage, il est inutile de courir ces quelques risques. Ailleurs, la situation de la tumeur

---

[1] *Deutsche medic. Wochenschr.*, 1887, n°° 10 et 11.
[2] *Americ. Journ. of. med. Sc.*, septembre 1890.
[3] *Lancet*, 27 septembre 1890.
[4] *Annals of Surgery*, octobre 1890.
[5] *Berlin. Klin. Wochenschr.*, 20 octobre 1890.
[6] *New-York med. Rec.*, 14 janvier 1872.
[7] *Wien. med. Presse*, 15 novembre 1885.

au niveau de la tête du pancréas, l'absence de pédicule et
l'existence d'adhérences profondes peuvent rendre l'opération
très difficile et même impossible. Si les parois du kyste sont
très minces, ou ramollies, ou gangrenées, on peut tenter l'ablation partielle ou totale.

Ogston, d'Aberdeen [1], ayant à opérer un kyste du pancréas
adhérent à la paroi abdominale antérieure à travers laquelle il
tendait à s'ouvrir, circonscrivit par une incision elliptique
toute la portion soudée au péritoine. Les adhérences du kyste
recouvraient les deux reins et le chirurgien renonça à toute
tentative d'excision de la tumeur : le kyste fut vidé de son
contenu purée de pois, suturé circulairement à la paroi abdominale ; après quoi, l'excédent des parois fut excisé. Le malade
succomba à la gangrène du kyste. L'ablation de ce qui est en
trop du côté des parois est certainement une mesure fort sage
dans le cas où ces parois sont fort minces ou malades, et si
cette excision peut être faite sans être la cause de trop de
tiraillements.

Le meilleur traitement consiste dans l'établissement d'une
fistule pancréatique par l'incision de la paroi du kyste et la
suture de l'orifice à la plaie abdominale.

Comme l'estomac et le côlon se trouvent situés au-dessus et
au-dessous du kyste, il sera toujours sage de commencer l'opération après s'être assuré que ces deux organes sont vides. Sauf
dans les cas de Senn et d'Ogston, l'incision a toujours été faite
sur la ligne médiane. Une bonne pratique est d'inciser sur la
partie la plus saillante de la tumeur. Ce point sera très probablement situé au-dessus du siège de l'obstruction, et ce sera le
point le plus favorable pour l'établissement d'une fistule. Une
incision primitive de 5 centimètres est suffisante et on peut,
au besoin, la prolonger. Si des adhérences relient le kyste à
l'épiploon, de même que ce dernier au péritoine pariétal, inutile de les déchirer : tout le contenu liquide est évacué avec un
trocart aspirateur, puis le kyste incisé et suturé aux parois.
S'il n'existe pas d'adhérences, l'épiploon est incisé avec grande
attention sur le kyste, et tous les vaisseaux sont liés au fur et
à mesure ; le trocart d'un aspirateur est enfoncé dans le kyste
et, dès que la diminution de la tension le permet, deux pinces

---

[1] Communication personnelle.

vont en saisir la paroi et l'attirer au dehors. Quand le kyste est complètement vidé et amené aussi loin que possible entre les lèvres de la plaie abdominale, l'orifice de ponction est agrandi avec les ciseaux dans une étendue suffisante pour permettre l'introduction d'un gros drain, et suturé avec le péritoine pariétal à la peau.

Senn conseille une opération en deux temps : il bourre d'abord le fond de la plaie, jusqu'à la paroi kystique, de gaze iodoformée et il n'ouvre le kyste qu'après six ou huit jours. Mais il est très probable que l'expérience plus récente, acquise sur l'incision directe suivie de drainage dans le traitement de la dilatation de la vésicule biliaire et de ses conséquences, lui ferait modifier ses idées à cet égard.

L'écoulement de suc pancréatique sera probablement fort abondant ; et, pour prévenir son action sur la peau, il faudra avoir recours à des applications locales, telles, par exemple, que l'huile phéniquée. A mesure que la cavité diminue de profondeur et que l'écoulement se tarit, on raccourcit le drain et on le remplace par un autre de moindre calibre.

Si la cavité du kyste s'oblitère, on peut espérer, du moins dans quelques cas, le rétablissement de la continuité du canal pancréatique. Il faut voir s'il n'existe pas de calculs, et les enlever si cela est possible.

Valeur et mortalité. — Senn cite des cas de guérison de kystes pancréatiques traités par incision et drainage. On les doit aux chirurgiens suivants : Senn[1], Kulenkampft[2], Gussenbauer[3] et Hahn[4] ; leurs opérés ont tous guéri. Dans le cas d'Ogston, il y a eu plus que simple incision et drainage. Une opération, faite avec succès, a été publiée par Bull[5], de New-York, et une autre par Witzel[6], de la clinique de Bonn. Treiberg a réuni une dizaine d'autres cas.

Dans les cas suivants, l'ablation a été tentée ou menée à bonne fin : — Bozeman, cas déjà décrit : guérison ; — Rokitansky,

---

[1] *Amer. Journ. med. Sc.*, juillet 1885.
[2] *Berlin Klin. Woch.*, 13 février 1882.
[3] *Arch. f. klin. Chir.*, vol. XXIX, p. 355.
[4] *Centralb. f. Chir.*, n° 2, 1885.
[5] *Loc. cit.*
[6] *Deutsch. Zeitsch. f. Chir.*, XXXIII, 25 août 1886.

cas déjà cité : ablation incomplète, mort ; — Luecke[1], ponction, puis laparotomie, ventre refermé, mort ; à l'autopsie, tumeur maligne ; — Riedel[2], décollement d'adhérences, hémorragie, ligature en masse, mort par péritonite ; — Billroth[3], énucléation difficile, ligature d'un gros vaisseau, mort par péritonite. D'après Treiberg, l'extirpation a été tentée par Zukowsky, Riedel, Saleer et Koote. Tous ces malades ont succombé, à l'exception de celui de Bozeman.

Jusqu'à présent, les faits plaident donc puissamment en faveur de la simple incision suivie de drainage, en ayant soin de laisser les adhérences intactes.

[1] *Virchov's Archiv*, XLI, p. 9.
[2] *Archiv. f. Klin. Chir.*, XXXII, p. 994.
[3] Rapporté par Salzer, de la clinique de Billroth.

CHAPITRE XII

OPÉRATIONS NON CLASSÉES S'ADRESSANT AUX TUMEURS DU GRAND ÉPIPLOON, DU MÉSENTÈRE, DU PÉRITOINE ET DES PAROIS ABDOMINALES

Il nous reste à considérer un certain nombre de tumeurs relativement rares, indépendantes des organes spéciaux, mais passibles de l'intervention chirurgicale. Ces tumeurs sont surtout extra-péritonéales, et prennent naissance dans le tissu cellulaire sous-péritonéal, ou dans les organes rudimentaires ou atrophiés qu'on rencontre dans ce tissu, ou encore dans les parois abdominales. Il est rare d'en faire le diagnostic exact, et on les enlève pour ainsi dire sans préméditation, en obéissant aux principes généraux que le chirurgien connaît bien.

TUMEURS DU GRAND ÉPIPLOON

Les **kystes du grand épiploon** sont très rares, à l'exception des kystes hydatiques. On a pourtant publié un certain nombre de cas d'ablation de ces tumeurs. Thornton[1] a relaté le fait de l'extirpation de deux petits kystes du grand épiploon dans le cours d'une ovariotomie. L'un, un petit kyste multiloculaire, gros comme une cerise noire de Kent, était attaché par un petit pédicule au bord inférieur du grand épiploon. La malade portait un kyste papillomateux de chaque ovaire ; et, pour Thorn-

---

[1] *Brit. med. Journ.*, II, 1882, p. 1243.

ton, cette petite tumeur, véritable kyste ovarique multiloculaire en miniature, était le résultat d'une infection cellulaire. Le second, tumeur de la dimension d'une petite noix de coco, présentait une épaisse paroi musculaire blanchâtre et une petite cavité centrale, tapissée d'une membrane plissée contenant 3 à 4 onces d'un épais liquide jaunâtre. Cette tumeur, qui s'attachait par un gros pédicule vasculaire, occupait le haut de la cavité abdominale sous le bord droit du foie et avait presque passé inaperçue au cours de l'ablation d'un gros sarcome kystique de l'ovaire. Cette tumeur fut également considérée par Thornton, comme ayant son point de départ dans une infection cellulaire.

Doran[1] rapporte une observation de kyste de l'ovaire des plus intéressantes. Le Dr Gooding[2], de Cheltenham, enleva avec succès un kyste volumineux à contenu liquide, clair, qui s'était développé entre les feuillets du grand épiploon. La tumeur, qui datait de quatre ans, se compliquait, depuis peu, de quelques symptômes pénibles et offrait les dimensions d'une tête d'enfant lors de son ablation. Le kyste fut énucléé avec de grandes difficultés ; il n'avait pas de pédicule, et la tumeur développée entre les feuillets du grand épiploon avait sous elle le côlon transverse. Il ne s'agissait pas d'un kyste hydatique, et le Dr Gooding l'attribue à un coup violent que sa malade avait reçu quelques mois auparavant, dans le ventre. Un exemple, paraissant avoir une origine analogue, a été publié par le Dr Ransom[3], qui a donné la description histologique de la tumeur ; celle-ci avait été enlevée, il y a quelques mois, par M. Spencer Wells.

Le Dr Buckley[4], de Manchester, a enlevé un kyste à cholestérine du grand épiploon, pesant 1 kilogramme. Le kyste à parois épaisses, globuleux, contenait de la cholestérine, de la graisse et un amas de débris granuleux, — le tout soluble dans l'éther.

Ormsby[5] a extirpé avec succès, chez une femme de vingt-six ans, une tumeur kystique multiloculaire du poids de 75 livres, rattachée au grand épiploon par un vrai pédicule. La nature

---

[1] *Obstetric Trans.*, XXIII, p. 165.
[2] *Lancet*, 12 février 1887.
[3] *Brit. med. Journ.*, 8 novembre 1890.
[4] *Brit. med. Journ.*, 16 mai 1885.
[5] *Brit. med. Journ.*, I, 1883, p. 578.

de la tumeur n'est pas mentionnée dans la courte notice relative à cette opération.

En 1888, j'ai enlevé chez une femme mariée, âgée de quarante-quatre ans, une tumeur kystique qui ne s'attachait qu'au grand épiploon. Il s'agissait d'un kyste volumineux, qui contenait 6 litres d'un liquide albumineux clair, dans une enveloppe d'épaisseur uniforme et de couleur nacrée. A l'endroit où la tumeur était rattachée au grand épiploon, existaient plusieurs masses semi-solides dont l'ensemble présentait les dimensions du poing. Des coupes faites à travers ces masses décelèrent, en un point, une cavité à contenu dermoïde caractéristique avec cheveux et plaques cartilagineuses, et, dans un autre, un amas de petits kystes remplis d'un liquide jaune clair, transparent, qui surnageait sur l'eau sous forme de globules et était évidemment de la graisse liquide. Le plus gros de ces kystes renfermait de petits amas de graisse pure. Le pédicule, formé simplement par le grand épiploon, avait l'épaisseur de deux doigts. Au niveau de l'insertion de ce pédicule se trouvait une masse charnue, l'extrémité frangée et hypertrophiée de la trompe de Fallope. Avant examen de la tumeur et après l'opération terminée, je ne soupçonnai pas qu'il s'agissait d'un vrai kyste de l'ovaire, avec torsion du pédicule. L'examen complet de la tumeur, pratiqué par M. Bland Sutton[1], démontra qu'il s'agissait d'une tumeur ovarique mixte, dermoïde et glandulaire à la fois.

Des **kystes hydatiques du grand épiploon** ont été enlevés à plusieurs reprises. Les kystes hydatiques isolés du grand épiploon sont rares. Wickham Legg[2], Annandale, Witzel et autres ont publié de ces cas. A l'occasion d'un exemple de kyste hydatique du grand épiploon, présenté par une petite fille de dix ans opérée par lui, Witzel[3] discute d'une façon complète la symptomatologie et le traitement de ces tumeurs. La douleur, la possibilité de déplacer la tumeur de côté et en haut, les mouvements synchrones aux mouvements respiratoires, certains troubles digestifs sont, avec les signes tirés de l'examen physique, les traits principaux de cette affection. Comme traitement, il conseille en cas d'adhérences l'incision et le drainage. Si la

---

[1] *Brit. Gynäc. Jour.*, novembre 1887.
[2] *Transact. Path. Soc.*, XXV, p. 160.
[3] *Deut. Zeitsch. f. Chir.*, 1883.

portion inférieure du grand épiploon est farcie de kystes hydatiques nombreux, ce chirurgien est pour la résection de ce grand épiploon après l'application d'un grand nombre de ligatures au-dessus de la tumeur. Les kystes hydatiques isolés doivent être traités par l'incision et le drainage après suture de la poche aux lèvres de la plaie abdominale. Si le kyste est tout petit, il est possible de l'énucléer sans l'ouvrir.

Les **abcès**, qu'on observe entre les feuillets épiploïques, sont de même nature que les péritonites suppurées localisées et passibles du même traitement.

Les **tumeurs sanguines** du grand épiploon se rencontrent très rarement. Le Dr Reamy[1], de Cincinnati, a rapporté trois cas de tumeurs semi-fluctuantes du grand épiploon, où la ponction donna issue à du sang pur. Il s'agissait de sarcomes, comme c'est probablement le cas pour toutes les tumeurs du même genre. Doran, Thornton, Gardner et autres ont publié des observations analogues. Bristowe[2] a relaté l'observation d'un cas, où la guérison fut obtenue après plusieurs ponctions qui donnèrent issue à du sang pur ; la tumeur pouvait être un kyste de l'épiploon ; mais, dans l'opinion de Bristowe, il s'agissait plus probablement d'une hémato-néphrose ou d'un kyste de la rate.

Les affections malignes du grand épiploon, qu'elles soient localisées ou la manifestation locale d'un cancer généralisé du péritoine, n'ont pas besoin d'une description à part.

TUMEURS DU MÉSENTÈRE

On a publié la relation d'un grand nombre d'opérations faites pour des kystes ou des tumeurs du mésentère. M. Spencer Wells[3] est intervenu deux fois pour des tumeurs du mésentère ; il s'agissait une fois d'un kyste, l'autre fois d'une tumeur solide. Ce chirurgien incisa et draina le kyste, et le malade mourut, quelques semaines après l'intervention ; comme on n'eut pas l'autorisation de pratiquer l'autopsie, la nature exacte

---

[1] *Trans. Americ. gyn. Soc.*, VIII, 1883, p. 123.
[2] *Lancet*, 5 mai 1883.
[3] *Brit. med. Journ.*, 9 décembre 1882.

de la tumeur n'a pu être élucidée. La tumeur solide présentait les dimensions d'une tête d'enfant ; on réussit à l'extirper avec succès par énucléation. Elle s'était développée dans le tissu cellulaire au niveau des attaches du mésentère, près des vertèbres lombaires. Le côlon ascendant présentait des connexions étroites avec la tumeur, en avant et à droite ; celle-ci était entièrement vascularisée par les vaisseaux mésentériques. La nature exacte du néoplasme n'est pas mentionnée. Le Dr Brookhouse[1], de Nottingham, a publié un cas d'ablation d'une tumeur fibreuse du mésentère qui pesait 13 livres 1/4. Le malade succomba à l'opération.

Des lipomes du mésentère ont été rencontrés et opérés. Terrillon[2] a récemment présenté à l'Académie de médecine de Paris un malade, auquel il avait enlevé par énucléation une tumeur graisseuse de 57 livres qui s'était développée entre les feuillets du mésentère.

Homans[3], de Boston, a rapporté deux cas d'ablation de tumeurs graisseuses volumineuses de l'abdomen ; elles occupaient l'espace rétropéritonéal et pouvaient parfaitement avoir eu leur point de départ entre les feuillets du mésentère. En effet, les tumeurs du mésentère pourraient être rangées avec raison sous le nom bien plus compréhensible de tumeurs rétropéritonéales. Dans le premier cas de Homans, il s'agissait d'un homme de trente-neuf ans. La circonférence de l'abdomen au niveau de l'ombilic mesurait $1^m,05$ et la tumeur paraissait tellement fluctuante par places qu'on la ponctionna à plusieurs reprises dans l'espoir d'y trouver du liquide. Une première tentative d'ablation échoua ; et la seconde, faite au bout de quelques mois, fut couronnée de succès. L'opération, longue et pénible, consista en une énucléation de derrière le péritoine et les intestins. Le malade succomba au shock. Le second cas, qui se rapporte à une femme de soixante ans, fut tout à fait identique au premier et l'opérée succomba également au shock.

Cooper Forster a montré, en 1868, à la Pathological Society, un énorme lipome provenant de l'autopsie d'une femme qui avait présenté les mêmes phénomènes que les malades de

---

[1] *Brit. med. Journ.*, 18 octobre 1890.
[2] Lettre in *Journ. Amer. med. Assoc.*
[3] *Lancet*, I, 1883, p. 449.

Homans. Trois autres cas furent publiés dans les *Transactions* de la Pathological Society. D'après Homans, un cas analogue a été observé par le professeur Calvin Ellis, de l'Université de Harford.

Les **kystes du mésentère** ont, dans certains cas, atteint des dimensions tellement considérables qu'ils ont été pris pour des kystes de l'ovaire. Péan [1] a opéré trois cas de ce genre, dont un avec succès. Watts [2] a publié un autre cas d'intervention pour kyste du mésentère, pris pour un kyste de l'ovaire. Carter [3] a opéré un kyste, qui faisait saillie du côté gauche de la colonne lombaire au niveau des attaches du mésentère et qui s'était développé soit entre les feuillets de celui-ci, soit dans le tissu cellulaire sous-péritonéal siégeant au dessous. La tumeur renfermait 8 litres d'un liquide clair, légèrement opalescent, ne contenant pas d'albumine, mais une forte proportion de chlorures, c'est-à-dire présentant tous les caractères du liquide des kystes hydatiques. Il ne s'y trouvait pourtant pas de crochets, ni d'autres éléments caractéristiques des hydatides. La malade était une femme mariée de quarante-quatre ans, et la tumeur s'était développée depuis deux ans en provoquant quelques douleurs. A l'ouverture du péritoine, la tumeur se présenta avec les apparences d'un kyste à parois minces, sillonnées dans toutes les directions par des veines volumineuses. Après ponction, on découvrit que la tumeur s'attachait au côté de la colonne vertébrale et au niveau de la région lombaire gauche, et qu'elle était enveloppée par des anses de l'intestin grêle qui lui adhéraient intimement. On essaya d'abord d'énucléer la tumeur ; mais l'hémorragie violente fit reculer l'opérateur qui finit par suturer, après résection de tout ce qui fut possible, les parois du kyste aux lèvres de la plaie abdominale, et par en drainer la cavité. La malade succomba à la septicémie et aux hémorragies.

Il paraîtrait que certains kystes du mésentère renferment un liquide analogue à du chyle. Des tumeurs, décrites comme des kystes chyleux du mésentère, ont été enlevées par de Bergmann [4], Fetherston [5] et Rasch [6].

[1] *Tumeurs de l'abdomen.*
[2] *Amer. Journ. Obstet.*, 1879, XII, p. 333.
[3] *Brit. med. Journ.*, 6 janvier 1883.
[4] *Langenbek's Arch.*, 1887, p. 201.
[5] *Austral. med. Journ.*, 15 juin 1890.
[6] *Transact. Obstetr. Soc.*, London, XXXI.

KYSTES EXTRA-PÉRITONÉAUX

Les kystes extra-péritonéaux, situés derrière la paroi antérieure de l'abdomen, constituent une classe extrêmement intéressante. Dans la majorité des cas, leurs connexions avec l'ouraque ont été ou démontrées ou considérées comme fort
probables. Une étude importante, basée sur 12 cas de ce
genre opérés par Lawson-Tait [1], a été récemment publiée. Sur
ces 12 opérés, 4 succombèrent et 8 se rétablirent. Lawson-Tait
est d'avis d'attribuer l'origine de toutes ces tumeurs à un processus pathologique en rapport avec un arrêt de l'oblitération,
ou avec une oblitération imparfaite de l'ouraque. Trois fois sur
les douze, il trouva des connexions manifestes du kyste avec
la vessie.

Dans son premier cas [2], la paroi kystique fut mise à nu après
incision de toutes les couches, à l'exception du péritoine. La
ponction permit de retirer 15 litres d'un épais liquide brunâtre,
laissant déposer une abondante couche floconneuse, jaune,
constituée principalement par du pus mélangé à des masses
fibrineuses. Les parois du kyste furent entièrement énucléées
sans que le péritoine ait été ouvert. « Le kyste ne plongeait
nullement dans le bassin, et le péritoine pariétal antérieur
ne tapissait pas la paroi plus bas que l'appendice xiphoïde. A
travers le feuillet péritonéal antérieur, on pouvait sentir les
intestins et les organes abdominaux, qui ne paraissaient pas
adhérents et n'étaient, autant qu'on pouvait en juger, nullement malades. La surface interne du kyste était formée par
un épithélium mucoïde altéré, infiltré partout de pus, appliqué
sur la membrane basale qui était presque entièrement constituée par des fibres musculaires. » Le malade mourut, en trois
jours, d'épuisement.

Dans le second cas, on retira du kyste plusieurs litres d'urine
purulente et la malade guérit avec une fistule urinaire. Elle
mourut un mois plus tard, à la suite d'un accident. Dans le

[1] *Brit. Gynæc. Soc. Journ.*, 6 novembre 1888.
[2] Voir LAWSON-TAIT, *Maladies des ovaires*, trad. française, 1886, p. 244.

troisième cas, la malade, qui était dans un état désespéré par
suite de la suppuration du kyste et de la gangrène des parois,
succomba_dix-sept jours après l'intervention, par le fait de
l'épuisement consécutif à une suppuration prolongée. Le cas
était très analogue au premier.

Dans le quatrième cas, le péritoine, qui recouvrait le kyste,
abandonnait la paroi abdominale à 6 ou 7 centimètres environ au-dessus de l'ombilic et présentait un repli curviligne qui
se dirigeait, symétriquement de chaque côté, en bas en dehors
et en arrière, vers le milieu de la grande crête de l'os iliaque
pour se réfléchir ensuite sur le promontoire du sacrum. Derrière
ce repli formé par la paroi du kyste et le péritoine accolés, on
pouvait sentir les intestins et les autres organes. Le bassin était
entièrement dépourvu de péritoine remplacé par la paroi du
kyste ; et, se dressant au milieu de la cavité, enserrés de
chaque côté par les parois du kyste, on distinguait l'utérus et
ce qui avait dû être les ligaments larges. Les rapports de la
vessie avec les parois du kyste étaient les mêmes que ceux qui
auraient dû exister entre la vessie et le péritoine : c'est ainsi
que la paroi du kyste se continuait de la base de la vessie, en
remontant le long de la paroi postérieure du fascia transversalis. Le liquide du kyste était clair et, au milieu, flottaient
des lambeaux de membranes délicates renfermant des masses
graisseuses et présentant l'apparence du grand épiploon d'un
fœtus. Le kyste fut évacué, nettoyé et drainé. Il survint une
suppuration qui emporta la malade, six semaines après l'opération.

Les cinquième, sixième, septième, huitième et neuvième cas
ressemblaient beaucoup au quatrième. Le dixième malade avait
été précédement opéré par un autre chirurgien. Les parois du
kyste « étaient constituées par cette substance gélatineuse,
friable, particulière, qui est la caractéristique de tous ces kystes ».
Après avoir disséqué la paroi postérieure du kyste, l'opérateur
rencontra immédiatement au dessous le tissu séreux, vasculaire, lâche, qui a été noté dans plusieurs autres cas. En continuant soigneusement la dissection, il arriva sur une portion
d'intestin et constata avec le doigt qu'il « pouvait aisément
séparer les anses intestinales qui s'attachaient à la tumeur, non
pas par des adhérences, mais par ce tissu conjonctif, très extensible, qu'on rencontre d'habitude dans toutes les régions où l'on

trouvé des organes non entourés de péritoine, tissu qui présente un aspect tout autre que celui des adhérences inflammatoires. Le kyste pénétrait de toutes parts dans le bassin et, à travers ses parois, on pouvait sentir les organes pelviens. » Il sembla à l'opérateur que son malade n'avait pas du tout de cavité péritonéale et que tous les intestins étaient logés dans de la graisse et dans du tissu cellulaire lâche très extensible.

Le onzième et le douzième cas ressemblaient aux précédents. Dans le onzième cas, des portions de la paroi du kyste furent réséquées et examinées au microscope par M. Bland Sutton. Il y découvrit « un mélange de fibres connectives et de fibres musculaires lisses, disposées en faisceaux et présentant une disposition rigoureusement analogue à celles qui constituent la paroi de la vessie ». Sur des coupes, on apercevait, disséminés dans toute l'épaisseur, de petits nodules calcaires. Sur celles-ci il était difficile de découvrir un revêtement épithélial ; mais, en raclant la surface lisse de la membrane avec une lamelle de verre, on trouvait sous le microscope une foule de cellules plates, rondes et piriformes, analogues à celles qui revêtent la surface interne de la vessie, avec cette différence seule qu'elles étaient bien plus petites. M. Sutton en conclut que, « comme l'ouraque est tapissée d'un épithélium qui, comme forme, est analogue à celui de la vessie avec lequel il se continue », tout porte à croire que ces kystes proviennent de l'allantoïde [1].

Bantock [2] a publié deux cas analogues à ceux de Tait.

On a rapporté un certain nombre de cas de kystes rétropéritonéaux à contenu chyleux [3]. Ces kystes sont probablement en rapport avec le canal thoracique ou d'autres canaux lymphatiques volumineux. Le traitement consiste dans l'incision et le drainage.

On a observé en rapport avec l'ouraque des tumeurs nullement kystiques, des sarcomes par exemple. Personnellement j'ai rencontré deux cas de sarcome. M. Ewens a récemment montré à la Société médico-chirurgicale de Bristol un spéci-

---

[1] Pour plus ample information relative aux kystes de l'allantoïde, consulter *Introduction to general Pathology*, par Bland Sutton, où l'on trouve également de nouveaux renseignements. Un travail très complet sur les *Anomalies de l'ouraque* a été publié par James-A. Freer, de Washington, dans *Annals of Surgery*, février 1887.

[2] *Brit. Gynäc. Soc. Journ.*, novembre 1886, p. 348.

[3] KILLIAN, *Berlin Klin. Woch.*, XXV, 1886.

men remarquable de sarcomes de l'ouraque qu'il avait essayé d'enlever. Ces cas ont cependant bien plutôt un intérêt anatomopathologique que pratique.

Il est inutile de donner une description spéciale des néoplasmes des parois, à point de départ dans les muscles ou les aponévroses ; il faut pourtant savoir qu'ils font saillie dans la cavité péritonéale et qu'on est obligé de réséquer de la séreuse, si l'on veut faire une extirpation complète de la tumeur. Weir[1] en a opéré avec succès un exemple des plus remarquables : la tumeur extirpée pesait 14 livres environ. Briddon, Thomas Heineke, Czerny et autres ont observé des cas analogues. Parmi les néoplasmes des parois abdominales, le sarcome est la tumeur qu'on rencontre le plus souvent. Aux alentours ou au niveau même de l'ombilic, on observe des polypes, des papillomes, des fibromes et des épithéliomas. J'ai vu un cas d'épithélioma de l'ombilic compliqué de fistule intestinale.

Pour tous ces cas, en somme assez rares et assez particuliers, on ne peut tracer de règles précises au point de vue opératoire. Un grand nombre constituent une véritable surprise pour le chirurgien ; c'est sous l'impulsion du moment qu'on décide du mode d'intervention et on ne l'applique qu'en obéissant aux principes généraux de la chirurgie abdominale.

[1] *N.-Y. med. Rec.*, 3 décembre 1887.

CHAPITRE XIII

CYSTOTOMIE SUS-PUBIENNE

J'ai adopté ce nom pour l'opération que je vais décrire, parce que c'est celui qu'on emploie généralement. Le terme d'épicystotomie n'est pas assez précis; il peut s'appliquer aussi bien à la vésicule biliaire qu'à la vessie. Cystotomie hypogastrique, tel est le nom que je préfère : il est sanctionné par l'usage (*cystitomia hypogastrica*); c'est le nom couramment employé en France (taille hypogastrique); et, en désignant l'opération par un qualificatif tiré de la région sur laquelle on opère, elle peut être mise en parallèle avec une opération analogue qu'on pratique sur une autre région, le périnée. Il n'y a pas d'objection sérieuse à faire au terme adopté et qui, comme je l'ai dit, est un des plus connus. La « taille élevée » (*sectio alta*) est également un nom souvent employé.

HISTORIQUE

Dans cette étude historique, comme dans toutes les enquêtes de ce genre, nous avons à distinguer entre celui qui par hasard fit la découverte et celui qui l'étudia à bon escient; une troisième classe de chirurgiens, que nous devons encore considérer, est celle de ceux qui copient, imitent, modifient ou dénaturent le procédé.

C'est un fait curieux que Pierre Franco (ou de Franco, nom qu'on lui donne encore), le chirurgien qui pratiqua le premier cette opération, ne passe pas pour l'avoir inventée, tandis que son véritable inventeur, Rosset ou Rousset, ne l'a jamais faite.

Franco était un chirurgien qui exerçait à Tourrières, en Provence, et à Lausanne, vers le milieu et la fin du XVI° siècle. En 1556 (et non pas en 1561, dernière édition — ou 1581, comme on le dit quelquefois), il publia à Lyon un livre sur les hernies [1]. La première édition de ce livre fut réimprimée en 1884 dans la *Revue de chirurgie*. Dans le cours de sa narration, il fait le récit suivant. « Je réciterai ce que une fois m'est advenu : voulant tirer une pierre à un enfant de deux ans, ou environ, auquel ayant trouvé la pierre de la grosseur d'un œuf de poule, ou peu près, je feis tout ce que je peu pour l'amener bas, et, voyant que je ne pouvoye rien avancer par tous mes efforts, avec ce que le patient estait merveilleusement tormenté, et aussi les parens, désirant qu'il mourust plus tost que de vivre en un tel travail ; joint, aussi que je ne vouloye pas qu'il me fust reproché de ne l'avoir pas séu tirer (qui estait à moy grande folie) je délibérai avec l'importunité du père, mère et amis, de copper le dit enfant par-dessus l'os pubis, d'autant que la pierre ne voulut descendre bas, et fut coppé sur le pénil, ou peu à costé et sur la pierre, car je levoys icelle avec mes doigts, qui estoyent au fondement, et d'autre costé, et la tenant subjette avec les mains d'un serviteur qui comprinait le petit ventre au-dessus de la pierre, dont elle fut tirée hors par ce moyen, et puis après, le patient fut guary (nonobstant qu'il en fut bien malade), et la playe consolidée : combien je ne conseille à homme d'ainsi faire ; ainsi plutôt user du moyen par nous inventé, duquel nous venons de parler, qui est convenant, plutost que de laisser les patients en désespoir comme cette maladie porte. » (Le texte anglais est la traduction très exacte du passage de Franco par Cheselden [2].)

---

[1] *Petit Traité sur les hernies.*

[2] Je donne le texte exact du passage de Franco, car dans une récente monographie (de M. Henry Thompson) sur cette opération, il est dit que la méthode employée par Franco consistait à « injecter la vessie et à la distendre avec de l'eau qu'un aide ne laissait pas sortir en comprimant le pénis avec la main pendant tout le temps de l'opération ; à disséquer la vessie sur la ligne médiane sans cathéter conducteur, et à l'ouvrir au niveau de sa face antérieure derrière la symphyse ». Franco dit très nettement qu'il n'a pas incisé sur la ligne médiane, et le texte que nous avons rapporté ne laisse guère voir qu'on ait injecté de l'eau et comprimé le pénis. L'aperçu historique de Thompson est passible encore d'autres critiques. Ainsi il confond John Douglas, le chirurgien qui fit le premier cette opération, avec James Douglas, son frère, médecin qui le premier en parla publiquement. Le passage suivant (p. 9) : « Vers cette époque, plusieurs chirurgiens de province, Pye et Thornhill de Bristol, Middleton et Macgill d'Edinbourg (1722-1724) publièrent des observations de taille élevée, » contient plusieurs

En 1590, Rousset publia son grand ouvrage sur l'opération césarienne, ouvrage dans lequel il donnait une description précise et détaillée de l'anatomie de la région. Rousset était le plus grand médecin de son temps, en possession de connaissances profondes et d'un savoir qui approchait du génie. Rien d'étonnant, par conséquent, que ses études sur l'anatomie de la section césarienne lui aient suggéré l'idée d'utiliser la voie hypogastrique pour pénétrer dans la vessie. Il connaissait l'opération de Franco et critiquait vivement ce dernier d'avoir déconseillé aux autres de suivre la même voie ; car Rousset combattait de manière sensée l'opinion généralement admise sur les suites fatalement mortelles des plaies de la vessie. Enfin, ce chirurgien travailla avec soin cette opération, qu'il conseillait d'expérimenter sur le cadavre, et son procédé est resté, à tous égards, absolument celui qu'on suit encore aujourd'hui. Le malade est couché sur le dos, la vessie remplie de lait ou d'eau de gruau, ou de « décoction de vulnéraire » qu'on injecte à l'aide d'une seringue adaptée à une sonde d'argent ; le pénis est maintenu comprimé par un aide ou embrassé par une ligature au moyen d'un ruban en « fil de coton naté ». L'auteur décrit alors en détail l'incision sus-pubienne et la façon de découvrir la vessie. La ponction de la vessie est faite avec un bistouri à pointe acérée, en forme de faucille. Pour agrandir l'incision, on insinue à travers l'orifice de ponction un bistouri courbe, boutonné, mousse à son extrémité, de façon à pouvoir attirer la vessie en haut sans la couper. Un aide, avec les doigts introduits dans l'anus quand il s'agit d'un homme, ou dans le vagin quand il s'agit d'une femme, repousse le calcul en avant et le chirurgien l'extrait soit avec les doigts, des tenettes ou une curette, suivant ce qui lui semble préférable. Pour faire face à certaines difficultés, on a recours à un autre procédé et on pratique l'incision de la vessie sur le sommet d'une sonde très courbe cannelée. Ce chirurgien anticipait ainsi sur certains procédés ultérieurs. La ligature du pénis pour obtenir la distension progressive de la vessie et empêcher toute évacuation de l'urine

inexactitudes. Middleton n'était pas d'Edinbourg, mais de Bristol ; de plus, ce n'était pas un chirurgien, mais un simple médecin genre antique, qui n'a probablement jamais fait une opération de sa vie. Il s'est trouvé qu'il avait écrit pour son ami et collègue Thornhill, le chirurgien, l'ouvrage dont nous parlerons un peu plus loin. J'ai maintenant sous les yeux la copie de cet ouvrage (annotée évidemment par l'auteur) ; elle est datée de 1727.

lui paraît un procédé quelque peu incertain. C'est rationnel au point de vue physiologique, mais intolérable en pratique.

Hildanus (1682) et Dionis (1714) trouvent nécessaire d'introduire dans leurs ouvrages la description de cette opération, mais ils le font sans aucun discernement et même sans la moindre exactitude. D'après Tolet, Bonnet, chirurgien à l'Hôtel-Dieu, aurait fait la taille élevée avant cette époque ; mais on n'en trouve aucune preuve dans la littérature. En 1635, Simon Pietre, médecin de Paris, publia un court traité dans le but de prôner cette opération ; et divers passages des ouvrages ultérieurs de cette époque sembleraient démontrer que les esprits des chirurgiens parisiens ruminaient cette question. Francis Collet fut enfin autorisé à faire des expériences et à déposer un Rapport devant la Faculté de Paris. Ce rapport fut défavorable, et l'opération prohibée. Ailleurs, cette opération fut faite accidentellement, un petit nombre de fois, et plutôt par nécessité que de propos délibéré. C'est ainsi que Groenvelt, chirurgien hollandais, qui publia en 1710 un traité de lithotomie en anglais, raconte comment il fut une fois amené à faire cette opération. Proby, chirurgien de Dublin, publia dans les *Philosophical Transactions*, en 1700, l'observation d'un cas d'une femme pour lequel il avait échoué dans l'extraction d'une longue épingle par l'urèthre ; il incisa sur la pointe, qu'il avait fait saillir au-dessus du pubis, et retira ainsi le corps étranger. Mais ces opérations et d'autres analogues ne firent en aucune façon progresser la cystotomie, et il est juste d'avancer qu'elle perdit plutôt du terrain jusqu'en 1718, époque où les frères Douglas la remirent en honneur.

Le 23 janvier 1718, le Dr James Douglas lut un Mémoire sur la taille élevée pour calculs, devant la Société Royale, dont il était membre. Nul doute que ce médecin n'ait écrit cet article au nom de son frère John, chirurgien et lithotomiste à Westminster Hospital ; à cette époque, il était d'une pratique courante de voir un médecin instruit faire œuvre littéraire pour le chirurgien praticien. En 1723, John Douglas publia son *Traité de cystotomie*. Douglas fut véritablement un inventeur. Quand il commença à travailler cette opération, il ignorait l'ouvrage de Rousset, mais avait connaissance de l'opération mal réussie de Franco. Le nom de *lithotomia douglassiana*, qu'il donna à cette opération, indique clairement la position qu'il s'arroge ;

d'un autre côté, l'adoption de ce terme par les collègues de Douglas montre qu'ils ne lui refusaient pas le titre d'inventeur.

Les frères Douglas, anatomistes et savants de premier ordre, étudièrent la partie anatomique de l'opération d'une façon tout à fait remarquable. La méthode est décrite en dix pages et la description contient trois observations avec dessins des calculs. La vessie doit être remplie d'eau tiède ; et, la sonde étant retirée, un aide, au lieu d'embrasser le pénis, l'abaisse « en bas vers l'anus pour empêcher l'eau de sortir ; de cette manière, l'aide tient sa main en dehors du champ opératoire ». Quant au reste, l'opération est essentiellement la même que celle de Rousset. Ils commirent l'erreur de conseiller, pour agrandir l'incision vésicale, de diriger le couteau en haut vers le fond de la vessie, alors que, de cette façon, on est bien plus exposé à pénétrer dans la cavité abdominale. Pour retirer le calcul, ils insistent sur la supériorité des tenettes sur les doigts, qui exigent plus de place. Les opérés des frères Douglas furent présentés à la Société Royale, et la renommée de ces deux médecins fut bientôt très répandue. Ils eurent de bons imitateurs en Angleterre, et quelques-uns d'entre eux publièrent même des traités de cystotomie. Parmi ces chirurgiens, les plus importants furent Cheselden, de Londres, et Thornhill, de Bristol.

Cheselden a dû bien connaître la manière de faire des frères Douglas, avant que Douglas n'ait écrit son traité ; car il écrivit son livre sur la taille élevée avant 1723. Comme il avait plus souvent l'occasion d'exécuter cette opération, il a pu en publier neuf observations. Sa description comprend dix petites pages ; le reste du livre est rempli par les observations de ses malades, des comptes rendus de dissections et la traduction des écrits de Rousset, Le Mercier, Hildanus et autres. Cheselden fait honneur à Douglas d'être, sinon « l'inventeur de l'opération, du moins sûrement le premier qui l'ait pratiquée sur le vivant ». La description, faite par Cheselden de cette opération, quoique courte et quelque peu incomplète, est claire, pratique et ne diffère pas, dans les points importants, de celle donnée par les frères Douglas.

L'autre nom important dans l'histoire de cette opération est celui de Thornhill, de Bristol, qui pratiqua sa première cystotomie en février 1722. Quand son travail fut publié (par son ami et collègue John Middleton, médecin), en 1727, il

avait déjà fait cette opération au moins quinze fois. Dans le
traité de Thornhill (ou de Middleton), la description de la
cystotomie avec les quelques notions anatomiques préliminaires tient vingt-trois pages in-4°; plus de quarante-sept
pages sont consacrées aux observations, à la critique et aux
planches. La description de la cystotomie sus-pubienne, telle
qu'elle est faite par Thornhill, est merveilleuse. En considérant la manière dont il veut que l'aide maintienne le
pénis « avec un linge entre le pouce et les autres doigts, de
façon à ce qu'il ne puisse glisser »; le soin qu'il prend de
prémunir contre le danger de la surdistension de la vessie
ulcérée; sa description détaillée des contractions des extrémités des muscles droits et de la façon de l'éviter; les dangers qui peuvent résulter de l'incision par en haut; la façon dont
le repli péritonéal est repoussé en bas par la tension; la
manière de soutenir la vessie affaissée après incision; tout ce
qui précède et, plus particulièrement encore, les ressources
nombreuses dont il n'est jamais à court dans le traitement
des cas soumis à son observation et de leurs complications,
doivent faire considérer Thornhill comme l'écrivain qui, de
son temps et même pendant plus d'un siècle plus tard, a le
mieux exposé la cystotomie sus-pubienne. Son expérience
dépassa celle de tous les chirurgiens de son époque; et il fit
preuve de plus de finesse que ceux-ci dans l'appréciation des
difficultés et des particularités de cette opération. La lecture
de ses observations ne laisse pas de doute que, tout en montrant plus de hardiesse, il faisait preuve en même temps d'une
prudence plus grande que ses prédécesseurs [1].

Pour donner une idée de la sagacité des connaissances de
Thornhill en ce qui concerne les points essentiels de cette opération, je citerai le passage suivant qui se trouve sous forme
de note dans son livre (p. 17) : « J'avais l'espoir qu'on pût

[1] Les mérites de l'ouvrage de Thornhill m'ont tellement frappé que je me suis
donné beaucoup de peine pour élucider son histoire. Heureusement, j'ai pu y
arriver grâce aux documents très complets de la Bristol Royal Infirmary, actuellement à la Bibliothèque de cet hôpital. Thornhill a été le premier chirurgien de
cet hôpital, et, nommé en 1737, il fut à Bristol le chirurgien le plus éminent de
son temps. Dans une situation de fortune très prospère, quelque peu gandin, ne
dépendant pas de sa profession, opérateur brillant, mais évidemment sans souci
de sa réputation, il suivait en toute liberté l'impulsion de son génie, certainement
un peu vagabond. Il était bien dans sa nature de ne pas se donner la peine de
dire un mot de son œuvre et de la laisser décrire par son ami Middleton.

déterminer, à la satisfaction de tout le monde, le point ou devait porter la ponction, en recherchant doucement avec le doigt l'insertion de l'ouraque au fond de la vessie ; j'ai observé chez l'adulte que le siège de cette insertion déterminait une saillie, légère protubérance assez dure, de la grosseur d'un gros pois, mais plus aplatie ; une fois que le doigt s'appuie sur cette saillie, on peut en toute sécurité faire la ponction immédiatement au dessous. Mais, j'ai constaté que ce point de repère était infidèle sur le vivant, chez lequel, toutes les fibres étant en action, les différentes parties paraissent si uniformément tendues qu'il devient difficile de distinguer l'insertion de l'ouraque. Cependant, j'en parle en théorie comme d'un procédé susceptible peut-être d'amélioration et qui, chez l'adulte, ne doit pas être entièrement négligé. » C'est une remarque de la plus haute importance au point de vue opératoire, remarque qui, autant que je sache, n'avait jamais encore été formulée auparavant. Et cette remarque est très juste. Je crois qu'avec un peu de pratique on peut toujours déterminer sur le cadavre l'insertion de l'ouraque : et, si l'incision porte au-dessous de ce point sur la ligne médiane, il est impossible de blesser le péritoine. Rappelons encore qu'à l'époque de Thornhill l'anesthésie n'existait pas encore.

En 1725, Samuel Pye [1], de Bristol, écrivit contre cette opération un petit pamphlet qui n'arrive guère qu'à démontrer que ce chirurgien n'a pas saisi les principes de la cystotomie, ni su es appliquer convenablement dans la pratique. Sur ses quatre cas, il est digne de remarque qu'une seule fois il fit la réunion primitive de la plaie, et que son malade, un garçon de cinq ans, voyageait déjà en rue, quinze jours après l'opération. Macgill, d'Edinbourg, écrivit à Middleton et Cheselden des lettres relatant quelques cas qui se trouvent rapportés dans leurs ouvrages.

---

[1] Samuel Pye était un chirurgien de Bristol, qui jouissait d'une grande réputation pour le traitement des maladies vénériennes.

« Les préceptes domestiques du vieux Sam Pye étaient des règles solides pour le traitement de leurs bubons. »

(CHATTERTON.)

C'était un rival de Thornhill et c'est surtout contre ce dernier que fut très manifestement dirigé son pamphlet. Pye avait très peu d'expérience (4 cas) de cette opération et les objections qu'il soulève sont pour la plupart fantaisistes et ridicules. Le « vieux Sam Pye » a eu l'honneur, quelque peu douteux, d'être injurié par Chatterton dans un poème non publié et non publiable qui se trouve maintenant à la bibliothèque de la Bristol Royal Infirmary.

En France, Morand pratiqua cette opération en suivant les règles établies par Rousset et publia en 1728 un traité sur la « taille par le haut appareil », terme sous lequel on désigne quelquefois cette opération. Plusieurs autres chirurgiens firent à cette époque la cystotomie et écrivirent sur ce sujet. Jusqu'à frère Côme (ou Cosme), célèbre lithotomiste de Paris, l'opération n'avait subi aucune amélioration, à peine quelques modifications. C'est en 1779 que parut le livre de Côme, après que ce chirurgien eût finalément élaboré son procédé. Ce dernier passe pour avoir opéré près de cent malades avec un succès presque ininterrompu ; la particularité principale du procédé de frère Cosme consiste dans l'emploi de la *sonde à dard*, introduite dans la vessie par une boutonnière faite à l'urèthre membraneux par le périnée. L'instrument en question était une sonde courbe, creuse, qu'on introduisait dans la vessie par l'incision périnéale ; en abaissant la sonde, son extrémité faisait saillir la vessie dans la plaie, puis on perforait le réservoir urinaire soit avec un dard dissimulé, soit avec un stylet. Pour inciser l'aponévrose intermédiaire aux muscles droits, on se servait d'un bistouri courbe boutonné, qui repoussait devant lui le péritoine. Deschamps émit l'idée qu'on pourrait pratiquer par le rectum la boutonnière inférieure destinée à l'introduction de la sonde.

Le Blanc [1], en 1773, passe pour avoir conseillé l'opération en *deux temps*, proposition qui fut reprise par Vidal de Cassis, en 1832, et encore plus récemment par Neuber, de Kiel. Les avantages de l'opération en deux temps ne sont pas aussi manifestes dans les interventions sur la vessie, que dans celles qui visent le tube digestif.

D'autre part, le professeur Rydygier, de Krakow, négligeant la soi-disant sécurité que confère la méthode extra-péritonéale et se fiant à la propriété bien connue de la réunion rapide des feuillets péritonéaux, a tout récemment ouvert hardiment la vessie par sa face péritonéale et l'a suturée immédiatement après.

Depuis son apparition, la cystotomie n'a fait que décliner, presque jusqu'à nos jours ; elle a perdu et en faveur et comme manuel opératoire ; et il n'y a nul besoin à la suivre dans les péripéties de sa fortune [2].

---

[1] DULLES, *Med. and Surg. Rep.*, Phil., 30 juin 1888.
[2] Voir DULLES, *Lancet*, 3 décembre 1887.

Sa résurrection n'est qu'un simple épisode de la résurrection générale de la chirurgie dans ces dernières vingt années. Aujourd'hui, l'opération en est encore au même point où l'ont laissée Douglas et Thornhill, ayant subi les mêmes améliorations et de par les mêmes influences que les autres opérations chirurgicales, et offrant les mêmes tendances à écarter tous les artifices ingénieux, qui voudraient supprimer la nécessité de l'éducation des doigts et des connaissances anatomiques.

La résurrection toute récente de cette opération fait réellement partie de la résurrection tranquille de certaines anciennes opérations abandonnées. S'il y a quelqu'un qui, plus qu'un autre, mérite qu'on lui fasse honneur de cette résurrection, c'est bien M. Joseph Lister. Mais l'impulsion la plus vive a été donnée par les expériences de Garson et Petersen, démontrant l'influence de la distension du rectum sur l'accroissement de l'étendue de l'espace sus-pubien. La valeur réelle de cette découverte est aujourd'hui ouvertement mise en doute par certains chirurgiens, tandis que ses risques accidentels ne font aucun doute pour personne. Mais, quoi qu'il en soit, les expériences de ces deux chirurgiens ont attiré l'attention sur l'opération en question et, depuis lors, elle a pris définitivement place parmi les interventions chirurgicales unanimement admises.

INDICATIONS OPÉRATOIRES

On peut dire, d'une façon générale, que la voie sus-pubienne peut trouver son indication dans toutes les circonstances qui réclament la cystotomie. C'est par la voie sus-pubienne que se fera le mieux l'extraction de calculs, de corps étrangers et de tumeurs ; le drainage d'une vessie enflammée ; la création d'une voie d'écoulement pour l'urine, en cas d'oblitération des voies naturelles ; l'établissement d'un orifice artificiel, en cas de tumeurs malignes avec obstruction du canal par des caillots, peuvent tous constituer une indication à la cystotomie sus-pubienne. Mais, ce ne sont que des indications relatives en compétition avec d'autres procédés. Il s'agit donc d'apprécier tout d'abord la valeur respective des opérations en présence.

Calculs de la vessie. — La meilleure opération visant les calculs de la vessie est, de l'avis de tous, celle de Bigelow, la lithotritie avec évacuation en une seule séance. A mesure que l'expérience s'étend et que les instruments se perfectionnent, le champ du procédé de Bigelow augmente. On est parvenu à broyer des calculs d'énorme volume avec des instruments puissants et à les extraire complètement en une seule séance, tandis que, avec des instruments excessivement délicats, on en est maintenant arrivé à enlever des calculs chez de tout jeunes enfants, presque des nourrissons. L'opération de choix pour les calculs de la vessie est certainement celle de Bigelow, et presque tout le monde tombe d'accord sur ce point.

Dans certaines circonstances, cette opération devient impossible. Ainsi le calcul sera tellement dur que l'instrument ne peut arriver à le broyer ; ou bien, le broiement expose aux dangers de blesser les parois vésicales par projection de fragments pointus ; ou encore, il exige une séance tellement prolongée qu'elle met la vie du patient en danger. D'un autre côté, le calcul est parfois si volumineux qu'il ne peut être question de le broyer avec un instrument quelconque introduit par l'urèthre. Chez les jeunes enfants, par suite de l'étroitesse de l'urèthre, il sera impossible ou dangereux d'introduire des instruments efficaces. Enfin, il peut arriver qu'en prenant en considération l'état général du malade et les dimensions du calcul, on en arrive à conclure qu'une intervention sanglante de courte durée donnera les meilleures chances de guérison. Il faut se décider alors entre la taille latérale, ou du moins périnéale, et l'opération sus-pubienne.

Si nous prenons en premier lieu l'exemple de jeunes enfants, nous entendons souvent dire que, pour l'extraction des calculs vésicaux, point n'est besoin d'une meilleure opération que la taille latérale. Les récentes applications du broiement sembleraient démontrer que nous avons déjà une opération au moins aussi bonne, et probablement meilleure que la taille latérale, tandis que, au point de vue des résultats éloignés, aucune comparaison n'est possible. Un enfant, auquel on a pratiqué la taille pour calcul, n'est pas à l'abri du rétrécissement ultérieur de l'urèthre, alors qu'il grandit. En face de faits réels, il est impossible d'ignorer les mauvais résultats éloignés de la taille périnéale. Dans le district de Bristol, où les calculs sont rares, j'ai vu, pendant les neuf dernières années, cinq opérations faites pour fistules périnéales, consécutives à la taille périnéale ; et j'ai été consulté une fois pour un rétrécissement et une autre fois pour une fistule, tous les deux de même origine. Et le traitement de ces complications n'est ni toujours facile ni toujours efficace ; du moins, pour ce qui est du rétrécissement, on peut dire qu'il persistera toute la vie. Dans un cas de fistule consécutive à la taille et opérée avec plein succès par M. Board à Bristol Infirmary, le rétrécissement n'était pas accusé et le malade put être considéré comme définitivement guéri ; mais, dans tous les autres cas que j'ai vus, l'opération n'a pas eu raison du rétrécissement. Connaissant ce que nous savons des causes et des suites des rétrécissements traumatiques de l'urèthre, on peut être surpris de voir la taille périnéale chez les enfants avoir si rarement de mauvaises conséquences. Parmi les suites possibles de cette opération, on peut encore citer l'impuissance sexuelle ou plutôt la stérilité. D'après Mac-Cormac[1], Haemstadt n'a trouvé, sur 18 hommes mariés et taillés pendant l'enfance, qu'un seul qui ait pu avoir des enfants.

On est obligé d'admettre que le rétrécissement, les fistules, l'impuissance sexuelle, isolés ou se compliquant, s'observent rarement après la taille périnéale. Mais, qu'elles en soient les suites possibles, cela est indéniable. Aussi, si la taille sus-pubienne est susceptible de donner des résultats immédiats aussi bons que la taille périnéale, et ceci sans présenter les accidents éloignés de cette dernière, il est évident que c'est à la cystotomie sus-pubienne qu'il faudra donner la préférence. Quand bien même les complications en question ne se rencontreraient dans la taille périnéale que dans une proportion de 1 pour 100, ce seul cas suffirait pour régler la conduite d'un chirurgien sérieux. En ce qui concerne l'enfance, je dirai par conséquent que, chaque fois que la lithotritie est considérée comme impossible, il faut s'arrêter à la taille sus-pubienne. Un autre argument en faveur de ce choix chez les enfants est la position favorable de la vessie et le bon état habituel des tissus qui l'entourent.

Chez l'homme adulte, les dimensions du calcul, l'âge et l'état général du malade ont une grande influence sur la décision à prendre. Une anesthésie prolongée, nécessaire pour

---

[1] *Lancet*, 19 mars 1887.

broyer et évacuer le calcul, est pleine de dangers chez les vieillards et les individus affaiblis ; et, pour les calculs pesant plus de 60 grammes, la voie sus-pubienne est préférable. C'est par cette voie qu'il faut enlever les très gros calculs. En effet, les dimensions de la pierre paraissent à peine exercer une influence quelconque sur la mortalité de ce mode d'interven- tion. Le malade, chez lequel M. T. Smith enleva une pierre de 765 grammes, guérit mieux que celui auquel M. Henri Thompson retira un calcul de 453 grammes. Dans ces cas, il ne s'agit plus d'opération de choix, mais d'une opération de néces- sité. Car il est impossible d'extraire d'aussi volumineux calculs, soit par le broiement, soit par l'incision périnéale.

C'est à juste titre qu'on a conseillé la voie sus-pubienne pour les calculs enkystés.

Chez les vieillards, avec des calculs qu'il est impossible ou imprudent de broyer, c'est une question de vie ou de mort. Mais, chez des malades très jeunes, la vie n'est pas autant en question — tous les procédés offrent une sécurité relative sous ce rapport, — mais il s'agit de les mettre à l'abri des accidents ultérieurs possibles. Or, les complications consécutives à la taille périnéale, tout en étant fort rares, existent de la façon la plus réelle, tandis qu'elles font complètement défaut après la taille sus-pubienne. Il est probable qu'avec l'amélioration pro- gressive des instruments, la lithotritie pourra être faite chez de petits garçons de l'âge le plus tendre ; mais, il restera toujours un certain nombre de calculs passibles de l'intervention san- glante. Et, pour nous, il est évident que cette intervention devra presque toujours être la taille hypogastrique Chez les vieillards et chez les individus porteurs de très gros calculs, il faudra, également, dans la majorité des cas, avoir recours à la taille sus-pubienne.

Chez les femmes affligées de calculs vésicaux, la question de la cystotomie sus-pubienne ne se pose pas aussi souvent. Chez elles, le calcul doit être bien volumineux pour qu'il ne soit pas possible de le broyer par la voie uréthrale. En cas de pierres de dimensions moyennes, mais trop dures pour pou- voir être broyées, l'incision de l'urèthre, avec dilatation du col de la vessie et suture immédiate de l'urèthre divisé, me paraît, à mon sens, préférable à la cystotomie sus-pubienne. L'incision de la vessie par le vagin n'est pas à conseiller. Pour des calculs très volumineux, de 125 grammes et plus, la meilleure opération est encore, probablement, la taille hypogastrique.

Il n'est pas besoin que nous exposions ici les symptômes et le diagnostic des calculs de la vessie.

Corps étrangers. — Ici, le choix de l'opération doit dépendre de la nature du corps étranger de la vessie. Dans la majorité des cas, on n'est appelé à opérer que lorsque le corps étranger est plus ou moins enveloppé de phosphates, et, souvent, il a déjà disparu complètement au centre d'un calcul. Dans cette seconde éventualité, si l'on se décide pour une intervention sanglante, c'est à une taille pure et simple qu'il faudra avoir recours ; mais, si c'est à la lithotritie qu'on s'arrête et que le corps étranger soit métallique, il est possible qu'on échoue dans le broiement. Naturellement, si on sait à l'avance qu'il existe un corps étranger dont le broiement est impossible, cet échec peut être évité.

Dans le cas, où l'on est appelé peu de temps après l'introduction du corps étranger et où on est renseigné sur sa nature, on peut essayer de l'extraire en ayant recours aux ingénieux redresseurs, ou basculeurs, ou duplicateurs, ou pinces spéciales construites à cet effet. Les succès consécutifs à l'emploi de ces instruments, et d'autres analogues dans l'extraction des corps étrangers de la vessie, ont été des plus encourageants. D'après la statistique de Denucé, portant sur 240 cas de corps étrangers ayant nécessité la taille ou l'extraction, on avait fait, avant 1830, 100 tailles et 27 extractions, tandis qu'après 1830 la taille ne fut pratiquée que 21 fois, et l'extraction dans tous les autres cas. Dans une statistique plus complète, Poulet trouva une proportion un peu plus forte de lithotomies. Il insiste sur ce point, que la simple extraction n'est pas aussi inoffensive qu'on peut le croire; que la vessie et le canal peuvent être facilement blessés et que, d'une façon générale, on n'a guère la possibilité de choisir entre l'extraction et l'intervention sanglante, du moins en ce qui concerne l'homme. Chez la femme, la dilatation de l'urèthre, suivie d'exploration de la vessie et d'extraction du corps étranger, est le procédé le plus sûr.

Toute tentative, tendant à formuler une loi précise pour le choix du meilleur mode d'intervention dans ces cas, ne peut qu'échouer en face de la variété infinie des corps étrangers. D'une façon générale, si le corps étranger est très long, s'il est fragile, tel par exemple un tube de verre, et si surtout ses extrémités sont pointues, ou peut-être déjà fixées dans les parois vésicales, — dans ces conditions la taille sus-pubienne devient le meilleur mode d'intervention. Dans les cas, où la perforation de la vessie est manifeste, la taille sus-pubienne doit être suivie de cœliotomie afin d'arriver à suturer la déchirure. D'ordinaire, les signes d'une perforation vésicale suivent de très près la production du traumatisme. Mais, pourtant, dans quelques cas, la perforation se creuse lentement, par ulcération, et n'atteint la cavité générale qu'après formation d'un abcès périvésical. Dans un cas extraordinaire et probablement unique, que j'ai relaté ailleurs [1], une baleine d'ombrelle de 5 centimètres de long plongeait par une extrémité au milieu des anses intestinales, tandis que l'autre, logée dans la vessie, se trouvait incrustée de concrétions phosphatiques et formait un calcul du volume et de la forme d'un œuf de pluvier. Le malade, un aliéné, n'a jamais présenté de symptômes de corps étrangers et a succombé à une autre affection. Ici, la cœliotomie eût été nécessaire pour mener à bien, convenablement, l'opération, car la perforation de la vessie n'aurait jamais pu être comblée d'autre façon.

Il est certain que l'extraction de corps étrangers, tranchants ou volumineux, offrira moins de dangers, pour les parois vésicales, par la voie abdominale que par la voie périnéale. Le champ opératoire est plus vaste, permet facilement d'explorer avec le doigt tout le corps étranger et de l'amener, peut-être, sous les yeux ; la voie abdominale permet encore de s'assurer si la vessie est ou non intéressée. Toute la question doit être laissée à la discrétion du chirurgien, qui réglera sa ligne de conduite sur les renseignements qu'il lui est possible d'obtenir, comme, par exemple, sur la nature du corps étranger. Il choisira le mode d'intervention qui lui permettra d'extraire à coup sûr le corps étranger ; c'est presque un désastre que d'être obligé de recourir à la voie sus-pubienne, quand on a échoué par le périnée. Toute tentative chirurgicale de ce genre doit être sévèrement condamnée. En ce qui concerne la mortalité

---

[1] *Bristol med. Chir. Journ.*, mars 1886.

réelle, peu importe qu'on s'arrête à la voie sus-pubienne ou périnéale ; s'il y a le moindre doute que l'une doive subir un échec, il faut sans hésitation choisir l'autre, qui ne peut échouer.

Tumeurs de la vessie. — Une classification exacte et complète des tumeurs de la vessie est encore à faire. M. Henry Thompson [1], s'appuyant sur les matériaux qu'il avait sous la main, a donné une classification qu'on admet à titre d'essai et de provisoire. En ne considérant ces tumeurs qu'au point de vue le plus large, le mieux et le plus simple est, à mon avis, de les diviser en polypes, papillomes et cancers. Au point de vue clinique, cette division est certainement suffisante, et il n'est pas invraisemblable qu'on ne puisse, à l'aide de quelques légères subdivisions, arriver à classer de cette façon toutes les variétés connues des tumeurs de la vessie.

Le polype atteint surtout l'enfant. Au point de vue pratique, sa structure est identique à celle des simples polypes muqueux qu'on observe sur la muqueuse nasale et les autres muqueuses. Quelques-uns renferment une forte proportion de mucus et, pratiquement, doivent être considérés comme des myxomes ; d'autres sont plus durs et du tissu fibreux entre dans leur constitution pour une quantité variable. Ces polypes sont souvent en grand nombre, de sorte qu'ils remplissent et distendent même la vessie.

Les papillomes, appelés aussi « tumeurs villeuses », sont, parmi les tumeurs de la vessie, celles qu'on connaît le mieux. Leur aspect extérieur n'est nullement uniforme. Parfois ils sont représentés par une tumeur frangée ou papillaire extrêmement fine, presque impalpable, implantée sur un mince pédicule, et s'étalent en une masse plus ou moins distincte, rappelant assez l'aspect du chou-fleur. Quelquefois ces tumeurs délicates sont uniques, plus souvent multiples, au nombre de trois ou quatre ; il est rare de les voir s'étendre à toute la surface de la vessie. Chaque papille des villosités est constituée par une mince membrane basale enveloppant des vaisseaux sanguins et recouverte de plusieurs couches de cellules cylindriques, identiques à celles qui tapissent la muqueuse vésicale. Ces villosités présentent la même épaisseur à la base qu'au

---

[1] *Tumours of the Bladder*, London, 1884.

sommet ; mais le sommet de la tumeur dans sa totalité est plus large que la base, en raison de la division des villosités dans le cours de leur développement. Les parois des vaisseaux sont très minces et se rompent facilement. Thompson désigne cette variété sous le nom de papillome frangé, *fimbriated Papilloma*. Une seconde variété, dans laquelle le tissu fibreux se trouve en grande abondance à la base de la tumeur (qui contient, en outre, des fibres lisses) et en constitue une partie considérable, est désignée par le même auteur sous le nom de fibro-papillome. Quelques tumeurs, qu'on a décrites comme des myomes, appartenaient probablement à cette variété. Dans cette dernière, les franges délicates, quoique existant réellement, ne sont ordinairement ni aussi longues ni aussi bien développées que dans la variété précédente. Dans une troisième classe, le tissu fibreux de la base de la tumeur est encore plus développé et renferme dans ses mailles des éléments qui éveillent l'idée de malignité. Il est douteux, cependant, qu'on puisse démontrer la malignité réelle de ces tumeurs autrement que par leur tendance à la repullulation, qu'il est possible d'expliquer également par la reproduction de la tumeur après extirpation incomplète.

On a constaté la possibilité de l'envahissement de la vessie par toutes les formes de tumeurs malignes. Le sarcome est rare, moins rare cependant qu'on ne l'admet généralement (Southam) ; les tumeurs encéphaloïdes se rencontrent aussi ; on a signalé également le squirrhe primitif de la vessie, mais d'ordinaire il s'agit de la propagation d'un cancer primitif de la prostate ; l'épithélioma est peut-être la forme la plus commune des affections malignes de la vessie.

Les tumeurs dermoïdes ont été observées dans la vessie comme dans la plupart des autres organes ; et on a publié l'observation d'une ablation d'une de ces tumeurs, faite avec plein succès par Bryant, chez une femme.

Les symptômes provoqués par la présence de polypes dans la vessie de l'enfant sont les mêmes que ceux des calculs, avec plus de douleurs et peut-être avec crises plus fréquentes de ténesme.

Les symptômes propres aux papillomes sont très bien connus

et suffisamment caractéristiques, d'ordinaire, pour permettre un diagnostic presque certain. Toutefois, il existe des exceptions où le diagnostic ne se fait qu'au cours de l'intervention. Les symptômes sont, du reste, interprétés de façons différentes par divers observateurs. J'ai enlevé une tumeur papillomateuse de la vessie d'une femme, traitée pendant trois ans par des médecins distingués pour un « rein goutteux ». Le collègue, qui fit le diagnostic et m'adressa la malade, conclut à un papillome rien qu'après quelques minutes de conversation avec la patiente. Par conséquent, tout dépend du point de vue auquel on se place pour interpréter les symptômes.

Le premier, le dernier et d'ordinaire, mais pas toujours, le seul symptôme constant des papillomes est l'hématurie. Dans quelques cas, l'hématurie est positivement le seul symptôme et le malade ne présente aucun signe d'irritation ou d'inflammation de la vessie, ni aucun autre trouble en dehors de l'hémorragie, et, finalement, succombe simplement aux pertes de sang. Cependant, dans la plupart des cas, les mictions deviennent plus fréquentes ; parfois, il existe du ténesme ; et, dans certains cas où le sang se coagule dans la vessie, on note une rétention complète d'urine avec efforts constants et infructueux de miction. Une fois, il me fallut enlever avec les doigts quantité énorme de caillots qui distendaient la vessie, avant de pouvoir arriver sur la tumeur. L'hémorragie est moins profuse au début de l'affection et s'aggrave, non pas progressivement, mais par rémissions, à mesure que l'affection fait des progrès.

Au début, l'hémorragie se déclare quelquefois de façon tout à fait caractéristique. Les premières portions de l'urine sont claires ou légèrement teintées de sang ; mais, vers la fin de la miction, la coloration rouge s'accuse davantage ; et, quand l'acte est terminé, il s'écoule encore quelques gouttes ou un petit jet de sang pur, au prix de quelques douleurs et de quelques efforts. Ce sont là des phénomènes provoqués, sans aucun doute, par la compression de la tumeur, par la contraction des parois vésicales et par la rupture de quelques vaisseaux à parois minces. Quand la vessie se remplit, les villosités qui plongent dans l'urine continuent à saigner ; le sang se mélange à l'urine ou bien il se forme des caillots petits ou volumineux, suivant la quantité de sang épanché.

Le cathétérisme donne ordinairement des résultats négatifs

en cas de papillomes. Le doigt, introduit dans le rectum quand il s'agit d'un homme, dans le vagin quand il s'agit d'une femme, suit les mouvements de la sonde promenée dans la vessie et s'efforce d'apprécier, à travers les muqueuses, l'uniformité des parois vésicales et de noter toute tuméfaction ou toute induration située entre lui et la sonde métallique. Ce procédé ne permet de découvrir que des papillomes volumineux et durs.

Il est très important de faire souvent l'examen microscopique soigneux de l'urine, dans le but d'y découvrir quelques fragments de franges qui y tombent d'une manière quasi continue. On laisse déposer le sédiment de l'urine pendant vingt-quatre ou quarante-huit heures; on le lave pour le débarrasser du sang et on l'examine en détail. M. Henry Thompson propose, très heureusement, de laver la vessie abondamment à l'eau chaude ou de se servir même de l'évacuateur de la lithotritie, afin d'obtenir des parcelles de tumeur pour un examen microscopique. La découverte de franges dans l'urine est pathognomonique. L'emploi du lithotriteur, pour la prise et l'extraction de parcelles de la tumeur, est un procédé quelque peu hasardeux.

Dans les épithéliomes de la vessie, les phénomènes d'irritation vésicale sont plus précoces et plus accusés que dans les papillomes. L'hémorragie est plus variable, comme fréquence et comme intensité. Du pus existe en grande quantité dans l'urine, et, si l'irritation est considérable, il s'y trouve en même temps du mucus visqueux. La douleur est un symptôme presque constant et souvent très accusé; fréquemment rapportée à l'hypogastre, elle s'étend aux régions éloignées telles que l'extrémité de la verge et, plus loin, le long des nerfs de la cuisse. Entre la sonde introduite dans la vessie et le doigt dans le rectum ou le vagin, il est parfois possible de sentir une tumeur ou un épaississement. Des fragments de tumeur, trouvés dans l'urine ou dans l'eau d'un lavage de la vessie, confirmeront le diagnostic. Quant aux moyens de diagnostiquer d'autres formes de tumeurs malignes, en dehors des principes généraux, bien peu de chose nous servira de guide.

Il paraît que nous sommes maintenant sur le point de posséder, si même nous ne la possédons déjà pas, une méthode réellement efficace d'exploration de la cavité vésicale à l'aide de la lumière électrique. D'après Hurry Fenwick[1], le cystoscope à lampe incandescente de Nitze ou Leiter serait un instrument d'une utilité pratique très réelle qui permettrait l'exploration visuelle de toute la cavité vésicale. Je n'ai pas grande expérience personnelle de cet appareil, et l'on trouvera la description complète de l'instrument et la manière de s'en servir dans l'ouvrage de Fenwick et dans les articles qui s'y rapportent. Avant de pratiquer la cystoscopie sur le vivant, il est prudent de s'exercer d'abord sur le cadavre ou des vessies artificielles.

Dans quelles conditions rencontre-t-on ces tumeurs ? Les polypes paraissent être l'apanage presque exclusif de l'enfance ; les papillomes sont plus fréquents chez l'adulte du sexe masculin ; les épithéliomas, aussi fréquents dans les deux sexes, s'attaquent probablement plus souvent aux vieillards. Aucune région de la vessie n'est épargnée par ces tumeurs, mais toutes se rencontrent plus souvent, soit à la base, soit au fond de l'organe, et cela est plus particulièrement vrai pour les épithéliomas.

L'opération (avec les exceptions ordinaires) se trouve indiquée dans tous les cas où l'on diagnostique un polype ou un papillome de la vessie. Je suis d'avis que, chez les individus de sexe masculin, l'intervention de choix doit être la cystotomie sus-pubienne. Chez les femmes, on pourra tenter l'extraction par l'urèthre, sauf en cas de tumeurs très volumineuses et multiples, étendues sur toute la surface de la muqueuse. Laissant pour le moment de côté la question de l'intervention chez la femme, nous allons maintenant discuter brièvement les raisons qui plaident en faveur de la voie sus-pubienne chez l'homme.

Le problème est double. La première question est celle de savoir quelle est la voie qui permet d'atteindre le plus facilement les tumeurs de la vessie. En second lieu, nous devons nous demander quelle est la voie qui permet d'enlever la tumeur le plus facilement et uniformément.

Pour ce qui est de la réponse à la première question, il faut dire d'abord que les dispositions actuelles du monde chirurgical ne sont peut-être pas d'accord avec les plus récents écrits

---

[1] *Electric Endoscopy*, Lond., 1888 ; et *Brit. med. Journ.*, 4 février 1888 et 4 mai 1889.

chirurgicaux. Ainsi, en 1884, M. Henry Thompson [1] s'est prononcé absolument en faveur de la voie périnéale médiane. Le doigt, pénétrant par l'incision périnéale, arrive toujours, dit ce chirurgien, à explorer toute la cavité, surtout si l'opérateur est assisté par un aide « vigoureux et décidé » qui repousse en bas le contenu du bassin. Que la cavité vésicale puisse être explorée en entier de cette manière par la pulpe digitale, cela ne fait pas de doute ; mais, en cas d'obésité et avec des muscles abdominaux puissants, le procédé en question devient plutôt un véritable exercice de gymnastique musculaire qu'une méthode de palper délicat. Aussi qui a essayé des deux voies n'admettra jamais que la précédente puisse être comparée à la taille sus-pubienne pour la facilité et le fini de l'exploration. Après la « taille élevée », le doigt explorera avec la plus grande facilité toute la région du réservoir urinaire, et une grande partie de sa surface pourra même être amenée sous le regard. On n'a besoin d'aucune force pour élever le périnée ou abaisser les parois : la vessie se présente d'elle-même, accessible au doigt.

Et, très sérieusement, on peut se poser la question : Quel est l'avantage de l'exploration de la vessie, si ce n'est pas pour procéder à l'extraction de la tumeur ? J'ai déjà protesté dans cet ouvrage contre la manie trop répandue des « opérations exploratrices » ; une opération exploratrice sur la vessie, qui ne peut, séance tenante, être convertie en l'opération curative la meilleure, doit être rejetée sans hésitation. Exploration et ablation doivent marcher de pair.

Comme facilité d'ablation des tumeurs, il ne peut y avoir de doute sur la supériorité, dans la grande majorité des cas, de la voie sus-pubienne comparée à la voie périnéale. Un petit nombre de tumeurs pourraient seules être enlevées par l'incision périnéale, et, comme il est rarement possible de localiser exactement une tumeur, avant l'opération, il nous faut choisir le mode d'intervention qui réussira toujours. Quelques opérations commencées par la voie périnéale ont dû être terminées par la voie sus-pubienne; cela ne doit jamais arriver. Bien qu'il soit probablement difficile de se prononcer au point de vue de la mortalité immédiate entre la taille élevée et la taille basse,

---

[1] *Tumours of the Bladder*, p. 11.

il est certain que la combinaison des deux procédés est infiniment plus grave que l'un quelconque employé isolément; s'il est vrai que, dans tous les cas où la tumeur peut être enlevée par la voie périnéale, elle puisse également être extraite par la voie sus-pubienne ; si dans certains cas (qu'on ne peut diagnostiquer par avance), la tumeur ne peut être complètement enlevée que par la voie hypogastrique ; et si, enfin, dans tous les cas, les manœuvres sont plus faciles et plus précises par la voie sus-pubienne, il ne fait pas de doute que c'est en faveur de la cystotomie sus-pubienne que le chirurgien doit se prononcer.

Chez la femme, la meilleure méthode, la méthode routinière, est, à mon avis, l'incision de l'urèthre externe suivie de dilatation du col de la vessie. Après l'opération, on suture l'urèthre.

Il est surprenant jusqu'à quel point la division de l'urèthre externe, en affranchissant le doigt de toute constriction et en le dégageant dans une longueur inappréciable d'un pouce ou environ, facilite l'exploration de la cavité vésicale. L'opération en question est singulièrement insignifiante, comparée à la taille périnéale chez l'homme ; elle rend la vessie plus accessible ; et c'est dans une proportion beaucoup moindre qu'on échouera dans l'extraction des tumeurs par cette voie. Cependant, la cystotomie sus-pubienne peut se trouver indiquée chez la femme pour certains cas rares de tumeurs très volumineuses ou mal situées.

La cystotomie sus-pubienne a été proposée et exécutée comme opération exceptionnelle dans les conditions suivantes: 1° comme mode de drainage dans la cystite ; 2° comme mode d'écoulement de l'urine, quand celle-ci ne peut plus franchir l'urèthre ; 3° par Mc Gill, de Leeds, dans le but de réséquer les lobes hypertrophiés de la prostate, faisant saillie dans la vessie et obstacle au cours de l'urine ; 4° enfin, par M. W. Thomson, de Dublin, comme procédé de cure de fistules périnéales impossibles à guérir d'autre manière. Le cadre de cet ouvrage s'oppose à la discussion de ces faits. La seule opération de la « prostatectomie », comme on l'appelle, me semble avoir démontré la possibilité d'aborder, d'une façon satisfaisante, un état morbide qui résiste à tous les autres traitements. L'expérience seule pourra montrer la valeur de ce mode d'intervention. Jusqu'ici, les résultats qu'il a donnés au point de vue de la disparition des symptômes sont encourageants, bien que sa

mortalité soit assez élevée. Packard, de Philadelphie, a pratiqué plusieurs fois avec succès la cystotomie sus-pubienne
pour le soulagement immédiat et le traitement ultérieur de
la rétention d'urine, surtout quand celle-ci tenait à une hypertrophie de la prostate.

CONSIDÉRATIONS ANATOMIQUES

La portion de la vessie, intéressée dans cette opération, est
celle qui se trouve comprise entre le col vésical et l'insertion
de l'ouraque. Entre la paroi vésicale antérieure, en arrière, et
la face postérieure du pubis et des muscles abdominaux, en
avant, se trouve un espace pyramidal comblé par du tissu conjonctif et des vaisseaux : c'est dans cet espace et à son voisinage
que s'exécutent les manœuvres chirurgicales dans cette opération. La forme et les dimensions de cet espace varient, non
seulement anatomiquement chez les divers individus et aux
différents âges, mais encore suivant l'état de vacuité et de
réplétion de la vessie.

La paroi postérieure de la gaine du droit se termine exactement au bord curviligne du repli semi-lunaire de Douglas,
entre l'ombilic et les pubis ; de ce bord, partent deux feuillets
aponévrotiques qui se dirigent en bas entre le droit et le
péritoine. Le feuillet antérieur passe sous forme de mémbrane
mince sur le droit et le pyramidal et limite l'espace compris
entre la vessie et la symphyse (Braune) ; le feuillet postérieur passe transversalement derrière l'ouraque, jusque
sur la vessie qu'il revêt, et va joindre la capsule prostatique et
l'aponévrose pelvienne. C'est dans cet espace virtuel, compris
entre les deux feuillets, que s'élève la vessie au fur et à mesure
de sa dilatation et, d'un autre côté, ces deux aponévroses peuvent être considérées comme les limites aponévrotiques du
champ opératoire. Le péritoine est couché sur le feuillet postérieur, dont il suit tous les mouvements.

Le péritoine pariétal se réfléchit sur la vessie au niveau de
son sommet, en un point qui, sur la ligne médiane, correspond
toujours à l'insertion de l'ouraque. En arrière de ce point le
péritoine adhère intimement aux parois vésicales ; en avant,
c'est à peine s'il est possible de dire que le péritoine s'attache
à la vessie, bien que, la vessie vide, il s'applique étroitement à

sa face antérieure et descende très bas, presque jusqu'au col de l'organe. Le niveau, auquel le péritoine se réfléchit de la paroi abdominale sur la vessie, peut, par rapport à cette dernière, se trouver situé en un point quelconque entre son col et son fond, aussi élevé même que son sommet indiqué par l'insertion de l'ouraque. Par rapport à la paroi abdominale, le niveau de ce point de réflexion du péritoine est très variable et peut occuper tous les points compris depuis 0 jusque 75 millimètres au-dessus du pubis.

La distension de la vessie est le moyen manifeste de faire remonter ce cul-de-sac péritonéal; et, comme, presque dès la première conception de la cystotomie sus-pubienne, on a reconnu les dangers de la blessure du péritoine et appris ce moyen de l'éviter, on pourrait supposer que, déjà à cette époque, les descriptions anatomiques avaient épuisé le sujet. Elles étaient certainement nombreuses, mais en revanche nullement concordantes.

Un des points, acquis dès le début, fut la différence de forme et de situation de la vessie de l'enfant, comparée à celle de l'adulte. Dès 1756, Heuermann[1], de Copenhague, a attiré l'attention sur ce fait que la vessie de l'enfant était plus allongée que celle de l'adulte; qu'au point de vue pratique, elle était un organe abdominal plutôt que pelvien; et que le cul-de-sac péritonéal avec la vessie pleine s'élevait plus haut, et avec la vessie vide ne descendait pas aussi bas que chez l'adulte.

Cruveilhier, Malgaigne, Richet, Paulet, Sappey et d'autres, qui ont étudié l'anatomie de la vessie, ont confirmé et complété les idées de Heuermann. Plus récemment, Langer[2], Chauvel[3], Mannheim[4] et autres se sont spécialement occupés de cette question.

L'anatomie topographique de la vessie, et plus particulièrement de la vessie de l'adulte, s'est enrichie, ces vingt dernières années, de faits nouveaux importants, grâce à l'étude des coupes congelées. Dans cet ordre d'idées, les travaux de Pirogoff et de Braune sont au nombre des plus avantageusement connus; et, parmi ceux qui les ont suivis, mention spéciale doit être

---

[1] Gross (de Nancy), *Mém. Congr. franç. de chir.*, deuxième session, 1886.
[2] *Zeit. der Gessellsch., der Aertzte in Wien.*, 1882.
[3] Art. « Cystotomie », *Dict. encycl. des sc. méd.*, XXV, p. 106.
[4] *Ueber den Hohensteinschnitt bei. Kinderen.* Berlin, 1884

faite de Garson, qui s'est attaché plus particulièrement à l'étude des rapports de la vessie à l'état de vacuité et de réplétion, et après introduction d'un ballon d'air dans le rectum. Garson fit ses coupes à Vienne en 1877, et son travail fut lu par Braune au Congrès des chirurgiens allemands en 1878[1]. Petersen[2] de Kiel entendit la lecture du Mémoire de Garson et se servit du ballon rectal sur le vivant, de la même façon que Garson l'avait employé sur le cadavre. C'est la pratique de la distension du rectum qui semble avoir fixé l'attention des chirurgiens; et on peut dire que la résurrection vraie de la cystotomie date du travail de Garson en 1878 ou peut-être, plus exactement, de la publication du Mémoire de Petersen, en 1880.

Pour ce qui est de tous ces travaux, concernant soit l'enfant, soit l'adulte, je suis obligé de reconnaître que la lecture de la plupart laisse la conviction que l'anatomie topographique de la vessie est certainement l'un des points qui présente le plus de variétés en anatomie humaine. Il serait à la fois fastidieux et sans profit aucun de passer en revue toutes les mensurations qui ont été indiquées: je me contenterai, par conséquent, de résumer brièvement la moyenne des résultats obtenus.

Chez les enfants au-dessus de huit ans, le cul-de-sac péritonéal ne descend jamais, la vessie vide, au-dessous du bord supérieur du pubis, et souvent s'élève jusqu'à 4 à 5 millimètres au dessus; la vessie pleine, le cul-de-sac péritonéal atteint entre 2 1/2 centimètres et 6 ou 7 centimètres au-desuss des pubis, suivant le degré de distension de l'organe. Or, comme il n'est jamais nécessaire, pour pratiquer la taille suspubienne chez l'enfant, d'avoir un espace de 5 centimètres dégarni de péritoine et qu'un espace de 2 1/2 centimètres à 3 1/2 centimètres suffit largement à toutes les exigences de la pratique, il est évident que, chez l'enfant, au moins, il n'existe aucune difficulté d'éviter le péritoine quand la vessie est moyennement distendue. Sur les 300 tailles sus-pubiennes, pratiquées chez de jeunes enfants et recueillies par Gross, le péritoine n'a été ouvert que 9 fois, et sur ce nombre on n'a enregistré que 4 morts. Si nous nous rappelons que la

---

[1] *Arch. f. Anat.*, 1878, et *Edinb. med. Journ.*, octobre 1878.
[2] *Arch. f. Klin. Chir.*, 1880, XXV.

plupart de ces opérations ont été faites au siècle dernier, nous sommes obligés d'admettre qu'on se trouve bien peu exposé à blesser le péritoine, du moins chez l'enfant. En fait, tout chirurgien, ayant quelque peu la pratique de la chirurgie abdominale, attachera fort peu d'importance aux dangers qu'il court de blesser la séreuse chez l'enfant; en réalité, chez ce dernier, l'opération semblerait aussi facile, que la vessie fût distendue ou non.

Pour ce qui est de l'adulte, ces propositions doivent être légèrement modifiées. Le col de la vessie, l'orifice interne de l'urèthre, se trouvent situés chez l'homme adulte à 5 centimètres environ au-dessous du bord supérieur des pubis. Or, le péritoine intermédiaire aux pubis et à la vessie ne peut descendre plus bas que la couche musculaire longitudinale externe de la vessie qui va s'insérer au bord inférieur des pubis. La distance, qui sépare les deux points, mesure presque toujours moins de 25 millimètres. En réalité, le plus souvent, le point de réflexion du péritoine sur la vessie complètement vidée est situé très près du bord supérieur des pubis. Chez le vieillard, il descend plus bas et, chez lui, parfois, toute la face supérieure de la vessie apparaît évasée et concave, sans trace de repli péritonéal. Avec Barvell[1], je ne puis me l'expliquer autrement qu'en admettant que le cul-de-sac péritonéal s'abaisse dans ces cas à 56 millimètres au-dessous du bord supérieur des pubis.

Tout ce qui précède se rapporte à la limite inférieure du cul-de-sac péritonéal, alors que la vessie est contractée; nous allons étudier maintenant les effets de la distension de la vessie seule, et combinée avec la dilatation rectale par un ballon insufflé d'air. Il n'existe aucun doute sur le rôle que joue la distension de la vessie sur l'élévation du cul-de-sac péritonéal. Si nous poussons la dilatation à des degrés différents, c'est-à-dire après l'injection de quantités de liquide variables jusqu'à 650 grammes, nous obtenons une élévation allant de 0 à près de 6 à 7 centimètres. Mais il n'y a rien de fixe. C'est ainsi que, chez deux hommes âgés, l'un de trente-quatre et l'autre de trente-cinq ans, l'injection de 310 grammes de liquide dans la vessie détermine une élévation de 18 millimètres chez le premier, et de 45 millimètres chez le second. Chez un homme de trente

___

[1] *Med. chir. Trans.*, 1886, p. 354.

ans, l'injection de 468 gr. 75 de liquide fournit une élévation de 48 millimètres, tandis que chez un autre de trente-cinq ans l'injection de 500 grammes donne une élévation de 59 millimètres. J'avoue qu'il m'est impossible de comprendre la table de Petersen. Ainsi, chez un malade dont la vessie a été distendue par 656 gr. 25 de liquide, le cul-de-sac sus-pubien se trouve à un travers de doigt *au-dessous* du bord supérieur des pubis, tandis que, chez un autre, il atteint 37 millimètres au dessus. Il n'y a aucun profit à établir une moyenne entre des chiffres aussi extrêmes, du moment qu'on ne nous dit rien de l'état anatomique des parties. De fait, si on en croit Petersen, il y a à peu près égalité de chances pour que l'injection de 500 grammes de liquide dans la vessie ne fasse pas remonter du tout le cul-de-sac péritonéal. Dans dix cas, l'élévation du cul-de-sac fut de : 8 millimètres, 37 millimètres, 0 millimètre, 0 millimètre, 223 millimètres, 7 millimètres, 16 millimètres, 9 millimètres, 0 millimètre, 210 millimètres. Tant que ces observations ne seront pas confirmées par d'autres, je ne puis accepter la validité des chiffres de Petersen, surtout s'ils contredisent l'expérience clinique et opératoire de tous les chirurgiens de tous les temps.

A.-B. Strong [1], de Chicago, a pratiqué à ce sujet des expériences spéciales, dans le même but que celles qui avaient été faites par Petersen, Garson et Fehleison. L'étude des résultats obtenus par Strong confirme, et au delà, la justesse de mes arguments.

Une critique doit être adressée au travail de Strong. Sur la planche I, il indique comme niveau du point de réflexion du péritoine le milieu de la symphyse, point qui, d'après le texte, se trouverait « à 37 millimètres au-devant de la crête de la symphyse pubienne ». Sur la planche II, le cul-de-sac péritonéal occupe, sur une coupe de la symphyse, l'union de son tiers supérieur avec le tiers moyen, et, d'après le texte, cela correspondrait « à 25 millimètres au-dessous de la crête pubienne ». Ces chiffres sont d'accord avec les autres mensurations données dans ce Mémoire. Or, ou ces mensurations sont fausses, ou la hauteur de la symphyse devrait être évaluée à 75 millimètres, — ce qui est un chiffre manifestement trop élevé.

Les expériences de Strong ont démontré nettement que « la

---

[1] *Annals of Surgery*, janvier 1887.

distension du rectum seul élève la base de la vessie vide, mais sans faire remonter sensiblement le cul-de-sac vésico-abdominal du péritoine ». Une vessie remplie de liquide a tendance à tomber en arrière dans le petit bassin ; et cet auteur a constaté que, gonflé d'air, le même organe élève davantage le cul-de-sac péritonéal. C'est là une observation très importante. Je suppose que la véritable interprétation de ce fait doit être cherchée dans l'absence de toute réaction musculaire dans les expériences sur le cadavre. Il n'est guère possible d'admettre que, sur le vivant, avec une presse abdominale normale, une vessie et des parois abdominales se contractant bien, rien que le fait de la présence d'air aux lieu et place d'une égale quantité de liquide, exercerait une influence sur le déplacement anatomique. Il est sûrement plus naturel d'expliquer cette différence par les différences de conditions chez le vivant et sur le cadavre. Strong estime qu'on rend l'opération plus facile en refoulant la vessie contre la paroi abdominale par la dilatation rectale ; pour lui, les quantités de liquide les plus convenables à injecter varient entre 300 et 375 grammes dans le ballon rectal et 250 à 300 grammes dans la vessie. Dans ses cas, 440 grammes en moyenne dans le rectum et 375 grammes dans la vessie ont suffi pour soulever le repli péritonéal de 37 millimètres environ, au-dessus de la crête pubienne. Si nous comparons les expériences de Helmuth avec celles de Strong, nous trouvons que dans 25 cas l'injection d'une moyenne de 850 grammes d'eau dans la vessie, sans aucune dilatation rectale, faisait remonter le cul-de-sac péritonéal de 5 centimètres. Une remarque de Strong, à laquelle je dois souscrire pleinement, c'est qu'il est sage d'employer du caoutchouc. Un ballon mince suit toutes les inflexions de l'intestin ; il tend à redresser ce dernier entre l'anus et le promontoire sacré, et on peut encore ajouter qu'il lui est impossible de déchirer l'intestin, parce qu'il utilise dans toute son étendue la dilatabilité spéciale que peut posséder le rectum.

Une étude sérieuse de ces expériences faites sur le cadavre nous oblige presque à conclure que celles-ci ne peuvent nous servir entièrement de guide dans l'exécution de l'opération sur le vivant ; et que, finalement, il faut nous en rapporter surtout aux observations soigneusement prises par le chirurgien praticien.

Je crois être dans la vérité en soutenant que, chez l'homme à l'âge adulte, l'injection de 470 à 625 grammes de liquide élève

le cul-de-sac péritonéal d'au moins 25 millimètres, très probablement de près de 5 centimètres, et peut-être d'un peu plus,
au-dessus du bord supérieur des pubis.

Je suis d'avis qu'on a beaucoup exagéré l'influence de la distension du rectum comme moyen d'accentuer l'élévation du
cul-de-sac péritonéal obtenue par une injection vésicale. La
table I de Petersen ne peut être considérée comme vraie pour
les raisons déjà exposées; mais, même en lui accordant créance
au point de vue de la distension du rectum, nous trouvons que
la moyenne de la surélévation du cul-de-sac péritonéal de ce
fait n'est que d'une fraction de pouce. En supposant une injection de 440 grammes dans la vessie et de 650 grammes dans le
ballon rectal, les chiffres donnés pour l'élévation du cul-de-sac
péritonéal sont les suivants : 25 millimètres, 35 millimètres,
$5^{mm},75, 20^{mm},75, 14^{mm},75, 7^{mm},25, 14^{mm},25, 6$ millimètres, $17^{mm},5$.

La table de Garson est encore moins satisfaisante ; la table de Barwell montre que l'élé-vation du péritoine est fort peu accu-sée et telle « qu'elle ne peut être d'au-cune importance pour le chirur-gien ». Théorique-ment, je n'ai ja-mais pu compren-dre comment la distension du rec-tum pourrait faire remonter le cul-de-sac péritonéal. Une vessie, dis-tendue sous l'in-fluence de la pres-sion du liquide

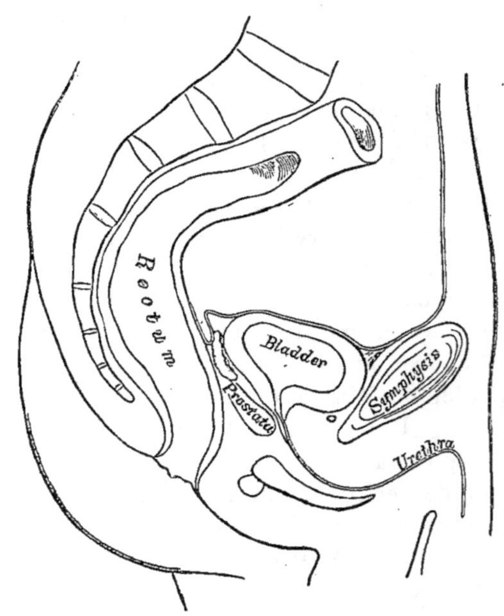

FIG. 88 (C. LANGER).
Coupe médiane antéro-postérieure d'un bassin de jeune
homme ; la vessie est contractée.

qu'elle contient, prend naturellement une forme sphérique;
et, pour des raisons anatomiques, cette forme sphérique entraîne

forcément l'élévation du cul-de-sac péritonéal. En supposant que le globe vésical soit comprimé entre le ballon rectal en arrière et la paroi abdominale en avant, la première chose qui en résultera, ce sera son aplatissement contre les parois, et cet aplatissement peut se produire aussi bien au-dessus du péritoine replié sur lui-même qu'au dessous. Il n'existe pas de raison absolue, physique, pour que l'aplatissement de la vessie soulève forcément le cul-de-sac péritonéal ; seul l'agrandissement général de toutes les dimensions de cet organe aura cette conséquence.

Et, au point de vue pratique, mon expérience personnelle avec celle de quelques autres me démontre que, si la distension du rectum élève le péritoine, cette élévation se fait dans une étendue telle qu'on ne peut en tenir compte. La distension du rectum ne fera qu'une seule chose, repousser en avant la paroi postérieure de la vessie ; et, quand il s'agit d'ablation des tumeurs, ce déplacement offre une réelle valeur. Cette distension peut également faciliter l'opération en faisant saillir la vessie pleine, bien en avant, entre les lèvres de l'incision pariétale. Mais je suis convaincu que son rôle est bien minime dans l'élévation du cul-de-sac péritonéal.

La seule inspection des figures données ici viendra confirmer ma manière de voir. Les figures 88 et 89, dessinées d'après

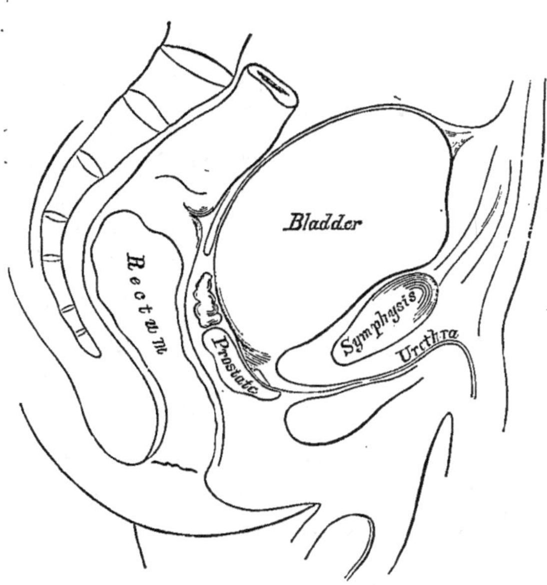

FIG. 89 (C. LANGER).

Coupe médiane antéro-postérieure d'un bassin de jeune homme ; la vessie est dilatée.

des coupes congelées faites par Langer, font ressortir les rapports de la vessie avec les parois abdominales, soit que l'organe soit contracté, soit qu'il soit dilaté. La figure 90 est la réduction par la photographie d'une planche de Garson, à la même échelle que celles de Langer, et démontre les effets des distensions vésicale et rectale combinées. On verra notamment que l'intervalle sus pubien est aussi considérable après la distension vésicale seule qu'après les distensions vésicale et rectale combinées. D'un autre côté, la base de la vessie est repoussée en avant par le ballon rectal et le col de la vessie considérablement élevé au-dessus de son niveau normal sous la symphyse. Sur la figure 90 on voit encore fort bien l'aplatissement de la vessie sur le repli péritonéal, sans élévation du cul-de-sac.

La structure des parois vésicales est parfaitement connue : inutile d'y insister. Dans le cours de l'acte opératoire, il faut se rappeler que les

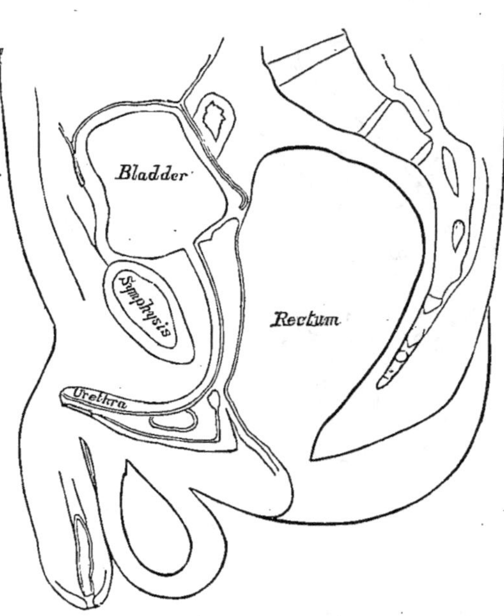

FIG. 90 (GARSON).
Coupe médiane antéro-postérieure du bassin d'un homme;
la vessie et le rectum sont distendus.

fibres de la couche musculaire externe naissent en avant de la face postérieure du corps des pubis et peuvent être facilement détachées par quelques manœuvres un peu rudes. Deux veines volumineuses, prolongements des veines dorsales du pénis, traversent cette insertion, une de chaque côté de la symphyse à 18 millimètres environ en dehors; si on n'a pas le soin de maintenir le bistouri bien exactement sur la ligne médiane, il est facile de blesser l'une d'entre elles. Les trois couches musculaires — l'externe à fibres longitudinales, la moyenne à fibres circulaires, et l'interne à fibres longitudinales — constituent la majeure partie des parois vésicales. La sous-muqueuse est intimement unie à la muqueuse ; la muqueuse, comparée à celle de l'intestin, est mince et peu vasculaire. Cependant, en certains cas de calculs très anciens, cette muqueuse s'épaissit considérablement, de même que la sous-muqueuse.

MORTALITÉ ET VALEUR

La mortalité des premiers temps de cette opération, entre les mains de ceux qui en étudièrent les divers procédés, se maintint au-dessous de 15 pour 100, et il faut dire que quelques cas opérés étaient des plus mauvais. Dulles [1] a réuni 478 cas, publiés jusqu'à 1875. Leur analyse montre que les résultats de la lithotomie sus-pubienne pour calculs de la vessie, pesant de 30 à 60 grammes, étaient aussi bons que ceux fournis par la taille latérale, et supérieurs à ces derniers pour les pierres dont le poids dépassait 60 grammes. En 1881, la statistique de Dulles s'élevait à 636 cas et les résultats restaient les mêmes que pour la première statistique. La statistique de Dennis, portant sur 127 cas opérés depuis 1879, donne une mortalité de 9 pour 100. Il ne faut pas oublier que cette statistique renferme les plus mauvais cas de calculs. Le Dr Ussendelft [2], de Nijni-Novgorod, qui, depuis 1883, n'a pratiqué que la taille hypogastrique, a fait cette opération 102 fois avec 2 morts, une fistule et une pyélite consécutives. Il n'a pas eu moins de 20 cas de réunion primitive.

Aujourd'hui, on considère cette opération comme indiquée surtout en cas de calculs très volumineux et chez les tout jeunes enfants. Il serait absurde de vouloir établir une moyenne entre ces deux groupes de cas et d'en tirer des conclusions quant à la mortalité générale de cette opération. Chez les enfants, l'opération a été faite jusqu'ici un trop petit nombre de fois pour pouvoir entrer en comparaison avec d'autres procédés opératoires. La plupart des chirurgiens, qui ont l'expé-

[1] *Amer. Journ. med. Sc.*, juillet 1875.
[2] *Vratch*, Saint-Pétersbourg, analysé in *Annals of Surgery*, mai 1889.

rience de ce procédé, le préfèrent à tous les autres et quelques-
uns le considèrent comme la seule taille qu'on doive pratiquer
sur la vessie. Celle-ci occupe actuellement le faîte de la vogue,
et peut-être est-elle un peu surfaite. Quelques-uns soutiennent
qu'elle est d'exécution plus facile que la taille périnéale : c'est
là une question d'opinion et d'expérience personnelles ; mais,
certainement, elle n'est pas difficile quand on la compare à
beaucoup d'autres opérations. Sous la rubrique « Indications
de cette opération » nous avons étudié surtout sa valeur comme
moyen de sauver la vie sans entraver pour cela le bien-être
ultérieur ; nous n'avons pas à y revenir ici. Toute la question
peut être résumée dans les conclusions formulées par Dulles,
aux paroles duquel il faut accorder grand poids : « Je suis
arrivé à la conclusion suivante : l'examen calme et réfléchi
du sujet amènera la conviction que la cystotomie sus-pubienne
mérite d'occuper la première place parmi tous les procédés
de taille quand il s'agit de calculs volumineux, et qu'on doit
toujours discuter son indication avant de se décider pour la
voie périnéale. »

<h2 style="text-align:center">MANUEL OPÉRATOIRE</h2>

Préliminaires. — Le malade est purgé et le rectum vidé par
un lavement immédiatement avant l'opération. Les poils du
pubis sont rasés et la peau soigneusement nettoyée tout autour.
Le malade est couché sur la table d'opération en décubitus
dorsal. L'opérateur et son aide se mettent à droite et à gauche
du malade, comme pour une laparotomie ordinaire. Le spray
n'est nullement essentiel, puisqu'il est rarement possible
d'asepsier la cavité vésicale ; mais, chez les enfants et dans les
cas de papillome avec urine normale ou seulement mélangée
de sang, le spray peut contribuer à rendre la marche de l'opération idéalement aseptique.

L'enveloppement du malade doit être combiné de façon à ce
qu'on puisse écarter les cuisses et arriver au rectum sans
découvrir aucune autre partie du corps. Une couverture roulée
autour de chaque jambe et une troisième sur la poitrine et
l'abdomen rempliront parfaitement le but. Une petite table,
destinée à recevoir les appareils à irrigation, est disposée aux
pieds de la table d'opération. Une boîte, une petite chaise ou

une autre pièce quelconque du mobilier est placée sur cette table. On y installera les réservoirs des appareils à irrigation quand on désirera les élever à 90 ou 120 centimètres au-dessus du niveau du patient.

Instruments. — Les instruments nécessaires sont peu nombreux et peu compliqués. Un bistouri tranchant, une paire de ciseaux, un ténaculum à pointe acérée, une demi-douzaine de pinces à forcipressure et les appareils exigés pour la distension de la vessie et du rectum (si c'est nécessaire) suffisent pour mener à bien la plupart de ces opérations. Pour l'extraction des calculs, la pince lithotome et des curettes mousses ; et pour l'ablation des tumeurs, des curettes, mousses ou tranchantes, ou des pinces courbes, compléteront la liste. Quelques chirurgiens conseillent l'emploi d'instruments spéciaux. M. H. Thompson, par exemple, se sert d'un *separator* en ivoire, d'un conducteur et, en certains cas, d'une sonde creuse avec un stylet boutonné ; mais aucun de ces instruments n'est indispensable.

Distension de la vessie. — Ce sera d'ordinaire le premier temps de l'opération. Mais, si l'on se sert du ballon rectal, c'est lui qu'on placera en premier lieu ; pourtant, à mon avis, on ne devrait pas le remplir avant l'incision de la paroi abdominale. C'est un avantage que de faire la dissection sur des aponévroses et un tissu cellulaire aussi lâches que possible ; le ballon rectal repousse en avant le col de la vessie et comprime les tissus contre la paroi abdominale, de sorte qu'il est difficile de distinguer les vaisseaux et de reconnaître les diverses couches. L'emploi du ballon rectal, en cas de calculs de la vessie, est d'une utilité fort contestable, mais il devient utile dans les ablations de tumeurs quand il s'agit de repousser en avant la paroi postérieure du réservoir urinaire, ce qu'il ne peut faire efficacement avant l'ouverture de la vessie ou, du moins, tant que la vessie est distendue.

A mon avis, la distension obtenue par pression hydrostatique est supérieure à la distension manuelle par pression avec une seringue, et voici pourquoi :

1° Nous savons exactement le degré de pression auquel nous soumettons les parois vésicales. Une élévation à 90 centimètres

au-dessus de la vessie donne une pression d'un douzième
d'atmosphère environ, soit d'un peu plus de 500 grammes
par 26 millimètres carrés ; à 60 centimètres, on obtient une
pression d'un dix-huitième d'atmosphère ou de 375 grammes
environ, et ainsi de suite. De plus, la quantité de liquide injecté,
quand il s'agit d'une vessie malade, ne peut servir de critérium de sûreté. Souvent, en cas de calculs volumineux, la vessie se trouve par place considérablement épaissie, et ailleurs
presque complètement ulcérée, car, fréquemment, elle est étroitement collée contre le calcul. Aussi, une pression de 250 ou de
300 ou même de 450 grammes, comme on le conseille souvent,
est, avec semblable vessie, grosse de périls et ne devrait
jamais être employée. Dans des cas de ce genre, une élévation
du réservoir à 60 centimètres environ au-dessus de la vessie
serait sans danger : si semblable pression n'arrive pas à le distendre, on doit laisser l'organe sans le dilater.

2° L'effort de distension s'exerce avec une continuité parfaite
et avec le degré de rapidité nécessaire. La pression obtenue
avec la main est irrégulière et intermittente ; et, si l'injection est
faite pendant le cours de l'opération, elle sera presque certainement trop rapide. Le réservoir étant disposé à 60 ou 90 centimètres au-dessus de la vessie avant que le chirurgien ait fait
sa première incision, l'organe se remplira graduellement et se
trouvera soumis à une pression douce et continue, non sans
analogie avec celle que produit l'urine en s'écoulant par les
uretères.

3° La pression peut être supprimée instantanément rien qu'en
abaissant le réservoir jusqu'au niveau de la vessie, et augmentée de même en élevant l'appareil. On ne perd pas de la
sorte un temps précieux à ajuster et à retirer la seringue.
L'appareil est toujours prêt : et, par la simple élévation ou
l'abaissement du réservoir, il est possible, sans attacher ni
détacher l'appareil, de vider la vessie et de la remplir jusqu'à
la distendre.

La façon dont je m'y prends à l'heure actuelle pour distendre
la vessie est la suivante : une sonde molle en caoutchouc
rouge de fabrication anglaise, aussi volumineuse que l'urèthre
peut l'admettre, est introduite dans la vessie, et l'urine éva-
cuée en totalité. Le tube de l'appareil à irrigations est alors
adapté à l'extrémité de la sonde et, après qu'il a laissé passer

une centaine de grammes de solution glycéro-boriquée, détaché pour laisser s'écouler le liquide injecté dans un récipient. Si l'urine est fort décomposée, on répète la même opération encore une ou deux fois. Le réservoir, mis en communication avec la sonde, est alors définitivement disposé sur son support à 90 centimètres ou environ au-dessus du niveau de l'opéré, et on le laisse remplir et distendre graduellement la vessie pendant le cours de l'opération. Une hauteur de 90 centimètres sera suffisante pour les enfants ; pour les adultes dont les parois vésicales sont plus épaisses et moins extensibles, $1^m,20$ est la limite extrême qu'il ne faut pas dépasser.

Tout réservoir ou injecteur, qui tient debout, fera l'affaire. Il est bon que l'appareil soit pourvu d'un tube en verre, sorte de manomètre extérieur, gradué, pour qu'il puisse indiquer à chaque moment la quantité de liquide passé dans la vessie. Il doit être d'une contenance d'au moins 2 litres, afin qu'il puisse servir au lavage de la vessie après l'opération.

La vessie est maintenue à l'état de distension par la colonne de liquide. La sonde n'est pas retirée et, si elle remplit l'urèthre, le liquide ne s'échappera pas sur les côtés. Le procédé, un peu barbare, qui consiste à lier la verge avec un lien élastique afin d'empêcher toute issue de liquide, est ainsi écarté. Le patient vient-il à faire de violents efforts et la pression abdominale à augmenter, on vide le liquide de la vessie dans le réservoir ; il vaut mieux agir de la sorte que de laisser la vessie se trop distendre ou même se rompre. Quand les efforts cessent, on fait de nouveau passer le liquide dans la vessie.

Le tube en caoutchouc, qui met en communication la sonde avec le réservoir, doit mesurer au moins $1^m,80$ de long et être pourvu d'un robinet d'arrêt ou d'un appareil analogue, qui puisse arrêter le liquide lorsque c'est nécessaire, comme, par exemple, aussitôt que la vessie est ouverte.

Les liquides employés doivent être à la température du corps. Pour ce qui est de la vessie, aucun antiseptique n'est supérieur à la glycérine boriquée et on peut l'employer à un titre très concentré. Une pleine cuillerée à soupe de glycérine boriquée pour un litre d'eau n'est nullement une solution trop forte. La sonde molle reliée à l'irrigateur n'a pas besoin d'être enlevée pendant toute la durée de l'opération. C'est à peine si elle gêne l'opérateur ; et elle est très utile pour pratiquer le lavage vésical final et également pour s'assurer de la solidité des sutures de la vessie. Enfin, s'il paraît sage de maintenir la vessie à l'état de vacuité pendant quelque temps, il n'est nullement nécessaire de retirer la sonde, et, bien au contraire, il faut la fixer en position.

On ne peut rien dire quant à la quantité de liquide qui doit être injectée. La capacité de la vessie ne se mesure pas au volume de liquide qu'elle absorbe, mais à son extensibilité dans des limites compatibles avec la sécurité. 150 à 180 grammes de liquide peuvent être dangereux pour une vessie très contractée, et peut-être aussi ulcérée, comme lors de l'existence d'un calcul très volumineux, tandis que 500 grammes, et même plus, peuvent être injectés facilement dans des circonstances telles que celle d'un simple papillome. Le seul critérium certain de la mesure qu'il ne faut pas dépasser se trouve dans la capacité d'extension du réservoir urinaire ; et cette capacité, je le maintiens, ne peut être estimée exactement avec la main, tandis qu'elle peut certainement être mesurée par les procédés qui viennent d'être décrits.

Distension du rectum. — Le ballon rectal ordinaire qu'on trouve « dans le commerce », est une machine d'aspect formidable. Il est assez fort pour déterminer une rupture des parois du rectum (ce qui n'est, en effet, arrivé que trop souvent) et quand, enroulé, il est réduit à ses moindres dimensions, il est encore plus volumineux que la plus grosse sonde rectale. On fabrique maintenant des ballons rectaux avec lesquels le danger de surdistension est écarté par suite de l'emploi de tissu de soie qu'on incorpore au caoutchouc. Mais cet avantage n'est obtenu qu'au prix d'un inconvénient, à savoir que le ballon ainsi construit ne distend plus le rectum jusqu'aux limites de sa capacité. L'extensibilité du rectum varie beaucoup avec les individus : un ballon de caoutchouc et soie, qui ne sera pas à craindre pour un rectum de petit calibre, n'utilise pas toute la capacité d'un organe volumineux. Je repousse d'une façon absolue l'emploi habituel du ballon rectal et je le remplace par un appareil plus délicat. Un ballon d'enfant gonflé d'air, ou un urinal en caoutchouc mince et souple, adapté à une sonde en celluloïde, remplace admirablement le ballon classique. Assez solide pour ce qu'on lui demande, il ne l'est pas assez pour qu'il puisse déchirer la paroi intestinale. Il ne faut pas oublier que le mérite principal du ballon rectal est, non pas d'augmenter l'espace sus-pubien, mais de rapprocher de l'incision la paroi postérieure de la vessie. Tel qu'on l'emploie habituellement, le ballon rectal et la vessie figurent assez bien deux globes liquides qui se compriment et s'aplatissent mutuellement entre le sacrum et la paroi abdominale. Le ballon rectal peut difficilement repousser en avant la paroi de la vessie avant ouverture de l'organe; cette ouverture faite, la propulsion en avant de la paroi se fait naturellement et sans qu'il soit besoin de ce globe rempli de liquide sous haute pression. Pour obtenir le même résultat, le ballon, gonflé d'air, suffit amplement et on peut y recourir sans danger aucun, car il cède (comme je m'en suis assuré) avant que le rectum ne se rompe.

Le ballon, pourvu de son tube, est graissé (l'huile attaque le caoutchouc) et profondément introduit dans le rectum. L'extrémité du tube est adaptée au tuyau de caoutchouc d'un réservoir semblable à celui qui sert à la distension de la vessie. Le réservoir doit contenir 500 grammes de liquide environ. La distension s'obtient de la même façon que pour la vessie, simplement par l'élévation du réservoir à une hauteur de 60 à 90 centimètres. Après ouverture de la vessie et pendant l'exploration digitale de la tumeur vésicale, le réservoir, déjà disposé sur son piédestal à hauteur suffisante, est mis en communication avec le ballon rectal en desserrant le clamp qui comprimait le tuyau de caoutchouc; et, en une ou deux minutes, la distension se produit au degré voulu.

Ce qui constitue un avantage notable de cette méthode de distension de la vessie et du rectum, c'est qu'on peut l'obtenir du commencement à la fin, non seulement sans que le chirurgien ait à intervenir lui-même (sauf le placement de la sonde et du ballon), mais même pendant que l'opérateur est engagé dans l'acte opératoire proprement dit. Les tubes du réservoir étant reliés aux sondes vésicale et rectale, et le réservoir vésical étant disposé à une certaine hauteur, l'opérateur procède de suite à l'incision pariétale. Pendant qu'il la termine et avant que la vessie soit mise à nu, la distension de l'organe est déjà complète. S'il paraît avantageux d'augmenter la distension vésicale, on obtient de suite ce résultat en priant un aide ou un infirmier d'élever le réservoir un peu plus haut.

Incision de la paroi abdominale. — Une incision verticale de 5 à 6 ou 7 centimètres, suivant la taille du patient, est faite exactement sur la ligne médiane au-dessus des pubis. L'extrémité inférieure de l'incision doit descendre au moins à 1 millimètre au-dessous du bord supérieur de la symphyse. L'aponévrose épaisse qui constitue la ligne blanche étant mise à nu, on trace une petite incision transversale tout contre la symphyse. Cette incision est faite transversale, partie parce que c'est la façon la plus simple et la plus sûre de sectionner l'aponévrose, partie parce qu'elle met bien à découvert la ligne exacte de séparation des deux droits, mais principalement parce qu'elle expose parfaitement le champ opératoire souvent obstrué par des faisceaux solides, tendus et étroitement serrés. Par cette ouverture transversale, on insinue la pointe du bistouri (ou des ciseaux) et on divise l'aponévrose jusqu'à l'extrémité supérieure de l'incision, exactement sur la ligne médiane, en dirigeant le tranchant du bistouri en avant. Les muscles droits sont alors écartés et on voit apparaître le fascia transversalis qu'on divise comme dans toute cœliotomie. A ce moment, on est ordinairement frappé de la grande puissance de ces muscles et de la résistance qu'ils opposent à l'écartement, quand bien même le malade est complètement anesthésié. Si leur tension est telle qu'elle gêne les manœuvres

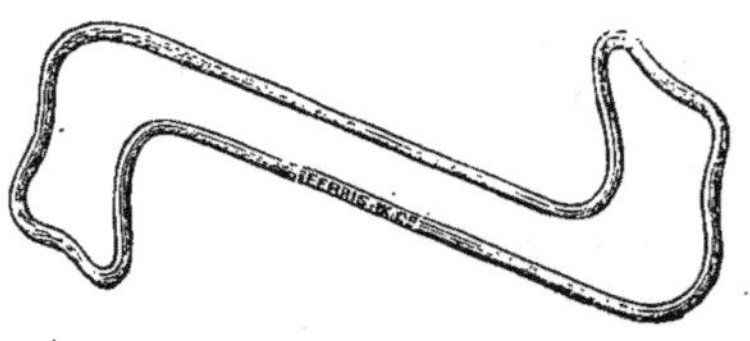

Fig. 94.
Écarteur pour la cystotomie sus-pubienne.

ultérieures, il est nécessaire de sectionner de suite une partie de leurs insertions aux pubis; ce qui augmente considérablement le champ opératoire. Pour pouvoir écarter les deux droits, j'ai inventé de solides écarteurs métalliques (Fig. 94), de dimensions variables et construits de telle façon qu'ils restent en place une fois mis en position. Une extrémité de l'écarteur (les extrémités sont de dimensions différentes) est introduite longitudinalement dans l'incision verticale intermédiaire aux muscles; on imprime alors à l'instrument un mouvement de rotation d'un quart de cercle, de sorte que l'autre extrémité libre vient se placer sur les pubis. Les muscles droits se trouvent ainsi écartés; puis l'écarteur est repoussé en bas vers la symphyse pour qu'il se trouve hors du champ opératoire, et, dans cette situation, il n'y a plus à s'en occuper. Cet instrument est très utile quand on a besoin de demander un grand espace à l'écartement des droits, pour bien découvrir le champ opératoire. Pourtant, dans les cas ordinaires, on peut s'en passer.

Quand le fascia transversalis est divisé, ou plutôt le feuillet antérieur de l'aponévrose qui se continue en bas, à partir du ligament de Douglas, on voit apparaître la graisse jaune périvésicale. Le bistouri est alors mis de côté et, avec l'index appliqué étroitement contre la symphyse et creusant pour ainsi dire au-dessous, on écarte la graisse avec les vaisseaux nombreux, ordinairement des veines volumineuses, qu'elle contient. A ce moment, tandis que la pulpe de l'index reste appliquée sur la paroi vésicale, on fait élever le réservoir de 30 ou 60 centimètres plus haut, et on sent bientôt la vessie se développer davantage et devenir plus tendue. Pendant que cela se produit, il est possible que le doigt perçoive parfois nettement le repli péritonéal glissant par en haut. Pendant le cours de cette distension définitive de la vessie, le chirurgien écarte sur les côtés, soit avec les doigts, soit peut-être avec des pinces, le tissu cellulo-adipeux et met complètement à nu la paroi vésicale. Une grande partie de ce tissu doit être repoussée par en haut pour qu'il entraîne avec lui le péritoine qu'il double, pour ainsi dire, et protège en même temps. A mesure que la paroi vésicale se tend et s'élève, et que le doigt se creuse un canal dans les faisceaux fibreux, le toucher fournit, de façon ou d'autre, à l'esprit une impression de sécurité, ou plutôt de certitude, quant aux limites formelles des tissus propres de la vessie. La graisse, le tissu conjonctif, le péritoine, peuvent être mobilisés dans tous les sens, mais la paroi vésicale elle-même reste toujours immobile et augmente graduellement de consistance sous les couches précédentes.

Quand la vessie est dénudée sur une étendue suffisante, on passe au temps suivant de l'opération.

Ouverture de la vessie. — Plusieurs procédés sont actuellement en vogue pour pratiquer l'ouverture de la vessie, et je les ai essayés pour la plupart à plusieurs reprises ; j'ai eu recours, dans ce but, à la pince spéciale de Lister, qu'on insinue d'abord doucement à travers la couche musculaire externe, et qu'on pousse ensuite brusquement dans la cavité vésicale. En écartant alors les branches de la pince, on agrandit l'orifice, et on peut amener la paroi vésicale en avant, entre les lèvres de la plaie. Je me suis aperçu que l'ouverture ainsi obtenue était souvent irrégulière, déchiquetée et se prêtait peu à la suture consécutive. Un grand nombre de chirurgiens commencent par traverser la vessie, à l'aide d'une aiguille courbe, de gros fils de soie destinés à la fixer, et font l'incision en attirant l'organe à eux. En outre de cette objection palpable qu'on fait ainsi à la vessie plus d'ouvertures qu'il n'est nécessaire, il surgit une seconde objection concernant l'emploi des fils, dont la tendance est de déchirer le tissu vésical. Plusieurs autres procédés ont été mentionnés et recommandés ; mais le meilleur, en somme, consiste encore dans l'incision simple et nette de la paroi vésicale, maintenue à l'aide d'un ténaculum. Le ténaculum, tenu de la main gauche, est poussé brusquement à travers les couches de l'organe, et sa pénétration dans la cavité vésicale se signale par l'issue de quelques gouttes de liquide (si on a eu soin de colorer le liquide en bleu avec de la teinture de tournesol, il est plus facile à reconnaître) ; puis la pointe en est tournée en haut. La pointe d'un bistouri tranchant, tenu de la main droite, est doucement poussée dans la vessie, immédiatement au-dessous du ténaculum, peut-être même dans l'orifice déterminé par ce dernier, et l'ouverture est agrandie par une incision ferme se dirigeant en bas. La longueur de l'incision varie suivant ce qu'on se propose de faire par cette porte d'entrée ; d'emblée, on ne la fera toujours pas plus longue de 2 à 3 centimètres, car, si on ne la trouvait pas suffisante, on pourrait toujours l'agrandir. Il ne faut pourtant pas oublier qu'à mesure que la vessie se vide, le cul-de-sac péritonéal tend à s'abaisser, de sorte qu'il peut alors devenir difficile et dangereux d'agrandir l'incision par en haut. Par conséquent, il faut avoir bien soin de ne pas enfoncer le ténaculum plus bas que la limite extrême supérieure de l'incision. Il n'est pas toujours facile de définir cette limite supérieure. Avec une vessie épaissie et rétractée, dont la distension n'est pas sans danger, l'espace sus-pubien peut être peu étendu ou faire défaut; il faut alors décoller le péritoine d'abord en bas sous les pubis, ensuite en haut sur la vessie, comme dans l'opération de ligature de l'artère iliaque externe. En pareil cas, on perçoit souvent l'ouraque sous forme d'une corde arrondie et quelque peu tendue, et parfois même une petite saillie qui représente l'insertion de l'ouraque au sommet de la vessie. Le péritoine ne dépasse jamais l'ouraque et on peut toujours remonter jusqu'à cette hauteur. Cet avis pratique, donné il y a un siècle et demi par Thornhill, ne doit nullement être dédaigné des chirurgiens d'aujourd'hui.

Aussitôt l'incision faite, le liquide s'écoule hors de la vessie et celle-ci s'affaisse. Pour prévenir la rétraction de l'organe, on saisit les lèvres de la plaie avec deux pinces, et le ténaculum est enlevé. Dans le même but, on se sert habituellement d'anses de fil de soie passées dans la paroi vésicale à l'aide d'une aiguille ; mais la tendance qu'ont ces fils de déchirer les tissus et la formation de nouveaux orifices dans les parois vésicales sont autant de raisons qui militent contre cette pratique. Au commencement, je craignais que la pression exercée par les mors de la pince ne produisît de la gangrène. En réalité, la preuve contraire est abondamment fournie par ce fait que des pinces sont constamment laissées, pendant fort longtemps, en place sur des tissus sans compromettre leur vitalité ; et, en fait, la pince ne comporte aucun danger. Il n'est d'ailleurs pas nécessaire d'avoir recours à toute la pression que peut fournir la pince, et on ne doit exercer les tractions qu'avec la force juste suffisante pour maintenir l'incision vésicale en regard de l'ouverture abdominale.

Une pince est mise en place très rapidement et il ne s'écoulera pas beaucoup de liquide dans l'intervalle. Il importe fort peu, d'ailleurs, que le liquide s'échappe dans sa totalité. Si, comme cela sera rarement le cas, il est à désirer de pratiquer l'exploration de la vessie pleine, le doigt plonge de suite dans l'ouverture vésicale, qu'il tamponne, et rien de plus simple que de remplir de nouveau la vessie en élevant l'appareil à irrigation.

Manœuvres intravésicales. — Elles varient avec l'affection pour laquelle l'opération est pratiquée : calculs, corps étrangers, tumeurs ou hypertrophie de la prostate.

Extraction des calculs. — L'extraction d'un calcul par la voie hypogastrique est d'ordinaire d'une simplicité remarquable. Si l'on n'a pas eu recours au ballon rectal et que les lèvres de l'incision vésicale soient maintenues en avant à l'aide de pinces, la vessie, à l'état de vacuité, formera un simple sac allongé au fond duquel on trouvera ordinairement le calcul.

Chez l'enfant, chez lequel le calcul est, en général, petit et les parois vésicales lâches et extensibles, l'extraction se fera avec la plus grande facilité. Quelques chirurgiens recommandent, pour l'extraction du calcul, l'emploi des doigts ou du doigt aidé de la curette ; je conseillerais l'usage d'une petite pince lithotome. Le ou les doigts ajoutent tout à fait inutilement aux dimensions du corps étranger à extraire et agrandissent ainsi, sans aucune nécessité, l'incision vésicale et même la déchirent. Une pince de dimensions appropriées, tout en remplissant entièrement le but, n'augmente pas, dans les mêmes proportions que les doigts, les dimensions de la pierre. Presque toujours, les mors de la pince se saisissent du calcul à la première tentative, sans qu'on ait besoin d'introduire le doigt dans la vessie ; si l'on rencontre quelques difficultés pour saisir le calcul, on introduit un doigt le long des mors de la pince entre lesquels il fait pénétrer ce calcul ; mais on a soin de retirer ce doigt avant l'extraction de la pierre. Comme il est tout à fait à souhaiter qu'on obtienne chez l'enfant une réunion de la plaie vésicale, il est très important d'avoir le moins de traumatismes et une ouverture aussi petite que possible. Le ballon rectal soulève le fond de la vessie, qui devient ainsi convexe en avant ; le calcul glisse sur ce dôme en un point quelconque du sillon qui l'entoure, et il est plus difficile de le trouver que lorsque la vessie figure un simple sac.

Cependant, les cas où la recherche du calcul est pénible sont fort peu nombreux. En cas de réelle difficulté, comme lorsque le calcul est encapsulé, l'introduction du doigt dans le rectum est le meilleur moyen pour déloger le calcul de sa loge.

Chez l'adulte, et plus particulièrement chez le vieillard, le calcul est, dans la majorité des cas, très volumineux, les parois vésicales fort épaissies et peut-être ulcérées, et la vessie très profondément logée en arrière dans l'excavation du sacrum. La distension tant soit peu considérable de l'organe sera ou dangereuse ou impossible, et l'incision de la paroi antérieure de la vessie mettra probablement le calcul à découvert du premier coup. La question se pose alors du comment on va procéder à l'extraction de la pierre par l'ouverture la plus petite et avec la plus grande délicatesse possible. Dans ce but, l'introduction d'un ou de deux doigts dans le rectum est bien plus utile que le ballon rectal. Avec un ou deux doigts de la main droite dans le rectum et les doigts de la main gauche dans l'incision vésicale, on arrive par des manœuvres judicieuses et attentives à déloger le calcul et à le placer avec son petit diamètre dans l'axe transversal de la plaie vésicale. Par ces manœuvres combinées, on parviendra souvent à chasser le calcul hors de la vessie ; si celles-ci ne réussissent pas rapidement, on peut aller saisir la pierre avec une pince lithotome appropriée, qui aide aussi à l'extraction. Jamais il ne faut employer la force : si les parois vésicales paraissent tendues et comme prêtes à se déchirer sur les arêtes du calcul ou de la pince, il faut les inciser au bistouri sur la pierre ou l'instrument dans l'espace nécessaire. Dans cette intervention, une lacération ou une déchirure quelconque de l'organe n'est jamais excusable. Si le calcul est petit ou de dimensions moyennes, il est possible de l'extraire facilement avec la pince, sans qu'il soit besoin de s'aider du toucher vésical ou rectal.

Extraction des corps étrangers. — En ce cas, il est toujours sage d'introduire le doigt dans la vessie pour explorer sa cavité. C'est ainsi qu'on se rend compte de la nature du corps étranger, de l'existence possible d'une ulcération ou même d'une perforation des parois vésicales par les pointes aiguës de ce corps étranger. Les renseignements ainsi recueillis décident du meilleur mode d'extraction. Un corps étranger petit, mousse ou arrondi, peut être facilement extrait avec la pince. Un corps étranger allongé, qu'on ne pourrait facilement faire basculer par une de ses extrémités, serait divisé si possible. Pendant ces diverses manœuvres, il faut toujours avoir présente à l'esprit la possibilité de perforation de la vessie, et procéder avec une extrême prudence. S'il existe déjà une perforation ou qu'on vienne à en produire une, il faut prolonger de suite l'incision en haut, ouvrir la cavité péritonéale et suturer la plaie vésicale de la manière qui sera indiquée plus loin, à l'occasion des ruptures de la vessie.

Ablation des tumeurs. — La plupart des tumeurs peuvent être enlevées avec les instruments prévus pour les opérations ordinaires. Une pince, de dimensions moyennes, de Wells, avec branches coudées à angle droit sur les manches, sera fort utile pour saisir une tumeur pédiculée au niveau de son insertion vésicale et l'enlever par torsion. Les curettes de Volkmann ou les curettes ordinaires seront nécessaires chaque fois qu'on voudra faire le grattage. M. Henry Thompson a inventé plusieurs pinces spéciales pour l'enlèvement des tumeurs par la voie périnéale : celles-ci peuvent être trouvées d'une grande utililité dans la taille hypogastrique. Il peut y avoir avantage à recourir à l'éclairage électrique de la cavité vésicale pour l'examen de la tumeur avant ablation, ou pour l'inspection du pédicule après ablation faite.

Les polypes seront enlevés par torsion à l'aide d'une pince courbe, conduite sur un doigt de la main gauche; on va saisir le pédicule aussi près que possible de son insertion à la vessie, puis on confie l'instrument à un aide. Un seconde pince identique est appliquée sur la tumeur, immédiatement au-dessus de la première, et tordue pendant que la précédente est maintenue immobile : et cela, jusqu'à ce qu'on ait détaché le pédicule par torsion. Il est possible d'extraire de suite les petits polypes par ce procédé, mais je crois qu'il est plus sûr d'enlever les polypes volumineux par torsion entre deux pinces. La torsion d'une tumeur, dont l'insertion aux parois vésicales est fort étendue, doit forcément provoquer une lésion considérable des tissus, passible d'ulcération consécutive ou de gangrène des parois vésicales. L'anse du galvanocautère, chauffée au rouge, a été employée pour la section du pédicule.

Quant aux papillomes pédiculés, c'est la torsion, telle qu'elle vient d'être décrite au sujet des polypes, qui convient surtout. Le grattage et le curettage avec un instrument approprié aidé de l'index seront les meilleurs moyens d'attaquer de petits papillomes mous.

En effet, il suffira parfois de l'ongle pour détacher quelques-unes de ces tumeurs. Les papillomes plus volumineux devront être attaqués soit par les cuillers tranchantes, soit par des instruments analogues aux « gouges » pour les os (qui conviennent admirablement dans le cas particulier). Les fibro-papillomes sont détachés par fragments à l'aide de cuillers ou de curettes guidées et aidées du doigt. Si le pédicule peut être saisi, la tumeur sera enlevée par torsion. Les épithéliomas ne peuvent qu'être curettés et grattés de la même manière. La plupart de ces tumeurs reposent, pour ainsi dire, sur un tissu musculaire hypertrophié, de sorte que les dangers de perforation de la paroi vésicale existent à peine ; toutefois, le doigt doit toujours suivre pas à pas l'instrument pour veiller à ce qu'il n'avance pas trop loin.

Les tumeurs, détachées, sont ensuite expulsées par un flot de liquide lancé dans la vessie à l'aide de l'irrigateur. Ce serait allonger inutilement l'opération et augmenter le traumatisme qu'extraire de la cavité vésicale chaque parcelle, au fur et à mesure qu'elle est détachée de la tumeur.

L'hémorragie, dans ces cas, bien que parfois abondante au moment même, se prolonge rarement pendant un certain temps. Si elle continuait et devenait même alarmante, on pourrait promener sur la région qui saigne, au travers d'un petit spéculum cylindrique, le cautère actuel : c'est là le procédé d'hémostase le plus efficace et le moins dangereux. L'application locale d'astringents puissants peut provoquer une cystite grave.

Il faut noter que les tumeurs bénignes de la vessie ont grande tendance à la récidive : celle-ci se produit au moins dans un cinquième des cas soumis à l'opération. Telle fut la proportion observée par Guyon sur ses 15 opérés ; et l'étude des cas épars, comprenant ceux de M. Henry Thompson, donne la même proportion. Si l'on considère l'état des choses en cas de polypes mous, multiples et disséminés, ce fait n'a rien qui doive nous surprendre, car beaucoup de ces tumeurs échappent nécessairement au toucher, ou sont même microscopiques. Dans ces cas, la récidive peut être aussi bien le résultat du développement de tumeurs qui ont échappé que la conséquence de la repullulation de néoplasmes incomplètement extirpés. Une seconde intervention peut alors amener une cure définitive. Dans les grosses tumeurs isolées, la récidive est plutôt le résultat d'une ablation incomplète. Dans les épithéliomas traités par le curettage, nous ne devons guère compter sur autre chose que sur une amélioration dans les symptômes. Dans un cas de ce genre que j'ai opéré, l'amélioration au point de vue de la douleur et du ténesme fut telle, pendant six mois, qu'elle a surpris tous ceux qui s'intéressaient au traitement. Si la douleur et le ténesme eussent récidivé, le malade eût certainement réclamé une seconde intervention; mais il succomba à une hémorragie.

Dans le cas de tumeurs malignes ayant envahi le fond de la vessie, la question d'une résection doit être envisagée. Ce point sera étudié plus loin.

- **Prostatectomie**. — Les conditions exactes, dans lesquelles l'ablation partielle de la prostate peut être pratiquée, ne sont pas encore complètement établies. Dans une description récente de son opération, M. Gill[1] distingue trois variétés distinctes d'hypertrophie de la prostate comme étant passibles de poser l'indication de ce mode d'intervention. Toutes, elles ont un caractère commun : — « Ce sont toutes des tumeurs qui proéminent dans la cavité vésicale et peuvent, par conséquent, être décrites comme des tumeurs plutôt vésicales que prostatiques. » Ces variétés sont : — 1° « Une saillie circulaire, uniforme, encerclant l'orifice interne de l'urèthre. . . . . . ; 2° une hypertrophie sessile du lobe moyen siégeant partie dans la moitié postérieure de l'urèthre prostatique, et partie au niveau de la luette vésicale (*uvula-vesicæ*). . . . . . ; 3° une hypertrophie pédiculée du lobe moyen. »

« L'opération se divise en deux temps : 1° l'ouverture et le drainage de la vessie; 2° l'ablation du lobe prostatique qui met obstacle à l'écoulement de l'urine. » Pour remplir entièrement ces deux indications, la voie sus-pubienne est la meilleure.

L'opération est faite comme il a été dit précédemment. Il faut se servir du ballon rectal. Le col de la vessie et la région prostatique sont soigneusement explorés par le toucher digital, qui diagnostique la variété vraie d'hypertrophie. Suivant la nature de cette dernière, nous nous décidons sur le procédé à employer pour la résection. Il est évidemment facile d'enlever un lobe moyen pédiculé après section du pédicule avec les ciseaux courbes, et possible d'extraire un lobe moyen sessile de la même manière en aidant les ciseaux de déchirures à coups de pinces répétés.

L'ablation de l'hypertrophie annulaire péri-cervicale offre

---

[1] *Lancet*, 4 février 1888.

plus de difficultés. Je crois qu'il est indiqué de diviser longitudinalement cette variété d'hypertrophie en introduisant une branche des ciseaux dans l'orifice de l'urèthre et en incisant la portion située au dessus ; puis, on introduit l'autre branche des ciseaux dans le même orifice et on sectionne la portion qui se trouve en dessous. Nous obtenons ainsi la division de cette partie de la glande, qui fait saillie dans la vessie, en deux moitiés latérales qu'on peut enlever séparément avec des ciseaux courbés sur le plat, ou énucléer avec le bout de l'index. Il faut prendre bien soin de ne laisser intacte aucune partie du lobe saillant. Quand l'opération est achevée, quelle que soit la variété d'hypertrophie en cause, il est toujours sage de s'assurer que l'urèthre est perméable et d'introduire à cet effet, dans le canal, le doigt au moins sur toute la longueur de la dernière phalange. L'hémorragie n'est pas excessive et peut être facilement réprimée par l'injection d'une solution antiseptique chaude. Le drainage de la vessie est assuré à l'aide d'un tube en caoutchouc qu'on dispose dans l'angle inférieur de la plaie et qu'on enlève au bout de quarante-huit heures. Quatre opérés de M. Gill par cette méthode ont guéri dans des conditions excellentes et ont été complètement débarrassés de tous tourments ; ils pouvaient uriner sans se sonder et leurs urines purulentes, fétides et alcalines avant l'opération, redevinrent normales après l'intervention. Et, dans un cas, le malade fut débarrassé des symptômes caractéristiques de l'urémie et du rein chirurgical. Belfield[1], dans un Mémoire complet consacré aux diverses interventions chirurgicales visant l'hypertrophie de la prostate, a réuni 62 opérations non compliquées pour ablation de la prostate avec 10 morts, et 26 cas compliqués de la présence de calculs avec 2 morts. Sur le nombre des guérisons, on compte 22 succès au point de vue du rétablissement des mictions volontaires, 11 échecs et 2 succès incomplets.

Quand l'intervention intravésicale est terminée, la vessie est lavée au moyen d'une irrigation faite par la sonde qui se trouve déjà dans l'urèthre. Comme le liquide qui remplit le réservoir a eu le temps de se refroidir, il faut lui ajouter une quantité suffisante d'eau chaude pour en faire remonter la température jusqu'à celle du corps. A mesure que le liquide s'écoule par la

---

[1] *Amer. Journ. of med. sc.*, novembre 1880.

plaie hypogastrique, on le recueille sur des éponges, ou des compresses mouillées, ou dans un vase de forme appropriée maintenu au-dessous de la plaie en même temps qu'on fait tourner le patient un peu sur le côté. Les fragments de la tumeur et les caillots de sang sont emportés par la violence du courant. On arrête l'irrigation quand le liquide revient aussi clair qu'il sort du réservoir.

Suture de la plaie vésicale. — On a beaucoup discuté sur l'opportunité de la suture des plaies de la vessie. Quelques chirurgiens condamnent cette suture en toutes circonstances, d'autres la conseillent toujours; tandis qu'une troisième catégorie la limiterait à certains cas appropriés, que le chirurgien choisirait en laissant son jugement se guider sur les principes généraux d'une chirurgie bien comprise.

Il est inutile d'étudier successivement les nombreux arguments apportés pour ou contre la suture de la vessie[1]. Nous ferons seulement remarquer que la plupart des arguments élevés contre la suture sont basés sur des modes de suture imparfaits, appliqués à tort, et ne prévaudraient pas contre des procédés bien compris; tandis que, d'un autre côté, certaines généralisations trop précipitées en faveur de la suture reposent sur un ou deux succès obtenus dans des conditions particulières.

Qu'une suture heureuse de la vessie, suivie de réunion primitive, contribue beaucoup au bien-être du malade et à la rapidité de la guérison, cela ne peut faire l'objet d'aucune discussion. Et, si l'on pouvait comparer un nombre suffisant de cas, nul doute qu'on ne pût démontrer que la suture augmente encore les chances de guérison. L'argument en faveur de la suture (qu'on fait souvent valoir), basé sur la mortalité moindre après celle-ci, est trompeur; on cherche, en effet, la réunion surtout dans les cas les plus favorables et chez les enfants. D'un autre côté, bien que ce soit difficile d'en apporter une preuve, il ne peut y avoir de doute que l'application intempestive de la suture augmente les risques que court le malade.

En traitant des indications et contre-indications de la suture,

---

[1] Ceux qui désirent étudier cette question de plus près, la trouveront traitée d'une façon très complète, par GROSS (de Nancy), dans les *Mémoires du Congrès français de Chirurgie*, 2ᵉ session, 1886. Paris.

on ne peut faire usage que de considérations tout à fait générales. Nous devons tenir compte d'une foule de circonstances, telles que le bon ou le mauvais état des parois vésicales, envisagées au point de vue de leur aptitude à la réunion ; l'état de la muqueuse vésicale, au point de vue de la production probable d'une réaction inflammatoire ; et le pouvoir contractile de la tunique musculaire, permettant l'évacuation de la vessie.

Plus d'une fois, la réunion primitive de la plaie vésicale s'est effectuée sans suture [1].

Dans le cas, où les tissus vésicaux sont très épaissis, enflammés, œdématiés, ou gorgés de sang, il ne faut pas tenter la suture. Une telle tentative échouerait presque certainement et accroîtrait inutilement le traumatisme. Ailleurs, principalement quand il s'agit de calculs très volumineux, il peut exister des ulcérations ou des érosions de la muqueuse au voisinage de la plaie : ici encore, la suture ne réussira probablement pas, pourra aggraver l'ulcération et même provoquer une escarre. Si de la cystite existait déjà depuis quelque temps et que nous redoutions après l'opération l'accumulation de produits muco-purulents dans la cavité vésicale, il ne faudrait pas recourir à la suture. En réalité, le drainage est un des procédés de traitement de cette inflammation ; et, quand même la suture réussirait, avec la vessie refermée la guérison de cette cystite par la voie uréthrale ne s'effectuerait probablement pas aussi rapidement qu'avec un drainage établi par la plaie vésicale. Enfin, si, à la suite d'infiltration inflammatoire ou de surdistension répétée ou longtemps continuée, le muscle vésical a perdu toute tonicité et ne peut plus vider complètement l'organe, nous hésiterons beaucoup à recourir à la suture primitive. C'est dans ces cas qu'il survient des hémorragies abondantes et que la vessie, souvent, se remplit et se laisse distendre par des caillots sanguins qui ne peuvent pas passer avec l'urine. Même avec une sonde introduite par l'urèthre dans la vessie, l'urine stagne et le résidu peut se décomposer et provoquer une cystite.

D'un autre côté, étant donné un malade dont les tissus des parois vésicales sont sains, dont la couche musculaire est apte à se contracter naturellement et dont la muqueuse ne sécrétera

[1] *Amer. Pract. and News*, 16 février 1889.

probablement ni produits inflammatoires, ni produits infectieux, en ce cas nous pouvons tenter la suture. La grande
majorité de ces cas se rencontrent chez des enfants, chez lesquels le calcul n'a pas provoqué de cystite intense. Une autre
catégorie, qui se prête également à la suture, est formée par les
adultes porteurs de tumeurs hémorragiques non compliquées
d'inflammation. Chez les vieillards, les conditions favorables à
la suture se rencontreront à peine en cas de calculs et rarement
avec les tumeurs. La pratique de la réunion complète de la
plaie vésicale se limitera, par conséquent, surtout à l'enfant.
Nous décrirons un procédé de suture partielle applicable aux
cas douteux et dont le but est de fermer les espaces aréolaires
béants. Pour un bon nombre de cas, le mieux sera de ne faire
aucune suture et l'on maintiendra autant que possible la vessie
dans les conditions d'une plaie ouverte et exposée. Un des buts
qu'on se propose par la suture vésicale, c'est d'éviter l'infiltration de l'urine ; si la suture est imparfaite, elle ajoute aux dangers d'infiltration, et, comme les risques de ce fait sont surtout
à craindre chez les vieillards dont la vessie est souvent altérée,
c'est chez lui que, le plus souvent, on se comportera, à l'égard
de la plaie vésicale, comme si c'était une plaie ouverte.

On a décrit un bon nombre de procédés de suture vésicale.
Dans la plupart, on retrouve les mêmes principes qui guident
dans la suture des plaies de l'intestin. Il faut faire ressortir
que, dans cette opération, le revêtement externe de la vessie
n'est pas péritonéal et ne présente pas la même tendance à une
rapide réunion ; que toute la paroi vésicale est plus épaisse,
bien que peut-être moins résistante que la paroi intestinale ;
que la muqueuse cervicale, à l'encontre de la muqueuse intestinale, est trop mince pour former tampon contre l'issue du
liquide. En outre, la ligne d'incision vésicale, si elle est nette
et bien droite, offre deux larges surfaces de tissu susceptibles
de parfaitement se coapter quand elles sont convenablement
rapprochées.

Un des modes les plus ingénieux de suture de la vessie est
celui décrit par Maynard [1]. Les sutures sont disposées sur deux
doubles rangées, à l'aide d'une aiguille spéciale, et cela avant
l'ouverture de l'organe ; elles servent pour l'incision de la ves-

____

[1] *Glasgow med. Journ.*, décembre 1887.

sie et, dans les manœuvres ultérieures, à attirer en avant les parois vésicales. Une objection sérieuse, qu'on peut faire à ce procédé, c'est que par la traction on élargit et on dilate les points de suture. Ses grands avantages sont de juxtaposer les surfaces non seulement au niveau et au-delà des lèvres de la plaie, comme dans la suture de Lembert, mais encore aux extrémités de l'incision. La suture, généralement adoptée, est celle de Lembert.

Avec Maynard et un grand nombre d'autres chirurgiens, je préfère pour cette suture le catgut chromé à la soie. Les trous de suture de la vessie laisseront plus facilement filtrer les liquides que ceux de l'intestin, pour la raison que, dans le réservoir urinaire, le bouchon muqueux qui les obture n'est pas aussi efficace et l'occlusion des orifices par la lymphe exsudée moins rapide. Le catgut gonfle et bouche les orifices; et, s'il se trouve en contact avec l'urine, il ne l'entraîne pas par action capillaire à travers les tissus, comme ferait la soie. Le catgut chromé durera huit ou dix jours au moins, et, en cet espace de temps, tout le bénéfice qu'on veut retirer de la suture est réalisé. Le catgut ordinaire phéniqué se résorbe trop rapidement.

Je conseillerai l'application d'une double rangée de sutures : une interne, qui comprend la surface musculaire sectionnée sans intéresser la muqueuse ; l'autre externe, suivant le procédé de Lembert. Deux tenacula mousses, ou deux aiguilles à anévrisme, sont disposés un à chaque extrémité de la plaie vésicale et confiés à un aide pendant qu'on enlève les pinces. La plaie est ainsi modérément tendue en même temps que les parois vésicales sont attirées en avant. Une aiguille ronde, semi-circulaire, à pointe aiguë, mais non coupante, montée sur un porte-aiguille, tel est le meilleur instrument pour passer les fils. Chaque fil traverse obliquement les lèvres de la plaie, de l'extérieur jusque tout près de la muqueuse, mais sans l'entamer, et charge le plus possible de tissu musculaire, sans trop empiéter sur l'espace réservé à la seconde rangée de sutures. Ces points sont, en fait, disposés d'une manière qui ne diffère guère des points de collerette, *flange-stitch*, de Tait. C'est là, en réalité, le meilleur procédé, quand il est possible d'isoler les couches de la paroi vésicale et quand la couche musculaire friable est capable de supporter une tension suffisante ; l'affrontement en collerette est probablement la meilleure méthode pratique. On applique ainsi environ quatre points de suture par 25 millimètres. Pendant qu'avec les tenacula on continue d'attirer la plaie en avant, on place la seconde rangée de sutures d'après la méthode de Lembert, en faisant dépasser aux derniers fils un peu les extrémités de la plaie. Ces points de sutures doivent alterner avec ceux de la rangée interne. Quand les extrémités de tous les fils appliqués sont rassemblées entre les mains d'un aide, on retire les tenacula, et on noue systématiquement tous les fils en commençant par une extrémité pour terminer par l'autre. Une fois tous les fils noués, on coupe les bouts et on laisse retomber la vessie dans sa situation normale à l'état de vacuité. Tout l'espace sus-pubien est alors nettoyé du sang et des liquides qui le souillent, et le robinet de l'irrigateur ouvert, de manière à distendre la vessie et à s'assurer de l'efficacité de la suture.

Il n'y a aucune objection à soulever contre la suture continue de Dupuytren, si le chirurgien croit pouvoir la faire convenablement. Je l'ai employée à deux reprises pour renforcer une suture à points séparés et j'ai obtenu la réunion primitive.

Puis, la plaie abdominale est suturée après qu'on a disposé un drain sur la ligne de suture vésicale. Si les extrémités des muscles droits ont été sectionnées, on sera obligé parfois à des efforts considérables pour amener les lèvres de la plaie au contact ; il vaut alors mieux souffrir un léger écartement que d'exercer des tractions trop fortes. Le drain n'a pas pour unique but de drainer les exsudats de l'espace hypogastrique ; il constitue en même temps une sauvegarde dans le cas où la suture de la vessie, n'étant pas parfaitement efficace, laisse échapper un peu d'urine.

La suture partielle de la vessie n'est pas à conseiller, à moins qu'elle ne soit en même temps suturée à la paroi abdominale, comme cela se fait ordinairement pour les kystes de l'abdomen qu'on n'enlève pas. Chez le vieillard, la vessie est située fort bas et très en arrière, et on évite une infiltration d'urine fort inutile en fixant très haut le fond de la vessie dans la plaie, à l'aide d'un ou deux points de sutures. J'ai eu trois fois l'occasion de traiter la vessie comme on se comporte à l'égard du péritoine dans la laparotomie, en comprenant ses parois tout entières dans les sutures passées à travers la paroi abdominale.

A plusieurs reprises, j'ai parlé des avantages possibles que peut présenter ce procédé appliqué à la totalité de la plaie vésicale ; mais j'ai toujours remarqué que la partie inférieure de la plaie siégeait trop bas pour pouvoir être amenée facilement à la paroi abdominale. Engelbach et Rollin [1] ont publié un Mémoire en faveur de ce procédé combiné de sutures de la vessie et de la paroi abdominale, avec application d'un drain pénétrant dans la vessie par le milieu de la plaie. Les risques, que fait courir cette méthode, consistent en ce que des gouttes d'urine peuvent filtrer le long des sutures et pénétrer dans l'espace périvésical. Un ou deux points de sutures, appliqués de cette façon à l'extrémité supérieure de la plaie, sont sans inconvénients et peuvent être fort utiles en maintenant la vessie contre la paroi abdominale et en diminuant l'étendue de la plaie.

Traitement post-opératoire. — Dans le cas où on aurait pratiqué la suture de la vessie, il suffit d'appliquer un pansement ordinaire fixé à l'aide d'un strapping. Quelques chirurgiens conseillent de maintenir la vacuité de la vessie en fixant une sonde dans l'urèthre. C'est rationnel, au point de vue théorique ; mais en pratique, du moins chez les enfants, je suis convaincu que le mieux est d'abandonner la vessie à son sort et de laisser l'opéré uriner quand il le désire. J'ai vu deux fois la sonde se boucher et provoquer la surdistension de la vessie, qu'on désire précisément éviter ; et, la première fois que je me suis dispensé de placer une sonde, j'ai obtenu une parfaite réunion par première intention. Backer et autres sont arrivés aux mêmes conclusions : par conséquent, dans tous les cas où l'opéré est jeune et la plaie vésicale bien suturée, je me passerai de fixer une sonde dans la vessie.

Si la plaie n'a pas été suturée, on la saupoudre largement d'iodoforme ou d'acide borique, ou bien on l'enduit de glycérine boriquée et on la recouvre d'une couche épaisse d'un pansement absorbant. La valeur du drainage vésical est fort problématique ; il m'a paru qu'il provoquait parfois de l'irritation, et, quand les lèvres de la plaie restent écartées, je me dispense de drainer. On a eu l'idée de maintenir la vessie vide à l'aide

---

[1] *Ann. des mal. des org. génito-urin.*, septembre 1887, et *Med. chron.*, décembre 1887.

d'un tube de caoutchouc, dont l'extrémité libre plonge dans un vase placé au bord du lit, au-dessous du niveau de l'opéré, et qui fait siphon. Cependant, aussitôt le liquide vésical évacué, l'action du siphon cesse. S'il est à désirer de maintenir la vessie vide, on peut y arriver en utilisant la capillarité et en ayant recours à de petits rouleaux de gaze ou d'ouate, disposés à l'intérieur d'un drain, comme en certains cas de section abdominale. Le pansement est fixé par deux bandes longues d'un strapping, et l'opéré autorisé à prendre toute position qu'il désire. La pression intra-abdominale suffit entièrement à vider la vessie et à rejeter l'urine sécrétée hors de la plaie ; l'urine n'a pas plus de tendance à s'accumuler dans la cavité vésicale, que l'opéré soit couché sur le dos ou qu'il repose sur le côté. Si l'on fait changer la position, c'est tout simplement parce que ce changement contribue au bien-être du patient.

Si la réunion primitive succède à la suture, les fils sont enlevés à la fin de la semaine, et l'opéré autorisé à se lever au bout de dix jours. S'il apparaît une rougeur localisée et de la tuméfaction au niveau de l'incision sus-pubienne, les sutures doivent être immédiatement enlevées à ce niveau. En quelques cas, quelques gouttes d'urine filtrent à travers la plaie en donnant lieu à la formation d'une petite fistule qui se ferme spontanément en quelques jours. Si la fistule est fort large et telle qu'elle laisse passer toute l'urine ou sa presque totalité, la guérison ne se produira probablement pas avant trois semaines ou un mois. Chez l'enfant, quand bien même la suture de la vessie échoue complètement, la guérison demande rarement plus de trois semaines. Dans quelques cas, il est possible d'autoriser l'enfant à se lever et courir après quinze jours. Chez un de mes opérés, chez lequel la réunion primitive était presque, mais non tout à fait, complète, il survint vers le dixième jour une hémorragie vésicale abondante. Des faits analogues ont été signalés par d'autres. Des explications de ce fait particulier, faciles à saisir, viennent d'elles-mêmes à l'esprit ; mais, en l'absence d'aucune preuve clinique vraisemblable, il vaut mieux s'abstenir.

Si la plaie n'a pas été fermée, le mucus et les produits inflammatoires ont parfois tendance à s'accumuler dans le bas-fond de la vessie. Il faudrait, en ce cas, les enlever par lavage avec l'irrigateur, aussi souvent qu'il serait nécessaire. La plaie et toute la région voisine sont maintenues dans un état permanent de propreté par des lavages fréquents et l'usage de germicides appropriés. Au bout de quelques jours, si l'opéré va bien, il sera soulevé avec un drap et déposé, pour une demi-heure au plus, dans un bain de siège tiède, disposé à côté de son lit. Si les bains peuvent être pris chaque jour, ils contribuent non seulement au bien-être du malade, mais sont également très utiles à la propreté de toute la région.

Résection partielle des parois vésicales. — Cette opération a été faite seulement trois ou quatre fois et n'a pas encore conquis la position d'un mode d'intervention reconnu. Sonnenberg[1], qui a, le premier, pratiqué cette opération, a rapporté son cas au quatorzième Congrès de la Société de Chirurgie allemande, en 1885. Van Antal, de Budapest[2], fit une résection partielle en avril 1885, et Radzimowski, chirurgien russe, a publié une observation analogue en 1886, dans le *Kief Vratch*. Tout récemment, deux autres cas ont encore été publiés.

L'opération de Sonnenberg fut faite sur un homme de soixante ans, porteur d'une tumeur maligne de la paroi antérieure de la vessie. La taille hypogastrique fut pratiquée de façon classique et on s'aperçut que la tumeur avait une base d'implantation tellement large que, pour l'enlever, il fut nécessaire de réséquer près des deux tiers de la paroi vésicale. La tumeur fut enlevée par fragments, et la cavité péritonéale ouverte. On n'arriva pas à suturer la plaie vésicale, mais le péritoine fut soigneusement refermé au dessus. La vessie fut drainée à la fois par la plaie abdominale et l'urèthre. L'opéré vécut quatre semaines et succomba à la cachexie. L'autopsie démontra qu'il s'était formé une nouvelle cavité, dont les parois imperméables parurent susceptibles de se laisser distendre.

Le cas d'Antal est un cas de résection sous-péritonéale. Son opéré était âgé de soixante et un ans et, pour enlever la tumeur, on dut resequer environ un tiers de la paroi vésicale. L'opération resta rétropéritonéale, toute la région vésicale envahie par la tumeur ayant été libérée du péritoine. On fut obligé de lier dans le cours de l'opération plusieurs vaisseaux qui don-

---

[1] « Zur partiellen Resection der Harnblase. » *Verhandl. d. deutsch. Gesel. f. Chir.*, 1885, XIV, 12.

[2] *Centrall. f. Chir.*, 1885, p. 617.

naient. Les lèvres de la plaie vésicale furent suturées à la soie, un drainage établi et la plaie soumise à l'irrigation continue pratiquée avec une solution de thymol. L'opéré guérit dans de bonnes conditions, avec une vessie suffisamment spacieuse, mais succomba à la récidive au bout d'une année.

Barling [1], dans un travail très complet sur les carcinomes de la vessie, rapporte d'autres opérations faites par Bruce Clarke et Guyon. L'opération de Guyon paraît avoir été faite conformément aux grandes lignes qui viennent d'être tracées, sauf qu'il ne fit pas l'excision de toute l'épaisseur de la paroi vésicale. Son malade mourut de récidive, quatre ans après.

Il n'est pas douteux que, pour des cas soigneusement choisis, la résection partielle de la paroi vésicale soit à la fois indiquée et praticable. Les conditions les plus satisfaisantes pour cette opération se trouvent réalisées, alors que la tumeur occupe exclusivement la paroi antérieure, de sorte qu'on arrive facilement à l'enlever sans toucher au péritoine. Une tumeur, siégeant derrière le sommet de la vessie, peut être réséquée si elle n'a pas envahi une trop grande partie des parois ; une base d'implantation de 5 centimètres de diamètre doit être considérée comme une limite extrême pour l'intervention, même avec une vessie facilement dilatable. La fragmentation, telle que l'a pratiquée Sonnenberg, ne me paraît pas à conseiller, et la résection sous-péritonéale trouvera rarement son indication si la tumeur infiltre profondément le tissu vésical, car alors le péritoine se trouve exposé à être envahi par le néoplasme. L'excision complète de la tumeur, paroi vésicale et péritoine compris, serait probablement le meilleur procédé à employer chaque fois qu'il est possible. J'essaierais de bien amener la tumeur, à l'aide de pinces, entre les lèvres de la plaie vésicale ; ceci fait, je placerais de plus longues pinces, à mors recourbés à angle droit, sur les portions saines des parois vésicales derrière la tumeur et m'efforcerais de fermer tout autour, par un point de cordonnier, la paroi vésicale saine, de façon à clore complètement la vessie en arrière de la tumeur avant son ablation. L'incision sus-pubienne devrait toujours être prolongée, jusqu'à ouverture du ventre ; la plaie vésicale est ainsi fermée de manière plus parfaite au moyen d'une suture de Lembert

____

[1] *Birming. med. Rev.*, mars 1890.

appliquée par l'extérieur. Pour faire cette suture, on aura
introduit à l'intérieur du viscère une éponge destinée à la
faire bomber dans la cavité abdominale et à recueillir l'urine
sécrétée; et les anses intestinales auront été convenablement
protégées à l'aide d'éponges plates et douces, disposées à l'intérieur de la cavité abdominale.

CHAPITRE XIV

OPÉRATIONS QUE RÉCLAMENT LES TRAUMATISMES ET LES INFLAMMATIONS DE L'ABDOMEN

Ce chapitre pourrait, non sans raison, s'intituler encore : *Chirurgie réparatrice de l'abdomen*. Il comprend toute la question des traumatismes abdominaux, en tant qu'ils se trouvent du ressort des procédés chirurgicaux, et les variétés d'inflammations péritonéales qui, de nos jours, sont considérées comme passibles de l'intervention chirurgicale. Nous étudierons particulièrement les traumatismes de l'abdomen sous les têtes de chapitres : plaies par armes à feu, plaies pénétrantes, et rupture sous-pariétale des viscères creux ou pleins. Les inflammations de l'abdomen seront considérées comme presque identiques à la péritonite suppurée, et, en particulier, comme ayant leur point de départ dans la perforation par processus ulcératif des viscères creux, dans un état septique ou dans la tuberculose. Au point de vue clinique, il est impossible d'accorder à ces diverses affections les mêmes limites, le même luxe de détails. Ainsi, on doit étudier d'une façon toute particulière les plaies par armes à feu, la rupture de la vessie, celle des intestins et l'appendicite avec perforation. Ces affections seront considérées, au point de vue clinique, comme des types constituant chacun une classe à part ; et, de plus, la position, qu'elles occupent au point de vue pratique, fait souhaiter un traitement différent pour chacune d'entre elles.

OPÉRATIONS QUE RÉCLAMENT LES TRAUMATISMES DE L'ABDOMEN

PLAIES PAR ARMES À FEU DE L'ABDOMEN

Le traitement chirurgical des plaies par armes à feu de l'abdomen par la cœliotomie est une des dernières conquêtes de la chirurgie moderne. D'après Parkes, on ne relève, jusqu'en 1885, que six opérations de ce genre. Le Dr Kinloch, de North Carolina, en pratiqua une en 1863. Coley [1] nous dit que la première cœliotomie pour plaies par armes à feu de l'abdomen fut faite, en 1836, par Baudens. Ce chirurgien réséqua 20 centimètres d'intestin grêle, et rapprocha les bouts par une suture de Lembert. Après la mort du blessé, qui succomba trois jours plus tard, l'autopsie révéla une plaie du cœur qui avait échappé. Baudens fit une seconde opération du même genre pour une plaie du côlon transverse ; et, dans ce second cas, la simple occlusion de la plaie intestinale fut suivie de guérison. Kocher, de Berne, eut un succès analogue en 1883. Parmi les cœliotomies les plus remarquables, faites pour plaies par armes à feu de l'abdomen, il faut citer celle pratiquée en 1885, par W.-T. Bull, de New-York, qui ne trouva et ne sutura pas moins de sept perforations intestinales. Son blessé guérit parfaitement [2]. Au précédent, il ajouta l'année suivante un autre succès, également tout à fait remarquable [3]. Le blessé de Kocher [4], opéré trois heures après l'accident, présentait une perforation de l'estomac. Au Congrès de Berlin de l'année dernière, Bernays de Saint-Louis a rapporté cinq cas remarquables qu'il avait opérés lui-même, dont trois avec succès. Senn, de Milwaukee, a contribué considérablement au développement de cette question par l'introduction heureuse de nouvelles méthodes dans le diagnostic et le traitement de ce genre de blessures. Cette

---

[1] *Boston med. and surg. Journ.*, 10 octobre 1888.
[2] *Boston med. and surg. Journ.*, 27 novembre 1885.
[3] *Ann. of Surg.*, décembre 1885.
[4] *Corresp. Bl. f. Schweiz. Aertze*, 23 et 24 novembre 1883.

question força encore davantage l'attention par suite de l'intérêt qui s'attacha aux documents publiés relativement à l'assassinat du président Garfield qui avait reçu une balle dans
l'abdomen ; les résultats ordinairement décourageants que
fournit l'abstention dans cette classe de traumatismes, et les
succès consécutifs à quelques interventions ont eu, grâce aux
progrès de la chirurgie abdominale, pour résultat de placer
le traitement chirurgical des plaies par armes à feu de l'abdomen au nombre des interventions justifiables et avantageuses.
La plus large part en revient aux chirurgiens américains.

ANATOMIE PATHOLOGIQUE

Bien que, pendant les guerres récentes, on n'ait manqué ni
d'occasions d'étudier les plaies de l'abdomen par balles de fusils,
ni de descriptions des effets produits par ces projectiles, il
faut pourtant avouer que, comme ces relations ont été rédigées
plutôt au point de vue anatomo-pathologique qu'opératoire,
nous avons peu de données exactes nous permettant de conclure à la nature des lésions produites en nous basant sur
les caractères de la plaie externe. L'étude des résultats de
quelques expériences faites sur les animaux inférieurs et les
détails fournis dans les relations d'actes opératoires procurent
des renseignements supplémentaires extrêmement précieux ;
ceux-ci serviront à guider le chirurgien qui s'aventure dans
ces opérations.

On admet qu'une balle qui pénètre la paroi abdominale la
traverse en ligne droite. Il est vrai qu'un projectile, qui a pénétré en un point de la paroi, peut suivre sous la peau un trajet
curviligne et sortir ou rester incrusté en un point qui ne se trouve
pas sur la ligne de la trajectoire. Mais c'est là un fait rare qui
ne s'observera qu'à condition que la balle ait frappé la peau très
obliquement et soit, pour ainsi dire, morte. Si la balle est sortie,
la conclusion pratique doit être que son trajet s'est effectué en
ligne droite entre les points d'entrée et de sortie, à moins qu'il
n'existe des preuves manifestes du contraire, — fournies soit
par les changements dans la coloration de la peau, soit par le
cathétérisme explorateur. Si la balle pénètre les parois, mais
sans ressortir, nous devons en déduire une blessure plus ou
moins grave des organes sous-jacents.

Quelques renseignements peuvent être tirés du caractère de la plaie extérieure. Une large plaie indique un projectile volumineux, provenant d'une arme à feu de fort calibre, et ayant dû produire des lésions très étendues. Il est vrai que les coups de fusil sont ordinairement tirés à grande distance ; mais la force initiale de leurs projectiles est, en général, plus grande que celle des balles de revolver tirées de près. Dans la majorité des cas, quand le coup est tiré de près, la balle, quelle que soit l'arme qui ait servi, pénètre profondément : la présence des traces, laissées par la poudre autour de la plaie, permet souvent de conclure à une décharge à bout portant. La nature des vêtements, qui constituent un obstacle tantôt assez considérable, tantôt à peine appréciable à la pénétration de la balle, exerce une influence sur la profondeur à laquelle vient se loger le projectile, mais en somme à un degré qu'on ne peut apprécier au point de vue pratique. Une plaie à l'emporte-pièce et uniformément teintée dans tout son pourtour indique, en général, que la balle a frappé perpendiculairement la paroi abdominale. Une coloration inégale des bords et une irrégularité des lèvres de la plaie font songer à une blessure reçue sous une incidence oblique. Un long sillon inégal et meurtri, conduisant au point d'entrée, suggère l'idée d'une pénétration très oblique du projectile avec possibilité de la non-pénétration de la balle à l'intérieur de la cavité abdominale.

Il est rarement possible de tirer des renseignements exacts sur le trajet de la balle, d'après l'attitude du blessé au moment où le coup a été tiré. On nous dit que la balle a été tirée de face, de côté ou de derrière, mais ni le blessé ni les témoins ne peuvent nous renseigner, même approximativement, sur l'angle sous lequel la balle a frappé le corps. En cas de lutte, ces difficultés augmentent encore, et le blessé a pu être frappé également alors qu'il était étendu ou contourné sur lui-même, en sorte que le trajet de la balle, le blessé dans le lit, peut paraître oblique, tandis qu'il était absolument rectiligne dans la position où se trouvait le blessé au moment même de l'accident.

On voit, par conséquent, que, dans le cas de plaie unique, l'examen des circonstances extérieures peut tout au plus fournir quelques déductions vraisemblables, relatives aux deux faits importants : perforation de la paroi abdominale et direction de la balle. Dans quelques cas seulement, les probabilités relatives à ces deux points peuvent s'élever au rang des faits certains ; mais, le plus souvent, il est possible de conclure avec certitude pour l'un des points et pas pour l'autre ; en tous cas, l'examen seul de la plaie permet de se prononcer en toute sûreté sous ces deux rapports. Si la plaie est large et les parois abdominales minces, le fait de la pénétration de la balle se confirme de lui-même par suite de l'issue de l'épiploon ou de l'intestin entre les lèvres de la plaie. Senn s'élève contre l'emploi de la sonde, comme instrument de diagnostic. Il est rare de pouvoir suivre avec la sonde, sans risquer de créer une fausse route, le trajet tortueux du projectile, et les renseignements fournis par ce cathétérisme explorateur sont presque toujours susceptibles de mauvaise interprétation. L'injection d'hydrogène dans le trajet, telle que l'a proposée Senn, est un bon moyen de diagnostiquer la pénétration. Si la plaie n'est pas pénétrante, le gaz s'échappera probablement d'emblée par l'orifice de sortie ; mais, pour avoir la preuve certaine que le péritoine n'est pas perforé, il suffit d'appuyer sur l'orifice de sortie en même temps qu'on élève brusquement la pression dans le réservoir d'hydrogène : de l'emphysème apparaît immédiatement le long du canal creusé par le projectile. Dans le cas contraire, si le péritoine est perforé, le gaz pénètre dans la cavité abdominale et détermine du tympanisme général. Il peut être indiqué, dans les cas douteux, d'interroger la plaie par une incision. Cette dernière est conduite sur une sonde cannelée qu'on pousse, par étapes successives, aussi loin qu'il est possible de la faire pénétrer sans difficultés ; et le trajet contusionné et altéré est mis sous les yeux à chaque coup de bistouri. Avec des écarteurs, on met largement à découvert le péritoine au fond de la plaie, et une inspection minutieuse permet alors de constater si la séreuse est perforée ou non. S'il n'existe ni perforation du péritoine ni orifice de sortie, la balle est recherchée et enlevée.

La nature du traumatisme, qui varie avec les dimensions du projectile, sa force d'impulsion et l'angle sous lequel il frappe le viscère, est cependant presque constante pour chaque organe en particulier. Les risques, que court chaque organe d'être blessé, sont en raison directe de l'étendue de surface qu'il présente. Une balle, qui a traversé la paroi abdominale antérieure, ne peut guère éviter de léser l'intestin, tandis que les risques de blessures du foie, de la rate, des reins, de l'estomac ou de la vessie sont en raison du trajet de la balle et des dimensions de l'organe. Encore une fois, une balle, qui pénètre perpendiculairement la substance corticale du rein, produit des résultats très différents de ceux que détermine le projectile qui va longer obliquement les vaisseaux rénaux et traverser le bassinet. Une balle, qui transperce complètement le lobe droit du foie, donne lieu à des délabrements tout autres que celle qui croise le parcours des gros vaisseaux de cet organe. Il est inutile de multiplier ces exemples qui se présenteront d'eux-mêmes à l'esprit de chaque chirurgien. Au point de vue pratique, on peut ignorer les dimensions et la vitesse du projectile. Bien qu'une balle volumineuse et presque morte détermine un traumatisme bien plus considérable qu'une autre, petite, animée d'une grande vitesse, les effets produits par cette dernière n'en sont pas moins assez sérieux pour mettre la vie en danger et réclamer avec presque autant d'urgence une intervention chirurgicale. Une balle, petite et animée d'une grande vitesse, a traversé obliquement un viscère creux à parois plus épaisses, tel que l'estomac ou le duodénum ; on a constaté à plusieurs reprises, une fois au cours d'une opération, que cette perforation oblique n'est pas nécessairement suivie d'issue du contenu de l'organe. Mais il n'est guère possible de compter avec cette éventualité ; et, si le contenu ne s'échappe pas de suite, cela se produira plus tard au moment où la suppuration ou la gangrène fera son apparition. Par conséquent, au point de vue pratique, il faut toujours considérer les plaies par armes à feu des viscères creux comme entraînant nécessairement l'issue du contenu de l'organe.

On a dit, avec raison, que les plaies par armes à feu de l'abdomen tendent à se terminer par la mort. Dans la grande majorité des cas, la mort est provoquée par une forme de péritonite dont le point de départ est attribué en général à l'infection. Nul doute que l'épanchement intrapéritonéal soit septique ; mais la mort est-elle le résultat d'un véritable empoisonnement du sang plutôt que de shock intense, voilà ce qui est matière à discussion. Dans plus de 90 pour 100 des cas compliqués de péritonite, la mort survient dans l'espace de quarante-huit heures. Il est vrai que le péritoine possède le pouvoir, dans de certaines limites, de se débarrasser des liquides septiques. Les expériences de Grawitz et Wegner ont démontré ce fait pour les animaux, fait dont on a également observé des exemples chez l'homme. Mais cette propriété du péritoine exerce une influence bien minime sur la diminution de la mortalité due à cette catégorie de blessures. Quand même il se serait produit une occlusion plastique assez parfaite de la perforation, les lèvres d'une plaie par armes à feu sont tellement susceptibles de subir la mortification, qu'en général il survient une perforation secondaire. Une escarre détachée, tombant à l'intérieur de la cavité péritonéale, comporte déjà de grands dangers par elle-même ; une escarre du mésentère, qui ne peut tomber à l'intérieur de l'intestin, est sous ce rapport plus grave qu'une escarre de la paroi intestinale.

L'hémorragie est rarement mortelle par elle-même ; mais le sang extravasé, alors qu'il est infecté par d'abondants liquides intestinaux, constitue un terrain tout préparé pour l'extension de l'inflammation septique et ajoute ainsi aux dangers. La mort par hémorragie, mais dans un petit nombre de cas, a été le fait de la section de quelqu'un des gros vaisseaux. Elle sera plutôt la conséquence de blessures intéressant les viscères pleins et leurs vaisseaux, que de plaies des viscères creux.

Symptômes et diagnostic des plaies viscérales. — L'expérience pratique moderne et l'observation clinique exacte ont considérablement discrédité la valeur des symptômes habituellement acceptés comme caractéristiques de perforations des viscères ; et, comme des signes physiques incontestables se rencontrent très rarement, le diagnostic, dans bon nombre de cas, devra s'appuyer sur des considérations relatives au trajet de la balle bien vérifié.

Des signes physiques certains, absolus, existent chaque fois qu'on constate l'issue, par la plaie pariétale, du contenu de quelqu'un des viscères creux : tels, la bile, les matières fécales, l'urine, des aliments partiellement digérés ; ou encore, quand on observe de grandes quantités de sang dans les vomissements, les fèces ou l'urine. Les deux signes se rencontrent rarement à la fois : et la valeur du rejet de sang, en tant que symptôme d'une blessure d'un viscère creux, se trouve amoindrie par ce fait qu'une contusion grave peut donner lieu à une hémorragie intra-viscérale considérable. On a mentionné, comme un signe non équivoque de perforation, l'issue de grandes quantités de gaz qui s'échappent de l'anse perforée, se rassemblent à la partie supérieure de la cavité abdominale, augmentent la sonorité et peut-être en arrivent, en s'accumulant entre le foie et la paroi abdominale, à masquer la matité due au foie. Cependant, il est possible que le tympanisme se caractérise par des symptômes entièrement analogues à ceux fournis par la présence de gaz à l'état de liberté.

Senn [1], de Milwaukee, recommande, en se basant sur une série d'expériences très soigneusement conduites, l'insufflation d'hydrogène par la voie rectale, afin de pouvoir diagnostiquer une perforation viscérale. Ses expériences lui ont notamment montré que, sous l'influence d'une pression qui n'est ni considérable ni dangereuse, le gaz franchissait la valvule iléo-cæcale, tandis que l'insufflation de l'intestin par le bout stomacal était pratiquement impossible. Il a lui-même employé ce procédé dans trois cas de plaies par armes à feu, avec les résultats les plus satisfaisants dans tous. Dans un cas, il n'eût guère été possible de diagnostiquer la perforation de l'estomac sans l'insufflation ; et, dans les deux autres, l'insufflation rectale fut d'une réelle importance, non seulement en démontrant la perforation, mais encore en révélant qu'une autre perforation, au-dessous de l'S iliaque, était passée inaperçue, alors que l'opération était considérée comme terminée. Mackie [2], de Milwaukee, Taylor [3], de Philadelphie, et plusieurs autres, qui ont eu recours à ce procédé, lui ont reconnu une certaine valeur. Le gaz est contenu dans un ballon de caoutchouc et le tube, qui le met en communication avec le rectum ou l'estomac, renferme un manomètre destiné à enregistrer la pression mise en jeu pendant l'insufflation. La plaie pariétale s'entr'ouvre, le gaz s'échappe avec bruit et peut être enflammé. Une éponge mouillée suffit pour éteindre cette flamme. On donne la préférence à l'hydrogène à cause de son poids spécifique peu élevé, qui lui permet, pour cette raison, de toujours remonter à la surface ; de plus, il ne comporte aucun danger et est facilement inflammable.

---

[1] *Phila. med. News*, 25 août et 10 novembre 1888 ; *Trans. amer. med. Assoc.*, 1888, et *Journ. amer. med. Assoc.*, 30 août 1890.
[2] *Phila. med. News*, 9 juin 1888.
[3] *Ibid.*

Avec la plupart des chirurgiens, il faut limiter l'épreuve à l'hydrogène aux cas où le shock n'est pas des plus intenses et où toutes les probabilités sont contre une perforation. L'épreuve par l'insufflation peut échouer, mais cet échec ne constitue pas une contre-indication formelle à l'intervention. Elle peut également augmenter les dangers en aggravant le shock et en poussant les matières fécales dans la cavité abdominale par la plaie intestinale.

La matité à la percussion, soit sur le trajet de la balle, soit dans les portions sous-jacentes de l'abdomen, est la preuve manifeste, quand elle est très prononcée, d'un épanchement de liquides ou de sang. On regarde, en général, une matité localisée, comme l'indice d'une hémorragie ; une matité diffuse, comme le témoignage d'un épanchement de liquides viscéraux. Mais l'un ou l'autre signe s'observe très rarement, et, quand ils existent, ils peuvent indiquer tout simplement que certaines portions de l'intestin contiennent à ce moment plus de liquide que d'autres. En outre, l'apparition rapide de tympanisme, surtout marqué au niveau de la paroi antérieure de l'abdomen, peut déterminer dans les portions sous-jacentes une matité relative à la percussion. L'emphysème de la paroi abdominale, au voisinage de la plaie, a été parfois noté ; mais, c'est là un symptôme rare qui peut s'observer sans plaie pénétrante des viscères.

La présence de sang dans l'urine indique, suivant la situation de la plaie, une blessure du rein, de l'uretère ou de la vessie. Mais, il est possible que chacun de ces organes ait été gravement blessé, sans qu'il survienne pour cela de l'hématurie.

Une lésion des nerfs ou de la moelle épinière s'accusera par de la paralysie dans le département innervé. Une blessure des troncs vasculaires se déduit de l'absence du pouls dans les vaisseaux de la cuisse.

Le shock est souvent mentionné comme une conséquence habituelle des plaies pénétrantes des viscères abdominaux. L'expérience a montré que c'est un symptôme extrêmement variable, souvent très accusé dans les plaies insignifiantes des téguments et pouvant, d'un autre côté, faire entièrement défaut dans les plaies pénétrantes très graves. Dans quelques cas, il n'est rien de plus qu'une prostration nerveuse due à la peur ; dans d'autres, il est le résultat d'une hémorragie profuse ou de l'issue rapide de liquides viscéraux. Dans aucun cas, son apparition immédiate ne peut être considérée comme un signe de plaie pénétrante d'un viscère. Les renseignements complémentaires seront tirés de l'observation des particularités du shock, relatives à son aggravation ou à son amélioration, et à l'influence que peut exercer sur lui une excitation purement cérébrale. On a plusieurs fois observé sur les champs de bataille qu'un soldat, ramassé en état de shock violent, aussitôt qu'il a reçu du chirurgien l'assurance que sa blessure se borne à une légère contusion de l'abdomen, recouvre du coup toute son énergie nerveuse et retourne au combat. En relevant le moral du blessé, on aidera beaucoup à faire disparaître le shock nerveux. Un véritable « shock abdominal », consécutif à la pénétration des liquides dans l'abdomen, ne peut être ainsi dissipé comme par enchantement. Il est, d'ailleurs, probable que, en dépit de quelques exceptions remarquables, la perforation de tout viscère abdominal sera dans la majorité des cas, suivie de shock plus ou moins grave.

Un des symptômes les plus importants, ce sont les nausées souvent accompagnées de vomissements. Ce n'est point là un signe commun dans le pseudo-shock, tandis que, dans nombre considérable de cas non douteux de perforation, il existe toujours à un degré plus ou moins accusé. Notre appréciation de la valeur de ce symptôme n'est certainement pas diminuée par ce que nous connaissons de sa portée dans d'autres lésions abdominales.

MORTALITÉ

Morton [1], de Philadelphie, Sir William Mac Cormac [2], N.-B. Carson [3], de Saint-Louis, et Barker [4], de Londres, ont rassemblé avec grand soin tous les cas de traumatisme abdominal traités par l'intervention opératoire. La statistique de Morton, comprenant tous les cas de plaies par armes à feu publiés jusqu'à la fin de 1886, fournit 22 opérations avec 5 guérisons. La statistique de Mac Cormac qui s'étend jusqu'au mois de mai 1882,

---

[1] *Journ. amer. med. Assoc.*, 26 février 1887.
[2] *Abd. Sect. for the Treatment of intra-peritonal Injury*, Lond., 1887.
[3] *Journ. amer. med. Assoc.*, 5 novembre 1887.
[4] *Brit. med. Journ.*, 17 mars 1888.

porte sur 32 cas avec 7 guérisons, dont une (de Pirogoff) est considérée comme douteuse. La statistique de Carson, qui va jusqu'au mois de juin 1887, comprend 43 cas, dont 17 guérisons ; un (de Pirogoff), qui allait bien jusqu'à la fin du quatrième jour, fut ensuite perdu de vue. La statistique de Barker en ajoute 26 aux 32 de Mac Cormac, ce qui donne un total de 58 cas avec 35 morts. Sur ces 26, il y eut 16 guérisons et 10 morts, ce qui constitue une amélioration marquée sur les résultats obtenus antérieurement. Coley a réuni jusqu'à 1890 165 opérations donnant une mortalité générale de 67,2 pour 100. Sur ce nombre, 81 furent faites pour plaies de l'intestin grêle, avec 25 guérisons ; 24 pour plaies de l'estomac, avec 6 guérisons ; 36 pour plaies du côlon, avec 12 guérisons ; 19 pour plaies du foie, avec 8 guérisons, et 11 pour plaies du rein, avec 1 guérison. Dans les 81 cas de plaies de l'intestin grêle, il n'y eut pas moins de 439 perforations, ce qui donne en moyenne 5,4 perforations pour chaque cas. Fait remarquable à noter, sur ces 165 cas, 9 fois seulement le chirurgien ne réussit pas à trouver toutes les perforations. Morton a, en 1889, réuni 160 cas de cœliotomies pour plaies pénétrantes par armes à feu, avec 36 guérisons, soit une mortalité de 62 pour 100. La mortalité générale, si on envisage la nature du traumatisme, les conditions habituelles dans lesquelles se trouve le blessé quand il arrive sur la table d'opération et les tâtonnements nécessaires des premières interventions, ne peut être considérée que comme extrêmement satisfaisante.

INDICATIONS ET CONTRE-INDICATIONS OPÉRATOIRES

Sur l'ensemble des plaies pénétrantes de l'abdomen par armes à feu, près de 88 pour 100 sont mortelles. Quand elles intéressent l'estomac ou l'intestin, « il faut toujours s'attendre à ce que ces plaies entraînent la mort, généralement par péritonite consécutive à l'épanchement ou par véritable septicémie aiguë ». Otis[1] nous dit qu'on ne connaît guère que six ou sept guérisons certaines de plaies de l'estomac par armes à feu, dont deux avec fistule persistante ; tandis qu'il doute de l'existence de « même un seul cas de guérison incontestable de plaie

____

[1] P.-S. CONNER, *Internat. Cyc. Surg.*, vol. II, p. 193.

de l'intestin grêle ». Dans les plaies du gros instestin par armes à feu, le pronostic est plus favorable et on compte environ 20 pour 100 de guérisons avec ou sans fistule stercorale. Une plaie de la vésicule biliaire est presque toujours mortelle par suite d'un épanchement de bile. Avec le meilleur traitement palliatif, la mort est presque inévitable. Par conséquent, si jamais un remède désespéré est admissible dans une maladie désespérée, c'est certainement dans les plaies par armes à feu des organes abdominaux. Une intervention, qui ne peut être autre qu'une cœliotomie, est sans nul doute un moyen désespéré, mais tout a déjà démontré qu'il vaut mieux que l'abstention.

Les tendances bien connues des plaies pénétrantes par armes à feu des organes abdominaux étant admises, l'indication de l'intervention devient formelle quand la perforation est constatée. Seule, une opération mettra les parties dans des conditions telles que la guérison spontanée soit probable et, nous pouvons le dire, possible. En intervenant, nous pouvons réprimer une hémorragie, prévenir l'issue des liquides si cet accident ne s'est pas encore produit, nettoyer tout épanchement nuisible s'il s'en est fait un, et instituer un large drainage en cas de péritonite septique. La simple récapitulation des lésions anatomiques fournit les indications opératoires.

Mais, il existe des contre-indications. Tout d'abord, nous devons prendre en considération l'état du malade. Un collapsus profond, qui ne reconnaît pas pour cause une hémorragie, est une contre-indication dont le poids augmente avec la gravité de la situation. Un tel collapsus, existant quelques heures après l'accident, n'est pas aussi favorable que lorsqu'il persiste depuis un jour ou plus. Dans le premier cas, les forces vitales ne sont pas épuisées au même point, et sont davantage susceptibles de se relever ; dans le second cas, il existera une péritonite diffuse qui exige pendant l'opération des manœuvres assez pénibles et oblige à faire un appel prolongé à toute l'énergie du blessé pendant le traitement consécutif. Une péritonite non douteuse et grave, qu'on observe au second ou au troisième jour, est considérée par la plupart comme une contre-indication. En pareil cas, il est peu probable qu'on trouve le siège de la perforation ; et, quand même on y parviendrait, ce ne serait pas sans produire un traumatisme étendu. On tirerait peu de profit de lavages de la cavité si celle-ci devait se remplir de nouveau, comme aussi de la découverte de perforations qu'on ne pourrait ni fermer ni suturer à la plaie abdominale ; il y a, au contraire, un danger très réel à ajouter encore aux risques du traumatisme. En pareil cas, le plus qu'on puisse faire, c'est de pratiquer, après anesthésie locale, une petite ouverture à la paroi abdominale pour permettre l'issue des liquides et des sécrétions nocives, et donner ainsi au malade les bénéfices d'une chance bien faible de guérison spontanée suivie de fistule stercorale.

Une question importante au point de vue pratique, c'est de fixer le moment le plus favorable à l'intervention. D'une façon générale, on peut dire avec certitude que l'opération doit être faite le plus tôt possible après qu'on a reconnu une plaie pénétrante de l'abdomen. La statistique de Coley démontre que, sur 39 opérés dans les douze heures qui ont suivi l'accident, 18 ont guéri, tandis que sur 22 opérés après douze heures, on a obtenu seulement 5 guérisons. Les chances de guérison paraîtraient donc croître avec la précocité de l'intervention. On ne doit pas attendre l'apparition de symptômes divers ; quand il en existe, ils sont souvent trompeurs et leur absence prolongée est compatible avec des lésions devant inévitablement amener la mort. Si le shock est intense, on peut différer l'opération tout en surveillant soigneusement et en traitant le blessé de façon à obtenir une amélioration capable de justifier l'intervention. Il ne faut pas oublier la possibilité de voir le shock reconnaître l'hémorragie pour cause. Dans ces circonstances, comme dans une foule d'autres, presque tout doit être laissé au jugement éclairé du chirurgien ; il est impossible de tracer des règles spéciales ou absolues pouvant servir de guide.

INTERVENTION CHIRURGICALE

Si le blessé est faible ou en état de collapsus, on lui donne un lavement avec de l'eau-de-vie avant de pratiquer l'anesthésie. La paroi abdominale doit être entièrement lavée, et les poils du pubis rasés, s'ils sont au voisinage de la plaie ou du champ opératoire. On fixe en place la toile de caoutchouc perforée, s'il est possible de l'employer sans empiéter sur le champ opératoire.

Les instruments sont les mêmes que ceux dont on se sert ordinairement pour toute cœliotomie; on y ajoute des clamps de Makins pour l'intestin, au nombre de quatre ou plus. Enfin, on prépare une douzaine au moins de ces aiguilles rondes de modiste dont on se sert pour l'entérorraphie et qui sont armées de soie de dimensions convenables. On tient prêt du gros catgut préparé, pour le cas où l'on aurait à faire la suture de viscères pleins. On tient toutes prêtes également des compresses et des éponges rondes et plates, déposées dans une solution antiseptique tiède. Un vaste irrigateur avec un tube de caoutchouc et une canule en verre est placé en lieu convenable, à une soixantaine de centimètres au-dessus du niveau du patient. Il est bon également de disposer sous la table d'opération un récipient destiné à recevoir le liquide qui ressort du ventre pendant le lavage et s'écoule sur le large macintosh.

Incision de la paroi abdominale. — Presque tous ceux qui ont écrit sur ce sujet recommandent l'incision médiane. Mac Cormac, Parkes, Nancrede, Bull et Morton insistent sur l'incision médiane et appuient leur opinion de nombreux et solides arguments. Morton nous dit que, dans presque tous les cas opérés avec succès, l'incision avait été faite sur la ligne médiane. Cependant, il a écrit depuis, qu'on peut trouver dans la littérature les observations d'au moins 5 opérations suivies de succès alors que l'incision n'avait pas été faite sur la ligne médiane. Le professeur Mc Graw, de Détroit, a protesté énergiquement contre la sagesse uniforme de cette manière de faire, mais ces protestations paraissent n'avoir pas trouvé d'écho dans les ouvrages publiés depuis.

Il est certain que, pour donner le plus d'espace possible en vue de l'exploration complète de la cavité abdominale et des organes qu'elle renferme, l'incision médiane est la meilleure. Dans les cas où la balle a traversé la ligne médiane, entrant par un côté et ressortant par l'autre; et dans d'autres, où la balle après avoir pénétré au voisinage de la ligne médiane a cheminé soit directement vers l'arrière, soit dans une direction incertaine, verticale ou latérale, — alors l'incision médiane est indiquée. Également, dans tous les cas où le trajet de la balle est inconnu, l'incision médiane est la meilleure. D'un autre côté, il existe des cas pour lesquels il est indiqué de tracer l'incision en dehors de la ligne médiane. Une balle ne blesse que les organes qui se trouvent sur son trajet. Le raisonnement et l'expérience nous démontrent tous deux que les balles, qui traversent les tissus mous de l'abdomen, poursuivent leur course presque en ligne droite. Si la balle dévie, cette déviation se produit, dans la grande majorité des cas, en vertu de la loi sur l'égalité des angles d'incidence et de réflexion. Ces trajets vagabonds de la balle, qu'on observe parfois, se rencontrent, alors que le projectile a perforé la peau sous un angle très oblique, et rarement dans les plaies par armes à feu de l'abdomen. On peut donc conclure avec certitude qu'une balle, qui traverse la cavité abdominale, suivra la direction suivant laquelle elle a perforé la paroi du ventre; et, si elle dévie après avoir frappé des os ou des viscères creux, cela ne doit influencer en rien le plan opératoire. Ainsi, dans un cas comme celui de Barker [1], où la balle avait pénétré à 75 millimètres en dedans de l'épine iliaque antérieure, l'incision latérale, qu'il avait choisie, était préférable à l'incision médiane. Le cas de Mc Graw, dans lequel le côlon seul avait été blessé, le prouve de même; et on pourrait encore en citer d'autres analogues.

Dans le choix du tracé on ne doit pas, d'ailleurs, se laisser guider sur une simple question de plus grandes facilités dans l'exploration des viscères, mais encore faire en sorte que celui qui est choisi n'ajoute pas au traumatisme. Ce n'est pas impunément qu'on examinera systématiquement l'intestin dans toute sa longueur, ainsi que tous les viscères fixes. Il n'est nécessaire d'explorer que les organes fixes qui se trouvent sur le trajet de la balle; et, quant aux intestins mobiles, le bon sens doit nous servir de guide pour décider jusqu'où l'exploration doit être poussée. Ainsi, si une balle traverse la région lombaire droite en perforant les deux faces antérieure et postérieure du côlon ascendant, il n'y a aucune nécessité d'aller explorer l'estomac ou les côlons transverse ou descendant ou une autre portion de l'intestin grêle que celle qui se trouve située au voisinage de la blessure. Il est inutile de multiplier les exemples, qui se

---

[1] *Brit. med. Journ.*, 26 novembre 1887.

présentent, d'ailleurs, d'eux-mêmes à l'esprit. Il est vrai que les anses peuvent s'éloigner quelque peu du trajet de la balle, et cet écartement sera souvent d'autant plus sensible qu'il se sera écoulé plus de temps depuis l'accident. Mais, il est presque impossible à l'intestin de se déplacer des régions épigastrique ou ombilicale jusqu'à atteindre le fond de l'excavation du bassin, ou de la région lombaire gauche jusqu'à la région lombaire droite. Quant aux organes fixes, ils ne peuvent se déplacer en aucune manière. Il ne faut pas s'acharner à vouloir la preuve de l'intégrité des viscères jusqu'à augmenter, par l'exploration, les risques que court déjà le blessé.

On doit se guider, pour le trajet de l'incision, sur des déductions rationnelles, tirées des indications fournies par le trajet de la balle. Pour le chirurgien, la prémice la plus importante dans le cours de ce raisonnement repose sur le trajet de la balle dans l'épaisseur de la paroi abdominale. Il m'est absolument impossible d'apprécier la valeur des arguments si fréquemment élevés contre le cathétérisme de la plaie. Là où une balle a passé, une sonde passera sûrement sans augmenter de beaucoup les dangers. Je sonderais toujours la plaie en ne me servant que d'un instrument très mousse, qui ne pourrait s'insinuer dans les espaces intermusculaires, et je laisserais la sonde dans le trajet de la balle, si la présence de l'instrument pouvait m'être de la moindre utilité pour m'indiquer la direction de la blessure. Dans la plupart des cas, il n'est pas nécessaire de mettre à nu le trajet du projectile.

Il faut se guider pour la direction à donner à l'incision sur le simple raisonnement basé sur le trajet, supposé et probable, de la balle, trajet qu'on déduit de la situation du point d'entrée et du parcours du projectile. Il est absolument indifférent pour un opérateur habile (et d'autres ne devraient pas aborder de tels cas) à quel niveau il pénètre dans la cavité abdominale. Les objections, à savoir que l'hémorragie est plus à craindre et qu'on est obligé de sectionner les plans musculaires quand l'incision n'est pas faite sur la ligne médiane ou la ligne semilunaire, ne doivent pas, pour l'instant, entrer en ligne de compte, eu égard aux plus grandes facilités d'accès des organes abdominaux.

Il est impossible d'indiquer d'une manière générale quelle doit être la ligne exacte d'incision. Toujours, on devrait conclure que les organes lésés se trouvent sur le trajet de la balle, indiqué par la direction du projectile lors de sa traversée des parois abdominales ; et l'incision devrait être faite en conséquence. Il est probable que, dans la majorité des cas, on sera amené à faire l'incision sur la ligne médiane ; mais, dans un petit nombre, et cela dans une importante proportion, on la pratiquera en se guidant sur les principes qui viennent d'être exposés. D'une façon générale, on peut dire que le milieu de l'incision pariétale devrait se superposer à un point imaginaire représentant le milieu de la distance qui sépare les points, où une sonde introduite dans le trajet rencontrerait, d'une part, le péritoine, d'autre part la paroi opposée de la cavité abdominale.

On se réglera, pour la longueur à donner à l'incision, sur l'épaisseur de la paroi abdominale, la tension et la fermeté des muscles, le degré de distension et l'étendue supposée ou connue des lésions. L'incision ne doit pas être nécessairement verticale ou transversale, mais se régler, soit comme longueur, soit comme direction, entièrement sur le raisonnement personnel du chirurgien, appuyé sur les prémices indiquées. Il est inutile de spécifier davantage les directions à donner à l'incision.

La paroi abdominale étant incisée sur la longueur voulue, les lèvres de l'incision sont maintenues écartées à l'aide d'écarteurs confiés à un aide. L'écarteur automatique, recommandé pour certains cas de taille hypogastrique (*fig.* 91), remplira parfaitement le but et n'a pas besoin d'être tenu en main.

L'extrémité du trajet de la balle, là où elle a pénétré le péritoine, est tout d'abord explorée pour voir si une hémorragie ne continue pas de se produire à ce niveau et s'assurer définitivement du caractère pénétrant de la plaie. L'orifice déchiré, et peut-être souillé, est lavé avec une solution antiseptique et suturé de suite par une suture continue, s'il est assez grand. Les quelques caillots qui obscurcissent le champ opératoire sont enlevés doucement sans déranger l'intestin. On procède alors à l'examen systématique de tous les viscères qui se trouvent sur le trajet de la balle ou à son voisinage. S'il existe une hémorragie, on doit de suite en rechercher la source avant toute autre chose. Il faut se rappeler que toute manipulation provoquera des mouvements péristaltiques de l'intestin, tendant à éloigner les plaies intestinales du territoire sur lequel a porté le traumatisme ; aussi, toute plaie ou contusion sérieuse, remarquées pendant la recherche des points qui saignent, doivent être saisies de suite avec des pinces qu'on laisse en place. D'un autre côté, quand on a découvert la source de l'hémorragie, on peut prendre temporairement le vaisseau dans une pince, pendant qu'on ferme une perforation de l'intestin qui donne issue à des matières fécales. Il est impossible d'indiquer sous ce rapport aucun ordre, ni d'établir aucune règle. Il faut s'attaquer en premier lieu aux lésions les plus urgentes : les moins graves sont palliées temporairement au moyen de pinces ou d'éponges disposées avec jugement, et on les laisse pour la fin. Un examen rapide de toutes les parties est pratiqué aussitôt qu'on a réprimé les hémorragies dangereuses et mis obstacle à toute extravasation abondante du contenu intestinal ; on se rend ainsi définitivement compte de toute l'étendue des lésions. Puis on procède à la restauration chirurgicale de ces plaies.

A ce moment, s'il y a eu issue du contenu intestinal, je conseillerais l'irrigation de l'abdomen, qu'il faut commencer et continuer pendant qu'on s'occupe à fermer les plaies viscérales. Le liquide d'irrigation, s'épanchant sur le macintosh et se rendant dans le récipient disposé à cet effet, n'embarrasse en aucune façon ; il lave la cavité abdominale, et fait ainsi gagner du temps ; et, ce qui a peut-être le plus d'importance, avec un liquide à une température de 40 degrés environ, le lavage constitue un moyen excellent de combattre le shock. Le jet n'a pas besoin d'être puissant ; il doit être de la force de celui qu'on obtient avec un injecteur disposé à 45 centimètres au-dessus du niveau du patient. Un excellent moyen de porter le liquide d'injection dans la cavité abdominale pendant cette opération consisterait à recourir au long tube double en caout-chouc, dont on se sert actuellement pour les lavages d'estomac. Comme la plaie pariétale n'emboîterait pas étroitement le tube, une partie seulement du liquide s'échapperait par le tube éva-cuateur ; mais cela est d'une importance secondaire.

Pendant ce temps, l'assistant surveille les pinces jetées sur les plaies de l'intestin ou d'autres organes et les maintient en faisceau dans la position qui tiraille le moins ces plaies. Ce plan opératoire n'est pas celui qu'on recommande d'ordinaire. Jusqu'à présent, tout chirurgien a presque uniformément conseillé la suture immédiate et complète de chaque plaie, au fur et à mesure de leur découverte. Mais cette façon de procéder à la suture est fatiguante et énervante ; et, pendant qu'on l'exécute, les anses intestinales se contractent violemment, déplacent d'autres parties lésées et augmentent encore l'issue du contenu intestinal. Le seul avantage de la suture immédiate, c'est qu'aucune perforation ne passe ensuite inaperçue ; mais cet avantage est aussi bien réalisé par des pinces jetées sur les bords de la perforation ou le milieu des parties contusionnées.

Des serviettes-éponges sont dès lors disposées tout autour de l'ouverture : le chirurgien amène à la surface une des pinces et inspecte la plaie intestinale. Les autres pinces sont réunies ensemble et entourées d'une compresse, pendant que l'aide se prépare à aider le chirurgien. La plaie intestinale est examinée avec grand soin et on arrête le meilleur mode de traitement. Une contusion légère peut être abandonnée à elle-même. Toute surface ayant subi une contusion de gravité moyenne sera repliée en dedans, et on appliquera une suture de Lembert ou une suture continue de Dupuytren sur les tissus sains au-delà de la partie lésée ; si cette dernière vient à se gangréner, on obtient de la sorte que l'escarre tombe dans la lumière de l'intestin et ne pénètre pas dans la cavité séreuse. Dans les cas, où la perforation occupe le bord libre d'une anse, nous pouvons simplement en suturer les bords après lavage, ou ne pratiquer la suture qu'après résection des bords contusionnés, comme il paraîtra au moment et plus sûr et plus commode. Dans la majorité des cas, on s'arrêtera à la suture de Lembert (voir *Entérorraphie*) comme à ce qu'il y a de mieux. Une suture continue suffira parfaitement pour les petites perforations.

La direction de la ligne de suture semblerait n'avoir qu'une bien maigre importance. Des perforations multiples accumulées sur une portion restreinte de l'intestin peuvent nécessiter une résection plus étendue, et même l'ablation de tout le calibre intestinal. C'est ce qu'on exécute exactement de la façon décrite aux chapitres concernant l'Entérectomie et l'Entérorraphie, et il n'est pas besoin de les décrire à nouveau ici.

Pendant ces diverses manipulations, l'intestin reposera sur une serviette-éponge douce, disposée autour de la plaie pariétale. Ordinairement, on n'aura pas besoin de clamp et les doigts de l'aide suffiront largement à cette besogne. Si l'on faisait une résection, je conseillerais l'emploi des clamps de Makins.

Pendant le cours de l'opération, on recouvre les viscères d'une ou deux éponges qui empêchent leur sortie. On ménage un petit espace sur le côté du tube d'irrigation pour permettre l'écoulement au dehors des liquides.

Une plaie du bord mésentérique est chose plus sérieuse. Une blessure, qui traverse le mésentère tout contre l intestin ou intéresse le bord mésentérique du tube digestif, provoque l'interruption des vaisseaux mésentériques et entraîne d'ordinaire à la suite la gangrène de portions des anses intestinales en cause. Pour ce genre de lésion, le traitement doit consister dans la résection de l'intestin, en même temps que de la partie perforée du mésentère. S'il n'est pas nécessaire de réséquer un segment du mésentère en forme de coin, il faut du moins faire les incisions bien au-delà du territoire sur lequel a porté le traumatisme. La plaie est suturée exactement comme il a été dit au chapitre de l'Entérorraphie.

Chaque plaie, après qu'elle a été refermée, est lavée avec soin et l'anse réintégrée dans la cavité abdominale. Quand toutes les plaies de l'intestin, découvertes lors du premier examen, ont été suturées, on repousse l'intestin sur l'un des côtés et on l'y maintient à l'aide d'une grosse éponge ; puis, on passe à l'examen des viscères pleins. Si l'on pouvait découvrir le point où la balle est venue se loger, il faudrait essayer de l'enlever. Les vaisseaux qui donnent du sang sont liés, cela va sans dire.

Les perforations de l'*estomac* sont traitées de même façon que celles de l'intestin. Une perforation de la paroi postérieure ne peut être atteinte qu'après ouverture faite aux feuillets de l'épiploon gastro-colique. S'il n'est pas possible de suturer la plaie par cette voie, on peut toujours l'atteindre par le devant, après gastrotomie, comme il a été conseillé pour les ulcères perforés de la paroi postérieure de l'estomac. Dans ces cas, le contenu stomacal fait presque toujours issue au dehors ; aussi l'irrigation et le lavage doivent-ils être pratiqués de façon particulièrement consciencieuse.

Les plaies du *grand épiploon* se compliquent parfois d'une hémorragie abondante, et le sang peut alors former un vaste hématome entre les feuillets de ce repli séreux. En pareil cas, le meilleur traitement consiste dans l'extirpation du grand épiploon au-dessus du niveau de la plaie. Une petite perforation, qui ne s'accompagne pas d'hémorragie, devra être excisée, pour prévenir toute gangrène, et la plaie refermée ensuite par une suture continue.

Les blessures du *foie* ne sont pas nécessairement mortelles. Les relevés soigneusement établis par Edler [1] donnent seulement une mortalité de 39,1 pour 100 pour les plaies par armes à feu non compliquées, et une mortalité générale de 55 pour 100. La guérison s'est fait, en général, attendre plus longtemps quand il restait dans la plaie un corps étranger, principalement une esquille osseuse, débris d'une côte; c'est ce qui nous suggère l'opportunité de la recherche en pareils cas de tout corps étranger et de son extraction, quand on le trouve. Une inflammation suppurée, telle est la cause qui a amené le plus souvent la mort (37,5 pour 100); l'hémorragie n'est à incriminer que dans 20 pour 100 des cas. Par conséquent, le nettoyage de la plaie sera aussi parfait que possible; non seulement on la lavera par irrigation à l'aide d'une petite sonde molle introduite dans le trajet de la balle, mais également par frottement avec un petit tampon de coton roulé autour d'une sonde et imbibé de solutions antiseptiques. On aura raison de l'hémorragie soit par des sutures profondes au catgut, soit par un tamponnement à la gaze ou au lint antiseptique, dont on laissera l'extrémité pendante hors de la plaie. Dans un cas, Murphy réussit avec la suture seule.

D'après Edler, la mort dans les blessures de la *rate* serait presque invariablement produite par l'hémorragie. Cet auteur donne une mortalité de 65 pour 100 pour les cas non compliqués, et une mortalité générale de 83,3 pour 100. La suppuration est rare, et, quand elle existe, le plus souvent elle est provoquée par la présence d'un corps étranger. La friabilité du tissu splénique rend fort difficile la suture d'une plaie béante. Cependant, Parkes a observé que des sutures profondes au catgut tiennent bien. Si la suture échoue, il faut recourir au tamponnement avec du lint ou de la gaze. Si le tamponnement échoue à son tour, il faut procéder à l'ablation de l'organe. L'ablation primitive est indiquée dans tous les traumatismes graves de la rate; les résultats de la splénectomie pour traumatismes sont beaucoup plus favorables que lorsque

[1] *Langenbeck's Arch. f. Klin. chir.*, BD XXXIV.

cette opération est pratiquée pour une affection de la glande.

Les plaies par armes à feu du *rein* sont moins graves qu'on ne le suppose généralement. D'après Edler, la mort est due le plus souvent à une pyohémie, compliquée de péritonite et de suppuration. La guérison est d'ordinaire fort lente en raison de la fréquence de l'infiltration d'urine. Suivant Edler, 85 pour 100 des blessures par armes à feu non compliquées du rein guérissent; seulement 16 pour 100 des plaies compliquées; et la mortalité générale est de 56 pour 100. Si 15 pour 100 seulement des plaies non compliquées du rein, plaies par armes à feu, se terminent par la mort, il est douteux que l'intervention se trouve indiquée dans ce groupe, à moins qu'il n'existe des signes certains d'hémorragie ou de suppuration périrénale ou péritonéale. Les complications des plaies du rein seront vraisemblablement de nature grave — blessures de la rate et du côlon à gauche, blessures du foie et du côlon à droite — et il est probable, par conséquent, que les résultats d'une intervention ne seront pas favorables. Dans les cas, où on doute qu'il soit sage d'enlever tout l'organe ou que le patient puisse supporter l'opération, il est possible d'accroître les chances de guérison en établissant un large drainage par une contre-ouverture faite à la région lombaire. Parfois, on a trouvé le projectile enclavé dans le parenchyme rénal.

Les plaies de la *vessie* seront fermées par des sutures de Lembert, de la même façon que les plaies des autres viscères creux. La question de la cystorraphie sera plus complètement étudiée dans le chapitre consacré à la rupture intra-abdominale de la vessie.

Les plaies de la *vésicule biliaire* sont faciles à diagnostiquer en se basant sur la présence de bile dans la cavité abdominale. Si la plaie n'intéresse que le fond de l'organe et n'est ni trop large ni déchiquetée, on la ferme de suite par quelques points de suture. Mais, si la balle a traversé la vésicule de part en part, et le foie également, il peut être mieux d'extirper le réservoir biliaire. Pour atteindre la plaie supérieure, il faudrait détacher partiellement la vésicule du foie, et cette manière de faire prédisposerait l'organe à la gangrène. Par conséquent, en pareil cas, la cholécystectomie serait le procédé le plus sûr.

Supposons maintenant qu'on ait traité d'une manière satisfaisante toutes les plaies viscérales et que les parties se trouvent dans des conditions de restauration possible, on procède alors à un lavage définitif de la cavité abdominale et on ferme la plaie avec ou sans drainage, comme il paraît préférable. Une canule plus large est adaptée au tube de l'irrigateur, et le réservoir élevé de 30 ou 60 centimètres plus haut, de façon à diriger dans la cavité abdominale un jet plus puissant et plus rapide. Pendant que les doigts agitent les anses intestinales, le jet est conduit successivement dans toutes les directions de la cavité séreuse, et on n'arrête l'irrigation que lorsque l'eau ressort de l'abdomen, aussi claire que celle qui y est entrée. Après qu'on a fait sortir par expression le reste du liquide, on enfonce dans les creux de la cavité abdominale quelques grosses éponges montées sur des porte-éponges, et on les y laisse pendant qu'on place les fils. Ce n'est qu'au moment de serrer les fils qu'on les enlève avec tout le liquide qui était resté dans le ventre.

Parfois l'état du blessé est assez grave pour qu'on hésite à faire une résection ou des sutures qui demandent beaucoup de temps. En pareil cas, l'anse intéressée, resequée ou non comme il paraît préférable, est fixée dans la plaie, de manière à créer un anus artificiel. Il est toujours possible de fermer temporairement une plaie intestinale, fixée entre les lèvres de l'incision à la paroi, de manière à isoler complètement la cavité péritonéale par la production d'exsudats plastiques, avant l'établissement de l'anus contre nature. Ce procédé est mis en pratique de la manière déjà décrite à propos de l'entérotomie et de l'entérectomie.

TRAITEMENT CHIRURGICAL DES PLAIES DE L'ABDOMEN PAR INSTRUMENTS PIQUANTS

Comme l'ensemble de la question des plaies par instruments piquants se rapproche, sous de nombreux rapports, de celle des plaies par armes à feu de l'abdomen, il est inutile de faire plus que spécifier les points qui les différencient.

Ici encore nous sommes redevables à Morton[1], Mac Cormac[2] et Gaston[3] de statistiques relatant les observations des

[1] [2] [3] *Loc. cit.*

opérations faites dans ces conditions. Morton a réuni 19 cas de ce genre, dont un avec plaie par éclat de bois, fournissant 12 guérisons. Mac Cormac relate 18 cas avec 10 guérisons. La statistique de Gaston, qui rapporte à peu de chose près toutes les opérations publiées à l'époque, porte sur 28 cas, dont 16 guérisons ; 19 cas, où les lésions intéressaient un ou plusieurs viscères, donnèrent 10 guérisons et 9 morts. La statistique la plus récente, celle de Morton (1889), porte sur 79 cas avec 48 guérisons, soit une mortalité de 39,24 pour 100. Depuis, il a encore été publié une trentaine de cas environ. Une série de six opérations brillantes a été rapportée par Dalton [1], de Saint-Louis, qui, jusqu'à cette époque, est intervenu 23 fois pour plaies pénétrantes de l'abdomen par instruments piquants, enregistrant 3 morts et 20 guérisons. Nous devons considérer ces chiffres comme l'expression d'une mortalité des plus satisfaisantes, eu égard à la nature du traumatisme.

Tout instrument piquant, enfoncé dans la paroi abdominale, peut perforer un viscère creux. Mais les effets produits sont fort différents suivant la nature de l'instrument. Un coup de poignard ou de stylet a des conséquences immédiates très différentes de celles qu'on observe après une profonde estafilade due à un sabre à large lame. Mais les résultats définitifs peuvent être les mêmes. J'ai vu la mort survenir en cinq jours par péritonite suppurée, à la suite d'une ponction de l'intestin avec une fine aiguille exploratrice ; et j'ai connaissance d'un autre cas où une triple plaie du tube digestif, de toute la largeur du couteau de poche qui l'avait produite, n'avait pas entraîné la mort en un temps aussi court. Avec une vaste plaie, la hernie de différents viscères est possible ; — c'est là un accident qui peut parfois avoir son bon côté en amenant sous les yeux une plaie intestinale et en permettant du moins, jusqu'à un certain point, au contenu intestinal de se déverser en dehors de la cavité abdominale. Chaque variété de plaie sera produite par des instruments totalement différents. Un éclat de bois, une pointe d'épieu ou les dents d'une fourche détermineront chacun une variété particulière de blessure, qu'il faut attribuer en partie au caractère de l'instrument.

De plus, on a observé que les plaies par instruments piquants

---

[1] *Journ. americ. med. Assoc.*, 15 novembre 1890.

ne sont pas aussi uniformément fatales que les plaies pénétrantes par armes à feu. Le danger paraît, en pareil cas, dépendre tout autant de l'état de plénitude ou de vacuité de l'organe atteint, que de l'étendue du traumatisme. Par une plaie de bonnes dimensions, un viscère distendu par des liquides se videra du coup dans la cavité péritonéale ; et, de plus, un viscère distendu est plus exposé à la rupture qu'un organe à l'état de vacuité. Un projectile, animé d'une grande vitesse, traverse tout en ligne droite, qu'il s'agisse d'un viscère plein ou vide ; tandis qu'un instrument, pénétrant avec une lenteur relative, qu'il soit poussé par la main ou s'enfonce de lui-même lors d'une chute, repoussera de côté un viscère vide.

L'état des choses varie encore avec l'organe atteint, tout comme dans les plaies par armes à feu. Les plaies par instruments tranchants s'accompagnent d'hémorragie considérable, et la mort du fait de cet accident est plus fréquente avec celles-ci qu'avec les autres plaies pénétrantes.

Si l'on étudie les observations qui ont été publiées, on trouve que, dans plusieurs, toutes les manœuvres se sont réduites à un simple nettoyage de la cavité abdominale des caillots qu'elle renfermait et à la suture de l'incision pariétale. Dans le cas de Carson, une plaie du foie fut suturée et la mort survint au cinquième jour par intoxication iodoformée ; la cavité péritonéale fut trouvée, à peu de chose près, normale. Dans deux cas, on fut obligé de pratiquer une resection intestinale ; un opéré mourut, l'autre guérit. Dans neuf cas, on sutura soit l'intestin, soit l'estomac ; dans un, on resequa la rate ; et dans plusieurs, on eut à s'occuper de plaies du grand épiploon, du mésentère et d'autres organes.

La resection des bords de la plaie n'est pas aussi souvent indiquée dans les blessures par instruments piquants, que dans celles par armes à feu. Dans une plaie à bords nets, une simple suture sans grand renversement des bords sera suffisante. L'hémorragie, complication la plus fréquente et la plus grave des plaies par instruments tranchants, exige une attention minutieuse en rapport avec son importance. Plus souvent que dans les plaies par armes à feu, il sera possible de mener à bien l'intervention par la plaie extérieure, agrandie dans la direction la plus convenable.

Quant aux indications de l'intervention dans les plaies de

l'abdomen par instruments piquants, tout le monde tombe d'accord pour préconiser la cœliotomie d'emblée dans les cas où l'existence d'une plaie pénétrante paraît certaine. L'indication est seulement un peu moins urgente, quand il n'existe pas de plaie pénétrante d'un viscère ; le nettoyage de la cavité abdominale des caillots qui l'encombrent et la répression de l'hémorragie mettent le blessé dans de bien meilleures conditions que l'abstention ; en tous cas, la perforation des viscères ne peut être diagnostiquée avec certitude avant ouverture du ventre.

TRAITEMENT POST-OPÉRATOIRE DES PLAIES DE L'ABDOMEN PAR ARMES A FEU ET PAR INSTRUMENTS PIQUANTS

La première règle à observer dans ce traitement est de mettre l'intestin au repos. Si les plaies intéressent l'estomac ou la partie supérieure de l'intestin grêle, l'alimentation par la bouche doit être suspendue pour quatre à six jours, et l'alimentation rectale instituée. Les premiers aliments, que le blessé prendra par la bouche, seront des peptones diluées, ou du jus de viande, ou du lait peptonisé. Le patient gardera au lit un repos aussi complet que possible ; s'il veut changer de position, il ne fera aucun effort musculaire personnel, mais demandera l'aide de quelqu'un. Si l'opium est à conseiller parfois en chirurgie abdominale, cela doit être dans ces cas qui souvent se compliquent de troubles mentaux considérables. On l'administre sous forme de morphine, et en injections sous-cutanées.

Si on a eu recours au drainage soit pour une péritonite au début, soit parce qu'on avait affaire à un épanchement considérable du contenu intestinal, il faudra surveiller avec beaucoup d'attention et de jugement le fonctionnement du drain. A des intervalles fréquents et déterminés, on épuisera la cavité à l'aide d'une seringue aspiratrice et on examinera la nature du liquide. Au moindre signe de péritonite suppurée, on ferait une irrigation avec un antiseptique non caustique (je donnerais la préférence à la glycérine boriquée) dont une partie serait même abandonnée dans la cavité abdominale. La formation d'adhérences intestinales, l'un des principaux dangers de la péritonite aiguë, a moins de chances de se produire avec des intestins flottant au milieu d'un liquide doux et aqueux ; et, d'un autre côté, les risques d'absorption de matières septiques sont diminués grâce à la présence d'un antiseptique dans la cavité abdominale. L'irrigation peut être répétée avec avantage toutes les heures. Avec un peu de jugement et d'esprit inventif, on arrive à faire ces irrigations sans incommoder le blessé et sans souiller les literies. En pareil cas, on se trouvera bien d'additionner de stimulants les lavements nutritifs et d'avoir recours au tube rectal et aux lavements d'eau chaude pour favoriser l'évacuation des gaz.

Si une péritonite aiguë survient aussitôt après l'opération et qu'on n'ait point institué de drainage, le meilleur traitement consistera, dans la plupart des cas, à mettre un drain de suite et à faire des irrigations chaudes (40°-43°) avec une solution antiseptique. Plusieurs chirurgiens, compétents en la matière, recommandent l'emploi de fortes doses d'atropine seule ou associée à la morphine. J'aurais plus de confiance dans une stimulation franche par la voie rectale, des lavements répétés de térébenthine et l'emploi du tube rectal. Nous avons déjà parlé plus haut de l'usage des sangsues au début, et on aurait retiré grand profit de l'emploi de l'appareil réfrigérant, tube enroulé d'étain de Leiter.

L'incision pariétale est traitée exactement de la même façon que dans les autres opérations abdominales.

RUPTURE DE L'INTESTIN

Bien qu'on ne soit intervenu que dans un nombre très restreint de ruptures intestinales, l'étude un peu détaillée de cette question est justifiée soit par l'extrême importance du sujet, soit par la nécessité imposée à tout chirurgien de se trouver prêt à entrer en lutte avec cet accident. Nos connaissances sur cette question se sont récemment enrichies de la publication d'un Mémoire de concours sur « la contusion de l'abdomen avec rupture de l'intestin », par B.-F. Curtis [1], de New-York, mémoire basé sur des expériences nombreuses et l'étude critique très soignée de 116 observations de rupture intestinale. Mac Cormac [2]

[1] *Internat. Journ. med. Sc.*, octobre 1887.
[2] *Op. cit.*

a réuni 13 opérations faites pour rupture simple ou compliquée de l'intestin, sans un seul succès. Croft[1], de Saint-Thoma's Hospital, a observé deux cas : l'un, rétabli des suites immédiates de l'intervention, succomba à une seconde opération, pratiquée un mois après la première pour la cure de l'anus contre nature qu'on avait établi ; le second blessé guérit parfaitement après la première et unique intervention. Dans le travail de Croft se trouve un tableau comparatif de 14 cas ; il en résulte que la cause principale de la mort est le shock.

Anatomie pathologique. — En se basant sur ses expériences, Curtis en est arrivé à conclure que la lésion n'est pas ici une véritable rupture, une explosion de l'intestin sur son contenu, mais une plaie contuse, une déchirure produite par écrasement entre le corps contondant et les os. Un ballonnement partiel de l'intestin diminue les dangers de rupture. Cependant, il ne faut pas méconnaître la possibilité d'une rupture par le fait d'un choc violent du contenu liquide allant buter contre une anse intestinale fixe. C'est de cette façon que la rupture du duodénum paraît se produire. J'ai observé deux cas de rupture de l'intestin déterminée une fois par une chute sur le dos, et une autre fois par un coup violent porté dans le dos ; ni dans l'un, ni dans l'autre de ces deux cas, il n'y eut fracture de la colonne vertébrale ou un traumatisme quelconque des organes antérieurs.

La cause la plus fréquente de ce traumatisme — cause qui se retrouve environ 28 fois sur 100 — serait, d'après Curtis, un coup de pied de cheval ou d'homme. Immédiatement après, et presque avec une égale fréquence, il faut citer les écrasements, la projection d'un corps pesant sur le ventre, la chute sur un angle saillant. Les facteurs les plus propres à provoquer une rupture seraient une grande vitesse acquise et une surface peu étendue du corps contondant. Sur 113 cas, la fréquence relative des organes intéressés fut la suivante : duodénum, 6 fois ; jéjunum, 44 fois ; iléon, 38 fois ; autres portions de l'intestin grêle, 21 fois ; et côlon, 4 fois. L'observation démontre que ces portions du tube digestif sont plus exposées à la rupture, qui sont plus fixes, à l'exception, toutefois, du gros intestin plus à l'abri.

Les dimensions de la rupture varient considérablement. Dans

---

[1] *Chir. Soc. Trans.*, vol. XXIII.

un cinquième des cas ou environ, la rupture intéressait soit la totalité, soit la presque totalité du pourtour de l'intestin. Dans un dixième des cas, les ruptures étaient multiples. Les dimensions de la déchirure, le plus souvent observées, étaient de 25 millimètres environ en longueur. Il existe une certaine relation, d'ailleurs aléatoire, entre l'étendue du traumatisme et la violence du coup reçu, en ce sens que les désordres les plus étendus concordent d'ordinaire avec les traumatismes les plus violents. Ce fait, toutefois, n'influe en rien sur le pronostic, car une rupture de petites dimensions est aussi fatalement mortelle qu'une autre très considérable. Dans la grande majorité des cas, on a trouvé la muqueuse éversée et faisant hernie à travers la déchirure du péritoine.

Presque invariablement, on constate l'extravasation du contenu intestinal. Des liquides fécaloïdes furent trouvés à l'intérieur de la cavité séreuse dans deux tiers des cas relevés par Curtis, et l'existence d'une péritonite dans presque tous les autres rendit également probable l'épanchement du contenu intestinal dans ces derniers. Deux fois la rupture avait été complète, et ses lèvres étaient si bien obturées, tant par la contraction de la couche musculaire que par le prolapsus de la muqueuse et des adhérences rapides, qu'on put constater une réelle distension des anses intestinales, au-dessus du siège de la rupture. Parfois, outre la rupture, on a pu observer diverses contusions de l'intestin.

La complication la plus sérieuse réside soit dans la déchirure, soit dans la contusion du mésentère. Une déchirure du mésentère peut amener la mort en quelques minutes, du fait d'une hémorragie ; quant à la contusion, suivie d'obstruction des vaisseaux, elle peut aboutir à la gangrène de l'intestin. Dans 16 pour 100 des faits de Curtis, il fut noté soit une déchirure, soit une contusion du mésentère, et ces cas ont compté parmi ceux qui se sont le plus rapidement terminés par la mort. Sur 15 cas de déchirure du mésentère, tous, à l'exception de 3, se sont terminés par la mort dans l'espace de vingt-quatre heures. L'importance de ces observations, au point de vue pratique, parle d'elle-même.

Symptômes. — Il convient d'étudier séparément les symptômes immédiats de la rupture et les symptômes consécutifs. Les premiers symptômes observés sont, en général, le shock, de

l'agitation, des nausées et des vomissements, de la rétention
d'urine, de la constipation, une douleur et une sensibilité localisées. Dans la grande majorité des cas, le shock est très accusé.
Dans quelques-uns, cependant, on ne l'a pas observé. Un certain degré d'agitation est d'ordinaire noté au début, mais souvent ce symptôme fait défaut. Les vomissements précoces sont
un des signes les plus constants et, là où ils font défaut, il
existe des nausées. Dans un petit nombre de cas, les matières
vomies sont mélangées de sang. Mais, le plus souvent, elles se
réduisent tout simplement au contenu stomacal qui, un peu
plus tard, se mélange à de la bile. Si le blessé survit assez
longtemps, les vomissements deviennent fécaloïdes ; mais ce
symptôme marche d'ordinaire de pair avec une péritonite en
cours. On note de la rétention d'urine dans la moitié des cas environ, et nul doute que celle-ci ne fasse partie des phénomènes
généraux du shock abdominal. La douleur existe presque toujours. Elle affecte, en général, un caractère de véritable intensité, et on dit qu'elle est déchirante, ou lancinante, ou ardente,
ou cuisante : elle survient par accès, et est parfois ou rémit-
tente ou intermittente. La sensibilité à la palpation est presque
toujours accusée dès le principe ; plus tard, quand survient
l'inflammation, cette sensibilité est un symptôme constant et
très accusé.

Le ballonnement du ventre est un signe précoce et s'accuse
avec le temps écoulé depuis l'accident. Plus tard, quand la
péritonite est en plein développement, le ventre devient dur et
tendu comme un tambour. Ce ballonnement s'accompagne
toujours d'une sonorité tympanique. Une caractéristique de
cette résonnance, parfois notée, est la disparition de la matité
du foie. Il paraîtrait, toutefois, que ce symptôme est très variable et incertain. Ce tympanisme reconnaît pour cause l'épanchement des gaz intestinaux dans la cavité générale et doit
se produire dès le début, avant que des adhérences ne
viennent s'opposer à la diffusion des gaz.

Les symptômes secondaires sont essentiellement ceux de la
péritonite. La température, comme c'est souvent le cas dans les
péritonites graves, peut ne pas s'élever et même tomber au-
dessous de la normale. Cependant, dans la plupart des cas, on
note une élévation moyenne de la température dans les premières vingt-quatre heures.

Les vomissements deviennent fécaloïdes, quelquefois dès le second jour ; nécessairement, en ce cas, la constipation est toujours observée. De fait, tous les symptômes de la seconde période sont identiques à ceux de la péritonite suppurée.

Curtis distingue trois groupes de faits suivant les symptômes qu'ils présentent. Dans le premier groupe, le blessé ne sort pas de l'état de shock où il est plongé profondément, et succombe rapidement. Ici, le traumatisme se complique d'ordinaire d'une hémorragie franche ; mais on a observé des cas se caractérisant par un épanchement considérable de matières fécales sans hémorragie : ceux-ci se terminent également souvent par la mort, sans que le blessé sorte de son collapsus.

Le second groupe comprend ces cas, avec douleur et sensibilité locales très accusées, dans lesquels le blessé se ranime et est pris d'une attaque de péritonite aiguë.

Dans le troisième groupe se rangent ces cas qui ne s'accusent pas par des symptômes bien déterminés de péritonite, mais maintiennent l'esprit du chirurgien dans une appréhension constante de l'apparition de quelque complication grave. Le patient se ranime très lentement et en arrive ensuite, par degrés imperceptibles, à un état caractéristique de l'éclosion d'une péritonite grave.

Diagnostic. — Le diagnostic se basera sur l'examen de la cause qui a déterminé le traumatisme, et le siège de la lésion. Une rupture intestinale peut parfaitement être confondue avec une simple contusion de l'abdomen. Les symptômes d'une contusion revêtent plus d'acuité au début, que ceux d'une rupture ; mais, le plus souvent, on note rapidement une amélioration sensible. Un shock profond et immédiat s'observe plus fréquemment dans une simple contusion que dans une véritable rupture. L'agitation n'est pas aussi fréquente dans la contusion, et les vomissements ne s'y rencontrent que dans la moitié des cas. Jamais on n'y a observé de vomissements fécaloïdes. On a noté parfois du sang soit dans l'urine, soit dans les selles. Le ballonnement n'est pas aussi marqué, et la sonorité tympanique rarement observée. La matité à la percussion a été notée comme un fait exceptionnel. Les symptômes ressemblent ainsi beaucoup à ceux de la rupture intestinale; seulement, à l'exception du shock primitif, ils sont moins aigus et persistent moins longtemps.

Traitement chirurgical. — Le pronostic de la rupture intestinale étant absolument fatal, l'intervention chirurgicale seule peut donner au blessé quelques chances de vie. L'opération doit être faite d'aussi bonne heure que possible. La durée moyenne de la survie n'étant que de quarante-huit heures pendant lesquelles la situation s'aggrave rapidement, il est évident que chaque heure perdue diminue les chances de succès de l'opération. Toute la question se concentre dans le diagnostic, et, dans les cas douteux, on peut être autorisé à attendre le développement des symptômes qui démontrent qu'il ne s'agit pas d'une simple contusion. Parfois, les symptômes indiquent nettement une hémorragie, et, dans ces cas, il peut être légitime d'attendre pendant qu'on prend divers moyens pour arrêter l'écoulement de sang. A cet effet, on a conseillé de comprimer l'abdomen avec une bande, serrée par-dessus un coussin dur. Cependant les chances de succès que peut donner un tel procédé sont fort aléatoires. En tous cas, le blessé est mis au repos absolu. L'examen est pratiqué avec toutes les précautions possibles et toutes les manœuvres inutiles, quelles qu'elles soient, doivent être condamnées. On fait administrer des lavements stimulants, si l'état du blessé l'exige, et on évite de l'alimenter par la bouche. La valeur thérapeutique de la morphine est fort discutée : et elle peut même être dangereuse par le fait qu'elle masque l'évolution des symptômes. Cependant, dans la grande majorité des cas, la douleur est tellement intense que l'administration de morphine a été d'ordinaire la première chose qui ait été faite comme traitement.

L'incision doit être pratiquée sur la ligne médiane, mesurer 10 centimètres environ de longueur et correspondre par son milieu à l'ombilic. Si cela devient nécessaire, elle peut être prolongée par en haut ou par en bas, suivant le siège de la blessure. Dès avant l'ouverture du péritoine il est possible que la présence de sang dans sa cavité apparaisse nettement. S'y trouve-t-il des gaz, ils s'échappent avec bruit aussitôt l'incision faite. Le pus, les matières fécales, les liquides intestinaux deviennent manifestes d'emblée ou après exploration de la cavité abdominale. Pour cette exploration, le procédé proba-

blement le meilleur consiste à passer d'abord une éponge montée jusque dans le petit bassin et l'excavation lombaire. La
situation, occupée par la collection liquide épanchée, indiquera
souvent le siège de la rupture. Si une hémorragie persiste, il
faut aller de suite à la recherche du vaisseau qui donne, et le
lier. Si le sang coule en abondance, on donne le conseil de comprimer l'aorte abdominale et la racine du mésentère, pendant
qu'on cherche le vaisseau qui saigne. En pareil cas, il sera
ordinairement nécessaire de faire l'éventration de l'intestin.
Quand le vaisseau qui saigne a été saisi, on explore alors fort
soigneusement l'intestin, pour en rechercher les lésions. L'hémorragie reconnaît-elle pour cause une plaie du mésentère,
il faut envisager la question d'une resection intestinale. La
décision à prendre dépendra de l'étendue de la lésion des vaisseaux mésentériques et de l'état de l'intestin vascularisé par ces
vaisseaux. Dans quelques cas, la resection de l'intestin exigera
à sa suite la formation d'un anus artificiel ; c'est le cas quand le
blessé est trop faible pour pouvoir supporter une suture compliquée. Si la plaie occupe le jéjunum ou la partie supérieure
de l'iléon, la suture des deux bouts doit être tentée quand c'est
possible, car un anus artificiel à ce niveau peut entraîner l'inanition du malade. Dans le cas, où le siège de la rupture intestinale apparaît à première vue et se prête à la suture sans qu'il
soit besoin de sortir l'intestin de la cavité, il faut toujours procéder ainsi. Chaque fois que les intestins ont été sortis de la
cavité abdominale, il faut essayer de les y réintégrer aussitôt
que possible après découverte de l'anse intéressée. Il est inutile
de maintenir tout l'intestin hors de la cavité pendant qu'on
referme la plaie intestinale, et il a été démontré expérimentalement que le shock est moins à craindre, si on a eu soin de
réintégrer l'intestin aussitôt qu'on a découvert le siège de la
rupture.

Les intestins une fois rentrés, l'anse rupturée est amenée à
la surface, isolée avec des éponges et des compresses, et on se
prépare à pratiquer la suture immédiate. Si le shock est intense,
il sera sage de faire à ce moment une irrigation de la cavité
abdominale à l'eau chaude, comme cela a été recommandé pour
les plaies par armes à feu. En tout cas, le lavage immédiat de
la cavité abdominale sera toujours avantageux en économisant
du temps pour le nettoyage des liquides épanchés. Dans la

recherche de l'anse intéressée, le siège du traumatisme devra nous servir de guide ; mais il ne faut pas oublier, d'une part, que l'intestin peut se déplacer et que, d'autre part, la lésion peut être parfois multiple ; par conséquent, il faudra toujours procéder à un examen complet de tout l'intestin. L'insufflation rectale de Senn peut rendre des services, comme moyen de contrôle.

S'il semble que la simple suture de la déchirure doive suffire, on l'exécutera de la façon déjà décrite au chapitre de l'Entérorraphie. Si l'anse est fortement contusionnée tout autour du siège de la rupture, on fera une resection totale ou partielle, suivant la situation et l'étendue de la plaie. Si la déchirure occupe le bord libre de l'intestin, une simple excision des bords de la plaie contuse suffira ; si, au contraire, la lésion siège au voisinage ou au niveau des attaches du mésentère, il faudra faire la resection de tout le calibre intestinal. Chaque cas porte avec lui ses indications particulières et il est impossible de tracer des règles générales applicables à tous.

En pratique, on trouvera probablement préférable de traiter le plus grand nombre des ruptures intestinales par l'établissement d'un anus artificiel. D'ordinaire, on aura à intervenir quand le blessé se trouve dans les conditions les plus défavorables, et des manœuvres prolongées seraient grosses de dangers. L'opération la plus rapide, mais susceptible de faire surmonter au patient la période la plus dangereuse, sera probablement aussi celle qui, à la longue, donnera le succès le plus sûr. Il peut se trouver qu'une irrigation chaude de la cavité abdominale améliore considérablement l'état du blessé et, en ce cas, il est possible de procéder à la suture de la déchirure pendant qu'on continue l'irrigation.

D'ailleurs, comme ces ruptures sont, en général, peu étendues et exigent rarement une resection même partielle, leur occlusion par suture s'effectuera très rapidement. Si l'on se décidait pour l'établissement d'un anus artificiel, les deux bouts de l'intestin seraient fixés entre les lèvres de la plaie par quelques points de suture ou des pinces-clamps et laissés en l'état pendant vingt-quatre heures ou plus, jusqu'à la formation d'adhérences.

L'utilité du drainage doit être laissée à la discrétion du chirurgien. Dans la plupart des cas, le drainage est indiqué aussi bien comme mesure réparatrice pour donner issue aux sécrétions péritonéales, que comme mesure de précaution ménageant un orifice à travers lequel on pourra pratiquer des lavages de la cavité en cas de péritonite.

Le traitement post-opératoire et les soins généraux sont les mêmes que pour les plaies pénétrantes de l'abdomen.

RUPTURE DE L'ESTOMAC

La rupture de l'estomac n'exige pas de description spéciale. Elle est plus rare que celle de l'intestin, ce qui s'explique par les dimensions moindres, la situation plus profonde de cet organe et la protection que lui garantissent les côtes. La rupture sera complète et portera sur toutes les couches, ou bien incomplète et n'en intéressera qu'une ou deux. D'après Devergie, la rupture de la séreuse siège principalement au niveau de la petite courbure et est ordinairement multiple. La même lésion peut affecter la muqueuse et « il est à remarquer que souvent elle occupe précisément l'opposite de la déchirure externe ». Parfois, la muqueuse est complètement détachée et flotte en lambeaux à l'intérieur de la cavité stomacale.

Les symptômes ressemblent beaucoup à ceux de la rupture intestinale. Le traitement n'exige pas de description spéciale. Si la déchirure occupe la paroi postérieure de l'estomac, on ne peut l'atteindre qu'après division de l'épiploon gastro-colique, et on se comporte à son égard de la même manière que si on avait affaire à une plaie par instruments piquants ou par armes à feu de la même région.

RUPTURE DE LA VESSIE

Bien que la cœliotomie, faite dans ces conditions, soit une opération relativement récente, elle existait déjà dans l'esprit des chirurgiens depuis longtemps. Benjamin Bell proposa dès 1789 de suturer la vessie en cas de rupture. Blundell, de Guy's Hospital, écrivait en 1824 : « Si la vessie a laissé échapper son contenu dans la cavité péritonéale, pourquoi n'ouvririons-nous pas l'abdomen pour suturer la déchirure, retirer

l'urine et laver complètement le péritoine avec une injection
d'eau chaude ? » Blundell appuyait ces idées de nombreuses
expériences ; et Grandchamps, vers la même époque, se livrait
à des expériences analogues dans le même but. Bon nombre
de chirurgiens se sont depuis prononcés pour la suture de la
vessie en cas de rupture, et, parmi eux, il faut mentionner
Larrey, Gross et Cusack. Parmi les chirurgiens modernes,
Holmes est peut-être celui qui a le plus franchement recommandé cette opération. Heath et Willett sont les premiers qui
l'aient pratiquée en Angleterre.

Mac Cormac a réuni 16 cas de ce genre avec 6 guérisons,
dont 2 guérisons personnelles. J'ai lu les observations de
6 autres cas, donnant 3 morts et 3 guérisons. Norton a réuni
27 opérations avec 10 guérisons et 17 morts, soit une mortalité de 62,9 pour 100. La mortalité après intervention sera toujours élevée : mais, si l'on considère que les cas non opérés se
terminent presque fatalement par la mort, une mortalité très
élevée ne constitue pas une contre-indication.

Anatomie pathologique. — La monographie de Walter Riving-
ton a fait considérablement avancer nos connaissances sur
l'anatomie pathologique des ruptures de la vessie. Cet auteur a
rassemblé un total de 322 cas de ce genre, qui se décomposent
comme suit : 152 ruptures intrapéritonéales simples, suivies
de mort ; 30 ruptures compliquées suivies de mort ; 90 ruptures
extrapéritonéales simples et compliquées ; et 5 ruptures dont
le siège n'a pas été déterminé. La rupture intrapéritonéale
simple est la plus commune ; la rupture extrapéritonéale se
complique souvent de fracture des os du bassin. Sur 288 cas, il
s'agissait 240 fois d'hommes et 48 fois de femmes.

Cet auteur a constaté que la rupture se rencontrait le plus
souvent sur des sujets dans toute la force de l'âge, entre vingt
et quarante ans. La survie après cet accident était plus longue
en cas de rupture extrapéritonéale qu'après rupture intrapéritonéale.

Les causes peuvent être divisées en prédisposantes et déterminantes. Parmi les premières, la distension de la vessie doit
être considérée comme le facteur le plus important ; en effet,
il semblerait presque essentiel, pour que la rupture intrapéritonéale simple puisse se produire, que la vessie soit pleine.

Mais, ceci n'est plus vrai pour les ruptures extrapéritonéales.

Une autre cause prédisposante est l'ivresse. Dans un très grand nombre d'observations, on dit du blessé qu'il était complètement ou à moitié ivre. En pareil cas, la vessie est ordinairement pleine, la sensibilité émoussée, et le blessé se sera livré probablement à quelque jeu brutal avec ses compagnons. Dans ces circonstances, il arrive souvent qu'il est impossible de préciser les conditions dans lesquelles le traumatisme s'est produit.

Les causes déterminantes ont été subdivisées par Houel en idiopathiques et traumatiques, la grande majorité étant idiopathiques. La cause traumatique habituelle consiste en un coup violent porté sur la partie inférieure de l'abdomen. Les coups de pied, les coups reçus dans une rixe, la marche sur un homme étendu par terre, la chute de corps pesants sur l'abdomen, une collision violente contre un objet en saillie, les coups de pied sur un individu couché, telles sont les causes qui rentrent dans ce groupe. Dans un petit nombre de cas, on a incriminé la simple commotion.

De toutes les causes idiopathiques, la plus commune de beaucoup est une violente contraction musculaire alors que la vessie est surdistendue. On a publié un petit nombre de cas de rupture par surdistension simple du réservoir urinaire. Houel n'admet pas qu'une vessie saine puisse se rompre spontanément sous l'influence de la simple surdistension. Cependant, il paraîtrait n'y avoir aucun doute que cela puisse arriver parfois. Souvent prédispose à cet accident l'existence d'une hernie dite pariétale ; il s'agit dans ces cas d'une dissociation des fibres musculaires, aboutissant à une sorte de fente dans la continuité de la paroi vésicale et permettant ainsi une surdistension locale, qui facilement se transformera plus tard en rupture complète.

Il paraîtrait que ces ruptures spontanées sont, à peu près, dans la même proportion, extra ou intrapéritonéales.

Quant à la possibilité d'une rupture succédant à une violente contraction musculaire agissant sur une vessie surdistendue, il est impossible de la révoquer en doute. L'action de soulever de lourds fardeaux, les violents efforts de la période d'excitation pendant l'administration de l'éther, les efforts de la défécation ou de la miction ont été cités au nombre des causes efficientes de rupture par action musculaire.

Chez la femme, la surdistension et la rupture ont été provoquées par la rétroversion de l'utérus gravide.

Dans la majorité des cas, la rupture occupe la paroi postérieure de la vessie et varie comme longueur de 25 millimètres à 5 centimètres. Elle a encore été observée en d'autres régions : latérale, supérieure et profonde ; la longueur de la déchirure varie également en ce cas, et cela depuis 6 millimètres jusqu'à 7 à 8 centimètres.

Symptômes. — Les symptômes sont souvent masqués par l'état d'ivresse du blessé. Il est possible que ce dernier ignore avoir reçu quelque blessure, et des heures s'écoulent sans que la gravité de la situation soit en rien révélée.

Parfois le shock est nul et le blessé peut marcher encore pendant quelque temps. Dans nombre de cas et dans une proportion vraiment remarquable, le blessé a pu même faire à pied un parcours considérable sans présenter aucun signe d'une lésion quelconque, et les symptômes sérieux n'ont fait leur apparition qu'au bout de vingt-quatre heures.

Si le patient se trouve dans son état normal ou très peu sous l'influence de l'alcool, il éprouve d'ordinaire une douleur intense au moment de l'accident. Très rapidement apparaissent ensuite des syncopes, des nausées et un collapsus profond. Dans un petit nombre de cas, le blessé a éprouvé comme la sensation de quelque chose qui se déchirait dans son ventre. Il chancelle, tombe et est incapable de se relever seul ou de se tenir debout sans appui. S'il peut marcher, il le fait plié en deux et s'accroche à tous les objets qu'il peut saisir.

En général, le shock diminue momentanément, la douleur se calme et le malade de lui-même accuse un mieux sensible. Cependant, très rapidement, il est pris d'un impérieux besoin d'uriner ; mais essaie-t-il de le satisfaire, cela lui est impossible. Des tentatives répétées ne sont suivies que de l'émission de quelques gouttes de sang ou d'urine sanguinolente. Un ténesme accentué s'accompagne d'une douleur aiguë occupant les régions hypogastrique et ombilicale, douleur exagérée par la station debout. Le faciès devient pâle, anxieux, tiré ; de l'agitation, des nausées, des vomissements, de la soif, un état général grave, un pouls précipité, petit, irrégulier : tels sont les phénomènes qui apparaissent alors et témoignent de la gravité de la situation. Le patient à ce moment viendra réclamer les secours médicaux, et le chirurgien commence d'ordinaire par le sonder. Du sang, pur ou mélangé à de l'urine, s'échappe goutte à goutte et le patient n'éprouve aucun soulagement. Ou la sonde pénètre avec la plus grande facilité et peut être poussée très loin en haut à une distance anormale ; ou elle est arrêtée près du col de la vessie et on constate qu'il est impossible soit de la tourner, soit de l'abaisser entre les cuisses. Ces conditions différentes dépendent de ce que, dans un cas, la sonde passe à travers la déchirure et que, dans l'autre cas, elle butte contre la paroi de la vessie affaissée. La sonde pénètre-t-elle dans la cavité abdominale, on peut la tourner dans tous les sens, et même sentir son extrémité sous la paroi abdominale avec une netteté extraordinaire. En pareil cas, il ne peut y avoir incertitude sur l'existence d'une rupture vésicale. En cas de doute, avant de retirer la sonde, il faut injecter une quantité précise — 180 grammes environ — d'une solution antiseptique chaude. Dans ces cas, il y aurait avantage à employer le ballon rectal afin de repousser la vessie en avant contre la paroi abdominale. Pendant qu'on pousse l'injection, on percute la région sus-pubienne pour s'assurer si la matité augmente. Quand tout le liquide a été injecté dans la vessie, on le laisse s'écouler. S'il y a rupture, une partie seulement du liquide ressort ; s'il n'y en a pas, on recueille la même quantité qu'on avait injectée. On a conseillé l'injection de gaz en place de liquide. Mais il est sûrement plus facile de distinguer la matité du tympanisme, que de différencier deux variétés de tympanisme.

En cas de rupture extrapéritonéale, la symptomatologie n'est pas aussi grave ; le shock n'est pas aussi intense ; et les symptômes de péritonite ne surviennent pas aussi rapidement et ne sont pas aussi accusés.

En cas de rupture intrapéritonéale complète, des symptômes de péritonite apparaissent très rapidement et s'accompagnent de sensibilité et de ballonnement du ventre, d'abattement et de vomissements ; le pouls devient faible, irrégulier et rapide, la respiration précipitée. Le patient est tourmenté par le besoin incessant d'uriner et fait des efforts répétés qui n'aboutissent pas. La douleur est ordinairement intense, quelquefois agonisante.

Au point de vue diagnostique, il importe d'établir si la vessie était pleine au moment de l'accident. De nombreux cas d'hématurie, dépendant d'une simple contusion de la vessie, s'accompagnent de symptômes de collapsus, provoqués par des lésions péritonéales d'une autre nature. Il faut dire que dans tous les traumatismes abdominaux la sécrétion urinaire peut être diminuée ou même supprimée. Chaque fois qu'il y a doute, l'aggravation rapide des symptômes et la gravité croissante de l'état du blessé aideront à éclaircir le diagnostic.

Traitement chirurgical. — Il est aujourd'hui universellement admis que, le diagnostic de rupture intrapéritonéale de la vessie une fois porté, il faut intervenir immédiatement et que la meilleure intervention est la cœliotomie, suivie de la suture de la déchirure. Plus tôt l'opération est faite, et mieux cela est. Les chances de guérison diminuent considérablement après vingt-quatre heures, bien qu'on ait rapporté quelques succès obtenus après intervention tardive.

La technique de l'opération est aussi simple que possible à décrire. Une incision est faite sur la ligne médiane immédiatement au-dessus des pubis, et la cavité ouverte de la façon habituelle. Il faudra parfois prolonger l'extrémité inférieure de l'incision jusqu'en bas des pubis.

L'existence d'une rupture se signalera d'ordinaire par l'issue d'urine sanguinolente, mélangée à de la sérosité. Les muscles droits sont-ils très tendus, on peut sectionner une partie de leurs insertions pubiennes, puis agrandir les dimensions de l'incision au moyen d'écarteurs convenables. Il faudra faire généralement une incision longue, puisque la plupart des blessés de cette catégorie sont des individus forts et vigoureux.

La face postérieure de la vessie sera mise à nu aussi complètement que possible en repoussant les anses intestinales en haut et en les y maintenant au moyen d'éponges de forme et de volume appropriés. Comme nous l'avons déjà dit, on trouvera la déchirure le plus souvent sur le milieu de la face postérieure, à distance égale du sommet et de la base de l'organe. Si la rupture siégeait très bas, on se trouverait très bien du ballon rectal pour les manœuvres opératoires subséquentes, car il élèverait notablement le champ opératoire.

Puis, nous nous occupons de refermer la déchirure vésicale.

Si celle-ci est située bas, on peut se trouver aux prises avec des difficultés considérables. Mac Cormac a trouvé qu'une incision transversale, faite de chaque côté au péritoine, dégageait la vessie et permettait de l'amener plus haut vers la surface.

Des procédés de suture très variés sont actuellement en vogue. La suture de Lembert est probablement la meilleure en cas de rupture intrapéritonéale, et Mac Cormac lui doit deux succès. Le Dr A. Brenner, assistant à la clinique de Billroth, a multiplié les expériences sur les chiens pour déterminer le meilleur mode de suture applicable aux déchirures de la vessie. Celui qu'il recommande est une sorte de suture en bourse faite avec deux fils. Les fils sont passés au pourtour de la plaie à 25 millimètres au moins de ses bords, un sous la couche musculaire, l'autre sous la couche sous-muqueuse, en donnant tous ses soins à ce qu'ils ne traversent pas la muqueuse. Quand les fils sont serrés, la plaie se rassemble en forme de rosette, ce qui modifie la forme de la vessie. C'est essentiellement la « suture en collerette » de Tait, « *flange stitch* », qu'on emploie depuis quelque temps pour les fistules vésico-vaginales et aussi dans les déchirures des viscères creux. Un grand nombre d'autres expériences ont été pratiquées dans le même but. La majorité des expérimentateurs sont d'accord pour recommander les sutures interrompues à la soie, disposées d'après le procédé de Lembert, ou quelque modification simple de celui-ci. Il n'y a pas d'objection sérieuse à élever contre l'emploi du catgut, pourvu qu'il soit à l'acide chromique ; mais, pour les sutures de plaies péritonéales, la soie est peut-être ce qu'il y a de préférable. Pour passer les fils, une aiguille courbe ou en tire-bouchon, montée sur manche, est ce qu'il y a de mieux. Keyes, de New-York, s'est servi dans un cas de l'aiguille de Reverdin et en dit le plus grand bien. L'insertion d'un crochet mousse dans le sommet de la déchirure facilitera le passage des sutures ; on réussira de même à tendre la plaie en passant d'abord deux ou trois fils à chacune de ses extrémités et en confiant ces fils à un assistant qui, en les tendant, maintient la plaie rectiligne et l'attire à la surface.

Mac Cormac agit très sagement en continuant quelque peu la suture au-delà des angles de la plaie ; il augmente ainsi la longueur des tissus que cette suture intéresse et la renforce dans son ensemble. L'aiguille ne doit pas être à pointe trop acérée. Chaque fil doit traverser le péritoine et la couche musculaire sans pénétrer dans la vessie. Les sutures doivent être très rapprochées, huit environ sur une longueur de 25 millimètres.

Aussitôt que les fils sont serrés et la plaie fermée, on s'assure de la valeur de la réunion par l'injection d'une solution antiseptique chaude dans la vessie. Trouve-t-on cet organe imperméable, on passe au lavage de la cavité abdominale et on referme le ventre. Vient-on à constater une voie d'eau en un point quelconque, on passe quelques sutures supplémentaires; à ce point de vue, on peut avoir recours à la suture continue de Dupuytren.

On fait un lavage de toute la cavité avec une solution antiseptique et chaude. Ce lavage doit être complet et porter non seulement sur les régions pelviennes, mais encore aussi haut que possible, et jusqu'au diaphragme. L'urine épanchée se diffuse rapidement dans tout le ventre et un lavage partiel ne sera probablement pas suffisant. Si la température du liquide dépasse 37 degrés, le lavage aura en outre une influence salutaire en améliorant l'état dans lequel le patient a été mis par le shock.

La question du drainage est une des plus importantes. Si la suture ne laisse rien à désirer, on peut se passer de drains ; mais il arrivera souvent que le chirurgien ne sera pas tranquille à moins qu'il n'ait placé un drain. Celui-ci ne peut avoir aucun inconvénient, tandis qu'il peut devenir très utile en donnant issue à l'urine, qui pourrait filtrer à travers une suture imparfaite. Au bout de vingt-quatre heures, si le drain paraît inutile, il est facile de l'enlever.

On donne en général le conseil de drainer la vessie, soit à l'aide d'une sonde placée à demeure dans l'urèthre, soit par une boutonnière faite au périnée. La taille périnéale augmente notablement les risques opératoires et la sonde à demeure a été jugée inutile ; de plus, elle expose au danger d'une décomposition de l'urine.

Mac Cormac est d'avis de laisser la vessie se vider d'elle-même. Cet auteur affirme que, si la déchirure a été bien suturée, le blessé court moins de risques du fait d'une distension modérée de la vessie — la seule chose qui puisse lui arriver, s'il est bien surveillé — que de la part d'une sonde laissée à demeure pendant quelques jours dans l'organe. Il y a moins d'objections à faire au cathétérisme répété à de courts intervalles déterminés.

Plusieurs chirurgiens ont donné le conseil de pratiquer une boutonnière à la vessie au-dessous du cul-de-sac péritonéal, comme dans la cystotomie sus-pubienne. Ce sera rarement nécessaire ; et, comme cela ajoute beaucoup aux risques opératoires, il ne faut pas adopter ce procédé.

RUPTURE DE LA VÉSICULE BILIAIRE

On fera rarement le diagnostic d'une rupture de la vésicule biliaire en tant que lésion isolée ; quand on l'observe, c'est ordinairement comme complication d'un autre traumatisme abdominal pour lequel on opère. Bien que la vésicule puisse se rompre en n'importe quel point et que, plus d'une fois, elle ait été complètement arrachée de ses insertions, le plus souvent la lésion porte sur un point quelconque du canal cystique. On a rapporté [1] des cas de rupture du canal cholédoque et du canal hépatique, ou de l'une des branches de ce dernier. L'expérience clinique et l'expérimentation se coalisent pour démontrer que la pénétration de la bile dans la cavité abdominale, à la suite d'une déchirure de la vésicule biliaire ou de ses canaux, n'est pas fatalement mortelle. Edler donne comme mortalité générale 74,2 pour 100. Cette mortalité justifierait certainement l'intervention dans tous les cas, si l'opération pouvait être faite de bonne heure. Le plus souvent, lors de rupture non compliquée, une opération ne se trouvera indiquée qu'après qu'un certain temps se sera écoulé depuis l'accident, et que la péritonite aura déjà fait son apparition. Chaque fois que la rupture est probable et le patient dans de bonnes conditions, il faut intervenir.

Dans la plupart des cas, la meilleure opération sera probablement la cholécystectomie ou ablation de la vésicule. La déchirure est-elle petite et se trouve-t-elle à une distance propice, il sera possible d'en faire la suture. Siège-t-elle au voisinage du fond de la vésicule, on peut la suturer aux lèvres de la plaie comme on le fait dans la cholécystotomie pour calculs ou

---

[1] Voir MORRIS, *Internat. Cyc. Surg.*, vol. V, p. 883.

empyème. Au contraire, que la déchirure soit située profondément ou porte sur le canal cystique, on jette une ligature autour du canal au-delà du siège de la rupture, et on enlève la vésicule. La rupture des canaux, soit hépatique, soit cholédoque, est au-dessus des ressources de la chirurgie : on ne pourrait qu'établir un drainage et maintenir ainsi la vie du patient, jusqu'à ce que des adhérences protectrices aient eu le temps de se former et de rétablir la continuité du canal. La création d'une fistule, réunissant le canal cholédoque à une anse intestinale, serait de bonne chirurgie chaque fois qu'elle serait praticable.

RUPTURE DES VISCÈRES PLEINS

L'intervention en cas de rupture d'un viscère plein se trouvera indiquée soit en raison d'une hémorragie, soit à cause de la formation d'un abcès au niveau de la lésion, soit par suite d'une inflammation suppurée du péritoine. L'opération primitive, ayant en vue la répression d'une hémorragie, est rarement possible à cause de la nature ordinairement grave des traumatismes qui mettent le blessé dans un état de collapsus si profond qu'on ne peut guère songer à une opération chirurgicale un peu sérieuse. Une hémorragie secondaire peut se déclarer après une obturation temporaire des vaisseaux ; une opération devient alors possible. Il est surtout probable que le succès couronnera l'intervention faite alors que le patient s'est remis en partie des suites d'un abcès, résultat direct d'un traumatisme ou d'une péritonite consécutive à la pénétration dans le péritoine de produits de sécrétions glandulaires. En de certains cas graves, l'ablation de l'organe est la seule opération pratique.

La rupture des viscères pleins se produit de manière très analogue à celle des viscères creux. Au point de vue pratique, les caractères fournis par les lésions sont très analogues à ceux des plaies pénétrantes ; la marche est semblable et les symptômes en général identiques. Par conséquent, comme, d'une part, l'opération n'a été faite que très rarement pour ce groupe de traumatismes et que, d'autre part, le mode d'intervention a déjà été étudié dans le chapitre consacré à chacun des divers organes, il est inutile d'en présenter ici une nouvelle description. Morton a réuni 18 cas, où l'opération avait été faite pour une rupture affectant les viscères pleins. Sur ce nombre, il y eut seulement deux guérisons. Pour plus de détails, nous renvoyons le lecteur à la monographie excellente d'Edler[1] et à l'article de Morris[2] : « Traumatismes et affections de l'abdomen », dans l'*International Cyclopædia of Surgery*. Pour ce qui est plus spécialement de la rupture du foie et de ses conséquences, telles que : collections de pus et de bile, Briddon[3] a publié un travail très suggestif, et ses idées ont été confirmées par un cas qui fut un vrai succès. Dans une rupture du foie au niveau de sa face inférieure, où il lui fut impossible d'appliquer des sutures, Dalton[4] tamponna la déchirure de bandelettes de gaze dont il avait eu soin de conserver l'extrémité au dehors : son malade guérit. Burckhardt[5] a étudié très complètement toute cette question à l'occasion d'un cas de plaie du foie par couteau de boucher, compliquée d'hémorragie, pour lequel il était intervenu avec succès.

TRAITEMENT CHIRURGICAL DE LA PÉRITONITE SUPPURÉE

Dans ce sous-chapitre, nous avons à nous occuper de ces affections, ordinairement groupées sous le nom de péritonite suppurée. Dans toutes celles-ci, la péritonite existe sous une forme quelconque ; mais, dans quelques-unes comme, par exemple, dans l'ulcère perforé de l'estomac — l'inflammation n'a pas encore eu le temps d'aboutir à la suppuration vraie, bien que celle-ci soit l'aboutissant fatal de la première. L'opération, faite de bonne heure, est alors préventive.

Il est curieux de voir combien souvent la péritonite suppu-

[1] *Arch. f. Klin. chir.*, 1887, XXXIV.
[2] Vol. V, p. 875.
[3] *N.-Y. med. Journ.*, 31 janvier 1885.
[4] Anal. in *Brit. med. Journ.*, 1er novembre 1890.
[5] *Central. f. Chir.*, n° 5.

rée reconnaît pour cause un ulcère perforant de l'un ou l'autre
des viscères creux. Et, quant aux autres causes de péritonite
suppurée, la majorité certainement est constituée par les ino-
culations directes, résultat de la pénétration dans la cavité
séreuse de liquides purulents ou autres, infectieux, provenant
de collections de voisinage. La péritonite suppurée, qui n'est
ni tuberculeuse ni traumatique, est causée presque invariablement par la perforation d'un viscère ou la rupture d'une collection purulente ou autre, infectieuse.

Nous faisons abstraction des cas de perforation par affection
maligne, soit bi-muqueuse, soit muco-péritonéale, puisqu'elles
ne sont pas justiciables du traitement chirurgical, ou, du moins,
qu'elles n'ont pas encore été traitées jusqu'aujourd'hui de
cette manière.

APPENDICITE, TYPHLITE, COLITE

Il règne beaucoup d'incertitude au sujet des termes ordinairement employés pour désigner les affections inflammatoires
du cæcum. Musser[1] essaie d'assigner un caractère défini aux
termes généralement en usage, en consacrant exclusivement le
mot typhlite à l'inflammation du cæcum; le mot pérityphlite
à l'inflammation de l'enveloppe péritonéale du cæcum; le mot
paratyphlite à l'inflammation du tissu conjonctif rétrocæcal.
La confusion commence avec le nom de typhlite, auquel ne
correspond pas une signification précise. La plupart des anatomistes soutiennent qu'il ne se trouve pas de tissu conjonctif en arrière du cæcum, et le terme de paratyphlite doit donc
être rejeté. L'inflammation du cæcum peut à peine se concevoir sans inflammation du péritoine qui le recouvre; et, par
conséquent, le terme de pérityphlite est au moins superflu.

L'anatomie pathologique nous permet aujourd'hui l'emploi
de dénominations, qui indiquent d'une manière déterminée la
source de l'affection; et ce sont ces dernières que je me suis
hasardé à adopter. L'appendice vermiculaire, le cæcum, le gros
intestin sur toute sa longueur, sont susceptibles, partout où un

[1] *Med. and Surg. Rep. Phil.*, 7 janvier 1888.

arrêt de matières fécales ou de corps étrangers est possible, d'être le point de départ d'une inflammation localisée avec tendance à l'ulcération, suivie d'issue du contenu, soit dans le péritoine, soit dans le tissu cellulaire entourant la paroi intestinale. Dans ce sens, un abcès ischio-rectal est identique à la pérityphlite suppurée. Les phénomènes cliniques dépendent du siège de la perforation ; mais l'origine pathologique est essentiellement la même dans tous les cas. Il est, par conséquent, permis de se servir de termes en rapport avec le siège de la lésion, et nous pouvons parler avec beaucoup d'à-propos de l'ulcère perforé de l'appendice vermiculaire, du cæcum, du côlon ou du rectum.

Au point de vue de la chirurgie abdominale, l'appendicite perforante est de beaucoup la plus importante. Une typhlite, qui se termine par la perforation, intéresse presque nécessairement le péritoine ; mais, lorsque l'inflammation s'attaque au côlon, il peut aussi bien y avoir infiltration dans le tissu cellulaire. La chose est rare au niveau du côlon transverse ; mais on l'a observée et décrite comme une cause de fistule bi-muqueuse, aboutissant à la communication entre le côlon et l'estomac. La lésion est plus commune au niveau du côlon descendant, et j'ai eu l'occasion d'ouvrir neuf fois des abcès à la suite d'une colite terminée par perforation ; je connais deux autres cas analogues dans la pratique de mes collègues.

ANATOMIE PATHOLOGIQUE

L'inflammation de l'appendice vermiculaire est d'ordinaire liée à toutes les maladies inflammatoires qu'on observe au niveau de la fosse iliaque droite ; autrement dit, la typhlite, dans le sens vague que comporte, en général, ce mot, est considérée comme sous la dépendance de cette étiologie.

Fagge, Wilks, Fitz, Musser, Pepper et, en réalité, la plupart de ceux qui ont récemment écrit sur ce sujet se rangent à cette opinion. Bien qu'il ne soit pas douteux que la grande majorité des cas qu'on décore du nom de typhlite relèvent de cette cause, il n'en est pas moins certain que cette étiologie fait défaut dans quelques rares circonstances ; tel, du moins, ce cas dans lequel il existait une double perforation du cæcum et qui fut opéré avec succès par M. Murtry[1], de Danville. M. Maurin a réuni 136 cas publiés en France ; sur ce nombre, l'appendice était malade seul 94 fois, le cæcum seul 36 fois, l'appendice et le cæcum ensemble 6 fois. Sur le nombre total des typhlites dites pures, 20 se terminèrent par la guérison, de sorte que le diagnostic ne fut pas anatomiquement prouvé ; et il y eut 2 perforations ; en somme, 14 fois seulement on put démontrer que le cæcum était le siège des ulcérations. L'appendicite suppurée est une maladie parfaitement distincte, qui n'a pas plus de relation avec le cæcum qu'avec l'iléon, ou la vessie, ou quelque autre organe du voisinage.

L'affection commence, fait bien connu, par une inflammation catarrhale de la muqueuse appendiculaire, provoquée, comme on le croit communément, soit par un corps étranger, soit par une concrétion fécale. L'orifice, qui fait communiquer l'appendice avec le cæcum, est presque toujours rétréci, et le pus ne peut rétrograder dans le gros intestin. Dans les observations, on note que ce rétrécissement est tantôt un simple point resserré, quelquefois une véritable occlusion du calibre de l'appendice, et on l'a observé en différentes parties de l'organe. Une petite perforation se fait à l'appendice : quelques parcelles de matière purulente, parfois même fécale, tombent dans le péritoine et provoquent l'inflammation de cette séreuse. Le péritoine s'épaissit au voisinage de cette inflammation et met obstacle à la diffusion du pus. Quand la suppuration continue, une inflammation protectrice se fait au-devant d'elle et essaie à chaque pas de s'opposer à la diffusion générale des matières septiques. Si elle échoue dans ce rôle, le pus pénètre dans la cavité péritonéale, et nous avons ce qu'on pourrait appeler la terminaison aiguë de l'appendicite perforée. Si, par contre, l'inflammation protectrice réussit à limiter la suppuration, nous avons affaire à un abcès entouré d'une coque épaisse d'exsudats péritonéaux, qui peut persister sans se rompre pendant un temps considérable. C'est la terminaison chronique de l'affection. Le traitement opératoire s'attaque, dans le premier cas, à une péritonite diffuse ; dans le second, à un abcès chronique localisé. Dans les deux, le mal siège dans la cavité péritonéale. Il est à peine concevable de le voir

---

[1] *Journ. amer. med. Assoc.*, 7 juillet 1888.

forcer le péritoine et faire irruption à travers la séreuse dans le tissu cellulaire qui l'entoure.

Les descriptions anatomo-pathologiques de la terminaison vraie de cette affection sont ordinairement fort vagues. Quelques-unes paraissent supposer que le tissu cellulaire sous-péritonéal a été envahi et que le pus s'est frayé une voie le long des aponévroses pelviennes ou dans d'autres directions ; mais, jusqu'à présent, rien ne le prouve ; et, en face des faits qui démontrent surabondamment le pouvoir illimité de la membrane péritonéale de s'épaissir et de se condenser au voisinage d'un foyer inflammatoire, nous aurions besoin de preuves très solides pour admettre qu'une perforation s'est réellement produite de l'intérieur à l'extérieur de la cavité séreuse.

En cas de perforation précoce avec péritonite suppurée diffuse, il peut y avoir un très petit abcès enkysté entourant le siège de la perforation. Dans les cas chroniques, l'abcès peut atteindre des dimensions considérables et contenir plus d'une pinte de pus. Bien entendu, il est possible à un volumineux abcès chronique de s'ouvrir au bout d'un certain temps dans la cavité abdominale ; mais, avant que cela ne se produise, le malade en sera arrivé au plus bas. Au centre de ces abcès, on trouve ordinairement l'appendice, et celui-ci est le siège d'une inflammation aiguë et totale. Parfois ce diverticulum est gangrené en un point limité, ou même dans une étendue considérable.

On retrouvera ou on ne retrouvera pas le corps étranger, qui a provoqué la perforation. Sur 125 cas réunis par le Dr Fenwick, le corps étranger a été retrouvé 55 fois ; il est probable toutefois que, si on le recherchait soigneusement, on le découvrirait dans un plus grand nombre de cas. Mais il est aujourd'hui prouvé que, quoique fort fréquent, un corps étranger n'est pas toujours le compagnon obligé de l'appendicite ; et, alors même qu'il existe, il peut ne pas en être la cause. Dans les 10 cas de Stimson [1], un corps étranger ne fut découvert qu'une seule fois, et l'expérience d'autres chirurgiens est identique. On accordera probablement aux adhérences à des organes de voisinage un rôle plus considérable dans la production de l'appendicite qu'on ne l'avait supposé jusqu'à présent. La fixation du sommet d'un organe tel que l'appendice vermiculaire, qui,

____

[1] *N.-Y. med. Journ.*, 25 octobre 1890.

même à l'état normal, doit avoir des difficultés à se vider, pré-
disposera certainement et beaucoup à l'agrégation de corps
étrangers ; et les concrétions de matières fécales ou purulentes, qu'on rencontrera si souvent à ce niveau, se réclame-
ront parfois d'une semblable origine. La présence d'un corps de
cette nature dans l'appendice irrité aggravera le catarrhe et
déterminera peut-être le siège de la perforation. Mais rien que
la distension par ces sécrétions, qui, dues au catarrhe purulent
de l'appendice, ne peuvent se vider dans le cæcum, sera toujours suffisante pour causer une mortification et une perforation. La gangrène si fréquemment signalée n'est, je le suppose,
rien autre chose dans la plupart des cas que cette coloration
noirâtre, observée alors qu'il s'est fait un mélange de matières
fécales et de sang épanché. On peut considérer comme certain
que le plus souvent les adhérences de l'appendice aux organes
voisins : intestin, paroi abdominale, ovaire, ligament large et
même trompe de Fallope, jouent un rôle considérable dans
l'étiologie secondaire, sinon primitive, de cette affection.

Il faut encore savoir que dans les interventions pratiquées
avant l'apparition de la suppuration, le temps le plus difficile
est plutôt la séparation de ces adhérences que l'ablation du
corps étranger ou même de l'appendice lui-même. Sur une
série de 98 perforations, cet accident a reconnu comme cause
13 fois la tuberculose et 6 fois des ulcérations typhoïdes.

En cas de perforation aiguë avec petit abcès enkysté, on ne
trouve ni épaississement, ni trace d'inflammation, soit dans la
paroi abdominale, soit dans les organes voisins. La matité à la
percussion fait défaut, et, de fait, on peut même trouver une
sonorité plus accentuée. Dans les cas chroniques avec abcès volumineux, il peut y avoir de l'œdème cutané de la région lombaire
droite avec empâtement général de la cavité abdominale, tandis
que la percussion donne habituellement un son plus mat. Cette
dernière forme ressemble beaucoup à celle que détermine la
véritable cæcite, ou typhlite, ou pérityphlite, comme on l'appelle
indifféremment. Ici également, nous pouvons observer de l'empâtement des parois, avec œdème ou même rougeur. L'inflammation est dans ce cas la conséquence de l'issue des liquides qui
tombent non pas dans la cavité péritonéale, mais filtrent dans le
tissu cellulaire occupant l'interstice des feuillets du mésocôlon.
L'induration est plus uniforme, plus superficielle ; et, par le

fait qu'elle enveloppe le côlon ou le cæcum à la façon d'un manchon et qu'en général elle ne provoque pas un fort épaississement, on obtient de la résonnance à la percussion.

Du côté gauche, la colite avec perforation détermine des phénomènes très analogues à ceux de la typhlite.

SYMPTOMES

Les symptômes de l'inflammation de l'appendice vermiculaire ou revêtent un véritable caractère d'acuité, ou, d'aigus au début, ils prennent une allure chronique, ou encore leur marche est chronique d'emblée. De cette manière de grouper les symptômes découle une classification des variétés d'appendicite que j'ai modifiée de celle de With, de Copenhague, classification qui, si elle est passible d'objections au point de vue anatomopathologique, est précieuse pour le clinicien. On décrit les variétés : 1° perforante ; 2° purulente ; 3° plastique.

1° Dans la plupart des cas aigus, les symptômes prémonitoires font défaut, ou manquent de précision, ou sont insignifiants. Le malade est subitement pris d'une douleur violente dans la fosse iliaque droite ; des symptômes de collapsus ne tardent pas à apparaître et la mort survient en quelques heures. On note des vomissements, une respiration thoracique fréquente, du ballonnement du ventre et tous les symptômes habituels d'une inflammation suppurée violente du péritoine. C'est la variété perforante de l'appendicite, conséquence de l'irruption soudaine de matières fécales dans la cavité séreuse par un orifice ulcéré sans que des adhérences protectrices aient eu le temps de se produire.

2° Dans la seconde variété, le malade accuse depuis quelques jours, ou peut-être depuis quelques semaines, des douleurs vagues, obscures, occupant la région iliaque droite ; il a même pu continuer à s'occuper de ses affaires et à y vaquer, et ne présente que peu de symptômes en dehors d'un peu de dyspepsie, de constipation ou d'autres troubles intestinaux. Quelquefois, on observe de la diarrhée. Quelques malades accusent les mêmes symptômes, mais à un degré plus marqué ; ils sont obligés de garder le lit, l'appétit est capricieux, la température s'élève un peu le soir, quelquefois ils accusent des frissons et la constipation est opiniâtre. Brusquement, toute cette symptomatologie fait place à une autre, affectant les caractères d'une véritable acuité et d'une gravité exceptionnelle, coïncidant avec la rupture de l'abcès péri-appendiculaire et la diffusion du pus dans le péritoine. Parfois, la poussée aiguë a paru être la conséquence d'un examen médical.

3° Cette dernière est la variété purulente ou suppurée, qui se caractérise par la formation précoce d'un abcès autour d'une perforation de l'appendice, abcès protégé ou limité par des adhérences qui préviennent la diffusion de son contenu dans la cavité abdominale. Des abcès secondaires ou circonvoisins peuvent se former autour du premier, central ; et, si on n'intervient pas et que le malade survive, nous pouvons avoir affaire à une énorme collection de pus contenue dans plusieurs poches, communiquant entre elles, dont les parois sont formées par des anses adhérentes les unes aux autres ou la simple paroi abdominale. La formation de chaque nouvel abcès est marquée par une nouvelle aggravation dans les symptômes ; l'apparition d'un collapsus profond fera penser à une rupture de la collection dans le péritoine. Dans la forme chronique, les symptômes, peu sérieux au début, deviennent graduellement plus graves. Dans les antécédents, il n'est pas rare alors de voir signalée la répétition d'attaques de même nature. Ordinairement, on trouve dans l'histoire de ces malades des troubles intestinaux datant de longue date, avec perte d'appétit, crises de douleurs aiguës, localisées à la région iliaque droite, et parfois des vomissements. Sujette à des exacerbations et à des rémissions, la maladie procède par poussées jusqu'à ce qu'enfin le malade doive prendre le lit. Ces cas chroniques appartiennent d'ordinaire à la variété plastique et ont été décrits sous le nom d'appendicite à répétitions. Des adhérences ont fusionné l'appendice avec les organes voisins, adhérences parfois réduites à quelques fines travées, plus souvent organisées sous forme de tissu fibreux dense, au milieu duquel il est souvent difficile de retrouver l'appendice au cours de l'opération.

Le palper abdominal et le toucher rectal fournissent des signes locaux excessivement importants pour le diagnostic. Dans les variétés plastiques, ces signes locaux peuvent complètement manquer, mais il existe d'ordinaire au niveau du cæcum un peu de sensibilité à la pression. Un symptôme propre, indiqué pour la première fois par Mc Burney, consiste dans la découverte d'une petite zone douloureuse à la pression du bout du doigt et occupant environ le milieu de la ligne qui sépare l'ombilic de l'épine iliaque antérieure et supérieure. Cette zone correspond à la base de l'appendice, et l'importance de ce signe est telle qu'on lui a donné le nom spécial de « point de Mc Burney ». Dans la variété suppurée, il faut nous attendre à trouver un peu d'induration ou même d'épaississement ou d'œdème de la région cæcale, en même temps que de la sensibilité à la pression. C'est la voie rectale, qui parfois nous fournira les signes les plus importants. Comme l'appendice repose au voisinage de la marge du bassin, le doigt profondément introduit dans le rectum nous conduira sur une collection souvent volumineuse, occupant cette région. Afin d'explorer complètement le bassin dans ce but, on a conseillé d'introduire, si c'était nécessaire, toute la main. C'est par cette voie que, quelquefois, on arrivera à constater l'existence de la fluctuation.

Toujours, la constatation d'une masse, d'un épaississement inflammatoire au niveau du cæcum, combiné aux symptômes rationnels de l'inflammation appendiculaire, constitue le signe diagnostique le plus important.

En cas de colite pure, soit au voisinage du cæcum, soit du côté gauche, le pus, qui se fraye un chemin dans le tissu cellulaire sous-péritonéal, provoque d'emblée une cellulite diffuse qui, dans la majorité des cas, passe rapidement à la suppuration. Parfois, l'inflammation prend cette forme d'induration charnue, d'épaississement dur, si fréquente dans la cellulite pelvienne ; l'inflammation diffuse le long des parois sous le péritoine, se propage soit en avant, soit en arrière, et tend le plus souvent à venir-faire saillie au-dessus du milieu de la crête iliaque. On n'a pas affaire ici à une collection purulente volumineuse et localisée : la suppuration s'étend sur une large surface et occupe un plan plus superficiel que dans la suppuration appendiculaire vraie. Pour moi, la péricolite suppurée, soit du côté gauche, soit du côté droit, est une affection plus commune qu'on ne le suppose généralement. Sur les 9 cas, que j'ai opérés à l'heure actuelle, 6 fois la suppuration occupait le côté droit et le diagnostic de pérityphlite avait été porté. Dans aucun de ces cas, fort heureusement, il ne m'a été possible de vérifier le diagnostic par l'examen *post mortem ;* mais un vaste abcès rétro-péritonéal de la région lom-

baire, dont le contenu présente une odeur absolument
fécaloïde, a nécessairement son origine dans une perforation
du côlon avec issue des matières dans le tissu conjonctif, qui
sépare les feuillets du mésocôlon.

TRAITEMENT CHIRURGICAL

Les appendicites sans gravité guériront si le malade est
maintenu au lit, y garde un repos absolu, si on le soumet à
une diète telle qu'aucun résidu excrémentitiel ne puisse se
former, et si, en même temps, on a recours à une saignée
locale ou à la révulsion. Mais, il faut savoir que, pendant qu'il
se fait en apparence une amélioration très satisfaisante, des
symptômes franchement aigus peuvent, sans aucun phénomène précurseur, surgir, indiquant que la perforation s'est
produite.

Bon nombre d'observations de cas de ce genre ont été publiées ;
et, dans quelques-unes, il a semblé qu'on dût imputer les accidents aux manipulations nécessitées par l'examen.

Il est très difficile de dire à quel moment il faut opérer. Pour
la typhlite à répétitions, Trèves [1] a eu le courage de faire entrer
dans la pratique une ligne de conduite qui, sur-le-champ, a ral-
lié la plupart des chirurgiens : c'est d'enlever l'appendice, après
que la poussée aiguë s'est dissipée. Dans les deux cas, pour
lesquels il est intervenu, l'appendice était malade et altéré, et
ses deux opérés ont parfaitement guéri. Je suis intervenu deux
fois avec succès dans les mêmes conditions et on a publié les
observations de quelques autres opérations faites également
avec succès. La gravité des attaques aiguës antérieures et l'état
de la santé dans les intervalles doivent nous servir de guide au
point de vue de l'opportunité de l'intervention pendant la
période d'accalmie. Tous les auteurs compétents s'accordent à
dire qu'un petit nombre seulement de typhlites à répétitions
exigent une intervention. Dans son importante monographie,
Fitz, établissant une moyenne basée sur le relevé de tous les
cas connus, pose, comme limite extrême à l'intervention, trois
jours après le début des symptômes aigus. Mais, ce n'est jamais
une sécurité de prendre une moyenne entre les extrêmes ; du

---

[1] *Med. Chir. Transact.*, vol. LXXI, p. 165, et *Lancet*, 10 novembre 1888.

moins, ce serait un tort de baser sur un tel calcul une ligne de conduite pratique.

Il est impossible d'établir une règle bien définie relativement au moment auquel il faut intervenir. Les symptômes seuls nous traceront notre ligne de conduite. Il est vrai qu'en quelques circonstances une perforation se produit alors que le patient présente toutes les apparences de la santé. Ces malades doivent être opérés d'aussi bonne heure que possible, si l'on voit survenir des symptômes sérieux. Un retard même de quelques heures peut être décisif au point de vue du résultat opératoire : mort ou guérison. Dans les cas subaigus, le malade sera de suite condamné au lit, surveillé attentivement et pas trop souvent examiné. L'opération sera faite aussitôt qu'il est évident que le malade passe à un état où les chances de guérison post-opératoires baissent notablement. Une élévation vespérale de la température à 38°,8 pendant quatre ou cinq jours justifierait l'intervention, et toujours celle-ci devrait être pratiquée, et sans tarder, aussitôt qu'on voit apparaître des symptômes aigus.

Dans les cas à marche plus chronique, l'expectation peut ne pas être aussi dangereuse. Il est rarement possible de dire de façon précise si la marche chronique dépend du léger degré de l'inflammation, ou de la limitation exacte du foyer purulent qui laisse ainsi plus ou moins intacte la cavité générale. L'existence d'une masse, résultat d'un foyer inflammatoire, et qu'on constate soit par le toucher rectal, soit par le palper abdominal, constitue également une indication opératoire. Si le malade perd du terrain ; s'il survient des phénomènes d'hecticité, peut-être avec frissons ; et si, en un mot, l'état général paraît tellement aller à la dérive que bientôt une opération deviendrait dangereuse, nous devons intervenir aussitôt. Chez les enfants, il sera bon d'opérer plus tôt que les considérations développées plus haut ne paraissent y autoriser. Le Dr Foxwell[1], en particulier, a prôné l'intervention précoce chez les enfants, en se basant sur les considérations suivantes : « 1° Les enfants sont plus sujets à la perforation et aux abcès ; 2° souvent ces complications marchent vite et on n'en est que peu ou pas du tout averti ; 3° les enfants sont plus exposés aux traumatismes que

____

[1] *Birm. med. Rev.*, juillet 1890.

les adultes, et par conséquent plus exposés à la perforation traumatique. » Pour moi, ce sont là des idées justes, et le plus souvent chez les enfants il faudrait opérer aussitôt que le diagnostic d'appendicite est posé définitivement.

Dans les inflammations péricoliques suppurées, la décision à prendre n'offre pas grandes difficultés : on attend simplement la formation d'un abcès intrapariétal, comme on le fait pour les abcès de toute autre région.

L'exploration à l'aide d'une fine aiguille aspiratrice a été conseillée par les uns, condamnée par les autres. Si le foyer de suppuration siège profondément autour de l'appendice, l'usage d'une fine aiguille hypodermique peut offrir des dangers ; en toutes circonstances, il est inutile de se servir de l'aiguille exploratrice. Dans les cas où un doute s'élève quant à la présence du pus dans l'épaisseur de la paroi, l'emploi de l'aiguille ne rencontre pas d'objections ; mais, il est certainement dangereux de la pousser jusque dans la cavité abdominale et de lui faire traverser plusieurs feuillets du péritoine. La ponction exploratrice par le rectum ne soulève pas les mêmes objections ; mais, ici encore l'emploi de l'aiguille n'est pas sans danger. On a conseillé — et on a agi de la sorte — d'élargir l'orifice créé par la ponction exploratrice pratiquée par le rectum, et de drainer la collection par cette voie. Mais, comme il est impossible, par cette dernière, soit de se rendre compte de l'état exact des parties, soit d'enlever l'appendice, ou malade, ou gangrené, soit de retirer le corps étranger, pour toutes ces raisons nous devrions toujours choisir la voie abdominale chaque fois que le malade peut le supporter.

Le tracé de l'incision sera arrêté d'après le siège probable ou certain du foyer auquel on va s'attaquer. Le plus souvent, la meilleure incision sera faite directement au-dessus ou un peu en dedans du cæcum.

Parker fait une incision oblique un peu au-dessus du ligament de Poupart. Quelques chirurgiens conseillent de la pratiquer sur la ligne médiane, d'autres suivant la ligne semilunaire. Il est évident que l'incision médiane a pour avantage de permettre l'accès du foyer, où qu'il siège ; mais, si l'abcès est petit et profondément situé, on sera obligé, pour le mettre à nu, d'agrandir considérablement l'incision, ce qui ajoute beaucoup aux dangers de dissémination du pus par toute la cavité abdominale. Les avantages de l'incision directement superposée au siège de l'abcès me paraissent plus que contrebalancer ses inconvénients. Elle facilite l'accès de la région malade et les manœuvres consécutives ; on ne risque pas de propager au loin un abcès déjà localisé et le drainage est possible sans qu'il soit nécessaire de traverser les parties saines de la cavité abdominale. Or, toutes ces considérations plaident directement en faveur de ce tracé et montrent qu'il doit accroître les chances de guérison ; et, partant, on leur accordera plus de poids qu'aux considérations relatives à la facilité de l'acte opératoire. L'objection suivante a été formulée par le Comité de Chirurgie de la Société médicale de l'Etat Illinois[1] : « Il ne faut pas faire l'incision directement sur l'appendice ou la zone de la plus grande matité. Si l'incision est ainsi tracée, on rencontrera probablement des adhérences en grand nombre et il sera difficile de pénétrer dans la cavité péritonéale. » Cela est vrai, mais ces difficultés ne sont nullement insurmontables pour un chirurgien expérimenté, et les avantages que présentent ces adhérences pour isoler l'abcès sont énormes. Naturellement, dans ces rares circonstances où une perforation primitive s'est faite dans la cavité abdominale, sans formation préalable d'adhérences, l'incision médiane est aussi bonne que toute autre.

L'incision verticale, oblique ou transversale, ce qui importe peu au chirurgien exercé, est faite au-dessus ou un peu en dedans du siège supposé du foyer. Elle va ouvrir le péritoine de la façon habituelle. Il faut bien prendre garde, à chaque coup de bistouri, de ne pas blesser l'intestin et de ne pas épancher le pus dans la cavité péritonéale. Si le pus apparaissait en un point quelconque du champ opératoire, il faudrait l'essuyer de suite et nettoyer aussitôt les parties souillées au moyen d'une irrigation. En se dirigeant avec prudence dans la profondeur de la région infiltrée, isolant entre des éponges les anses intestinales, n'ayant jamais recours au bistouri, séparant avec des éponges ou des compresses les parties saines des parties malades, on arrive enfin sur le foyer. Si le pus est libre dans la cavité, on peut soit l'aspirer avec une seringue, soit l'essuyer avec des éponges, soit l'enlever avec le flot d'une irrigation.

---

[1] *New-York med. Rec.*, 5 juillet 1890.

D'ordinaire, l'appendice malade siégera au fond de la cavité. Il faut toujours le resequer ; c'est plus simple et plus sûr que tous les modes possibles de suture de la perforation. L'organe doit être enlevé tout près du cæcum. Il peut être resequé au-delà d'une ligature jetée tout autour de lui; puis, ou bien on l'invagine en entier dans le cæcum, qu'on suture par dessus ; ou bien encore, après ligature de l'appendice, son feuillet séreux est attiré par-dessus la tunique muqueuse, à l'aide d'une suture en huit de chiffre. On a rapporté un bon nombre de guérisons après simple ligature ; en réalité, presque toutes les méthodes d'occlusion paraissent donner des succès.

Toutes les parties sont parfaitement nettoyées au moyen d'un lavage et de l'éponge ; puis, on dispose un drain qu'on fait sortir par la plaie pariétale. Autant que possible, on ne touche pas aux adhérences qui réunissent les anses intestinales.

Les avantages de l'incision faite directement sur l'abcès sont surtout évidents, alors que nous avons à instituer un drainage.

S'il existe une perforation du cæcum, il est possible d'en renverser les lèvres en dedans et de rapprocher la séreuse par une suture de Lembert ou de Dupuytren. La cavité de l'abcès, s'il en existe une, est soigneusement lavée, et un drain, qu'on fait ressortir par la plaie pariétale, conduit jusqu'au fond de la cavité.

Si on a affaire à une péritonite diffuse, il faut en même temps faire une irrigation de toute la cavité abdominale.

Une péricolite qui se termine par suppuration est, au point de vue pratique, un abcès rétropéritonéal ; son traitement n'exige pas de description spéciale. Après l'évacuation de l'abcès, la perforation intestinale se ferme spontanément dans la grande majorité des cas.

ULCÈRE PERFORANT DE L'ESTOMAC

Anatomie pathologique. — Il n'est pas nécessaire de donner ici une description anatomo-pathologique complète de l'ulcère de l'estomac. Il est important, au point de vue chirurgical, de mettre en saillie les points qui suivent. L'affection est deux fois plus fréquente chez la femme que chez l'homme. Chez la femme, la perforation s'observe surtout entre quatorze et trente ans ;

fait curieux, chez l'homme, l'âge moyen auquel on rencontre
la perforation est de quarante-deux ans, et elle augmente de
fréquence jusqu'à l'âge de cinquante ans. Au point de vue chirurgical, il est important de faire remarquer que, dans la
grande majorité des cas, la perforation occupe la paroi antérieure de l'estomac.

Dreschfeld [1] avance que, 85 fois sur 100, l'ulcère perfore la
paroi antérieure, 2 fois seulement la paroi postérieure, et
10 fois la région pylorique.

C'est un fait pathologique, confirmé par l'observation clinique, que les ulcères qui se terminent par perforation, le plus
souvent, sont ceux dont la présence ne se manifeste que par des
symptômes peu accusés. Les hématémèses abondantes s'observent dans le cas où l'ulcère est situé au voisinage de gros
vaisseaux, tout contre les courbures ; et, ici, la perforation n'est
pas fréquente. Une douleur violente indique ordinairement
l'apparition de péritonite au nivean de l'ulcère, et cette péritonite élève une barrière contre toute perforation. La dilatation
de l'estomac s'observe le plus souvent, là où l'ulcération avoisine le pylore ; en ce cas, nous notons une hypertrophie
considérable du tissu musculaire, aussi bien qu'un notable
épaississement du péritoine, et, en conséquence, la perforation
est ici fort rare également.

Symptômes. — Les symptômes ordinaires de la perforation
d'un ulcère de l'estomac sont : douleur, collapsus, ballonnement du ventre avec immobilité des parois abdominales, respiration thoracique, et efforts fréquents pour vomir, mais sans
vomissements proprement dits.

La douleur est d'ordinaire très intense et procède par crises
comme on en observe dans les coliques. Elle survient souvent
après quelque effort violent, mais présente également une
relation déterminée avec la plénitude de l'estomac. En maintes
circonstances, elle ne reconnaît pas de cause apparente. Souvent, un collapsus profond est observé dès le début ; mais, ailleurs, le collapsus se réduit à un shock nerveux provoqué par
la violence de la douleur. A mesure que le collapsus augmente, devient profond et général, la douleur diminue.

<hr>

[1] *Med. Chron.*, novembre 1887.

Le ballonnement du ventre peut survenir rapidement et s'accompagne de tension très marquée de la paroi abdominale. Souvent est notée une véritable rigidité des parois, sorte de spasme réflexe, portant sur les muscles abdominaux et empêchant tout mouvement de l'abdomen. Cette rigidité a été observée avec un ventre déprimé; mais, plus souvent, celui-ci est distendu; en tout cas, le ballonnement apparaît rapidement. Un signe commun réside dans une sonorité tympanique à la percussion, principalement accusée au niveau de la région épigastrique. Se combinant avec ce tympanisme, nous notons parfois un signe très important qui consiste dans la disparition de la matité du foie. Ce dernier caractère est fort important, en ce sens qu'il indique la présence de gaz libres dans la cavité abdominale, et peut à peine s'expliquer autrement que par la perforation d'un viscère à contenu gazeux, tel l'estomac, tel l'intestin. Ce signe revêt moins d'importance, si le malade n'est pas vu très peu de temps après l'explosion des symptômes aigus; car alors, on pourrait le confondre avec le ballonnement général de l'intestin ou avec la distension du côlon transverse en particulier. Un signe présomptif en faveur de la présence de gaz libres dans la cavité abdominale, c'est le changement de position de ces gaz avec les diverses attitudes prises par le malade, et leur tendance à toujours gagner les régions les plus élevées de l'abdomen.

Les vomissements font presque toujours défaut dans l'ulcère perforant stomacal, bien qu'il existe d'ordinaire des nausées, avec efforts de vomissements et éructations. Cette absence de vomissements tient probablement à une impossibilité mécanique : l'estomac comprimé évacue son contenu dans la cavité abdominale par la perforation, et non par l'œsophage et la bouche.

A courte échéance, on voit apparaître des signes non équivoques de péritonite. La respiration thoracique rapide et superficielle; la paroi abdominale immobile, tendue, dure et peut-être distendue; le pouls faible, rapide et filiforme, et les troubles généraux graves indiquent nettement l'invasion d'une péritonite à forme grave. La température est trompeuse et au-dessous de la normale dans les cas les plus mauvais. Nous observons alors un faciès anxieux et tiré, une diminution ou une disparition de la douleur, une aggravation du collapsus avec refroidissement, peau visqueuse, tous phénomènes qui indiquent les approches de la mort.

La guérison a été notée dans un petit nombre de cas, mais dans une proportion tellement minime qu'on ne peut en tenir compte un seul instant quand on trace les règles du traitement. Il est permis d'ailleurs de conclure en toute sécurité que, lorsqu'on a observé la guérison, l'orifice était petit, partiellement protégé par des adhérences, et la quantité de matières épanchées fort minime.

Traitement chirurgical. — Théoriquement, il est impossible de révoquer en doute l'indication formelle du traitement chirurgical; l'opération seule peut mettre le malade dans des conditions telles que la guérison soit possible. Les réserves à faire au point de vue pratique sont, d'une part, l'état du malade habituellement si grave qu'il constitue presque une contre-indication, et, d'autre part, l'incertitude fréquente du diagnostic. On a dit qu'il fallait opérer tous les cas où on a affaire à un shock abdominal d'une certaine violence et à début brusque; cependant, si on souscrivait trop facilement à cette proposition, il est probable qu'on ajouterait bien des cas d'attaques sérieuses de coliques à la liste déjà longue des affections pour lesquelles on pratique la cœliotomie. Dans les cas de moindre acuité, où le patient prend le dessus sur une attaque de péritonite, l'opération aura plus de chances de réussir, pourvu qu'on ne laisse pas le malade trop s'épuiser.

C'est à peine, si ce mode d'intervention a jusqu'aujourd'hui une histoire. Plusieurs chirurgiens l'ont chaleureusement défendu; et très peu se sont trouvés en face d'un cas analogue, sans que l'idée de l'intervention soit venue à leur esprit. Sur le petit nombre de cas opérés, il n'y en a guère qu'un ou peut-être deux qui aient guéri. Sinclair [1], de Manchester, fut sur le point d'enregistrer un succès bien qu'il n'eût pas trouvé la perforation; son opéré survécut six jours à l'opération. Czerny, qui intervint dans un cas subaigu analogue à celui de Sinclair cinq jours après la perforation, trouva des gaz inodores dans la cavité abdominale; et il fait remarquer que la présence de gaz d'odeur fécaloïde indiquerait une perforation au

---

[1] *Med. Chron.*, mai 1887.

niveau du gros intestin ou de la partie inférieure de l'iléon. Une seconde opération, entreprise pour des accidents de plus grande acuité, se termina par la mort[1]. Dans le cas de Sinclair, il n'y eut point issue de gaz à l'ouverture du péritoine.

Il est impossible de se baser sur les observations publiées jusqu'ici pour tirer des conclusions précises quant au meilleur mode d'opérer. Il ne faut pas que le procédé soit difficile, mais il devrait être conduit de manière à donner les résultats les plus satisfaisants dans le temps le plus court possible. Ordinairement, on est obligé de faire une incision longue. Aussitôt que le fait d'une perforation ou d'une péritonite suppurée est établi, il est bon de commencer de suite l'irrigation avec une solution antiseptique chaude. La valeur des irrigations chaudes a déjà été suffisamment démontrée pour justifier son emploi dans toutes les opérations abdominales, où on a affaire à un shock ou à une extravasation des liquides dans la cavité séreuse. En tous cas, une irrigation devra être pratiquée et on peut la faire aussi bien pendant la recherche et la suture de la perforation, qu'après.

Pour ce qui est de la technique opératoire, nous n'avons rien à ajouter à ce que nous avons déjà dit relativement à la gastrorraphie. Il est ici conseillé d'ébarber les bords de l'ulcère. L'expérience montrera peut-être que c'est inutile. Mais nous savons si peu de chose sur la pathogénie vraie de l'ulcère de l'estomac, que nous ne pouvons garantir la disparition de l'affection après l'intervention ; par conséquent, comme c'est ajouter bien peu aux difficultés et aux dangers opératoires, il est mieux de resequer les lèvres de la perforation.

PERFORATIONS DUES A LA FIÈVRE TYPHOÏDE

Kussmaul[2] de Strasbourg, Bartleet de Birmingham (observations non publiées), Morton[3] de Philadelphie, Lücke[4], Volkmann, Mikulicz, Bontecou[5] de New-York et Kimuka[6], médecin

[1] *Beit. z. Central. f. Chir.*, 1888, n° 24.
[2] *Deuts. Zeitsch. f. Chir.*, 1887, XXV, 1, 4.
[3] *Med. News Phila.*, 26 novembre et 24 décembre 1887.
[4] *Deuts. Zeitsch. f. Chir.*, XXV, i.
[5] *Journ. amer. med. Assoc.*, 28 janvier 1888.
[6] *Sei-i-Kwai med. Journ.*, avril 1890.

de la marine japonaise, sont intervenus pour des perforations qui s'étaient produites dans le cours de la fièvre typhoïde. Il y a cinq ans, à Bristol Infirmary, j'ai ouvert le ventre pour une vaste collection de pus et de matières fécales qui pouvait avoir la même origine. Il existait une double perforation, aussi bien du gros intestin que de l'intestin grêle ; les lavements, de même que des aliments en partie digérés, administrés par la voie buccale, sortaient par la fistule de la paroi abdominale qui s'était formée. Le malade survécut quatre semaines à l'opération et mourut d'épuisement. Comme il fut impossible de pratiquer l'autopsie, nous ne pouvons affirmer que la maladie ait été réellement une fièvre typhoïde. Jusqu'à présent un seul cas — celui de Mikulicz — s'est terminé par la guérison, et il n'était pas certain que l'ulcération fût de nature typhique. Le Dr James-C. Wilson [1] fut le premier à conseiller publiquement l'intervention pour cet accident. Morton [2], qui fit deux fois cette opération, étudia attentivement les circonstances pour lesquelles et dans lesquelles on peut la pratiquer.

Il est tout à fait impossible de tracer d'une façon positive les principes qui devraient nous guider dans le choix des malades passibles de l'intervention. La nécessité de choisir ses cas s'impose pourtant et de façon très nette. La cœliotomie, dans la plupart des perforations dues à la fièvre typhoïde, vaudrait un peu mieux qu'un examen *post mortem* sur la table d'opérations. La perforation survient souvent dans le cours de la convalescence, et un petit nombre de ces cas sont susceptibles d'être opérés. Mais, où l'opération se trouve surtout justifiée, c'est dans les perforations qui surviennent au cours de la variété la plus bénigne de la fièvre typhoïde, connue sous le nom de typhus « ambulatoire ». Cette opération a certainement l'avenir devant elle ; mais il ne faut la pratiquer qu'avec une prudence extrême et dans les conditions les plus favorables eu égard à l'état et à l'entourage du malade.

Il est inutile de donner ici une description des symptômes caractéristiques de cet accident. On notera qu'on n'observe pas toujours et nécessairement les symptômes aigus qu'on devrait rencontrer dans toute perforation brusque s'accompagnant

---

[1] *Phila. med. Times*, 11 décembre 1886.
[2] *Loc. cit.*

d'issue abondante du contenu intestinal. Dans un petit nombre de cas, les symptômes sont tout simplement ceux d'une péritonite, et, dans quelques-uns, ils sont tellement obscurs que la perforation n'est même pas soupçonnée.

Pour ce qui est de l'opération elle-même, je ne puis mieux faire que de citer la description que Morton en a faite :

« L'incision médiane sera certainement la meilleure dans presque tous les cas. Elle doit être aussi longue que cela est nécessaire pour qu'on puisse manœuvrer à l'aise, et commencer un peu plus au-dessus des pubis qu'on ne le fait en général dans la plupart des cœliotomies. Une douceur extrême est entièrement requise d'un bout à l'autre de l'opération ; sinon, peut-être même dans n'importe quel cas, on pourrait déchirer d'autres ulcérations. Il faut que la recherche systématique des lésions commence aussitôt qu'on pénètre dans la cavité abdominale, et passe en revue successivement les points les plus susceptibles d'être lésés. Nous examinerons le cæcum et son appendice ; puis, nous vérifierons attentivement l'intestin grêle dans toute sa longueur depuis sa terminaison au cæcum jusqu'au pylore, en faisant successivement passer entre les doigts toutes les anses intestinales. Ceci fait, nous passerons en revue de la même manière le côlon, puis le mésentère, les ovaires, le foie, etc.

« Que doit-on faire quand on a trouvé la lésion ? C'est là une question essentielle, à laquelle on ne peut répondre d'une façon absolument satisfaisante.

« Dans la grande majorité des cas, les perforations siègent sur l'intestin grêle au niveau des plaques de Peyer. Parfois, il est possible qu'un follicule ulcéré amène une perforation au voisinage du bord mésentérique, mais il est peu probable que celle-ci soit jamais rapprochée de ce bord au point de déterminer une blessure ennuyeuse, analogue à celles que produisent soit un couteau, soit une balle. Au niveau du cæcum ou du côlon la perforation peut siéger n'importe où, sauf tout près des insertions du mésocôlon. La position, occupée par ces lésions, est ordinairement soumise au hasard ; et leur situation permet de les restaurer fort facilement.

« Devons-nous reséquer l'intestin perforé, ou simplement rentrer les bords de la perforation, ou tenter l'établissement d'un anus artificiel ?

« En l'absence d'expérience clinique, on ne peut rien dire de positif à ce sujet. Nous savons qu'une gangrène circulaire de l'intestin s'est produite dans le seul cas où on a fait la resection ; mais il est fort possible que cet accident doive être imputé à quelque défectuosité opératoire. Une vaste perforation ou une petite ouverture, creusée à la base d'un ulcère très étendu et profondément excavé, nécessiteront probablement l'excision d'un segment intestinal. Un tel ulcère, occupant l'intestin grêle, se dirigera suivant le diamètre longitudinal de ce dernier; il est possible de le rentrer en entier dans l'intestin à l'aide de sutures de Lembert, pénétrant au-delà de ses bords latéraux. Je suis porté à croire que cette manière de faire constitue le meilleur procédé de traitement de la plupart des perforations ou des ulcères prêts à se perforer. Il ne faut jamais perdre de vue la possibilité de rétrécir ainsi trop l'intestin, et, là où le procédé en question doit forcément aboutir à ce résultat, il vaut mieux lui substituer la resection ou un anus contre nature.

« Il est possible que la gangrène intestinale, à laquelle il a déjà été fait allusion, soit le résultat de l'absence de résistance des tissus, aussi profondément intoxiqués et mal nourris que cela a forcément lieu chez les individus atteints de fièvre typhoïde. Nous ne savons même pas quelle tournure va prendre l'incision pariétale elle-même, mais je crois qu'avec une propreté rigoureuse ces plaies peuvent guérir sans encombre. Au pis aller, quoiqu'il arrive, le malade ne peut se trouver dans une situation plus déplorable qu'avant l'intervention. Nous ne savons rien de ce qui est possible dans ces cas, et, quant à moi, je plaiderais en faveur de toute tentative faite pour réduire une mortalité qui s'élève à 100 pour 100. Si la resection ne pouvait être faite avec succès, si la région intéressée était trop étendue pour que la suture fût efficace, nous aurions alors une autre ressource dans un anus contre nature.

« Les essais et l'expérience seuls démontreront laquelle de ces trois méthodes est la bonne, ou si chacune trouve son application suivant les circonstances. Je suis porté à croire que, par ordre de valeur, il faut citer en premier lieu la suture par la méthode de Lembert, puis la resection et, en dernier lieu, l'anus contre nature.

« Dans le cours de l'exploration du trajet intestinal, je serais également porté à rentrer dans la lumière du tube digestif, par le même mode de suture, tout point malade qui semblerait devoir être le siège d'une perforation rapide ou menacerait sérieusement d'en approcher. Il est probable que les lésions du côlon et du cæcum pourraient toujours être traitées par la simple suture.

« Une large irrigation à l'eau très chaude distillée, ou avec une solution antiseptique, chaude également, est indispensable avant la fermeture de l'abdomen. Tout aussi important est dans ces cas le drainage à fond, et dans ce but rien ne réussit aussi bien que la mise en place d'un drain en verre de Keith. Le mieux pour maintenir ce tube dans un état de fonctionnement régulier....... est d'introduire jusque tout au fond un rouleau d'ouate absorbante (antiseptique, si l'on préfère), qu'on enlève aussi souvent que la couche d'ouate disposée au-dessus de l'extrémité externe du tube est imprégnée de liquide. Le rouleau et l'ouate qui le recouvre doivent être renouvelés aussitôt qu'ils sont traversés, aussi souvent même que toutes les deux heures pendant le premier jour ; puis, à des intervalles plus éloignés, suivant les circonstances. »

On conseille une irrigation avec une solution chaude, aussitôt qu'on a terminé ce qu'on doit faire à l'intestin ; il n'y aurait probablement aucune objection à élever contre une irrigation continuée pendant toute la durée de l'acte opératoire. Il faudra toujours avoir soin de disposer un drain.

La péritonite par perforation peut reconnaître d'autres causes que celles qui viennent d'être étudiées. Ainsi, par exemple : l'ulcère du duodénum, l'ulcération traumatique d'une anse intestinale ou de diverticules intestinaux par un corps étranger, la section progressive des couches de l'intestin par processus ulcératif déterminé par une bride. En ce qui concerne le réservoir urinaire, une perforation peut être le résultat d'un état pathologique ou d'une ulcération tenant à la présence d'un calcul ou d'un corps étranger ; du côté de la vésicule biliaire, la perforation est produite par un calcul qui en ulcère les parois ou est consécutive à un empyème qui crève dans la cavité séreuse. Ce sont là toutes circonstances fort rares ; et comme, jusqu'aujourd'hui, elles n'ont pas encore été l'occasion d'interventions opératoires, il est inutile d'entrer dans de plus amples détails à leur sujet.

La rupture d'un abcès ou d'un kyste suppuré peut être rangée au nombre des causes de la péritonite suppurée par perforation.

Presque tous les kystes de l'abdomen peuvent suppurer. L'étranglement par torsion du pédicule d'un kyste glandulaire ou dermoïde de l'ovaire peut provoquer la suppuration de son contenu et celui-ci peut s'échapper dans la cavité abdominale. Une adénite suppurée pelvienne, une pérityphlite suppurée, un abcès du foie, du rein ou de la rate peuvent tous s'ouvrir dans la cavité péritonéale. Les abcès de l'ovaire non traités sont presque toujours mortels, par ouverture dans la cavité péritonéale ; un pyosalpinx peut devenir mortel de la même façon. Une grossesse extra-utérine suppurée est essentiellement un abcès intrapéritonéal, et sa rupture est fréquemment suivie de mort.

COLLECTIONS PURULENTES INTRAPELVIENNES

Donner un exposé complet de toute la question des inflammations pelviennes, ce serait dépasser les limites de cet ouvrage et empiéter sur le domaine de la gynécologie pure. Par conséquent, je ne ferai guère plus qu'énumérer les affections qui exigent une intervention chirurgicale ; le manuel opératoire, étant fort simple et très analogue, dans les détails, aux opérations qui viennent d'être passées en revue, sera décrit très brièvement. A consulter sur ce sujet dans le *Brit. Gynœc. Journ.*, mai 1890, les travaux importants du Dr Richard T. Zmith et de M. Mayo Robson.

La plupart des suppurations pelviennes peuvent être rangées sous les trois têtes de chapitre : Péritonite pelvienne ; Cellulite pelvienne et Hématocèle suppurée.

La péritonite pelvienne, qui se termine par suppuration, dépend, dans la grande majorité des cas, d'un pyosalpinx. C'est là un fait, dont la valeur est insuffisamment appréciée et sur lequel il est nécessaire d'insister. Bernutz a le premier, en 1857, attiré

l'attention sur ce point, et, depuis, un grand nombre de preuves
anatomo-pathologiques ont été accumulées pour en faire ressortir l'évidence. Bernutz a publié la relation de 13 autopsies relatives à des malades ayant succombé à une péritonite pelvienne ;
9 fois, une où les deux trompes contenaient du pus, 2 fois des
produits tuberculeux. Les recherches récentes de Polk, Coe,
Noeggerath, Foster, Emmett et de beaucoup d'autres, confirment
en tous points cette manière de voir. Maury[1] a accumulé les
preuves pour établir ce fait, et il lui accorde une telle importance qu'il imprime en italique la conclusion à tirer de son évidence. Pour lui, il considère avoir démontré « que la forme commune journalière d'inflammation pelvienne chronique qui attire
l'attention du gynécologue, aussi bien que toute inflammation
pelvienne aiguë simple indépendante d'une septicémie, est une
péritonite pelvienne associée à une affection des annexes et non
pas une cellulite pelvienne ».

Au chapitre relatif à l'ablation des annexes utérines, on fait
allusion à la péritonite pelvienne, non suppurée et caractérisée
par la formation d'adhérences ou de collections séreuses localisées. Ici, nous n'avons en vue que la péritonite qui se termine
par suppuration. Les parois de semblables abcès sont constituées
en partie par des organes pelviens — utérus, anses intestinales,
rectum ou vessie, — en partie par des adhérences péritonéales.
En un point quelconque de la cavité de l'abcès, occupant une
situation analogue et remplissant un rôle étiologique identique
à l'appendice vermiforme en cas d'appendicite par perforation,
on trouve soit l'ovaire malade, soit la trompe, causes de tous
les désordres observés. Les anses intestinales sont nattées
ensemble autour du foyer de suppuration, et leurs fonctions
peuvent être entravées au point de donner lieu à des symptômes d'obstruction intestinale.

La **cellulite pelvienne** est rétropéritonéale et intéresse tout le
tissu cellulaire para-utérin et ses prolongements ; c'est-à-dire,
que le processus peut envahir le tissu conjonctif qui environne
le col utérin et la portion supérieure du vagin, remonter sur
les côtés de la matrice entre les feuillets des ligaments larges,
gagner en dehors jusqu'aux parois du bassin et même, au delà,

---

[1] *Amer. Syst. of Gynœc. and Obstetr.*, 1887, vol. I.

le tissu cellulaire sous-péritonéal qui s'élève en doublant la paroi abdominale. En un point quelconque de ce vaste parcours, il peut se former un abcès, conséquence directe d'un traumatisme ou résultat d'une infection par les nombreux lymphatiques. Dans ce groupe, il faut encore ranger les adénites pelviennes suppurées.

L'abcès peut se loger, suivant presque toutes les directions, dans le tissu cellulaire pelvien et venir faire saillie en tous les points les plus variés du vagin, du rectum, de la vessie ou de toute la portion sous-ombilicale de la paroi abdominale. La collection purulente est toujours sous-péritonéale et s'ouvre rarement dans la cavité abdominale ; une fièvre élevée et l'absorption des matières septiques entraînent d'ordinaire la mort.

L'hématocèle pelvienne suppurée est, en général, extrapéritonéale et occupe l'interstice des feuillets du ligament large. L'hématocèle intrapéritonéale entraîne le plus souvent la mort dès avant que la suppuration se soit produite. Mais on a pourtant rapporté des exemples d'altération des collections sanguines, produites apparemment par suintement, *guttatim*, de sang d'une trompe malade, pendant la durée des règles. Une hématocèle pelvienne suppurée ressemble beaucoup, au point de vue clinique et anatomo-pathologique, quand elle est complètement développée, à un abcès pelvien causé par une cellulite.

Les symptômes, auxquels donne lieu une collection de pus dans le petit bassin, sont suffisamment précis et il n'est pas besoin d'en faire une description détaillée. Les signes généraux de la suppuration sont habituellement très accusés : la température est d'ordinaire élevée, quelquefois même très élevée. Le diagnostic ne peut être fait qu'après un toucher attentif et même, au besoin, qu'après une exploration bimanuelle et vaginale, et rectale. Il est impossible de trop insister sur l'importance du toucher.

La percussion des parois abdominales peut induire en erreur par suite du ballonnement intestinal ; d'un autre côté, la palpation abdominale ne fournira aucun renseignement. Un abcès pelvien peut tuer la malade — et souvent la tue — sans fournir d'autre signe particulier, à la main qui explore ou à la vue, qu'un ballonnement du ventre et une immobilité absolue des parois abdominales. Chez toute personne, présentant les signes d'une suppuration intra-abdominale, quels que soient les antécédents et l'âge de la malade, il faut pratiquer une exploration soit vaginale, soit rectale, aussi attentive que complète.

Cet examen révèlera soit une induration avec tuméfaction localisée à une partie quelconque du petit bassin, soit une véritable collection liquide. Cette collection occupera le cul-de-sac de Douglas et fera saillie en arrière dans le vagin, en repoussant en avant l'utérus; ou elle siégera sur l'un des côtés de la matrice qu'elle déplacera du côté opposé, en même temps qu'elle chassera le vagin en bas et de côté; ou encore, elle paraîtra occuper toute l'excavation du bassin, dont elle repoussera en bas le plancher, englobant de tous les côtés les organes pelviens. Ailleurs, l'induration ne gagne que les plans cellulaires du pelvis, tandis que la collection purulente siège au voisinage de la paroi abdominale ou véritablement dans l'épaisseur même de la paroi.

L'exploration provoque ordinairement une douleur très intense et souvent, pour établir un diagnostic, on se trouve dans l'obligation de recourir à l'anesthésie. En tous cas, le chirurgien doit être prêt à intervenir de suite après que le diagnostic est établi et alors que la malade est encore sous l'action de l'anesthésique.

Traitement chirurgical. — L'indication d'une intervention dans les inflammations suppurées du pelvis est aussi claire et précise que pour tout autre abcès, et doit être remplie sans le moindre retard.

Quant au mode d'intervention, il faut prendre en considération deux conditions d'importance capitale : la première, l'état général de la malade ; la seconde, le point par où il est le plus facile d'atteindre et de drainer l'abcès. Mon expérience m'a appris que, lorsqu'on appelle le chirurgien, ces malades sont très mal, accusent une température très élevée (40°-41°) et des troubles généraux graves. Quelques-unes présentent des symptômes d'obstruction intestinale. J'ai observé, dans ma pratique personnelle, trois cas de ce genre ; l'état pour lequel j'étais appelé était considéré comme provoqué par une obstruction intestinale. Toutes ces influences se combinent pour ajouter encore aux risques d'une opération difficile ou prolongée. Encore une fois, il faut prendre en sérieuse considération la situation de l'abcès. Un abcès, siégeant très profondément à l'intérieur du petit bassin, ne peut être drainé par la paroi abdominale sans qu'on fasse traverser au pus une région saine du péritoine et, par conséquent, sans qu'on s'expose davantage aux risques d'une péritonite généralisée. Un tel abcès appellera formellement l'ouverture par la voie vaginale. Et, si la malade était tout à fait bas, je souscrirais sans aucune hésitation au choix de cette voie, quand bien même je ne pourrais ainsi découvrir et enlever la cause du mal. Un autre avantage de l'ouverture vaginale, c'est qu'elle peut être faite sans le secours de l'anesthésie et qu'elle impressionne fort peu la malade.

Je sais bien qu'en soutenant cette manière de faire je me trouve en désaccord avec des chirurgiens de la plus haute compétence, lesquels préconisent uniformément la cœliotomie pour tous les abcès pelviens. J'insisterai sur les points qui suivent : beaucoup de ces malades se trouvent dans un état si précaire que l'administration d'un anesthésique et l'ouverture du ventre sont des procédés infiniment plus graves que la simple ponction au travers d'une muqueuse ; le drainage par le vagin peut se faire dans de telles conditions d'efficacité qu'il détermine un affaissement immédiat de la cavité abcédée ; et, si la marche ultérieure de l'affection montre que la cause — ovarite ou salpingite suppurée — persiste et réclame l'extirpation, il sera possible de pratiquer plus tard cette intervention quand la malade aura échappé aux dangers imminents de mort et repris des forces.

Dans un cas de ce genre, l'ouverture du ventre me démontra que l'abcès siégeait si profondément dans le petit bassin qu'il fut impossible d'amener au dehors les parois de sa cavité ; en conséquence, j'ouvris cet abcès par le vagin et suturai la plaie de la paroi abdominale. Dans un autre cas, — un énorme abcès pelvien, dont le contenu horriblement fétide jaillit d'une longue aiguille exploratrice par-dessus nos têtes, — il me fut impossible d'amener les parois du sac entre les lèvres de la plaie abdominale et il me fallut faire traverser au drain toute une région où la séreuse était saine. Dans un cas exactement semblable aux précédents, l'incision vaginale donna issue à environ cinq pintes d'un pus horriblement fétide, et la malade guérit parfaitement, bien qu'elle en fût arrivée au dernier degré d'épuisement. Deux malades de l'infirmerie, traitées de même façon, ont également fort bien guéri, et l'une, au moins, n'aurait presque certainement pas pu supporter une cœliotomie.

Tout en me faisant, pour des cas analogues, le défenseur de l'ancienne maxime *Ubi pus, ibi evacua*, je ne voudrais pas contester les avantages théoriques d'une opération, qui permettrait de traiter de manière satisfaisante et d'enlever la cause du mal. Il est de nombreux abcès, principalement alors qu'ils sont petits, qui ne peuvent être abordés que par la section abdominale, et d'autres pour lesquels la cœliotomie est parfaitement permise en raison du bon état dans lequel se trouve la malade. Toujours alors, il faut choisir l'incision directe de la paroi.

Un exposé détaillé de l'opération ne saurait être qu'une simple répétition des descriptions précédentes. La paroi de l'abcès est, en général, plus ou moins recouverte par des anses intestinales adhérentes ; on cherche un point au pourtour de l'abcès qui ne soit pas recouvert par de l'intestin adhérent, et c'est à ce niveau qu'on enfonce l'aiguille aspiratrice, après avoir eu soin d'en garantir le pourtour d'une ou de plusieurs éponges. Au fur et à mesure que la cavité de l'abcès se vide, on en saisit les parois avec des pinces, on s'efforce de les amener à la surface et on les fixe, quand c'est possible, par une suture continue entre les lèvres de la plaie pariétale. Chaque fois que la cavité est un sac adventice formé par les parois de viscères adhérents, le procédé en question est impossible et il faut drainer la cavité au moyen d'un tube de verre introduit jusqu'au fond de l'abcès. En ce cas, la cavité doit être soigneusement lavée par une irrigation et essuyée avec des éponges imprégnées de substances antiseptiques. Il va de soi qu'on resèque les annexes si elles sont malades et si on les découvre. Il est inutile de séparer les adhérences qui réunissent les anses intestinales, à moins qu'il ne soit nécessaire d'agir de la sorte pour aborder des collections purulentes secondaires. La rupture des adhérences paraît contribuer beaucoup à aggraver le shock, et je doute fort que la séparation des surfaces adhérentes soit plus que temporaire. Dans ces cas, il est possible que l'intervention soit beaucoup trop considérable et que la technique chirurgicale ne frise la perfection qu'aux dépens de la vie de la malade. La première chose essentielle consiste dans l'évacuation du pus et le drainage de l'abcès ; nous pouvons ensuite chercher à isoler la cavité de l'abcès, en suturant ses parois aux lèvres de l'incision abdominale; une irrigation et un lavage parfait, la libération des adhérences et l'ablation de la cause de la maladie, telles sont les mesures à prendre en dernier lieu et auxquelles on ne peut songer que si l'état de la malade le permet.

PÉRITONITE TUBERCULEUSE

Le traitement chirurgical de la péritonite tuberculeuse est né plutôt du hasard que du dessein arrêté du chirurgien. Un bon nombre d'opérations ont été faites pour des cas de péritonites enkystées confondues avec un kyste de l'ovaire ou d'autres affections analogues. Il s'est trouvé que beaucoup de ces opérés guérirent, et, depuis lors, l'ouverture du ventre a été pratiquée pour certaines formes de péritonite tuberculeuse, de propos délibéré, comme mode de traitement pouvant amener la guérison. Il est possible que, dans le cours de ces vingt dernières années, on ait fait cette opération une centaine de fois.

Le Dr Kuemmell[1], de Hambourg, a réuni trente cas de ce genre dont le premier, opéré par Spencer Wells, remonte à 1862. Sur ce nombre, 2 seulement moururent de l'opération, et 3 de tuberculose, dans un espace variant de cinq à douze mois. Il y eut en tout 25 guérisons, qui persistèrent entre neuf mois et vingt-cinq ans.

Il est évident qu'un certain nombre de morts n'ont pas été rapportées et que la mortalité ainsi présentée est trop peu élevée; cependant, nul doute qu'un nombre considérable de péritonites tuberculeuses avérées aient été guéries de cette façon ou qu'au moins l'ouverture du ventre ait prolongé la vie des malades.

Il faut bien admettre que c'est là un fait absolument surprenant. Il y a quelques années, j'eus l'occasion d'opérer une ascite enkystée du péritoine de nature tuberculeuse. La cavité fut lavée et drainée; et, m'appuyant sur les idées généralement reçues alors dans le monde médical, je n'hésitai pas à pronostiquer la fin prochaine de mon opéré. La mort survint

[1] *Central. f. Chir.*, 1887, XXV.

au bout de six mois et on trouva une tuberculose diffuse de
tout le péritoine. A côté de ces cas, je puis en citer un autre,
récemment rapporté par Ely van de Warker[1], de New-York, et
très semblable au mien sous beaucoup de rapports. Ce chirurgien s'exprime ainsi: « Je fis une incision longue de 12 à
13 centimètres environ, avec la conviction que j'avais affaire à
un kyste; mais, en arrivant sur le péritoine, il me fut impossible de le séparer de ce qui devait être la paroi du kyste; et,
cependant, ce que nous considérions comme le péritoine était
extraordinairement épais. Je mis tous mes soins à me frayer
un chemin à travers cette membrane et j'en fus récompensé
par un jet de liquide provenant de ce qui paraissait être la
cavité du kyste. L'incision fut agrandie jusqu'à atteindre
l'étendue de l'incision abdominale, la malade tournée sur le
côté et la cavité vidée. Quelques tentatives nouvelles dans le
but de détacher la paroi kystique du péritoine n'eurent d'autre
résultat que de séparer le péritoine de la paroi abdominale.
L'idée d'un kyste fut dès lors abandonnée, et nous nous effor-
çâmes de préciser la nature de l'affection. Après introduction de la main, il nous fut possible de ramener à portée des
yeux une masse tellement épaissie et intriquée, que c'est avec
difficulté que nous y reconnûmes l'intestin. Le péritoine était
enroulé et parsemé d'un grand nombre de tubercules des dimensions d'un grain de mil à celles d'une chevrotine — les
uns blancs, les autres jaunes. Les anses intestinales étaient
partout couvertes de ces tubercules. Le côlon transverse,
épaissi et recouvert de tubercules, adhérait au péritoine d'un
côté à l'autre, déterminant ainsi une cavité et donnant l'apparence que le liquide était emprisonné entre les parois d'un
kyste. » La malade guérit parfaitement et, après trois mois,
d'invalide qu'elle était auparavant, elle devint robuste et
vigoureuse. Dans un cas, que j'opérai, en avril 1889, à Bristol
Infirmary et qui se caractérisait par la présence de masses
caséeuses solides dans un ligament large et un semis de tubercules étendu à tout le péritoine, mais sans le moindre épanchement ascitique et sans la moindre adhérence, je ne fis rien,
convaincu que toute intervention inopportune ne ferait qu'accélérer la fin.

---

[1] *Journ. americ. med. Assoc.*, 5 novembre 1887.

On a publié des observations de guérisons analogues et même de plus remarquables encore ; et il est impossible d'élever des doutes au sujet des succès extraordinaires remportés, contre la péritonite tuberculeuse, par le traitement chirurgical.

Il se peut, et on l'a dit en commentant ces résultats, que l'affection n'était probablement pas du tout de nature tuberculeuse dans ces circonstances ; mais, plus d'une fois, on a pu démontrer non seulement la véritable structure du tubercule, mais aussi la présence du bacille lui-même de la tuberculose. Sur 6 cas que j'ai opérés, 2 sont encore trop récents (cinq ou six mois) pour se prêter à des conclusions ; sur les 4 autres, l'un est mort au bout de six mois de tuberculose abdominale progressive ; les 3 autres vont très bien. Cependant, il est vrai que plusieurs fois, alors que la guérison avait suivi l'opération, on n'a pas trouvé la véritable structure du tissu tuberculeux. Il est possible que, dans quelques-uns de ces cas, les tubercules miliaires étaient de simples nodules inflammatoires, comme on en trouve quelquefois à la surface du péricarde ou de la plèvre enflammée.

Plusieurs chirurgiens ou anatomo-pathologistes admettent que des cas de tuberculose certaine guérissent, et ils essayent d'en donner diverses explications qu'il est inutile de résumer ici. A mon sens, il n'existe aucune explication satisfaisante de ces faits, à moins de réviser toutes nos connaissances touchant cette maladie.

Il est plus que probable qu'un bon nombre de cas, rapportés comme des guérisons, ne sont tout simplement que des améliorations, comme cela s'observe dans certaines adénites caséeuses, et qu'au bout de quelque temps l'affection reprendra une marche aiguë et emportera le malade. Sauf quelques restrictions, il semblerait démontré jusqu'à l'évidence que les cas qui guérissent sont des exemples de tuberculose locale, isolée par des adhérences péritonéales et baignant dans du liquide ascitique ; et que, d'un autre côté, les cas qui se terminent par la mort sont des exemples de tuberculose générale, diffuse, sans adhérences ni enkystement.

Quant au diagnostic, nous avons besoin d'ajouter fort peu de chose à ce que nous avons déjà dit au commencement de cet ouvrage. Le diagnostic est essentiellement celui d'une ascite enkystée. Parfois, il peut y avoir de la fièvre, mais souvent la température reste normale. Les cas de tuberculose diffuse, envahissant la totalité du péritoine, ne sont pas encore entrés dans le domaine de la chirurgie; et il nous est inutile d'insister sur leur diagnostic.

L'opération n'exige pas de description spéciale. On la pratique d'ordinaire avec un diagnostic incertain, ou comme opération exploratrice.

Après l'ouverture du péritoine, il faut procéder avec une prudence extrême. Les anses adhérentes, ou le grand épiploon qui enclôt le liquide ascitique en avant, sont séparés avec les plus grands soins, et la cavité ouverte. Le liquide est extrait soit à l'aide d'un tube formant siphon, soit au moyen d'éponges. Il n'est pas, apparemment, nécessaire ni même utile d'employer un fort antiseptique pour la cavité séreuse : une irrigation à l'eau simple, chaude, est tout à fait suffisante. Un drain est mis à demeure, la plaie suturée tout autour et le pansement fait comme à l'ordinaire. Le traitement post-opératoire ne présente rien de particulier.

Avant d'abandonner cette question de la péritonite suppurée, je désire émettre une idée qui me paraît devoir promettre de sérieux avantages au point de vue pratique. C'est que, dans les inflammations suppurées du péritoine, il faut avoir soin de conserver la séreuse dans un état constant d'humidité et non de sécheresse, et qu'on devrait avoir soin de maintenir les anses intestinales flottantes pendant quelques jours au milieu d'une solution aseptique ou antiseptique chaude. Un drainage parfait de la cavité abdominale devient impossible dès que quelques anses contractent des adhérences. La paralysie intestinale, le ballonnement et les vomissements reconnaissent pour cause la formation des adhérences intestinales ; et la vie est exposée à de sérieux dangers du fait de la formation de brides péritonéales. Je crois que le mieux, pour éviter toutes ces graves complications, est de maintenir les anses intestinales baignant dans un liquide inoffensif et modérément antiseptique ; aussi, dans ces quelques dernières années, ai-je mis avec beaucoup de prudence cette idée en pratique. Les résultats que j'en ai obtenus sont très encourageants, et je crois que cette manière de faire mérite qu'on l'expérimente.

Le liquide que j'emploie consiste dans une solution de glycérine boriquée chaude, dans la proportion d'environ 30 grammes de glycérine boriquée pour un demi-litre d'eau chaude. Il semble qu'à côté de ses propriétés antiseptiques la glycérine boriquée conserve dans une certaine proportion les propriétés hygroscopiques de la glycérine ; et c'est là un grand avantage avec une séreuse enflammée et engorgée. La glycérine paraît agir ici de la même façon que lorsqu'elle est appliquée sur l'utérus sous forme de tampons vaginaux. Avec une seringue ou un appareil à irrigations on pousse doucement le liquide par le drain jusque dans la cavité abdominale ; on l'y abandonne ou même on l'oblige à y rester enfermé en obturant momentanément l'orifice extérieur du drain. Le liquide doit avoir une température d'au moins 38°,8. J'ai toujours constaté une amélioration du malade après cette injection chaude, qu'on peut répéter plusieurs fois par jour.

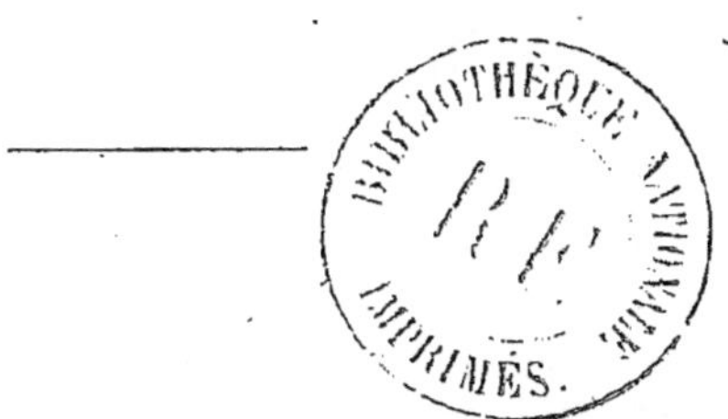

TABLE DES MATIÈRES

TABLE ANALYTIQUE